儿科疾病
诊治与新生儿重症监护

（上）

孙志群等◎主编

吉林科学技术出版社

图书在版编目（CIP）数据

儿科疾病诊治与新生儿重症监护/孙志群等主编
. -- 长春：吉林科学技术出版社，2016.6
  ISBN 978-7-5578-0766-5

  Ⅰ．①儿… Ⅱ．①孙… Ⅲ．①小儿疾病－诊疗②新生
儿疾病－险症－护理Ⅳ．①R72

  中国版本图书馆CIP数据核字(2016)第133758号

儿科疾病诊治与新生儿重症监护

Er'ke jibing zhenzhi yu xinshen'er zhongzheng jianhu

主　　编　孙志群　许津莉　徐　琳　夏家敏　陈　锋　黄文静
副 主 编　范　辉　王　方　何　源　李明超
　　　　　张秀英　胡湘萍　王耀光　朱浩宇
出 版 人　李　梁
责任编辑　张　凌　张　卓
封面设计　长春创意广告图文制作有限责任公司
制　　版　长春创意广告图文制作有限责任公司
开　　本　787mm×1092mm　1/16
字　　数　969千字
印　　张　39.5
版　　次　2016年6月第1版
印　　次　2017年6月第1版第2次印刷

出　　版　吉林科学技术出版社
发　　行　吉林科学技术出版社
地　　址　长春市人民大街4646号
邮　　编　130021
发行部电话/传真　0431-85635177　85651759　85651628
　　　　　　　　　　85652585　85635176
储运部电话　0431-86059116
编辑部电话　0431-86037565
网　　址　www.jlstp.net
印　　刷　虎彩印艺股份有限公司

书　　号　ISBN 978-7-5578-0766-5
定　　价　155.00元

主编简介 //

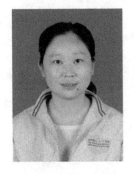

孙志群

1975年出生。潍坊市人民医院，主治医师。2007年于潍坊医学院毕业，取得儿科学硕士研究生学位，毕业后一直从事小儿内科及新生儿专业临床工作近10年，复旦大学附属儿科医院进修新生儿专业半年。参与完成多项市级课题，发表国家级论文多篇。熟练掌握儿内科、新生儿常见病、多发病的诊治，并积累了丰富的临床经验。对新生儿呼吸窘迫综合症、新生儿颅内出血、新生儿缺氧缺血性脑病等疑难危重病例的抢救经验丰富。擅长诊治小儿内科、新生儿科常见病、多发病等。

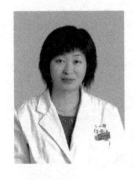

许津莉

1976年出生。河北北方学院附属第一医院儿科、新生儿科副主任医师。本科毕业于河北北方学院临床医学系，后获得河北医科大学硕士研究生学位。从事儿科学专业临床、科研及教学工作16年，为河北省医师协会新生儿医师分会第一届青年委员，河北省医学会围产医学分会青年委员。重点研究方向为新生儿疾病，儿科危重症急救等。主持并完成省级项目1项，完成市级项目2项，其中主持的省级项目获省级二等奖。曾在北京儿童医院及河北省儿童医院进修学习。发表著作1部，并在核心期刊等发表论文10余篇。

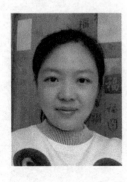

徐 琳

1980年出生。保定市第二中心医院儿科，主治医师。2006年毕业于河北北方学院。从事临床儿科专业9年，发表论文《京南保北地区毛细支气管炎流行病学调查及病原学调查分析》，擅长儿科常见病、多发病的诊治。

编 委 会

前　言

　　儿科学是临床医学的重要组成部分，是医学生必修的专业课程，也是医师资格考试的重要内容。与其他医学学科比较，由于小儿处于生长发育的过程，儿科学具有其鲜明的独特性，所涵盖的内容大多会牵涉到与年龄相关的特点，因此历来是医学生认为较难掌握的一门学科。

　　本书逐一论述了新生儿疾病的复查与防治的基础知识，新生儿的重症监护与急救措施，新生儿常见疾病的救治，新生儿遗传性概述，儿童营养性疾病，儿科常见的急重症，各系统常见儿童疾病，小儿常见外科疾病及儿科常见病的护理。

　　因时间和精力有限，加之医学科学发展迅猛，书中一定会存在不少缺点和不足之处，恳请广大读者提出宝贵意见和建议，以便修订，不胜感激。

编　者

2016 年 6 月

目　录

第一章

新生儿期疾病复查与防治相关基础知识

第一节　人体胚胎早期发育

人体的发生是从卵子和精子结合（受精）起始。一般将人体发生分为出生前与出生后两期，出生前的发育通常分为两个连续的阶段：①胚期，为受精后 1～8 周。胚胎发育第 1 周，始于受精，经卵裂和胚泡形成并开始植入（着床）等过程。此时期的胚胎受致畸因子影响可引起死亡，若是少数细胞损伤，胚胎具有调整潜力，一般不出现异常；第 2～8 周是胚胎各器官形成阶段，对致畸因子反应敏感，许多畸形是在此时期形成的。②胎儿期（第 3月至出生），胎儿体内各系统已建立，且多已分化，对致畸因子的敏感性已下降，然而少数器官如小脑、大脑皮质及某些泌尿生殖器官，继续处于分化阶段；对致畸因子作用仍然具有敏感性。

一、生殖细胞

乳动物的生殖细胞系，在胚胎发育第 2 周源于上胚层（epiblast）又称原始外胚层。后脱离上胚层，迁到卵黄囊（内胚层），并分化为原始生殖细胞。人胚胎发育 4～5 周原始生殖细胞即迁入生殖嵴。随后生殖嵴分化为睾丸或卵巢。生殖细胞在成熟过程中经过两次成熟分裂（减数分裂），其染色体数及 DNA 含量均减少一半，为单倍体。

（一）精子的发育和成熟

精子是在睾丸曲细精管发生的。精原细胞是分化低的生精细胞，从青春期开始，在脑垂体促性腺激素作用下，精原细胞分裂增生、分化为初级精母细胞。每个初级精母细胞经过二次成熟分裂及形态演变最终形成 4 个精子，其中一半含有 22 条常染色体和 1 条 X 染色体，另一半含有 22 条常染色体和 1 条 Y 染色体。睾丸决定基因位于 Y 染色体上，是决定男性性别分化的基础。新形成的精子在附睾停留 2 周左右，继续发育成熟。排出体外的精子虽已成熟，但它的表面覆有薄层精浆，内含脱能因子，是一种糖蛋白，可抑制精子受精。女性生殖道（子宫和输卵管）可解除这种抑制作用，这个过程称为获能。各种动物精子获能所需时间不同，人类约需 5～6 小时。精子在女性生殖道内受精能力可维持 1 天左右。

（二）卵子的发育和成熟

许多哺乳动物和人，在出生时，卵细胞都已由卵原细胞发育为初级卵母细胞，并停留于第一次成熟分裂的双线期，处于休止状态，人的初级卵母细胞的休止期可延续 10~50 年。成年妇女每月通常只有一个初级卵母细胞发育成熟。在排卵前，初级卵母细胞完成第一次成熟分裂，但细胞质分布不均等，形成一个大的次级卵母细胞和一个小细胞（极体）。卵排出时，外面包有一层均质状的透明带，透明带外面附有一层卵泡细胞，呈放射状排列，称放射冠。卵细胞内有许多含酶的小颗粒，称皮质颗粒。排出的次级卵母细胞在受精时完成第二次成熟分裂。卵若不受精，于 24 小时内退变。初级卵母细胞经过二次成熟分裂形成一个卵子和 3 个极体。

二、受精、卵裂及胚泡形成

（一）受精

精子与卵子结合的过程为受精，受精的部位通常在输卵管的壶腹部。获能的精子与卵相遇，穿过放射冠，精子质膜上的受体和透明带（zona pellucida, zp）的一种糖蛋白 ZR 结合即产生顶体反应。精子头部顶体外膜与质膜愈合，并出现许多小孔，顶体中的酶由小孔释放出来，溶解透明带，形成一条通道，精子进入卵周间隙，进而与卵细胞膜融合及合并，精子的核及胞质进入卵细胞。当精子与卵子的细胞膜融合时，卵子完成第二次成熟分裂，并产生皮质反应，释放皮质颗粒，颗粒中的酶使透明带变性，可阻止顶体酶的分解作用，防止多精受精。卵受精后，卵细胞的雌原核和精子的雄原核移至受精卵的中部，核膜消失，染色体配对为 23 对，受精卵成为二倍体细胞。受精卵的染色体，23 条来自父方，23 条来自母方，遗传物质的重新组合使受精卵发育成新的个体具有不同于亲代的遗传特性。

（二）卵裂及胚泡的形成

1. 卵裂 受精卵分裂称为卵裂，卵分裂产生细胞称为卵裂球。第一次卵裂发生在受精后 30 小时左右，大约在受精后第 3 天，即成为 16 个卵裂球构成的实心体，称为桑葚胚。卵裂的特点是细胞数量随着分裂逐渐增多，但细胞不生长，总体积不增加。

2. 胚泡的形成 桑葚胚从输卵管进入子宫腔继续发育。宫腔的分泌物质渗入桑葚胚细胞之间，并在细胞间形成一个大的腔隙称胚泡腔，此时的胚称为胚泡。胚泡分为两部分，外周一层扁平的细胞称为滋养层，另一群细胞附于滋养层的一端，称为内细胞群，此端称为胚极，胚泡中的腔称为胚泡腔。内细胞群是胚体发育的始基。胚泡子受精第 5~6 天开始向子宫内膜植入。

三、着床和胚层的形成

（一）着床

胚泡附着于子宫壁及埋入子宫内膜的过程称为植入（着床）。受精后第 5 天，透明带消失，第 6 天胚泡的胚极滋养层附着于子宫内膜，滋养层细胞增生迅速，侵入子宫内膜组织（图 1-1）。新增生滋养层细胞无界膜，称合体滋养层；内层滋养层细胞，分界明显为细胞滋养层。大约第 9~10 天胚泡完全埋入子宫内膜。胚泡植入子宫内膜时，内膜增厚，间质细胞增大，胞质中含大量糖原，称为蜕膜细胞，此时的子宫内膜称为蜕膜。从蜕膜与胚胎的关系，可将其分为三部分即基蜕膜、包蜕膜和壁蜕膜。

（二）二胚层胚盘的形成（第2周）

受精后第2周初，内细胞块细胞增生，并分成两部分。近滋养层部分，形成一层柱状细胞为上胚层。沿胚泡腔一端的细胞增生分化成一层立方细胞，称为下胚层（bypoblast）又称原始内胚层。两个胚层紧密相贴构成椭圆形盘状结构，为二胚层胚盘。随后上胚层与滋养层间出现腔隙，即羊膜腔。部分上胚层细胞，又称成羊膜细胞，沿腔与滋养层间生长，形成薄的羊膜，使腔封闭，上胚层即成为羊膜囊的底。下胚层周边，部分细胞滋养层内侧的胚外中胚层向腹侧增殖围成囊，称为卵黄囊，胚盘的下胚层即构成卵黄囊的顶（图1-1）。分布于滋养层、羊膜囊及卵黄囊间的星状细胞称为胚外中胚层，它主要来源于上胚层。随着胚胎的发育，胚外中胚层间出现腔隙称为胚外体腔。胚外中胚层被分割成两层，分别附于滋养层内表面、羊膜腔表面及卵黄囊表面。联结羊膜腔顶部和绒毛膜的索状胚外中胚层称为体蒂，是脐带的始基。滋养层与其内表面的胚外中胚层形成绒毛膜。

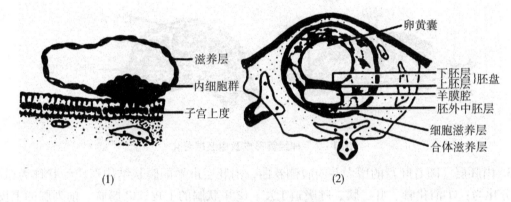

图1-1 胚泡植入过程
（1）胚泡开始植入；（2）植入完成

（三）三胚层胚盘的形成（第3周）

原条及中胚层的形成：胚胎发育第15天，胚盘尾端中轴线上胚层细胞增生，形成一条细胞索，称为原条，其前端形成一圆形隆突区称为原结。原条出现即达确定胚胎的头、尾端和背腹面。原条旁上胚层细胞增殖经原条侵入下胚层，并取代下胚层细胞形成内胚层。在第16天部分上胚层细胞经原条迁至内、上胚层之间，形成一层细胞，即中胚层（又称胚内中胚层），此时上胚层即称为外胚层。至第3周末，胚盘由内、中、外三个胚层组成，它们将分别分化形成人体各种组织和器官。

脊索形成：原条头端外胚层细胞增多形成一圆形隆突区域称为原结，原结中央的细胞沿中线于内、外胚层之间向头端伸展形成一条细胞索即脊索。

（四）胚层的衍化

1. 外胚层 脊索背侧部的外胚层分化为神经板. 神经沟—神经管。神经管头端部分衍化为脑的始基。尾端部分为脊髓的始基。此外皮肤表皮、耳、眼、鼻的感觉上皮和脑垂体等也是由外胚层分化形成（图1-2）。

2. 中胚层 中胚层最初为一层薄而疏松的组织。当脊索形成后，脊索两侧的中胚层增厚成纵行的细胞块称为轴旁中胚层，胚胎第3周末神经管两侧的轴旁中胚层开始分割成节段，称为体节，分化为骨、软骨、真皮、结缔组织等。胚盘外侧的中胚层称侧板。体腔形成后将侧板分割为背、腹两层。背侧为体壁中胚层参与体壁形成；腹侧为脏壁中胚层参与脏器的形成，连接轴旁中胚层与侧板的中胚层称为间介中胚层，以后分化为泌尿生殖系统的结构。中胚层主要分化为：①结缔组织、软骨、骨；②骨骼肌、平滑肌；③血细胞、心、血管；④肾脏、输尿管、性腺及其导管；⑤肾上腺皮质；⑥脾、淋巴结等。

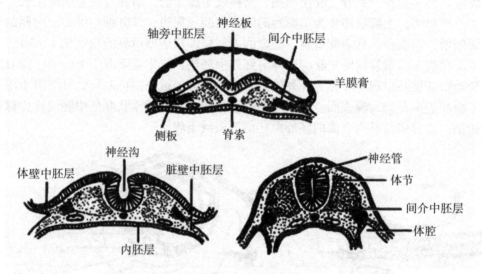

图 1-2　神经管形成及中胚层分化

3. 内胚层　随着胚盘的增大并向腹侧卷曲，内胚层由平的膜状结构形成管状称为原肠。主要分化为：①消化管、肝、胰、呼吸道上皮；②甲状腺的上皮；③膀胱、前列腺的上皮组织；④鼓室和咽鼓管上皮。

四、胎膜和胎盘

（一）胎膜

胎膜是由胚盘以外的胚胎组织形成的一些临时性器官，包括卵黄囊、尿囊、羊膜、脐带和绒毛膜。

1. 卵黄囊　原肠形成后，卵黄囊通过卵黄蒂与中肠相连，并被包卷到脐带内，胚胎第5周时，卵黄蒂闭锁，卵黄囊退化。如卵黄蒂闭锁不全，其近端残留成盲囊，称为梅克尔憩室。

2. 尿囊　是后肠腹侧壁内胚层上皮突出形成的一个盲管，位于体蒂内，是一个遗迹性器官。尿囊壁的胚外中胚层形成尿囊血管，以后演变为脐动脉和脐静脉。

3. 羊膜　是由羊膜上皮和胚外中胚层构成。胚胎早期羊膜腔小，随着胚盘的发育卷折，羊膜腔迅速扩大，并向腹侧包卷，覆于脐带表面。

4. 脐带　表面包以光滑的羊膜，内有脐血管、尿囊和卵黄囊。

5. 绒毛膜　由滋养层和胚外中胚层组成，表面有许多树枝状绒毛。早期的绒毛膜表面都有绒毛，与包蜕膜相接触的绒毛膜，其表面绒毛至第四个月完全消失，故称为平滑绒毛膜。与基蜕膜相邻的绒毛膜，绒毛稠密，称为丛密绒毛膜，参与胎盘的组成。

（二）胎盘

1. 胎盘的结构　胎盘由胎儿的丛密绒毛膜和母体的基蜕膜构成，圆盘状，直径 15～20cm。厚约 2.5cm。胎盘的胎儿面覆有羊膜，中央附脐带；母体面由浅沟分割 15～30 个形状不规则的胎盘小叶。每个胎盘小叶内有 2～4 个绒毛主干及主干发出大小不等的绒毛组成，主干与基蜕膜相连，其余绒毛呈游离状（图 1–3）。基蜕膜形成若干个隔膜伸入胎盘小叶之间，称为胎盘隔，将胎盘小叶不完全地分离开。基蜕膜表面也覆有一层细胞滋养层壳，使绒毛膜与子宫蜕膜牢固连接。基蜕膜和绒毛干之间为绒毛间隙，子宫螺旋动脉和子宫静脉开口于绒毛间隙，故绒毛间隙内充满母体血液，绒毛浸于母血中。在胎盘的边缘，丛密绒毛和基蜕膜紧密愈合。

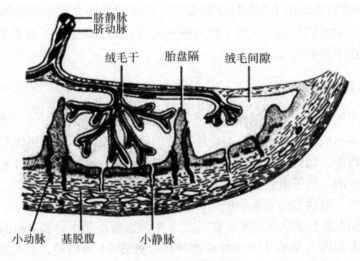

图 1–3　胎盘模式图

2. 胎盘的功能　胎儿通过胎盘从母体血获取营养并排出代谢产物。母体动脉血经螺旋动脉流入绒毛间隙，与绒毛内毛细血管进行物质交换后回流入子宫静脉。胎儿的血液经脐动脉入胎盘绒毛内的毛细血管，进而经脐静脉回流入胎体内。胎儿血与母血进行物质交换所通过的结构称为胎盘屏障，其组成是：绒毛血管的内皮及其基膜、血管周的结缔组织、绒毛上皮（细胞滋养层与合体滋养层）及其基膜。胎盘屏障还有阻挡母血中的大分子物质进入胎儿血内的作用，但母血中的抗体及某些药物和病毒（如风疹病毒等）可以通过屏障进入胎儿体内，有的药物及病毒可影响胚胎的发育，发生畸形。

胎盘还有内分泌的功能，合体滋养层细胞分泌多种激素，主要是：①绒毛膜促性腺激素，于受精后 17～20 天即出现于孕妇的尿中，激素的作用是维持卵巢内黄体的发育，从而维持妊娠。②胎盘催乳激素，有促进母体乳腺生长的作用。③孕激素和雌激素，有维持妊娠的作用。④绒毛膜促甲状腺激素及绒毛膜促皮质激素等。

五、多胎妊娠

多胎妊娠使胎儿早产、疾病、死亡率和低体重状况比单胎者高。足月多胎婴儿体重偏低的原因，主要是在宫内生长阻滞（intra uterine growth retardation，IUGR），胎盘血供不足或胎盘发育异常。如单卵双胎，具有共同的绒毛膜囊和胎盘，若是胎盘血管具有辅助的动静脉吻合，则动脉血流变换途径，血流先进入一个胎儿，通过动脉吻合进入静脉循环至另一个胎儿，由于前者从胎盘获取较多的营养，其发育显著大于后者。多胎胎儿其生长发育状况的差异主要与胎盘及血供情况密切相关，此外母体的营养状况及母婴的激素状态，药物、化学物质、遗传因素等均会影响胎儿的生长发育。胎数越多受的影响越大，各器官组织分化、生长与整体发育状况具有一致性。

（孙志群）

第二节　羊水的生理及功能

上世纪 50 年代以来，由于实验医学的发展，遗传学和胎儿医学研究的需要，羊膜腔穿刺技术普遍应用，学者们在对羊水和羊膜囊的深入研究的基础上，了解羊水确是随着妊娠的发展，质和量都在不断的变化。

一、羊水的来源

羊膜上皮细胞的膜属于液态镶嵌结构，是多孔组织层，可容许小分子物质和水分通过。根据早期妊娠时羊水成分的分析，它与母体血清的透析十分相似。很可能是母体血清经胎膜进入羊膜腔的透析液。到妊娠晚期羊水成分变成低渗溶液，所以在晚期妊娠时以这种方式通过的净水量是极少的。脐带血管周围含有大量透明脂酸酶的疏松结缔组织，这种结构有利于水分的吸收、转换。因脐带的表面积很小，故可进行的水分交换很少。Parmley 等发现早期妊娠时水分可经胎儿皮肤渗入羊膜腔，胎儿皮下毛细血管床是水分和溶质的交换场所。从某种意义上说，羊水实质上是胎儿细胞外液的外延。妊娠 24 周以后，胎儿皮肤角化层形成，水和一般溶质均不能通过。但小分子量高脂溶性物质如 O_2、CO_2 还是可以通过皮肤。胎儿肺、呼吸道参与羊水的生成。近年来，已经明确在 24 孕周以后，肺部 Ⅱ 型细胞能合成表面活性物质。羊水中也可以测到这些物质，因而证实肺确实参与羊水的生成，由 Pritehard 等计算了晚期妊娠时，由于胎儿的主动呼吸动作，每天有 600~800ml 羊水潮流量通过胎肺。因此，大量低渗羊水进入肺泡，经过肺泡的毛细血管床，每天可以回收相当量的水分。很多实验和临床资料均表明胎儿能吞咽羊水。利用胎儿吞咽羊水，胃肠道加以吸收、转运是羊水调节的一个重要方式。胎儿肾在 11~14 孕周时，肾脏即有排泄功能，孕 14 周时，胎儿膀胱内有尿液存在。胎儿尿是低渗溶液，故妊娠晚期，羊水的渗透压因大量低张的胎儿尿的加入而降低，但尿酸、尿素及肌酐则相应增高。胎盘的胎儿面也是胎儿和羊水间进行水和溶质转换的部位，水、Na^+、Cl^- 以及尿素和肌酐都容易通过其表面。

在不同的妊娠时期，羊水的来源不同：①早期妊娠时，羊水主要是母体血清经胎膜进入羊膜腔的透析液；胎儿血循环形成后，水分及小分子物质可通过尚未角化的胎儿皮肤，也是羊水的一个来源。②中期妊娠以后胎儿尿液排入羊膜腔，使羊水的渗透压逐渐降低，尿酸、肌酐量逐渐升高；另一方面，胎儿又通过吞咽羊水来取得量的平衡，此时胎儿皮肤逐渐角化，不再是羊水的来源。③晚期妊娠时，羊水的运转除胎尿的排出和羊水的吞咽，胎肺吸收羊水也是一个运转途径；此外，胎盘胎儿面的羊膜是水和小分子溶质的交换场所，但其量较小。脐带和羊膜面则不是羊水的重要来源。

二、羊水量

羊水量随妊娠期而增加，孕 8 周时，约有 5～10ml 羊水，孕 11～15 周时平均每周增加 25ml，16～28 周则每周平均增加约 50ml，至妊娠 38 周总量为 1 000ml 左右，以后逐渐减少。

三、羊水的成分

早孕时，羊水中成分与母血浆相似，唯所含蛋白质甚低，羊水中 98%～99% 是水，1%～2% 为溶质。随着孕期进展，羊水渗透压也降低，主要是因钠离子减少所致。羊水内的成分如下。

1. 葡萄糖 较母血葡萄糖含量低，约为 2.0～2.8mmol/L（36～50mg/dl），至足月时更低。

2. 脂肪 约为 6.37～7.67mmol/L（490～590mg/L），其中 50% 为脂肪酸，磷脂约为 0.39～0.58mmol/L（30～45mg/L）。甘油三酯在孕 36 周时为 0.22mmol/L（2mg/dl），足月时为 0.66mmol/L。而磷脂的不同成分对于判定胎儿成熟度有重要作用，特别是卵磷脂、鞘磷脂（L/S），磷脂酰甘油（PG），磷脂酰肌醇（PE）等。

3. 蛋白质与其衍生物 羊水的有机物中 50% 是蛋白质与其衍生物和必需氨基酸等。早孕时，多数氨基酸较母体为高，至妊娠后期则有下降，可较母体为低。有人发现羊水中蛋白质浓度和胎儿体积成反比，可能因羊水为胎儿营养物质来源之一有关。孕 22 周时，羊水蛋白质为 10g/L，至孕 36 周，则降至 5.0g/L。另外，胆红素含量和羊水蛋白质浓度有一定关系，近年来对于羊水胆红素/蛋白质比值都加以重视，如胆红素/蛋白质 = 0.25～0.405，则提示胎儿正常。

4. 代谢产物 包括肌酐、尿酸、尿素氮等。特别是肌酐含量，在孕 28 周为 88.4μmol/L，至足月则上升为 176.8μmol/L，故可按羊水肌酐值的高低来估计胎儿肾脏成熟度。

5. 激素雌三醇（E_3） 在妊娠晚期，羊水 B 之平均游离式为 1.96μmol/L，结合式 E_3 为 3.26μmol/L，如后者在 10.0μmol/L 甚更低时，则胎儿有宫内窘迫，在母儿血型不合者，其羊水 E_3 可极低。

6. 酶 羊水中约有 25 种酶，包括酸性磷酸酶、碱性磷酸、α-葡萄糖苷酶、α-酮异己酸脱羧酶等、乳酸脱氢酶及 α-羟丁脱氢酶在严重溶血病中升高。在妊娠 25～40 周时，羊水内的溶菌酶含量明显升高，可有溶菌作用。另外，羊水中淀粉酶含量的高低和胎龄及胎儿体重有一定关系，故可用以判定胎儿成熟度。

7. 无机盐 胎儿尿进入羊水，羊水逐渐成为低渗，钠、氯之含量稍下降，而钾可略有升高，但比母血清内含量均低。羊水中也含有微量元素锌、镁、锰等，特别是锌更具有重要作用，当羊水中锌含量降低，磷/锌比值升高，则宫腔内感染机会增加。

8. 羊水细胞 羊水中有来自胎儿皮肤脱落的细胞，其核小而致密，核浆比例为 1∶8，且伴有高百分比的无核细胞。足月妊娠时，来自胎儿的无核多角形细胞增多，临床上常用 0.1%～0.2% Nile blue sulfate 染色以观察这种桔黄细胞数的含量，以估计胎儿成熟情况。

四、羊水的功能

1. 保护胎儿 胎儿在羊水中自由活动，不致受到挤压，防止胎体畸形及胎肢粘连；保持羊膜腔内恒温、恒压，从而减少外力所致的胎儿损伤；羊水有抑菌作用，主要对大肠杆菌、金黄色葡萄球菌有抑菌作用。适量羊水避免子宫肌壁或胎儿对脐带直接压迫所致的胎儿窘迫；有利于胎儿体液平衡，若胎儿体内水分过多可采取胎尿方式排至羊水中；临产宫缩时，尤其在第一产程初期，羊水直接受宫缩压力能使压力均匀分布，避免胎儿局部受压，还可以使羊膜腔保持一定张力支持胎盘附着于子宫壁上，防止胎盘过早剥离，对于臀位，羊膜囊完整可防脐带脱垂的发生。破膜后，羊水可以润滑产道以利胎儿娩出。

2. 保护母体　妊娠期减少因胎动所致的不适感；临产后，前羊水囊扩张子宫颈口及阴道；破膜后羊水冲洗阴道减少感染机会。

五、羊水的临床应用

1. 先天性遗传性疾病和畸形的产前诊断　最可靠的是先天愚型的核型分析，可明确诊断。而羊水的甲胎蛋白和乙酰胆碱酯酶测定可预测胎儿神经管方面的缺陷，利用羊水进行产前诊断对优生有重要意义。

2. 胎儿成熟度的测定　目前具有重要临床意义的是羊水中卵磷脂/鞘磷脂比值（L/S）的测定，如 L/S > 2，提示胎儿肺已成熟。也可测磷脂酰甘油（PG），作为估计胎儿成熟度的方法。此外，无条件行 L/S 测定时，应用简便的羊水震荡试验也可判断胎儿是否成熟。

3. 羊膜腔内治疗　也称宫内治疗，目前以羊膜腔内注射肾上腺皮质激素促使胎儿肺成熟较为常用，也可用 $NaHCO_3$ 注入羊膜腔纠正酸中毒，Rh 血型不合者，行宫腔内胎儿输血以挽救胎儿。测定羊水中的 C－反应蛋白（CRP）以判定胎膜早破患者有无感染存在。

（许津莉）

第三节　胎儿监护

由于围产医学的发展，近二十多年来围产儿死亡率有了较大幅度的下降。这主要是两个方面的成就，一是新生儿 ICU（intensive care unit）的进展，另一是孕妇和胎儿的产前监护。胎儿生物物理监护是产前监护的重要部分，它的主要目的是及早发现导致围产儿死亡的因素、缺氧和胎儿酸中毒。不同孕期有不同的监护内容要求，早期妊娠时重点监护内容是从孕妇安全考虑，确定高危程度决定是否继续妊娠，以保障孕妇安全，有遗传病史者，可行孕早期绒毛培养，及早明确诊断，中期妊娠时的重点监护内容是通过羊水细胞的遗传检查，羊水中甲胎蛋白测定，B 型超声检查，及早确诊胎儿有无畸形或遗传性疾病，从优生角度考虑妊娠问题。晚期妊娠时的重点监护内容是了解胎儿胎盘功能以及胎儿在宫内的状况，有无宫内缺氧存在，从母儿安全考虑，确定最适宜的分娩日期和方法，以求降低围产儿死亡率和发病率，保障母体安全。

一、临床检查

（一）确定胎龄

明确胎龄对于了解胎儿生长发育是否正常有极大帮助，对每个孕妇必须详细询问末次月经期和月经史，推算预产期（EDC）。对于月经不规则或记忆不清的孕妇应进一步了解妊娠试验阳性的日期，早孕第一次检查时的子宫大小以及胎动出现的日期加以推算。

（二）子宫底高度测量

子宫底高度随孕周按一定比例升高，对于确定孕周和了解胎儿生长大小是否正常有一定帮助，是一种简易的有效方法，测量时需排空尿液，以软尺自耻骨联合起，紧贴腹壁皮肤测量至子宫底间的距离。按 Mcdonald 资料，孕 24 周后，子宫底高度和孕周的关系可用公式表示。

子宫底高度 = 孕周 × 7 ÷ 8。如测量的子宫高度比上述公式计算所得的宫底高度小 4cm以上，则示子宫过小。如大 4cm 以上，则示子宫大于孕周。

（三）胎动计数

胎动计数可直接反应胎儿在宫内的安危情况，次数突然急剧增加或减小甚至胎动消失均提示胎儿在子宫内有不同程度的缺氧，但胎动给孕妇的感觉反应也受羊水多少，腹壁厚薄等因素的影响。

胎动计算方法：无论正常或高危孕妇，于孕 28 周始都需进行胎动计数而自我监护。具体方法为每天早、中、晚分别静卧一小时，由孕妇凭主观感觉分别记录这三小时内的胎动计数，乘 4 则作为 12 小时胎动数，这样逐日记录之。

正常心率应 >120 次/分 <160 次/分，如胎心 >160 ~ 180 次/分为胎心过快，表示轻度缺氧，如为 100 ~ 120 次/分则为轻度胎心过缓，如 <100 次分为重度胎心过快，均示缺氧严重，如胎心慢而不规则示更严重。

妊娠晚期可指导孕妇的丈夫用耳直接紧贴孕妇腹壁听取胎心，进行家庭监护，对于及时发现异常是有益的。但需注意孕妇用药对胎心的影响，如利血平可使胎心减慢，胖苯达嗪或阿托品等可使胎心变快。

（四）羊水中混有胎粪

足月胎儿直肠可积有胎粪约 200 克左右，于出生 48 小时排出。胎儿在孕 16 周前可以排出胎粪，以后由于肛门括约肌的神经支配逐渐得到发育，所以从孕 18 周后不再排出胎粪，故此后羊水色佳；孕妇并发妊娠高血压综合征、过期妊娠等均可致胎儿宫内缺氧使肛门括约肌松弛及肠蠕动增加则有胎粪排出使羊水污染，临床上根据胎粪污染羊水的程度分为三度：①Ⅰ度羊水混浊：指羊水呈淡绿色，质稀薄，常提示胎儿有轻度缺氧，但尚有较好的代偿功能。②Ⅱ度羊水混浊：指羊水呈深绿色，提示胎儿有急性缺氧，但尚有一定的代偿功能。③Ⅲ度羊水混浊：系指羊水呈墨绿色，黏稠而量少，不仅示胎儿严重缺氧，且已有较长时间的宫内窘迫。对胎儿影响很大，易发生胎粪吸入综合征。

在未临产或在第一产程中仅Ⅰ度羊水混浊，临床意义不大；但如未临产而有Ⅱ度混浊或第一产程的活跃期出现Ⅲ度混浊时，则围产儿的死亡率约为无污染者的 2 ~ 3 倍；而臀位分娩出现胎粪者，则无任何参考价值。

二、胎儿胎盘功能监护

胎儿胎盘功能检查项目繁多。有极重要的临床意义。

（一）胎儿宫内情况的监护

1. 妊娠早期　行妇科检查确定子宫大小及是否与妊娠周数相符；B 型超声检查最早在妊娠第 5 周即可见到妊娠囊；超声多普勒最早在妊娠第 7 周能探测到胎心音。

2. 妊娠中期 借助手测宫底高度或尺测耻上子宫高度以及腹围，协助判断胎儿大小及是否与妊娠周数相符；B 型超声检查从妊娠 22 周起，胎头双顶径值每周约增加 0.22cm；于妊娠 20、24、28 周行产前检查时，进行胎心率的监测。

3. 妊娠晚期

（1）手测宫底高度或尺测耻上子宫长度，测量腹围值，胎动计数，胎心监测。B 型超声检查不仅能测得胎头双顶径值，且能判定胎位及胎盘位置、胎盘成熟度。

（2）羊膜镜检查（anmioscopy）：利用羊膜镜透过完整胎膜，观察妊娠末期或分娩期羊水颜色，判断胎儿安危，达到监测胎儿的目的。正常者可见羊水呈透明淡青色或乳白色及胎发、飘浮胎脂片。若混有胎粪者呈黄色、黄绿色甚至深绿色。

（3）胎儿心电图监测：胎儿在子宫内是否状态良好，胎心是一项重要指标。胎儿心电图是较好的监护方法，临床上多采用经腹壁的外监护法，对母儿均无损伤，可在不同孕周多次监测。

（4）胎儿电子监测：胎儿监护仪已在临床上广泛应用，其优点是不受宫缩影响，能连续观察并记录胎心率的动态变化。因有子宫收缩描记、胎动记录，故能反映三者间的关系。

1）无应激试验（non – stress test，NST）：本试验是以胎动时伴有一过性胎心率加快为基础，观察胎动时胎心率的变化，以了解胎儿的储备能力。孕妇取半卧位，腹部（胎心音区）放置涂有耦合剂的多普勒探头，在描记胎心率的同时，观察胎动和胎心率的变化，至少连续记录 20 分钟。一般认为正常至少有 3 次以上胎动伴胎心率加速 >15 次/分，持续时间 >15 秒。

2）缩宫素激惹试验（oxytocin challenge test，OCT）：又称宫缩应激试验（contraction stress test，CST），其原理为用缩宫素诱导宫缩并用胎儿监护仪记录胎心率变化。若无晚期减速，基线有摆动幅度，胎动后有加速，为阴性，提示胎儿健康，胎盘功能尚佳。

3）生物物理监护：主要是 B 超和 NST 结合，其内容是：NST、胎儿呼吸运动、胎儿躯干四肢运动、羊水量和胎儿张力五项。这五项指标的缺氧程度深浅不同。其中胎儿张力消失表示缺氧程度最严重。

4）超声多普勒脐动脉血流速度测定：主要为观察脐动脉收缩期峰（S）与舒张期峰（D）的比值，即 S/D 比值，凡妊娠 36 周以后，如 S/D≥3，则提示异常，有宫内缺氧存在。当配合生物物理评分指标监测，并予以临床积极处理。如 S/D≥6 或 D≤0 即舒张末期血流缺如（absent end – diastolic velocity，简称 AEDV）表示血流速极度异常，胎儿垂危，预后不良。

（二）胎盘功能检查

胎盘功能检查包括胎盘功能和胎儿胎盘单位功能的检查，能间接判断胎儿状态，使能够早期发现隐性胎儿窘迫，有助于及时采取相应措施，使胎儿能在良好情况下生长发育，直至具有在宫外生活能力时娩出。

1. 胎动 与胎盘血管状态关系密切，胎动计数了解胎儿宫内状况，是判断胎儿宫内安危的主要指标。12 小时 >10 次为正常。

2. 测定孕妇尿中雌三醇值 妊娠期间雌三醇主要由孕妇体内的胆固醇经胎儿肾上腺，肝以及胎盘共同合成。>15mg/24h 尿为正常值，10 ~ 15mg/24h 尿为警戒值，<10mg/24h 尿为危险值。

3. 测定孕妇血清游离雌三醇值　采用放射免疫法。妊娠足月该值的下限（临界值）为40nmol/L（11.53ng/ml）。若低于此值，表示胎儿胎盘单位功能低下。

4. 测定孕妇血清胎盘生乳素（HPL）值　采用放射免疫法。妊娠足月 HPL 值为 4 ~ 11mg/L，若该值于妊娠足月 <4mg/L 或突然降低 50%，提示胎盘功能低下。

5. 测定孕妇血清妊娠特异性 β 糖蛋白　若该值予妊娠足月 <170mg/L，提示胎盘功能低下。

三、胎儿成熟度检查

胎儿成熟度的检查为高危妊娠监护的重要部分之一，通过了解胎儿成熟度有助于决定适时分娩时间和分娩方式。有助于降低围产儿死亡率和发病率，对高危产妇的安全有益。

（一）胎儿成熟的定义

1. 根据胎龄（年代学）　根据胎儿脏器成熟状态的研究，≥37 孕周即可认为胎儿成熟。

2. 根据胎儿躯体生长过程（形态学）　主要根据胎儿体重、大小或胎体某部位的大小而定。一般采用胎儿体重以≥2 500g 或在相对孕周约 10 百分位数以上者为成熟标准。或采用胎头双顶径之长短来判断胎儿成熟与否。

3. 根据胎儿某些主要器官或系统的发育成熟程度（生理学）　胎儿各主要器官或系统的生长发育成熟进度并不一样，正常情况下，胎儿各器官或系统的生长发育成熟进度与胎龄或形态学的生长过程是一致的，因此单测胎龄或形态学生长过程即可判断胎儿成熟与否，在高危妊娠时，上述三种生长发育过程之进展并不一致，尤其是生理学的进度，往往落后于前两者。在胎儿出生后，各器官或系统如何适应外界环境也不相同，其中尤以肺功能为最重要，它能决定胎儿出生后能否存活。因而，在临床实践中测定胎儿肺脏及其功能是否成熟，已被列为胎儿监护最重要的内容，而且，在相当程度上，胎儿成熟这个名词，往往可以胎肺是否成熟来代表。

（二）胎儿成熟度的临床测定法

根据孕周，也可粗略地推算出胎儿是否成熟，根据 Usher 等统计资料≥37 孕周 RDS 发病率几乎为零，死亡率也是零，因此可作为胎儿成熟孕周，与临床妊娠结局完全符合。

（三）超声测量法

1. 胎盘成熟度检查　通过 B 型超声所显示的胎盘图像，根据胎盘基底板（即胎盘母面）、绒毛板（即胎盘胎儿面）及胎盘实质的图像变化，将胎盘成熟度根据 Grannum 分级法，分成 0 ~ 3 共 4 级。已有许多资料报道可间接测定胎儿成熟度，Petrucha 分析了 964 例，认为胎盘成熟度为Ⅲ级时表示胎儿已成熟，与羊水 L/S 比较完全符合。Alexandrakis（希腊）比较了胎盘成熟度与羊水 L/S 及泡沫试验的报道，也认为不同级别胎盘成熟度与羊水胎儿成熟成正比。Tabsh 报道了Ⅲ级胎盘出现的时间平均为 38.6 孕周。因而，目前，超声胎盘分级法已可代替羊水来判断胎儿的成熟度。

2. 胎头双顶径检查　如胎头双顶径≥85mm，则 91% 的胎儿体重≥2 500g。

（四）羊水测定法

1. 羊膜腔穿刺技术　通过近 10 年的经验，羊膜腔穿刺技术不再是禁区，而是一项微创伤性的诊断技术。在足够的指征下，孕妇先排空膀胱，左侧卧位，头部略高，以保证胎盘灌流量，然后超声定位，找寻最合适的穿刺点。采用 22 号穿刺针作羊膜腔穿刺，一般取 10ml 羊水已足够。

有特殊情况宜慎重或不作羊膜腔穿刺：前次腹部手术疤痕、胎盘前壁附着、子宫极度旋转、肥胖、胎盘水肿、羊水过少等。

2. 特异性胎儿成熟度测定法

（1）卵磷脂／鞘磷脂比值（L/S）：测定胎儿成熟度中最准确的是 L/S 比值，制定方法为 Gluck 及 Borer 薄板层析法，卵磷脂及鞘磷脂均随孕周有变化，在 35 孕周以前 L/S 比值 <2，至 35~36 孕周时，L/S 比值骤增至 ≥2，表示胎儿已成熟。L/S 比值法易为污染血或胎粪所影响，故必须自腹部作羊膜腔穿刺抽取羊水标本。

（2）磷酸酰甘油（phosphatidyl glycerol，PG）：PG 代表羊水中总磷脂的 1/10，在 35 孕周后会突然出现，表示胎肺已成熟，羊水污染胎粪或血液并不影响它的检出，因此可以从阴道采集聚积在阴道内的羊水标本，检测方法有单维和双维两种薄板层析法，后者较前者更可靠。

（3）泡沫试验（振荡试验）：它是检测羊水中肺表面活性物质的一种生物物理方法肺表面活性物质既亲脂又亲水，加入 95% 乙醇振荡后，在接触空气的液体界面上形成环状泡沫，泡沫的多少与肺表面活性物质的量成正比，没有泡沫出现，表示无肺表面活性物质。

3. 非特异性和其他胎儿成熟度测定法

（1）脂肪细胞计数：了解胎儿皮肤成熟度的方法。原理为胎儿皮肤成熟时，皮肤脱落细胞中含有脂肪颗粒，可被尼罗蓝染成桔红色，方法为将羊水离心沉淀 5 分钟，吸取一滴沉淀物置于玻片上，加一滴 0.2% 硫酸尼罗蓝，充分混匀后，计数桔红色含有脂肪颗粒的羊水上皮细胞，如达 10%~20% 以上为成熟标准。

（2）肌酐、胆红素的测定：羊水中肌酐是胎儿肌组织中的代谢产物，经肾脏排泄于羊水中，代表胎儿肾脏及肌活动的成熟度。随孕周增长，胆红素逐渐被结合，故羊水中含量逐渐减少，代表胎儿肝脏系统功能的逐渐完善。如羊水中肌酐已达 176.8μmol/L（2mg/dl），代表胎儿已成熟。

（五）影响胎儿肺表面活性物质合成的因素

1. 加速肺成熟的因素

（1）妊娠高血压综合征特别是重症患者，糖尿病重症患者，胎盘功能不全等，其孕周虽在 32 周左右，IMS 可以 ≥2，PG 也可出现。

（2）甲状腺可使肺型细胞增大，甲状腺功能亢进合并妊娠者有加速胎儿肺成熟的现象。

（3）胎膜早破 24 小时以上者。

（4）可的松类药物的应用。吗啡类也有此类作用。

2. 延迟肺成熟因素

（1）妊娠合并轻度糖尿病患者。

（2）胎儿水肿。

（六）促胎肺成熟

胎儿宫内治疗学是近 10 余年开展起来的一门学科，先进的检测技术可以在胎儿娩出前诊断胎儿有否形态学或功能上的缺陷。胎儿宫内进行促胎肺成熟是最重要的一项宫内治疗措施，它保证胎儿在出生后不会发生 RDS。

1. 皮质激素　常用的有倍他米松（betamethasone）和地塞米松（dexamethasone）。

剂量与给药途径：

（1）肌肉注射法：地塞米松 10 ~ 20mg 或倍他米松 12mg 肌注，每 24 小时 1 次，共 2 次。48 小时后胎肺可提早成熟。

（2）静脉注射法：地塞米松 10 ~ 20mg 或倍他米松溶在 5% ~ 10% 葡萄糖水 500ml 静滴，每日 1 次，共 3 次，48 小时后可促使胎肺提早成熟。

（3）羊膜腔内注射法：由于胎儿每天吞咽 450 ~ 500ml 羊水，其胃肠道上皮细胞为单层，能吸收摄入药物。可直接通过羊膜腔给药。

2. 甲状腺素　剂量与给药途径：50ug 左旋甲状腺素（Lthyroxine）注入羊膜腔或直接注入胎儿臀肌内，每周一次，直至 $L/S > 2$。糖尿病及 Rh 不合者必须检测 PG，上述用药可在 26 孕周即开始。

3. 皮质激素与甲状腺素联合应用　剂量与给药途径：静脉注射 TRH（thy - rotrophin releasing hormone）400 ~ 600μg，每 8 ~ 12 小时，最多 4 ~ 6 次。倍他米松 12mg 肌注，每 24 小时一次，2 ~ 4 次，许多学者应用上述联合用药，报道 RDS 发生率比单纯应用倍他米松为少。

（孙志群）

第四节　新生儿学概述

新生儿学（neonatology）是研究新生儿保健、医疗和教学的一门学科。原是儿科学中的一个组成部分，但由于新生儿具有一定特点，且近数十年来发展迅速，已渐形成独立的学科，对危重新生儿和早产儿建立起新生儿重症监护室（NICU）和转运系统，使新生儿死亡率大为降低。新生儿科的进步表现在下列各方面：

一、新生儿医学模式的转变

过去医学一向着重于"生物医学模式"，重视疾病的病因和人体对疾病的反应，这个方向曾使医学向前迈进了一大步，具有一定优越性，但也有它的局限性，忽视了人的心理和社会环境对新生儿成长的影响。现在新生儿医学和其他学科一样，正在转向"生物 - 心理 - 社会"的医学模式，对健康的理解不单是体格的强壮，而是体格、心理和品德的全面发展。婚前应考虑遗传因素，避免近亲结婚，预防遗传性疾病对后代的影响，一旦怀孕更重视孕母疾病的防治、合理营养和精神愉快。胎儿出生后提倡母乳喂养，母婴同室，使新生儿获得感情上的满足，同时也重视新生儿行为和智力的发育。

二、预防为主的思想深入人心

由于分子生物学和免疫学的发展，使产前诊断的疾病不断增加，如地中海贫血、苯丙酮尿症、血友病、肾上腺皮质增生症等，诊断后可及早做出防治措施。有些疾病在胎儿出生后经过筛查也能做出早期诊断，对苯丙酮尿症和甲状腺功能低下如在新生儿期开始治疗，可使智力发育不受或少受损害。新生儿 Rh 溶血病在 1940 年前病死率达 50% 以上，60 年代后采用抗 RhD 球蛋白预防，使大部分 Rh 阴性的孕妇免于产生同种免疫抗体，使本症的病死率降至极低。新生儿乙型肝炎的垂直传播采用重组基因乙肝疫苗和乙肝免疫球蛋白预防，也取得良好效果。新生儿感染性疾病由于对消毒隔离的重视，发病率正在逐年下降。

三、 生物医学工程的发展促进了新生儿学的进步

新生儿患病时临床症状不典型，不易明确诊断，医务人员需要了解新生儿各脏器组织变化的信息，生物医学工程为此提供了条件，研制了各种医疗设备，如头颅 B 型超声仪，多普勒超声心动图，电子计算机断层扫描（CT），磁共振（MRI），诱发电位测定仪等，能得出人体内部结构及其功能的改变，大大促进了新生儿学的发展，新生儿颅内出血过去诊断正确率不到 50%，而现在准确率可达 90% 以上，还可追踪检查病变的转归。先天性心脏病的多普勒超声心动图可以看出心脏缺损的部位和血流动力学的改变，使某些先天性心脏病不必作心导管检查即可得出正确诊断。监护仪的应用更是新生儿学中一大进展，对危重新生儿可从监护仪显示出心电图、呼吸图形、体温、心律、血压等图形或数字，发现危象时可以及时得到急救。经皮测氧和二氧化碳分压，可以免去多次抽动脉血的损伤性操作。

四、 诊断和治疗的进展

新生儿由于免疫力较差，感染性疾病的发病率仍然相对较高，因此病原学诊断仍很重要，由于分子生物学和免疫学的发展，提供了许多快速诊断法，如聚合酶链反应（PCR）、酶联免疫吸附试验（EUSA）对许多抗原可做出诊断，敏感性和特异性相当高。抗生素的发展非常迅速，新生儿感染性疾病中杆菌感染占一定位置，第三代头孢菌素的出现为一些革兰阴性和阳性杆菌感染得以控制，有的还可防治化脓性脑膜炎的发生。在新生儿重症监护室（NICU）中呼吸管理时呼吸衰竭的重要治疗，包括各种供氧方法如鼻塞呼吸、面罩呼吸、持续气道正压呼吸（CPAP）等。不少病例需要用人工呼吸机，可选用间歇正压通气（IPPV）、呼吸末正压呼吸（PEEP）、间歇强迫通气（IMV），要求正确掌握各种指征，现在呼吸管理已成为治疗中的一个专业分支。免疫治疗可选用免疫调节剂如转移因子、干扰素、胸腺肽等，还可输入静注免疫球蛋白和白细胞以提高疗效。早产儿透明膜病（HMD）用肺表面活性物质治疗已取得显著成效，可从牛肺、猪肺、羊肺中提取到该物质，还有人工制造的表面活性物质，可供临床应用。综上所述新生儿学的内容极其丰富，上面仅列举了几项，已显示出其概貌。

五、 我国新生儿医学的发展

70 年代后期各地组织新生儿专业医师学习班和新生儿护士学习班，广泛宣传有关新知识和新概念，引起了儿科医务工作者的极大兴趣，80 年代初新生儿专业如雨后春笋相继成立，不少地区还成立了新生儿急救中心。医务工作者根据我国的国情做出了令人瞩目的成绩，对产前诊断建立起医学基因诊断方法；对一些感染性疾病的传播源经过追踪检查特有的质粒得以查出；为治疗肺透明膜病国内制备了我们自己研制的猪肺和牛肺表面活性物质；对不同胎龄新生儿的生长发育建立了我国自己的数据；对新生儿营养、硬肿症、缺氧缺血性脑病和颅内出血都有深入的研究和成果；在医疗器械方面制造了各种类型的新生儿保暖箱、呼吸机和光疗设备，还有不少其他成绩，不一一例举。

六、新生儿医学是围产医学的一部分

围产医学（perinatology）是研究胎儿出生前后影响胎儿和新生儿健康的一门学科，范围广泛，包括产科、新生儿科和有关的遗传、生化、免疫、生物医学工程等领域，是一门边缘学科，它与提高人口素质和降低围产儿的死亡率密切相关。围产期是指产前、产时和产后的一个时期，国际上有4种规定：①从妊娠28周（此时胎儿体重约1 000g）至出生后7天的一段时间；②从妊娠20周（此时胎儿体重约500g）至出生后28天的一段时间；③从妊娠28周至出生后4周；④从胚胎形成至出生后1周。我国现在采用的是第1种。围产期间的婴儿称围产儿。围产期仅是围产医学的一个特定时间，便于衡量工作的成绩和存在的问题，并不是包括整个围产医学。

七、新世纪医学发展的展望

二十世纪的晚期（90年代）分子生物学的发展进入了一个崭新年代，我国和5个发达国家（美、日、德、法、英）对人类基因组进行了庞大的测序，还开展了部分基因宫内的研究，对疾病的发病机制、对遗传性疾病与基因的关系。突变基因对疾病的不同临床表现和对治疗的不同反应都将能找到原因。定量PCR的应用、DNA芯片技术的建立对快速检测病原体和疾病组织中的突变序列提供了手段，使疾病的诊断朝着高效、灵敏、准确的方向发展。基因筛查和基因功能的研究将更加快我国计划生育和遗传保健工作的发展，基因治疗将随着上列的发展而扩展。基因诊断和治疗即将成为医学的重要分支，新生儿医学的发展也不例外，将随着发展的趋势向前推进。

（孙志群）

第五节　新生儿分类

过去对新生儿分类只根据婴儿出生的体重，凡2 500g以下称早产儿，2 500g以上称足月儿。但胎儿成熟并不完全取决于体重，与胎龄也有密切关系，足月的低出生体重儿的生活能力比早产的同样体重儿要强，因此对新生儿的分类有各种不同方法，分别根据胎龄、出生体重、体重和胎龄的关系，及出生后的周龄而分。

一、根据胎龄分类

1. 足月儿（full term infant）　指胎龄满37周至不满42周（260~293天）的新生儿。

2. 早产儿（preterm infant）　胎龄满28周至不满37周（196~259天），其中第37周（253~260天前）的早产儿成熟度已接近足月儿，故又称为过渡足月儿。

3. 过期产儿（post term infant）　指胎龄满42周（294天）以上的新生儿，其中有的是由于宫内发育迟缓引起，羊水被胎粪污染，新生儿瘦小，又称为过熟儿。

二、根据出生体重分类

1. 正常体重儿　指初生1小时内体重在2 500g~3 999g之间的婴儿。

2. 低出生体重儿（low birth weight infant，LBW）　指初生1小时内体重不足2 500g

（≤2 499g）的新生儿，不论是否足月或过期。其中体重不足1 500g者称极低出生体重儿（very low birth weight infant，VLBW），体重在1 000g以下者称超低出生体重儿（extreme low birth weight infant，ELBW）。大部分为超未成熟儿。后者的特点比一般低出生体重儿更为突出，在保暖、营养喂养及预防感染等方面都有特殊要求，是护理和监测的重点。低出生体重儿包括早产儿和小于胎龄儿两种。

3. 巨大儿（megasomia）　指体重≥4 000g者，包括正常儿和母亲有疾病（如糖尿病母亲的婴儿）的巨大儿。

三、根据体重与胎龄关系的分类

根据出生时体重与该胎龄平均体重的比较而定。

1. 小于胎龄儿（small for gestational age，SGA）　指出生体重在相同胎龄平均体重的第10个百分位以下的婴儿。在我国将胎龄已足月，但体重在2 500g以下的婴儿称足月小样儿，是小于胎龄儿中发生率较高的一种。

2. 适于胎龄儿（appropriate for gestational age，AGA）　指出生体重在相同胎龄平均体重的第10～90百分位者。如胎龄已足月且无任何疾病，则为正常新生儿。

3. 大于胎龄儿（large for gestational age，LGA）　指出生体重在相同胎龄平均体重的第90百分位以上的婴儿。

四、根据出生后周龄分类

1. 早期新生儿　出生后一周以内的新生儿称早期新生儿，又称围产儿，是从胎儿转变为独立生活新生儿的适应阶段，发病率和病死率最高。护理、治疗和监测都特别重要；

2. 晚期新生儿　出生后第2周开始至第4周末称晚期新生儿，此时新生儿已完成初步最重要的适应阶段，但发育尚不够成熟，仍需继续适应，护理仍很重要。

此外还有高危新生儿（high risk neonate），指有可能发生危重情况（当时情况并不一定危重），和已出现危重情况的新生儿。定为高危新生儿的有：①高危妊娠孕母的婴儿；②孕母过去有死胎、死产史的婴儿；③孕母在妊娠期曾发生疾病史的新生儿，包括各种轻重不同的感染性疾病、妊娠高血压综合征、糖尿病、心脏病、慢性肾炎的新生儿等；④异常分娩的新生儿，如各种难产和手术产；⑤婴儿在出生过程中或出生后发生不正常现象（如Apgar评分低）；⑥兄姐中在新生儿期有因严重畸形或其他疾病死亡者；⑦胎龄不足37周或超过42周；⑧出生体重在2 500g以下；⑨小于胎龄儿或大于胎龄儿；⑩有疾病的新生儿；⑪其他。

高危妊娠指孕妇在妊娠期有某种并发症或某种致病因素足以危害母婴或导致难产者。包括：①孕妇年龄小于15～18岁或大于35～40岁；②有异常妊娠病史，如自然流产、异位妊娠、早产、死产、死胎、难产、新生儿死亡、新生儿溶血病、先天性畸形或有遗传性疾病等；③孕期有出血史如先兆流产或早产、前置胎盘、胎盘早剥；④妊娠高血压综合征；⑤妊娠合并内科疾病，如心脏病、糖尿病、肾炎、甲状腺功能亢进、血液病（包括贫血）、肝炎、病毒感染（风疹、水痘）等；⑥妊娠期接触大量放射线、化学性毒物或对胎儿有害的药物；⑦母婴血型不合；⑧胎盘功能不全；⑨过期妊娠；⑩骨盆异常；⑪软产道异常；⑫盆腔肿瘤和曾做手术；⑬胎位异常；⑭羊水过多或过少。此外还需要了解几个名称的定义：

1. 活产（live birth）　胎龄≥28周或体重≥1 000g的胎儿，不论通过自然分娩或手术产，当胎儿全身脱离母体，不论是否断脐或胎盘是否剥离，凡婴儿有过生命现象（呼吸、心跳、脐带搏动、随意肌缩动）之一者称活产。

2. 死胎（dead fetus）　临产前已证实死于宫内，出生时不表现任何生命现象者。

3. 死产（still birth）　临产后胎儿仍存活，但在分娩过程中死亡，出生后不表现任何生命现象，确已死亡的婴儿称为死产婴儿。

4. 流产（abortion）　妊娠在 28 周以前，胎儿体重 1 000 克而终止者，称流产。终止在妊娠 12 周以前称早期流产，12 周以后称晚期流产。流产又分自然流产和人工流产。

5. 急产（precipitate labour）　全产程（临产开始至胎盘娩出）在 3 小时以内的分娩。

6. 滞产（prolonged labour）　全产程达到或超过 24 小时的分娩。第二产程延长指子宫口开全达到或超过 2 小时胎儿仍未娩出者。

7. 脐带过长或过短　正常足月儿脐带约 50cm，凡脐带长度较正常长或短 20cm 者为脐带过长或过短。

（陈　锋）

第六节　初生儿记录和体格检查

新生儿是胎儿的延续，因此新生儿的病史势必从胎内开始，某些与遗传有关的疾病还需追溯父母双方的家系。所以它与一般病史相同，除现病史外也有过去史和家族史。由于娩出的新生儿多数是足月正常儿，为了基本病史资料的完整和提高工作效率，可以填表格式的出生记录，如有特殊的再在备注栏内补充病史。对于初进新生儿室的年轻医生要先熟悉如何书写完整病史。

胎儿的生长发育与母体直接相关，母亲的职业工种牵连到劳动强度、经济收入、胎内环境和早产、低体重儿的发生率。母年龄、胎次、产次、孕周与新生儿大小关系密切。有流产死胎史者应追查原因，是否会使这一胎受影响。孕周不足娩出者，要了解早产原因。羊水的多少可供临床诊断畸形时参考。混浊、发臭和胎粪污染是反映胎儿窘迫的重要依据。胎膜早破者需警惕产前感染可能。胎心的快、慢和不规则是反映产前缺氧，胎儿窘迫的具体表现。产程长短说明胎儿娩出过程的顺利与否，总产程小于 3 小时的急产者，由于胎头变形过速，颅内压力突然消失，颅内血管充盈过快，增加了颅内出血的机会。总产程大于 30 小时的滞产和第二产程延长大于 2 小时者，则增加产时缺氧和新生儿窒息的可能。产时使用的麻醉镇静剂必须写明药名、用量和时间，以便了解对新生儿的影响。母体疾病如慢性高血压、风湿性心脏病、肝炎、胆汁郁积症、妊娠高血压综合征、肾盂肾炎、糖尿病、梅毒、风疹、巨细胞病等都可威胁到新生儿的生命和健康。头盆不称，骨产道、软产道、胎位和产力异常都可造成难产。胎盘早期剥离、前置胎盘、胎盘梗塞、功能不全、脐带脱垂、受压等情况都是导致宫内窘迫和新生儿窒息的常见原因。世界卫生组织的疾病、损伤、死亡原因，国际统计分类书中对围产阶段发病率与死亡率定出 100 个原因的目录，供专业人员参考，其中与母婴有关的原因几乎各占一半。上海市第一妇婴保健院从 60 年代起就按其标准要求列入一人一卡的新生儿病史卡中。

此外，分娩方式、出生体重、生后 1 分钟内 Apgar 评分是新生儿现病史的基本资料。新生儿经过急救者需要写明使用方法、过程和效果。用过吸管或（及）气管插管者要写明吸出量、质、色及次数。加压给氧及吸氧者应写明用氧时间。急救用的药物名称、剂量、用法、时间都应写上，并给这些新生儿作生后 5 分钟评分。离开产房手术室前，出生记录上要盖上母亲指印和小儿脚印，备以后必要时查考核对。死亡病例则写明死于产程前、产程中或生后的天数、时数和分数。为了新生儿由产房转送到婴儿室交接清楚，宜在记录单上填明时间和签名以示负责。有的单位在入室时也做一次新生儿评分，能反映新生儿入室时的实际情况。

一、体格检查

娩出时作一粗略的视诊，注意外貌形态有否畸形，比例姿势是否失常。详细的体格检查可以到新生儿室进行。有产伤、窒息、畸形等新生儿需尽早检查便于及时处理外，一般新生儿应在 24 小时内完成体检并做出评价。

检查程序不一定要从头到脚，而将安静时可进行的先查，然后再查其他与哭闹无关的项目。视诊中对一般姿势活动、呼吸情况、脐部、皮下脂肪、水肿、成熟程度、皮肤的颜色、斑疹、瘀点、乳头形成、指甲长短和有否胎粪黄染（包括脐带、胎脂）、足底纹理等都应细加观察。扪诊宜将暖和的手指先轻置腹部，逐渐进行肝脾触诊，突然用手在腹部深压会使新生儿不适和激动而妨碍检查。摸锁骨时需用手指由内向外二侧对称地摸，容易检出异常。听诊如要数心率、呼吸则要争取在安静时测，否则可放在扪诊之后。一手握住上肢侧向一方，另一手将听诊器伸入腋下和背部，此时啼哭引起深呼气有助于肺部听诊。有疑问者可将新生儿翻转至俯卧位复听，并加叩诊左右对比。在拉其两腕坐起进行翻身时就可注意头后垂、腹悬托等情况。脊柱可用食指自上而下移至骶骨进行检查。在检查生殖器、肛门时随即做髋关节脱臼的分腿等试验，同时还可检查关节活动情况，肌张力以及踝阵挛、膝反射、拥抱反射等。眼耳鼻喉口的检查可依次进行，上下眼睑用食指拇指分开有困难时，可用两根小棉签轻压于上下眼睑并呈反方向拨动，角膜、球结膜、睑结膜就可取得满意的观察。口腔、咽喉宜放在最后检查，左手托好颈背部，面向光亮处，右手用压舌板先轻轻推开两侧颊黏膜，看好后再放在舌上 2/3 ~ 4/5 处轻压之。在张口欲恶心的情况下，软腭裂、悬雍垂等情况均明显可见，然后轻拍背或稍抱片刻以示安抚。在放平仰卧前检查头颅，囟门大小、血肿、骨缝和颅骨等情况。

体检完毕记录时仍应按病史或表格要求顺序书写，并给予胎龄评估，对畸形与不正常的发现需详加记录，最后做出初步印象并签名。

产院里的正常新生儿，在护理人员每日晨间护理沐浴时进行仔细观察，稍有异常者应仔细检查和观察，写好病程记录。每例新生儿出院前必须再作体检，写好出院记录。第4节新生儿病史和体格检查良好的病史采集和全面的体格检查是诊断疾病的关键步骤，新生儿病史更是如此，必须及时、详细、实事求是地记录。新生儿病史有其鲜明的自身特点，必须根据新生儿特点进行采集病史和体格检查。近年随着法制的健全和信息化的发展，一份病史不仅是一个患者的医疗记录，更是一份法律文书和医学信息资源。今后病史还要向电子化、程式化、表格式方向发展，达到项目全面、书写简便、容易检索的目标。

二、病史

1. 一般记录

（1）姓名：不少新生儿尚未取名，应写母亲姓名之子或之女。

（2）性别。

（3）日龄要准确记录实际日龄，生后1周内还要精确到小时。

（4）种族。

（5）籍贯：包括父亲和母亲祖籍。

（6）入院时间：要准确记录年、月、日、时。

（7）父母姓名。

（8）家庭住址：要写现在家庭详细住址，邮政编码。

（9）联系方法：必须写清楚能够随时联系到的电话号码。

（10）供史者。

2. 主诉　就诊或转诊的主要原因，包括主要症状及伴随症状的发生部位和时间经过。如"呼吸困难2小时，青紫1小时"。

3. 现病史　现患疾病的详细经过，包括。

（1）起病时间、方式、地点；

（2）症状性质：详细描述症状的诱因、部位、严重程度、频度、间隔时间、持续时间、伴随症状等；

（3）疾病经过：疾病的发展和变化，疾病加重或减轻的因素；

（4）治疗经过：治疗方法、药物名称、剂量、治疗地点、治疗效果等；

（5）出生情况：对与出生过程有关的疾病，应将出生情况写在现病史，如出生前胎儿情况变化、分娩方式、有无胎膜早破、羊水、胎盘、脐带、Apgar评分、复苏抢救等情况；

（6）一般状况：患病前的健康状况，患病后的精神状况、食欲、奶量等。

询问病史既要全面，又要突出重点，既要详细询问阳性症状，也要注意具有鉴别诊断意义的阴性症状。

4. 个人史　包括4方面内容。

（1）出生史：包括胎次产次，出生时间、出生时体重、胎龄、有无窒息（Apgar评分）、惊厥、出血，治疗情况。要问母亲妊娠史、分娩情况。

（2）喂养史：开奶时间、喂养方式、方法、数量、乳品种类。

（3）生长发育史：询问患儿体重、身高、头围、胸围；神经智能发育情况。

（4）预防接种电：卡介苗和乙肝疫苗接种情况。

5. 既往史

（1）胎儿期情况。

（2）出生后患病情况。

6. 家族史

（1）父母年龄、职业、文化程度、种族、有无亲属关系、健康状况、患病情况、有害物质接触史；

（2）患儿同胞兄姐及近亲的健康状况、患病情况，要详细记录母亲各胎次情况及原因，如流产、死胎、死产、生后死亡等；

（3）家族成员的遗传病史、先天性疾病史、过敏性疾病史、地方病史等。

三、体格检查

注意事项：先洗手，准备好各种器具，态度和蔼、动作轻巧。

1. 测量记录　体温、脉搏、呼吸、血压、头围、胸围、体重、身长。

2. 一般情况　观察外貌、面容、面色、神志、反应、精神状态、姿势体位及呼吸节律、有无呻吟、三凹征。

3. 皮肤黏膜　颜色、温度、弹性，有无皮疹、出血点、瘀斑花纹、色素沉着，皮下脂肪、有无水肿及硬肿、毛发情况，黄疸范围、程度、色泽。

4. 头颅　检查头颅大小、形状，囟门大小及紧张度，有无血肿、水肿。

5. 面部　是否对称，鼻唇沟深度、是否对称。

6. 眼耳鼻　眼：有无眼睑浮肿、下垂，眼球活动情况，瞳孔大小、对光反射，巩膜有无黄染、结膜充斑、分泌物。耳：外耳道有无分泌物，耳郭发育。鼻：外形，有无鼻扇。

7. 口腔　口唇颜色，口腔黏膜有无出血点、片状白膜、溃疡。

8. 颈　颈部活动度，有无畸形，有无斜颈、胸锁乳突肌有无血肿。

9. 胸廓　外形及对称性，呼吸运动度，有无锁骨骨折。

10. 肺　呼吸形式、频率、节律，有无呼吸困难，叩诊有无浊音、实音，听诊呼吸音强度、两侧是否对称，有无干湿啰音、痰鸣音。

11. 心脏　心尖搏动位置、强度，心前区有无震颤，心界大小，心率，心律，心音强度，有无杂音，杂音的性质、响度、传导方向、与体位、运动、呼吸的关系。

12. 腹部　外形，有无肠型、肿块、肝脾大小、形状、质地，叩诊有无移动性浊音，听诊肠鸣音情况。脐部有无红肿、分泌物、脐疝。

13. 肛门外生殖器　有无肛门闭锁、肛裂。外生殖器发育情况，有无畸形，男孩有无包茎隐睾、尿道下裂、斜疝。

14. 脊柱四肢　脊柱和四肢有无畸形，浮肿，活动情况，四肢温度。

15. 神经系统　检查新生儿特殊反射，如拥抱反射、吸吮反射、握持反射、交叉伸腿反射等。检查围巾征、腘窝角、扶坐竖颈、肌张力、肌力。

四、辅助检查

记录外院、门诊辅助检查结果，然后根据病史和体检结果做进一步的辅助检查。

（何　源）

第二章

新生儿重症监护

第一节　新生儿重症监护的特点

一、较强的人员配置

除了训练有素的医护人员对患者直接观察监护外，尚配有各种先进监护装置，用系列电子设备仪器对患儿生命体征、体内生化状态、血氧、二氧化碳等进行持续或系统的监护，并集中了现代化精密治疗仪器以便采取及时相应的治疗措施，对患者全身各脏器功能进行特别的护理，尽快使患者转危为安或防止突然死亡。

医疗工作由各级训练有素的专职医护人员承担，他们技术熟练、职责分明，有独立抢救应急能力，责任心强。此外，还需有各类小儿分科专家如麻醉科、小儿外科、放射科、心血管专家及呼吸治疗师等参与工作。

二、精良的医疗设备

NICU 精密仪器集中，能最有效地利用人力、物力，以便于保养、维修、延长机器使用期限。有 NICU 的三级医院常有较强的生物医学工程（biomedical engineering，BME）人员配备，使各种仪器得到及时、有效的维修和预防性保养（preventive maintenance）。

三、具有对重危新生儿的转运能力

人口稠密地区建立的区域性 NICU，承担重危新生儿的转运、接纳重危患儿；对所属地区Ⅰ、Ⅱ级医院进行业务指导及培训教育，并负责协调所属地区围生期产、儿科及护理会诊工作，保持与高危产妇集中的产科单位密切联系，以便直接参加产房内高危儿的抢救复苏工作，并将其转入 NICU。

四、进行继续教育的能力

NICU 出院患者应与地区协作网建立密切联系，向基层普及新生儿救治技术。对出院患者进行定期随访，及时干预，以减少或减轻伤残的发生和发展。NICU 专业医师又应进行跨学科技术、理论研究，以推动新生儿急诊医学的发展；能开展围生及新生儿理论实践进展的各种形式的继续教育学习班。目前，各地有省级继续教育学习班及国家级继续教育学习班可供选择，此类学习班常将理论授课与实际操作相结合，同时介绍国内外最新进展，它们在很大程度上促进了我国新生儿学科的发展。

（陈　锋）

第二节　新生儿重症监护的设备和仪器配置

近年来，随着电子技术的发展，NICU 的监护设施种类及功能有了较大的发展，使新生儿的监护更精确可靠，治疗更为有效和合理。NICU 中常用的监护电子设备及抢救治疗设备如下：

一、生命体征监护

1. 心率呼吸监护仪　是 NICU 最基本的监护设备。通过连接胸前或肢体导联，监护及显示心率、心电波形。根据心电波型尚可粗略观察心律失常类型。通过胸部阻抗随呼吸变化原理监测及显示呼吸次数（需用胸前导联）。该仪器一般可设置心率、呼吸频率过快或过慢报警，并具有呼吸暂停报警功能。所有重危患者都要持续进行心电及呼吸监护。心电监护能发现心动过速、过缓、心搏骤停及心律失常等，但不能将荧光屏上显示的心电波型作为分析心律失常及心肌缺血性损害的标准用；监护仪具有显示屏，可调节每次心跳发出声音的大小和心率高、低报警。通过心电监护可测知心率、察看心电波形，以它和患儿的脉搏比较可分辨出报警系患儿本身心率过缓或过速或由于伪差（artifact）（如导联松脱）所致。胸前导联传感器由 3 个皮肤生物电位电极组成。NICU 多采用左、右胸电极加右腋中线胸腹联合处导联电极。左－右胸前或左胸前－右腋中线胸腹联合处常是呼吸信号的采集点，两处不宜靠得太近，以免影响呼吸信号质量。心率呼吸监护仪用前需先将导电糊涂在干电极上，打开电源，调好声频讯号至清楚听到心搏，并将心电波形调至合适大小，设置好高、低报警值（常分别设在 160 次/分和 90 次/分）。应用时电极位置必须正确，导联电极必须粘贴于皮肤使不松脱。当需要了解过去一段时间内心率变化，可按趋向键，此时荧光屏上会显示 2、4、8、24 小时等时间内心率快慢变化趋向图形，也有监护仪可储存心律失常波形，供回忆分析。

目前，功能复杂的心肺监护仪常采用多个插件，可监测体温、心率、呼吸、血压、血氧饱和度、呼出气二氧化碳、潮气量、每分通气量、气道阻力、肺顺应性等。

2. 呼吸监护仪　呼吸监护仪一般监护呼吸频率、节律、呼吸幅度、呼吸暂停等。

（1）呼吸运动监护仪：监护呼吸频率及呼吸暂停用，其原理为通过阻抗法监测呼吸运动，与心电监护电极相连，从呼吸时胸腔阻抗的周期性变化测定呼吸间隔并计算出呼吸频率，然后将电讯号传送至示波器分别显示呼吸幅度、节律，并以数字显示瞬间内每分钟呼吸次数。应用时必须设好呼吸暂停报警时间，一般设于 15~20 秒。

（2）呼吸暂停监护仪：仅用作呼吸暂停发作监护。该仪器的传感器置于新生儿保暖箱的床垫下（床垫厚约 5cm 左右），感受其呼吸脉冲信号，当呼吸暂停超过所设置的限度时，仪器发出报警。传感器必须置于能感受到患者呼吸的正确位置即患者肩胸部；体重低于 1 000g 者因呼吸运动过弱，监护仪可能测不到信号，可将传感器盖上数层布后再置于褥垫上以感受超低体重儿的微弱呼吸运动。

3. 血压监护 可采用无创或有创方法进行。传统的听诊法不适合新生儿；触诊法在血压较低时常不能获得满意结果。目前多采用电子血压计，如 Dianamap™ 血压监护仪。它同时监测脉率及血压（包括收缩压、舒张压、平均动脉压）。电子血压计配有特制大小不等袖带，以适合足月儿或早产儿。新生儿袖带宽度应为肩至肘关节长的 2/3。压力袖带包绕臂或大腿时，袖带上的箭头要正对脉搏搏动处。根据病情需要可设定时测量，亦可随时按压起始键进行测量。仪器能设收缩压、舒张压、平均动脉压及心率的报警值。测量时血压计上显示的心率数应与心电监护仪上显示的心率数相符，当患者灌注不良处于休克、收缩压与舒张压差小时，只能显示平均动脉压而不显示收缩压及舒张压。当使用不当或患者灌注不良时，仪器可显示相应的提示信息，以便做出调整进行重新测定。

创伤性直接测压法：该测压方法是将测压管直接置于被测量的系统内，如桡动脉。由监护仪中的中心处理系统、示波器及压力传感器及测压管组成。通过测压管，将被测系统（如动脉）的流体静压力传递至压力传感器。常用的石英传感器利用压电原理可将压力信号转化为电信号，输入监护仪的压力监测模块进行处理，最终显示压力波形及收缩压、舒张压、平均压读数。使用时应设定收缩压、舒张压、平均压和心率的报警范围；系统连接后应进行压力零点校正再行测量。通过该方法测定的压力较为可靠，适用于四肢明显水肿、休克等不能进行无创血压测定的新生儿。通过波形的显示可较直观、实时地反映压力的变化趋势，是危重新生儿抢救的重要监测手段之一。新生儿在脐动脉插管的情况下，采用直接测压法比较方便；也可用桡动脉。直接持续测压法的主要缺点是其具有创伤性，增加了出血、感染等机会。为保证血压及中心静脉压测定读数的准确性，应注意将压力传感器置于心脏水平位，传感器与测压装置的穹隆顶盖间无空气泡，导管通路必需通畅无空气泡及血凝块。

4. 体温监测 可测定皮肤、腋下、直肠及鼓膜温度。鼓膜温度可采用红外线方法进行测定，它能较准确地反映中心体温，是寒冷损伤时体温评估及新生儿缺氧缺血性脑损伤进行亚低温头部选择性降温治疗时的无创伤性监测手段之一。

二、氧合或通气状态的评估

1. 氧浓度分析仪 可测定吸入氧浓度，读数范围为 21% ~ 100%。测量时将探头置于头罩、呼吸机管道内以了解空 - 氧混合后实际吸入的氧浓度，指导治疗。

2. 经皮氧分压（$TcPO_2$）测定仪和经皮二氧化碳分压（$TcPCO_2$）测定仪 经皮血氧监护仪传感器由银制阳极、铂制阴极（Clark 电极）以及热敏电阻和加热器组成。传感器上须盖有电解质液和透过膜，加热皮肤表面（常为 43℃ ~ 44℃），使传感器下毛细血管内血液动脉化，血中氧自皮肤透过后经膜在传感器发生反应产生电流，经处理后显示氧分压数。应用时传感器应放置在患儿体表，既避开大血管，又有良好毛细血管网的部位，如上胸部、腹部。不要贴于活动肢体，以免影响测定结果。该法为无创伤性，能持续监测、指导氧疗。

经皮二氧化碳分压监护仪由 pH 敏感的玻璃电极及银/氧化银电极组成。利用加热皮肤表面传感器（常为 43℃ ~ 44℃），使二氧化碳自皮肤透过后经膜在传感器发生反应，经处理后显示二氧化碳分压数，进行连续监测。

经皮氧及二氧化碳分压监护仪的特点是能直接、实时反映血氧或二氧化碳分压水平，减少动脉血气分析的采血次数，指导氧疗；在新生儿持续肺动脉高压的鉴别诊断时，采用不同部位（上、下肢）的经皮血氧分压差，可评估动脉导管水平的右向左分流。其缺点是检测探头每 3～4 小时需更换位置一次，以免皮肤烫伤；使用前及每次更换探头时，必须进行氧及二氧化碳分压校正。目前已有将经皮氧分压（$TcPO_2$）和经皮二氧化碳分压（$TcPCO_2$）测定制成同一探头，同时相应校正的自动化程度也有提高，便于使用。

3. 脉率及血氧饱和度仪　该仪器的出现极大地方便了新生儿（尤其是极低体重儿）的监护，使临床取血检查的次数大为减少，同时减少了医源性失血、感染等发生机会。它能同时测定脉率及血氧饱和度，为无创伤性的、能精确反映体内氧合状态的监护仪。传感器由 2 个发光二极管发出特定波长的光谱，光波通过搏动的毛细血管床后到达感光二极管。由于氧合血红蛋白与还原血红蛋白对每一种波长的光波吸收量不同，根据光波吸收情况经机器内微机处理后算出（SaO_2）。常用传感器有指套式、夹子式及扁平式等种类，可置于新生儿拇指、大踇趾等位置。机器显示脉冲光柱或搏动波形，显示血氧饱和度（SaO_2）值，同时显示脉率数。使用时必须将传感器上光源极与感光极相对，切勿压绕过紧，开机后设好上下限报警值后仪器即显示脉率与 SaO_2 值。应用该仪器者应正确掌握氧分压、氧饱和度与氧离曲线的关系；各种影响氧离曲线的因素，如胎儿或成人型血红蛋白、血 pH、二氧化碳分压等都会影响特定氧分压下的血氧饱和度。在较高血氧分压时，氧离曲线变为平坦，此时的氧分压变化而导致的 SaO_2 变化较小，故该器仪不适合于高氧分压时的监护；当组织灌注不良时，测得 SaO_2 值常偏低或仪器不能捕捉到信号；当婴儿肢体过度活动时显示的 SaO_2 及心率常因干扰而不正确，故观察 SaO_2 读数应在安静状态下，当心率显示与心电监护仪所显示心率基本一致时取值。新生儿氧疗时，尤其早产儿应将 SaO_2 维持在 85%～95% 之间，此时的氧分压值约在 50～70mmHg 之间，可减少早产儿视网膜病（ROP）的发生机会。

三、中心静脉压监测

中心静脉压（CVP）与右心室前负荷、静脉血容量及右心室功能等有关。将导管自脐静脉插入至下腔静脉后，血管导管与传感器相连，再按有创动脉测压步骤操作，即能显示中心静脉压。中心静脉压检测用于休克患者，以便根据 CVP 进行补液指导。

四、创伤性颅内压监测

目的是了解在颅内出血、脑水肿、脑积水、机械通气时颅内压的急性变化及其对治疗的反应，以便临床对其急剧变化做出处理。新生儿及小婴儿在前囟门未闭时可将传感器置于前囟作无创伤性颅内压力监测。测定时，婴儿取平卧位，头应保持与床呈水平位，略加固定，剃去前囟部位头发，将传感器贴于前囟即能测得颅压读数。

五、监护仪的中央工作站

将多个床边监护仪连接于中央监护台，在护士站集中反映各监护床单位的信息，包括心率、呼吸、血压、氧饱和度、体温等，这在成人的 ICU 已有普遍的应用，近年来在部分 NICU 也采用了该技术。但应强调，在新生儿监护室，床边监护、直接观察甚为重要，而中心监护系统的作用不十分有意义。

六、体液及生化监护

如血细胞比容、血糖、血清电解质、血胆红素、渗透压及血气分析等可在 NICU 中完成。

七、其他监护室常用设备

1. 床边 X 线片机　为呼吸治疗时不可缺少的设备，对了解心、肺及腹部病情，确定气管插管和其他置管的位置，了解相关并发症，评估疗效等都有很好的作用。床边 X 线片机的功率以 200mA 为好，功率太低可因患儿移动而影响摄片质量。

2. 透光灯　常由光源及光导纤维组成，属于冷光源。主要用于诊断的照明，如在气胸时通过胸部透照可发现光的散射，做出床边的无创性诊断；也可用于桡动脉穿刺的照射，以寻找桡动脉，引导穿刺。

3. 电子磅秤　用于体重的精确测定，也用于尿布的称重以估计尿量。

4. 食道 pH 监护仪　用于胃－食管反流、呕吐及呼吸暂停的鉴别诊断。

5. 床边超声诊断仪　NICU 新生儿常因病情危重或人工呼吸机应用，需床边进行超声检查，以明确先天性畸形、颅内出血、胸腹脏器变化等形态学改变；通过多普勒方法还可了解血流动力学改变、脏器血流及肺动脉压力等以指导治疗。由于新生儿的体表较薄，采用超声仪的探头频率宜高，如 5～7MHz，以提高影像的分辨率。

6. 肺力学监护　常用于呼吸机治疗时的监测。以双相流速压力传感器连接于呼吸机管道近患者端进行持续监测气体流速、气道压力，通过电子计算机显示出肺顺应性、潮气量、气道阻力、每分通气量、无效腔气量，并能描绘出压力容量曲线。通过肺力学监测能更准确指导呼吸机参数的调节，减少肺部并发症的发生。

7. 呼气末二氧化碳监测仪　常结合人工呼吸应用，以监测患儿的通气状态。

八、新生儿重症监护的常用治疗设备

NICU 配备：具有伺服系统的辐射加温床、保暖箱；静脉输液泵；蓝光治疗设备；氧源、空气源、空气、氧气混合器；塑料头罩；胸腔内闭锁引流器及负压吸引装置；转运床；变温毯；喉镜片（0 号），抢救复苏设备，复苏皮囊（戴面罩），除颤器等。CPAP 装置及人工呼吸机将在相关的章节中介绍。

常用消耗品有：鼻导管，可供不同吸入氧浓度的塑料面罩，气管内插管（新生儿用插管内径为 2.5mm、3mm、3.5mm 及 4mm）；各种插管，周围动、静脉内插入管；脐动、静脉插管（分 3.5Fr、5Fr、8Fr）；喂养管（分 5Fr、8Fr）；吸痰管等。

（陈　锋）

第三节　新生儿辅助机械通气

辅助机械通气是治疗呼吸衰竭的重要手段。新生儿呼吸系统代偿能力低下，当患呼吸系统疾病时极易发生呼吸衰竭，故在 NICU 中使用机械通气的频率较高。因此，新生儿急救医生应熟练、全面、准确地掌握机械通气相关的肺力学知识、气体交换方式、主要参数的作用、常用的通气模式及其临床应用。目前，有很多新类型呼吸机供新生儿选用，但持续气流、压力限定－时间转换型呼吸机（continuous flow, pressure－limited and time－cycled ventilator）仍是新生儿基本而常用的呼吸机类型。持续气流是指呼吸机在吸气相和呼气相均持续向其管道内送气，在吸气相，呼气阀关闭气体送入肺内，过多气体通过泄压阀排入大气；在呼气相，呼气阀开放，气体排入大气。压力限定是预调的呼吸机管道和气道内在吸气相时的最高压力，当压力超过所调定的压力时，气体即通过泄压阀排出，使呼吸机管道和气道内的最高压力等于调定压力。时间转换即根据需要直接调定吸气时间和频率，呼气时间和吸、呼比呼吸机自动计算并直接显示。该类型呼吸机可供调节的参数为吸气峰压、呼气末正压、呼吸频率、吸气时间、吸入气氧分数和气体流速。

一、机械通气相关肺力学

不论自主呼吸还是辅助机械通气，均需口和肺泡间存在一定的压力差，方能克服肺及胸壁弹性（顺应性）和气道阻力，从而完成吸气和呼气。

（一）肺顺应性

肺顺应性（compliance of lungs，CL）是指肺的弹性阻力，常以施加单位压力时肺容积改变的大小来表示，其公式为：

顺应性（L/cmH_2O）＝容量（L）/压力（cmH_2O）

从公式可见，当施给一定压力时，顺应性值越大，容积变化越大。呼吸系统的总顺应性是由胸壁顺应性与肺顺应性构成，但由于新生儿胸壁弹性好，其顺应性常忽略不计，故通常肺顺应性即可代表呼吸系统的总顺应性。正常新生儿肺顺应性为 $0.003 \sim 0.006L/cmH_2O$；呼吸窘迫综合征（respiratory distress syndrome，RDS）时肺顺应性降低，仅为 $0.0005 \sim 0.001L/cmH_2O$，其含义为：在相同的压力下，送入其肺内的潮气量将明显减少，若获得正常的潮气量，则需要更高的压力。

（二）气道阻力

气道阻力（resistance，R）是指气道对气流的阻力。常以单位流速流动的气体所需要的压力来表示，其公式为：

气道阻力 $[cmH_2O/（L \cdot sec）]$ ＝压力（cmH_2O）/流速（L/sec）

正常新生儿总气道阻力为 $20 \sim 40cmH_2O/（L \cdot sec）$；气管插管时为 $50 \sim 150cmH_2O/（L \cdot sec）$；胎粪吸入综合征（meconium aspiration syndrome，MAS）为 $100 \sim 140cmH_2O/（L \cdot sec）$ 或更高。

（三）时间常数

时间常数（time constant，TC）是指在一定压力下，送入肺内或呼出一定量气体所需要的时间单位，取决于呼吸系统的顺应性及气道阻力，其计算公式为：

TC（sec）＝CL（L/cmH_2O）×R $[cmH_2O/（L \cdot sec）]$

由公式可见：顺应性愈差，气道阻力（包括气管插管和呼吸机管道）愈小，送入肺内气体或呼出气体愈迅速，所需时间愈短，反之亦然。正常足月儿：TC＝$0.005L/cmH_2O$ × $30cmH_2O/（L \cdot sec）$ ＝0.15sec；RDS患儿：TC＝$0.001L/cmH_2O$ × $30cmH_2O/（L \cdot sec）$ ＝0.03sec；MAS患儿：TC＝$0.003L/cmH_2O$ × $120cmH_2O/（L \cdot sec）$ ＝0.36sec；送入肺内或呼出一定量气体后剩余的潮气量与时间常数有关，其计算公式为：

$V/Vo = e^{-TC}$

式中，V：送入肺内或呼出一定量气体后剩余的潮气量；Vo：潮气量；e＝2.7134。

以呼气时间（time of expiration，TE）为例，当 TE 为一个时间常数（TC = 1）时，根据公式 $V/Vo = 0.37$，$V = Vo \times 0.37$ 即肺内剩余的气量为潮气量的37%，也就是说，当 TE 为一个时间常数（TC = 1）时，可呼出潮气量的63%；当 TE 分别为2、3、4、5 个时间常数时，呼出气量分别为潮气量的86%、95%、98%、99%。理论上，吸气时间、呼气时间若为5个时间常数，近乎全部的潮气量能进入肺内或排出体外，但临床实践中吸、呼气时间达 3～5 个时间常数即可。当吸气时间（time of inspiration，TI）短于 3～5 个时间常数时，调定压力下的潮气量不能全部送入肺内，使实际的吸气峰压（PIP）低于调定的 PIP，称为非调定的 PIP 下降，此时平均气道压力（mean airway pressure，MAP）也随之下降，故也称为非调定的 MAP 下降，其结果导致 PaO_2 降低及 $PaCO_2$ 升高；当 TE 短于 3～5 个时间常数时，即可产生非调定的呼气末正压。

（四）非调定的呼气末正压

当应用高呼吸频率（respirator rate，RR）通气时，TE 短于3个 TC，由于呼气时间不够，肺泡内气体不能完全排出，造成气体潴留，使肺泡内呼气末压力高于调定的呼气末正压（positive end-expiration pressure，PEEP），其高出的 PEEP 值称为非调定的呼气末正压（inadvertent positive end-expiration pressure，iPEEP）。此时功能残气量（functional residual capacity，FRC）增加，肺顺应性和潮气量降低，每分通气量及心搏量减少，PaO_2 降低及 $PaCO_2$ 升高。如果调定的 PEEP 较低，iPEEP 则可使萎陷的肺泡在呼气末恢复正常 FRC，改善氧合，这可能是对 RDS 患儿有时增加频率后氧合陡度增加的原因。当然，当产生 iPEEP 时，呼吸系统也将代偿和限制气体进一步潴留，高 FRC 使肺顺应性降低，气体潴留则使小气道开放，气道阻力下降，从而缩短相应肺泡的时间常数，在原有 TE 内，呼出比原来更多的气体，同时高 FRC 使潮气量减少，故呼出潮气量所需的时间也短，从而缓解气体潴留，达到新的平衡。这也可能是调定的 PEEP 愈高气体潴留愈少和当存在不特别严重气体潴留时肺泡并未破裂的道理所在。气管插管较细及气道分泌物增多使气道阻力增加，也是引起气体潴留的重要原因。值得注意的是呼吸机经近气道测量的 PEEP 值不能准确反映肺泡内呼气末压力。

如何发现 iPEEP，首先根据疾病的种类或肺功能监测，推断和观察 CL、R 和 TC，结合所调定的 TE 预测其可能性，肺顺应性高或气道阻力大的患儿易引起 iPEEP，可应用长 TE。气体潴留的表现为：桶状胸，胸动幅度小，呼吸音减弱；$PaCO_2$ 升高；循环障碍，如血压下降、代谢性酸中毒、中心静脉压升高等；胸片示呼气末膈肌低位；肺功能及呼气末闭合气管插管测量其食道或气道压力等方法对发现 iPEEP 也有一定帮助。有的呼吸机可通过呼气保持按钮获得 iPEEP。

（五）TC 相关的治疗策略

TC 是针对不同疾病制定机械通气策略的重要理论依据。如上所述，RDS 患儿肺顺应性小而气道阻力尚属正常，1 个 TC 仅为 0.03 秒，3 个 TC 为 0.09 秒，即使 5 个 TC 也只有 0.15 秒，因此，对 RDS 极期患儿进行机械通气时，可采用较高频率通气，而不至于产生 iPEEP；由于 RDS 以缺氧为主，增加 TI 可提高 MAP 即提高 PaO_2，而 RDS 所需 TE 很短，故理论上可应用倒置的吸、呼比即 2:1～4:1，长 TI 虽可提高 PaO_2，但容易造成肺气压伤，故临床已极少应用。MAS 患儿气道阻力明显增加，肺顺应性仅略减小，1 个 TC 仅为

0.36 秒，3 个 TC 则为 1.08 秒，因此，对 MAS 应用机械通气，宜选择慢频率和长 TE，如果提高频率，则应降低 PEEP，以免造成 iPEEP；还可根据 MAS 病理改变（肺不张、肺气肿和正常肺泡同时存在）进行通气，气肿的肺泡 TC 长为慢肺泡，而正常的肺泡 TC 相对短为快肺泡，如果以正常肺泡为通气目标，可根据正常肺泡的 TC（3~5 个 TC 为 0.45~0.75 秒）确定 TI 和 TE，采用中等频率，这样既可保证快肺泡有效通气，又可使进出慢肺泡的气体量减少，避免气肿的肺泡破裂，造成气胸；若以气肿肺泡为通气目标，可根据气肿肺泡的 TC确定 TI 和 TE，采用慢频率、长 TI 和长 TE，这样虽保证气肿肺泡的有效通气，却使正常肺泡过度通气，容易发生气胸。

二、机械通气的气体交换

机械通气的基本目的是促进有效的通气和气体交换，包括 CO_2 的及时排出和 O_2 的充分摄入，使血气结果在正常范围。

（一）CO_2 的排出

CO_2 极易从血液弥散到肺泡内，因此血中 CO_2 的排出主要取决于进出肺内的气体总量，即每分肺泡通气量，其计算公式为：

每分肺泡通气量 =（潮气量 - 无效腔量）× RR

无效腔量是指每次吸入潮气量中分布于气管内，不能进行气体交换的部分气体，因其相对恒定，故增加潮气量或 RR，可增加每分肺泡通气量，促进 CO_2 的排出，降低 $PaCO_2$，潮气量对 CO_2 的影响大于 RR。定容型呼吸机的潮气量可通过旋钮直接设置；定压型呼吸机的潮气量主要取决于肺的顺应性和吸、呼气时肺泡内的压力差。一般情况下，肺顺应性在一段时间内相对恒定，故其潮气量主要取决于吸气峰压（peak inspiration pressure，PIP）与 PEEP的差值，差值大则潮气量大，反之则小。通气频率也是影响每分肺泡通气量的重要因素之一，在一定范围内，频率的增加可使每分肺泡通气量增加，可使 $PaCO_2$ 下降。此外，患儿在机械通气过程中自主呼吸频率的变化也是影响通气的因素。当 $PaCO_2$ 增高时，可通过增大 PIP 与 PEEP 的差值（即提高 PIP 或降低 PEEP）或调快呼吸机频率来使 $PaCO_2$ 降低，反之亦然。至于上述参数调定哪一个，需结合具体病情和 PaO_2 值而定。

（二）O_2 的摄取

动脉氧合主要取决于 MAP 和吸入气氧分数（fraction of inspired oxygen，FIO_2）。MAP 是一个呼吸周期中施于气道和肺的平均压力，MAP 值等于在这个呼吸周期中压力曲线下的面积除以该周期所用的时间，其公式为：

$$MAP = K \times (PIP \times TI + PEEP \times TE) / (TI + TE)$$

式中，K：常数（正弦波为 0.5，方形波为 1.0）；TI：吸气时间；TE：呼气时间。

MAP 应用范围一般为 5~15cmH_2O（0.49~1.47kPa）。从公式可见，提高 PIP、PEEP及吸/呼（inspiration/expiration ratio，I/E）中任意一项均可使 MAP 值增大、PaO_2 提高。在考虑增大 MAP 时，应注意下列几个问题：①PIP 的作用大于 PEEP 及 I/E；②当 PEEP 达到 8cmH_2O 时，再提高 PEEP，PaO_2 升高则不明显；③过高的 MAP 可导致肺泡过度膨胀，静脉回流受阻，心排血量减少，氧合降低，并可引起肺气压伤。除增加 MAP 外，提高 FiO_2 也是直接而有效增加 PaO_2 的方法。

总之，影响 $PaCO_2$ 的主要参数是 RR 和 PIP 与 PEEP 的差值；影响 PaO_2 的主要参数是 MAP（PIP、PEEP 和 I/E）及 FiO_2。临床上应根据 PaO_2 和 $PaCO_2$ 的结果，在上述原则指导下综合考虑各参数的具体作用进行个体化调定。

三、呼吸机主要参数及其作用

（一）PIP

是指吸气相呼吸机管道和气道内的最高压力。提高 PIP 可使肺脏充分扩张，增加潮气量和肺泡通气量，降低 $PaCO_2$；同时改善通气血流比（V/Q），改善氧合，提高 PaO_2。PIP 高低与肺顺应性大小相关，肺部病变越重，顺应性越差，所需的 PIP 越高。但 PIP 过高，可使原已扩张的肺泡过度膨胀，肺泡周围毛细血管血流减少，V/Q 增大，同时血流向压力低的肺泡周围血管转移，引起肺内分流，并影响静脉回流和降低心输血量，反而会使 PaO_2 降低；当 PIP 超过 $30cmH_2O$，也增加患肺气压伤和早产儿慢性肺疾病的危险性。因此，原则上以维持 $PaCO_2$ 在正常高限的吸气峰压即可。初调 PIP 时，应以可见胸廓起伏、呼吸音清晰和 $PaCO_2$ 正常为宜。也可根据肺功能监测仪上的压力 - 容量环（P - V 环）调节 PIP，当 PIP 超过某一数值后，P - V 环的斜率由大变小、顺应性由好变差（P - V 环变为扁平）。上段 P - V 环斜率由大变小的结合点称为 P - V 环的上折点。此时肺容量约为肺总量的 90%，超过上折点继续增加压力，肺泡将处于过度牵张状态，肺容量增加很少，顺应性差。因此，适宜 PIP 的确定应以低于 P - V 环上折点对应的压力值 $1 \sim 2cmH_2O$ 为宜，应避免 PIP 超过上折点对应的压力值。

（二）PEEP

是指呼气相呼吸机的呼气阀不完全开放，使部分气体存留于管道和气道内所产生的压力。适宜 PEEP 的存在，使缺乏肺表面活性物质的肺泡和终末气道在呼气相不至于萎陷，维持正常 FRC，进而改善通气、血流比和肺顺应性，从而使 PaO_2 升高。因为 PEEP 的变化可改变吸气相的起始压力，故在 PIP 固定不变的情况下，提高 PEEP 则潮气量和肺泡通气量减少，使 $PaCO_2$ 增加。有的呼吸机当调高 PEEP 后，PIP 会相应升高，使其差值保持不变，从而避免 $PaCO_2$ 升高。PEEP > $8cmH_2O$ 可降低肺顺应性和潮气量，增加无效腔，阻碍静脉回流，使 PaO_2 降低，$PaCO_2$ 升高。调定 PEEP 宜个体化，因肺泡表面活性物质的含量不同，故所需的 PEEP 值也不同。适宜 PEEP 应参考血气结果、呼气末膈肌位置及肺透过度进行综合判断。也可根据 P - V 环来具体设置，呼气末肺泡萎陷时，下段 P - V 环斜率小、顺应性差（P - V 环呈扁平），当 PEEP 达到某一压力点后，随着压力增大而顺应性好、肺容量迅速增加（P - V 环斜率明显增大），下段 P - V 环斜率变化的结合点称为 P - V 环的下折点（拐点），此时原先萎陷的肺泡复张，FRC 增加。因此，适宜 PEEP 的确定应以高于 P - V 环下折点对应的压力值 $1 \sim 2cmH_2O$ 为宜，避免 PEEP 低于下折点对应的压力值。有的呼吸机肺功能监护仪上可显示 P - V 环的上、下折点。

（三）RR

是指呼吸机送气或呼气的频率。频率的变化主要改变每分肺泡通气量，因而影响 $PaCO_2$。当潮气量或 PIP 与 PEEP 差值不变时，增加 RR 能增加每分通气量，从而降低 $PaCO_2$。一般情况下，频率在一定范围内变化并不改变动脉氧分压。RR < 40 次/分多在反比

通气（TI > TE）和撤机时使用；当 RR 在 40~60 次/分时，较易与新生儿自主呼吸同步；RR > 60 次/分时，可在低于原来 PIP 的情况下，保持原来的每分通气量甚或使其增加，维持气体交换，从而减少由于 PIP 过高而造成的气压伤；高 RR 通气，可使 $PaCO_2$ 降低，进而扩张肺血管，是治疗新生儿持续肺动脉高压（persistent pulmonary hypertension of newborn, PPHN）传统而有效的方法。当 RR > 100 次/分，由于 TI 过短，可产生非调定的 PIP 下降；TE 过短，则造成 iPEEP。因此，在调节 RR 时需要考虑其他参数，特别是 TI 和 TE。撤离呼吸机前，RR 常调到 10 次或 5 次，此时只需将吸气时间固定在 0.5~0.75 秒即可，呼气时间可以很长，因呼吸机管道内持续有气流，患儿可在较长的呼气时间中进行自主呼吸，保证气体交换。

（四）TI

是指呼吸机呼气阀关闭，使气体进入肺内的时间。该值可被调定。TE 和 I/E 随 TI 和 RR 的变化而改变，其中 TI、TE 及 RR 的相互关系可用公式表示：

RR = 60/（TI + TE）

TI 主要用于改变 MAP，因此是改善氧合的重要参数，但其作用小于 PIP 或 PEEP。若 TI 过长，使肺泡持续扩张，增加肺血管阻力，影响静脉回流和心排血量，可引起肺气压伤及慢性肺疾病；如果 TI 过短，可产生非调定的 PIP 和 MAP 下降，不利于低氧血症的纠正。以往 TI 多用 0.6~1.0 秒，现主张用 0.3~0.6 秒。但适宜 TI 的设定应考虑到肺顺应性的高低和气道阻力的大小，即肺部疾病的性质及严重程度。也可通过呼吸机上的肺功能监测仪的流速－时间曲线来判断，如吸气末流速曲线降至零则表示肺泡完全充盈，提示吸气时间足够；反之，则表示肺泡不能完全充盈、吸气时间不足。但气管插管周围漏气明显时该方法不可靠。

TE 是指呼吸机呼气阀开放，胸廓弹性回缩将气体排出体外的时间，是影响 CO_2 排出的参数之一。适宜 TE 的设定也应考虑到肺部疾病的性质及严重程度。

通常 I/E < 1，其变化在 RR 一定的情况下，主要受 TI 的影响，因此 I/E 对 PaO_2 影响较大，在正常 TI 和 TE 范围内，I/E 变化不改变潮气量，因此对 CO_2 的排出无明显影响。

（五）流速

流速（flow rate, FR）是指呼吸机将混合气体送入管道和气道的速度，是决定气道压力波型的重要因素。为排除管道和气道内 CO_2，流速至少应为新生儿每分通气量的 2 倍。低流速通气（0.5~3.0L/min）时，气道压力升高缓慢，达 PIP 的时间较长，压力波型为正弦波近似三角形，此波型与自主呼吸的压力波型类似，更趋于生理性，可减少气压伤的发生。但低流速时，MAP 低，不易纠正低氧血症；同时，因气道开放压力不足易形成无效腔通气，也可使 $PaCO_2$ 升高；高流速通气（4~10L/min 或更高），气道压力升高迅速，达 PIP 的时间极短，压力波型为方型波，相同 PIP 情况下，方型波 MAP 值约为正弦波的 2 倍，可明显改善氧合。高 RR 通气时，因吸气时间短，要达到设定的 PIP，常需要高流速通气。当肺内气体分布不均匀时，过高流速通气容易引起肺气压伤，同时也造成大量气体浪费；新生儿呼吸机常用流速为 8~10L/min。也可通过呼吸机上的肺功能监测仪的压力－时间曲线来判断流速，当患儿自主吸气时，压力－时间曲线上升支出现明显切迹则表示流速过低。

（六）FiO_2

是指呼吸机送入管道和气道中气体的氧分数，其意义同氧浓度。增加 FiO_2 是最直接和方便的改善氧合的方法，提高 FiO_2 可使肺泡 PO_2 增加，从而提高 PaO_2。但 FiO_2 持续高于 0.6~0.7 时，可能会引起早产儿慢性肺疾病和视网膜病，因此应密切监测 FiO_2。

四、新生儿常用基本通气模式

（一）持续气道正压

持续气道正压（continuous positive airway pressure，CPAP）也称自主呼吸（spontaneous breathing，Spont），是指有自主呼吸的婴儿在整个呼吸周期中（吸气和呼气）接受呼吸机供给的高于大气压的气体压力，其作用为吸气时气体易于进入肺内，减少呼吸功；呼气时可防止病变肺泡萎陷，增加 FRC，改善肺泡通气、血流比，从而升高 PaO_2。主要用于低氧血症、轻型 RDS 和频发的呼吸暂停。多主张应用鼻塞 CPAP，但因易吞入空气导致腹胀，使用时应放置胃管以排气；经气管插管作 CPAP，可增加气道阻力和呼吸功，只是在应用或撤离呼吸机前的短时间内应用。压力一般为 3~8cmH$_2$O，压力 >8cmH$_2$O（尤其当肺顺应性改善时）可影响静脉回流及降低心排血量，还会造成潮气量减低和 $PaCO_2$ 升高。气体流量最低为患儿 3 倍的每分通气量或 5L/min。CPAP 不宜使用纯氧作气源。

（二）间歇指令通气

间歇指令通气（intermittent mandatory ventilation，IMV）也称为间歇正压通气（intermittent positive pressure ventilation，IPPV）。IMV 是指呼吸机以预设的频率、压力和吸、呼气时间对患儿施以正压通气，患儿如有自主呼吸，则按自己的频率和形式进行呼吸，其总的通气量 = 患儿自主呼吸的通气量 + 呼吸机正压通气量；患儿接受正压通气的频率 = 呼吸机的预设频率。当应用较高频率 IMV 时，呼吸机可提供完全的通气支持。因此，当患儿无自主呼吸时，可应用较高频率的 IMV；随着自主呼吸的出现和增强，应相应减低 IMV 的频率，撤机前则可使 IMV 的频率降到 5~10 次/分，减少呼吸机的正压通气，以增强患儿自主呼吸的能力，达到依靠自主呼吸能保证气体交换的目的。此方式由于呼吸机送气经常与患儿的呼气相冲突即人机不同步，故可导致小气道损伤、慢性肺疾病、脑室内出血和脑室周围白质软化等的发生。

（三）同步间歇指令通气

同步间歇指令通气（synchronized intermittent mandatory ventilation，SIMV）是指呼吸机通过识别患儿吸气初期气道压力或气体流速或腹部阻抗的变化，触发呼吸机以预设的频率进行机械通气，即与患儿吸气同步；当患儿呼吸暂停或无自主呼吸时，呼吸机则以设定的频率控制通气。患儿的吸气只有在呼吸机按预设频率送气前的较短时间内才能触发呼吸机的机械通气，因此，患儿接受正压通气的频率 = 呼吸机的预设频率。SIMV 从根本上解决了人机不同步现象，从而避免了 IMV 的副作用。

（四）助-控制通气

助-控制通气（assist/control ventilation，A/C）也称为同步间歇正压通气（synchronized intermittent positive pressure ventilation，SIPPV）。所谓辅助通气是指患儿的自主吸气触发机械通气，机械通气的频率是由自主呼吸的频率所决定；所谓控制通气是指呼吸机按预设的频率进行机械通气。A/C 是将辅助通气与控制通气相结合的通气模式，当自主呼吸较强时，依靠自主吸气触发机械通气，提供与自主呼吸频率相同并且同步的机械通气；当呼吸微弱或无自主呼吸时，呼吸机则按预设的通气频率进行机械通气，以保证患儿需要的通气量。因此，应用 A/C 模式时，患儿接受机械通气的频率≥预设的频率。当患儿自主呼吸较强和较快时，由于患儿接受机械通气的频率大于预设频率，可产生过度通气，故应及时调低压力或降低触发敏感度（增大其负值），一般触发敏感度设置既要避免过度敏感，导致过多触发，也要避免触发敏感度过低，造成费力触发。

此外，有关压力支持通气（pressure support ventilation，PSV）、容量控制通气（volume-control ventilation. VCV）、压力调节容量控制通气（pressure regulated volume – control ventilation，PRVC）、适应性支持通气（adaptive support ventilation，ASV）、压力释放通气（pressure release ventilation，FRV）、双相气道正压通气（biphasic positive airway pressure，BI – PAP）、指令分钟通气（mandatory minute ventilation，MMV）、容量支持通气（volume support ventilation，VSV）及成比率通气（proportional assisted ventilation，PAV）等通气模式，在新生儿不常用或不宜使用，故在此不一一赘述。

五、机械通气的临床应用

（一）机械通气指征

目前，国内外尚无统一标准，其参考标准为：①在 FiO_2 为 0.6 的情况下，$PaO_2 <$ 50mmHg 或经皮血氧饱和度（transcutaneous oxygen saturation，$TcSO_2$）< 85%（有发绀型先心病除外）；②$PaCO_2 > 60 \sim 70$mmHg 伴 pH <7.25；③严重或药物治疗无效的呼吸暂停。以上三项中有任意一项即可应用呼吸机治疗。

（二）呼吸机初始参数

初调参数应因人、因病而异，以达到患儿口唇、皮肤无发绀，双侧胸廓适度起伏，双肺呼吸音清晰为宜。动脉血气结果是判断呼吸机参数调定是否适宜的金标准。

（三）适宜动脉血气的维持

初调参数或参数变化后 15 ~ 30 分钟，应检测动脉血气，作为是否需要继续调节呼吸机参数的依据。血气结果如偏于表中的范围，应立即调整参数。如在表中范围内、病情稳定，可每 4 ~ 6 小时监测血气。临床上常用动脉化毛细血管血中 PCO_2 代表 $PaCO_2$，$TcSO_2$ 代表动脉血氧饱和度，但每天至少作一次动脉血气。末梢循环不良者应进行动脉血气检测。

（四）参数调节幅度

一般情况下，每次调节 1 或 2 个参数。在血气结果偏差较大时，也可多参数一起调整。但在 PPHN 早期，参数调节幅度应适当减小，否则会导致 $TcSO_2$ 的再次下降。根据血气的变化调整呼吸机参数，各人经验及习惯不同，只要根据机械通气气体交换和各参数的作用综合考虑、适当调节均可取得良好的效果。原则是：在保证有效通、换气功能的情况下，尽量使用较低的压力和 FiO_2，以减少气胸和氧中毒的发生。

（五）撤离呼吸机指征

当疾病处于恢复期，感染基本控制，一般情况良好，动脉血气结果正常时应逐渐降低呼吸机参数，锻炼和增强自主呼吸；当 PIP≤18、PEEP = 2cmH$_2$O、频率≤10 次/分、FiO_2≤ 0.4 时，动脉血气结果正常，可转为 CPAP，维持原 PEEP 值，维持 1 ~ 4 小时，复查血气结果正常，即可撤离呼吸机。由于低体重儿自主呼吸弱，气管导管细阻力较大，故可不经过CPAP 而直接撤离呼吸机。

（孙志群）

第四节　极低体重儿的随访

随着国内 NICU 工作的普遍开展，极低体重儿的存活率有了显著的提高，有单位报道已达 90% 以上。由于极低体重儿各种器官的功能不成熟，在新生儿期常需要接受各种生命支持，因疾病本身或由于生命支持而致各脏器损害及后遗症的发生正随着其生存率的提高而越来越引起新生儿科医生的重视。对于新生儿监护中心出院的极低体重儿，正确的随访需要对不同疾病患儿的预后等概念有广泛的了解，其中包括生长发育的规律、如何按年龄对随访对象评估、处理以及一系列相关技术。随访中应考虑的情况包括：①特殊情况或类型的发生率；②健康问题对正常生活的影响；③神经、智能等问题。随访工作实际上是对极低体重儿的继续监护，通过随访可及时了解患儿存在的问题，进行必要的干预。在随访中也应关心影响患儿预后的家庭及社会问题，最终使患儿的生存质量改善。

一、随访计划的制订与实施

随访是对 NICU 出院患者健康状况的继续评估和支持，及时进行治疗干预，同时也为NICU 工作提供反馈信息，以改进医疗服务。在出院时应确立详细的随访计划，良好的随访计划能使极低体重儿平稳地从医院过渡到家庭护理。通过随访使家长得到相关疾病的知识，对患儿的预后有较全面的认识。随访是一动态过程，评估内容包括生长、发育及患儿对所处环境的反应性。常通过家长的病史提供、参照正常的生长发育规律以及体格检查来确立患儿属异常或偏离正常。一旦确认，可考虑进行治疗干预。

（一）常规工作

即每次随访均应进行的工作，包括：询问喂养情况；一般的测量（头围、体重、身长、胸围等）；体格检查（包括中枢神经系统及语言）；最后做出评估并给以指导，包括喂养、运动、语言训练等方面的干预。常规工作 6 个月前每 2 个月 1 次，6 个月后每 3 个月 1 次；第二年每 6 个月一次；以后每年一次到 7 岁止。

（二）智能测定

IQ 和 DQ 的测定：极低体重儿 IQ 小于正常 2 个标准差者占 5%～20%，在超低体重儿（ELBW）可达 14%～40%。在较大的儿童，学习问题可高达 50%，而其中的 20% IQ 并不低，处于平均数。慢性肺疾病（chronic lung disease，CLD）、宫内生长迟缓，IQ 正常而学习困难的问题值得研究。DDST 仅作为初筛，但不能代替更好的方法，如贝莉婴儿发育量表（Bayley scale of infant development）适用于 2～30 个月婴幼儿；Wechsler 学前及初小智能表适用于 4～6.5 岁儿童。Gesell 发育量表，适用于 4 周～3 岁婴幼儿，结果以发育商（DQ）表示。也可采用中国科学院心理研究所和中国儿童发展中心（Children's Developmental Center of China，CDCC）共同编制的 CDCC 婴幼儿智能发育检查量表。

（三）处理早产儿后遗症

早产越小，后遗症越多，出院时患儿可伴有与 CLD、坏死性小肠结肠炎（NEC）和脑室内出血（IVH）相关的临床表现，这些表现大多在 2 年内消失，但在婴儿期需特别处理。鉴于上述情况可出现相关的并发症，患儿在 NICU 出院后如有急诊情况，均应密切监护和转运。对 NICU 出院者的治疗措施应与患儿在新生儿期的实际疾病情况相结合。

（四）随访计划的实施

随访频率应根据情况极低体重儿的具体情况而定；处理随访对象应具备：①对早产儿后遗症的临床处理技能；②具备神经、认知及相关的辅助检查的条件；③熟悉一般儿科问题在早产儿的反应；④能处理儿童复杂的医学、运动和认知问题；⑤有与社区计划结合的知识（能力）。应采用个体化的评价方法，根据情况确定随访频率与重点。

二、各个系统的随访

（一）神经系统

神经系统的随访是极低体重儿随访中最重要的部分，也是家长及医护人员最重视的问题。极低体重儿的生存质量如何与神经系统的发育关系密切。在多数情况下，极低体重儿神经系统的预后较难估计，对影响或促进神经系统恢复的因素只有少数已被确定。对于神经系统的评估，应考虑采用患者的校正年龄，即孕周龄来与相应的婴儿发育指标进行比较。如 28 周胎龄出生的极低体重儿在生后 3 个月时其校正年龄与足月刚出生儿相似。当生后 6 个月时，如其运动商（motor quotient）只有 50（即只有正常的 50%）；如将年龄校正，运动商可能会达到 100。因此，在婴儿期采用校正年龄是非常重要的。在极低体重儿随访中，当考虑用校正年龄时，各系统的发育应进行分别评估，这是因为不同的系统对环境刺激的反应性是不同的；早期的官外环境暴露对语言发育较对运动的影响大；语言是认知的一部分，早期的宫外环境暴露与相同胎龄的足月出生新生儿比，对语言发育有加速作用。神经系统问题是早产儿疾病的常见并发症。越早产越易并发脑室内出血（IVH）、脑室周白质软化（PVL）、脑白质损伤；严重窒息、严重宫内生长迟缓（IUGR）和 CLD 也易出现神经系统后遗症。严重的神经系统后遗症包括脑瘫、惊厥、脑积水、感觉障碍（视、听）、智商低下（IQ < 70）等。胎龄越低，残疾率越高。国外研究发现，< 1 500g 中约 10% 有各种程度的残疾或功能障碍，其中部分病情不太严重，如肌张力的短期变化（增加或降低）、年长儿的精细运动和感觉问题等。

（二）眼科的随访

极低体重儿的视觉问题很常见，多数为眼肌不协调及折射误差所致。早产儿视网膜病（ROP）占的比重很大。因此，眼科的随访对极低体重儿，尤其是在 NICU 曾经接受氧疗者是十分必要的。常在生后 3 ~ 4 周（或孕周龄 32 ~ 34 周）第一次做眼底检查，采用暗室散瞳后做双眼间接检眼镜检查，每 2 周复检 1 次；当发现早产儿视网膜病（ROP）时每周复检 1 次。出院后眼科随诊到 8 个月，对发现 ROP 者继续随访检查至 3 岁或更长时间。所有的视觉缺陷应尽早发现并适当治疗。对持续的眼球震颤、注视不能、持续斜视应行视觉检查。婴儿依赖视觉刺激使视觉得以正常发育。对于失明者，则需额外的听觉、触觉及体位刺激以发挥其潜能。

（三）听力的随访

极低体重儿出院者属于听力障碍的高危人群，有报道在 NICU 有 10% 患儿经 BAEP 筛查后可见不同程度的听力异常。其发生与多种因素有关，包括早产、呋塞米或氨基糖苷类药物应用、细菌性脑膜炎、高胆红素血症达需换血的水平、窒息及颅内病变、先天性感染（如巨细胞病毒感染）、颅面先天畸形、染色体疾病（如 Down's 综合征）、肺高压患者曾接受过度通气治疗者和有低碳酸血症史等。随访时应了解患儿是否有听力障碍早期体征，包括对较强的噪音无反应、对引起愉快的声音不反应或仅仅对某一、两种声音有反应。由于语言技能的延迟，随着小儿的生长，听力障碍显得更为明显。常用诊断方法有脑干听觉诱发电位（BAEP），而耳声发射（evoked otoacoustic emissions，EOAEs）为筛查方法，假阳性率相对较高。BAEP 常在出院时检查，如异常可在 1 个月后复查；对于所有 BAEP 异常者，在 3 月龄时应复查；对于在新生儿期有惊厥、围生期病毒感染或有神经发育迟缓者，不管出院时 BAEP 是否正常，在生后 6 个月 ~1 岁均应复查。

（四）呼吸系统的随访

呼吸问题包括 CLD、呼吸暂停、呼吸道阻塞、儿童后期的反复呼吸道感染等。极低体重儿由于肺的发育不成熟、先天感染及较长时间的机械通气和高氧的应用，可出现慢性肺部疾病（CLD）。这些婴儿出院后呼吸道症状可持续数月，胸部凹陷及哮鸣音可持续 1 年左右。在此期间，再次住院率也很高。CLD 大多在生后 2 岁左右缓解，而此时的肺部 X 线片仍可见阴影存在。呼吸道的高反应性在极低体重儿高达 20%，为正常人群的 2 倍，对于这些患者，有必要进行肺活量、气道阻力及顺应性的随访。极低体重儿的呼吸状态评估包括：①呼吸频率、呼吸费力程度和肺部啰音、哮鸣音及呼吸暂停等；②氧合情况，包括测定血红蛋白、血细胞比容、动脉血气等；③生长情况，包括对运动的耐受性等。发生支气管痉挛时，可用支气管扩张剂、限制液体、利尿、热量的补充、胸部物理治疗（翻身、拍背等）。对于慢性氧依赖者应教会家长如何在家庭使用氧及掌握心肺复苏技术。

（五）体格生长

生长的追赶（catch up）常在前 2 年发生，20% 在 3 岁时仍小于第 3 百分位。生长的追赶常先为头的生长，随后是体重的增加，最后为身高追赶。学龄儿童头围可赶上，但身高、体重小于第 50 百分位（但正常）；在 CLD、先天畸形和环境剥夺婴儿，尤其可出现生长迟缓。在随访时应将患儿的头围、身高和体重等指标与正常生长发育曲线对照，同时观察生后年龄及校正年龄。

（六）贫血及铁的缺乏

由于早产儿红细胞生成素分泌不足、生长相对较快等，血红蛋白降低的最低点的到达时间比足月儿早，生理性贫血较足月儿明显，常在血红蛋白降低至能刺激红细胞的产生增加的最低值前（早产儿为 70 ~90g/L）已出现了临床症状，而需要进行输血或用红细胞生成素（EPO）等治疗。由于早产儿的储存铁较少，将很快被耗尽，在随访时应及时给以补充铁，直至生后 12 ~15 个月。

（七）佝偻病

极低体重儿由于摄入钙、磷和维生素 D 减少，发生佝偻病的风险增加，长期接受肠道外营养、利尿剂应用和脂肪吸收障碍所致的维生素 D 减少者发生佝偻病的风险最大。对于所有出院的极低体重儿，推荐补充维生素 D 800U/d，连续 3 个月改为 400U/d，以预防佝偻病的发生。

（八）预防接种

极低体重儿免疫功能差，他们与足月儿一样，应纳入计划免疫，按规定接受免疫接种。预防接种应按生后年龄（chronological age）而不用校正（corrected）年龄，极低体重儿或超低体重儿都按照正常婴儿接受接种的时间顺序进行，全量给予。

（九）其他

在随访时应关心的健康问题：极低体重儿常有再次住院的可能，其中约 1/2 属于早产儿的后遗症；患儿易发生呼吸道感染。其他如喂养困难、吃得慢、不能建立正常的睡眠形式、对刺激反应过敏、感知障碍等。上述情况常无特异性，应详细询问病史才能发现。处理常需特别的技能，包括心理、运动、家长配合等。

（十）情感、行为问题

极低体重儿神经系统损害除运动、感觉和智能外，一些高级皮层功能障碍越来越受到重视，包括语言、学习、精神运动障碍、注意力缺陷多动症（ADHD）及行为问题等。行为问题的发生率约 10%～15%，也可对家庭和社会产生影响。

（许津莉）

第三章

新生儿重症监护常用的急救诊疗措施与操作技术

第一节　酸碱平衡紊乱的程序化诊断方法

一、使用说明

（1）本诊断方法看上去比较复杂，这是由于酸碱失衡类型的复杂性所决定的。虽然有些酸碱失衡类型不太常见，却必须提供诊断方法，有备无患。因此，对于本诊断方法要全面掌握，按需选用。实际上复杂的酸碱失衡只要五步，简单的酸碱失衡只要两步，都可得出诊断。

（2）本诊断方法将诊断流程表格化，便于在判断过程中上下诊断步骤之间的走向查找和对位，加快诊断速度。为了上述目的，有的表比较大，例如三联酸碱失衡的表。但是该表虽然包括四组，每组又分四项，实际上每个组的四项的诊断方法基本上相同，简明易懂，熟悉后应用也很方便。

（3）诊断指标是进行酸碱失衡诊断的基础工具。其中的每一个计算指标犹如一只显影镜，可以把隐藏在检测指标后面的某种酸碱失衡显现出来。对于计算指标的构成、原理、用途和判断标准必须透彻了解和牢牢记住，才能随意选用。以后的各诊断步骤都是计算指标的具体应用，相对简单。

（4）诊断步骤要一个步骤一个步骤地熟悉，当了解和记住一个步骤之后（包括选用指标、判断标准和走向），再进行下一步，不要急于求成。熟记才能灵活运用，才能加快诊断速度。

（5）在混合型呼吸性和代谢性酸碱失衡中，呼吸性酸碱失衡都只有一种，而代谢性酸碱失衡却可以是1种、2种或3种。因此，把这两方面加在一起就是2种（2联）、3种（3联）或4种（4联）酸碱失衡。对于混合型呼吸性和代谢性酸碱失衡的诊断方法除了预计代偿范围之外，与代谢性酸碱失衡的诊断方法相同，是诊断该混合型酸碱失衡的重点和诀窍。在基本掌握各个步骤的判断方法之后，请比较和体会关于代谢性酸碱失衡的三个步骤（第四步、第五步和第六步）和混合型呼吸性和代谢性酸碱失衡的两个步骤（第七步、和第八步），以加深理解。

（6）掌握血液酸碱度变化的命名方法。

在基本掌握每个诊断步骤之后，再用血气检测报告单进行实际演练。遇到尚未熟记之处，翻阅本诊断方法作为辅助。慢慢地就可以独立诊断，同时也提高了理解和评价其他酸碱失衡诊断方法的能力。

二、酸碱平衡紊乱的诊断方法

可概括分为传统诊断方法和物理化学诊断方法。

（1）传统诊断方法

1）基于缓冲碱（buffer base，BB）或碱剩余（base excess，BE）的诊断方法：酸碱失衡的可诊断类型较少。

2）基于 Henderson – Hasselbalch 公式［表示 pH，HCO_3^- 和 $PaCO_2$（H_2CO_3）三者之间动态变化的相互关系］和阴离子间隙（AG）的方法：酸碱失衡的可诊断类型较上法增多。采用了计算单纯型酸碱失衡预计代偿范围的指标，对于区分单纯型和二联酸碱失衡的量化诊断的效果很好。由于阴离子间隙（AG）主要是由血清白蛋白构成的，而且白蛋白与 HCO_3^- 呈负相关。当血清白蛋白降低时，AG 等值降低（△Alb↓ = △AG↓）（AG 被掩盖），HCO_3^- 等值升高（△Alb↓ = △HCO_3^-↑），即低白蛋白代谢性碱中毒（代碱）。因此血清白蛋白对于代谢性酸碱失衡具有重要影响，而且在危重患者中低白蛋白血症的发生率很高（成人患者占 49%，小儿患者入院时占 57%，24 小时占 76%），值得重视。但是本诊断方法没有采用血清白蛋白指标，对于伴发低白蛋白血症的患者不能诊断低白蛋白代碱、混合型低白蛋白代碱和正常白蛋白代碱（低氯代碱）、高 AG 被完全掩盖的高 AG 代谢性酸中毒（代酸）。而且目前临床所采用的计算单纯型酸碱失衡预计代偿范围的公式和计算指标的判断标准（例如△AG↑与△HCO_3^-↓的差值）并不完全相同。

（2）物理化学诊断方法（Stewart，Fencle 和 Figge 方法）：本方法与传统诊断方法主要是概念上的差异，采用的诊断指标也不同。该方法主要是用于诊断代谢性酸碱失衡。由于采用了血清白蛋白、强离子差（strong ion difference，SID）和强离子间隙（strong ion gap，SIG）（可以显示未测定酸是否增多）等指标，解决了传统诊断方法的上述不足，增加了代谢性酸碱失衡的可诊断类型。但是没有采用计算单纯型酸碱失衡预计代偿范围的指标，对于区分单纯型和二联酸碱失衡的量化诊断方面较为不足，而且所需的检测指标较多，计算指标的计算繁杂费时，不便于临床应用。

近年来，由于在酸碱平衡的生理和酸碱平衡紊乱方面取得了巨大的进展，提高了在健康和疾病情况下调节血液 pH 的重要机制的认识。发现通过简单的数学计算即可将酸碱失衡的物理化学诊断方法和传统的诊断方法的某些计算指标互相交换。近来 Kellum 报道把 SBE 和 AG 结合选用的物理化学诊断方法的计算指标综合地进行诊断的尝试。

（3）本诊断方法是对基于 Henderson – Hasselbalch 公式和 AG 的诊断方法（酸碱平衡紊乱诊断的七步法）的改良。保留了单纯型酸碱失衡预计代偿范围的指标及其对于区分单纯型和二联酸碱失衡的量化诊断的优点，并对计算预计代偿范围的公式进行了比较分析和优选。采用了血清白蛋白指标和根据低白蛋白校正的 AG 指标（AGcorr，Figge 等 1998），并增加了编者推导出来的 2 个计算指标：①根据低白蛋白校正的 HCO_3^-（HCO_3^- corr）；②△AA-corr↑与△HCO_3^- corr↓的差值。诊断所需的检测指标较少，计算指标的计算简便。改良了诊断框架、逻辑性和各步骤的判断方法。凡是物理化学方法所能诊断的代谢性酸碱失衡的类型都可以诊断。扩展了主要酸碱失衡、代谢性酸碱失衡和三联酸碱失衡的可诊断类型，并且可以诊断四联酸碱失衡。可诊断的酸碱失衡类型近 50 种。

本诊断方法采用编写电脑诊断软件流程图的方式，并将诊断流程表格化。便于在判断过程中，上下诊断步骤之间走向的查找和对位，加快诊断速度。一个步骤一个表格，列出可供上一步骤下行判断时进行查找和对位的各个项，并提供继续判断的方法。每完成一个判断步骤之后，根据其判断结果决定是否继续往下判断和下行到哪一步骤的哪一项，直到得出最后诊断。

三、诊断指标

诊断指标是探索、显露和确证存在某种酸碱失衡的重要工具。

1. 临床指标　病史、临床表现和治疗情况，可提供存在酸碱失衡的线索。

2. 化验指标　血清电解质和血气标本应同时采集和检测。由于体液的电中性用 mEq/L 表示，各诊断指标均采用后者（1 价电解质 mmol/L = mEq/L），其正常参考值如下：

（1）血清电解质：Na^+ 140（130~150）mEq/L，Cl^- 102（98~106）mEq/L。

白蛋白（Alb）43（35~50）g/L × 0.25 = 11（9~13）mEq/L。

其中：将白蛋白 g/L 转换为 mEq/L 的系数

（2）血气：pH 7.40（7.35~7.45），HCO_3^-（实际 HCO_3^-）24（22~26）mEq/L，$PaCO_2$ 40（35~45）mmHg。

3. 计算指标　计算指标犹如显影镜，可以把隐藏在检测指标后面的某种酸碱失衡显现出来和得出诊断。因此了解酸碱失衡诊断方法，首先要熟练掌握计算指标。了解每一个计算指标，的构成、原理、用途和判断标准。

（1）阴离子间隙（anlongap，AG）：为判定高 AG 代酸的指标。根据体液电中性的原则，阳离子总数与阴离子总数相等，各为 155mEq/L。阳离子包括 Na^+，K^+，Ca^{2+}，Mg^{2+}。阴离子包括 Cl^-、HCO_3^-、SO_4^{2-}、HPO_4^{2-}。主要阳离子 Na^+ 占阳离子的 90%，其余为 K^+，Ca^{2+} 和 Mg^{2+}。主要阴离子 Cl^- 和 HCO_3^- 共占阴离子的 84%，其余为蛋白（主要是白蛋白）、SO_4^{2-} 和 HPO_4^{2-}、有机酸根如酮酸、乳酸等。AG 是指血清中检测的阳离子总数与阴离子总数的差值。由于 Ca^{2+} 和 Mg^{2+} 的正常浓度很低，即或在病理状态下，变化也很小，对 AG 的影响很轻微。其计算公式过去简化为：

$$AG = (Na^+ + K^+) - (Cl^- + HCO_3^-) = 16（12~20）mEq/L$$

但是血清中钾离子的正常浓度也较低，即或在病理状态下，变化范围也很小，对 AG 的影响很轻微。再简化为：

$$AG = Na^+ - (Cl^- + HCO_3^-) = 12（8~16）mEq/L$$

Na^+ 为检测的阳离子，K^+、Ca^{2+}、Mg^{2+} 为未检测的阳离子（unmeasured cation，UC）。Cl^- 和 HCO_3^- 为检测的阴离子，蛋白（主要是白蛋白），SO_4^{2-}，HPO_4^{2-}，有机酸根如酮酸和乳酸等为未检测的阴离子（unmeasured anion. UA），由于阳离子总数与阴离子总数相等

$$Na^+ + UC = (Cl^- + HCO_3^-) + UA$$

$$\therefore Na^+ - (Cl^- + HCO_3^-) = UA - UC$$

$$\therefore AG = Na^+ - (Cl^- + HCO_3^-) = UA - UC$$

在 AG 的计算公式中，AG 等于 Na^+ 减去（$Cl^- + HCO_3^-$）。值得注意的是：

1）[Cl^-] 的变化并不影响 AG 的计算结果。因为当 [Cl^-] 增高（高氯代酸）时，[HCO_3^-] 等值降低；[Cl^-] 降低（低氯代碱）时，[HCO_3^-] 等值增高，故 $Cl^- + HCO_3^-$ 之和不变。

2）当未检测的阴离子（UA）增高时，例如严重脱水使白蛋白增高；肾衰竭使磷酸和硫酸增高（无机酸增高），或糖尿病酮症时酮酸增高，缺氧时乳酸增高（都是有机酸增高），都使 [HCO_3^-] 等值降低。虽然 [Cl^-] 仍维持原值不变，$Cl^- + HCO_3^-$ 之和仍然等值降低。

（2）校正的阴离子间隙（AG corrected for low albumin，AGcorr）：AG 是由白蛋白和有机酸及无机酸（后两者统用 XA^- 表示）构成的。AG 正常值为 12（8～16）mEq/L。白蛋白为 42.5（35～50）g/L 即 10.6（9～12.5）mEq/L，约占 AG 均值的 90%。AG 值决定于 XA^- 和白蛋白各自变化的严重程度、相对优势和净结果。因此，白蛋白降低（增高）时，AG 等值降低（增高）。而且当白蛋白降低（增高）时，由于 [XA^-] 的不同变化，AG 亦可降低、正常或增高。此外，血清白蛋白与 [HCO_3^-] 呈负相关。若血清白蛋白降低则 HCO_3^- 等值增高（$\triangle Alb\downarrow = \triangle HCO_3^-\uparrow$），导致低 Alb 代碱。若血清白蛋白增高则 HCO_3^- 等值降低（$\triangle Alb\uparrow = \triangle AG\uparrow = \triangle HCO_3^-\downarrow$），导致高 Alb 代酸。应用该指标可以鉴别和判断以下异常：

1）白蛋白正常 + AG 增高：不存在白蛋白异常的影响，提示 XA^- 增高（$\triangle AG\uparrow = \triangle XA^-\uparrow$），为 XA^- 增高所致的高 AG 代酸。通过临床诊断的疾病可以推测增高的酸的种类。例如呼吸衰竭缺氧为乳酸，糖尿病酸中毒为酮酸，肾衰竭为磷酸和硫酸。

2）白蛋白降低 + AG 降低：白蛋白降低时，HCO_3^- 等值增高，导致低白蛋白性代碱。而 AG 等值降低（AG 被掩盖）（$\triangle AG\downarrow = \triangle Alb\downarrow$）。对于白蛋白降低，而 AG 降低或正常者，必须进一步判断是否合并 XA^- 增高所致的高 AG 代酸。本指标采用还原法把 AG 检测值 mEq/L 加上 $\triangle Alb$ 降低值 mEq/L，得出若无低白蛋白血症（血清白蛋白正常）时的 AG 值即校正的阴离子间隙 mEq/L 进行判断。

AGcorr mEq/L = AG 测定值 + [0.25 ×（43 − 血清白蛋白测定值 g/L）]

若 AGcorr≤16mEq/L 仅为低 Alb 性代碱。AGcorr > 16mEq/L 为低 Alb 性代碱合并 XA^- 增高所致的高 AG 代酸。

3）白蛋白增高 + AG 增高：高白蛋白血症很少见，偶见于严重脱水和血浓缩的患者，没有列入本诊断方法，仅在这里简单介绍。白蛋白增高则 AG 随之增高，为白蛋白增高所致的高 AG 代酸。需进一步判断是否合并 XA^- 增高所致的高 AG 代酸。本指标采用还原法把 AG 检测值 mEq/L 减去 $\triangle Alb$ 增高值 mEq/L，得出若无高白蛋白血症（血清白蛋白正常）时的 AG 值即校正的阴离子间隙 mEq/L 进行判断。

AGcorr mEq/L = AG 测定值 − [0.25 ×（血清白蛋白测定值 −43g/L）]

若 AGcorr≤16mEq/L 仅为高 Alb 性代酸。AGcorr > 16mEq/L 为高 Alb 性代酸合并 XA^- 增高所致的高 AG 代酸。

（3）校正的 HCO_3^-（HCO_3^- corrected for low albumin，HCO_3^- corr）：当低白蛋白血症时，白蛋白降低，HCO_3^- 等值增高（$\triangle Alb\downarrow = \triangle HCO_3^-\uparrow$），为低白蛋白所致的代碱。当 AG≤16mEq/L 和 AGcorr≤16mEq/L，即不存在高 AG 代酸时（不存在高 AG 代酸对 HCO_3^- 的影

响）的条件下，采用还原法把 HCO_3^- 检测值减去 $\triangle Alb$ 降低值 mEq/L，得出若无低白蛋白血症（血清白蛋白正常）时的 HCO_3^- 值即校正的 HCO_3^- mEq/L。用于判断低 Alb 性代碱是否合并正常 Alb 代碱（即低氯代碱）。

HCO_3^- corr mEq/L = HCO_3^- 测定值 – ［0.25 × （43 – 血清白蛋白测定值）g/L］

若 HCO_3^- corr = 22 ~ 26mEq/L 仅为低 Alb 性代碱。HCO_3^- corr > 26mEq/L 低 Alb 性代碱合并正常 Alb 代碱（即低氯代碱）。

（4）潜在 HCO_3^-：当混合型呼吸性酸中毒（呼酸）［呼吸性碱中毒（呼碱）］和高 AG 代酸时，由于高 AG 代酸时［AG］增高使［HCO_3^-］等值降低（$\triangle AG\uparrow = \triangle HCO_3^-\downarrow$），不能反映合并高 AG 代酸之前的［$HCO_3^-$］。采用还原法把［$HCO_3^-$］检测值加上 $\triangle AG$ 增高值 mEq、L，得出若无高 AG 代酸（不存在高 AG 代酸）时的 HCO_3^- 值即潜在 HCO_3^- mEq/L。

潜在 HCO_3^- = HCO_3^- 检测值 + $\triangle AG\uparrow$

其中：$\triangle AG$ 下 = AG 检测值 – 12mEq/L 当呼酸（呼碱）合并高 AG 代酸时，用潜在 HCO_3^- 与呼酸（呼碱）预计代偿范围进行比较，可判断呼酸（呼碱）和高 AG 代酸是否合并代碱或正常 AG 代酸（即高氯代酸）。

（5）血清氯和校正的血清氯（Cl⁻ corrected for blood dilution/concentration，Cl⁻ corr）：当血液稀释或浓缩（血清 Na⁺ 降低或升高）时，血清 Cl⁻ 随之发生变化，必须再计算校正的血清氯，得出若不存在血液稀释或浓缩（无血清 Na⁺ 降低或升高）时的血清 Cl⁻ 值。应用血清氯和校正的血清氯判断正常 AG 代酸（即高氯代酸）和正常白蛋白代碱（即低氯代碱）。

Cl⁻ corr = Cl⁻ 测定值 × Na⁺ 正常均值/Na⁺ 测定值

本文判断正常 AG 代酸（即高氯代酸）和正常白蛋白代碱（即低氯代碱）分别用［AG］和［白蛋白］，比较方便。血清氯和校正的血清氯可作为旁证指标。

（6）$\triangle AG\uparrow$ 与 $\triangle HCO_3^-\downarrow$ 的差值：$\triangle HCO_3^-\downarrow$ 为 HCO_3^- 的降低离均差 = 24 – 患者［HCO_3^-］（mEq/L）。当高 AG 代酸时，若白蛋白正常（35 ~ 50g/L），HCO_3^- 将与 AG 增高值呈等值降低（$\triangle AG\uparrow = \triangle HCO_3^-\downarrow$）。如果① $\triangle AG\uparrow\uparrow > \triangle HCO_3^-\downarrow$，提示还存在使 HCO_3^- 升高也就是使 HCO_3^- 少降低的因素即低氯代碱。② $\triangle AG\uparrow < \triangle HCO_3^-\downarrow\downarrow$，提示还存在使 HCO_3^- 进一步降低的因素即高氯代酸。但是 AG 和 HCO_3^- 都有正常范围，AG 的标准差是 ±4mEq/L，HCO_3^- 是 ±2mEq/L，当一方为正常低值，另一方为正常高值，则正常情况下两者之间的差值可达 6mEq/L。因此有人提出以差值 > 6mEq/L 作为判断标准，但是这种极端的情况少见，漏诊率会增高。我们采用 > 5mEq/L 作为判断标准。

1）（$\triangle AG\uparrow\uparrow - \triangle HCO_3^-\downarrow$）> 5mEq/L，为高 AG 代酸合并正常 Alb 代碱（即低氯代碱）的指标。

2）（$\triangle HCO_3^-\downarrow\downarrow - \triangle AG\uparrow$）> 5mEq/L，为高 AG 代酸合并正常 AG 代酸（即高氯代酸）的指标。

$\triangle HCO_3^-\downarrow$ 为 HCO_3^- 的降低离均差 = 24 – 患者 HCO_3^- mEq/L。

（7）$\triangle AGcorr$ 与 $\triangle HCO_3^-$ corr 的差值：若白蛋白降低（< 35g/L）和 AG 增高或 AG ≤ 16mEq/L 而 AGcorr > 16mEq/L 即低白蛋白代碱和高 AG 代酸，需进一步判断是否还合并正常白蛋白代碱（即低氯代碱）或正常 AG 代酸（即高氯代酸）。采用还原法用 $\triangle AGcorr$ 和 $\triangle HCO_3^-$ corr 替代上述"（6）"的 $\triangle AG$ 和 $\triangle HCO_3^-$，即不存在低白蛋白血症（白蛋白正常）

时的 $\triangle AG$ 与 $\triangle HCO_3^-$ ，进行判断。

1）（$\triangle AGcorr \uparrow\uparrow - \triangle HCO_3^-corr \downarrow$）>5mEq/L，为高 AG 代酸、低 Alb 代碱和正常 Alb 代碱（即低氯代碱）。

2）（$\triangle HCO_3^-corr \downarrow\downarrow - \triangle AGcorr \uparrow$）>5mEq/L，为低 Alb 代碱、高 AG 代酸和正常 AG 代酸（即高氯代酸）。

（8）单纯型酸碱失衡（代酸、代碱、急慢性呼酸、急慢性呼碱）的预计代偿范围值：在酸碱平衡紊乱（酸碱失衡）的诊断过程中，计算单纯型酸碱失衡的预计代偿范围值并与患者的 HCO_3^- 或 $PaCO_2$ 进行比较是区分和诊断单纯型或两联酸碱失衡的基本方法。

为避免因轻微的小数差异而判定为异常，对于上述各种诊断指标均四舍五入，除 pH 保留两位小数外，其他指标（包括计算出来的单纯型酸碱失衡的预计代偿范围值）均取整数。

四、判断酸碱失衡的准备工作

（1）将患者的病程、电解质和血气检测值填入酸碱失衡诊断计算单中（见表 3 - 1）。

表 3 - 1　酸碱平衡紊乱诊断计算单

病程	Na^+	Cl^-	Cl^-corr	HCO_3^-	HCO_3^-corr
天	130 ~ 150mEq/L	98 ~ 106mEq/L	同左	22 ~ 26mEq/L	同左
小时	140mEq/L	102mEq/L		24mEq7L	
检测值					
四舍五入值					
是否正常·					
离均差（Δ）↑↓					

病程	白蛋白	白蛋白	AG	AGcorr	$PaCO_2$	pH
天	35 ~ 50g/L	9 ~ 13mEq/L	8 ~ 16mEq/L	同左	35 ~ 45mmHg	7. 35 ~ 7. 45
小时	43g/L	12mEq/L	12mEq/L		40mmHg	7. 40
检测值						
四舍五入值						
是否正常						
离均差（Δ）↑↓						

注：·为了简便，本行可用符号表示：= 为正常，↑ 为增高，↓ 为降低。

然后诊断计算：

（2）将电解质和血气指标进行四舍五入，取整数和指定的小数位数。

（3）判断各项指标是否在正常范围内，如有异常则计算离均差值（△值）＝测得值与正常均值的差值，并以 ↑、↓ 表示增高或降低（例如 AG 的正常均值为 12mEq/L，30mEq/L 为 $\triangle AG$ 18mEq/L ↑。HCO_3^- 的正常均值为 24mEq/L，10mEq/L 为 $\triangle HCO_3^-$ 14mEq/L ↓），以便在指标间进行比较和计算预计代偿范围值。但是血气正常并不能除外酸碱失衡，还需全面观察其他指标才能确定。

（4）若存在低白蛋白血症，计算 AGcorr 和 HCO_3^-corr。

五、诊断步骤

包括八步，在诊断过程中，不必从第一步依次进行到第八步。从第二步开始，在完成每一步判断后，都要根据该结果决定是否继续进行下一步和选择以后的哪一步。

混合型呼吸性和代谢性酸碱失衡时，前者只有一种，后者则可有一种、两种或三种。因此判断该混合型酸碱失衡的关键是判断代谢性酸碱失衡的种类和数目。由于混合型呼吸性和代谢性酸碱失衡时，$PaCO_2$ 和 HCO_3^- 都是原发性变化，因此判断其中的代谢性酸碱失衡的方法与判断代酸性质、代碱性质和代酸（代碱）合并代碱（代酸）的方法基本相同。

在多数诊断步骤的表格下方附有示意的框图。该图中的各个列形态地显示血气和电解质的变化，以及它们之间的动态变化关系。在框图的下方用文字简要说明其变化特点。表格贝↑提供进行判断的方法。

（一）第一步：探索存在酸碱失衡的线索

了解病史、临床表现和治疗情况可提供存在酸碱失衡的线索，但是酸碱失衡的诊断有其自身规律和程序，即或临床表现不明显，若怀疑是否存在酸碱失衡，亦可监测血气和电解质，进行酸碱失衡的判断。反过来根据酸碱失衡的各种可能的病因，也有助于临床发现疾病和临床诊断。

（二）第二步：判定主要的（占优势的）酸碱失衡

单纯型酸碱失衡包括代酸、代碱、呼酸或呼碱，都只存在一种酸碱失衡，它是唯一起作用的即主要的酸碱失衡。混合型酸碱失衡同时存在两种或两种以上酸碱失衡。它们各自的严重程度、酸化和碱化的相加和（或）相消作用不同，血气只能反映其综合作用的相对优势和净结果。占优势的酸碱失衡对血气的影响最大，它就是主要酸碱失衡。当根据患者血气和电解质的检测值进行酸碱失衡诊断时，必须首先判定主要酸碱失衡作为起始步骤，然后根据需要再进行其他判断步骤，直到得出最后诊断。

主要酸碱失衡的判断是基于 Henderson – Hasselbalch 公式所表示的 pH、HCO_3^- 和 H_2CO_3（$PaCO_2$）三者间的动态变化关系。pH、HCO_3^- 和 H_2CO_3（$PaCO_2$）的变化特点是判断主要酸碱失衡的依据。

判断主要酸碱失衡的过程：①观察 pH 是否正常和变化方向，以推测 ［HCO_3^-］/H_2CO_3］比值的变化。②观察 HCO_3^- 和 $PaCO_2$ 两者的变化方向，并比较两者变化方向的异同。③比较 HCO_3^- 和 $PaCO_2$ 两者的变化方向与 pH 变化方向的异同。

值得注意的是，在判断主要酸碱失衡时，为了方便，常用 HCO_3^- 和 $PaCO_2$ 检测值的变化方向，例如同向变化或反向变化，没有提示酸化或碱化。实际上检测值的变化方向所反映的却是酸化或碱化。因此，只凭检测值的变化还不能判断是哪种酸碱失衡。还需要了解 HCO_3^- 和 $PaCO_2$ 检测值变化的实质意义，即趋向酸化或碱化（pH 和 HCO_3^- 都是增高为碱化，降低为酸化。$PaCO_2$ 增高为酸化，降低为碱化）。并观察两者各自趋向酸化或碱化的变化方向与 pH 的变酸（降低，<7.40）或变碱（升高，>7.40）的变化方向是同向或反向，才能确定。

从 Henderson – Hasselbalch 公式可知：HCO_3^- 降低（升高）是趋向酸化（碱化），若与 pH 的变酸（降低，<7.40）或变碱（升高，>7.40）的变化方向是同向，为代酸（代碱）；

$PaCO_2$（$PaCO_2 \times 0.03 = H_2CO_3$）升高（降低）是趋向酸化（碱化），若与 pH 的变酸（降低，<7.40）或变碱（升高，>7.40）的变化方向是同向，为呼酸（呼碱）。

如果 HCO_3^- 和 $PaCO_2$ 两者的检测值呈同向变化（一方为酸化，另一方为碱化，即酸化与碱化呈反向变化），为一种酸碱失衡。再观察 HCO_3^- 和 $PaCO_2$ 各自酸化或碱化的变化方向与 pH 的酸化或碱化的变化方向是同向或反向。

例如：pH < 7.40，HCO_3^- 和 $PaCO_2$ 同向降低，HCO_3^- 降低为趋向酸化，与 pH 降低（变酸）的变化方向为同向，提示为代酸。而 $PaCO_2$ 降低为趋向碱化，与 pH 降低（变酸）的变化方向为反向，属于继发性呼吸代偿。

如果 HCO_3^- 和 $PaCO_2$ 检测值的一方异常，另一方正常（当升不升，或当降不降），提示继发性代偿发生障碍；或两者呈反方向变化（当升反降，或当降反升），都是两联（两种）主要酸碱失衡。

在混合型酸碱失衡中，混合型代酸（高 AG 代酸和正常 AG 代酸）或混合型高 AG 代酸和代碱，都只使 HCO_3^- 发生原发性变化，而 $PaCO_2$ 的继发性代偿变化不受影响。其他类型的混合型酸碱失衡的〔HCO_3^-〕和 $PaCO_2$ 都发生原发性变化，使继发性代偿作用发生障碍。因而〔HCO_3^-〕与 $PaCO_2$ 变化值之间的关系是原发性变化。

1. pH 呈不同的变化，HCO_3^- 和（或）$PaCO_2$ 异常　根据 pH 的变化可分为以下三种情况：

（1）pH < 7.40：提示〔HCO_3^-〕/〔H_2CO_3〕比值 <20/1，为酸中毒。〔HCO_3^-〕降低或 $PaCO_2$ 升高分别为代酸或呼酸。若〔HCO_3^-〕降低，而 $PaCO_2$ 正常或升高；或 $PaCO_2$ 升高，而〔HCO_3^-〕正常或降低，为代酸和呼酸。

（2）pH > 7.40：提示〔HCO_3^-〕/H_2CO_3 比值 >20/1，为碱中毒。〔HCO_3^-〕升高或 $PaCO_2$ 降低分别为代碱或呼碱。若〔HCO_3^-〕升高，而 $PaCO_2$ 正常或降低；或 $PaCO_2$ 降低，而〔HCO_3^-〕正常或升高，为代碱和呼碱。

在上述（1）和（2）情况下，若〔HCO_3^-〕和 $PaCO_2$ 呈同向变化，仅能判断为一种主要酸碱失衡。但是仍有可能是两联酸碱失衡。其〔HCO_3^-〕和 $PaCO_2$ 虽呈同向变化，却都是由原发性变化所引起的。在判断主要酸碱失衡的阶段并不能区分，需要进行到下一步骤，通过计算预计代偿范围值并与患者的 $PaCO_2$（H_2CO_3）进行比较来确定。

（3）pH = 7.40：提示 HCO_3^-/H_2CO_3 = 20/1，而 HCO_3^- 和 $PaCO_2$ 异常，为混合型酸碱失衡，其酸化作用大致相当于碱化作用。因为除了在高原生活 >2 周的慢性呼碱外，单纯型酸碱失衡的继发性代偿均不能使 pH 恢复到正常（7.40）。

根据患者的 pH、HCO_3^- 和 $PaCO_2$ 的变化情况，选择下述相应的判定组进行判断，见表 3 - 2。

判断二联主要酸碱失衡可以省略进入第三步，加速诊断进程。经过对照观察，判断二联主要酸碱失衡与第三步这两种判断方法所得出的结果相同。但是二联主要酸碱失衡只能在上述条件下进行判断，并不能完全取代第三步。

表3-2 判定主要酸碱失衡

pH 7.40 (7.35~7.45)	[HCO$_3^-$]/[H$_2$CO$_3$] 20/1	HCO$_3^-$ (mmol/L) 24 (22~25)	PaCO$_2$ (mmHg) 40 (35~45)	主要酸碱失衡▲	继续走向
<7.40 提示	<20/1	<22	<40	代酸	第3步
		>24	>45	呼酸	同上
		<22	≥40	代酸和呼酸	第4步
		≤24	>45	呼酸和代酸	同上
>7.40 提示	>20/1	>26	>40	代酸	第3步
		<24	<35	呼酸	第3步
		>26	≤40	代酸和呼酸	第5步
		≥24	<35	呼酸和代酸	同上
>7.40 提示	=20/1	>26	>45	代酸和呼酸	第5步
				呼酸和代酸	同上
		<22	<35	代酸和呼酸·	第4步
				(呼酸·和代酸)	第4步
		<22	<35	慢呼酸··	第4步

注：·不在高原生活，而且病程<2周；

··高原生活>2周，通气过度，患者无其他疾病和导致代酸的病因；

▲①呼酸或呼碱：根据病程≤6或>12小时将所有的呼酸或呼碱分为急性或慢性。病程为6~12小时者，暂按急性处理，迄病程超过12小时后，再复查血气；

②呼酸（呼碱）和代酸，或呼酸（呼碱）和代碱，同上根据病程分为急、慢性呼酸（呼碱）和代酸或呼酸（呼碱）和代碱。然后都再走向下一诊断步骤，见表3-2。

2. pH、HCO$_3^-$ 和 PaCO$_2$ 均正常（血气完全正常）　根据 AG、血清白蛋白和 AGcorr 进行判断，见表3-3。pH、HCO$_3^-$ 和 PaCO$_2$ 均正常时，二联主要酸碱失衡诊断，见图3-1。

表3-3　pH、HCO$_3^-$ 和 PaCO$_2$ 均正常时判断主要酸碱失衡

（1）白蛋白 = 35~50g/L（正常）

①AG>16mmol/L ——→高 AG 代酸和正常白蛋白代碱（= 低氯代碱）

AG = Na$^+$ - (HCO$_3^-$ + Cl$^-$)，AG↑而 HCO$_3^-$ 正常，提示 Cl$^-$ 必低，为高 AG 代酸和低氯代碱

②AG≤16mmol/L（正常）——→无酸碱失衡

（2）白蛋白 <35g/L ——→低白蛋白代碱→①或②

①AG>16mmol/L ——→高 AG 代酸、低白蛋白代碱和正常白蛋白代碱

②AG≤16mEq/L→AGcorr>16mEq/L ——→低白蛋白代碱和高 AG 代酸

若 AGcorr≤16mEq/L ——→低白蛋白代碱和正常 AG 代酸（即高 Cl 代酸）

（1）和（2）都是碱化作用 = 酸化作用

（1）白蛋白正常（35~50g/L）和 AG>16mEq/L：白蛋白正常而 AG>16mEq/L 提示体内的酸增加（高 AG 代酸），应等于 HCO$_3^-$ 降低的 mEq/L。现在 AG 升高，而 [HCO$_3^-$] 正常，提示存在使 [HCO$_3^-$ 不降低（维持正常）的其他因素即低氯代碱。旁证：潜在 [HCO$_3^-$]

（ = ［HCO_3^-］ + $\triangle AG\uparrow$） >26mEq/L。表示如果不存在高 AG 代酸时的［HCO_3^-］ >26mEq/L。为高 AG 代酸和正常白蛋白代碱（即低氯代碱）。

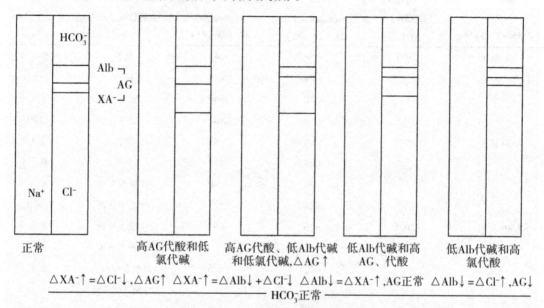

图 3 - 1　pH、HCO_3^- 和 $PaCO_2$ 均正常时，二联主要酸碱失衡

（2）白蛋白降低（ <35g/L）和 AG 增高（ >16mEq/L）：提示 $\triangle AG\uparrow\uparrow$ > $\triangle$ 白蛋白↓，血清白蛋白的降低仅部分地掩盖高 AG（$\triangle AG\uparrow\uparrow$ - $\triangle$ 白蛋白↓ = $\triangle AG\uparrow$），故 AG 增高。在此情况下，HCO_3^- 应等值降低（$\triangle HCO_3^-\downarrow$ = $\triangle AG\uparrow$）。本例的 HCO_3^- 却正常，表明尚存在使 HCO_3^- 增高（即使之不降低）的其他因素，就是正常白蛋白代碱（即低氯代碱）。为高 AG 代酸、低白蛋白代碱和正常白蛋白代碱。

（3）白蛋白降低（ <35g/L），AG≤16mEq/L，AGcorr >16mEq/L：提示高 AG 被低白蛋白完全掩盖（$\triangle AG\uparrow$ = $\triangle$ 白蛋白↓），故 AG 正常，［HCO_3^-］也正常。但 AG（AGcorr）>16mEq/L，表明若不存在白蛋白降低（白蛋白正常）时的 AG >16mEq/L，证实存在高 AG 代酸。为低白蛋白代碱和高 AG 代酸。若 AGcorr≤16mEq/L，除外高 AG 代酸。表明尚存在使 HCO_3^- 降低（使之不增高）的其他因素，就是高氯代酸。为白蛋白代碱和正常 AG 代酸（即高 Cl 代酸）都是碱化作用≈酸化作用。

（4）AG≤16mEq/L→白蛋白正常（35~50g/L）：无酸碱失衡。

（三）第三步：判断单纯型或二联酸碱失衡

将代酸、代碱（或呼酸、呼碱）患者的 $\triangle HCO_3^-$（或 $\triangle PaCO_2$）用表 3 - 4 的公式计算单纯型酸碱失衡的预计代偿范围值，再将患者的 $PaCO_2$（或 HCO_3^-）与之比较即可诊断（见表 3 - 5）。在发病一定时间后，继发性 HCO_3^- 或 $PaCO_2$ 的变化超过或未达到预计代偿范围，或虽在该范围内若超过代偿限值，均为二联酸碱失衡。但在一定时间之前，虽未达到代偿范围，可能尚未发挥到一定的代偿作用，不可误为混合型酸碱失衡，应过一段时间后再复查。

表 3-4 单纯型酸碱失衡的预计代偿应达范围

主要酸碱失衡	预计代偿应达范围	代偿所需时间	代偿限值
代酸	$PaCO_2 = 40 - (1 \sim 1.4) \times \Delta HCO_3^- \downarrow$	12~24 小时	10mmHg
代碱	$PaCO_2 = 40 + (0.4 \sim 0.9) \times \Delta HCO_3^- \uparrow$	12~24 小时	55mmHg
呼酸			
急性	$HCO_3^- = 24 + (0.025 \sim 0.175) \times \Delta PaCO_2 \uparrow$	数分钟至 6 小时	32mmol/L
慢性	$HCO_3^- = 24 + (0.25 \sim 0.55) \times \Delta PaCO_2 \uparrow$	>12 小时（3~4 天达充分代偿）	45mmol/L
呼碱			
急性	$HCO_3^- = 24 - (0.2 \sim 0.25) \times \Delta PaCO_2 \downarrow$	数分钟至 6 小时	18mmol/L
慢性	$HCO_3^- = 24 - (0.4 \sim 0.5) \times \Delta PaCO_2 \downarrow$	>12 小时（2~3 天达充分代偿）	12mmol/L

表 3-5 判定单纯型或二联酸碱失衡

主要酸碱失衡	$PaCO_2$	诊断	主要酸碱失衡	HCO_3^-	诊断
代酸或代碱	在预计代偿范围内	单纯型	呼酸或呼碱	在预计代偿范围内	单纯型
	>预计代偿范围高值	合并呼酸		<预计代偿范围低值	合并代酸
	<预计代偿范围低值	合并呼碱		>预计代偿范围高值	合并代碱

二联酸碱失衡在本步骤是指呼酸或呼碱合并一种代谢性酸碱失衡（代酸或代碱）。此外，还有二联代谢性酸碱失衡：①一种代酸合并另一种代酸（高 AG 代酸和正常 AG 代酸），见第四步（表 3-6）。②一种代碱合并另一种代碱（低 Alb 代碱和正常 Alb 代碱），见第五步（表 3-7）。③一种代酸（代碱）合并一种代碱（代酸），见第六步（见表 3-8）。

表 3-6 代谢性酸中毒的分类

1. 单纯型代酸
   （1）AG >16mmol/L ———→高 AG 代酸———→1）或 2）
   　1）Alb = 35~50g/L（正常）
   　　①ΔAG↑<ΔHCO_3^-↓↓ ———→（ΔHCO_3^-↓↓-AG↑）>5mmol/L ———→高 AG 代酸和正常 AG 代酸
   　　　　　　　　　　　　　　　　　　　　　　　若≤5mmol/L ———→高 AG 代酸
   　　②ΔAG↑↑>ΔHCO_3^- ———→高 AG 代酸———→第六步（表 3-8：1 组）
   　2）Alb <35g/L ———→高 AG 代酸———→第六步（表 3-8：1 组）
   （2）AC≤16mmol/L ———→Alb = 35~50g/L（正常）———→正常 AG 代酸（= 高 Cl 代酸）
   　　若 Alb <35g/L ———→正常 AG 代酸———→第六步（表 3-8：1 组）
2. 混合型呼酸（呼碱）和代酸［或代酸和呼酸（呼碱）］根据 AG 和血浆白蛋白进行判断
   （1）AG≤16mmol/L ———→Alb = 35~50g/L ———→呼酸（呼碱）和正常 AG 代酸［或正常 AG 代酸和呼酸（呼碱）］———→第七步（表 3-9：4 组）
   （2）AG >16mmol/L ———→呼酸（呼碱）和高 AG 代酸［或高 AG 代酸和呼酸（呼碱）］———→第七步（表 3-9：3 组）

（1）计算单纯型酸碱失衡的预计代偿范围。

（2）区分单纯型或二联酸碱失衡。

①单纯型代酸→第四步；③呼酸（呼碱）和代酸→第四步；判断代酸性质

②单纯型代碱→第五步；④呼酸（呼碱）和代碱→第五步。判断代碱性质

（四）第四步：判断代谢性酸中毒的性质

首先根据 AG、血清白蛋白和 $\triangle AG \uparrow$ 与 $\triangle HCO_3^- \downarrow$ 变化值间的关系判断代酸的性质：高 AG 代酸、正常 AG 代酸、混合型高 AG 或正常 AG 代酸，见表 3－6。判断混合型高 AG 代酸和正常 AG 代酸所用方法的解释见诊断指标（图 3－2）。怀疑合并代碱者继续下行判断。呼酸（呼碱）合并的代酸性质只判断到是高 AG 代酸或正常 AG 代酸，继续下行判断。

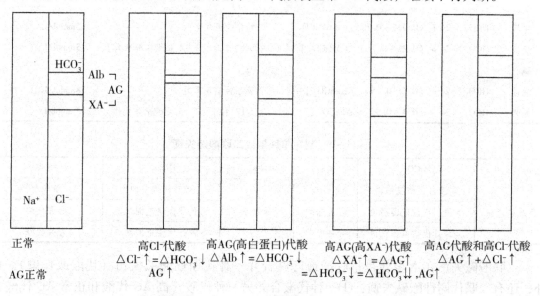

图 3－2　混合型高 AG 代酸和正常 AG 代酸

（五）第五步：判断代谢性碱中毒的性质

首先根据血清白蛋白和 HCO_3^- corr 判断代碱的性质：正常 Alb 代碱、低 Alb 代碱或混合型低 Alb 代碱和正常 Alb 代碱，见表 3－7。判断混合型低 Alb 代碱和正常 Alb 代碱所用判断方法的解释见诊断指标（图 3－3）。怀疑合并代酸者继续下行判断。呼酸（呼碱）合并的代碱性质只判断到是低白蛋白代碱或正常白蛋白代碱（即低氯代碱），继续下行判断。

表 3－7　判断代谢性碱中毒的性质

1. 单纯型代碱

　（1）Alb = 35～50g/L（正常）——正常 Alb 代碱（即低氯代碱）——第六步（表 3－8：2 组）

　（2）Alb < 35g/L

　　①AG ≤ 16AGcorr ≤ 16mmol/L ——HCO_3^- corr ≤ 26mmol/L ——低 Alb 代碱

　　（无高 AG 代酸）　　　　若 HCO_3^- corr > 26mmol/L ——低 Alb 代碱和正常 Alb 代碱

　　②AG > 16 或 AG ≤ 16 ——AGcorr > 16mmol/L ——低 Alb 代碱——第六步（表 3－8：2 组）

　　　　　　　　　　　　　　　　　　　　　　　　（合并高 AG 代酸）

2. 混合型呼酸（呼碱）和代碱［代碱和呼酸（呼碱）］

　（1）Alb = 35～50g/L（正常）——呼酸（呼碱）和正常 Alb 代碱［正常 Alb 代碱和呼酸（呼碱）］

　　　　　　　　　　　　　　　　　└——————→第七步（表 3－9：1 组）

　（2）Alb < 35/L——呼酸（或呼碱）和低 Alb 代碱［低 Alb 代碱和呼酸（或呼碱）］

　　　　　　　　　　　　　　　　　　　　　　└——————→第七步（表 3－9：2 组）

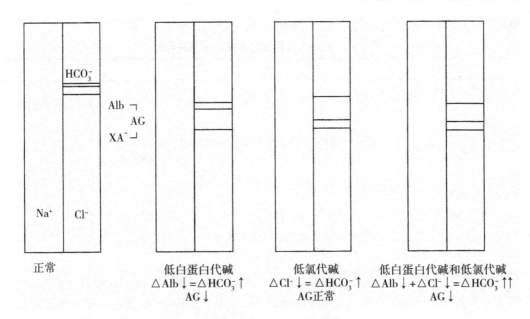

图 3-3　混合型低 Alb 代碱和正常 Alb 代碱

（六）第六步：判断代酸合并代碱或代碱合并代酸

合并存在二种或三种代谢性酸碱失衡即二联或三联代谢性酸碱失衡（图 3-4）。包括：①高 AG 代酸和正常 Alb 代碱（低氯代碱），高 AG 代酸和低 Alb 代碱，高 AG 代酸、低 Alb 代碱和正常 Alb 代碱，高 AG 代酸、正常 AG 代酸（即高氯代酸）和低 Alb 代碱；②正常 AG 代酸和低 Alb 代碱；③正常 Alb 代碱和高 AG 代酸，低 Alb 代碱和高 AG 代酸，低 Alb 代碱、正常 Alb 代碱和高 AG 代酸。

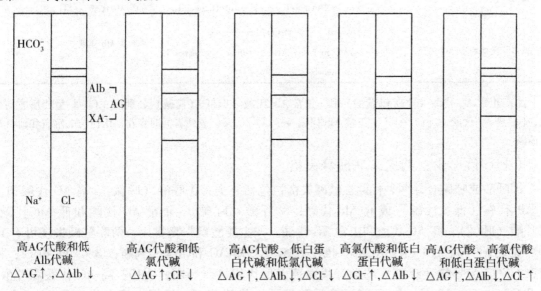

图 3-4　二联或三联代谢性酸碱失衡

由于酸化和碱化的相消作用的相对优势及其净结果的不同，HCO_3^- 可正常、增高或降低。继而 $PaCO_2$ 发生继发性代偿变化，pH 随之相应变化，见表 3-8。

表 3-8　判断代酸合并代碱或代碱合并代酸

酸碱失衡	判断	诊断
第 1 组　代谢性酸中毒		
1. 高 AG 代酸	(1) Alb = 35~50g/L（正常）→ΔAG↑↑ >ΔHCO₃⁻↓ →（ΔAG↑↑ - ΔHCO₃⁻↓）>5mmol/L	+ 正常 Alb 代碱（即低氯代碱）
	若≤5mmol/L	原诊断
(2) Alb < 35g/L ①ΔAGcorr↑↑ > ΔHCO₃⁻corr↓ —— （ΔAGcorr↑↑ - ΔHCO₃⁻corr↓）> 5mmol/L ②ΔAGcorr↑ < ΔHCO₃⁻corr↑↑ —— （ΔHCO₃⁻corr↓↓ - ΔAGcorr↑）> 5mmol/L 若①或②≤5mmol/L	+ 低 Alb 代碱→①或② + 低 Alb 代碱和正常 Alb 代碱 + 低 Alb 代碱和正常 AG 代酸 原诊断	
2. 正常 AG 代酸	AG≤16mmol/L —— Alb < 35g/L —— AGcorr >16mmol/L 若 AGcorr≤16mmol/L	为低 Alb 代碱和高 AG 代酸（即高 Cl 代酸） + 低 Alb 代碱
第 2 组　代谢性碱中毒		
1. '正常 Alb 代碱（即低 Cl 代碱）	①AG > 16mmol/L ②AG≤16mmol/L	+ 高 AG 代酸 原诊断
2. 低 Alb 代碱	①AG > 16mmol/L ②AG≤16mmol/L —— AGcorr > 16mmol/L	+ 高 AG 代酸→3 + 高 AG 代酸——3
3. 低 Alb 代碱和高 AG 代酸	ΔAGcorr↑↑ > ΔHCO₃⁻corr↑↑ —— （ΔAGcorr↑↑ - ΔHCO₃⁻corr↓）>5mmol/L 若≤5mmol/L	+ 正常 Alb 代碱 原诊断

注：'正常 AG 代酸（即高 Cl 代酸）和·正常 Alb 代碱（即低 Cl 代碱）分别使 [Cl⁻] 呈相反方向变化，（正常 AG 代酸→[Cl⁻]↑，正常 Alb 代碱→[Cl⁻]↓）。若两者同时存在，用血清电解质和血气难以诊断。

（七）第七步：判定三联酸碱失衡

即呼酸或呼碱合并两种代谢性酸碱失衡，包括三类：①呼酸（呼碱）、高 AG 代酸和正常 Alb 代碱（低氯代碱）或低 Alb 代碱；②呼酸（呼碱）、正常 AG 代酸和低 Alb 代碱；③呼酸（呼碱）、高 AG 代酸和正常 AG 代酸。按主要酸碱失衡排序，两联酸碱失衡可有 16 种（见表 3-9）：①1~4：用 AG 判断；②5~8：用 AG 和 AGcor 判断；③9、11 和 12：将潜在 HCO₃⁻ 与呼酸（呼碱）的预计代偿范围值比较进行判断；④10：高 AG 代酸和呼酸，其 $PaCO_2$≤45mmHg 者，不可能计算呼酸的预计代偿范围，根据血清白蛋白和△AG↑与△HCO₃⁻↓变化值间的关系进行判断；⑤13~16：用 AG、血清白蛋白和 AGcorr 进行判断。

表 3 - 9　判断三联酸碱失衡

二联酸碱失衡	判断	诊断
第 1 组		
1. 呼酸和正常 Alb 代碱（即低氯代碱）	AG > 16mmol/L 若 AG ≤ 16mmol/L	+ 高 AG 代酸 原诊断
2. 正常 Alb 代碱和代酸	同上	同上
3. 呼碱和正常 Alb 代碱	同上	同上
4. 正常 Alb 代碱和呼碱	同上	同上
第 2 组		
5. 呼酸和低 Alb 代碱	①AG > 16mmol/L ②AG ≤ 16mmol/L ——→ AGcorr > 16mmol/L 若：AGcorr ≤ 16mmol/L ——→ HCO_3^- corr > 26mmol/L 　　　　若 HCO_3^- corr < 26mmol/L	+ 高 AG 代酸——→表 3 - 10：2 组 + 高 AG 代酸——→表 3 - 10：2 组 + 正常 AG 代碱（即低氯代碱） 原诊断
6. 低 Alb 代碱和呼酸	同上	同上
7. 呼碱和低 Alb 代碱	同上	同上
8. 低 Alb 代碱和呼酸	同上	同上
第 3 组		
9. 呼酸和高 AG 代酸	（1）潜在 HCO_3^- > 呼酸（11，12 为呼碱）的预计代偿范围高值 ——→ ①或② ①Alb = 35 ~ 50g/L（正常） ②Alb < 35g/L （2）潜在 HCO_3^- < 呼酸（11，12 为呼碱）的预计代偿范围低值	+ 正常 Alb 代碱 + 低 Alb 代碱——→表 3 - 10：2 组 + 正常 AG 代酸——→表 3 - 10：1 组 原诊断
10. 高 AG 代酸和呼酸	若（1）或（2）潜在 HCO_3^- 在呼酸（11；12 为呼碱）的预计代偿范围内 （1）Alb = 35 ~ 50g/L（正常） ①ΔAG↑↑ > ΔHCO_3^- ——→ （ΔAG↑↑ - ΔHCO_3^-↓） > 5mmol/L ②ΔAG↑ < ΔHCO_3^-↓↓ ——→ （ΔHCO_3^-↓↓ - ΔAG↑） > 5mmol/L 若①或②≤5mmol/L （2）Alb < 35g/L	+ 正常 Alb 代碱 + 正常 AG 代酸 原诊断 + 低 Alb 代碱——→表 3 - 10：2 组
11. 呼碱和高 AG 代酸	同 9	同 9
12. 高 AG 代酸和呼碱	同 9	同 9
第 4 组		
13. 呼酸和正常 AG 代酸	（1）AG ≤ 16mmol/L ——→ Alb < 35g/L ——→ AGcorr ≤ 16mmol/L （2）AG ≤ 16mmol/L ——→ Alb < 35g/L ——→ AGcorr > 16mmo]/L 若（1）或（2）Alb = 35 ~ 50g/L	+ 低 Alb 代碱 呼酸、低 Alb 代碱和高 AG 代酸 ——→表 3 - 10：2 组 原诊断

续　表

二联酸碱失衡	判断	诊断
14. 正常 AG 代酸和呼酸　同上		同上
15. 呼碱和正常 AG 代酸　同上		同上
16. 正常 AG 代酸和呼碱　同上		同上

注：混合型呼酸和低 Alb 代碱时，$PaCO_2$ 和 $[HCO_3^-]$ 都是原发性变化。AGcorr 和 HCO_3^- corr 表示若不存在低白蛋白（白蛋白正常）时的 AG 和 HCO_3^-。AGcorr ≤ 16，提示 AG 正常，除外高 AG 代酸。$[HCO_3^-]$ 没有受到 AG 变化的影响。HCO_3^- corr > 26mEq/L 表示不存在低白蛋白（白蛋白正常）时 $[HCO_3^-]$ 仍然高于正常，提示除出了低 Alb 代碱之外还存在使 $[HCO_3^-]$ 增高的因素即低氯 - 代（即正常 Alb 代碱）。

由于是程序化的诊断方法，从第二步到第六步，酸碱失衡的诊断都是按各步骤得出诊断的先后进行排序。为了简化和统一命名，便于在下行步骤的表中查找，在完成本步骤的判断后，按临床惯用的排序方式书写诊断。规定如下：呼酸（呼碱）、代酸（高 AG 代酸、正常 AG 代酸或高 AG 和正常 AG 代酸）和代碱（低白蛋白代碱、正常白蛋白代碱或低白蛋白和正常白蛋白代碱）。第八步同此。

（八）第八步：判定四联酸碱失衡（表 3 - 10）

即呼酸或呼碱合并三种代谢性酸碱失衡，包括两类：①呼酸（呼碱）、高 AG 代酸、正常 AG 代酸和低 Alb 代碱。②呼酸（呼碱）、高 AG 代酸、低 Alb 代碱和正常 Alb 代碱（低氯代碱）（或正常 AG 代酸）。进入本阶段的三联酸碱失衡有 4 种，用血清白蛋白或 $\triangle$ AGcorr↑与 $\triangle HCO_3^-$ corr↓变化值间的关系进行判断。

表 3 - 10　判断四联酸碱失衡

三联酸碱失衡	判断	诊断
第 1 组		
1. 呼酸，高 AG 代酸和正常 AG 代酸	Alb < 35g/L	+ 低 Alb 碱
	若 Alb = 35 ~ 50g/L	原诊断
2. 呼碱，高 AG 代酸和正常 AG 代酸	同上	同上
第 2 组		
1. 呼酸，高 AG 代酸和低 Alb 代碱	（1） $\triangle$ AGcorr↑↑ > $\triangle HCO_3^-$ corr↓——（$\triangle$ AGcorr↑↑ - $\triangle HCO_3^-$ coor↓）> 5mmol/L	+ 正常 Alb 代碱
	（2） $\triangle$ AGcorr↑ < $\triangle HCO_3^-$ corr↓↓——（$\triangle HCO_3^-$ corr↓↓ - $\triangle$ AGcorr↑）> 5mmol/L	+ 正常 AG 代酸
	若（1）或（2）≤ 5mmol/L	原诊断
2. 呼碱，高 AG 代酸和低 Alb 代碱	同上	同上

六、酸碱失衡的血液酸碱度变化的命名

在完成各种类型酸碱失衡的判断后，都需要根据血液 pH 进行血液酸碱度变化的命名（表 3 - 11）。

表 3 – 11　根据血液 pH 进行血液酸碱度变化的命名

1. 单纯型酸中毒（碱中毒）

（1）pH < 7.35（ > 7.45）——部分代偿性 + 原诊断名

（2）pH7.35 ~ 7.45——完全代偿性 + 原诊断名

2. 混合型酸碱失衡（包括二、三或四联）

（1）酸中毒 + 酸中毒　①pH < 7.35→原诊断名，酸血症　②pH7.35 ~ 7.45→原诊断名，pH 正常

（2）碱中毒 + 碱中毒　①pH > 7.45→原诊断名，碱血症　②pH7.35 ~ 7.45→原诊断名，pH 正常

（3）酸中毒 + 碱中毒　①pH < 7.35→原诊断名，酸血症　②pH > 7.45→原诊断名，碱血症

　　　　　　　　　　③pH7.35 ~ 7.45→原诊断名，pH 正常

由于混合型高 AG 代酸和正常代谢性酸碱失衡，AG 代酸、混合型高 AG 代酸和代碱或正常 AG 代酸和低 Alb 代碱时继发性呼吸代偿功能并无障碍，因此它们的血液酸碱变化的命名方式与单纯型相同。

（孙志群）

第二节　新生儿液体疗法

新生儿的生理状态及某些疾病与婴幼儿有所不同，液体应用广泛，体液的总量、分布及肾功能均有其特殊性，尤其极低出生体重儿，如补液不当往往会导致症状性动脉导管开放、充血性心力衰竭、支气管肺发育不良（BPD）及脑室内出血等，故临床医师必须掌握正确的液体治疗。

（一）新生儿体液特点

1. 液体总量、分布及生后体液的变化　新生儿液体总量多，妊娠周龄越小所占比例越多，其中细胞外液占体液中的比例亦越大，如足月儿总体液占78%，细胞外液占总体液的45%；而28周龄者总体液占84%，细胞外液则占57%。

生后发生利尿排出体内较多水分故有体重下降现象，足月儿可损失体重的5% ~ 10%，早产儿可损失体重的15%，生后第57天时降至最低，10天后逐渐上升至出生体重，妊娠周数越小者体重下降越多（表3 – 12），需恢复至出生体重的时间越长。小于胎龄儿细胞外液较少，生后体重下降可不明显。

表3 – 12　不同妊娠周数体重下降百分率

妊娠周数	体重下降（%）	妊娠周数	体重下降（%）
26	15 ~ 20	34	8 ~ 10
30	10 ~ 15	38	5 ~ 10

2. 生后水丢失途径

（1）肾：随着胎龄增加肾功能渐趋成熟，新生儿尤其极低出生体重儿肾功能不成熟表现在：①肾小球滤过率低；②近及远端肾小管对钠重吸收差；③浓缩及稀释功能较差，尤其浓缩功能；④肾对碳酸氢钠、氢、钾离子分泌少。

早产儿在进行液体治疗时短期内不能接受过多水分，因肾脏浓缩功能差，对水、钠的重吸收差容易造成液体不足及血清钠偏低，早产儿每天每公斤体重所需液体及钠量均需略多于

足月儿。人乳喂养者溶质量较少，平均尿量每小时 2.5ml/kg。

（2）肾外丢失

1）不显性失水（insensible water loss，IWL）：早产儿由于体表面积大，皮肤薄，角质层发育不完善，不显性失水量多。<1 000g 者每小时平均丢失约 2.7ml/kg，1 000 ~1 500g 者每小时平均丢失为 1.7~2.3ml/kg，1 500~2 500g 者每小时平均丢失为 1~1.7ml/kg，> 2 500g 者每小时平均丢失为 0.7ml/kg。环境温度高于中性环境温度时 IWL 增多，当 >35℃ 时 IWL 可增高 3 倍。用光疗及开放式辐射床时各可增加 IWL 50% 左右，多活动多哭吵时可增加至 70%，湿化吸氧及用热罩时各可减少约 30%。

2）其他途径丢失：如创口渗液、腹泻时大便丢失、胃肠引流液、造瘘液、腹腔渗液及胸腔引流液丢失等。

（二）维持液及电解质需要量

1. 维持液需要量　维持液是补充正常体液消耗和生长所需量，正常情况下包括不显性失水、尿及大便三部分。新生儿每天实际所需液量与妊娠周数、出生体重、生后日龄、环境温度及湿度、婴儿活动度、光疗及辐射床等因素有关，给液时必须将上述因素计算在内。生后 2 周内所需的液量见表 3 - 13。

表 3 - 13　不同出生体重儿生后 2 周内所需液量

出生体重（g）	第 1~2 天 [ml/（kg·d）]	第 3~14 天 [ml/（kg·d）]
750~1 000	100	130~150
1 001~1 250	90	120~150
1 251~1 500	90	110~140
1 501~2 500	80	100~120
>2 500	70	80~100

2. 电解质　电解质主要通过尿液排泄，生后第 1 天尿少，电解质排出不多，所给液体可不含电解质，第 2 天开始需钠量：足月儿 2~3mmoL/（kg·d），早产儿（<32 周）2~5mmol（kg·d），需钾量均为 2~3mmol/（kg·d）。新生儿并不需要常规补钙，除非有明显的低钙症状。

（三）液体疗法时的监测及注意点

1. 监测　进行液体治疗时除定期作体格检查以评估有无液体过多（眼睑周围水肿）及液体不足（黏膜干燥、眶部凹陷等）表现外，尚需监测以下项目。

（1）体重变化：反映体内总液量，每天固定时间、空腹、裸体测体重至少 1 次。

（2）计算每天的总进出量（极低出生体重儿及水、电解质有失衡倾向者，必要时每 8 小时计算一次），正常情况下每小时尿量为 1~3ml/kg。

（3）皮肤黏膜变化：新生儿皮肤弹性、前囟凹陷及黏膜湿润度不一定能敏感提示水或电解质失衡现象。

（4）心血管症状：心动过速示细胞外液过量或血容量过少，毛细血管再充盈时间延长提示心输出量减少或血管收缩，血压改变常提示心搏出量降低。

2. 实验室检查

（1）血清电解质：每天至少 1 次（测定血 K^+、Na^+），为制订液体治疗计划时参考。早产儿血钠常偏低，根据不同临床情况有时需测 Cl^-、Ca^{2+}、K^+ 等。

（2）尿比重：每天 1 次，最好维持在 1.008～1.012 之间。

（3）血液酸碱平衡监测：血液 pH、HCO_3^-、BE 及 $PaCO_2$ 等，可间接反映血管内容量情况，当容量不足、组织灌流差时常出现代谢性酸中毒。

（4）血细胞比容：可作为液体治疗的参考，液量不足时有血细胞比容上升现象。

（5）血糖及尿糖：尤其对低出生体重儿可作为调整输糖速率之用。

（6）血浆渗透压：可反映细胞外液的张力，新生儿正常值为 270～90mOsm/L，出生 1 周后可用下列公式计算：

$$血浆渗透压 = 2 \times Na^+ + \frac{血葡萄糖}{18} + \frac{BUN}{2.8}$$

此处 Na^+ 以 mmol/L 计算，BUN（尿素氮）及葡萄糖以 mg/dl 计算。

3. 注意点

（1）静脉补液速度：不同临床情况补液速度应不同，必须用输液泵在一定时间内按一定速度输入，脱水、休克者必须按一定速度重建容量，维持液应在 24 小时内匀速输入，短期内给液过多会引起动脉导管开放、心力衰竭及肺水肿。

（2）葡萄糖液的应用：生后第 1 天的足月儿用 10% 葡萄糖液，早产儿无低血糖时葡萄糖输入速率应每分钟 4～6mg/kg，给糖浓度过高、速度过快除引起高血糖外，更因肾糖阈低易发生糖利尿而造成脱水。

（3）碱性液的应用：新生儿感染或脱水时，常因进入液量及热卡不足而产生代谢性酸中毒，当 pH < 7.2，BE > −8mmol/L 时需以碳酸氢钠纠正，不用 5% 碳酸氢钠直接静脉推注，需稀释后输入，每分钟速度不超过 1mmol/L。极低出生体重儿最好稀释至等渗液后，于 30 分钟慢速静脉输入，速度过快或浓度太高会因渗透压波动而导致脑室内出血。

（4）热卡供应：短期内采用静脉补液时，如置于中性环境温度中，每天至少供给 210～250kj/kg 的基础热卡，如液量已足而热卡不足时，机体将动用蛋白质补充不足之热卡，此时体重的下降并非液量不足而是蛋白质被消耗之故。

（四）几种特殊情况的液体治疗

1. 极低出生体重儿液体治疗中需注意的问题

（1）出生后因利尿所引起的变化：出生后第 2～3 天（利尿期）以及生后第 4～5 天（利尿后期），利尿较多时水丢失多偶见高钠血症，治疗时必须定期监测血清钠。

（2）糖耐受性差：在静脉输糖时应注，意浓度及速度并监测血糖，一般糖浓度为 5%～10%，速度（无低血糖时）为 4～6mg/（kg·min）。

（3）非少尿性高血钾：出生后的 1～2 天内可因肾小球滤过率较低及 $Na^+ - K^+ - ATP$ 酶活力低等因素，可导致 K^+ 自细胞内向细胞外转移。

（4）晚发性低钠血症：常发生于生后 6～8 周，因生长迅速肾小管功能不成熟对滤过 Na^+ 重吸收不良所致。

2. 呼吸窘迫综合征　呼吸窘迫综合征患儿在低氧、酸中毒状态下，肾血流减少，肾小球滤过率降低，当采用正压通气或并发气胸时抗利尿激素分泌增加导致水分滞留，每天的维持液量应适当减少，待生后第 2~3 天利尿开始临床症状好转后液量才可增加至 120ml/（kg·d），但一般不超过 150ml/（kg·d）。给液过多，动脉导管开放的机会增加，并可并发坏死性小肠结肠炎或支气管肺发育不良（BPD）。因患儿常同时存在呼吸及代谢性酸中毒，如以代谢性酸中毒为主时，必须补以碱性溶液纠正酸中毒，所需碳酸氢钠量（mmol/L）= - BE × 体重（kg）×0.5，为避免因渗透压的迅速变化引起脑室内出血，其速度及浓度均需按上述原则补入。呼吸窘迫综合征患儿的利尿期较生理性利尿略迟，近年来多不主张在少尿期内用呋塞米治疗，因呋塞米可能会增加前列腺素 E_2 的分泌而促使动脉导管开放。

3. **围生期窒息** 围生期窒息患儿常有脑、心、肾的缺氧、缺血性损害，严重病例有急性肾小管坏死、肾衰竭及心搏出量降低，并因常有抗利尿激素分泌过多的水滞留现象，故应限制液体入量，过去认为生后第 1 天仅补不显性失水及尿量，使细胞外液容量缩减。目前推荐第 1 天总液量为 60ml/kg，第 2 天根据尿量可增加液体至 60~80ml/kg，第 3 天如尿量正常即可给生理维持量。窒息后血糖短期上升后即迅速下降；为减少脑损害应监测血糖，使血糖维持在正常水平，有明显代谢性酸中毒时应予以纠正。严重窒息有急性肾衰竭者，应按肾衰竭原则补液，仅补不显性失水（IWL）+ 前一天尿量，少尿期不给含钾液（除非血钾 < 3.5mmol/L），少尿期后出现多尿而体重下降，需重新调整液体入量及电解质量。

4. **腹泻脱水的液体治疗** 原则与儿科患儿相同，每日总液量应包括累积损失、生理维持及继续丢失三部分。累积损失量应根据脱水所致的临床症状及体重损失计算，体重损失占原有体重 5% 时为轻度脱水，约丢失 50ml/kg；占原有体重 10% 为中度脱水，约丢失 100ml/kg；占原有体重 15% 为重度脱水，约丢失 150ml/kg。生理维持量以每天 100ml/kg 计算。新生儿因肾浓缩功能差，腹泻时短期内即可发展成严重脱水，故中、重度脱水应迅速静脉内重建容量。扩容液中如不含碱性液时，常因血液中碳酸氢盐的稀释有时反而有酸中毒加重现象，故扩容液中常需加入适量碱性溶液。

新生儿腹泻脱水者，不主张口服补液，提倡静脉补液。液体选择：严重血容量不足休克时，应先以 20ml/kg 等渗晶体液 30 分钟扩容，扩容液可重复应用至脉搏、灌流情况好转。必要时在晶体液扩容后可用胶体液 10ml/kg，此后根据血清钠值选择溶液性质（包括累积损失量及生理维持量）（表 3-14）。补液速度：等渗及低渗性脱水时，除扩容液外，其余液体（扣除扩容液后的累积损失量及生理维持量）于 24 小时内均匀输入。前 8 小时的继续丢失量应在后 8 小时内补入。高渗性脱水时，第 1 个 24 小时内仅补累积损失量的 1/2 及生理维持量，第 2 个 24 小时内补完全部累积量。

表 3-14 脱水时溶液的选择

测得的血清 Na^+ 值（mmol/L）	>150	130~150	120~130	<120
补充溶液中的含钠量（mmol/L）	30~40	50~60	70~80	80~100
	1/5~1/4 张液	1/3 张液	1/2 张液	2/3 张液
	$Na^+ = 31~38$	$Na^+ = 56$	$Na^+ = 77$	$Na^+ = 100$

5. **幽门肥大性狭窄** 因反复呕吐，可导致水、电解质的丢失，严重幽门梗阻者除脱水外有低血氯、低血钾及代谢性碱中毒。碱中毒时临床可表现为淡漠、低通气，某些婴儿可出现手足搐搦。静脉补液时应根据血电解质测定及时补充氯、钾的丢失，补液开始即可应用 5% 葡萄糖盐水。手术前患儿需禁食，纠正脱水、酸碱及电解质失衡后才可行手术或腹腔镜

治疗。

6. 抗利尿激素不适当分泌综合征（SIADH） 特征为低钠血症，细胞外液不减少，尿钠 >20mmol/L。产生因素有：①中枢感染、脑外伤、颅内出血等，使下丘脑抗利尿激素分泌增多；②肺炎、气胸或机械通气时，因自肺回流入左房的血量减少，反射性的使 ADH 分泌增多，此外肺部感染本身可使 ADH 分泌增加；③高应激状态使血浆 ADH 分泌增多。治疗应限制入液量（当血 Na^+ <120mmol/L 且有神经系统症状时），亦可用呋塞米 1mg/kg 静脉注入，每 8～12 小时 1 次，并可同时用 3% NaCl 1～3ml/kg，同时监测血钠，当 Na^+ >120mmol/L、神经系统症状好转后限制入量即可。

7. 败血症休克与 NEC 时的液体治疗 败血症及 NEC 可发展至休克，由于内毒素对心脏的抑制，血管活性物质如 NO、血清素、前列腺素、组织胺等的释放，导致周围血管阻力降低，血液重新分配致相对性低血容量；又因炎症、毛细血管渗漏液体可漏至间质、肠壁、腹膜腔及小肠腔内，当病情进展至 DIC 时有血小板减少，皮肤、黏膜、肠腔出血并可造成严重休克。治疗首先应给予容量复苏，先快速推注 10ml/kg 等渗晶体液（10～20 分钟），以后可重复应用至组织灌注改善（1 小时内可用至 60ml/kg），尿量逐渐增加，意识反应好转为止。治疗过程中最好监测 CVP 使维持于 5～8mmHg 间，开始扩容时不用白蛋白，新鲜冷冻血浆仅用于凝血功能异常时。

8. 慢性肺部疾病时的液体治疗 慢性肺部疾病开始时应适当限制液体摄入，避免容量过多致肺部情况恶化，维持每小时排尿量 >1ml/kg，维持血钠水平于 140～145mmol/L 即可。因慢性肺部疾病时常有肺液滞留，利尿可不同程度减轻肺间质液及支气管周围液，可使呼吸窘迫症状好转、肺顺应性改善及气道阻力下降，使用利尿剂 1 周时往往作用最大。由于利尿剂的应用常会导致低血钾、低血氯甚至代谢性碱中毒，当 pH >7.45 时可能会导致神经性低通气，治疗中应注意血气及电解质的监测，必要时减少利尿剂用量及增加钾摄入，以后为满足生长需要热量，每天每公斤可用 130～150ml 的液量。

9. 先天性肾上腺皮质增生症 因缺乏 21 - 羟化酶，醛固酮不足致肾严重失钠，典型患儿常有脱水、严重低血钠及高钾血症，并伴有代谢性酸中毒等。生后 1～3 周时常出现失盐危象，治疗需根据脱水程度及电解质失衡情况进行补液，可用较多的生理盐水，必要时可补 3% 氯化钠，使血钠上升至 125mmol/L。当血钾 >7mmol/L 时可用葡萄糖 0.5g/kg 及胰岛素 0.1U/kg，酸中毒时用碳酸氢钠 1～2mmol/kg，补液及补钠常需较长时间，待电解质失衡情况好转后即用盐皮质激素替代治疗，如用盐皮质激素不能恢复肾上腺皮质功能时可加用糖皮质激素。

（许津莉）

第三节　新生儿换血疗法

换血疗法主要用于去除体内过高的非结合胆红素，使其下降至安全水平，此外亦可纠正贫血、治疗严重败血症及药物中毒等。

一、适应证

1. 去除积聚在血液中不能用其他方法消除的毒素（其他方法如利尿、透析或螯合剂）

（1）异常升高的代谢产物如胆红素、氨、氨基酸等。考虑换血的胆红素水平见表 3-15。

（2）药物过量。

（3）细菌毒素。

表 3-15　新生儿提示换血的胆红素水平（μmol/L）

	<1 000g	1 000~1 500g	1 500~2 500g	>2 500g
健康儿	171（10）	239（14）	307（18）	342（20）
高危儿	171（10）	205（12）	274（16）	307（18）

注：表中括号中的单位为 mg/dl。

2. 调整血红蛋白水平

（1）正常容量或高容量性严重贫血。

（2）红细胞增多症。

3. 调整抗体-抗原水平

（1）移除同族免疫抗体及附有抗体的红细胞。

（2）移除来自母体的自身免疫抗体。

（3）使严重败血症患儿增加免疫抗体。

4. 治疗凝血缺陷病　尤其当以单一成分输血不能纠正时。

5. 提高血液对氧的释放能力　氧合受严重影响的疾病而以胎儿血红蛋白占优势者，需以增加 2，3-二磷酸甘油酯来逆转组织低氧。

二、禁忌证

凡影响换血时放置插管的因素如脐疝、脐炎、脐膨出、坏死性小肠、结肠炎及腹膜炎等。

三、物品准备

（1）辐射加温床、体温表、心肺监护仪、血压监测仪、复苏器及药品等。

（2）婴儿约束带、胃管、吸引装置。

（3）放置脐动、静脉插管的全套消毒设备（8Fr 或 5Fr 的脐血管插管 1~2 根或前端 3cm 处开有 2~3 个交错小孔的硅橡胶管、能锁三通接头 3 个、血管钳 3 把、持针钳 1 把、蚊式钳 2 把、手术刀、缝针、丝线、结扎线及消毒布巾等）。

（4）静脉测压装置。

（5）换血用器皿：无菌输血点滴瓶 1 个、滤血漏斗 2 个、20ml 注射器 20~30 副、放置废血用容器 1 个及静脉输液接管等。

（6）1U/ml 肝素、0.9% 盐水溶液、5% 葡萄糖注射液及 10% 葡萄糖酸钙注射液等。

（7）注射器及采血玻璃管若干。

（8）换血用血制品。

四、血制品准备

1. 换血用血制品选择

（1）Rh 血型不合时血型选择原则为 Rh 系统与母同型，ABO 系统与婴儿同型血（表 3 - 16）。

（2）ABO 溶血病用 O 型红细胞与 AB 型血浆等份混悬液（或 O 型血其抗 A 抗 B 效价 < 1 : 32）。

（3）其他疾病：如 Coombs 试验阴性的高胆红素血症、败血症等用 Rh 及 ABO 血型均与婴儿相同的全血。

表 3 - 16　Rh 血型不合换血的血型选择

血型		换血的血型	换血用血液
母	子		
A	A	O 型 Rh（-）	全血
O	O	O 型 Rh（-）	全血
O	A	O 型 Rh（-）	红细胞 + AB 型血浆
O	B	O 型 Rh（-）	红细胞 + AB 型血浆
AB	A	A 型 Rh（-）	全血
AB	B	B 型 Rh（-）	全血

2. 确定换血所需血量　根据不同疾病确定换入血量。

（1）双倍量换血：用于血型不合所致高胆红素血症，所需血量 = 2×80ml×体重（kg），Rh 血型不合有严重贫血时需先以浓缩红细胞作部分换血，待患儿稳定后再以全血换血。

（2）单倍量换血：用于凝血缺陷病、败血症等。

（3）部分换血：用于红细胞增多症及贫血。贫血换血时所需浓缩红细胞量计算公式：

$$=\frac{婴儿总血量 × [要求 Hb（g/L）- 测得 Hb（g/L）]}{浓缩红细胞 Hb（g/L）- 测得 Hb（g/L）}$$

婴儿总血量 = 80ml×体重（kg），浓缩红细胞 = 220g/L（22g/dl）。

3. 抗凝剂

（1）肝素抗凝血：每 100ml 中加肝素 3~4mg，换血结束时需按换入血中所含肝素量的 1/2 用鱼精蛋白中和，肝素血的贮存不能超过 24 小时。

（2）枸橼酸抗凝血：每 100ml 中含葡萄糖 2.45g，因葡萄糖含量较高，刺激胰岛素分泌后会造成反应性低血糖，换血用血最好为新鲜血，一般不用超过 3 天的库血。

4. 献血员应经血库筛选　同族免疫溶血病时献血员应与母血清及婴儿血作交叉配合。

五、注意

（1）开始换血前必须稳定患儿，换血后必须密切监护，换血过程中必须详细记录每次进、出血量及液量，并记录生命体征及尿量。

（2）换血不能仓促进行，速度太快会影响效果及导致严重并发症，患儿不稳定时应停止或减慢换血速度。

（3）换血过程中当抽血不顺利时首先应检查插管位置及有无堵塞，切忌用力推注液体或血液。

（4）操作暂停时应将插管中血液以肝素生理盐水冲洗干净。

（5）用钙剂前应先用肝素生理盐水冲洗插管或自另外静脉通路输入钙剂。

六、术前准备

（1）禁食一次，抽出胃内容物，肌注苯巴比妥钠 10mg/kg，置患儿于辐射保温床上约束四肢。

（2）高胆红素血症，无心力衰竭者换血前 1 小时用白蛋白 1g/kg 静脉慢注。Rh 溶血病有严重贫血时应先以浓缩红细胞作部分换血，待血色素上升至 120g/L 以上时再行双倍量全血换血。

（3）以碘酒、乙醇常规消毒腹部皮肤，脐凹褶皱处必须彻底消毒。

七、换血步骤

对于新生儿，通常采用脐静脉和（或）外周静脉进行换血。脐静脉是新生儿生后数日内进行插管的血管通路。如换血时（双管同步法）需脐动脉插管，则脐动脉只是用于抽血，对于极低出生体重儿可能需通过桡动脉抽血。同时也可以采用双管外周通路同时换血法。

1. 单管交替换血法

（1）作脐静脉插管：以 8Fr 脐插管或顶端具小孔之硅橡胶管，可直接自脐带断端插入（脐静脉位于断面的 12 点钟处），亦可在脐上 1cm 处作皮肤横切口分离出脐静脉后插入（脐静脉人脐轮后位于正中线）插管进腹壁后呈 60°角向上，约进入 5~6cm 处能顺利抽得血液即可（不能将插管管顶置于肝或门静脉）。

（2）脐插管与血液通路连接：以大字形五通活塞与脐插管相连最佳，抽血与注血可同时进行，既方便又省时，如无大字形五通开关时亦可用 2 个或 3 个三通开关与脐插管及换血瓶相连。先将 3 个三通开关串联，第 1 个三通接脐静脉插管，作为抽出患儿血液用，第 2 个三通接装有肝素生理盐水注射器作为推注肝素用，第 3 个三通接换入血源，作为抽取换入血用。

（3）测脐静脉压：正常为 4~8cmH$_2$O（0.39~0.78kPa），每换 100ml 血应测脐静脉压一次，根据压力调整进、出血量，压力 >8cmH$_2$O（0.78kPa）示血量过多，宜多抽少进，压力低时宜多进少抽，一般出入量差应 <20ml。

（4）换血速度：一般以 2~4ml/（kg·min）速度匀速进行，开始以每次 10ml 等量换血，以后每次 20ml 等量换血，双倍量换血总时间不少于 1.5 小时。极低出生体重儿每次进、出血量应更少，速度应更慢。

（5）换血始、末的血标本应测胆红素、Hb、血细胞比容、血糖，必要时测血钙及电解质。

（6）换血过程中如有激惹、心电图改变等低钙症状时，应补入 10% 葡萄糖酸钙 1~2mL/kg，静脉慢注。

（7）换血结束压迫脐静脉缝合皮肤切口以免出血。

2. 双管同步换血法 需要两条血管通路，同时连续地抽血。通常采用脐动脉用于抽血，脐静脉用于输血；或用脐静脉抽血，同时由外周静脉输入血液。抽出血与输入血几乎等量。双管同步法具有血流动力学变化小，以及消除了由单管交替换血时易存在的死腔等优点，理论上较单管换血更有效。

八、换血后注意

（1）换血后每隔半小时测生命体征1次，共4次，以后改每2小时测1次，共4次，注意心功能情况。

（2）换血后的4小时内每隔1~2小时测血糖一次，以及时发现低血糖。

（3）胆红素血症换血后应每4小时测血清胆红素，当其复跳至342μmol/L（20mg/dl）以上时，考虑再次换血。

（4）术后3~5天内每隔1~2天验血常规1次，当Hb<100g/L时需输入与换入血型相同的浓缩红细胞。

（5）注意切口感染及出血。

（6）情况稳定，换血后8小时开始喂奶。

九、换血并发症

1. 血制品所致并发症　传播感染，如乙型肝炎、巨细胞病毒感染、人免疫缺陷病毒感染（AIDS）、梅毒及细菌等，输血所致的溶血样反应及移植物抗宿主反应等。

2. 心血管并发症　换血过程中偶可发生心律失常或心跳停止，进入血量过多会导致心力衰竭，换血时不慎大量空气进入血循环时因气栓心跳可突然停止。

3. 代谢及电解质失衡　低血糖、低血钙、低血镁、高血钾及酸中毒。

4. 与技术操作及插管有关的并发症　肠道缺血所致的坏死性小肠炎、肠穿孔、门脉气栓、肝坏死等。

（许津莉）

第四节　新生儿动脉穿刺

（一）适应证
（1）获动脉血气标本。
（2）无法获得静脉血及毛细血管血标本时。

（二）禁忌证
（1）凝血缺陷病。
（2）四肢循环不良者。
（3）局部有感染时。
（4）桡动脉或足背动脉侧支循环不良者，股动脉一般不作动脉穿刺采血用。

（三）注意
（1）选用最细针头，尽量减少血管壁损伤。
（2）避免垂直穿透双侧动脉壁。

（3）操作结束必须按压至完全止血。

（4）穿刺结束后需检查穿刺动脉远端之循环情况（包括皮肤色泽－脉搏、毛细血管充盈时间等），应注意有无供血不良现象。

（5）穿刺动脉选择：一般采用周围动脉，首选桡动脉，其次为颞动脉、足背动脉及胫后动脉，仅在急诊情况下最后考虑肱动脉。

（四）材料

23～25号静脉穿刺针（或最细头皮针），1ml抽血针筒，消毒皮肤物品及干棉球。

（五）穿刺要点

（1）穿刺方向应直接对向血流。

（2）浅表动脉采取15°～25°角，针头斜面向上刺入。

（3）深部动脉采取45°角，针头斜面向下刺入。

（4）穿入皮肤后应以最小损伤刺入动脉。

（5）首次穿刺失败需重复穿刺时，应更换新针及重新消毒。

（六）桡动脉穿刺术（图3－5）

（1）做Allen试验。

（2）手掌向上，伸展腕部，勿过度伸展以免动脉受压。

（3）消毒皮肤。

（4）于手腕横纹线上针头对向桡动脉血流方向，与皮肤呈45°角，针头斜面向上刺入，极低体重儿以15°～25°角斜面向下刺入，进针至遇骨阻力或血液回出。当穿刺针完全插入仍未见回血时慢慢退出针头至皮下重新进针至血液回出。

（5）收集血标本后，移除针头压迫止血，检查穿刺远端循环灌流。

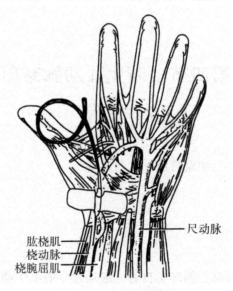

尺动脉
肱桡肌
桡动脉
桡腕屈肌

图3－5　桡动脉穿刺部位

（七）颞动脉穿刺（图 3 - 6）

（1）耳屏前触及颞动脉搏动（可选择前或顶支）。

（2）消毒局部皮肤。

（3）针与皮肤呈 15°~25°角，针头朝向动脉血流方向刺入。

（4）其他步骤与桡动脉穿刺相同。

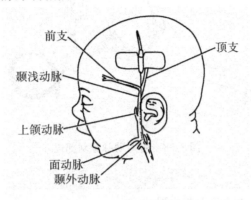

图 3 - 6　颞动脉穿刺部位

（八）足背动脉穿刺（图 3 - 7）

（1）于足背部（足背伸蹞长肌与伸趾长肌肌腱间）触及足背动脉搏动之最强点。

（2）针与皮肤呈 15°~25°角，针头朝向动脉血流，斜面向下刺入皮肤取血。

（3）其他步骤与桡动脉穿刺相同。

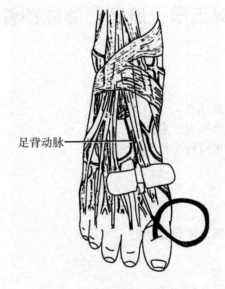

图 3 - 7　足背动脉穿刺部位

（九）胫后动脉穿刺（图 3 - 8）

（1）于跟腱及内踝间触及胫后动脉之搏动。

（2）针与皮肤呈 45°角，针头朝向动脉血流，斜面向上刺入皮肤取血。

（3）其余步骤与桡动脉穿刺相同。

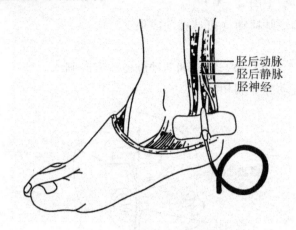

胫后动脉
胫后静脉
胫神经

图 3-8 胫后动脉穿刺部位

（十）并发症

（1）止血不良或损伤动脉壁引起血肿。

（2）缺血（动脉痉挛引起远端缺血）、血栓。

（3）感染：骨髓炎，尤其股动脉穿刺可导致髋关节感染。

（4）神经损伤（如正中神经、胫后神经、股神经）。

（陈　锋）

第五节　脐动、静脉插管

（一）脐动脉插管

1. 适应证

（1）需要频繁监测动脉血气者。

（2）需要持续监测中心动脉血压者。

（3）外周静脉输液有困难时作为维持输液用。

（4）快速换血用。

（5）血管造影用。

2. 禁忌证

（1）下肢或臀部有局部供血障碍症状时。

（2）腹膜炎。

（3）坏死性小肠、结肠炎。

（4）脐炎。

（5）脐膨出。

3. 器械　脐动脉导管 1 根（体重小于 1.5kg 用 3.5Fr，大于 1.5kg 用 5Fr），蚊式钳 2 把，直血管钳 2 把，有齿镊 2 把，直眼科镊、弯眼科镊各 1 把，手术刀及刀柄 1 把；外科剪及虹膜剪各 1 把，三通开关（或 T 字形接管）1 个，缝针，持针器，0~2 号缝线，扎脐绳

（用以止血），消毒布巾，消毒皮肤用品，输液泵，肝素生理盐水液。

4. 操作步骤

（1）测量脐至肩距离以估计插管深度（图3-9），将测得之长度再加1.5~2cm，以免插管太浅。

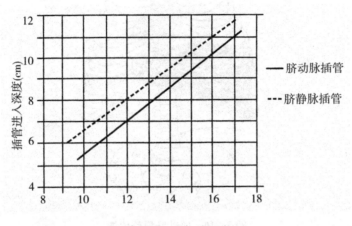

图3-9 肩、脐距离

（2）按外科手术要求洗手、戴口罩、穿手术衣，常规消毒脐及周围皮肤，尤其脐凹皱褶处，铺巾。

（3）脐插管准备：脐血管导管之尾端开口处接三通开关（或T字形接管），再接充满肝素生理盐水（5U/ml）之注射器，将肝素生理盐水液注入并充满导管，确保管内无气泡后关闭三通开关。

（4）将扎脐绳松扎于脐根部，以便出血时拉紧止血，于离脐根部1~1.5cm处切断脐残端，显露2根脐动脉（位于"4"及"8"点钟处，管壁厚、管腔小约大头针帽大小）及1根脐静脉（位于"12"点钟处，管壁薄、管腔大）。

（5）助手用两把血管钳将脐带边缘夹住，术者选择一根脐动脉，用直眼科镊的1支插入脐动脉内，另一支夹住脐带边缘，将弯眼科钳的两支并拢一起插入脐动脉口内，然后分开钳的两支扩大脐动脉管腔，助手即将脐插管插入动脉内，插管送入时应与腹壁垂直，略向下方，在通过2cm（腹壁处）及5~7cm（膀胱水平处）常有阻力，但轻轻用力即能顺利进入。

（6）插入预定深度后，开放三通开关，如立即有血液回流则证实导管已入脐动脉，可将血注回冲净后关上三通开关；如无回血，导管可能插入血管壁假窦道中；如抽吸后回血不畅则表明位置不当，应适当调整，如无回血则不能推注任何液体。

（7）用床边X线确定插管位置（图3-10）：按上述方法插入导管，管顶应位于L_3~L_4间，称低位插管，目前较常采用；高位插管为将管顶置于T_8~T_{10}间，由于并发症难以发现，目前已较少采用。如插管太深可根据X线所示拔出所需长度，插管太浅则不能再行插入，以免感染。

（8）固定脐插管：先用缝线将插管固定于脐带组织（不缝及皮肤），再以胶布搭桥固定（图3-11）。

（9）连接输液装置：关闭三通开关侧端，另一端与输液管相连，以每小时1~2ml速度用输液泵持续泵入 1U/ml 的肝素生理盐水维持液以保持导管通畅。

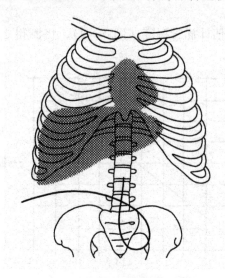

图 3 - 10   脐动脉插管位置

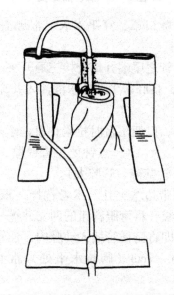

图 3 - 11   脐动脉插管固定法

5. 插管中的常见问题

（1）切断脐残端时出血：可用扎脐绳拉紧止血，如脐动脉出血可用手将脐及周围组织捏紧止血，如脐静脉出血可用手指按压脐根上方腹壁止血。

（2）血管壁可因用力过度而撕断，故操作应轻柔。

（3）插管进入假窦道（动脉壁与周围组织间）时无回血，应拔出插管重新插入。

（4）插管误入脐静脉：插入脐动脉内时回血压力高，自动流出有搏动。入脐静脉回血慢，常需抽吸流出，X 线拍片观察插管走向可鉴别。

6. 并发症

（1）失血：应注意将各接头拧紧。

（2）插管时或插管后动脉痉挛影响肢体血供，可见一侧下肢发白。应将插管退出并热敷对侧下肢达到反射性的解除痉挛作用。

（3）血栓、气栓及栓塞：可引起肾栓塞、肠系膜血管栓塞导致肠坏死等，但往往不易及时发现，故操作过程必须确保无空气及血凝块进入。

（4）感染：操作及采血均需遵循无菌原则，输液管道及三通等24小时更换1次。

（5）低血糖：如脐插管位于L_3以上且作为持续输注葡萄糖液时，因胰岛对局部输入的糖液反应后，分泌过多胰岛素而引起低血糖。

7. 拔管　当不需要频繁血气监测或血压监测时，或因出现并发症如血栓、栓塞、坏死性小肠炎、腹膜炎或脐周有感染时，应立即拔除脐插管。

方法：先去除缝线及固定胶布，开放三通开关同时逐渐拔出插管，当拔至插管只剩3cm时，若无血液流出亦不见血液搏动，则等待3～5分钟后（待动脉痉挛收缩后）拔除插管，全过程约需5～10分钟。

（二）脐静脉插管

1. 适应证

（1）产房内紧急情况下给药、输液及抽血标本用。

（2）作中心静脉压监测。

（3）换血。

2. 禁忌证　同脐动脉插管。

3. 器械　同脐动脉插管，＜3.5kg者用5Fr脐血管插管，＞3.5kg者采用8Fr脐血管插管。

4. 注意

（1）导管前端不能置于肝脏血管、门静脉及卵圆孔处，而应置于静脉导管或下腔静脉处（X线约位于膈上1cm）（图3－12）。

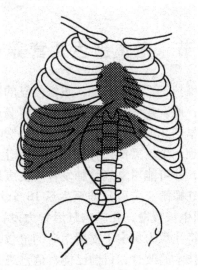

图3－12　脐静脉插管位置

（2）换血时，导管仅需插至顺利抽得血液即可（一般为5～6cm处），换血前最好以X

线检查导管位置，当导管前端位于门静脉或肝静脉分支处时不能换血。

（3）在换血过程中如遇抽血不畅不能再次推入导管。

（4）导管前端不在下腔静脉时，不能输高渗液。

（5）为避免空气进入导管，导管内应充满液体，导管之尾端应连好三通开关及输液装置。

（6）当经脐静脉输注高营养液时则不能同时测中心静脉压。

5. 操作技术

（1）测肩、脐距离确定导管插入深度后再加上 1.5~2cm（为腹壁及脐残端长度）。

（2）按常规消毒脐周围皮肤、铺巾（同脐动脉插管）。

（3）脐插管准备：将脐血管导管之尾端连接三通开关，再连 5ml 注射器，将 5U/ml 肝素生理盐水液充满导管及三通开关，检查无空气后关闭三通。

（4）找出脐静脉，轻轻将虹膜钳插入静脉，扩开管腔，插管前应去净管腔内凝血块。

（5）将导管插入脐静脉，当导管进入腹壁与水平面呈 60°角的位置时，向头侧推进。若导管进入门脉系统或嵌在肝静脉时常有阻力，这时可拔出导管 2cm 轻轻转动重新慢慢推入。导管通过静脉导管后即进入下腔静脉。

（6）X 线定位确定导管位置。

（7）固定脐静脉插管（与脐动脉插管相同）。

6. 并发症

（1）感染、败血症。

（2）血栓、栓塞。

（3）导管位置不良：位于心脏时可产生心脏穿孔、心包填塞、心律不齐等；当导管位于门脉系统可发生坏死性小肠炎、肠穿孔、肝实质穿破、肝坏死（因肝静脉栓塞或高渗液进入肝组织）等。

（陈　锋）

第六节　危重新生儿营养支持

营养是新生儿生长发育，维持正常生理功能，组织修复的物质基础。危重新生儿机体处于应激状态，基础代谢率增加；原发疾病或先天畸形伴有胃肠道功能障碍，加剧机体分解代谢，使体内蛋白质减少；加之早产儿各种营养物质储备少，影响组织修复和免疫功能，形成恶性循环，使危重患儿存活困难。生后需要用机械通气的新生儿，营养低下损害肺的发育，影响肺动力学和呼吸肌的功能，并可能对支气管肺发育不良更易感。

新生儿脑的快速发育期自妊娠第三阶段延伸至生后 18 个月，生后早期营养缺乏，将导致脑的重量和 DNA 减少，头围生长缓慢，并影响日后智力发育和运动功能。以往对危重症新生儿仅给予极少的营养，而将注意力集中于支持生命的抢救，由于对营养重要性认识的提高，以及营养产品和提供营养技术的改进，目前已能对危重患儿根据各种不同情况给予肠道外营养（PN）、肠道内营养（EN）以及 PN + EN，使一些过去认为不能救治的危重症患儿获救并能获得适当的营养。

营养支持目的：给予适当的营养防止分解代谢、内源性能量消耗，获得体重增长，但不影响重要器官的氧供。早产儿以宫内生长速率为标准判断营养状态，静脉给予葡萄糖提供210kJ/（kg·d）和氨基酸2.5g（kg·d）可维持正氮平衡，更高的能量供给可增长体重。在应激状态如寒冷、手术、感染时需增加。

一、肠道外营养

肠道外营养（PN）是由静脉途径供给各种营养物质。其初始目标是提供足够的热卡和氨基酸以阻止分解代谢和负氮平衡，进而满足适当的体重增长，并等待达到足够的肠道内营养。完整的PN溶液包含碳水化合物、蛋白质、脂肪、电解质、多种维生素及微量元素等多种营养物质，提供液体、热能、蛋白质及必需脂肪酸等的需要。葡萄糖和结晶氨基酸溶液为基本溶液。

（一）营养需要、营养液组成和应用

1. 液体量　营养支持的第一步是确定水的需求，水的维持主要根据患儿不显性失水（IWL）和肾排水量，新生儿液体需要量一般原则是胎龄、体重越低所需液量越多，生后数日内因细胞外液减少有生理性体重下降期，其程度应在10%~15%之内，至7~10天恢复至出生体重。影响不显性失水的主要因素有：成熟度，生后日龄，活动度，周围环境如辐射加热、光疗可使IWL增加20%或更多，呼吸因素对IWL有显著影响，IWL的30%由呼出气排出，IWL随每分通气量而增加。机械通气吸入气体的温度和湿度影响婴儿的IWL，若吸入和呼出气的温度相当，则呼吸道IWL可减少。肾脏在低氧、低血压时血流量减少易致肾小管坏死，可影响水的排泄。机械通气患儿若发生抗利尿激素分泌综合征也可影响水的排泄，在RDS、BPD、PDA及肾功能不全者要限制水摄入。用PN新生儿，孕周>30周者生后第1周液体供给60~80mL/（kg·d），生后第2周增至100~120ml/（kg·d），第3周通常可给150ml/（kg·d）。根据各种影响IWL的因素增减，并要根据体重、尿量、皮肤弹性、心血管功能状态定时评估。

2. 能量（热卡）　热卡的需要分为维持基础需要和生长两部分，基础代谢可用静息代谢率（RMR）替代，早产儿生后第一周约为167kj/（kg·d），其余能量用于活动、寒冷、饮食、合成新组织等。早产儿在中性环境温度下，供给167~251kj/（kg·d），并有足量的蛋白质供给，可以维持体重，但不能满足生长需要，机体生长1g新组织需要21kJ热量，妊娠第三阶段宫内体重增长14~15g/（kg·d），因而要达到宫内生长速率需另外增加293kj/（kg·d）。短时间PN者，供给377~502kj/（kg·d）可维持生长。在心血管和（或）肺疾病时，常有呼吸困难，呼吸功增加，能量消耗可增加10倍，氧耗量随疾病严重程度（根据吸入氧浓度和气道压力判断危重程度）而增加，感染、手术或寒冷时氧耗增加。但呼吸困难患儿用机械通气后，呼吸做功减少，氧耗量可降低21%；但慢性肺疾病需要长时间应用呼吸机的患儿能量需要增加25%~30%。PN较EN需要的能量较少。能量来源的分配以糖占40%~50%、脂肪30%~40%、蛋白质7%~15%为好。

3. 蛋白质　PN是以结晶氨基酸作为氮源，每克氨基酸提供4卡热能。氨基酸的组成：早产儿除需常人的必需氨基酸外，尚需某些半必需氨基酸，因为某些氨基酸代谢的酶发育较迟，如早产儿缺乏将甲硫氨酸转变成胱氨酸和牛磺酸的酶，因而后两者需外源供给，组氨酸和酪氨酸亦为早产儿必需。目前国内用于新生儿的氨基酸溶液有Aminosyn-PF、小儿氨基酸，含足量胱氨酸、酪氨酸、牛磺酸，钙磷溶解度高，用后血氨基酸谱正常，可获正氮平衡。

用 PN 时，足月儿蛋白质需 2～2.5g（kg·d），早产儿需 2.7～3.5g（kg·d），欲使蛋白质获得最大限度利用，必须同时补给非蛋白热卡，每克蛋白需要 25g 非蛋白热卡。早产儿接受 2.5g/（kg·d）蛋白和 209kj/（kg·d）非蛋白热卡，可维持正氮平衡。重病者蛋白质供给可减少，机械通气早产儿生后数天中供给 1.5g/（kg·d）可满足需要，过量蛋白早产儿往往不能耐受。随机对照试验表明对患病的早产儿，生后第一天给 1.5g/（kg·d）氨基酸可达到 9mmoL/（kg·d）氮贮存率和改善蛋白合成，而对照组在生后给予氨基酸前为负氮平衡［－10mmoL/（kg·d）］，相当于生后 3 天内每天丧失 3% 的体蛋白。因而目前主张生后第一天即给予氨基酸 1g/（kg·d）。

用量和用法：生后第一天即可应用，开始用 1～1.5g（kg·d），以每天 0.5～1g/（kg·d）速度增加，直至 2.5～3.5g（kg·d），与葡萄糖混合输入。

4. 碳水化合物　PN 中葡萄糖为碳水化合物来源，1g 葡萄糖提供 3.4 卡热能。葡萄糖为非蛋白能量的重要来源，可以节省氮的消耗，葡萄糖亦是脑代谢的唯一能量来源，从神经生理和神经发育结局考虑，新生儿血糖应维持在 2.6mmol/L 以上。

用量和用法：葡萄糖总量以每分钟每公斤输入毫克数表示较为合理和方便，足月儿开始用每分钟 4mg/kg［约相当于 10% GS，60ml/（kg·d）］；早产儿由于脑和身体比例较高，能量需求较高，用每分钟 4～8mg/kg［约相当于 10% 葡萄糖 60～100ml/（kg·d）］，可以避免低血糖。如能耐受可逐渐增至最高每分钟 11～12mg/kg。体重 <1 250g 者，用 5% 葡萄糖。输入过程中应监测血糖，血糖 >8mmol/L 可致糖尿。周围静脉输入时葡萄糖浓度可用 10%～12.5%，中心静脉输入可用至 25%。

新生儿对输入葡萄糖耐受力差，易产生高血糖、高渗血症、糖尿和渗透性利尿，耐受程度和孕周有关，并有个体差异，出现高血糖时应积极评估，是否有感染、窒息或低体温等发生，原因可能是儿茶酚胺和胰高血糖素的释放，糖原分解加快或胰岛内分泌细胞损伤功能失调所致。若输入每分钟 6mg/kg，仍有高血糖（血糖 >8mmol/L 合并糖尿），可用胰岛素 0.01～0.05U/（kg·h），使血糖浓度维持在正常范围。

输入高糖并无益处，可增加代谢率（氧耗量），并由于碳水化合物转换为脂肪而使 CO_2 生成增加，这对重症肺部疾病的患儿不利，因为过多的葡萄糖在肝脏转化为脂肪，增加了氧合能量的消耗，并增加了 CO_2 的产生，宜以脂肪代替部分碳水化合物作为非蛋白热源。

5. 脂肪　PN 中脂肪可供给热卡和必需脂肪酸，非蛋白热能由脂肪和葡萄糖提供，较单用葡萄糖供给更好，可以降低所需葡萄糖的浓度，并可降低内源性 CO_2 的产生。有研究表明早产儿生后 3 天内，如果不补充外源性脂肪，有发生必需脂肪酸缺乏危险；若给予 0.5～1.0g/（kg·d）脂肪乳剂可以避免。

目前国内常用的脂肪乳是由大豆油制成（intralipid），有 10% 脂肪乳，每毫升所含热量为 1.1 卡，和 20% 脂肪乳，每毫升所含热量为 2cal 两种制剂，均为等渗液。含有必需脂肪酸，包括亚麻酸和亚油酸，其中亚油酸为视网膜发育和维持脑发育所必需，非蛋白热卡中 3% 应由亚油酸提供。20% 脂肪乳剂的磷脂/甘油三酯比例较 10% 脂肪乳低，随机对照研究显示，用 20% 脂肪乳后，血浆甘油三酯、磷脂、胆固醇含量均较低。

Lipofundin 为含有中链和长链甘油三酯（MCT/LCT）各 50% 的脂肪乳剂。其以中链甘油三酯（MCT）为基础，含有亚麻油酸的结构脂质，长链甘油三酯（LCT）不能迅速氧化，

MCT 能在血中迅速被清除，但不含必需脂肪酸，故必需与 LCT 合用。

肉毒碱（carnjtine）其功能是加速 LCT 通过线粒体膜进行氧化，早产儿不能合成，PN 液中无此成分，若缺乏表现为心肌病、脑病、肌张力低下、反复感染，因而用 PN 超过 4 周，又未用 EN 者需要补充。

危重患儿有肺部疾病者，应用脂肪乳作为部分能量来源是有利的。因为如果 PN 仅用高糖作为能源，代谢后增加的 CO_2 不易被已受损的肺排出，在需要用机械通气的患儿，势必要提高通气指标，对患儿不利。但在败血症患儿由于脂肪氧化速率降低，应减少或中断输入脂肪 24 ~ 48 小时。

用量和用法：在出生 24 ~ 48 小时内用 0.5 ~ 1.0g/（kg·d），如能耐受，每日增加 0.5 ~ 1.0g/（kg·d），直至 3g/（kg·d），输入速度应 <0.2g（kg·h），相当于 10% 脂肪乳 2ml/（kg·h），危重患儿速度应减慢至 0.15g/（kg·h）。输入时间宜维持 20 ~ 24 小时为好，在输入完毕后 4 小时查血甘油三酯，应 <2.26mmol/L，若为 2.26 ~ 3.39mmol/L 应减量，亦可用肉眼观察血浆混浊度，方法简单，但准确性差。

6. 电解质、维生素、微量元素

（1）电解质：早产儿：钠用 3 ~ 5mmol/（kg·d）、氯 2 ~ 4mmol（kg·d）。3 天后开始用钾 1 ~ 2mmol/（kg·d）、钙和磷分别用 1.5 ~ 2.2mmol/（kg·d），用此量必须供给 120 ~ 150ml/（kg·d）的液体（每 100ml PN 液体含钙和磷各 1.3 ~ 1.5mmol），以避免浓度过高发生钙磷沉淀，镁 0.3 ~ 0.4mmol/（kg·d）（每 100ml PN 液体含 0.2 ~ 0.3mmol）。

（2）微量元素：应用 PN 不足 4 周者，仅需供锌 6 ~ 8mmol/（kg·d）。PN 超过一个月需供给其他微量元素。胆汁郁积时不能用铜和锰，因硒和铬主要由肾脏排泄，肾功能损害时慎用。派达益儿（Ped - el）含六种微量元素及钙、镁、氯和磷酸盐。

（3）维生素：水溶性复合维生素制剂有水乐维他（soluvit）和九维他，加入葡萄糖和（或）氨基酸溶液中应用。脂溶性复合维生素制剂有小儿维他利匹特，加入脂肪乳中应用。

（二）PN 适应证与禁忌证

1. 适应证　PN 适用于不能应用或不能完全应用 EN 的新生儿，如肠道畸形围术期；高代谢状态如创伤、感染、呼吸系统疾病需机械通气者；新生儿 NEC 病情稳定后；顽固性腹泻，乳糜胸等；应用对肠道动力有影响的药物如吗啡等；未成熟儿在达到足量肠道喂养前，或肠道动力不足导致食物不耐受时。

2. 禁忌证　新生儿重症败血症、NEC 病程稳定前、代谢性酸中毒在纠正后方能使用、严重循环不稳定和急性肾衰竭、严重血小板减少及出血倾向、高胆红素血症（新生儿总胆红素 >171mmol/L）。

（三）PN 的并发症

1. 胆汁郁积

（1）临床表现：黄疸、结合胆红素、AKP、转氨酶升高。PN 应用 2 周以上常见，但多为一过性，实验证明，即使短时间用 PN 亦可降低胆汁分泌和胆盐形成。危险因素有早产、PN 的时间较长、禁食（因为缺乏肠道内营养本身亦产生胆汁浓缩和胆汁郁积），有感染、基础疾病等。

（2）处理方法：①排除其他原因引起的肝功能不全；②给予肠道营养，即使量极少亦可促进胆汁分泌；③减少氨基酸输入量；④降低葡萄糖输注速率，因高糖可引起肝脂肪变性；⑤继续输入脂肪乳，维持血浆甘油三酯在 2.26mmol/L 或以下；⑥苯巴比妥治疗可能有益。

2. 代谢异常　高血糖、低血糖、过量氨基酸输入可产生代谢性酸中毒、氮质血症、血、尿氨基酸水平增高，并可影响神经系统发育。

3. 早产儿代谢性骨病　PN 时，钙/磷比例适当，早期肠道内营养可以避免。

4. 输入脂肪乳剂有关的代谢障碍

（1）高非结合胆红素血症：理论上游离脂肪酸可与胆红素竞争白蛋白，增加胆红素脑病（核黄疸）的危险，因而非结合胆红素增高时不用脂肪酸，但研究表明输入脂肪酸 <3g（kg·d），且速度慢，竞争并不严重。

（2）高脂血症和高胆固醇血症：与患儿成熟度有关，宜减少输入剂量并监测。

（3）对肺功能的影响：脂肪对肺的弥散功能有一定影响，动物实验证明，大量脂肪输入，电镜下可见脂肪滴沉积于毛细血管、肺泡巨噬细胞、肺小动脉。在严重肺功能不全和低氧血症，需 $FiO_2 > 0.6$ 者，可影响肺功能，应限制脂肪应用。

（4）感染：脂肪输入增加感染机会的可能原因是：脂肪使中性粒细胞功能受抑制；细菌、霉菌易在脂肪乳中生长；无菌技术不严格。有研究认为输入脂肪的并发症和输入速度有关，如速度 >0.2g（kg·h）时，将发生 PaO_2 下降，肺动脉压力升高，右向左分流，中性粒细胞功能降低等；速度 <0.15g（kg·h），将不发生上述现象。败血症患儿往往不能耐受脂肪乳，可能因为甘油三酯清除障碍，脂肪氧化障碍所致，若甘油三酯增高，可将用量限在 2g/（kg·d）以下。

（四）监测

（1）用 PN 的患儿均需监测，目的是评价疗效和及时发现并发症。

1）体重、出、入量、尿比重每日 1 次，头围每周 1 次。

2）血：葡萄糖、电解质、$PaCO_2$、pH，开始 2~3 天每天测 1 次，以后每周 2 次；血常规每周 1~2 次；血尿素氮、肌酐、钙、磷、镁、总蛋白、ALT、AST、AKP、总胆红素、胆固醇、甘油三酯、血细胞比容，每周或隔周测一次。

（2）营养摄入不当表现：①能量摄入不足：体重不增；②蛋白摄入过高：BUN 升高、代谢性酸中毒。蛋白摄入不足：BUN 降低、白蛋白降低；③钙和（或）磷摄入不足或维生素 D 不足：AKP 升高（胆红素正常）血钙、磷正常或降低；④脂肪不耐受：甘油三酯升高、胆固醇升高；⑤胆汁郁积：结合胆红素升高、AKP 升高、转氨酶升高。

二、肠内营养

肠外营养的小儿，宜早给予小量肠内营养（trophic feeding）的概念，已受到普遍重视。胃肠道结构和功能的完整依赖于肠内营养，禁食可使肠黏膜萎缩、绒毛变平及细菌移位。小量肠内营养 ［≤10ml/（kg·d）］ 刺激胃肠道激素分泌，促进胃肠道动力成熟。随机对照研究表明早期（2~7 天）和晚期（8~18 天）开始小量肠内喂养比较，前者能改善患儿对经口喂养的耐受，能更快达到完全经口喂养，较早脱离 PN，高胆红血症、胆汁淤积、早产儿骨病较少，并使体重增长加快。

方法：危重患儿病情稳定后即可通过鼻饲给予，用母乳或早产儿配方乳 ≤10ml/（kg·

d），分 4 ~ 6 次给予，或持续滴入 1 小时，间隔 1 ~ 2 小时；加量开始时每天每公斤不超过 5 ~ 10ml。

　　小量肠内营养禁用于可疑或确诊为 NEC 者，严重血液的动力学不稳定，用吲哚美辛者、重症败血症、肠梗阻者。

（陈　锋）

第四章

新生儿及新生儿疾病

第一节　早产儿特点及救治

早产儿是指出生时胎龄 < 37 周的新生儿，其中胎龄 < 28 周者为极早早产儿，出生体重 < 1 500g 者为极低出生体重儿，< 1 000g 为超低出生体重儿。

近年，早产儿已成为新生儿专业的重要问题，我国早产儿发生率约 8%，发达国家为 10% ~ 12%。母亲孕期疾病、感染、外伤、生殖器畸形、过度劳累、多胎儿及胎儿疾病等均是引起早产的常见原因。早产儿各脏器发育未成熟，功能未完善，易发生一系列临床问题，应根据不同胎龄和出生体重早产儿的特点及生后不同阶段的问题，采取相应的救治方法。

一、出生前和出生时处理

1. 了解病史　对预计可能发生早产者，新生儿医师要尽早参与，详细询问病史，了解孕期母亲和胎儿情况，早产的可能原因，是否完成对胎儿促胎肺成熟的预防，评估分娩时可能发生的情况，为出生时处理做准备。

2. 积极复苏　早产儿出生时常发生一些紧急情况，要积极复苏，动作要快且轻柔，产科与新生儿科医师要密切合作。

二、早产儿体温调节特点及保暖

1. 体温调节特点　早产儿体温调节中枢更不完善，皮下脂肪更薄，体表面积相对较大，更易散热，并且胎龄越小，棕色脂肪越少，代偿产热的能力也越差，如环境温度低时，更易发生低体温。因汗腺发育差，如环境温度高时，体温也易升高。出生体重愈低或日龄愈小，则适中温度愈高（表 4 - 1）。

2. 保暖　出生后即应给予保暖，产房温度应保持 27℃ ~ 28℃。出生后迅速将全身擦干，放在预热棉毯中，在复苏过程中注意保暖，复苏处理后尽快放在预热的暖箱中。要维持恒定的适中温度，早产儿适中温度根据不同出生体重和日龄在 32℃ ~ 35℃（表 4 - 1）。暖箱相对湿度一般为 60% ~ 90%，胎龄和出生体重越低，暖箱相对湿度要高一些，对超低出生体重儿，暖箱湿度对维持体液平衡非常重要，国外有些单位采用较高的湿度（表 4 - 2），但要注意预防感染。为保持体温稳定，各种操作尽量在暖箱中进行，如须暂时离开暖箱亦应注意保暖，对出生体重较大（超过2 000g）的早产儿也可以用开放式辐射式保暖床并盖以塑料薄膜进行保暖。

表4-1 不同出生体重早产儿适中温度（暖箱）

出生体重（g）	暖箱温度			
	35℃	34℃	33℃	32℃
1 000 ~	初生10d	10d ~	3周 ~	5周
1 500 ~	—	初生10d	10d ~	4周
2 000 ~	—	初生2d	2d ~	3周

表4-2 超低出生体重早产儿暖箱温度和湿度

日龄（d）	1 ~ 10	11 ~ 20	21 ~ 30	31 ~ 40
温度（℃）	35	34	33	32
湿度（%）	100	90	80	70

三、呼吸特点及呼吸支持

1. 早产儿呼吸特点 呼吸中枢尚未成熟，呼吸浅表且节律不规整，常出现周期性呼吸及呼吸暂停。早产儿因肺泡表面活性物质少，易发生呼吸窘迫综合征；长时间机械通气和（或）吸高浓度氧易引起支气管肺发育不良症。

2. 一般吸氧 包括头罩吸氧、鼻导管吸氧和暖箱吸氧。如吸室内空气时经皮血氧饱和度（Tc-SO$_2$）低于85% ~ 87%，应给予吸氧。应采用空气与氧气混合的气源，头罩吸氧流量为4 ~ 6L/min。对日龄较大者可用鼻导管吸氧，氧流量0.5L/min左右。早产儿吸氧必须监测经皮血氧饱和度，严格控制吸入氧浓度，根据TcSO$_2$或血气分析调节吸入氧浓度，一般将TcSO$_2$维持在88% ~ 93%即可，不宜高于95%。

3. 持续气道正压通气 对早期或轻中度呼吸窘迫综合征（RDS）、湿肺、感染性肺炎及呼吸暂停等病例可使用鼻塞持续气道正压呼吸（CPAP），CPAP能使肺泡在呼气末保持正压，有助于萎陷的肺泡重新张开。CPAP压力以4 ~ 5cmH$_2$O为宜，吸入氧浓度根据TcSO$_2$调节，尽可能使用低浓度氧。及时使用CPAP可减少机械通气的使用。

4. 机械通气 如用CPAP后病情仍继续加重、PaCO$_2$升高（>60 ~ 70mmHg）、PaO$_2$下降（<50mmHg），则改用机械通气。一般先用常频机械通气，根据病情和血气分析调节呼吸机参数。如常频机械通气效果不理想，可使用高频机械通气。

5. 使用肺表面活性物质 对诊断或疑诊RDS者应给肺表面活性物质（PS）治疗，要早期给药，一旦出现呼吸困难、呻吟，即可给药，不必等到X线出现典型RDS改变。剂量每次100 ~ 200mg/kg，对重症病例给药剂量可以适当加大。给药次数根据病情需要而定，如吸入氧浓度>0.4或平均气道压>8cmH$_2$O，可考虑重复给药，有些重症病例须给2 ~ 3次。对轻度和早期RDS可采用PS + CPAP方法，即先给PS，然后拔除气管插管，用鼻塞CPAP维持。对胎龄小于26周的早产儿，出生时可考虑给PS预防，在复苏后经气管插管给药，给1次，剂量100mg/kg。

四、循环系统特点及PDA的处理

1. 循环系统特点 早产儿心率偏快，血压较低，20% ~ 30%早产儿可伴有动脉导管开放（PDA），胎龄越小 PDA 发生率越高。如 PDA 分流量较大可出现血流动力学紊乱，使病情加重，发生心功能不全、呼吸困难、青紫、心率 >160/min、肝大，心前区出现收缩期或收缩舒张期连续杂音，可采用心脏超声检查确定诊断。

2. PDA 的处理　对合并心功能不全的 PDA 应给予治疗。

（1）限制液体量：一般每天 80～100ml/kg。

（2）吲哚美辛：日龄 0～7d 者首剂 0.2mg/kg，第 2、3 剂 0.1mg/kg，每剂间隔 12～24h，大于 7d 者 3 次剂量均为 0.2mg/kg。一般静脉滴注，也可口服或栓剂灌肠，日龄小于 7d 者疗效较好。吲哚美辛不良反应有肾功能损害、尿量减少、出血倾向、黄疸加重、血钠降低、血钾升高等。

（3）布洛芬：如考虑吲哚美辛不良反应较多，也可使用布洛芬。首剂 10mg/kg，第 2、3 剂每次 5mg/kg，每剂间隔 24h，一般静脉滴注，也可口服。布洛芬对肾的不良反应较吲哚美辛少。

（4）手术治疗：若药物使用 2 个疗程动脉导管还不能关闭，并严重影响心肺功能时，可考虑手术结扎。

五、神经系统特点及脑损伤的防治

1. 神经系统特点　早产儿神经系统发育未成熟，原始反射（如觅食反射、吸吮反射、握持反射、拥抱反射）均比较弱，胎龄愈小，原始反射愈难引出。早产儿肌张力低，觉醒时间更短。早产儿尤其极低出生体重儿，因脑室管膜下存在着丰富的胚胎生发组织，脑室管膜下出血和脑室周围白质损伤发生率较高，常导致后遗症。

2. 颅内出血　主要表现为室管膜下 - 脑室内出血，预防措施包括：维持血压稳定和血气正常，保持体温正常，避免液体输入过多过快、血渗透压过高，减少操作和搬动、保持安静。生后常规用维生素 K_1 1mg 静脉滴注，给 1 次。影像学检查是诊断早产儿颅内出血的重要手段，为能早期诊断早期治疗，对出生体重 <1 500g 者在生后定期进行床旁头颅 B 超检查，必要时行头颅 CT 或 MRI 检查。

3. 早产儿脑病　主要表现为脑室周围白质损伤，与早产、缺氧缺血、产前感染等因素有关，多发生在极低或超低出生体重儿。临床症状不明显，可表现为抑制、反应淡漠、肌张力低下、喂养困难，严重者发生脑瘫。对出生体重 <1 500g 者在生后定期进行头颅 B 超检查，在第 4 周行头颅 MRI 检查。

六、免疫发育特点及感染的防治

1. 免疫系统发育特点　早产儿非特异性和特异性免疫功能更差，免疫球蛋白 IgG 虽可通过胎盘，但胎龄愈小，通过胎盘到达体内的 IgG 愈少，故更易患感染性疾病。

2. 感染的诊断　早产儿感染的临床表现不典型，须密切观察病情变化，对可疑感染者应做血培养、C 反应蛋白、血常规、血气分析、尿培养、X 线胸片等检查，及时诊断，并评估病情变化。对发生感染者要尽可能获得病原学资料。早产儿产前感染发生率较高，需仔细询问病史，观察感染表现，及时诊断。感染以败血症和肺炎为多，其他有尿路感染和中枢感染。由于早产儿常长时间住 NICU 和接受侵袭性诊疗，常发生院内感染，产生超广谱 β 内酰胺酶（ESBL）的细菌、真菌感染比较多见。

3. 感染的预防　早产儿感染应以预防为主，要严格遵守消毒隔离制度，尽可能减少接触患儿，减少侵袭性操作，每次检查患儿或操作前都必须认真洗手。各种监护治疗仪器（监护仪、呼吸机、保暖箱等）要严格消毒。

4. 感染的治疗　根据病原特点和药敏结果选用抗感染药物，严重感染者加强支持疗法，可使用静脉丙种球蛋白（IVIG）或冷冻血浆，机械通气合并肺部感染者，应加强局部治疗和肺部物理治疗。

5. 预防接种　由于早产儿免疫应答功能较弱，对较小的早产儿应暂缓预防接种，一般需体重超过 2 500g，再行预防接种。

七、保持液体平衡

生后第 1 天液体需要量 50～60ml/kg，以后每天增加 15ml/kg，直至 150ml/kg。如患儿体重每天减轻超过 2%～5% 或任何时候体重减轻超过 10%～15%，尿量少于 0.5ml/（kg·h）超过 8h，需增加液体量。

八、保持血糖稳定

1. 低血糖症　不论胎龄和出生体重，凡血糖低于 2.6mmol/L，为低血糖症，早产儿出生后应常规监测血糖，每天 4～6 次，直到血糖稳定。

早产儿反复发生低血糖易导致脑损伤，应积极防治。①早期喂养：对可能发生低血糖症者生后 1h 即开始喂 5% 葡萄糖，生后 2～3h 开始喂奶。②静脉滴注葡萄糖：血糖低于 2.6mmol/L 不论有无症状，应给 10% 葡萄糖 6～8mg/（kg·min）静脉滴注，如血糖低于 1.7mmol/L 应给 10% 葡萄糖 8～10mg/（kg·min）静脉滴注，维持血糖在正常范围。

2. 高血糖症　血糖超过 7mmol/L（125mg/dl）为高血糖症，主要病因有静脉给葡萄糖浓度过高、速度过快；应激性高血糖症；药物性高血糖症。高血糖患儿可出现尿糖和渗透性利尿，甚至发生脱水，为高渗性脱水，出现烦躁不安，而脱水体征不明显。

【防治】①监测血糖：出生数天要监测血糖，根据血糖水平调整葡萄糖输注量和速度。②控制葡萄糖滴入速度：稀释药物用 5% 葡萄糖。③使用胰岛素：如血糖持续超过 15mmol/L，其他治疗方法未奏效时，可应用胰岛素，开始剂量每小时 0.1U/kg，静脉滴注维持，密切监测血糖，根据血糖结果调节剂量。

九、早期黄疸的治疗

1. 早产儿胆红素代谢特点　早产儿胆红素代谢能力差，血－脑脊液屏障未成熟、血清清蛋白低，常伴有缺氧、酸中毒、感染等，易使游离胆红素通过血脑屏障，发生胆红素脑病。

2. 早期黄疸的处理　应根据不同胎龄和出生体重、不同日龄所达到的总胆红素值，决定治疗方法，选择光疗或换血疗法。

十、消化系统特点及消化问题的处理

1. 消化系统特点　早产儿吸吮力差，吞咽反射弱，贲门括约肌松弛，胃容量小，可发生哺乳困难、进奶量少，易发生溢乳和胃食管反流。消化酶含量接近足月儿，但胆酸分泌

少，脂肪的消化吸收较差。早产儿坏死性小肠结肠炎发生率较高。肝脏合成蛋白能力差，常发生低蛋白血症和水肿，白蛋白减少也可使血清游离胆红素增加，易引起核黄疸。糖原储备少，易发生低血糖。

2. 胃食管反流的防治 早产儿易发生胃食管反流，胎龄和出生体重越小发生率越高，胃食管反流常伴有吸入和呼吸暂停，需及时诊断和防治。诊断主要依据临床表现、放射性核素显像或食管下端 24h pH 检查。治疗措施主要有：①体位：喂奶速度要缓慢，喂奶后多抱一会，头部和上身抬高 30°，右侧卧位。②药物：可以使用小剂量红霉素。

3. 坏死性小肠结肠炎（NEC）的防治 早产儿易发生 NEC，要积极防治，主要防治措施有：①禁食：对有可能发生 NEC 的患儿可先禁食 1～2d，观察病情的发展，计划下一步治疗。对确诊的患儿，症状轻者禁食 3～5d，重者禁食 7～10d，同时需要胃肠减压。禁食期间营养和液体主要从肠外营养液补充。待腹胀、呕吐消失、肠鸣音恢复、食欲恢复才可开始喂奶，以新鲜母乳为宜，或用早产儿配方奶。从少量开始（3～5ml/次），逐渐缓慢加量，如胃中有积乳（可从胃管抽取积乳量大于前一次入量 1/3 的量来衡量）则不加量或降至前一次量。加奶后如症状复发，须再次禁食。②防治感染：根据细菌学检查结果选用抗生素。③改善循环功能：NEC 患儿常发生休克，休克原因多为感染性、低血容量或多脏器功能衰竭所致。需扩容，应用多巴胺和多巴酚丁胺等。④外科治疗：肠穿孔和严重肠坏死需要外科手术治疗，切除坏死和穿孔的肠段。要密切观察腹部体征、动态跟踪腹部 X 线片表现，并与小儿外科医师密切联系，严密观察病情发展。

十一、营养需求及营养支持

1. 营养需求 ①能量摄入：生后第 1 天 125kj/（kg·d），以后每天增加 41.8kj/（kg·d），直至 418～502kj/（kg·d）。②脂肪、糖、蛋白质需要量按比例分配。③其他：同时补充维生素、微量元素及矿物质等。

2. 营养支持 早产儿应提倡母乳喂养，胎龄愈小，出生体重愈低，每次哺乳量愈少，喂奶间隔时间也愈短，早产儿理想的体重增长每天为 10～15g/kg。较小的早产儿还不能耐受经口喂养，必须根据患儿的具体情况选择适当方式的营养支持。

3. 喂养途径和方法 ①经口喂养：是最好的营养途径，适用于吸吮、吞咽功能较好的早产儿。②胃管喂养：适用于吸吮、吞咽功能不协调的小早产儿，包括间歇胃管法和持续胃管法。对有严重窒息者应适当延迟（出生 24h 后）肠道内喂养。胃管间歇喂养时应每次喂奶前检测上一次残余的奶量和性质。持续胃管喂养可用输液泵将一定量奶在一定的时间中缓慢注入，每 3～4h 检测一次残余奶，残余奶量不应超过 1h 给予的喂养量，这种喂养方法适用于特别小的和不能耐受一次较大量注入的早产儿。③十二指肠喂养：适用于胃潴留较明显和频繁胃食管反流的患儿。为防止低血糖和促进胃肠发育，提倡早喂养和微量喂养。当患儿因胃潴留或胃食管反流对胃管喂养也不能耐受时，可做十二指肠或空肠喂养，经幽门喂养也需用一个微量泵持续输注。经幽门的肠管不能吸出残余奶，残余奶量可通过胃管每 3～4h 检测 1 次。

4. 肠道外营养 对肠道内喂养耐受性较差者，要同时辅以肠道外营养。脂肪和氨基酸用量，从生后第 1 天 1.0g/（kg·d）开始，每天增加 1.0g/（kg·d），一般最大剂量 3～3.5g/（kg·d）。对出生体重较小的早产儿，需要较长时间肠道外营养，可通过外周静脉中心置管（PICC）输注营养液。对肠道外营养患儿可给予非营养性吸吮，防止胃肠功能萎缩。可通过完全性或部分性肠道外营养来补充热量、蛋白质、脂肪、必需氨基酸、维生素和微量元素。

5. 乳类选择　母乳对早产儿的免疫、营养和生理方面都更为有利，但对极低和超低出生体重儿，喂未强化人乳生长速率缓慢，须补充母乳强化剂。对无法母乳喂养者，可选用早产儿配方乳。

十二、早产儿贫血的防治

早产儿贫血包括急性贫血和慢性贫血，急性贫血通常为失血所致，慢性贫血常发生在生后 2 ~ 3 周，早产儿贫血较重者可影响生长发育，应积极防治。

1. 减少医源性失血　早产儿需做许多检查，取血标本，但应尽量减少抽血量，并每天记录取血量，要积极推广微量血或经皮检查方法。

2. 药物治疗　对慢性贫血可使用重组促红细胞生成素（EPO），每次 250U/kg，每周 3 次，皮下注射或静脉滴注，疗程 4 周，但使用 EPO 仅减少输血次数，不能避免输血。在使用 EPO 的同时，可给予维生素 E 10mg/d，分 2 次口服。1 周后再给铁剂，先用元素铁 2mg/（kg·d），分 2 次口服，每周增加 2mg/（kg·d），至 6mg/（kg·d）维持。

3. 输血　对急性贫血，如失血量超过血容量的 10% 或出现休克表现，应及时输血。对慢性贫血，如血红蛋白低于 80 ~ 90g/L，并出现以下情况者需输血：胎龄小于 30 周、安静时呼吸增快达 50/min 以上、心率加快达 160/min 以上、进食易疲劳、呼吸暂停、每日体重增加 <25g、血乳酸 >1.8mol/L。一般输浓缩红细胞，输血量每次 10 ~ 15ml/kg。

十三、早产儿胆汁淤滞综合征的防治

由于早产、肠道外营养、感染等因素，一些较小的早产儿易发生胆汁淤滞综合征，常在生后 3 ~ 4 周开始出现阻塞性黄疸，直接胆红素显著升高。防治措施包括，尽可能早期肠内喂养，减少肠道外营养的剂量和时间，防治感染，口服或静脉使用利胆中药。

十四、早产儿视网膜病的防治

由于早产儿视网膜发育未成熟，早产儿视网膜病（ROP）发生率较高，加强 ROP 的早期诊断及防治，降低 ROP 的发生率及致盲率已非常迫切。ROP 的防治主要有以下 3 个方面。

1. 积极预防　①要积极治疗早产儿各种并发症，减少对氧的需要。②合理用氧：如必须吸氧要严格控制吸入氧浓度和持续时间，监测经皮血氧饱和度，不宜超过 95%，避免血氧分压波动过大。

2. 早期诊断　ROP 早期诊断的关键在于开展筛查，普遍建立 ROP 筛查制度，由熟练的眼科医师进行筛查。筛查对象：出生体重 <2 000g 的早产儿，不论是否吸过氧都应列为筛查对象。对发生严重并发症、长时间高浓度吸氧者，应重点筛查。筛查时机：生后第 4 周或矫正胎龄 32 周开始。筛查方法：用间接检眼镜或眼底数码相机检查眼底。随访：根据第一次检查结果决定随访及治疗方案（表 4 - 3），随访工作应由新生儿科医师与眼科医师共同合作。

3. 及时治疗　Ⅰ、Ⅱ 期为早期 ROP，以密切观察为主，Ⅲ 期 ROP 是早期治疗的关键，对Ⅲ期阈值病变，在72h内行激光治疗。

表4-3 早产儿ROP眼底筛查及处理措施

眼底检查发现	庆采取的处理措施
无ROP病变	隔周随访1次，直至矫正胎龄42周
Ⅰ期病变	每周随访1次，直至病变退行消失
Ⅱ期病变	每周随访1次，直至病变退行消失
Ⅲ期阈值前病变	考虑激光或冷凝治疗
Ⅲ期阈值病变	应在72h内行激光或冷凝治疗
Ⅳ期病变	玻璃体切割术，巩膜环扎手术
Ⅴ期病变	玻璃体切割术

十五、听力筛查

早产儿易发生许多并发症，如缺氧、黄疸、酸中毒、低碳酸血症、感染等，需机械通气、长时间在NICU监护治疗，这些因素可促使发生听力障碍，因此，对早产儿应常规应用耳声发射进行听力筛查，生后3d、30d各查1次，如筛查未通过，需做脑干诱发电位检查，做到早期发现早期治疗。

十六、积极护理

对早产儿须进行特别护理，专人负责，应特别注意下列情况：

1. 环境舒适　灯光柔和，在保暖箱上盖深颜色的小被单，减少光线刺激，同时要减少噪声。

2. 减少不良刺激　尽量减少不必要的操作，必需的操作尽量集中在一起进行。

3. 消毒隔离　严格消毒各种仪器，各种操作要严格无菌。

4. 仔细观察　每小时记录1次病情变化。

5. 严密监护　随时监护$TcSO_2$、心率、呼吸、血压、血气分析、电解质等。

6. 发育护理措施　对早产儿还要采取一些积极的发育护理措施，促进发育，减少后遗症发生率，如肌肤抚触、被动运动操、视觉听觉刺激等。

7. 早产儿发育支持护理　为减少神经系统后遗症，促进早产儿发育，近年提出发育支持护理（development support care，DSC）的概念，对早产儿采取特殊的促进发育护理。

（1）减少疼痛刺激：早产儿也能感受疼痛，在NICU的有创操作，如气管内吸痰、各种插管、静脉穿刺、足跟采血等都可引起疼痛刺激，在新生儿早期频繁发生的疼痛刺激可导致远期神经行为发育问题。

（2）减少声音和光线刺激：早产儿对噪声和光线刺激也很敏感，可表现出明显的生理和行为反应，包括氧饱和度和脑血流的变化，因此在早产儿护理中应注意尽可能减少操作，减少噪声和光线的刺激，让孩子安静睡眠。

（3）抚触：早产儿出生时大脑尚未发育成熟，生后早期仍处在神经元的快速增长期，抚触是一种情感的交流，有益于脑的发育。抚触对婴儿的生长发育和应激能力有促进作用。

十七、出院后的随访

早产儿出院后必须随访，第一年的前半年应 1~2 个月随访 1 次，后半年 2 个月随访 1 次，以后仍需继续随访。随访的重点是神经系统及生长发育评估，做行为测试、头颅 B 超或 MRI、脑电图等检查，随访过程中发现问题，应及时将患儿转给相关科室采取干预措施。

（许津莉）

第二节　早产儿视网膜病

早产儿视网膜病（retinopathy of prematurity，ROP）于 1942 年首次报道，但直到 1980 年后才引起特别关注，当时美国等发达国家由于呼吸机和肺表面活性物质的广泛应用，早产儿存活率明显提高，ROP 的发生率随之显著增加，许多早产儿因发生 ROP 导致失明或严重视力障碍，造成灾难性后果。2000 年后，中国等发展中国家由于同样原因，ROP 发生率开始明显增加，但我国人口基数大，全国每年早产儿出生数达 180 万，其中每年有 100 万早产儿面临发生 ROP 的危险，其危害更为严重。目前 ROP 已成为世界范围内儿童致盲的重要原因，占儿童致盲原因的 6%~18%，根据 WHO 估计全世界已有 5 万多名儿童因 ROP 导致失明。2004 年卫生部将出生体重 <2 000g 早产儿列为 ROP 高发对象，要求加强防治，因此加强对 ROP 的防治非常重要。

（一）流行病学特点

2000 年 10 月开始，美国实施了一个多中心临床研究，ROP 早期治疗研究（ETROP），历时 2 年，共有 26 个 NICU 参与，筛查 6 998 例出生体重 >1 251g 的早产儿，其中 5 541 例（68%）早产儿发生各类 ROP，总的发生率与 CRYO - ROP 的研究结果相似，发生 ROP 的时间、严重 ROP（阈值前 ROP）发生的时间也几乎没有变化，而且，I 区 ROP 和严重 ROP 的发生均有上升。英国 Hameed 等经过 10 年研究报道，在出生体重 >1250g 的早产儿 ROP 的发生率上升，因此，尽管经过 20 年不懈努力，ROP 的高发生率仍然是早产儿的重要威胁。美国每年约有 37 000 例新生儿出生体重不足 1 500g，其中约 8 000 例（21.6%）发生各种类型 ROP，这些患儿中 2 100 例（26.3%）因 ROP 而发生伴有视力障碍的眼病，500 例（6.3%）最终成为法定盲。

（二）病因及高危因素

1. 早产低出生体重　ROP 的发病因素很多，但目前一致公认早产低出生体重是发生 ROP 的根本原因。胎龄越小，体重越低，视网膜发育越不成熟，ROP 的发生率越高，病情越严重。CRYO - ROP 小组研究显示，出生体重（BW）<750g、750~999g、1 000~1 250g 的早产儿 ROP 的发病率分别为 90%、78.2%、46.9%，胎龄 ≤27 周、28~31 周、≥32 周的早产儿 ROP 的发病率分别为 83.4%、55.3%、29.5%。

2. 基因变异或个体差异　研究显示，有些早产儿即使不吸氧也会发生 ROP，而有些早产儿即使氧时间超过 1 个月甚至更长也没有发生 ROP。这提示 ROP 的发生有明显个体差异，可能与特殊基因有关。

3. 吸氧　早产低体重儿由于呼吸系统发育不成熟，通气和换气功能障碍，生后给予一定量的氧气吸入才能维持生命。多数学者认为吸氧与 ROP 存在一定关系，但有些早产儿不吸氧也可发生 ROP，也有人提出相反的观点：适当的吸氧可延缓 ROP 的进展，因此，吸氧与 ROP 的关系非常复杂。吸氧是否会导致 ROP 取决于多个因素：吸氧浓度、吸氧时间、吸氧方式、动脉氧分压的波动及对氧的敏感性等。①吸氧浓度：吸氧浓度越高，ROP 发生率越高。②吸氧时间：研究显示吸氧时间越长，ROP 的发生率越高。③吸氧方式：有些早产儿不吸氧也可发生 ROP，有些早产儿吸入较高浓度的氧气也不会发生 ROP，提示 ROP 的发生可能与不同的吸氧方式有关。动脉氧分压的波动对 ROP 的进展起重要作用，研究发现动脉血氧分压波动越大（尤其是生后 2 周内），ROP 的发生率越高，程度越重。

4. 贫血和输血　贫血及输血与 ROP 的发生发展可能有关，输血次数与 ROP 的发展有关（P = 0.04），Cooke 等研究发现体重 < 1 500g 早产儿中未发生 ROP 与发生 ROP 的早产儿输血次数明显不同（1vs7），发生 ROP Ⅰ ~ Ⅲ期与 ROP 阈值病变的早产儿输血次数不同（6：16）。

5. 代谢性酸中毒　研究显示代谢性酸中毒是 ROP 的发病因素之一。研究发现酸中毒可引起新生鼠视网膜新生血管形成，酸中毒的持续时间越长，新生血管形成的发生率越高（酸中毒持续 1、3、6d，新生血管形成的发生率分别为 34%、38%、55%），并且在酸中毒后的 2 ~ 5d 发生率最高。

6. 呼吸暂停　研究显示，反复呼吸暂停早产儿 ROP 发生率较高，OR 值 4.739。

7. 感染　有学者认为念珠菌败血症的发生与 ROP 的发生发展有关。

8. 动脉血二氧化碳分压（$PaCO_2$）过低　研究发现生后第 2 周 ROP 患儿 $PaCO_2$ 为 33 ± 8mmHg，无 ROP 的早产儿 $PaCO_2$ 为 39 ± 8mmHg，差异有显著意义，提示动脉血 $PaCO_2$ 过低与 ROP 有关。

（三）发病机制

由于早产儿视网膜血管发育未成熟，在血管进一步成熟过程中，由于代谢需求增加导致局部视网膜缺氧，在各种高危因素作用下，使发育未成熟的视网膜血管收缩、阻塞，使视网膜血管发育停止，导致视网膜缺氧。视网膜缺氧可继发血管生长因子大量产生，从而刺激新生血管形成，最终导致 ROP。因此，ROP 的发生可分为两个阶段：第一阶段，视网膜血管阻塞或发育受阻、停止；第二阶段，视网膜缺氧继发新生血管形成，新生血管都伴有纤维组织增殖，纤维血管膜沿玻璃体前面生长，在晶状体后方形成晶体后纤维膜，膜的收缩将周边部视网膜拉向眼球中心，引起牵引性视网膜脱离，使视网膜结构遭到破坏，最后导致眼球萎缩、失明。

参与视网膜新生血管生成的因子：其中促进血管增生的因子有，血管内皮生长因子（VEGF）、胰岛素样生长因子 - 1（IGF - 1）、碱性成纤维细胞生长因子（bFGF）、肝细胞生长因子（HGF）、表皮生长因子、血小板衍生的血管内皮生长因子（PDGF）、β - 转化生长因子、血管促白细胞生长素等。抑制血管增生的因子有，色素上皮衍生因子（PEDF）及一氧化氮（NO）等。

（四）临床表现

1. 分期及表现　按视网膜病变严重程度分为 Ⅰ ~ Ⅴ期。

Ⅰ期：视网膜后极部有血管区与周边无血管区之间出现一条白色平坦的细分界线。

Ⅱ期：白色分界线进一步变宽且增高，形成高于视网膜表面的嵴形隆起。

Ⅲ期：嵴形隆起愈加显著，呈粉红色，此期伴纤维增殖，进入玻璃体。

Ⅳ期：部分视网膜脱离，根据是否累及黄斑可分为a、b两级。Ⅳa为周边视网膜脱离未累及黄斑，Ⅳb为视网膜脱离累及黄斑。

Ⅴ期：视网膜全脱离，常呈漏斗形，可分为宽漏斗、窄漏斗、前宽后窄、前窄后宽四种。此期有广泛结缔组织增生和机化膜形成，导致晶体后纤维膜。

2. 某些特定的病变

（1）附加病变（Plus）：后极部视网膜血管怒张、扭曲，或前部虹膜血管高度扩张。附加病变是ROP活动期指征，一旦出现常意味预后不良。存在Plus时在病变分期的期数旁写"＋"，如Ⅲ期＋。

（2）阈值病变（threshold ROP）：是指Ⅲ期ROP，位于Ⅰ区或Ⅱ区，新生血管连续占据5个时钟范围，或病变虽不连续，但累计达8个时钟范围，同时伴Plus。此期是早期治疗的关键时期。

（3）阈值前病变（prethreshold ROP）：包括两种情况。若病变局限于Ⅰ区，ROP可为Ⅰ、Ⅱ、Ⅲ期。若病变位于Ⅱ区，则有三种可能：Ⅱ期ROP伴plus；Ⅲ期ROP不伴plus；Ⅲ期ROP伴plus，但新生血管占据不到连续5个时钟范围或不连续累计8个时钟范围。

（4）Rush病变：ROP局限于Ⅰ区，新生血管行径平直。Rush病变发展迅速，一旦发现应提高警惕。

（5）退行期：大多数患儿随年龄增长ROP自然停止，进入退行期。此期特征是嵴上血管往前面无血管区继续生长为正常视网膜毛细血管，嵴逐渐消退，周边视网膜逐渐透明。

（五）诊断及筛查

Ⅰ期和Ⅱ期ROP为疾病早期，一般不需要立即治疗，需严密观察。而Ⅳ期和Ⅴ期ROP为晚期，治愈成功率比较低，视力损害和致盲发生率均非常高。Ⅲ期为治疗的关键，如发现Ⅲ期病变即开始治疗，疗效比较好，大部分可以避免致盲，患儿预后大为改善。根据发达国家的经验，早期诊断ROP最好的办法就是开展筛查，因此，建立筛查制度，在合适的时机进行眼底检查，成为ROP早期诊断及治疗的关键。

1. 筛查对象和指征　有效的筛查既要及时检测出阈值ROP，又要减少不必要的检查次数。由于ROP主要发生在较小的早产儿，国际上一般将出生体重小于1 500g或胎龄小于32周的所有早产儿，不管是否吸过氧都被列为筛查对象，对出生体重在1 500～2 000g或胎龄在32～34周的早产儿，如吸过氧或有严重并发症者，也列为筛查对象。

我国卫生部在2004年制定了现阶段我国的《早产儿治疗用氧和视网膜病变防治指南》（以下简称《指南》）。《指南》中明确了我国目前ROP的筛查对象是：①胎龄＜34周或出生体重＜2 000g的早产儿；②出生体重＞2 000g的新生儿，但病情危重曾经接受机械通气或CPAP辅助通气，吸氧时间较长者。

我国制定的ROP筛查指征虽然比国际上多数国家都要高，增加了筛查工作量，但是由于我国刚刚开始筛查，筛查制度还没有普遍建立，将筛查标准定得高一些，主要是为了减少漏诊和增强大家的筛查意识。

2. 筛查时间　初次筛查的时间最好同时考虑生后日龄（CA）和矫正胎龄（PA），尤其是PA与严重ROP出现的时间更相关，急性ROP绝大部分出现于纠正胎龄（PA）35～41周

（高峰期为 38.6 周），90% 患者均在 PA 44 周以前出现。目前，大多数国家将首次筛查时间定在生后第 4 周或纠正胎龄 32 周。美国儿科学会和眼科学会在 2006 年对孕周、日龄、矫正胎龄和 ROP 初筛的关系有一很好的总结。我国的《指南》规定，首次筛查时间为出生后 4~6 周。

3. 检查方法　一般用间接检眼镜或眼底数码相机检查。间接检眼镜检查有一定的主观性，可能存在漏诊，需要检查者有较高的技术。近年国际上越来越多的 NICU 中心采用先进的眼底数码相机进行检查，检查结果较客观，不同的眼科医生对结果判断的准确性、一致性和可靠性大大增加，检查结果可保存，有利于病情随访。

4. 随访方法　根据第 1 次检查结果而定，随访频度应根据上一次检查的结果，由眼科医生决定，直至矫正胎龄足月，视网膜完全血管化（表 4-4）。

表 4-4　早产儿 ROP 眼底随访及处理措施

眼底检查发现	应采取的处理措施
无 ROP 病变	隔周随访 1 次，直至矫正胎龄 44 周
Ⅰ 期病变位于 Ⅱ~Ⅲ 区	隔周随访 1 次，直至病变退行消失
Ⅱ 期病变	每周随访 1 次，直至病变退行消失
Rush 病变	每周随访 1 次，直至病变退行消失
阈值前病变	每周随访 1 次，考虑激光或冷凝治疗
Ⅲ 期阈值病变	应在 72h 内行激光或冷凝治疗
Ⅳ 期病变	玻璃体切割术，巩膜环扎术
Ⅴ 期病变	玻璃体切割术

（六）预防

应针对 ROP 的发病因素，采取预防措施。在 ROP 的发病因素中，早产儿视网膜发育不成熟是公认的关键因素，而其他各种因素是相关高危因素，有些还存在较大的争议，但是在临床工作中针对各种相关高危因素采取综合预防措施，对降低 ROP 发生率具有重要作用。

1. 加强对早产儿各种并发症的防治　早产儿并发症越多、病情越严重，如重症感染、呼吸衰竭、休克等，ROP 的发生率越高，加强对早产儿各种并发症的治疗，使早产儿尽可能平稳度过危险期，减少吸氧机会，可以降低 ROP 的发生率。

2. 规范吸氧　早产儿由于呼吸系统发育不成熟，通气和换气功能障碍，生后常依靠吸氧才能维持生命，在吸氧时要注意以下问题。①尽可能降低吸氧浓度；②缩短吸氧时间；③减少动脉血氧分压的波动。

3. 其他　积极防治呼吸暂停，积极治疗代谢性酸中毒，积极预防贫血及减少输血，防治感染，防治动脉血二氧化碳分压（$PaCO_2$）过低。

ROP 的致病因素众多，发病机制非常复杂，目前还没有单一的预防手段，应采取综合性的预防措施，尽可能使病情保持稳定。同时对高危病例进行规范的筛查，早期发现 ROP 病变，及时进行激光或手术治疗。

（七）治疗

在筛查过程中，一旦发现 Ⅲ 期病变，应及时开始治疗，目前国际上主要采用以下治疗方法。

1. 激光光凝治疗　近年，随着间接检眼镜输出激光装置的问世，光凝治疗早期 ROP 取得良好效果。与冷凝治疗相比，光凝对Ⅰ区 ROP 疗效更好，对Ⅱ区病变疗效相似，且操作更精确，可减少玻璃体积血、术后球结膜水肿和眼内炎症。目前认为，对阈值 ROP 首选光凝治疗。

2. 冷凝治疗　据 CRYO - ROP 小组研究表明，对阈值 ROP 进行视网膜周边无血管区的连续冷凝治疗，可使 50% 病例免于发展到黄斑部皱襞、后极部视网膜脱离、晶状体后纤维增殖等严重影响视力的后果。目前 ROP 冷凝治疗的短期疗效已得到肯定，但远期疗效还有待进一步确定。

3. 巩膜环扎术　如果阈值 ROP 没有得到控制，发展至Ⅳ期或尚能看清眼底的Ⅴ期 ROP，采用巩膜环扎术可能取得良好效果。巩膜环扎术治疗 ROP 是为了解除视网膜牵引，促进视网膜下液吸收及视网膜复位，阻止病变进展至Ⅴ期。

4. 玻璃体切割手术　巩膜环扎术失败及Ⅴ期患者，只有做复杂的玻璃体切割手术。但术后视网膜得到部分或完全解剖复位，患儿最终视功能的恢复极其有限，很少能恢复有用视力。

5. 内科治疗　目前 ROP 的内科治疗仍在研究之中，还没有用于临床，目前正在研究的有 VEGF 抗体、PEDF 重组蛋白、IGF - 1 替代治疗等方法。

（许津莉）

第三节　新生儿窒息

新生儿窒息（asphyxia of newborn）是指胎儿缺氧及娩出过程中发生了呼吸循环障碍，致使出生时无呼吸或存在呼吸抑制，另外，将出生时无窒息而数分钟后出现呼吸抑制的患儿也列为窒息。凡能影响母体和胎儿之间血液循环和气体交换的原因，或能使血氧浓度降低的任何因素均可引起窒息，其后果可导致严重的低氧血症、高碳酸血症，本病是围生儿发生死亡及致残的主要原因。新生儿窒息多见于分娩时脐带脱垂、打结、绕颈、绕体及各种难产，另外由于母亲产前患病、分娩前用药（如麻醉剂、镇静剂）和胎儿因素（胎粪吸入、早产）等引发窒息者也不少见。本病在我国的发病率约为 5%，病死率占活产新生儿的 3% 左右。

一、病因

新生儿窒息可由多种原因所致，包括产前、产时及产后，其中出生前因素约 20%，出生时因素约 70%，出生后仅占 10%。可以是几种病因同时存在，也可是一种病因通过不同的途径而起作用。

1. 孕妇疾病　①缺氧：呼吸功能不全、严重贫血及 CO 中毒等；②胎盘循环功能障碍：心力衰竭、血管收缩（如妊娠高血压综合征）、低血压、心动过缓等。此外，年龄 ≥35 岁或 <16 岁及多胎妊娠等窒息发生率较高。

2. 胎盘异常　前置胎盘、胎盘早剥和胎盘老化等。

3. 脐带异常　脐带受压、脱垂、绕颈、打结、过短和牵拉等。

4. 胎儿因素　①早产儿、小于胎龄儿、巨大儿等；②某些畸形：如后鼻孔闭锁、肺膨胀不全、先天性心脏病等；③宫内感染：如神经系统受损；④呼吸道阻塞：如胎粪吸入等。

5. 分娩因素　难产，高位产钳、胎头吸引、臀位；产程中麻醉药、镇痛药及催产药使用不当等。

二、诊断

（一）病史要点

1. 出生史　有明确的可导致宫内缺氧的异常产科史以及宫内窘迫表现。

2. 发病情况与症状　胎儿缺氧（宫内窒息）早期有胎动增加，胎心率增快，≥160 次/min；晚期胎动减少甚至消失，使心率变慢或不规则，羊水被胎粪污染呈黄绿或墨绿色。

窒息、缺氧缺血造成多器官性损伤，但发生的频率和程度则常有差异。①心血管系统：轻症时有传导系统和心肌受损；严重者出现心源性休克和心衰；②呼吸系统：易发生羊水或胎粪吸入综合征，肺出血和持续肺动脉高压，低体重儿常见肺透明膜病、呼吸暂停等；③肾脏损害：较多见，急性肾功衰时有尿少、蛋白尿、血尿素氮及肌酐增高，肾静脉栓塞时可见肉眼血尿；④中枢神经系统：主要是缺氧缺血性脑病和颅内出血；⑤代谢方面：常见低血糖，电解质紊乱如低钠血症和低钙血症等；⑥胃肠道：有应激性溃疡和坏死性小肠结肠炎等。缺氧还导致肝葡萄糖醛酸转移酶活力降低，酸中毒更可抑制胆红素与白蛋白结合而使黄疸加重。

（二）查体要点

（1）皮肤青紫与苍白。

（2）心率小于 100 次/min。

（3）弹足底或插鼻管时无反应。

（4）呼吸慢而不规则。

（5）肌张力松弛或消失。

（三）辅助检查

1. 常规检查

（1）血常规检查。

（2）血气分析检查：估计缺氧的程度。头皮血 pH ＜7.25 提示严重缺氧。

（3）血糖检测：常出现低血糖。

（4）胸片：有时可见部分肺不张或灶性肺气肿。

（5）心电图：P－R 间期延长、ST 段下移、T 波抬高。

2. 其他检查

（1）血电解质：可有低钙、低钠血症。

（2）肾功能检查：可有尿素氮、肌酐轻度升高。

（四）诊断标准

根据分娩窒息史、临床表现及 Apgar 评分进行诊断。Apgar 评分是一种简易的临床评价刚出生新生儿窒息程度的方法。内容包括心率、呼吸、对刺激的反应、肌张力和皮肤颜色等五项，每项 0～2 分，总共 10 分；评分越高，表示窒息程度越轻。凡出生后 1min 内 Apgar 评分≤7 分者为新生儿窒息。其中 4～7 分者为轻度窒息，0～3 分为重度窒息。如出生 1min

的评分为 8 ~ 10 分，5min 后复评降到 7 分及以下亦属窒息。

（五）鉴别诊断

1. 颅内出血　患儿可有出生窒息史，但神经系统症状进展快，神经系统的症状呈波动式兴奋与抑制状态，头颅 B 超或 CT 可见出血病灶。

2. 新生儿呼吸窘迫综合征　早产儿多见，出生后不久即出现进行性呼吸困难为其特点。死亡多发生在出生后 48h 内，72h 后随着肺的成熟度增加，多数患儿能逐渐恢复。X 线的特殊表现为毛玻璃样改变或出现"白肺"。羊水卵磷脂和鞘磷脂的比例（L/S）常小于 1.5。

三、治疗

1. 治疗原则　必须分秒必争地重建有效呼吸，复苏可按 A、B、C、D、E 顺序进行：A（airway）：尽量吸净呼吸道黏液。B（breathing）：建立呼吸，增加通气。C（circulation）：维持正常循环，保证足够心搏出量。D（drug）：药物治疗。E（evaluation）：评价。前三项最为重要，其中 A 是根本，通气是关键。

2. 窒息复苏基本方法

（1）保持呼吸道通畅：在治疗过程中，除需保暖、吸取口、鼻腔中的分泌物外，还应进行气管插管以吸取羊水与胎粪，吸引力应控制在 9.81kPa，否则可引起喉痉挛、呼吸暂停、心动过缓或心律不齐等并发症。

（2）增加通气，保证供氧。

（3）保证有足够的心排血量：在血气正常后出现低血容量表现时可使用全血或血浆，每次 10ml/kg，静脉滴注。

（4）纠正酸中毒。

（5）注意保暖，减少氧耗。

（6）有呼吸机设备的单位，宜在缺氧和酸中毒对组织和器官产生损害前早期应用呼吸机，尚有自主呼吸的呼吸衰竭患儿可用持续正压呼吸（CPAP）。若无自主呼吸则用间歇正压呼吸（IPPV）。

（7）复苏后观察监护：监护主要内容为体温、呼吸、心率、血压、尿量、肤色和窒息所导致的神经系统症状；注意酸碱失衡、电解质紊乱、尿便异常、感染和喂养等问题。

四、预后

新生儿窒息的预后主要取决于窒息程度，轻度窒息预后较好，重度窒息则可留有不同程度的后遗症。因此，本病的抢救必须分秒必争，并应于早期即执行呼吸管理，同时进行保暖、吸氧、吸痰等治疗，然后再评价心率、呼吸，如评分低应及时应用纳洛酮、肾上腺素及多巴胺。为了预防新生儿窒息的发生，应注意加强对高危妊娠的管理，并于产程中加强监护。

窒息经复苏后须再评分 2 ~ 3 次，如果评分 >7 分，已重建自主呼吸，肌张力和神态正常、拥抱反射恢复、神经症状消失、无抽搐，则显示治疗效果良好。

重度窒息患儿发生智能异常者约为 4.1%，而轻度窒息者发生智能异常为 2.6%。窒息经抢救于 5 ~ 20min 好转者有 5.7% 发生智能异常，而于 20min 好转者则有 36.4% 发生智能异常。

五、预防

孕妇应定期作产前检查，发现高危妊娠应及时处理，避免早产和手术产；提高产科技术：对高危妊娠进行产时胎心监护，及早发现胎儿宫内窘迫并进行处理；产时，当胎头娩出后，立即挤净口、鼻黏液，出生后再次挤出或吸出口、鼻、咽部分泌物，并做好一切新生儿复苏的准备工作。

（陈　锋）

第四节　新生儿缺氧缺血性脑病

新生儿缺氧缺血性脑病（hypoxic ischemic encephalopathy，HIE）是指围生期窒息导致脑的缺氧缺血性损害，临床出现一系列神经系统异常的表现，是新生儿窒息后的严重并发症，严重病例的存活者可产生神经系统后遗症，围生期窒息是 HIE 最主要的原因，缺氧是脑损伤发生的基础。目前国内发病率约为 3%，病死率约为 2%，由此引起的智力、行为障碍约占 1.3%，1 岁以下脑瘫中由于 HIE 所致者占 25%。新生儿窒息对脑细胞的影响主要并不在缺血时，而是在缺血再灌注后，在缺氧、缺血的低灌注阶段中会出现脑细胞损伤，因此再灌注损伤在缺氧缺血的发病中起重要作用。轻者预后较好，重者可引起智力障碍、脑瘫，25% 的病儿有不同程度的后遗症，甚至死亡。

一、病因

围生期窒息是引起 HIE 的最主要原因，凡能引起窒息的各种因素均可导致 HIE。此外，出生后因严重心肺疾病而导致的低氧血症也可引发 HIE 的发生。

二、诊断

（一）病史要点

1. 出生史　有明确的可导致胎儿宫内缺氧的异常产科病史（如母亲有高血压、妊娠高血压综合征）；以及有严重的胎儿宫内窘迫表现，如宫内胎动减少，胎心减慢 < 100 次/min，持续 5 分钟以上，胎粪污染羊水呈Ⅲ度以上混浊，或者在分娩过程中有明显窒息史。

出生时有新生儿窒息，尤其是重度窒息。如 Apgar 评分：1 分钟 ≤3 分，5 分钟 ≤6 分；经抢救 10 分钟后始有自主呼吸；需用气管内插管正压呼吸 2 分钟以上。

出生后 12 小时内有以下表现：

（1）意识障碍，如过度兴奋、嗜睡、昏睡甚至昏迷。

（2）肢体张力改变，如张力减弱、松软。

（3）病情较重者有惊厥。

（4）重症者有脑干症状，如呼吸节律不齐、呼吸减慢、呼吸暂停等中枢性呼吸衰竭。

（5）排除产伤性颅内出血、宫内感染性脑炎、中枢神经系统先天性畸形。

2. 发病情况与症状　HIE 主要因围生期发生窒息、缺氧所致，临床特征为出生后 12 小时内发生意识障碍（如过度兴奋、嗜睡、昏迷等），部分患儿可出现脑干损伤症状、中枢性呼吸衰竭、低氧血症和酸中毒。惊厥、脑水肿、颅内高压等神经系统症状。出生后不久出现神经系统症状并持续至 24 小时以上，如意识改变（过度兴奋、嗜睡、昏迷），肌张力改变（增高或减弱），原始反射异常（吸吮、拥抱反射减弱或消失），病重时可有惊厥，脑干症状和前囟张力增高。排除电解质紊乱、颅内出血和产伤等原因引起的抽搐，以及宫内感染、遗传代谢性疾病和其他先天性疾病所引起的脑损伤。

（二）查体要点

（1）呼吸节律改变、瞳孔缩小或扩大、对光反应迟钝或消失，可有眼球震颤。

（2）原始反射异常，如拥抱反射亢进、减弱或消失，吸吮反射减弱或消失。

（3）肢体颤抖、睁眼时间长、凝视等。

（4）囟门张力增高。

（三）辅助检查

1. 常规检查

（1）头颅 B 超：显示病变主要为缺血性脑水肿所引起的改变。显示脑室变窄或消失，脑室周围尤以侧脑室外角后方有高回声区，此征象系白质软化、水肿所致。

（2）CT 检查分度诊断：正常足月儿脑白质 CT 值 >20HU，如 ≤18HU 为低密度。

1）轻度：散在、局灶低密度影分布于两个脑叶。

2）中度：低密度影超过 2 个脑叶，白质与灰质的对比模糊。

3）重度：大脑半球弥散性低密度影，灰白质界限消失，侧脑室变窄。

中度、重度 HIE 常伴有蛛网膜下腔出血、脑室内出血或脑实质出血。

（3）脑电图检查：脑电图异常在中、重度 HIE 患儿较常见。

2. 其他检查

（1）血清磷酸肌酸酶脑型同工酶（CK-BB）增高。

（2）血 β-内啡肽（β-EP）增高。

（3）MRI 能清晰显示颅后凹及脑干等 B 超和 CT 不易探及部位的病变。

（四）诊断标准

根据 2005 年中华儿科学会新生儿学组的讨论，确定新生儿缺氧缺血性脑病的诊断标准如下：

（1）有明确的可导致胎儿宫内窘迫的异常产科病史。

（2）出生时有新生儿窒息。

（3）出生后不久出现神经系统症状。

（4）排除电解质紊乱、颅内出血、遗传代谢等其他因素所致的脑损伤。

符合以上 4 项可诊断为新生儿缺氧缺血性脑病。

诊断为 HIE 后需进一步进行临床分度（表 4-5）。

表 4-5 新生儿缺氧缺血性脑病临床分度

项　目	轻度（Ⅰ）	中度（Ⅱ）	重度（Ⅲ）
意识	过度兴奋	嗜睡、迟钝	昏迷
肌张力	正常	减弱	松软
拥抱反射	稍活跃	减弱	消失

项　目	轻度（Ⅰ）	中度（Ⅱ）	重度（Ⅲ）
吸吮反射	正常	减弱	消失
惊厥	无	通常伴有	多见或持续
中枢性呼吸困难	无	无或轻度	常有
瞳孔改变	无	缩小	不对称，扩大或光反应消失
前囟张力	正常	正常，稍饱满	饱满，紧张
病程及预后	症状持续24小时左右，预后好	大多数1周后症状消失，不消失者如存活，可能有后遗症	病死率高，多在1周内死亡，存活者症状持续数周，多有后遗症

（五）鉴别诊断

1. 颅内出血　可有宫内窘迫史和产伤史，神经系统出现兴奋与抑制波动，头颅B超和CT显示有出血灶。

2. 宫内感染并发颅内病变　新生儿巨细胞病毒或弓形虫感染可出现惊厥、病理性黄疸、肝脾肿大，实验室检查血巨细胞和弓形虫IgM抗体阳性，头颅B超和CT显示有出血灶。以巨细胞病毒（CMV）病为例，本病为先天性感染巨细胞病毒，母体原发感染所致的新生儿感染临床表现较重。如有神经系统CMV感染应发生在孕早期，可致胎儿流产、死胎，成活者出生时体格、脑发育迟缓、脑坏死、钙化，多半为小样儿。会出现小头畸形、视网膜病变、脑积水、智力低下和脑瘫或肝脾肿大及黄疸等全身性感染症状。尿和脑脊液中有巨细胞病毒。

3. 低血钙　新生儿因低血钙出现惊厥，不一定有宫内窘迫史和出生时窒息史，生化检查提示血钙降低，经使用钙剂后惊厥停止。

4. 大脑发育不良脑损害　以先天性大脑、脑血管发育不良为例：一般生前及围产缺氧病史的足月新生儿，其家族中也无遗传、代谢及畸形病史。出生前、围生期均无缺氧病史，足月顺产出生后无窒息。出生后反应较差，肌张力略低，无颅高压症，脑电图无异常，头颅CT扫描可异常。

5. 早产儿低血糖脑损害　早产儿低血糖经常与围生期其他导致脑损伤的因素同时发生，如出生时重度窒息时，更关注缺氧缺血造成的脑损害而忽略了低血糖性的脑损伤。后者与缺血缺氧性脑病的发病机制相似。但在代谢特点、脑组织影像学、脑电图和组织病理学上有其特点。脑损伤取决于低血糖的严重程度和持续时间。低血糖性脑损伤更容易影响皮质的表面，枕后皮质区域较前额的皮质更易受累，脑干和齿状核也可以有影响，颞叶受影响最小。

此外，胆红素脑病、氨基酸代谢障碍等疾病根据各自的特点与HIE进行鉴别。

三、治疗

目前国内仍强调综合治疗、早期治疗与足量治疗，神经细胞缺氧损伤后从充血水肿到死亡有一个过程，早期治疗可减少神经元的死亡，重症患儿应采取加强新生儿期后的治疗，减少后遗症的发生。

1. 供氧　根据病情选用各种供氧方法，如鼻导管、头罩、通气治疗，保持血PaO_2在

50～70mmHg 以上。

2. 控制脑水肿　虽然国内、外对于使用甘露醇有不同意见，但少量的甘露醇确能迅速纠正脑水肿，其降低颅内高压的效果明显，每次用 20% 甘露醇 0.25～0.5g/kg，静脉推注，每 4～6 小时一次。地塞米松为一种有效、作用时间较长的脱水剂，与甘露醇合用可起相辅相成的作用，剂量为每次地塞米松 0.5mg/kg，每日 2～3 次静脉推注。因脑损伤可使抗利尿激素增多而致少尿，可酌情应用呋塞米。

3. 维持正常血压　治疗中应注意避免血压发生过大波动，以保证脑血流灌注的稳定。血压低时可用多巴胺每分钟 3～10μg/kg，静脉滴注，或用多巴酚丁胺每分钟 3～10μg/kg，静脉滴注，并监测血压。

4. 抗惊厥治疗　如惊厥频发或呈持续状态，可用负荷量苯巴比妥，首剂 15～20mg/kg，静脉注射，维持量为每日 5mg/kg。频发惊厥可间歇加用地西泮或水合氯醛。

5. 环境　维持内环境稳定。

6. 改善脑代谢药物的应用

（1）胞磷胆碱：可增加脑血流量，改善脑代谢，促进大脑功能恢复及改善意识状态。用 0.1g 加入 5% 葡萄糖 50ml 中，静脉滴注，连续用 7～10 日，在颅内出血的急性期应慎用。

（2）脑活素：1ml 加入 5% 葡萄糖 50ml 中缓慢静脉滴注，每日 1 次，10 日为一疗程，但在高未结合胆红素血症、肝肾功能障碍及过敏体质时慎用。

（3）脑复康（吡拉西坦，吡烷酮醋胺）：0.1g，每日 2 次，共用 3 个月。其他如丽珠赛乐亦可使用。

7. 清除自由基药物的应用　最近有人认为，脑缺血重新灌注后脑组织内的自由基的产生会增多，造成脑细胞膜脂质过氧化损伤，最终导致细胞功能和结构的改变，此时可用能清除各种自由基的药物，如维生素 C、维生素 E、辅酶 A、辅酶 Q_{10} 等。

8. 神经营养因子　神经营养因子能促进神经细胞分化、增殖和发育，促进受损神经细胞功能的恢复，对缺氧缺血性脑损伤有一定作用。

9. 兴奋性氨基酸递质拮抗剂　兴奋性氨基酸在神经细胞缺氧缺血损伤中起重要作用，其拮抗剂可减少神经细胞的损伤。

四、预后

本病预后与病情严重程度、抢救是否正确、及时关系密切。凡自主呼吸出现过迟、频繁惊厥不能控制、神经症状持续 1 周仍未减轻或消失、脑电图异常、血清 CK－BB 持续增高者预后均不良。幸存者常留有脑瘫、共济失调、智力障碍和癫痫等神经系统后遗症。

多数病例经治疗后病情逐渐恢复，一般来说，观察意识与肌张力变化最为重要，若意识逐渐转为清醒、肌张力正常，提示病情好转。如患儿一直处于昏迷状态，肌张力松软或强直，则提示病情严重，可能有两方面的原因：①病情危重，脑损伤严重且范围广泛，脑干功能受损；②治疗方法不当，未能很好地维持各脏器功能及内环境的稳定，若属于这种情况应采取积极的治疗措施，以促进恢复。

轻度患儿一般无死亡，后遗症的发生率低；中度患儿病死率约为 5%，后遗症发生率约为 10%；重度患儿病死率高达 30%，成活者中约 50%～57% 发生后遗症。

HIE 总的后遗症发生率为 25%～35%，常见的后遗症有智力低下、癫痫、脑瘫，其次为听力与视力降低或丧失。出生 2～3 周后脑白质 CT 值 <8～10HU（严重低密度）者预后差。

（陈　锋）

第五节　新生儿呼吸窘迫综合征

新生儿呼吸窘迫综合征（neonatal respiratory distress syndrome，NRDS）又称为新生儿肺透明膜病（hyaline membrane disease，HMD），是由于肺表面活性物质不足（PS）而引起的新生儿疾病，在我国其发病率约为 1%，较欧美国家低。本病多发生在胎龄小于 35 周的早产儿，尤以胎龄小于 32 周、出生体重低于 1 500g 者为多见，病死率可达 25%。胎龄越小发病率越高。近年来由于诊断技术的进步、表面活性物质替代物质的应用，病死率已逐年下降。

一、病因与发病机制

早产儿胎龄愈小，功能肺泡愈少，气体交换功能愈差；呼吸膜愈厚，气体弥散功能愈差；气管软骨少，气道阻力大；胸廓支撑力差，肺泡不易张开。因此，对于肺解剖结构尚未完成的早产儿，其胎龄愈小，PS 的量也愈低，肺泡表面张力增加，呼气末功能残气量（FRC）降低，肺泡趋于萎陷。故其肺功能异常主要表现为肺顺应性下降，气道阻力增加，通气/血流降低，气体弥散障碍及呼吸功增加。从而导致缺氧和因其所致的代谢性酸中毒及通气功能障碍所致的呼吸性酸中毒；由于缺氧及酸中毒使肺毛细血管通透性增高，液体漏出，使肺间质水肿和纤维蛋白沉着于肺泡表面形成嗜伊红透明膜，进一步加重气体弥散障碍，加重缺氧和酸中毒，并抑制 PS 合成，形成恶性循环。此外，严重缺氧及混合性酸中毒也可导致 PPHN 的发生。

糖尿病母亲婴儿（infant of diabetic mother，IDM）也易发生此病，是由于其血中高浓度胰岛素能拮抗肾上腺皮质激素对 PS 合成的促进作用，故 IDM 的 RDS 发生率比正常增加 5～6 倍。PS 的合成还受体液 pH、体温和肺血流量的影响，因此，围生期窒息，低体温，前置胎盘、胎盘早剥和母亲低血压等所致的胎儿血容量减少，均可诱发 NRDS。此外，剖宫产儿、双胎的第二婴和男婴，NRDS 的发生率也较高。

二、诊断

（一）病史要点

1. 出生史　肺表面活性物质在胎龄 20～24 周时初现，35 周后始迅速增加，故本病多见于早产儿，出生时胎时越小，发病率越高。在围生期窒息，急性产科出血如前置胎盘、胎盘早剥、双胎第二婴和母亲低血压时，肺透明膜病的发生率均显著增高。糖尿病母亲，婴儿由于胰岛素拮抗肾上腺皮质激素对卵磷脂的合成作用，肺成熟延迟，其肺透明膜病的发生率可增加 5～6 倍。剖宫产婴儿因减除了正常分娩时子宫收缩使肾上腺皮质激素分泌增加而促进肺成熟的作用，故肺透明膜病的发生率亦明显高于正常产者。

2. 发病情况与症状　NRDS 患儿出生时或生后不久（4～6 小时内）即出现呼吸急促（呼吸频率 >60 次/min）、呼气呻吟声、鼻扇和吸气性三凹征等典型体征；由于低氧血症，表现为发绀，严重时面色青灰，并常伴有四肢松弛；心音由强转弱，有时在胸骨左缘可听到收缩期杂音；肝可增大；肺部听诊早期多无阳性发现，以后可闻及细湿啰音。

（二）查体要点

（1）出生时哭声正常，约 4~6 小时后出现呼吸频率增快（>60 次/min）、呼气性呻吟、吸气性三凹征、鼻翼扇动、青紫及呼吸不规则，并呈进行性加重。两肺呼吸音减低，四肢肌张力降低。

（2）常伴有四肢松弛。

（3）心音由强转弱，有时在胸骨左缘可听到收缩期杂音。

（4）肺部听诊早期多无阳性发现，以后可闻细湿啰音。

（5）肝脏可增大。

（三）辅助检查

1. 常规检查

（1）血常规检查。

（2）血气分析：PaO_2 下降，$PaCO_2$ 升高，酸中毒时碱剩余（BE）减少。

（3）X 线检查：两侧肺野普遍性透光度下降，呈毛玻璃状（称为"白肺"），有支气管充气征。

2. 其他检查　胃液振荡试验：患儿检查结果为阴性，提示肺表面活性物质缺乏。

（四）诊断标准

根据生后 24 小时胸片特点即可诊断，必要时可做胃液振荡试验。还应注意可能有肺部感染同时存在。出生后 12 小时候开始出现呼吸困难者一般不考虑本病；但轻症患儿也可较晚起病，有迟至 24~48 小时者。

具有下述第（1）、（2）、（3）、（4）项，伴或不伴第（5）项，可诊断为新生儿呼吸窘迫综合征。

（1）多见于早产儿、剖宫产儿、窒息新生儿、低体重儿或母亲为糖尿病的新生儿。

（2）出生时正常，约 4~6 小时后出现呼吸频率增快（>60 次/min），出现呼气性呻吟、吸气性三凹征、鼻翼扇动、青紫及呼吸不规则，并呈进行性加重；两肺呼吸音减低，四肢肌张力降低。

（3）血气分析 PaO_2 下降，$PaCO_2$ 升高，酸中毒时碱剩余（BE）减少。胃液振荡试验阴性。

（4）X 线检查两侧肺野普遍性透光度下降，呈毛玻璃状，有支气管充气征。

（5）排除其他原因或疾病引起的新生儿呼吸增快或不规则，如新生儿湿肺、肺炎等。

（五）鉴别诊断

1. 湿肺　多见于足月儿或剖宫产儿，其症状轻、病程短、预后好，胃液振荡试验阳性，胸片无肺透明膜病的表现，肺瘀血和叶间积液较常见。

2. 颅内出血　缺氧引起者多见于早产儿，产伤引起者多见于足月儿，表现为呼吸抑制或不规则，神经系统症状抑制或兴奋。头颅 CT 检查可确诊。

3. B 族 β 溶血性链球菌感染　本病极似呼吸窘迫综合征，但本病患儿有胎膜早破或产程延长史，或妊娠后期母亲有感染史，母亲宫颈拭子培养示 B 族 β 溶血性链球菌阳性。只要及时做血培养、患儿胃液或气管分泌物镜检或培养，可发现链状排列的革兰阳性球菌。

4. 胎粪吸入性肺炎　多见于足月儿和过期产儿，有窒息史和胎粪吸入史，胃液振荡试验阳性，胸片有不规则的斑片状阴影，肺气肿明显。

三、治疗

应及早治疗，进行呼吸支持以纠正低氧血症，同时纠正酸碱平衡紊乱，保证营养的供给，使用肺泡表面活性物质，保证患儿安全度过 72 小时危险阶段。

1. 一般治疗　注意保暖与能量供应，应行静脉营养。

2. 基本治疗

（1）呼吸支持：患儿在出生后不久出现呼吸困难与呼吸性呻吟时，常可发展为呼吸衰竭，为此须进行呼吸支持。

1）持续气道正压呼吸（CPAP）给氧：一旦发生呼吸性呻吟应给予 CPAP，CPAP 可使肺泡在呼气末保持一定的压力，以增加功能残气量，防止肺泡萎缩，增加肺泡气体交换面积，减少肺内分流，从而改善缺氧状态。

2）机械通气：对反复性呼吸暂停、自主呼吸较表浅、CPAP 压力超过 7cmH$_2$O 仍无效或 PaCO$_2$ 仍升高者，应及时使用机械通气。

（2）表面活性物质（PS）替代治疗：表面活性物质一般每次用 100～200mg/kg，早期给药是治疗成功的关键，约需使用 2 次，间隔时间为 10～12 小时。将表面活性物质经气管插管注入肺内，分仰卧、左侧位和右侧位等不同体位均等注入。

（3）抗生素治疗：若与肺部 B 族 β 溶血性链球菌感染不易鉴别时可加用青霉素治疗。

（4）保持内环境稳定：由于本病均存在严重缺氧、高碳酸血症等因素，可引起水、电解质紊乱和酸碱平衡失调，应及时纠正，纠正代谢性酸中毒可给予 5% 碳酸氢钠溶液，所需量（ml）= BE（负值）× 体重（kg）×0.5。

（5）并发症的治疗

1）动脉导管未闭：可用吲哚美辛（消炎痛），首剂 0.2mg/kg，第 2 剂和第 3 剂则改为 0.1mg/kg，每剂间隔 12 小时，静脉滴注或栓剂塞肛。

2）持续肺动脉高压：可用酚妥拉明、妥拉唑林、前列环素及吸入氧化亚氮（NO）等治疗。

3）低血压、少尿：可静脉滴注多巴胺每分钟 3～5μg/kg，或多巴酚丁胺每分钟 8～10μg/kg 维持。

四、预后

新生儿呼吸窘迫综合征的病情重，病死率较高。近年来由于机械通气技术的改善，加上 PS、NO 吸入以及 ECMO、LV 等技术的应用，发达国家新生儿呼吸窘迫综合征的病死率已明显下降，一般为 20%～30%，国内病死率较前也有所下降，但仍达 50%～60%。如机械通气技术使用得当，使患儿能度过呼吸衰竭关，则病死率可明显下降。X 线胸片提示病变为 Ⅰ～Ⅱ级即给予积极治疗，则预后较好，如果已发生严重的呼吸衰竭，且 X 线胸片提示为"白肺"方开始治疗，则病死率很高。

（孙志群）

第六节　新生儿黄疸

黄疸（jaundice）为一种重要的临床症状，是由于体内胆红素的增高引起皮肤、黏膜或其他器官黄染的现象。成人血清胆红素 > 34μmol/L（2mg/dl）时，巩膜和皮肤可见黄染。新生儿由于毛细血管丰富，胆红素 > 85μmol/L（5mg/dl）时才出现皮肤黄染。婴幼儿和成人若出现黄疸是病理表现，而新生儿出现黄疸则分生理性黄疸和病理性黄疸。

一、生理性黄疸

新生儿生理性黄疸（physiological jaundice）是单纯由新生儿胆红素代谢的特点所致而无各种致病因素的存在，除黄疸外无临床症状，肝功能正常，血清未结合胆红素的增加在一定范围以内。但由于有些极低出生体重儿在胆红素水平不甚高的情况下仍有可能发生胆红素脑病，因而此情况下不能认为仅仅是生理性的；而且，生理性黄疸和病理性黄疸在某些情况下难以截然分开，故有人建议将生理性黄疸改为发育性高胆红素血症（developmental hyperbil-irubinemia），也有人认为应命名为"新生儿暂时性黄疸"。

约有50%～60%的足月儿和80%的早产儿出现生理性黄疸，一般于生后2～3天出现，4～5天达高峰，足月儿于生后7～10天消退，早产儿可延续到2～4周左右。传统的诊断标准为足月儿血清胆红素不超过220.6μmol/L（12.9mg/dl），早产儿不超过255gμmol/L（15mg/dl）。事实上，对于早产儿这一标准只是意味着早产儿胆红素水平明显较高，由于早产儿血脑屏障等发育不成熟，即使胆红素水平较低，也与胆红素脑病有较高的相关性。近年来，国内外许多学者通过大量的临床研究和调查，认识到生理性黄疸的程度受许多因素的影响，不仅有个体差异，也与种族、地区、遗传、性别、喂养方式等有关。东方人比西方人高，美国印第安人比白种人要高。我国有不同地区的学者通过对正常新生儿血清胆红素水平的动态监测，证实我国正常新生儿生理性黄疸时其血清胆红素峰值高于传统的诊断水平，故需要进行更大样本的前瞻性研究，才能得出我国新生儿生理性黄疸的诊断标准。

生理性黄疸的发生与新生儿胆红素代谢的特点有关：

1. 胆红素产生增加　新生儿红细胞容积相对大而寿命短，如出生前后血氧分压的改变使红细胞过剩，加上出生后的髓外造血灶的吸收，都可造成胆红素的增加。

2. 血清蛋白联结运送不足　新生儿刚出生后存在或多或少的酸中毒，故常显示胆红素与清蛋白的联结不足，特别是早产儿清蛋白水平偏低，如用药不当，医源性地加入了争夺清蛋白的物质，使胆红素运送受阻。

3. 肝脏的处理能力不足　新生儿出生不久其肝内 y、z 蛋白极微，故对胆红素的摄取能力不足。喂养延迟、呕吐等引起葡萄糖不足均可影响胆红素的结合。在肝内胆红素与葡萄糖醛酸结合的过程中一系列酶均需能量与氧气，若新生儿产时或产后缺氧、寒冷损伤、酸中毒以及感染时产生毒素等情况发生，则酶功能受抑制。特别是起重要作用的葡萄糖醛酸转移酶在刚出生新生儿的肝内含量甚低，因而造成对胆红素的处理不良。

4. 肝肠循环负荷较大　刚出生新生儿因肠内葡萄糖醛酸苷酶的作用，使结合胆红素水解成未结合胆红素在肠腔内被重新吸收。新生儿每天形成胆红素约20mg，若胎粪排出延迟则胆红素的肝肠循环负荷增加。

生理性黄疸不需特殊处理，适当提早喂养、供给葡萄糖可使生理性黄疸有所减轻。

二、病理性黄疸

新生儿病理性黄疸是新生儿早期除胆红素代谢的特点外，同时有使黄疸加重的疾病或致病因素存在。当血清胆红素超过生理性黄疸的水平，临床诊断为高胆红素血症（高胆）。但广义的病理性黄疸还包括已过生理性黄疸时期而血清胆红素仍超过正常水平者。部分病理性黄疸可致中枢神经系统受损，产生胆红素脑病。我国新生儿高胆的发病率各家报道不一，为 9.1% ~ 50.0%，甚至更高。1997 年，徐放生等统计：164 所医院共收治患病新生儿 39 621 例，其中黄疸患儿 13 918 例，占患病新生儿总数的 35.13%；高胆红素血症患儿共收治 10 365例，占患病新生儿总数的 26.16%，黄疸患儿的 74.47%；发生胆红素脑病216例，为高胆患儿的 2.08%。新生儿黄疸有下列情况之一时要考虑病理性黄疸：①生后 24 小时内出现黄疸，血清胆红素 > 102μmol/L（6mg/dl）；②足月儿血清胆红素 > 220.6μmol/L（12.9mg/dl），早产儿 > 255μmol/L（15mg/dl）；③血清结合胆红素 > 34μmol/L（2mg/dl）；④血清胆红素每天上升 > 85μmol/L（5mg/dl）；⑤黄疸持续时间较长，超过 2 ~ 4 周，或进行性加重。

新生儿病理性黄疸按发病机制可分为红细胞破坏增多（溶血性、肝前性）、肝脏胆红素代谢功能低下（肝细胞性）和胆汁排出障碍（梗阻性、肝后性）三类。按实验室测定总胆红素和结合胆红素浓度的增高程度可分为高未结合胆红素血症和高结合胆红素血症，如两者同时存在则称混合性高胆红素血症。

（一）高未结合胆红素血症

引起的原因有：①胆红素产生过多：如母婴血型不合、遗传性球形红细胞增多症、红细胞酶的缺陷（如 G - 6 - PD、丙酮酸激酶、己糖激酶等）、血管外溶血、红细胞增多症等；②肝细胞摄取和结合低下：如肝脏酶系统功能不全引起的黄疸、甲状腺功能低下、进食减少等；③肠 - 肝循环增加：如胎粪排出延迟等。

1. 新生儿溶血病　因母子血型不合而引起的同族免疫性溶血称为新生儿溶血病（hemo-lytic disease of newborn）。临床上以 Rh 及 ABO 系统不合引起溶血者多见。Rh 系统血型不合的溶血病以 D 因子不合者多见，此病一般在第 2 胎以后发生，但若 Rh 阴性妇女在孕前曾接受 Rh 阳性的输血，则第一胎新生儿也可以发病。ABO 血型不合者较 Rh 不合多见，大多数母亲为 O 型，子为 A 或 B 型，本病可见于第一胎，可能因其母孕前已受其他原因的刺激，如寄生虫感染、注射伤寒疫苗、破伤风或白喉抗毒素等，均可使机体发生初发免疫反应，当怀孕时再次刺激机体产生免疫抗体，即可通过胎盘进入胎儿引起溶血。

2. 母乳性黄疸　其特征为新生儿以母乳喂养后不久即出现黄疸，可持续数周到数月，而其他方面正常。20 世纪 60 年代，文献报道发生率为 1% ~ 2%，随着对母乳性黄疸的认识的提高，从 20 世纪 80 年代报道的发生率有逐年上升的趋势。分为早发型（母乳喂养性黄疸）和晚发型（母乳性黄疸）。其发生的原因目前认为主要是因为新生儿胆红素代谢的肠 - 肝循环增加有关。

早发型母乳喂养性黄疸的预防和处理：鼓励尽早喂奶。喂奶最好在每天 10 次以上，血清胆红素达到光疗指征时可光疗。晚发型母乳性黄疸，血清胆红素 < 257μmol/L（15mg/dl）时不需停母乳；> 257μmol/L（15mg/dl）时暂停母乳 3 天，> 342μmol/L（20mg/dl）时则加光疗，一般不需用清蛋白或血浆治疗。

（二）高结合胆红素血症

新生儿结合胆红素增高的疾病，其临床均以阻塞性黄疸为特征，即皮肤、巩膜黄染，大便色泽变淡或呈灰白色如油灰状，小便深黄，肝脾大及肝功能损害等，亦称之为肝炎综合征。主要有新生儿肝炎和胆道闭锁。

1. 新生儿肝炎　多数为胎儿在宫内由病毒感染所致，国际上所指的 CROTCHS 或 TORCH 感染（即巨细胞病毒、风疹病毒、弓形虫、柯萨奇和其他肠道病毒、单纯疱疹和乙肝病毒、HIV 以及其他病毒）均可为新生儿肝炎的病因。感染可经胎盘传给胎儿或在通过产道娩出时被感染。常在生后 1~3 周或更晚出现黄疸，经过一般处理后好转，病程约 4~6 周。

2. 胆道闭锁　其病因尚不清楚，发病率在亚洲比白种人为高，多在生后 2 周始显黄疸并呈进行性加重，粪色由浅黄转为白色，肝脏进行性增大，边缘硬而光滑；肝功能以结合胆红素升高为主。3 个月后可逐渐发展至肝硬化。

3. 代谢性疾病　由先天性代谢障碍所引起的一类疾病，部分可以在新生儿期间出现黄疸。

（三）混合性高胆红素血症

感染是引起混合性高胆红素血症的重要原因，细菌和病毒都可引起黄疸。患儿多伴有发热或体温不升、食欲缺乏、呼吸不规则、嗜睡和烦躁不安等症状。如感染伴有溶血，则可出现贫血。治疗主要是积极控制感染，加强支持疗法。

（陈　锋）

第七节　新生儿感染性肺炎

感染性肺炎是新生儿的常见病，也是引起新生儿死亡的重要原因，可发生在宫内、分娩过程中或出生后，由细菌、病毒或原虫引起。宫内感染性肺炎（先天性肺炎）是一个严重疾病，是通过羊水或血行传播发病，其病理变化广泛，临床表现与出生后肺炎不同，常与产科因素密切相关。

一、诊断步骤

（一）病史采集要点

1. 起病情况　①宫内感染性肺炎有羊膜早破及孕母在妊娠后期感染的病史。胎儿在宫内吸入污染的羊水，或在分娩过程中吸入污染的分泌物而发生肺炎（有时病原体再从肺部进入血循环而成败血症）。羊膜早破 12h 羊水即可能被污染，如超过 24~72h，则污染的发生率可高达 50%~80%。孕母在妊娠后期发生显性或隐性病毒或原虫感染，病原体可通过胎盘经血行传给胎儿，使胎儿发生脑、肝、脾及肺等多脏器的全身性感染，肺炎是全身感染的一部分；②生后感染性肺炎可有与上感患者接触史，或新生儿原患有脐炎、皮肤感染或败血症病史，或有医用器械消毒不严的情况。引起肺炎的病原体有细菌、病毒、原虫及衣原体等。

2.临床表现 宫内感染多于生后 3 天内出现症状,婴儿出生时常有窒息史,复苏后呼吸快,常伴呻吟,体温不稳,无咳嗽,憋气,呼吸暂停,黄疸等;而生后感染多于出生 3 天后出现症状,常先出现体温不升或发热,反应低下,拒奶等一般感染症状,随后出现咳嗽、喘息、口吐白沫、呛奶等,患儿口唇青紫,呼吸困难,出现三凹征,有时伴呼吸暂停,两肺可闻细湿啰音或哮鸣音。

(二)体格检查要点

症状不典型者,仅表现口吐泡沫,体温正常或不升,可无咳嗽,肺部体征阴性。生后感染性肺炎也可先有鼻塞、吮乳困难及烦躁不安等情况,2~3 天后才出现肺炎体征。病程中若出现呼吸 >60 次/分或呼吸减慢、节律不整甚至呼吸暂停、发绀加重,精神萎靡,肢凉等情况,提示合并呼吸衰竭。严重病婴尚可出现神经系统症状体征如肌张力低下,甚或抽搐。此外,心力衰竭也为常见的并发症。

(三)辅助检查

1.胸部 X 线检查 出生后第一天胸部 X 线检查多无改变,逐渐出现病灶:
(1)以间质性肺炎为主。
(2)双肺满布小片状或线状模糊影,从肺门向周围呈扇形扩展。
(3)支气管壁增厚。
(4)有时呈颗粒影伴支气管充气影及肺气肿,肋间肺膨出。
2.病原学检查 取气管分泌物及血培养进行病原学检测。
3.血生化检 查血 IgM >300mg/L 或特异性 IgM 升高表示宫内感染。
4.血气分析 了解缺氧情况,便以决定供氧方式。
5.其他检查 白细胞计数及分类、血沉、C 反应蛋白检查对感染的诊断有帮助。

二、诊断对策

(一)诊断要点

1.病史 有产前、产时或产后感染的致病因素。
2.临床表现
(1)一般情况差、反应低下。
(2)拒奶、呛奶及口吐白沫。
(3)体温不升或有发热。
(4)口周、肢端发绀或苍白。
(5)点头呼吸或三凹征。
(6)双肺呼吸音粗糙、湿啰音或捻发音。
(7)心率增快,肝脾肿大,严重腹胀。
3.胸片检查 双肺纹理增粗,肺门周围散布点片状浸润阴影,代偿性肺气肿时肺野外侧带透亮度增强。

(二)不同病原体所致的新生儿感染性肺炎

1.金黄色葡萄球菌肺炎 新生儿室中常有发生,并可引起流行。临床中毒症状重,体温不稳、神萎、面色苍灰、气促、呼吸困难且不规则、呼吸暂停、拒乳、反应差,半数肺部可有啰音，有时呼吸音减低或管型呼吸音，黄疸，肝大 >2cm，硬肿等。常并发休克、化脓性脑膜炎、脓胸、肺脓肿、肺大泡、骨髓炎等。X 线表现与支气管肺炎相似，肺脓肿时两侧肺野可有大小不等之播散病灶和云絮影。血象白细胞可增多、减少或正常。血、脓液、气管吸取液、脑脊液、肺穿刺液等培养阳性有助于确诊。治疗：头孢呋辛、头孢硫脒、甲氧西林，耐药菌株可用万古霉素，疗程 4～6 周为佳。新一代糖肽抗生素替可拉宁疗效与万古霉素相同，但毒副作用较小。

2. B 组链球菌肺炎　感染多发生在宫内，亦可发生在分娩过程或出生后，发病多在 3 日内。出生时常有窒息、青紫、吸气性三凹征等，两肺呼吸音减低，有时可有啰音。由于缺氧、高碳酸血症和酸中毒，脑和心肌受累，患儿反应差，四肢松弛，体温不升等似肺透明膜病；早产儿可能感染与肺透明膜病同时存在。X 线表现与肺透明膜病不易鉴别，后期呈大片毛玻璃影。血、脑脊液、气管分泌物培养及对流免疫电泳、乳胶凝集试验可助快速诊断。生后 1h 内胃液及生后 8h 气管分泌物培养及涂片阳性，可以确诊。本病 60% 合并 NRDS，存活者30%～50% 留有神经系统后遗症。治疗：青霉素 G 20 万 U/（kg·d）静脉注射，氨苄西林 150～200mg/（kg·d），疗程 10 天；合并脑膜炎者青霉素 G 50 万 U/（kg·d），氨苄西林 300～400mg/（kg·d），疗程 14 天；亦可用头孢菌素；含 GBS 高效免疫球蛋白 500mg/（kg·d），静脉注射。

3. 大肠埃希菌肺炎　可由母亲垂直传播给婴儿，也可由医护人员水平传播。临床中毒症状重，神萎、不吃、不哭、低体温、呼吸窘迫、黄疸与贫血。脓胸之脓液黏稠有臭味，可有肺大泡及肺脓肿。治疗：可用头孢曲松，头孢拉定静脉注射。近年来对氨苄西林耐药，对丁胺卡那敏感，但有肾、耳毒性，不宜应用。

4. 条件致病菌肺炎　常见的如下。

（1）表皮葡萄球菌肺炎：近年来有增多趋势。病情比金黄色葡萄球菌肺炎轻，常有发热或低体温、咳嗽等，病程迁延。本病原体常是医院内感染的一个重要病原菌，且常耐药。治疗：头孢硫脒或万古霉素，耐药者可与利福平合用，静脉给予丙种球蛋白。

（2）克雷伯菌肺炎：近年来发病率增加，毒力强，且耐药，可引起流行，新生儿特别是早产儿使用污染的呼吸器、雾化器等可导致感染而发病，急性者似支气管肺炎，慢性者病程长，肺组织坏死，形成脓胸和空洞，易发生脓胸、心包炎、支气管肺发育不良及肺纤维化。X 线表现呈大叶实变，小叶浸润和脓肿及空洞形成。治疗：头孢曲松耐药菌株需使用碳青霉烯类抗生素，如亚胺培南、美罗培南。

（3）铜绿假单胞菌肺炎：是院内感染的一种严重肺炎，近年来有上升趋势，病死率高。由于长期应用抗生素、激素、免疫抑制剂，使用雾化器、暖箱等消毒不严，早产儿免疫功能低下等易于感染，尤其是有气管插管的病儿。分泌物绿色，皮肤溃疡坏死为本病特征。临床表现和一般细菌性肺炎相似。合并败血症时常有口腔、眼睑溃疡，皮肤有坏死灶。病原诊断依靠鼻咽部拭子、气管分泌物培养。治疗：羧苄西林或头孢拉定。

5. 呼吸道合胞病毒性肺炎　由呼吸道合胞病毒引起的肺间质和毛细支气管炎，多发生在住房拥挤、早产儿、低出生体重儿。院内继发合胞病毒感染高达 30%～50%，可引起新生儿室流行，必须隔离患者。临床表现：病情较严重，常有呼吸暂停，喘憋、咳嗽、无热，肺部听诊有哮鸣音，有时有湿啰音，可发生支气管肺发育不良。X 线表现为散在小斑片影和两肺过度膨胀和条索影，肺气肿。气管分泌物及鼻咽部洗液可分离到合胞病毒，酶联免疫吸附试验，血清查特异性 IgM 抗体，可以作为敏感、特异的快速诊断。治疗：利巴韦林雾化吸入或用干扰素 100 万 U/d，肌注 5～7 天。

6. 巨细胞病毒性肺炎 孕母 CMV 感染后经胎盘或污染羊水感染胎儿，出生后亦可由输血感染，约 1/3 发生肺炎，常侵犯多脏器。临床上除肺炎症状外常有黄疸、皮疹、肝脾大等。尿沉渣涂片、鼻咽分泌物或肺吸取液作病毒分离可找到核内成胞质内含有包涵体的巨大细胞，荧光抗体间接染色法、酶联免疫吸附试验、放射免疫法可测得本病的特异性 IgM 抗体，也可用 PP65 抗原血症检测法、DNA 杂交测检等作病原诊断。

治疗方法：

（1）抗 CMV 病毒治疗：①丙氧鸟苷：5～15mg/（kg·d），分 2～3 次静脉注射，疗程 10～14 天；维持量 2.5～5mg/（kg·d）每周用 2～3 天，每周总量 10～15mg/（kg·d）；②阿昔洛韦：疗效较丙氧鸟苷差，20～30mg/（kg·d），疗程 10～14 天，维持量 5～10mg/（kg·d），口服疗效差；③干扰素：100 万 U/d，肌肉注射 7～14 天。治疗中以上三药均要监测血象，如白细胞总数和粒细胞减少、血小板量下降，应停药或减量。

（2）免疫治疗：①丙种球蛋白：400mg/（kg·d）静脉注射 5 天；②单克隆抗体：尚在临床试用阶段，有抗 CMVMcAb，抗 CMV 受体 McAb 可阻断 CMV 感染，特异性强，疗效高。

7. 腺病毒肺炎 多在出生后获得，亦可由宫内或产程中经胎盘或产道上行感染所致。临床表现为低热、轻咳、咽结合膜炎、口唇发绀。新生儿重症常有喘憋，中毒症状重，体温不稳，常合并多脏器功能衰竭，病死率高。鼻咽部洗液及气管分泌物可分离到腺病毒，酶联免疫吸附试验和血清查特异性 IgM 抗体有助于早期诊断。治疗除对症和支持疗法外，可用利巴韦林雾化吸入或采用 α 干扰素。

8. 解脲支原体肺炎 解脲支原体是泌尿生殖道中常见的支原体之一，先天性肺炎常由解脲支原体绒毛膜羊膜炎所致。患婴生后常有严重窒息，复苏后呼吸窘迫，呼吸暂停、发绀、反应差，体温低下，肺部呼吸音降低，偶有啰音，常合并持续肺动脉高压，早产儿可发生支气管肺发育不良。X 线表现似间质性肺炎。诊断：特异 IgM 抗体，聚合酶链反应（PCR），分泌物、羊水、胎盘、羊膜送培养，或免疫荧光、电镜检测到解脲原体可确诊。治疗：红霉素 50mg/（kg·d），14 天；或阿奇霉素 10mg/（kg·d），静脉注射，3～5 天。预防：对下生殖道定植有解脲支原体的孕妇给予口服大环内酯类抗生素。

9. 衣原体肺炎 属产时或宫内沙眼或肺炎衣原体感染。孕妇感染后未治疗者常早期破水，低出生体重儿有较高的发生率。病婴生后 5～14 天少数可发生衣原体结合膜炎，多数在生后 3～12 周发病，起病缓慢，先有上呼吸道感染症状，气促，呼吸窘迫，喘憋，断续的咳嗽，无热或低热；肺部有哮鸣音及湿啰音，病程可达数周～1 月以上。X 线表现两肺呈过度膨胀与弥漫性间质浸润；有时有肺膨胀不全及网状影。嗜伊红细胞增多，血清 IgM 及 IgG 增高。诊断：取鼻咽部或气管吸取物标本作 mecoy 细胞培养，直接荧光抗体法（DFA）、酶联免疫试验（EIA）检测 CT 抗原；血清检查特异性 IgM 常 >1 : 64；IgG 特异性抗体对诊断价值不大。聚合酶链反应快速，简便，高度敏感和特异。治疗：红霉素 50mg/（kg·d），2～3 周。阿奇霉素 10mg/（kg·d），共 3 天。预防：对有衣原体宫颈炎孕妇予口服红霉素 0.25g，每日 4 次，连服 14 天。

三、治疗对策

（一）治疗原则

加强护理和监护，供氧及呼吸管理，抗病原体治疗，物理和对症治疗。

（二）治疗计划

1. 加强护理及重症监护

（1）注意保暖，保持适宜的温度和湿度，以室温在 23℃ ~ 25℃、湿度在 50% 左右为宜。早产儿和体温不升者应置暖箱或放置于远红外线辐射保暖床上，使患儿皮肤温度保持在 36.5℃ ~ 37℃ 左右为宜。

（2）注意翻身、拍背和体位引流，及时吸痰。若呼吸道分泌物较多，血气 $PaCO_2$ > 8.0kPa 时可考虑行气管内冲洗。

（3）供给足够的营养和液体：喂奶以少量多次为宜，以免发生呕吐和误吸。不能进食者或供应热量不足可静脉补液，总量不宜过多过快，以免增加心脏负担。液量每日约 60 ~ 120ml/kg，并要严格掌握输液速度，每小时不超过 4ml/kg，酌情补充血浆、氨基酸或高营养液。在通气功能改善后纠正代谢性酸中毒，可根据血气 BE 值按公式计算出所需的补碱量，一般用 5% $NaHCO_3$ 稀释成等张液后静脉滴注。

2. 加强呼吸管理　使 PaO_2 维持在 6.65 ~ 10.7kPa（50 ~ 80mmHg），不高于 13.3kPa（100mmHg），以防氧中毒。根据病情选择不同的给氧方法，当肺炎伴 Ⅰ 型呼吸衰竭时用持续正压呼吸（CPAP），Ⅱ 型呼吸衰竭或严重情况下作气管插管和机械呼吸，初调值 PIP 20cmH₂O，PEEP 3 ~ 4cmH₂O，R 40 ~ 50 次/min，FiO₂ 0.6 ~ 0.8，I：E = 1：（1 ~ 1.2），以后根据临床及血气分析结果调整。应注意使用呼吸机时所发生的并发症，适时停机，对难于纠正的低氧血症可采用高频通气、体外膜肺等。

3. 胸部物理治疗　包括体位引流，胸部叩击/震动。

4. 抗病原体治疗　细菌性肺炎以早用抗生素为宜，静脉给药疗效较佳。病原明确者根据药敏及临床情况选择抗生素；病原未确定时，根据经验选择可能敏感的抗生素；对病原不明而病情危重者应联合应用抗生素。对院内感染性肺炎，可选用第三代或第四代头孢菌素或万古霉素，对支原体或衣原体则用大环内酯类抗生素等。抗生素用法与剂量参考细菌感染分类节。病毒性肺炎可采用利巴韦林雾化吸入或 α₁ 干扰素，轻症 20 万 U/d，肌肉注射，疗程 5 ~ 7 天。单纯疱疹病毒可采用阿糖胞苷（Ara - A）、阿昔洛韦及免疫增强剂。极低出生体重儿及严重肺炎可用静脉丙种球蛋白 400mg/（kg·d），3 ~ 5 天。如有继发细菌感染，可根据病情和病原菌种类选用合适的抗生素。

5. 对症治疗

（1）心功能不全：酌情应用洋地黄、多巴胺、多巴酚丁胺、呋塞米等。

（2）支持治疗：如输血或血浆，必要时也可试行部分换血。

四、病程观察及处理

（一）病情观察要点

生命体征包括呼吸频率、心率、血压、经皮测定氧饱和度、体温的监测，肺部啰音的消长，呼吸道分泌物情况，24h 出入量，血气分析、血糖及水电解质平衡等指标的监测。

（二）疗效标准

1. 治愈　一般情况好，吃奶正常，体温稳定在正常范围内；全身症状及体征消失，无并发症；外周血细胞计数及分类正常，X 线胸片显示肺野病灶吸收。

2. 好转　全身症状好转，体温稳定在正常范围内；两肺啰音减少或消失；X 线显示肺部炎症尚未完全吸收。

3. 未愈　全身症状和体征无好转或恶化。

五、预后评估

多数患儿经治疗后痊愈，少数病变发展快、病情凶险，预后差。

六、出院随访

定期专科门诊追踪检查，评估智力和运动功能的发育。如曾吸入高浓度氧需注意其副作用尤其肺部和眼睛的发育。

（陈　锋）

第八节　新生儿持续肺动脉高压

出生后胎儿心血管系统必须很快适应宫外生活的新需求，其循环的转换（circulation transition）障碍在新生儿肺动脉高压的发生中起重要作用。如果不能顺利实现出生后肺血管阻力（pulmonary vascular resistance，PVR）的持续下降，可引起持续肺动脉高压（pulmonary hypertension of the newborn，PPHN）。PPHN 指生后肺血管阻力持续性增高，肺动脉压超过体循环动脉压，使由胎儿型循环过渡至正常"成年人"型循环发生障碍，而引起的心房和（或）动脉导管水平血液的右向左分流，临床出现严重低氧血症等症状。PPHN 多见于足月儿、近足月或过期产儿，但是早产儿亦可出现肺血管阻力的异常增高。该病已成为新生儿监护病房（NICU）的重要临床问题，可出现多种并发症，包括死亡、神经发育损伤和其他问题。

一、生后循环转换的生理

生后循环转换指生后数分钟至数小时的循环调整，也是生后生理变化最明显的时期。当肺血管阻力（pulmonary vascular resistance，PVR）由胎儿时期的高水平降至生后的低水平时，肺血流可增加 8~10 倍，以利于肺气体交换。相关促进生后肺阻力降低的事件包括：

（1）肺的通气扩张。

（2）氧的作用：生后血氧分压的增加可进一步降低肺血管阻力。

（3）脐带的结扎：脐带结扎使新生儿脱离了低血管阻力的胎盘，使体循环阻力增加。

二、病因

1. 宫内慢性缺氧或围生期窒息　是最常见的相关发病因素；慢性缺氧可致肺小动脉的重塑和异常机化；生后急性缺氧可致缩血管介质的释放以对抗生后肺血管的扩张。

2. 肺实质性疾病 常见有呼吸窘迫综合征（RDS）、胎粪吸入综合征（MAS）和肺炎等，它们可因低氧而出现肺血管收缩、肺动脉高压。

3. 肺发育不良 包括肺实质及肺血管发育不良，如肺泡毛细血管发育不良（alveolar capillary dysplasia）、肺实质发育低下和先天性膈疝。

4. 心功能不全 病因包括围生期窒息、代谢紊乱、宫内动脉导管关闭等；母亲在产前接受非类固醇类抗感染药物如布洛芬、吲哚美辛和阿司匹林等，使宫内动脉导管过早关闭，致外周肺动脉的结构重塑，肺动脉肌化（muscularization）、肺血管阻力增高。

5. 肺炎或败血症 由于细菌或病毒、内毒素等引起的心脏收缩功能抑制、内源性 NO 的抑制、血栓素和白细胞三烯的释放、肺微血管血栓，血液黏滞度增高，肺血管痉挛等。

6. 其他 遗传因素、母亲在孕期使用选择性 5 – 羟色胺再摄取抑制药、孕妇甲状腺功能亢进等。

三、病理

1. 肺血管适应不良（mal – adaptation） 指肺血管阻力在生后不能迅速下降，而其肺小动脉数量及肌层的解剖结构正常。肺血管阻力的异常增加是由于肺实质性疾病如胎粪吸入综合征（MAS）、RDS、围生期应激、如酸中毒、低温、低氧、高碳酸血症等引起；这些患者占 PPHN 的大多数，其改变是可逆的，对药物治疗常有反应。

2. 肺血管发育不良（mal – development） 慢性宫内缺氧可引起肺血管重塑（remodeling）和中层肌肥厚；宫内胎儿动脉导管早期关闭（如母亲应用阿司匹林、吲哚美辛等）可继发肺血管增生；对于这些患者，治疗效果较差。

3. 肺血管发育不全（under – development） 指呼吸道、肺泡及相关的动脉数减少，血管面积减小，使肺血管阻力增加。该型 PPHN 的病理改变可见于先天性膈疝、肺发育不良等，其治疗效果最差。

四、临床表现

患者多为足月儿或过期产儿，可有羊水被胎粪污染、围生期窒息、胎粪吸入等病史。生后除短期内有窒迫外，在生后 24h 内可发现有发绀，如有肺部原发性疾病，患儿可出现气急、三凹征或呻吟，动脉血气显示严重低氧，二氧化碳分压相对正常。应强调在适当通气情况下，任何新生儿早期表现为严重的低氧血症与肺实质疾病的严重程度或胸部 X 线表现不成比例、并除外气胸及先天性心脏病时均应考虑 PPHN 的可能。

PPHN 患儿常表现为明显发绀，一般吸氧不能缓解；通过心脏听诊可在左或右下胸骨缘闻及三尖瓣反流所致的收缩期杂音。因肺动脉压力增高而出现第二心音增强。

当新生儿在人工呼吸机应用时，呼吸机参数未变而血氧分压不稳定（libility of oxygenation）应考虑有 PPHN 可能。

五、诊断

1. 诊断试验

（1）高氧试验：新生儿发绀可由多种原因引起。高氧吸入试验的目的是将 PPHN 或发绀型先天性心脏病与肺部疾病所致的发绀进行鉴别。肺部疾病所出现的发绀在高氧浓度

（如100%）吸入后可出现血氧分压的显著上升。如缺氧无改善提示存在PPHN或发绀型心脏病所致的右向左血液分流。如血氧分压大于150mmHg，则可排除大多数发绀型先天性心脏病。

（2）高氧高通气试验：PPHN或发绀型先天型心脏病在一般吸氧后血氧分压常无明显改善。在PPHN，如能使肺血管阻力暂时下降则右向左分流可显著减少，血氧改善；而在发绀性先天性心脏病，血氧分压不会改善。高氧高通气试验的具体方法是：对高氧试验后仍发绀者在气管插管或面罩下行皮囊通气，频率为100~150/min，持续5~10min，使血二氧化碳分压下降至"临界点"（30~20mmHg），此时血氧分压可显著上升，可大于100mmHg，而发绀型心脏病患者血氧分压增加不明显。

2. 辅助检查

（1）动脉导管开口前后血氧分压差：PPHN患者的右向左分流可出现在心房卵圆孔水平或动脉导管水平，或两者均有。当存在动脉导管水平的右向左分流，动脉导管开口前的血氧分压高于开口后的血氧分压（图4-1）。可同时检查动脉导管开口前（常取右桡动脉）及动脉导管开口后的动脉（常为左桡动脉、脐动脉或下肢动脉）血氧分压，当两者差值大于15~20mmHg或两处的经皮血氧饱和度差>5%~10%，又同时能排除先天性心脏病时，提示存在动脉导管水平的右向左分流。当只存在心房水平的右向左分流时，上述试验的血氧差别可不出现，但此时也不能排除PPHN可能。

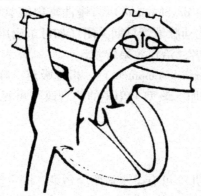

图4-1 PPHN心房和动脉导管水平的分流

（2）胸部X线片：常为正常或与肺部原发疾病有关。心胸比例可稍增大，肺血流减少或正常。

（3）心电图：可见右心室占优势，也可出现心肌缺血表现。

（4）超声多普勒检查：该项检查已作为PPHN诊断和评估的主要手段。可排除先天性心脏病的存在；证实心房或动脉导管水平右向左分流；提供肺动脉高压程度的定性和定量证据。

常利用肺动脉高压患者的三尖瓣反流，以连续多普勒测定反流速度，以简化柏努利（Bernoulli）方程，计算肺动脉压：肺动脉收缩压 = 4 × 反流血流速度^2 + CVP（假设CVP为5mmHg）。当肺动脉收缩压≥75%体循环收缩压时，可诊断为肺动脉高压。

六、治疗

1. 一般治疗　包括治疗原发病，给予镇静、必要时用肌松药等。

2. 人工呼吸机治疗　气管插管人工呼吸机进行高通气以降低肺动脉压力一直是治疗PPHN 的主要方法之一。通过机械通气使血氧分压维持正常或偏高，同时使血二氧化碳分压降低，以利于肺血管扩张和肺动脉压的下降。

高通气治疗：将 PaO_2 维持在大于 80mmHg，$PaCO_2$ 30～35mmHg。但近年来也有采用较温和的通气治疗方式，将 PaO_2 维持在正常范围，将 $PaCO_2$ 维持在 35～45mmHg。当有肺实质性疾病时，可试用高频震荡人工呼吸机。

3. 纠正酸中毒及碱化血液　可通过高通气、改善外周循环及使用碳酸氢钠方法，使血pH 增高达 7.45～7.55。但近年来也有采用较温和的方式，将 pH 维持在 7.35～7.45。

4. 维持体循环压力　当有容量丢失或因血管扩张药应用后血压降低时，可用 5% 的白蛋白、血浆、输血或生理盐水补充容量；也可使用正性肌力药物，如多巴胺 2～10μg/（kg·min），或多巴酚丁胺 2～10μg/（kg·min）。

5. 扩血管药物　除吸入一氧化氮外，至今尚无十分理想的选择性扩张肺血管的药物。近年来 5 - 型磷酸二酯酶抑制药（phosphodiesterase inhibitor）西地那非被试用于新生儿PPHN，且显示出能较选择性地降低肺血动脉压力。西地那非口服参考剂量为 0.3～1mg/kg，每 6～12h 1 次。其他药物如前列腺素 E_1、前列环素（prostacyclin）等也有试用于 PPHN。

6. 一氧化氮吸入（inhalednitric oxide，iNO）　一氧化氮吸入是目前唯一的高度选择性的肺血管扩张药。NO 通过激活鸟苷酸环化酶，使 cGMP 产生增加，后者可能通过抑制细胞内钙激活的机制，使血管平滑肌舒张。

常用治疗 PPHN 的 iNO 剂量开始用 20ppm 浓度，可在 4h 后降为 5～6ppm 维持；一般持续 24h，也可以用数天或更长。

（何　源）

第九节　新生儿颅内出血

颅内出血（intracranial hemorrhage）是新生儿期常见的临床问题，出血部位包括硬膜下出血、蛛网膜下腔出血、脑室周围 - 脑室内出血、小脑出血和脑实质出血。近年由于产科技术的进步，产伤所致的硬膜下出血明显减少，而早产儿缺氧所致的脑室周围 - 脑室内出血已成为新生儿颅内出血最常见的类型。

一、病因与发病机制

新生儿颅内出血的病因比较多，但主要有以下 3 方面，各种病因可以相互作用。

1. 产伤　多见于足月儿。产前、产时及产后各种损伤因素可致颅内出血，如胎儿头过大、头盆不称、急产、臀位产、高位产钳、吸引助产等，使胎儿头部受挤压，或局部压力不均匀，导致颅内出血。产伤性颅内出血主要部位是硬膜下出血、蛛网膜下腔出血、小脑出血。

硬膜下出血主要由小脑幕或大脑镰撕裂所致，多数为小脑幕轻度撕裂所致的幕上或幕下出血，出血也可发生在小脑幕的游离缘，特别是小脑幕和大脑镰的连接处，并向前进一步伸展到蛛网膜下腔或脑室系统。臀位产患儿，可因枕骨分离伴小脑幕和枕窦撕裂而引起颅后窝大量出血和小脑撕裂。大脑表面的桥静脉破裂也可引起大脑表面的硬膜下血肿。

2. 早产和缺氧　早产儿脑室周围室管膜下生发基质富含血管，这些血管在解剖学上为不成熟的毛细血管网，仅由一层内皮细胞组成，缺乏肌层和结缔组织支持，该区域对缺氧和高碳酸血症极为敏感，当缺氧致脑血流自我调节功能受损时，惊厥、气管吸引、扩容、静脉滴注高渗溶液或一些不恰当的护理等均可致血压波动而促发血管破裂出血。此外，生发基质的毛细血管网在引流入静脉系统时的血流方向呈独特的"U"字形，当胎头娩出困难、颅骨过度受压时可使该处发生出血。在 36 周时生发基质几乎完全退化，因此主要发生在胎龄小于 33 周的早产儿。在生发基质出血的病例中，80%的患儿血液可进入侧脑室，血凝块也可阻塞大脑导水管和蛛网膜绒毛而引起出血后脑积水和脑室周围出血性梗死。

3. 其他　快速输液、输注高渗液体、高血糖、机械通气、过多搬动、频繁吸引、气胸等可使血压急剧升高、脑血流突然变化，导致颅内出血。新生儿凝血因子不足、母亲患血小板减少性紫癜、母亲孕期用药（如苯妥英钠、利福平）等也可引起颅内出血。

二、临床表现

颅内出血的临床表现与出血部位、出血量、胎龄和出生体重有关，足月儿颅内出血临床表现比较典型，早产儿临床表现非常不典型。

1. 硬膜下出血（subdural hemorrhage）

（1）小脑幕撕裂伴颅后窝硬膜下出血：常见于难产性臀位牵引，临床表现可有 3 个阶段：①出生数小时内可无任何症状；②随着血肿逐渐增大，颅内压增高，颅后窝脑脊液循环通路受阻，出现前囟饱满、激惹或嗜睡等症状；③随着病情进展，出现脑干受压的体征，如呼吸节律异常、眼动异常、斜视、面瘫和惊厥，严重者导致死亡。

（2）小脑幕撕裂伴大量幕下出血：出生时即可出现中脑及脑桥上部受压的症状，如木僵、斜视、瞳孔不等大和光反应迟钝、颈项强直和角弓反张等。如血块增大，可在数分钟至数小时出现脑干下部受压的体征，从木僵进入昏迷，瞳孔固定和散大、心动过缓和呼吸不规则，最终呼吸停止而死亡。

（3）大脑镰撕裂伴硬膜下出血：出生时即可出现双侧弥漫性脑损伤症状，如兴奋、激惹等，如血块伸展到小脑幕下时症状类似于小脑幕撕裂。

（4）大脑表面硬膜下出血：轻度出血可无明显的临床症状，或仅表现兴奋、激惹。局灶性脑定位体征常开始于生后第 2 天或第 3 天，表现为局灶性惊厥、偏瘫、眼向对侧偏斜，发生小脑幕切迹疝时可有瞳孔散大、对光反应减弱或消失等第 3 对脑神经受压的表现。

2. 脑室周围 - 脑室内出血（periventricular intraventricular hemorrhage，PIVH）　是早产儿最常见的缺氧性颅内出血类型，近年随着新生儿医疗护理水平的改善，极低出生体重儿成活率的提高，PIVH 已成为 NICU 早产儿的重要问题。PIVH 主要见于围生期窒息和需机械通气的早产儿，50%的患儿出血开始于生后第 1 天，30%的出血发生在第 2 天，到生后 72h 头颅超声可发现 90%的 PIVH。

临床表现可有三种类型：急剧恶化型、断续进展型和临床寂静型。以寂静型最为常见，占 PIVH 病例的 50%，无临床症状或体征，仅在超声或 CT 检查时发现。断续进展型其次，症状在数小时至数天内断续进展，神志异常或呆滞或激惹，肌张力低下，动作减少，呼吸不规则。急剧恶化型最为少见，但临床症状也最严重，患儿可在数分钟至数小时内迅速恶化，出现意识障碍，呼吸困难或暂停、抽搐、瞳孔光反射消失，四肢肌张力低下，前囟紧张，伴失血性贫血、血压下降、心动过缓。

3. 蛛网膜下腔出血（subarachnoid hemorrhage） 多见于早产儿，也可见于足月儿，前者主要与缺氧有关，后者则多由产伤所致。新生儿蛛网膜下腔出血起源于软脑膜丛的小静脉或蛛网膜下腔的桥静脉。轻度蛛网膜下腔出血可无症状或症状轻微。中度出血可引起惊厥，常开始于生后第2天，惊厥发作期间患儿情况良好。大量蛛网膜下腔出血可致患儿迅速恶化和死亡。

4. 小脑出血 原发性小脑出血在新生儿并不少见，在胎龄<32周和体重<1 500g的早产儿中发生率为15%~25%，在足月儿也可发生。小脑出血可表现为呼吸暂停、心动过缓和贫血，病情常急骤恶化。患儿通常有臀位难产史，临床症状大多开始于生后2d之内，以后很快出现脑干受压症状，如木僵、昏迷、脑神经异常、呼吸暂停、心动过缓或角弓反张等。

三、诊断

新生儿颅内出血的诊断主要依靠病史、临床表现及影像学检查。早产儿颅内出血的临床症状和体征较少，单凭临床表现很难诊断，影像学检查是主要诊断手段，要根据具体情况选择头颅B超或CT检查。

1. 头颅超声 是诊断脑室周围-脑室内出血、脑实质出血的首选方法。床旁连续头颅超声对早产儿PIVH的开始时间、出血部位及严重程度提供可靠的信息，而且价廉方便，无放射线。极低出生体重儿是易发生PIVH的高危人群，应常规进行头颅超声的筛查。在生后3d、1周、2周、1个月时各查1次。

头颅超声可将PIVH分为4级。Ⅰ级：出血限于室管膜下，不伴脑室内出血。Ⅱ级：不伴脑室扩张的PIVH。Ⅲ级：PIVH（>50%脑室区域）伴脑室扩大。Ⅳ级：脑室内出血合并脑实质出血或脑室周围出血性梗死。

2. CT检查 对硬膜下出血、颅后窝出血、蛛网膜下腔出血和某些脑实质的损害，CT的诊断价值优于超声。CT检查可确定出血的部位和程度，但CT不能床旁进行，还有使患儿暴露于放射线的缺点。

3. 磁共振（MR）检查 对颅后窝硬膜下出血和小脑出血，MR的诊断价值优于CT。

4. 脑脊液检查 IVH的脑脊液表现为出血早期脑脊液红细胞数量和蛋白含量增高，部分病例白细胞增高，然后脑脊液黄变和葡萄糖降低。但是有些病例脑脊液不呈血性，因此不能将腰穿作为IVH的确诊手段。

血性脑脊液是提示蛛网膜下腔或脑室内出血的一个线索，但需与腰穿损伤鉴别。颅内出血的脑脊液特征为脑脊液黄变、红细胞数量增多和蛋白含量增高，脑脊液糖常常降低（<30mg/dl），甚至可低达10mg/dl，并可持续数周甚至数月。

四、治疗

1. 止血 可用维生素K_1、酚磺乙胺、氨甲苯酸等。

2. 降低颅内压　如颅内压很高，瞳孔不等大、呼吸不规则，发生脑疝，可适当使用 20% 甘露醇，每次 0.25～0.5g/kg，每天 2～3 次，静脉注射。

3. 抗惊厥　出现惊厥者应及时止惊，可用地西泮或苯巴比妥。

4. 支持疗法　维持正常的通气，维持水电解质和酸碱平衡，维持体温和正常代谢等。

5. 外科治疗　急诊手术指征取决于出血病灶的大小、颅压增高的体征和是否存在脑疝。大脑表面硬膜下出血伴中线移位，特别是临床症状恶化伴小脑幕切迹疝时，均是急诊硬膜下穿刺或切开引流的指征。位于颅后窝的大量硬膜下出血也可外科手术。对于无明显症状的硬膜下出血患儿，外科手术并不能改善其远期预后。

6. 出血后脑积水的处理　急性期过后，应随访颅脑超声检查评估脑室大小，根据超声检查脑室扩张的进展速率和严重程度，可进行脑室穿刺引流、脑积水分流术等相应处理。

五、预后

新生儿颅内出血的预后较难确定，与出血的原因、出血类型、严重程度及部位有关，如出血仅限于生发基质或伴少量 IVH 者预后较好，很少发生脑室扩张。中度出血者，病死率略为增高，存活者中 20%～30% 发生脑积水。严重出血病例病死率 20%～30%，存活者常发生脑积水。重度 IVH 伴脑室周围出血性梗死者，病死率和脑积水发生率均较高，分别为 40% 和 70%。

六、预防

（1）预防早产，预防宫内窘迫。

（2）出生时要预防产伤，正确进行窒息复苏。

（3）避免使脑血流发生较大波动，避免快速过多补液，避免使用高渗液体。

（何　源）

第十节　新生儿败血症

新生儿败血症（neonatal sepsis）是指新生儿期致病细菌侵入血循环并繁殖、产生毒素引起全身性症状，可导致全身炎症反应、感染性休克及多脏器功能不全综合征（MODS）。近年其他学科，将败血症的名称改为脓毒症，但新生儿专业还习惯称为败血症。仅血细菌培养阳性，无临床症状者则为菌血症。

一、病因及发病机制

新生儿较易患败血症，主要与免疫功能不完善及围生期环境特点有关。

1. 新生儿免疫功能不完善

（1）屏障功能差：如皮肤角化层和真皮层薄嫩，易损伤，通透性高，呼吸道、消化道的黏膜通透性高，分泌型 IgA 缺乏。

（2）多形核白细胞功能差：趋化性差，黏附、趋化能力弱，杀伤力弱。重症感染时易致中性白细胞减少。

（3）补体含量低：经典补体途径及替代补体途径部分成分含量低，使新生儿对细菌抗原的调理作用弱。

（4）免疫球蛋白水平低：IgG 主要在孕最后 3 个月自母体经胎盘入胎儿，早产儿 IgG 水平较低，并且 IgG 半衰期短，生后水平迅速下降。IgM、IgA 不能通过胎盘屏障。

（5）T 细胞免疫功能较差：其介导的细胞因子产生水平、对 B 细胞的辅助功能均较低下，对特异性抗原反应较成年人差。NK 细胞较少，且干扰素对其激活后作用较弱。

2. 围生期的环境　新生儿败血症感染可以发生在宫内、产时或出生后。病原菌进入胎儿或新生儿的方式有 4 种。

（1）血流：某些细菌（如李斯特菌）可经母血流，通过胎盘入侵胎儿。

（2）宫颈或阴道：细菌在临分娩前通过羊膜（不论是否破膜），引起羊膜炎或胎儿肺炎，早发型 B 族溶血性链球菌感染可经此方式感染。

（3）娩出时：经产道娩出时细菌定植于口腔、咽部、消化道等。大部分大肠埃希菌感染、晚发型 B 族溶血性链球菌感染与此有关。

（4）出生后环境：医院或家中若有衣着用具、医疗器械或护理人员等污染病原菌，可经皮肤黏膜、脐部、呼吸道及消化道引起发病。

3. 病原菌　引起新生儿败血症的主要病原菌随不同地区、不同年代而有不同。在我国大部分地区大肠埃希菌和葡萄球菌为主要致病菌，但肺炎克雷伯杆菌、铜绿假单胞菌、不动杆菌、变形杆菌亦占重要地位。B 族溶血性链球菌，是西方国家新生儿的重要病原菌，我国报告并不多。李斯特菌败血症在某些国家发病率较高，我国仅零星报告。厌氧菌、真菌亦能致新生儿败血症。

二、临床表现

新生儿败血症临床表现不典型，部分患儿尤其是早产儿可无明显临床表现，一旦发现临床表现病情已非常危重。多数患儿表现为反应差，精神较萎靡，吃奶减少或不吃，皮肤颜色灰，体温异常（体温过低或体温波动）。随着病情加重，常出现病理性黄疸，腹胀（合并坏死性小肠结肠炎），呼吸异常（急促、暂停、呻吟）。早产儿 B 族链球菌败血症有时主要表现为呼吸窘迫，酷似肺透明膜病。

若病情未有效控制可发展到感染性休克和多脏器功能不全，出现低血压、脑水肿、呼吸衰竭、肾功能不全、肝功能损害、骨髓抑制、凝血机制紊乱、皮肤花纹等，亦有少数患儿起病即表现全身情况急骤恶化，出现循环衰竭、重度酸中毒、弥散性血管内凝血、坏死性肠炎、硬肿症等。少数患儿则表现为重症黄疸并可致胆红素脑病。起病急骤、病情严重者大多为革兰阴性杆菌（大肠埃希菌、克雷伯肺炎杆菌、铜绿假单胞菌等）所致。

新生儿败血症较易并发化脓性脑膜炎，国外有报道败血症并发细菌性脑膜炎可达25%～50%，其他并发症有肺炎、骨髓炎、肝脓肿等。

三、实验室检查

1. 血培养　对怀疑败血症的患儿，应做细菌学检查，抽血培养时，要严格无菌操作，最好同时做厌氧菌培养，尤其是母亲胎膜早破，伴羊膜炎，羊水有臭味或患儿有消化道穿孔者，若有其他病灶亦应做相应的培养（如尿、脓液）。影响血培养阳性率的因素较多，需注意避免。

2. 病原菌抗原检测　利用抗原抗体免疫反应，用已知抗体检测体液中相应病原菌抗原，主要用于流感杆菌、肺炎双球菌、B族溶血性链球菌、大肠埃希菌的感染的诊断，但敏感性与特异性并不高。

3. 细菌 DNA 检测　用细菌 16S rRNA 高度保守区引物，PCR 检测有较高的敏感性与特异性，且 6h 内即可取得结果，但这只能说明是细菌感染，要明确细菌种类则需特异的引物。

4. 直接涂片找细菌　取血离心吸取白细胞层涂片找细菌，阳性者表明感染严重。

5. 外周血白细胞计数　新生儿败血症时外周血白细胞计数可以正常或升高亦可以减少，白细胞减少或未成熟白细胞（杆状核白细胞）与中性白细胞之比（I/T）≥0.2 提示存在感染对诊断有参考价值。白细胞计数减少常表明病情严重且多见于革兰阴性杆菌感染。

6. C 反应蛋白（CRP）　一般在感染后 12~24h 升高，2~3d 达峰值，但围生期窒息、脑室内出血等非感染性疾病亦可升高。

7. 前降钙素原（PCT）　是降钙素的前肽，正常人 PCT 水平极低（<0.1ng/ml），细菌全身感染时 PCT 明显升高。细菌引起局部感染时 PCT 水平并不增加或轻度增加。而全身性感染 PCT 增高的程度与感染的严重程度有关，PCT 是细菌感染引起全身炎症反应比较敏感的标志物。

四、治疗

新生儿败血症的治疗措施视病情而异，应强调综合措施。基本治疗包括：

1. 抗生素治疗　对疑似新生儿败血症的患儿在抽血做培养等项检查后应即开始抗菌治疗，在细菌学结果未报告前，根据病史和临床特点，先开始经验治疗。考虑革兰阳性细菌感染，主要选用青霉素类和头孢第一、二代抗生素，对 B 族溶血性链球菌和肺炎球菌感染，可选用青霉素，但耐药率在上升，也可选用头孢唑林；对表皮葡萄球菌感染首选头孢唑林；对金黄色葡萄球菌可选用苯唑西林；对耐甲氧西林的金黄色葡萄球菌（MRSA）和耐药肺炎球菌的严重感染，则宜用万古霉素，对早产儿和肾功能不好者要慎重，需监测血药浓度。考虑革兰阴性细菌感染，主要抗生素有哌拉西林、阿莫西林、头孢第三代等，对铜绿假单胞菌感染选用头孢他啶。

近年由于抗生素的不合理使用，细菌耐药率增加，尤其是医院内感染，新生儿 ICU 获得的感染，细菌耐药率比较高，如克雷伯杆菌、大肠埃希菌、铜绿假单胞菌、不动杆菌、变形杆菌等革兰阴性细菌感染，可产生超广谱 β 内酰胺酶（ESBLs），对青霉素类和头孢类抗生素的耐药率非常高，可选用碳青霉烯类，如亚胺培南、美洛培南、帕尼培南等。

一旦血培养得到阳性结果根据药物敏感试验及已有的治疗效果，决定是否调整抗生素。根据临床疗效及有无并发症决定抗菌药物的疗程：①若血培养阴性，其他实验室检查亦不提示感染，入院后症状很快消失则可停用抗菌药物；②血培养虽然阴性，但有感染的临床症状或其他实验室检查提示感染，抗菌治疗 7~10d；③血培养阳性并有其他感染灶或临床好转慢，抗菌治疗不应少于 14d，并发革兰阴性杆菌脑膜炎疗程应在 3 周以上。

2. 生物免疫治疗　对一些重症感染患儿，尤其是早产儿严重感染，除使用抗感染药物外，还可以使用免疫辅助治疗，以增强机体抗感染能力。可用人血静脉丙种球蛋白（IVIG），每天 400mg/kg，静脉滴注，用 3d。一些严重革兰阴性杆菌感染患儿，中性粒细胞减少（<1 500/mm^3），可使用粒细胞集落刺激因子（G - CSF），每天 5~10μg/kg，皮下注

射，用1次，用2~3d。

3. 保持循环稳定　维持正常血压，病情严重者往往需要抗休克治疗。

4. 保持机体酸碱、水、电解质平衡。

5. 对症治疗　呼吸困难者给予呼吸支持，严重黄疸需光照疗法甚至换血，发生坏死性小肠结肠炎者给予相应治疗。

（陈　锋）

第十一节　新生儿溶血病

新生儿溶血病又称母子血型不合溶血病，是母亲对胎儿红细胞发生同种免疫反应引起的溶血性疾病，Rh血型和ABO血型不符都能引起这种疾病，但前者引起的比较严重，是新生儿病理性黄疸最常见的原因，也是引起新生儿胆红素的最重疾病，目前已发现26个血型系统，160种血型抗原，在我国以ABO血型不合溶血病发生率最高，Rh血型不合溶血病发生较少，但Rh溶血临床表现比ABO血型不合溶血病重。MN溶血最为罕见。例如：上海1959—1977年18年内共检测835例新生儿溶血病，其中A、B、O溶血病712例（85.3%），Rh溶血病122例（14.6%），MN溶血病1例（0.1%）。

一、病因病理

（一）发病原因

母亲的血型与胎儿（或婴儿）的血型不合。

1. ABO血型不合　最多见的是母亲为O型，胎儿（或婴儿）为A型或B型。

第一胎即可发病，分娩次数越多，发病率越高，症状越严重。

胎儿（或婴儿）为O型者，可排除本病。

2. Rh血型不合　通常是母亲为Rh阴性，胎儿为Rh阳性而血型不合，并引起溶血。

一般第一胎不发病，从第二胎起发病。但Rh阴性的母亲在第一胎前曾接受过Rh阳性的输血，则第一胎也可发病。

（二）发病机制

胎儿血因某种原因进入母体，由父亲方面遗传来的显性抗原导致母体产生相应的IgM抗体。当胎儿血再次进入母体，母体发生次发免疫反应，产生大量IgG抗体，通过胎盘进入胎儿，使胎儿、新生儿发生溶血。

1. ABO血型不合溶血病　A或B型母亲的天然抗A或抗B抗体主要为不能通过胎盘的IgM抗体，而存在于O型母亲中的同种抗体以IgG为主，因此ABO溶血病主要见于O型母亲、A或B型胎儿。

食物、革兰阴性细菌、肠道寄生虫、疫苗等具有A或B血型物质，持续的免疫刺激使此病可发生在第一胎。

抗A或抗B抗体大部分被其他组织和血浆中的可溶性A和B血型物质的中和吸收，发病者仅占少数。

2. Rh血型不合溶血病　多数是母亲为Rh阴性，但Rh阳性母亲的婴儿同样也可以发病。

初次免疫反应产生 IgM 抗体需要 2~6 个月，且较弱不能通过胎盘进入胎儿体内，而胎儿红细胞进入母体多数发生在妊娠末期或临产时，故第一胎常处于初次免疫反应的潜伏阶段。

再次妊娠第 2 次发生免疫反应时，仅需数天就可出现，主要为 IgG 能通过胎盘的抗体，并能迅速增多，故往往第二胎才发病。

Rh 系统的抗体只能由人类红细胞引起，若母亲有过输血史，且 Rh 血型又不合，或外祖母为 Rh 阳性，母亲出生前已被致敏，则第一胎也可发病。

二、临床表现与诊断

（一）临床表现

新生儿溶血病的临床表现取决于抗原性的强弱、个体的免疫反应、胎儿的代偿能力和产前的干预措施等因素。

Rh 溶血病临床表现较为严重，进展快，一般不发生在第一胎。

ABO 溶血病临床表现多数较轻，可发生在第一胎。

1. 胎儿水肿　主要发生在 Rh 溶血病。

原因：胎儿期有大量红细胞破坏。与严重贫血所致的心力衰竭、肝功能障碍所致的低蛋白血症和继发于组织缺氧的毛细血管通透性增高等因素有关。

症状：全身水肿、苍白，皮肤瘀斑，有胸腔积液、腹水，心音低、心率快、呼吸困难、肝脾肿大。胎盘明显水肿，严重者可发生死胎。

2. 胆红素脑病（bilirubin cerebritis）　早产儿胆红素超过 12~15mg/dl，足月儿胆红素超过 18mg/dl 时须注意。

症状：初期神萎，吸吮反射和拥抱反射减弱，肌张力低下，历时半天到 1 天。

严重时出现发热、两眼凝视、肌张力增高、抽搐、角弓反张等，可因呼吸衰竭或肺出血死亡。

3. 黄疸　一般在生后 24h 内出现黄疸，并很快发展，血清胆红素以未结合胆红素为主。少数在病程恢复期结合胆红素明显升高，出现胆汁黏稠综合征。

4. 贫血　以 Rh 溶血病较为明显。血型抗体持续存在可导致溶血继续发生。晚期贫血：在生后 3~5 周发生明显贫血（Hb < 80g/L）。多见于未换血者和已接受换血的早产儿。

5. 肝、脾肿大　原因：严重贫血，需髓外造血。

（二）诊断

1. 病史　有原因不明的死胎、流产、输血史、新生儿重症黄疸史的孕妇或生后早期出现进行性黄疸加深，即应作特异性抗体检查。

2. 特异性抗体检查　包括母、婴、父血型、抗体效价、抗人球蛋白试验（产前做间接法、生后做直接法）、释放试验和游离试验，这是诊断本病的主依据。

（1）送检标本要求：①试管应清洁干燥；②产前血型抗体检查：送产妇和其丈夫的血样。新生儿血型抗体检查：送新生儿血样为主，父、母血样为辅；③新生儿抽血 3ml（不抗凝），产妇抽血 5ml（不抗凝），丈夫抽血 2ml（抗凝，使用一般抗凝剂）；④不能当地检验，可将产妇血清分离后及另外 2ml 抗凝血寄至附近检验单位。天气炎热时将血样瓶放入有冰块的大口瓶中，航空邮寄。

（2）血型

a. 孕期由羊水测定胎儿 ABO 血型。

证实母胎同型者不换此病。

新生儿 O 型者不能排除其他血型系统的溶血病。

b. 取胎儿血测定 Rh 血型。

（3）抗人球蛋白试验：直接试验阳性表明婴儿已被血型抗体致敏，间接试验阳性表明有血型抗体存在。

ABO 溶血：直接试验阳性或弱阳性，间接试验常阳性。

Rh 溶血：直接试验常强阳性。

（4）抗体试验：释放试验阳性：致敏红细胞通过加热将抗体释放出来。游离试验阳性：血清中发现有不配合的抗体，然而尚未致敏红细胞。

3. 羊水检查胆红素含量　对估计病情和考虑终止妊娠时间有指导意义。正常羊水透明无色，重症溶血病时凌晨水呈黄色。

4. 影像检查　X 光摄片：可见软组织增宽的透明带四肢弯曲度较差。B 超检查：症状更为清晰，并可见肝脾肿大，胸腹腔积液。

三、实验室与辅助检查

1. 血型检查　注意事项：母婴 Rh 血型不合时用马血清来鉴定 ABO 血型会出现错定 ABO 血型的可能。因此，发现有不可解释的疑问时应想到本病可能而改用人血清来鉴定 ABO 血型。

2. 特异性抗体检查

（1）抗人球蛋白试验：直接试验阳性表明婴儿已被血型抗体致敏，间接试验阳性表明有血型抗体存在。

ABO 溶血：直接试验阳性或弱阳性，间接试验常阳性。

Rh 溶血：直接试验常强阳性。

（2）抗体试验：释放试验阳性：致敏红细胞通过加热将抗体释放出来。

游离试验阳性：血清中发现有不配合的抗体，然而尚未致敏红细胞。

（3）抗体效价检验：怀疑患本病的孕妇，在妊娠 6 个月内每月检验抗体效价一次，7～8 月每半月一次，8 个月以后每周一次或根据需要决定。

抗体效价起伏大：病情不稳定，有加重可能。

效价维持不变：病情稳定或母婴血型相合，该抗体仅属以前遗留所致。

3. 血清胆红素　主要为未结合胆红素升高。患儿生后黄疸逐渐加深，胆红素水平呈动态变化，需每天随访 2～3 次。

4. 血液生化检查　患儿红细胞减少，血红蛋白降低，网织红细胞显著增加，涂片中见有核红细胞。因连同有核红细胞一起算，白细胞计数可有较大增高。

四、其他检查

1. X 线检查 可见胎头颅骨外软组织晕轮形成透明带。胎儿体形变胖，手足不能屈曲或有胎盘阴影增大。

2. 羊水检查 测定羊水胆红素水平，估计胎儿溶血程度。羊水中胆红素的增加，特别是结合超声证实肝脾肿大或水肿，提示预后危重。

3. 超声检查 诊断胎儿重度水肿并发腹水。胎儿水肿：皮肤厚度超过 5mm。也可见肝脾肿大和周围水肿。

五、并发病

（1）高胆红素血症：血液胆红素浓度增高，使巩膜、黏膜、皮肤以及其他组织和体液发生黄染。

（2）黄疸：血清中胆红素升高致使皮肤、黏膜和巩膜发黄的症状和体征。

（3）胆红素脑病：高非结合胆红素血症时，游离胆红素通过血脑屏障，沉积于基底神经核脊髓等神经系统部位，抑制脑组织对氧的利用，导致脑损伤。

（4）胆汁黏稠综合征。

（5）溶血性贫血：红细胞破坏加速，而骨髓造血功能代偿不足，导致贫血。

（6）其他：呼吸循环衰竭等。

六、治疗

（一）胎儿治疗

1. 西药综合治疗 在妊娠早、中、末期各进行 10 天。维生素 K 2mg，每天 1 次。维生素 C 500mg 加 25% 葡萄糖 40ml 每天静脉注射 1 次。氧气吸入每天 2 次，每次 20min。维生素 E 30mg 每天 3 次。

2. 药物治疗 方法：预产期前 1~2 周，口服苯巴比妥（10~30mg 每日 3 次）。作用：减少 RDS 和增加胎儿肝细胞酶的活力，减轻生后黄疸。

3. 孕期转换血浆治疗 目的：换出抗体、降低效价、减少溶血、提高胎儿存活率。方法：胎龄 20 周后每周换一次或视病情而定，每次换 100ml 左右。副作用：可能出现皮肤瘙痒蛋白过敏，经对症处理后即可恢复正常。

4. 宫内输血 适应证：羊水光密度检查提示有胎儿死亡可能的重症病例。方法：怀孕 1 周起将血注入胎儿腹腔，隔周再输，以后每 3~4 周一次。输血量按胎龄减 20 乘 10 计算。副作用：进血量过多、腹压超过脐静脉压力可致循环停止，胎儿死亡。有引起感染、出血、早产可能。刺激胎盘可导致更多胎儿血液流入母体，加重病情。因此，一般不用。

（二）临产时的处理

尽可能准备好献血员、器械和接生人员。需防范出生时出现窒息。胎儿娩出应即钳住脐带，以免脐血流入儿体过多，加重病情。断脐时残端留 5~6cm，远端结扎，裹以无菌纱布，涂上 1：5 000 呋喃西林液，保持湿润，以备换血。胎盘端的脐带揩清表面母血后，任脐带血自动流入消毒试管 3~5ml 送特异性抗体及血清胆红素测定，同时作血常规、血型、有核红细胞计数。胎盘需清理后送病理检验。

（三）新生儿治疗

防治贫血和心衰。

1. 贫血、全身水肿、腹水、心衰　在抽腹水、脐静脉放血 30～50ml 后、立即换浓缩血。

2. 黄疸和高胆红素血症

（1）光疗法：通过光照使皮肤 2 毫米深度的胆红素氧化为无毒水溶性产物从胆汁及尿中排出。

（2）药物疗法：①肝酶诱导剂：苯巴比妥。用法：出生后 24h 后口服，每日 5mg/kg，分 2～3 次，共 4～5 日。特点：作用慢，黄疸发生后应用，效果较差；②输注白蛋白或血浆：作用：提高血中白蛋白浓度，增加白蛋白与胆红素的结合，降低血清中游离胆红素的含量，减少核黄疸的发生。用法：静滴白蛋白 1g/（kg·次）或静滴血浆 20～30ml/次；③静脉输注丙种球蛋白：特点：早期使用效果较好。用法：按 1g/kg 给予，于 6～8h 内静脉滴注；④纠正缺氧和酸中毒：用法：5% 碳酸氢钠 3～5ml/（kg·次）稀释后静滴。

（3）换血：优点：效果比光疗、药物好。缺点：人力、物力花费较大，并有血栓和空气栓塞、心脏停搏等危险和感染的可能

a. 换血指征：①有胆红素脑病症状者；②早产及前一胎病情严重者适当放宽指征；③新生儿出生时脐血血红蛋白低于 120g/L（12g%），伴水肿、肝脾肿大、充血性心力衰竭者；④血清胆红素达 342μmol/L（20mg/dl）或情况良好无嗜睡拒食症状的较大体重儿可达 427.5μmol/L（25mg/dl）或以上换血。

b. 血型选择：Rh 溶血病：用 ABO 同型（或 O 型）Rh 阴性的肝素化血。ABO 溶血病：用 AB 型血浆加 O 型红细胞混合后的血。

c. 抗凝剂：换血时：每 100ml 血加肝素 3～4mg。并应缓注 10% 葡萄糖酸钙 1ml，换血结束时再缓注 2～3ml。换血后：用肝素半量的鱼精蛋白中和。

d. 换血准备：换血前可静注白蛋白或血浆，停喂一次或抽出胃内容物。必要时可肌注苯巴比妥钠、口服水合氯醛使镇静。手术室室温维持 25℃ 左右，换入的血液先置室内预温，有螺旋加温管使血液达 37℃ 再进入体内更佳。新生儿仰卧、暴露腹部、手脚分别用夹板棉垫绷带固定于手术台上，皮肤消毒后覆以无菌巾，静脉切开者要局麻。

术前须将涂过硅油的注射器、大字形五能或叁能活塞、塑料管装配就绪后，先在肝素等渗盐水内（200ml 等渗盐水 +0.1ml 肝素）抽注润滑检查，接好出入橡皮管，放好废血盆。

e. 换血方法：①脐静脉换血：保留脐带者：剩 5cm 左右后，断面可见壁薄、腔大的脐静脉，导管插入时稍偏向右上方约 30° 角，插时有困难者，可选用探针试插通顺后更换导管。脐带脱落者：去除痂盖后试插，或在脐轮上 1cm 处局麻后切 1.5cm 长的半圆形口，分离软组织，剪开筋膜，在正中线稍偏右处找到宽约 0.5cm 的灰白色脐静脉，切开外面包被的胶质膜，在腹膜外游离脐静脉、挑出切开、插入导管 4～6cm、边插边抽，抽血通畅后结扎固定导管。换血开始及终末一次抽出的血，分别留送胆红素等化验。当换入等量有抗凝剂的血后，即把导管提起垂直于腹部测静脉压，之后每换 100ml 测一次，静脉压超过 $8cmH_2O$ 者，宜多抽少注，一般出入差不超过 30～50ml。换血量：以 150～180ml/kg 计算，总量约 400～600ml。每次抽、注血量 20ml，速度要均匀，每分钟约 10ml。体重小、病情重有明显

贫血和心衰者：每次抽注量减半，以减少静脉压波动，换血总量亦可酌减，并用血浆减半的浓缩血。换血过程中切忌随时更换，在肝素生理盐水中冲洗。若系导管因素则稍变更其插入深度，有阻塞可能时应换管重插。换血结束，拔出导管检查各通道有无凝血现象，脐带远端两道结扎，继续包以无菌纱布，浇上 1∶5 000 呋喃西林保持湿润。如作脐上切口者，则结扎脐静脉，缝合筋膜及皮肤，作无菌包扎；②同步换血：须先插脐动脉，方向向下，与腹壁呈45°角，并处理好导管经脐环（约2cm）、膀胱壁附着处（约4cm）和髂内动脉入口处（约7cm）三个生理性转折。遇到阻力可轻旋推进或稍退再进，失败时可改插另一根脐动脉。要求管端进入约14cm达第4腰椎水平（可由X线证实）。脐静脉管插入方法与脐静脉换血相同，约插入6cm，回血通畅即可。结束时若防备再次换血，可用肝素液维持通畅保留导管，但需严防感染。脐动脉拔管时拔至距管口2cm处稍停片刻，以刺激前段收缩，而后拔出，以减轻出血。优点：静脉压波动减少，避免每次注抽时浪费管的新鲜血，缩短了换血时间。缺点：增加穿破出血和感染机会。

f. 换血后处理：继续光疗，重点护理。每4h测心跳呼吸，注意黄疸程度及嗜睡、拒食、烦躁、抽搐、拥抱反射等情况，黄疸减轻即可解除。使用抗生素3天预防感染，拆线后改一般护理，继续母乳喂养。血常规、有核红细胞计数等每1~3天化验一次，胆红素每天一次，至黄疸退后停止。出生二个月内出院后每2周复查一次红细胞和血红蛋白：血红蛋白低于70g/L（7g/dl）时小量输血纠正贫血，康复期中给足量铁剂口服一次换血后血清胆红素再次上升，按指征考虑再次换血。

七、预防

1. 胎儿期

（1）提前分娩：适应证：Rh阴性孕妇抗体阳性，Rh抗体效价升至1∶32或1∶64以上，羊水胆红素值增高，且羊水磷脂酰胆碱/鞘磷脂比值>2者。

（2）宫内输血：适应证：胎儿水肿，或胎儿Hb<80g/L而肺尚未成熟者方法：直接将与孕妇血清不凝集的浓缩红细胞在B超监护下注入脐血管。

（3）反复血浆置换：适应证：重症Rh溶血病孕妇产前监测血Rh抗体滴定不断增高者作用：换出抗体，减轻胎儿溶血。

（4）药物：妊娠4个月：可开始口服中药益母草、当归、白芍、广木香，每天一剂，直至分娩。预产期前1~2周：口服苯巴比妥90mg/d，诱导胎儿产生葡萄糖醛酸转移酶。对ABO血型不合溶血病的孕妇可用茵陈等中药如预防。

（5）终止妊娠：必要时应终止妊娠。

2. 出生后　Rh阴性妇女：娩出Rh阳性婴儿72h内，尽早肌注抗RhD IgG 300μg，以避免被致敏。下次妊娠29周时再肌注300μg。

Rh阴性妇女的流产者：产前出血、羊膜穿刺后或宫外孕输过Rh阳性血时，注抗RhD IgG 300μg。

（陈　锋）

第十二节 新生儿低钙血症

新生儿低钙血症（neonatal hypocalcemia）指血清总钙 < 1.75mmol/L（7mg/dl），血清游离钙 < 1mmol/L（4mg/dl），是新生儿惊厥的常见原因之一。

一、病因和发病机制

胎盘能主动向胎儿转运钙，妊娠晚期母血甲状旁腺激素（PTH）水平高，分娩时脐血总钙和游离钙均高于母血水平，使新生儿甲状旁腺功能暂时受到抑制。出生后因母亲来源的钙供应停止，外源性钙供应不足，而新生儿 PTH 水平较低，骨钙不能动入血，导致低钙血症。

1. 早期低血钙　发生于生后 72 小时内，常见于早产儿，小样儿、糖尿病及妊娠高血压综合征母亲所生婴儿。有难产、窒息、感染及产伤史者也易发生低钙血症，可能是由于细胞破坏，其中的磷与血钙结合所致。

2. 晚期低血钙　指出生 72 小时后发生的低血钙，常发生于牛乳喂养的足月儿，主要是因为牛乳中磷含量高（900～1 000mg/L，人乳 150mg/L），钙/磷比不适宜（1.35∶1，人乳 2.25∶1）导致钙吸收差，同时新生儿肾小球滤过率低，肾小管对磷再吸收能力强，导致血磷过高，血钙沉积于骨，发生低钙血症。

3. 其他　因碳酸氢钠等碱性药物可使血中游离钙变为结合钙，换血时血液抗凝剂枸橼酸钠可结合血中游离钙，故二者均可使血中游离钙降低。若低血钙持续时间长或反复出现，应注意有无下述疾病：

（1）母甲状旁腺功能亢进：多见于母亲甲状旁腺瘤。由于母血（PTH）水平持续增高，孕妇和胎儿高血钙，使胎儿甲状旁腺被严重抑制，从而生后发生顽固而持久的低钙血症，可伴发低镁血症，血磷一般高于 2.6mmol/L，（8.0mg/dl），应用钙剂可使抽搐缓解，疗程常需持续数周之久。

（2）暂时性先天性特发性甲状旁腺功能不全：是良性自限性疾病，母甲状旁腺功能正常，除用钙剂治疗外，还须用适量的维生素 D 治疗数月。

（3）先天性永久性甲状旁腺功能不全：系由于新生儿甲状旁腺先天缺如或发育不全所致，为 X 连锁隐性遗传。具有持久的甲状旁腺功能低下和高磷酸盐血症。如合并胸腺缺如、免疫缺陷、小颌畸形和主动脉弓异常则为 DiGeorge 综合征。

二、临床表现

症状多出现于生后 5～10 天。低钙血症使细胞膜兴奋性增加，主要表现为呼吸暂停、烦躁不安、肌肉抽动及震颤，惊跳及惊厥等，手足搐搦和喉痉挛在新生儿少见。抽搐发作时常伴有呼吸暂停和发绀；发作间期一般情况良好，但肌张力稍高，腱反射增强，踝阵挛可呈阳性。早产儿生后 3 天内易出现血钙降低，其降低程度一般与胎龄成反比，通常无明显症状体征，可能与其发育不完善、血浆蛋白低和酸中毒时血清游离钙相对较高等有关。

三、辅助检查

血清总钙 < 1.75mmol/L（7mg/dl），血清游离钙 < 0.9mmol/L（3.5mg/dl），血清磷

常 >2.6mmol/L，（8mg/dl），碱性磷酸酶多正常。必要时还应检测母亲血钙、磷和 PTH 水平。心电图 QT 间期延长（早产儿 >0.2 秒，足月儿 >0.19 秒）提示低钙血症。胸片上看不到胸腺影可能提示 DiGeorge 综合征。

四、治疗

1. 补充钙剂　伴有惊厥发作时应立即静脉缓慢推注（10~15 分钟）10% 葡萄糖酸钙溶液 1~2ml/kg，必要时间隔 10 分钟再给药 1 次。若惊厥仍不能缓解，应加用镇静剂。注意静脉内快速推注钙剂可使血钙浓度迅速升高而抑制窦房结引起心动过缓，甚至心脏停搏，故静脉推注时应密切监测心率变化。同时应防止钙剂外溢至血管外造成严重的组织坏死和皮下钙化。惊厥停止后可口服补充元素钙 50~60mg/（kg·d），病程长者可持续 2~4 周，以维持血钙在 2~2.3mmol/L（8.0~9.0mg/dl）为宜。不伴惊厥但血清游离钙 <1mmol/L（4mg/dl）时应该静脉持续补充元素钙 40~50mg/（kg·d）（10% 葡萄糖酸钙溶液含元素钙 9mg/ml），以维持游离钙水平在 1.2~1.5mmol/L。

2. 补充镁剂　若使用钙剂后惊厥仍不能控制，应检查血镁。若血镁 <0.6mmol/L（1.4mg/dl），可肌肉注射 25% 硫酸镁每次 0.4ml/kg。

3. 调整饮食　停喂含磷过高的牛乳，改用母乳或钙磷比例适当的配方乳。

4. 甲状旁腺功能不全者长期口服钙剂　同时还应给予维生素 D_2 10 000~25 000IU/d 或二氢速变固醇 0.05~0.1mg/d 或 1,25（OH）$_2D_3$ 0.25~0.5μg/d。治疗过程中应定期监测血钙水平，调整维生素 D 的剂量。

（陈　锋）

第十三节　新生儿代谢紊乱

一、新生儿高血糖症

新生儿高血糖症（neonatal hyperglycemia）是各种原因引起全血血糖值 >7.0mmol/L（125mg/dl）可诊断为高血糖症。本病病因为：①应激性高血糖症：发生于窒息缺氧、颅内出血、休克或低血压、重症感染及寒冷损伤综合征的新生儿；②医源性高血糖症：发生于静脉输注葡萄糖浓度过高、速度过快或不耐受的早产儿（特别是接受胃肠外营养的低出生体重儿和早产儿）；③药物性高血糖症：母亲分娩前或新生儿应用糖皮质激素、肾上腺素、氨茶碱、苯巴比妥、咖啡因使新生儿血糖升高；④先天性糖尿病：新生儿期罕见。新生儿肾糖阈值低，当血糖 >6.7mmol/L（120mg/dl）时，尿糖阳性。血糖每增加 1mmol/L（18mg/dl），可提高血浆渗透压 1mmol/L，当血渗透压 >300mmol/L 时产生利尿；血糖达 25~40mmol/L（450~720mg/dl）时可致颅内出血。

（一）病因

1. 医源性高血糖症　较其他病因发生为高。常见于早产儿，多由于输注葡萄糖溶液的速度过快或不能耐受所致。引起高血糖的静脉用糖剂量个体差异很大，与新生儿出生体重、胎龄及应激状态有关。医源性引起血糖增高的因素较多，主要为：

（1）血糖调节功能不成熟：对糖耐受差的新生儿，尤其是早产儿和 SGA 儿，缺乏成人所具有的 Staub – Traugott 效应（即重复输糖后血糖水平递降和葡萄糖的消失率加快），此与胰岛 β 细胞功能不完善、对输入葡萄糖反应不灵敏和胰岛素活性较差有关。胎龄小、体重低和日龄越小则越明显。生后第 1 天对糖的耐受力最低。体重 <1kg 者甚至不能耐受 5～6mg/（kg·min）的葡萄糖输注速度。某些新生儿在持续的外源性葡萄糖输入时，尽管胰岛素水平提高，但内源性肝糖异生并未受到抑制，提示体内胰岛素相对不足，静脉输入脂类可导致新生儿高血糖。需要限制液体治疗的婴儿，脂肪乳剂的使用增加了婴儿的营养，但脂类的输入使脂肪酸氧化增加，通过糖异生作用使血糖升高。

（2）疾病影响：在应激状态下，如处于窒息、感染或寒冷的新生儿易发生高血糖。如硬肿症低体温组新生儿与正常体温组和恢复期组的新生儿比较，前者葡萄糖的清除率更为低下，糖耐量下降，组织葡萄糖的利用减少。此与胰岛反应差、胰岛素分泌减少或受体对胰岛素的敏感性下降有关。也可能与儿茶酚胺分泌增加使糖原分解加快，或与血中高血糖素、皮质醇类物质水平增高使糖原异生的作用增强有关。有报道患严重低体温、感染、硬肿症的新生儿血浆中的皮质醇水平显著增高，易合并新生儿高血糖症。

（3）其他：补液时输糖量过多、速度过快，母亲分娩前短时间用过葡萄糖和糖皮质激素，婴儿在产房复苏时应用过高渗葡萄糖、肾上腺素及长期应用糖皮质激素等药，对血糖水平均有影响。甲基黄嘌呤类药物（氨茶碱）广泛应用于早产儿呼吸暂停，但会使小儿血糖升高。其作用机制可能与抑制磷酸二酯酶有关，使 cAMP 升高，抑制糖原合成，促进糖原分解。

2. 新生儿暂时性糖尿病　又称新生儿假性糖尿病。其病因和发病机制尚不十分清楚，可能与胰岛 β 细胞功能暂时性低下有关。有人报道暂时性糖尿病时血中胰岛素水平低下，恢复后则上升。约 1/3 患儿中有糖尿病家族史。多见于 SGA 儿，多数在生后 6 周内发病，病程呈暂时性，血糖常高于 14mmol/L（250mg/dl），出现消瘦、脱水和尿糖阳性。尿糖一般 1～2 周内消失，很少超过 18 个月，尿酮体常为阴性或弱阳性，很少有酮症酸中毒。大多数只需口服补液，无需静脉补液，对胰岛素反应良好，小剂量间隔使用胰岛素（1～2U/kg）皮下注射，症状消失后不再复发。有暂时性糖尿病发展成永久性糖尿病的报道，因此新生儿暂时性糖尿病需长期随访。本病病因可能与胰岛 β 细胞发育不够成熟有关，亦有人认为与染色体异常有关。

3. 真性糖尿病　新生儿少见。

（二）临床表现

轻者无症状，重者临床表现为烦渴、多尿、脱水面容、眼闭不全、体重不增或下降。

（三）诊断

1. 查体要点　患儿有窒息、缺氧、寒冷或感染的原发病体征。颅内出血时出现惊厥、呼吸暂停。

2. 辅助检查

（1）常规检查

1）全血血糖 >7.0mmol/L 或血浆血糖 >8.12mmol/L。

2）尿糖阳性，尿酮体阴性或弱阳性。

（2）其他检查：严重者头颅 CT 可有颅内出血表现。

3. 鉴别诊断

（1）新生儿暂时性糖尿病：又称新生儿假性糖尿病，可能与胰岛素 β 细胞暂时性功能低下有关。多见于小于胎龄儿，约 1/3 患儿有糖尿病家族史，血糖升高明显达 13.3 ~ 127.7mmol/L（240 ~ 2 300mg/dl），可伴酸中毒、酮尿，血胰岛素降低。

（2）真性糖尿病：新生儿罕见，临床与暂时性糖尿病相同，但治疗后亦不会出现完全缓解。

（3）尿糖阳性的疾病：Fanconi 综合征、肾小管疾病、肾性糖尿等，均具备各病的特点，多无高血糖。

（四）治疗

治疗原则：减慢葡萄糖输入速度，去除病因，控制感染，纠正缺氧。

1. 一般治疗

（1）加强护理、保暖，定期监测血糖和尿糖。

（2）病因治疗：去除病因，控制感染，纠正缺氧，抗休克，恢复体温，停用糖皮质激素等引起高血糖的药物。

2. 药物治疗

（1）调整葡萄糖输注速度和浓度：减慢葡萄糖输入速度至每分钟 4 ~ 6mg/kg，但葡萄糖浓度不要低于 5%，并监测血糖加以调整。全肠道外营养者开始应以葡萄糖基础量为准进行补充，每日 < 0.4 ~ 0.5g/kg，逐步增加，同时加用氨基酸和脂肪乳，以减少葡萄糖用量。

（2）纠正高渗血症或脱水：重症高血糖症伴明显脱水表现，应及时补液，纠正水、电解质紊乱和酮症酸中毒。

（3）胰岛素：虽经上述处理，空腹血糖仍 > 14mmol/L（250mg/dl）时可试用正规胰岛素每小时 0.05 ~ 0.1U/kg 静脉滴注，也可皮下注射胰岛素 0.1 ~ 0.2U/kg，6 小时一次，每小时测血糖及尿糖，正常后停用。同时监测血钾。用药过程中血糖下降的速度个体差异较大，应严密监测血糖，血糖降至 8.4mmol/L 以下应及时停药，并适当上调输液、输注葡萄糖速度，避免低血糖发生。

二、新生儿低血糖症

新生儿低血糖症（neonatal hypoglycemia）是指由于各种原因导致全血血糖 < 2.2mmol/L 的新生儿疾病，不论胎龄和出生体重。根据病因与低血糖持续时间，本病分为 2 类：①暂时性低血糖症：较常见，多发生于糖原储存不足（早产儿、小于胎龄儿、双胎之小者）、新生儿窒息、缺氧、感染、寒冷损伤综合征、饥饿、静脉输注葡萄糖突然中止者、胎儿高胰岛素血症（糖尿病母亲的婴儿、巨大儿、Rh 溶血病）、胎儿应激状态、有核红细胞增多症、先天性心脏病等；②持续性低血糖症：见于内分泌疾病、先天性代谢缺陷病如垂体发育不良、胰岛细胞瘤、甲状腺功能减低症、半乳糖血症、糖原累积病、枫糖尿症、肉毒碱代谢缺陷、Beckwith 综合征等。

（一）病因

新生儿低血糖的病因是多方面的，主要包括以下几方面：

1. 糖原和脂肪贮存不足　胎儿肝糖原的贮备主要发生在胎龄最后的 4 ~ 8 周，胎儿棕色脂肪的分化从胎龄 26~30 周开始，一直延续至生后 2~3 周。一方面，低出生体重儿［包括早产儿和小于胎龄（SGA）儿］的糖原和脂肪贮存量少；另一方面，生后代谢所需的能量相对又高，因而易发生低血糖症。有资料证实 SGA 儿的糖原合成酶活性较低，因而糖原合成较少，且糖异生的限速酶磷酸烯醇丙酮酸羧激酶发育延迟，摄取糖异生所需的特殊氨基酸的能力低下，导致糖异生障碍而引发低血糖，而一些重要器官组织代谢的需糖量却相对较大。SGA 儿的脑对葡萄糖需要量和利用率明显增高，其脑重与肝重之比由正常的 3：1 增大至 7：1，脑对糖的利用为肝脏的 2 倍。尤其要指出的是，双胎儿多同时具早产、低出生体重、低于胎龄等高危因素，因此发生低血糖的危险特别高，有报道高达 40%。

2. 耗糖过多　新生儿患严重疾病（如窒息、RDS、硬肿症等）均容易发生血糖低下。这些应激状态常伴有代谢率增加、缺氧、体温和摄入减少。缺氧可促使低血糖症发生。缺氧对足月儿和早产儿糖代谢的影响不同，在 Apgar 评分 1~3 分的新生儿中发生低血糖症的都是足月儿，因为应激状态下足月儿利用葡萄糖迅速，而早产儿利用葡萄糖的能力差。国内学者证实处于寒冷或低体温状态下的新生儿低血糖发生率高，与低体温儿的产热能力不能满足体温调节的需要有关。新生儿感染时糖代谢率增加，平均葡萄糖消耗率比正常儿增加 3 倍左右。新生儿糖原异生酶活性低，而感染则加重了糖原异生功能的不足，氨基酸不易转化成葡萄糖。新生儿糖原异生主要靠棕色脂肪释出甘油进行，感染严重时，棕色脂肪耗竭，糖原异生的来源中断，从而使血糖低下。此外，感染时患者的摄入减少、消化吸收功能减弱，也容易导致低血糖症。

3. 高胰岛素血症　暂时性高胰岛素血症常见于母亲患糖尿病的婴儿。因孕妇血糖高，胎儿血糖也随之增高，胎儿胰岛 β 细胞代偿性增生；出生后来自母亲的葡萄糖中断而发生低血糖。新生儿低血糖主要见于妊娠期血糖控制不理想的患者，这些产妇即使产程中血糖维持在正常范围内，新生儿的低血糖发生率仍较高，可能与胎儿在孕期高血糖的刺激下 β 细胞已发生增生，出生后胎儿体内高胰岛素血症导致低血糖有关。产程中血糖的波动与妊娠期糖尿病的病情及妊娠期的血糖控制有关，妊娠期仅需饮食控制就能使血糖维持正常水平的产妇，临产后一般也不需要胰岛素，而病情较重、妊娠期胰岛素用量较大的患者，产程中血糖波动较大、变化快、胰岛素用量不易控制，所以，即使孕期血糖控制良好，但分娩期血糖波动较大也易导致新生儿的低血糖。严重溶血病的胎儿由于红细胞破坏，红细胞内谷胱甘肽游离在血浆中可对抗胰岛素的作用，也可使胎儿的胰岛 β 细胞代偿性增生而发生高胰岛素血症。红细胞增多症患儿经用枸橼酸葡萄糖作保养液的血换血后可出现低血糖，因保养液中葡萄糖浓度较高，刺激胰岛素分泌，换血后短时间血中胰岛素水平仍较高。持续性的高胰岛素血症包括胰岛细胞腺瘤、胰岛细胞增殖症和 Beckwith 综合征（特征是体重大、舌大、脐疝和某些畸形伴高胰岛素血症）。

4. 内分泌和代谢性疾病　患半乳糖血症的新生儿因血中半乳糖增加，葡萄糖相应减少。糖原累积病的患儿糖原分解减少，致血中葡萄糖量低。患亮氨酸过敏症的新生儿，母乳中的亮氨酸可使其胰岛素分泌增加。其他如脑垂体、甲状腺或肾上腺等先天性功能不全也可影响血糖含量。

（二）临床表现

（1）新生儿低血糖时常为无症状型。

（2）出现症状的患儿早期多发生在生后 6~12h，晚期发生在出生后 2~3d。症状表现为神萎、嗜睡、多汗、苍白、反应差、喂养困难，也可表现为烦躁、震颤、惊厥、呼吸暂停和阵发性发绀。

（三）诊断

1. 查体要点　注意有无反应差、易激惹、面色青紫或苍白、多汗、屏气或呼吸暂停、肌张力下降等体征。注意是否为巨大儿、巨舌、脐膨出及其他畸形，心前区有无杂音等。

2. 辅助检查

（1）常规检查

1）全血血糖＜2.2mmol/L，应每4～6小时测一次微量血糖，直至血糖稳定。

2）经皮测血氧饱和度（$TcSO_2$）：因低血糖常可致呼吸暂停和发绀，故应每4～6小时测一次 $TcSO_2$。

3）心肌酶、肝功、肾功：低血糖持续时间长可导致心肌酶的异常。

（2）其他检查

1）血气分析：有时呈低氧血症及代谢性酸中毒，血氧饱和度（SaO_2）可能下降。

2）甲状腺功能：吃奶少，反应差时需与先天性甲状腺功能减低鉴别，后者 FT_3、FT_4 降低，TSH升高。

3）血酮体、血胰岛素、胰高糖素、生长激素和皮质醇：如低血糖持续存在，可能为胰岛细胞瘤、Beckwith综合征，应做上述检查。必要时查血、尿氨基酸和有机酸测定，以明确病因。

3. 鉴别诊断

（1）新生儿低钙血症：低出生体重儿、感染、缺氧时易发生低钙血症，同时可伴低血糖。表现惊跳、惊厥、喉痉挛、阵发性青紫，或呼吸暂停、肌张力增强。血清钙＜1.8mmol/L，血清游离钙＜0.9mmol/L。

（2）新生儿缺氧缺血性脑病：有围生期缺氧缺血史，出生后72h内出现意识障碍，原始反射减弱、易激惹、惊厥，重者昏迷。头颅超声波示回声增强，头颅CT有低密度影。

（3）新生儿化脓性脑膜炎：常有胎膜早破、产程延长、吸入综合征或脐炎病史，多为败血症的并发症，表现为惊厥、前囟紧张饱满。脑脊液压力增高，细胞数及蛋白均增高，涂片、培养可呈阳性。

（四）治疗

治疗原则：尽快使血糖恢复正常，治疗原发病。

1. 一般治疗

（1）凡易发生低血糖的新生儿，条件许可应尽早开奶。不能进食者可静脉滴注葡萄糖，剂量4～6mg/（kg·min），以预防低血糖的发生，保持中性温度，减少热能消耗。

（2）对症治疗：积极治疗各种原发病，如抗感染、供氧、纠酸等。

2. 药物治疗

（1）不论有无症状凡是血糖低于2.2mmol/L（40mg/dl）均应治疗：无症状者滴注10%葡萄糖6～8mg/（kg·min），无效可增至8～10mg/（kg·min）。有症状者可静脉推注10%葡萄糖液2ml/kg，继之以6～8mg/（kg·min）［3～5ml/（kg·h）］维持。若低血糖不能纠正，可增加葡萄糖滴注剂量，每次增加2mg/（kg·min），直至12～16mg/（kg·min）（周围静脉滴注葡萄糖浓度不宜＞13%，高浓度葡萄糖应从中心静脉供给）。每4～6小时根据血糖进行调整，24h后可逐渐减慢静脉滴注速度。葡萄糖输液不应骤停以防再现低血糖。

（2）升血糖激素：经上述治疗仍不能维持血糖水平，可加用氢化可的松静脉滴注，每日5～10mg/kg，或泼尼松口服，每日1～2mg/kg至症状消失，血糖恢复后1～2d停止。顽固低血糖症也可试用胰高糖素（glucagon），每次0.1～0.3mg/kg，肌内或皮下注射，6～12h后可重复。

（3）高胰岛素血症患儿：可试用二氮嗪（diazoxide），10～25mg/（kg·d），分3次口服。胰岛细胞增生或胰岛腺瘤者须作胰腺次全切除或腺瘤摘除术。

（五）预防

（1）预防比治疗更重要，对可能发生低血糖的高危儿应从出生后1h即开始喂（或鼻饲）10%葡萄糖，每次5～10ml/kg，每小时一次，连续3～4次。出生后2～3h提早喂奶，24h内每2小时喂一次。

（2）体重低于2kg或窒息复苏困难或延长时，尽快静脉输注5%～10%葡萄糖2～6ml/kg。

（3）注意保暖，减少热量消耗。

（何　源）

第十四节　新生儿呕吐

呕吐通常是指由于某种原因，胃内容物甚至部分肠内容物在消化道内逆行而上，自口腔排出的反射性动作，是消化道功能障碍的一种表现。新生儿由于宫内外环境的巨大变化、器官发育不完全成熟、对外界抵抗力差以及可能存在的各种畸形，更加容易出现呕吐症状。

一、病因

新生儿比儿童更容易发生呕吐，主要与新生儿的特点有关，其常见原因如下。

（1）新生儿食管较松弛，胃容量小，呈水平位，幽门括约肌发育较好而贲门括约肌发育差，肠道蠕动的神经调节功能较差，腹腔压力较高等，均为新生儿容易出现呕吐的解剖生理原因。

（2）胚胎时期各脏器分化和发育的异常，尤其是前、中、后肠的异常，容易造成消化道的畸形，使摄入的食物或消化道分泌物不能顺利通过肠道，逆行从口腔排出，形成呕吐。

（3）胎儿出生时的刺激，如吞咽了大量的羊水、血液，以及出生后内外环境的急剧变化，也容易诱发新生儿呕吐。

（4）新生儿呕吐中枢发育不完善，容易受全身炎症或代谢障碍产生的毒素刺激引起呕吐。

二、临床表现

1. 窒息与猝死　新生儿呕吐会使呕吐物进入呼吸道，发生窒息，如呕吐物多、没有及时发现可导致猝死。

2. 吸入综合征　呕吐物进入气道可发生吸入性肺炎，出现咳嗽、呼吸困难，长时间反

·123·

复吸入可使吸入性肺炎迁延不愈。

3. 呼吸暂停　早产儿呕吐可发生呼吸暂停。

4. 出血　剧烈呕吐可导致胃黏膜损伤，发生出血，呕吐物呈血性。

5. 水、电解质紊乱　呕吐较频繁者，因丧失大量水分和电解质，导致水、电解质平衡紊乱，患儿出现脱水、酸中毒、低钠血症等。

三、诊断

新生儿呕吐的诊断主要是病因诊断，确定有无急需手术治疗的消化道畸形。根据呕吐的频率、性状、量的多少、发病时间、发展趋势、伴随症状以及有无并发症等，结合 X 线摄片，消化道造影等辅助检查做出诊断。

1. 症状　呕吐发作的频率较低，呕吐量较少且以胃内容为主，不含胆汁或粪样物，无明显的营养不良和发育障碍，不伴有腹胀以及便秘等，随着时间推移和内科治疗逐渐好转的多为内科原因所致，常见的生理性胃食管反流、喂养不当、胃黏膜受刺激、胃肠道功能失调、肠道内外感染性疾病、中枢神经系统疾病等。发作频繁、呕吐物量多影响营养状态和生长发育，胆汁性、咖啡样或粪样呕吐，伴有腹胀、便秘、腹痛，经内科和体位治疗并正确喂养仍不见好转者，多为消化道畸形所致，常见原因有先天性食管闭锁、膈疝、幽门肥厚性狭窄、幽门瓣膜或闭锁、环状胰腺、肠旋转不良、肠闭锁或狭窄、先天性巨结肠、肛门直肠畸形等，少见的还有新生儿坏死性小肠结肠炎、胎粪性腹膜炎、胃肌层发育不良胃破裂等。

2. 辅助检查　以 X 线摄片和消化道造影为主。X 线摄片提示肠梗阻或消化道结构异常并经消化道造影证实梗阻存在的位置可以做出相应诊断。

四、鉴别诊断

1. 溢乳　溢乳在出生后不久即可出现，主要表现为喂奶后即有 1～2 口乳水反流入口腔或吐出，喂奶后改变体位也容易引起溢乳。溢出的成分主要为白色奶水，如果奶水在胃内停留时间较长，可以含有乳凝块。溢乳不影响新生儿的生长发育，随着年龄的增长逐渐减少，出生后 6 个月左右消失。

2. 吞咽动作不协调　主要见于早产儿，或见于有颅脑和脑神经病变的患儿，是咽部神经肌肉功能障碍，吞咽动作不协调所致，表现为经常有分泌物在咽部潴留，吞咽时部分乳汁进入食管，部分从鼻腔和口腔流出，部分流入呼吸道，引起新生儿肺炎。早产儿数周或数月后功能逐渐成熟，可以自行恢复，神经系统损伤引起者的预后，取决于神经系统本身的恢复。

3. 喂养不当　约占新生儿呕吐的 1/4。喂奶次数过频、喂奶量过多；乳头孔过大或过小、乳头下陷，致使吸入大量空气；奶头放入口腔过多，刺激了咽部；牛奶太热或太凉，奶方变更和浓度不合适；喂奶后剧烈哭闹，喂奶后过多过早地翻动小儿等，都容易引起新生儿呕吐。呕吐可以时轻时重，并非每次奶后都吐。呕吐物为奶水或奶块，不含胆汁。改进喂养方法则可防止呕吐。

4. 咽下综合征　约占新生儿呕吐的 1/6。正常情况下，胎龄 4 个月时消化道已经完全形成，胎儿吞咽羊水到胃肠道，对胎儿胃黏膜没有明显的刺激。在分娩过程中，如有过期产、难产、宫内窘迫或窒息，胎儿吞入过多的羊水、污染的羊水、产道中的分泌物或血液，可以刺激胃黏膜引起呕吐。呕吐可以表现为生后即吐，喂奶后呕吐加重，为非喷射性呕吐。呕吐物为泡沫黏液样，含血液者则为咖啡色液体。多发生于出生后 1~2 天，将吞入的羊水及产道内容物吐尽后，呕吐即消失。如无其他并发症，小儿一般情况正常，不伴有发绀和呛咳，轻者不需特殊处理，重者用 1% 碳酸氢钠洗胃 1~2 次即可痊愈。

5. 胃内出血　新生儿出血症、应激性消化道溃疡、弥散性血管内凝血等引起的胃肠道出血时，血液刺激胃黏膜可以引起新生儿呕吐。呕吐时往往伴有原发病的症状和体征，选择适当的实验室检查，可以做出明确诊断。

6. 药物作用　苦味药物可以刺激胃黏膜引起新生儿呕吐，如某些中药制剂。有些药物如红霉素、氯霉素、两性霉素 B、吐根糖浆、氯化钙等本身就可以引起呕吐，一般停用后自然缓解。孕妇或乳母应用洋地黄、依米丁等时，药物可以通过胎盘血行或乳汁进入新生儿体内，引起新生儿呕吐。

7. 感染　感染引起的呕吐是新生儿内科最常遇到的情况，感染可以来自胃肠道内或胃肠道外，以胃肠道内感染多见。胃肠道内的几乎所有感染都可以引起新生儿肠炎，呕吐为新生儿肠炎的早期症状，呕吐物为胃内容物，少数含有胆汁。随后出现腹泻，容易合并水、电解质紊乱。经治疗后呕吐多先消失。胃肠道外感染引起的呕吐也很常见，凡上呼吸道感染、支气管炎、肺炎、脐炎、皮肤、黏膜、软组织感染、心肌炎、脑膜炎、泌尿系统感染和败血症等都可以引起呕吐。呕吐轻重不等，呕吐物为胃内容物，一般无胆汁，感染被控制后呕吐即消失。

8. 新生儿坏死性小肠结肠炎　目前认为感染在本病发病过程中起主要作用。多见于早产儿和低出生体重儿，以腹胀、腹泻、呕吐和便血为主要表现，感染中毒症状严重，重者常并发败血症、休克、腹膜炎、肠穿孔等。X 线平片检查可见肠道普遍胀气、肠管外形僵硬、肠壁囊样积气、门静脉积气等特征征象。近年认为超声检查对门静脉积气、肝内血管积气、腹水、气腹等都比 X 线敏感，已经成为本病的重要诊断手段。

9. 胃食管反流　很多新生儿都出现过反流现象，但有明显征象的占 1/（300~1 000），其原因可能与食管神经肌肉发育不全有关，有时和食管裂孔疝并存。90% 以上的患儿出生后第 1 周内即可出现呕吐，常在平卧时发生，呕吐物为乳汁，不含胆汁，呕吐物内可混有血液。长期胃食管反流，可以引起反流性食管炎和食管溃疡。如果没有解剖结构上的异常，出生后数月可以自愈。

10. 幽门痉挛　为幽门的暂时性功能失调所致。多在生后 1 周内发病，呈间歇性喷射性呕吐，并非每次奶后都吐。呕吐物为奶水，可有奶块，不含胆汁。对全身营养影响较小。查体较少见到胃型和蠕动液，触诊摸不到增大的幽门括约肌。用阿托品治疗有效。

11. 胎粪性便秘　正常新生儿 98% 在生后 24 小时内开始排胎粪，约 48 小时后排尽，如出生后数日内不排便或排便很少，就会引起烦躁不安、腹胀、拒奶和呕吐，呕吐物含有胆汁。全腹膨隆，有时可见肠型，可触及到干硬的粪块，肠鸣音活跃。腹部 X 线片全腹肠管扩张，可见液平和颗粒状胎粪影。肛查时可触及干结的胎粪，生理盐水灌肠使大量黏稠的胎粪排出后，症状即可缓解。

12. 新生儿便秘　多为肠道蠕动功能不良所致。少数新生儿 3~5 天才排便 1 次，以牛奶喂养儿多见。便秘时间延长，则出现腹胀和呕吐，呕吐特点与胎粪性便秘相似，通便后症状解除，不久后又出现，大多数于满月后自然缓解。

13. 颅内压升高　新生儿较多见，新生儿颅内出血、颅内血肿、缺氧缺血性脑病、各种感染引起的脑膜炎、脑炎等，均可以引起颅内压增高。颅内压增高时的呕吐呈喷射状，呕吐物为乳汁或乳块，一般不含胆汁，有时带咖啡色血样物。患儿往往伴有烦躁不安或嗜睡、昏迷、尖叫、前囟饱满、颅缝开裂等神经系统症状和体征。给予脱水降颅压后呕吐减轻。

14. 遗传代谢病　大多数有家族史。

（1）氨基酸代谢障碍：包括许多疾病，如苯丙酮酸尿症、胱氨酸血症、先天性赖氨酸不耐受症、甘氨酸血症、缬氨酸血症等均有呕吐现象，另外还有各种疾病特有的症状，如皮肤毛发颜色淡、尿有特殊霉味、生长不良、昏迷、酸中毒、眼球震颤等，做血液检查可以确诊。

（2）糖代谢障碍：如半乳糖血症、枫糖血症等，出生时正常，进食后不久出现呕吐、腹泻等，以后出现黄疸、肝大、白内障等。

（3）先天性肾上腺皮质增生症有很多种类型，如 21 - 羟化酶缺乏、11β - 羟化酶缺乏、18 - 羟化酶缺乏、18 - 氧化酶缺乏、3β - 羟脱氢酶缺乏、17α - 羟化酶缺乏、17、20 裂解酶缺乏。其中以 21 - 羟化酶缺乏最为典型。出生后不久出现嗜睡、呕吐、脱水、电解质紊乱、酸中毒等。外生殖器性别不清，男性阴茎大或尿道下裂、隐睾，女婴出现阴蒂肥大，大阴唇部分融合似男婴尿道下裂或隐睾的阴囊等。检查血浆皮质激素及其前体类固醇，如皮质醇、17 - 羟孕酮、脱氢异雄酮、雄烯二酮可以协助诊断。

15. 过敏性疾病　小儿对药物、牛奶蛋白、豆类蛋白过敏时可以出现呕吐，新生儿比较常见的是对牛奶蛋白过敏，常在生后 2 ~ 6 周发病，主要表现为喂给牛奶后 24 ~ 48h 出现呕吐、腹胀、腹泻，大便中含有大量奶块和少量黏液，可以出现脱水、营养不良等。停用牛奶后呕吐消失。

16. 食管闭锁及食管气管瘘　由于胎儿食管闭锁，不能吞咽羊水，母亲孕期常有羊水过多，患儿常有呛咳、青紫及吸入性肺炎，甚至发生窒息。下鼻胃管时受阻或由口腔内折回，X 线检查可以清楚观察到鼻胃管受阻情况，同时可以了解盲端位置。进一步检查可经导管注入 1 ~ 2ml 碘油造影，可以更清楚地显示闭锁部位，同时观察有无瘘管。

17. 膈疝　临床分为后外侧膈疝、胸骨后疝和食管裂孔疝。后外侧膈疝又称胸腹裂孔疝，占所有膈疝的 70% ~ 90%，多发生在左侧。出生后出现阵发性呼吸急促和发绀，如伴有肠旋转不良或进入胸腔的肠曲发生嵌顿，表现为剧烈呕吐，重者全身状况迅速恶化，病死率很高。查体上腹部凹陷呈舟状，可见到反常呼吸。X 线检查可以确诊，胸腔内见到充气的肠曲和胃泡影、肺不张、纵隔向对侧移位，腹部充气影减少或缺如。

18. 食管裂孔疝　它是一种先天性膈肌发育缺陷，使部分胃通过食管裂孔进入胸腔。食管裂孔疝分为食管裂孔滑动疝、食管旁疝和混合型。85% 患儿出生后第 1 周内出现呕吐，10% 在出生后 6 周内发病。立位时不吐，卧位时呕吐明显，可呈喷射性呕吐，呕吐物为乳汁，可含有棕色或咖啡色血液。有的患儿可引起继发性幽门痉挛，临床极似幽门肥厚性狭窄。1/3 婴儿可以出现吸入性肺炎。食管旁疝可发生胃溃疡，偶尔可以出现胃坏死，需要急诊手术处理。呕吐可持续 12 ~ 18 个月，多数患儿待身体直立时可以消失。诊断主要依靠 X 线检查，钡剂发现膈上胃泡影或胃黏膜影可以诊断。

19. 肥厚性幽门狭窄　男婴发病高，男女之比 4：1，多见于足月儿。呕吐始于生后第 2 周左右，呕吐呈持续性、进行性，逐渐发展为喷射性呕吐。呕吐物为奶水和奶块，量多，有酸臭味。每次喂奶后不久或喂奶过程中呕吐，患儿食欲好。饥饿感强，反复呕吐后，患儿体重不增，大小便减少。腹部检查可见到明显的胃型和顺、逆两个方向的胃蠕动波。在右肋缘下腹直肌外侧可触橄榄大小的坚硬肿物，为肥厚的幽门括约肌。钡剂检查可见胃扩大、胃排空时间延长、幽门部呈典型的鸟嘴样改变及狭窄而延长的幽门管。超声检查可以直接看到肥厚的幽门括约肌，诊断的标准为幽门肌厚度超过 4mm 或幽门管的长度超过 14mm 即可诊断。

20. 幽门前瓣膜致闭锁或狭窄　为较少的先天发育异常，多数瓣膜中央有孔。无孔瓣膜生后即出现上消化道完全梗阻的症状，瓣膜孔较小时在新生儿期就可发病，表现为进食后呕吐，常呈喷射状，呕吐性状和内容物类似肥厚性幽门狭窄，但腹部触诊摸不到肿物。钡剂检查见不到幽门管延长、弯曲及十二指肠球压迹等肥厚性幽门狭窄的特点，可以幽门前 1 ~ 2cm 处见到狭窄处的缺损。本病需手术切除隔膜。

21. 胃扭转　胃扭转分为两型：器官轴型扭转和系膜轴型扭转。以器官轴型多见，约占 85%。新生儿因胃的韧带松弛，胃呈水平位，故容易发生胃扭转。多于出生后即有吐奶或溢奶史，也可以在生后数周内开始呕吐，呕吐轻重不一，呈喷射状呕吐或非喷射状呕吐，多在奶后呕吐，奶后移动患儿时更为明显，呕吐物不含胆汁。钡剂造影可以确诊。

22. 先天性肠闭锁和肠狭窄　闭锁可发生于肠管的任何部位，以回肠最多，占 50%，十二指肠占 25%，空肠较少，结肠罕见。发生在十二指肠和空肠上段的称为高位肠闭锁。高位时常常有羊水过多史，闭锁部位越高，呕吐出现得越早，十二指肠闭锁时生后第 1 次喂奶即发生呕吐，呕吐物为胃内容物及十二指肠分泌液，除少数闭锁发生在壶腹部近端者外，大多数呕吐物内均含有胆汁，随着喂奶次数的增多，患儿呕吐逐渐加重，呈持续性反复呕吐。可有少量的胎便排出，腹不胀或轻度膨隆。发生于空肠下段、回肠和结肠时称为低位肠闭锁。低位肠闭锁主要表现为腹胀，常在出生后 1 ~ 2 天开始呕吐，呕吐物呈粪便样，带臭味，无胎粪或仅有黏液样胎粪。高位肠闭锁时，腹部立位 X 线透视或摄片可见 2 ~ 3 个液平面，称为二泡征或三泡征，低位肠闭锁时可见多个扩大的肠襻和液平面，闭锁下端肠道不充气，钡灌肠可见胎儿型结肠。

23. 肠旋转不良　一般在出生后 3 ~ 5 天开始呕吐，呕吐可为间歇性，时轻时重，呕吐物为乳汁，含有胆汁，生后有胎便排出。如发生胃肠道出血，提示肠坏死，继之可出现肠穿孔和腹膜炎，腹膜刺激征阳性，中毒性休克等。X 线立位片可见胃和十二指肠扩张，有双泡征，空肠、回肠内少气或无气，钡灌肠显示大部分结肠位于左腹部，盲肠位于左上腹或中腹即可确诊。

24. 胎粪性腹膜炎　胎儿时期肠道穿孔导致胎粪流入腹腔，引起腹膜无菌性、化学性炎症，称为胎粪性腹膜炎。临床表现因肠穿孔发生的时间不同而异，结合 X 线特点，通常分为 3 型。①肠梗阻型，出生后即可见到梗阻症状，如呕吐、拒奶、腹胀、便秘等，X 线立位片可见肠曲扩大，伴有多个液平面，可见明显的钙化斑片影；②腹膜炎型，由于肠穿孔到出生时仍然开放，出生后迅速引起化脓性腹膜炎或气腹，根据气腹的类型有可分为两种，一种是游离气腹，肠穿孔为开放性，患儿一般状况差，可伴有呼吸困难和发绀，腹胀显著，腹壁发红，发亮，腹壁静脉曲张，有时腹腔积液可引流到阴囊，引起阴囊红肿。腹部叩诊呈鼓音和移动性浊音。肠鸣音减少或消失。腹部 X 线片可见钙化影，有时阴囊内也见钙化点。另一种是局限性气腹，肠穿孔被纤维素粘连包裹，形成假面具性囊肿，囊内含有积液和气体，假性囊肿的壁上或腹腔内其他部位可见钙化点。此型可以发展为弥漫性腹膜炎或局限性腹腔脓肿；③潜伏性肠梗阻型，出生时肠穿孔已经闭合，但腹腔内存在着肠粘连，表现为出生后反复发作的肠梗阻，腹部 X 线片可见钙化影。轻症经禁食、胃肠减压、灌肠等处理，可以缓解。如果已经有气腹或肠梗阻症状不能缓解，应尽早手术治疗。

25. 先天性巨结肠　是一种常见的消化道畸形，是由于结肠末端肠壁肌间神经丛发育不全，无神经节细胞，受累肠段经常处于痉挛状态而狭窄，近端结肠粪便堆积继发肠壁扩张、增厚，造成巨大结肠。本病主要症状包括胎粪排出延迟、便秘，约 90% 病例生后 24 小时内无胎便排出。逐渐加重的低位肠梗阻症状，出现呕吐，次数逐渐增多，呕吐物含胆汁或粪便样物质，腹部膨隆，皮肤发亮，静脉怒张，可见肠型及蠕动波，肠鸣音亢进。肛门指检直肠壶腹部空虚，并能感到一缩窄环，拔指后有大量粪便和气体爆破式排出，腹胀症状随之缓解。此后便秘、呕吐、腹胀反复出现。晚期可并发小肠结肠炎、肠穿孔等。X 线立位腹部检查可见肠腔普遍胀气，直肠不充气。钡灌肠是主要的诊断方法，可见到直肠、乙状结肠远端细窄，乙状结肠近端和降结肠明显扩张，蠕动减弱。24 小时后复查，结肠内常有钡剂存留。直肠测压检查显示直肠肛管抑制反射阴性。直肠活检和肌电图检查也有助于临床诊断，但在新生儿使用较少。

26. 肛门及直肠畸形　主要指肛门及直肠的闭锁或狭窄，是新生儿期发生率最高的消化道畸形。临床可分为①肛门狭窄；②肛门闭锁；③直肠闭锁。肛门直肠闭锁者生后无胎便排出，以后逐渐出现低位肠梗阻的症状，如腹胀、呕吐、呕吐物含胆汁和粪便样物质，症状逐渐加重。大多数患儿通过仔细查体都可以发现无肛门或肛门异常，临床可疑病例可以在出生24 小时以后，将患儿进行倒立位侧位摄片检查，可以确定闭锁的类型和闭锁位置的高低，超声检查也可以准确测出直肠盲端与肛门皮肤的距离。

五、治疗

新生儿呕吐的诊断和治疗过程是相互交叉的，其治疗原则主要包括防止并发症和病因治疗两个方面。包括防止误吸，改善喂养习惯，控制感染，手术纠正消化道畸形等。

（何　源）

第十五节　新生儿流行性腹泻

新生儿流行性腹泻（epidemic diarrhea of the newborn）是指在产科婴儿室或医院新生儿病房中暴发流行的腹泻。由于新生儿免疫功能不完善及环境因素，易发生感染。病原以细菌、病毒、真菌、寄生虫较为常见，主要通过孕母产道、被污染的乳品、水、乳头、食具、成人带菌者等传播。

一、病因及流行病学

（一）细菌

以大肠埃希菌较为常见，致病性大肠埃希杆菌（EPEC）、产毒性大肠埃希菌（ETEC）和出血性大肠埃希菌（EHEC）都曾发生过新生儿流行性腹泻，尤以 EPEC 是常见的病因，流行性强，有时可引起整个病区婴儿腹泻的流行，甚至传至院外，引起整个地区婴儿的流行。流行开始的第一例，多来自孕母分娩前后的腹泻，或宫颈存在大肠埃希杆菌，新生儿在分娩过程中得到感染。也可能在分娩后从母亲处得到感染，于生后 1～6 天发病，先传给婴儿室中附近的新生儿，范围逐渐扩大成为流行。另一种传播方式是曾与流行性腹泻的新生儿有过直接或间接接触，或从工作人员的手或带菌者间接感染到疾病，但尚在潜伏期，作为正常婴儿出院，回家后不久发生腹泻，被送至另一医院的新生儿病室，引起该病室的腹泻流行。

鼠伤寒沙门菌也是流行性腹泻的重要病原，鼠伤寒菌分布广泛，对人和某些动物都可引起疾病，病愈后带菌率又高，因此细菌来源多，发病率高。腹泻的流行常来自孕妇或工作人员的带菌者或患者。有报道工作人员的鼻腔也可带菌，经手的媒介传给新生儿，因此在鼠伤寒发病率高的地方要特别注意新生儿腹泻的流行。新生儿感染沙门菌后带菌率比儿童或成人要高，因此新生儿患者腹泻控制后要多次作大便培养，至少连续 3 次阴性后方可出院。

其他一些细菌，如空肠弯曲菌、耶尔森菌、产气单胞菌、铜绿假单胞菌、金黄色葡萄球菌、志贺菌、产气杆菌、嗜盐菌等也可引起新生儿腹泻。

（二）病毒

轮状病毒是引起新生儿流行性腹泻的最常见病原之一，主要经粪口途径传播，健康成人可作为带毒者，已感染的新生儿也是重要感染源。轮状病毒在环境中较稳定，不易自然灭活，可通过护理人员传播。也有报道轮状病毒可经过呼吸道、胎盘传播。但大便中找到轮状病毒，不可认为是腹泻的病原，因正常大便中也可找到该病毒。在流行中，如大部分患儿大便中轮状病毒的核苷酸或基因构型相同，方可认为是流行的病因。柯萨奇病毒、埃可病毒、肠道腺病毒等也可引起新生儿流行性腹泻。

（三）真菌

长时间使用抗生素可继发真菌感染，以白假丝酵母较多见。

（四）寄生虫

滴虫、梨形鞭毛虫、隐形孢子虫等也可引起新生儿流行性腹泻。

二、临床表现

（一）消化道症状

腹泻每天数次或十多次，大便性状与病原有关，可呈稀水样便、黏液便、血样便，患儿常有食欲缺乏、腹胀、呕吐。

（二）全身症状

常有发热、精神萎靡、哭吵不安，严重者出现嗜睡、面色苍白、唇周发绀。

（三）水、电解质平衡紊乱

新生儿腹泻常在短时间内发生脱水、酸中毒、低钠血症、低钾血症等并发症，严重者面色发灰、皮肤花纹、四肢发凉、尿少，出现休克。

（四）其他

有些患儿同时伴有其他部位感染，如肺炎、中耳炎、尿路感染、鹅口疮、败血症等。

不同病原所致的新生儿流行性腹泻各有一定特点：

1. 大肠埃希菌肠炎　致病性大肠埃希菌肠炎的大便为水样、蛋花汤样，有腥臭味；产毒性大肠埃希菌肠炎的大便为稀水样；侵袭性大肠埃希菌肠炎的大便呈黏液脓血样，有腥臭味，大便量不多。

2. 鼠伤寒沙门菌肠炎　大便性状多变，可呈水样、黏冻样、黑绿色或灰白色，有明显的腥臭味。

3. 轮状病毒肠炎　起病急，常发热，大便稀水样，量多，腥臭味可不明显。

4. 金黄色葡萄球菌肠炎　大便多为黄绿色、暗绿色、水样，有腥臭味。

5. 真菌性肠炎　大便呈黄绿色稀水样，或豆腐渣样，泡沫多。

三、诊断

（一）病史及流行情况

要详细询问病史，了解流行病学情况，有助于诊断。

（二）临床表现

要详细观察大便性状。同时要密切观察病情发展，新生儿脱水程度较难估计，尤其对早产儿，皮下脂肪少，用皮肤弹性估计脱水并不准确，最好根据连续的体重记录、尿量测量。

（三）病原学检查

要及时留取标本做细菌培养。如怀疑轮状病毒感染，要同时查病毒抗原。如怀疑真菌感染，大便镜检可见真菌孢子和菌丝。

（四）血气分析和电解质检查

新生儿腹泻易发生酸中毒和电解质紊乱，应及时做血气分析和电解质检查，做到及时治疗。

四、治疗

（一）控制感染

根据病原及药敏结果，选用抗生素，对革兰阴性杆菌，可选用头孢第三代抗生素或安美汀。病毒性腹泻不必使用抗生素。真菌性肠炎应停用抗生素，用制霉菌素口服。

（二）纠正水电解质紊乱

对新生儿腹泻要随时观察是否有脱水、酸中毒和电解质紊乱，要及时予以纠正。

1. 补液量　新生儿个体差异较大，不同出生体重，不同日龄，需要量均不同，要个体化，对轻、中度脱水补液量不宜过多。对重度脱水，有循环衰竭者，先给 2∶1 等张液 20ml/kg，静脉滴注。

2. 补液性质　等渗脱水补 1/2 张，低渗脱水补 2/3 张，高渗脱水补 1/3 张。

3. 补液速度　输液总量的 1/2，以 8~10ml/（kg·h）速度静脉滴注，约需 8 小时，另 1/2 以 5~6ml/（kg·h）速度静脉滴注。早产儿补液速度应 <7ml/（kg·h）。

4. 纠正酸中毒　用碳酸氢钠，根据血气分析 BE 值计算，5% 碳酸氢钠（ml）＝ −Be × 体重（kg）×0.5，先用计算量的 1/2，用 5% 葡萄糖等量稀释静脉滴注。纠正酸中毒的目标是使 pH 不低于 7.25。

5. 纠正电解质紊乱　新生儿腹泻易发生低钠血症和低钾血症。补钾不宜操之过急，如血钾 <3.5mmol/L，可给氯化钾 1.5~3mmol/（kg·d），用 10% 氯化钾 1~2ml/（kg·d），稀释成 0.15%~0.2%，持续静脉滴注。

（三）其他治疗

可用十六角蒙脱石，每次 0.5g，每天 2~3 次。腹泻时间较长者需用微生态调节剂，如丽珠肠乐口服。

五、预防

新生儿流行性腹泻的预防主要是消毒隔离和治疗患者，以切断感染源。一旦发现新生儿腹泻就应立即隔离患儿和其父母，并积极治疗患者。如发现流行已难避免，立即将直接或间接接触过的婴儿集中在一个病房，每天做大便培养，严密观察腹泻的发生。对大便培养阳性者再另集中隔离。

有作者认为，凡大便培养阳性者，不论有无腹泻都给予抗生素预防，疗程 5 天。但也有反对药物预防，因为药物预防后带菌率更高，症状可能推迟出现，有时还可能使症状反复发作，延长流行时间。

腹泻流行的婴儿室都应检疫，不收新婴儿或新患者，将已康复的婴儿集中在一起，大便培养阴性 3 次后出院，未发生腹泻的新生儿也另集中在一间，经过潜伏期（1~6 天）后大便培养阴性 3 次后方可出院。任何患儿出院后，原床位上的用品（如被褥、被单、枕头）及病床都应消毒。

婴儿室和病室在流行期间应每天消毒，地板湿拖，家具湿揩，不让灰尘飞扬，定时作空气、地板、墙壁和家具拭子培养。

工作人员应特别注意手的刷洗，每接触一患儿后应再洗手，方可接触另一婴儿，定时作手拭子、鼻腔拭子和大便培养，阳性者暂脱离病室或婴儿室。喂奶前需戴消毒手套，然后装奶头。对有粪便污染的尿布和床单需集中在一起，消毒后才可送出病室。

（何　源）

第十六节　新生儿病毒感染

一、巨细胞病毒感染

巨细胞病毒感染（cytomegalo virus infection）是人巨细胞病毒（human cytomegalo virus，HCMV）引起的一种全身性感染综合征。因受染细胞的典型改变是细胞变大，核内和胞质内出现包涵体，故本病又名巨细胞包涵体病（cytomegalic inclusion disease，CID）。由于人对此病毒普遍易感，HCMV 的感染非常普遍，近年来在世界范围内的感染和发病率有增加的趋势，也是引起先天性畸形的重要原因之一。

（一）临床流行病学

1. 发病率　人是 HCMV 的唯一传染源和宿主。本病属非流行性传染，无明显季节性，感染率与社会经济条件明显相关。欧美 20 世纪 80 年代孕妇的感染率（血清抗 HCMV－IgG）

为40%～80%，日本为95%，一些发展中国家及地区的感染率甚至可达100%。巨细胞病毒感染在我国广泛流行，2009年数据显示孕妇血清抗 CMV－IgG 阳性率高达94.6%。孕妇的原发或重复感染均可引起胎儿的宫内感染、围生期感染或产后水平感染，武汉观察组的总感染率达85%。产妇与新生儿的抗 HCMV－IgM 检出情况与感染密切相关，胎儿可从抗 HCMV－IgM 阳性的母亲获得感染。

2. 病原学 HCMV 属疱疹病毒科乙组疱疹亚科，系线状双链 DNA（dsDNA）病毒。本病毒对宿主或组织培养有明显的种属特性，复制周期为48～72小时，产生感染细胞病变需要6～7天。在感染急性期，HCMV 的 B 基因表达产物可诱发机体免疫反应与 HCMV－IgM 起抗原－抗体反应；研究证实，HCMV 150kD 磷蛋白是 HCMV 蛋白结构中抗原性最强的蛋白，与其他疱疹病毒无同源性，能被 HCMV 感染患者血清中抗 HCMV－IgG 特异性抗体识别。HCMV 目前暂定为1个血清型，又分为3个亚型，即1、2、3亚型。HCMV 具有潜伏活动的生物学特性，侵入宿主后4小时开始合成宿主特异性 DNA，继而合成特异型病毒 DNA；它可引起体液免疫反应和细胞免疫反应，前者以抗体反应为主，可用各种血清学方法测定。抗体形成较容易，即使在严重免疫抑制者中也可产生，但它不能防止再感染和发病。在防御感染中起重要作用的是细胞免疫，主要是 NK 细胞和 CTL 细胞。

3. 传染源与传播途径 由于 HCMV 感染多呈亚临床型或隐性发病及潜伏感染，故 HCMV 携带者是最广泛的传染源。病毒存在于宿主咽部、唾液腺、子宫颈、阴道分泌物、尿液、精液、乳汁及血液中。先天性感染、围生期感染以及出生后早期感染的婴儿持续排放病毒，迁延可达数年，但在第一年中排毒量最多。美国每年新生儿的先天性 HCMV 感染率为1%。我国一项研究发现，HCMV 感染率随年龄增大而升高，新生儿及3、6和12月龄婴儿的 HCMV 排毒率分别为1.41%、14.0%、37.7%和35.3%。在传播途径中，围生期母婴传播的意义最大，包括经胎盘感染、经宫颈逆行感染、经产道感染和产后水平感染，后者主要是经哺乳而感染，通过母乳感染 CMV 的婴儿可达58%～76%。病婴从口腔、呼吸道及尿液中排放病毒是造成本病在婴儿中间进行水平传播的重要方式，人群对于 HCMV 的易感性是普遍的，而且可以重复感染。

（二）发病机制与病理生理

HCMV 具有潜伏活动的生物学特性，侵入人体后主要引起两种变化：①进行病毒复制产生典型的巨细胞包涵体，称为产毒性感染（productive infection）；②没有子代病毒复制，不引起细胞病变称为非产毒性感染或潜伏感染（nonproductive 或 latent infection）。内源性潜伏病毒在一定条件下可被激活引起再发感染（recurrent infection）。受 HCMV 感染的细胞明显增大，直径可达20μm 以上，细胞核也增大，常偏于细胞一侧，包涵体偏于核内一侧，当中有不染色的晕环将其与核膜隔开，使细胞呈典型的"猫头鹰眼样"改变。在巨细胞附近常有浆细胞、淋巴细胞浸润。孕妇感染 HCMV 后，HCMV 潜伏于胎盘绒毛膜组织中，引起胎盘形态学改变，使胎儿生长发育的环境和条件恶化，造成胎儿反复感染。HCMV 还会影响绒毛膜促性腺激素、胎盘生乳素等的分泌，造成胎儿宫内发育迟缓、死胎、早产和死产等。孕早期感染可导致胚胎正常发育受影响、胎儿畸形、死胎等。HCMV 感染引起的病变是多系统、多脏器的。有资料显示，脑部是典型的受侵犯部位，表现为脑积水、脑室周围钙化、局部软化及出血、星状细胞增生、血管周围炎性浸润以及硬脑膜结节化。肾脏受累时主要累及肾小管近端，常有间质细胞浸润；肺泡和支气管上皮也可见巨细胞，并有单核细胞浸润。在新生儿病例中，可发现有髓外血细胞生成和圆形细胞浸润或亦可见巨细胞；肝脏病理改变可见肝细胞水肿和类似慢性肝炎样改变，又可引起重型肝炎改变。包涵体累及肝内胆管上皮细胞，引起胆管炎、胆汁瘀积和黄疸。

（三）临床表现

本病的临床表现依患者的感染方式、年龄、免疫状态以及并发症不同而各异。

1. 先天性感染　受感染的胎儿除流产、死产外，活婴中约有5%表现为典型全身CID，即多系统、多脏器受累。另有5%表现为非典型的临床表现，其余90%均呈亚临床型。新生儿CID的特征是单核，巨噬细胞系统和中枢神经系统受侵犯，如小于胎龄儿，小头畸形、黄疸、肝脾大、皮肤瘀斑、脑积水、脑组织钙化等。据Boppana等（1992）106例的分析，本病的主要体征及症状为紫癜（76%）、黄疸（67%）、肝脾大（60%）、小头畸形（53%）、体重过轻（50%）、早产（34%）以及脉络膜视网膜炎、脑积水、脑组织钙化和低钙惊厥等，严重者多在生后数天或数周内死亡；幸存者90%留有后遗症，如生长迟缓、智力障碍、运动障碍、癫痫、视力减退（视神经萎缩）、听力障碍（神经性耳聋）等。

2. 围生期感染　主要通过分娩时的产道感染或经宫颈逆行感染及产后喂乳感染等，出生时多无感染症状，2～4个月后发病，多为亚临床型，以呼吸道和消化道系统症状为主，如刺激样咳嗽（呈百日咳样）、气促、发绀、间质性肺炎表现、黄疸、肝脾大、血小板减少性紫癜。本病的病死率可达30%，肺炎合并呼吸衰竭为主要的直接死因。有研究发现孕早期HCMV原发感染对胎儿神经系统的损害较孕中期和孕晚期再发性感染及继发性感染者重。

（四）诊断

本病的诊断标准（试行，1994年10月，武汉）包括临床与实验室两个方面的依据：

1. 临床诊断依据　能证实宿主体内有HCMV侵入，无论有无症状或病变均称为CMV感染。

（1）根据获得感染的方式分类

1）先天性感染（congenital infection）：由HCMV感染的母亲所生育的子女于出生14天内（含14天）证实有HCMV感染，为宫内感染所致。

2）围生期感染（perinatal infection）：由HCMV感染的母亲所生育的子女于出生14天内没有HCMV感染，而于生后第3～12周内证实有HCMV感染；为婴儿于出生过程或吸吮母乳感染。

3）生后感染（postnatal infection）或获得性感染（acquired infection）：由产后水平感染，主要是经哺乳而感染和由患婴造成的水平传播感染。

在新生儿中以前2种方式为最重要。

（2）根据临床征象分类

1）症状性感染（symptomatic infection）：出现HCMV感染相关的症状体征，损害宿主2个或2个以上器官或系统时称全身性感染（systemic infection），多见于先天性感染；主要集中于宿主的某一器官或系统如肝脏或肺部时，则称为CMV肝炎或CMV肺炎。

2）亚临床型感染（subclinical infection）：无任何临床症状与体征，在新生儿中为非主要类型。

2. 实验室诊断依据（具有下列任何 1 项即可诊断）

（1）从受检材料（尿、血、唾液、乳汁等组织）中分离出 HCMV。

（2）在受检组织细胞中见到典型的巨细胞包涵体（除外其他病毒感染）。

（3）血清特异抗体检测

1）血清抗 CMV IgG：从阴性转为阳性表明原发性感染。

2）血清抗 CMV IgM：阳性结果表明 HCMV 感染；如同时有抗体 CMV‐IgG 阴性，表明原发性感染；但新生儿产生 IgM 能力差，因此，即使感染了 HCMV 仍可出现假阴性。

（4）用特异的单克隆抗体从受检组织或细胞中检测到 CMV 抗原表示 HCMV 活动，从周围血细胞中查得 CMV 抗原又称为 CMV 抗原血症（CMV antigenemia）。

（5）用分子杂交或聚合酶链反应法从受检材料中检出 CMV‐DNA 特异片段，表明 CMV 感染（潜伏感染或活动性感染均可）。

（五）治疗

对本病目前尚无特效治疗，以对症处理支持治疗为主。目前，更昔洛韦、缬更昔洛韦、膦甲酸、西多福韦等抗病毒药得到上市许可，用于治疗 HCMV。有证据表明更昔洛韦在治疗新生儿有症状性先天性 CMV 感染中有一定的效果，特别对防治听力损伤有一定的效果。重症感染者用 7.5~10mg/（kg·d），分 2~3 次静滴，14 天后继以 5mg/（kg·d）维持治疗 1~2 个月，对先天性感染又可用 12mg/（kg·d）连续治疗 6 周疗法。不良反应有白细胞及血小板下降、肝功能异常，但停药后可迅速恢复正常，偶可致不可逆性无精症。

大量的多中心试验正在对缬更昔洛韦（更昔洛韦前体）糖浆治疗有症状的先天性 CMV 患儿的安全性及有效性进行评估。口服成分虽可避免静脉给药的缺点，但血清学和重新激活的毒性仍存在，这些缺点限制了其使用。而膦甲酸、西多福韦应用于先天性 CMV 感染新生儿的经验则非常有限。

（六）预防

治疗即使有效，也难免留下后遗症，所以预防特别重要。鉴于传染源广泛而且多为隐性，传播途径复杂而不易控制，加之易感性普遍存在，预防措施的重点在于开发疫苗。

二、弓形虫感染

弓形虫病（toxoplasmosis）是由刚地弓形虫引起的人畜共患寄生虫病。先天性感染多可致胎儿畸形、早产、死产等。

（一）临床流行病学

1. 发病率　本病呈世界性分布，具有广泛的自然疫源性。各国感染率高低不一，为 0.6%~94%，平均在 25%~50% 左右，我国人群感染率为 0.1%~47.3%，多数报道在 10% 左右。2008 年，李伟等报道我国孕妇弓形虫 IgM 抗体阳性率达 3.6%，随着获得性免疫缺陷综合征的感染率增加和宠物的饲养，此感染率近年有增长趋势。

2. 传染源与传播途径　凡体内带有弓形虫的哺乳类、鸟类等动物均可为传染源，其中受感染的猫及猫科动物为主要传染源。猪和羊肉中含有弓形虫包囊，食肉动物可经口感染。初次感染弓形虫的孕妇可经胎盘传染给胎儿，是先天性致畸的重要传染源。

3. 易感性　人群对弓形虫普遍易感。胎儿及婴儿比成人易感。

4. 病原学 刚地弓形虫是一种双宿主（终末宿主和中间宿主）生活史周期、双相发育的球虫。弓形虫是严格的细胞内寄生虫。猫及猫科动物是其唯一的终宿主，也是中间宿主，弓形虫在其体内完成无性生殖和有性生殖过程；人是其中间宿主，弓形虫在体内只能完成无性生殖过程。弓形虫的生活史分为 2 个相：为在猫科动物的小肠黏膜上皮内进行裂体增殖和有性生殖阶段的孢子球虫相；在人等中间宿主和终宿主体内有核细胞进行无性生殖的弓形虫期。

（二）发病机制

人食入弓形虫卵囊或包囊后，弓形虫先侵入小肠上皮细胞，再经血液或淋巴系统播散至全身各器官，侵入除红细胞外的任何有核细胞内繁殖直至细胞破裂，弓形虫逸出后再侵入新的细胞，如此反复循环，引起全身组织细胞的广泛损害。病变以坏死和炎症为主，亦可见血管栓塞和肉芽肿。当人体特异性免疫形成后，血中的虫体被清除，组织中的滋养体发育受到抑制形成包囊而成隐性感染，一旦人体免疫功能降低时，包囊内虫体活化、逸出造成复发。

（三）临床表现

弓形虫可侵犯全身各器官，但以中枢神经系统、眼、淋巴结、心肺、肝脾和骨骼肌为主，新生儿的显性感染多为先天性获得。初次感染弓形虫的孕妇约 1/2 滋养体可通过胎盘感染胎儿。先天性感染病情的轻重与感染时的孕周呈负相关。妊娠 3 个月内引起先天性感染症状较重，常出现流产及死胎。妊娠中晚期感染的胎儿出生后症状较轻，可表现为隐性感染。出生时有显性感染的常见有脑和眼受损表现，脑部症状有小头畸形、脑积水、脑钙化、脑膜脑炎、精神障碍、惊厥、肢体强直、脑神经麻痹等。眼部表现最常见脉络膜视网膜炎，其次为眼肌麻痹、虹膜睫状体炎、白内障、视神经萎缩等。此外，尚有发热、肝脾大、淋巴结肿大、皮疹、黄疸等。出生后发病愈晚，其病变愈轻。出生后因体内包囊活动化而不断损伤组织细胞，可出现智力低下、癫痫发作、视力减退、斜视、失明等症状。

（四）诊断

本病临床表现复杂，诊断较难。临床上若出生后呈现小头畸形、小眼症等，在新生儿或婴儿期出现黄疸持续不退、肝脾大、视网膜脉络膜炎等，再结合流行病学资料，如母有流产、早产、死产史、与猫密切接触史或进食未熟的肉类、蛋类、奶类史，临床要考虑本病，确诊须靠实验室检查。

（五）实验室检查

1. 病原学检查 取患者的血、脑脊液、尿、痰、羊水、肿大淋巴结及尸体的脏器组织等检查滋养体和假包囊。

（1）直接涂片检查取上述材料直接涂片在高倍镜下找滋养体；或用吉姆萨染色或瑞特染色后在油镜下找滋养体和假包囊，此法阳性率较低。

（2）分离弓形虫取待检材料接种于小鼠腹腔、鸡胚卵黄囊或猴肾细胞分离弓形虫。

（3）DNA 杂交及 PCR 技术两者均有较高的敏感性和特异性。

2. 免疫学检查

（1）血清抗体检查：检测患儿血清中的弓形虫 IgM 和 IgG 抗体，抗体效价高或病程中有 4 倍以上升高或 IgM 抗体阳性均提示近期感染，新生儿血清中 IgM 阳性提示为先天性感染。检测方法如染色试验、补体结合试验、间接凝血试验、间接免疫荧光试验、酶联免疫吸附试验和间接乳胶凝集试验。

（2）循环抗体检查：检测弓形虫循环抗体可以作为早期特异性诊断方法，此法灵敏度和特异性高，可作为早期及急性期的诊断。

（3）近几年，国外弓形虫 IgG 亲和力测定正在兴起，患者出现症状后 5 个月内亲和力低（通常 <25%），高亲和力（>30%）被认为是慢性感染，其是已发现的慢性感染的最有用指标之一，可排除急性感染。

（六）治疗

对确诊为先天性弓形虫病，不管有无症状，获得性感染有症状者均应给予治疗。目前首选乙胺嘧啶和磺胺嘧啶联合用药。乙胺嘧啶是二氢叶酸还原酶抑制剂，磺胺嘧啶能竞争二氢叶酸合成酶使二氢叶酸合成减少，两药均使虫体核酸合成障碍而抑制其生长，故两药联用具有协同作用。①乙胺嘧啶第 1 天剂量 0.5mg/kg，分 2 次口服，第 2 天起剂量减半，1 次口服；②磺胺嘧啶 100mg/（kg·d），分 4 次口服，以上两药联用疗程最短 1 个月，超过 4 个月疗效较佳。乙胺嘧啶有骨髓抑制作用，故应同时加服叶酸 5mg/次，每天 3 次口服；③阿奇霉素与干扰素联合治疗弓形虫病安全有效，近年来临床应用治疗脑、视网膜等部位弓形虫感染的疗效受到肯定。阿奇霉素 7~10mg/（kg·d），饭后 2 小时顿服，服药 10 天停 10 天为 1 个疗程。干扰素 3 岁以上 100 万 U 肌注 1 次为 1 个疗程；3 岁以下 10 万 U 肌注，1 次/天，每疗程连用 4 次。两种药物均用 6 个疗程；④克林霉素可渗入眼组织中，浓度较高，治疗眼弓形虫病疗效较好，10~25mg/（kg·d），分 3~4 次口服，疗程 4~6 周，可间隔 2 周后再重复 1 个疗程。

（七）预防

对孕妇应常规作弓形虫血清学检查，若妊娠早期发现感染应终止妊娠，妊娠中晚期应积极治疗。

三、风疹病毒感染

风疹（rubella，German measles）是由风疹病毒引起的急性出疹性呼吸道传染病，孕早期感染风疹病毒易导致胎儿的先天性畸形。

（一）临床流行病学

1. 病率　母亲在妊娠早期若感染风疹病毒可导致婴儿患先天性风疹综合征（congenital rubella syndrome，CRS）。CRS 患儿多患有严重缺陷，估计全球每年平均有 10 万名 CRS。风疹病毒抗体（RV – IgG）阴性及抗体低水平（<15U/ml）的育龄妇女是生育出 CRS 患儿的高危人群。根据国内 6 个省的 10 412 名孕妇血清标本报道，妊娠早期血清风疹 IgM 阳性率为 0.46%，按此计算我国每年至少有 4 万名因风疹宫内感染引起的先天缺陷儿。

2. 病原学　风疹病毒（rubella virus，RV）属披盖病毒科，为单链 RNA 病毒，只有一个血清型。风疹只对人和猴有致病力，能在胎盘和胎儿体内长期生存繁殖，造成多系统的慢性进行性感染。病毒在体外生活力较弱，紫外线、加热 56℃ 30 分钟、酸类（pH <3.0）、脂溶剂均可将其杀灭。

3. 传染源与传播途径　风疹患者、无症状带毒者和先天性风疹患者都是传染源。在风疹患儿出疹前 7 天和出疹后 5 天内可从患儿的鼻咽分泌物、血液、粪和尿中分离出风疹病毒。先天性风疹患儿出生后长期排毒可达数周至数月之久。风疹病毒主要通过空气飞沫传播。病毒存在于患儿和带毒者的呼吸道分泌物中，通过咳嗽、喷嚏、说话等方式产生飞沫被易感者吸入而传染。易感者亦可通过接触被风疹患儿的粪便、尿液中病毒污染的食具、衣物等用品而发生接触传染。风疹病毒亦可通过胎盘传给胎儿，这是造成新生儿 CRS 的重要途径。

（二）发病机制与病理生理

风疹病毒侵入上呼吸道后，先在局部黏膜和颈淋巴结内复制繁殖，然后侵入血循环引起第一次病毒血症。病毒通过白细胞到达单核细胞系统复制后再次进入血液循环引起第二次病毒血症。皮疹主要是由风疹病毒引起的真皮上层的毛细血管炎症，表现为毛细血管充血和轻微炎症渗出。

孕妇妊娠期感染风疹可将风疹经胎盘传给胎儿。胎儿致畸的危险性与感染风疹的妊娠月份密切相关，孕妇在头 3 个月感染风疹病毒，胎儿受感染的机会较大，胎儿发生先天性畸形的几率较高。这主要是由于胎盘屏障尚未发育完善，病毒能通过胎盘绒毛膜产生持续感染；孕 3 个月正值胎儿三个胚层分化、各器官形成的重要时期，细胞分化受到抑制，器官的形成受到影响，因此产生各种先天性畸形。

（三）临床表现

先天性风疹综合征表现按时间分为三类：①新生儿先天性风疹综合征，包括新生儿期明显的损害；②延迟性先天性风疹综合征，包括新生儿期不明显而后来才显著的损害；③先天性风疹晚期表现，包括新出现的损害。以上各类之间有些重叠。

先天感染风疹病毒后可发生死产、流产、先天性风疹、正常活产新生儿等情况。先天性风疹综合征的临床表现复杂，多累及全身各系统。

1. 低出生体重　约 1/2 患儿出生体重不足 2 500g。

2. 耳聋　占 66%，多为双侧性感觉神经性耳聋或伴有传导性障碍，继而导致语言发育障碍。耳聋是耳蜗和 Corti 器变性引起发育不良所致。听力于出生第一年后可进行性变坏，也有突然发展为听力丧失。

3. 眼损害　占 78%，多为双侧性，以白内障发生率最高，常合并小眼球，其次为先天性青光眼。

4. 心血管畸形　在妊娠头 2 个月感染风疹病毒发生先天性风疹综合征的儿童中约 58% 合并心脏损害，最常见为动脉导管未闭，依次为房、室间隔缺损，肺动脉狭窄，法洛四联症等。

5. 中枢神经系统病变　占 62%，主要表现为精神发育迟缓，小头畸形，严重的运动损害和典型的痉挛性双侧瘫痪均可见到。

6. 其他　如血小板减少症、肝脾大、肝炎、黄疸、骨损害、脑膜脑炎、溶血性贫血、全身性淋巴瘤、皮肤斑疹、皮纹异常、腹股沟疝、风疹肺炎等等。

（四）实验室检查

1. 血象　白细胞总数减少，分类中淋巴细胞相对增多。

2. 血清学检查　可用 ELISA 检测患儿血清中的特异性 IgM 和 IgG 抗体。新生儿血清特异性 IgM 阳性可诊断为先天性风疹，IgG 抗体阳性表示有免疫力。

3. 分离病毒　出疹前后 7 天，可直接从咽拭子或尿液中分离出病毒，孕妇可从绒毛组织或羊水中检测风疹病毒。除此之外，还可用单克隆抗体和 PCR 技术检测病毒。

（五）治疗

目前尚无特效治疗，主要以对症支持治疗以及并发症治疗为主。对于先天性心脏病等先天畸形主要采取手术治疗。

（六）预防

1. 妊娠初期　3 个月应尽量避免与风疹患者接触，如接触风疹患者后，应于接触后 3 天内肌内注射高效价免疫球蛋白 20ml，可有一定保护作用。对于确诊有风疹病毒感染的早期孕妇一般应终止妊娠。

2. 疫苗接种　风疹疫苗接种是目前预防、控制风疹流行和先天性风疹综合征发生的最有效措施，英、美、法等发达国家已常规对易感者接种疫苗，且提倡女性青春期前接种，这些措施使 CRS 的发生率明显下降。我国风疹疫苗已自行生产，并已列入免费计划疫苗接种程序。妇女婚前或孕前血清风疹特异性 IgG 抗体阴性者应给予接种。目前已有麻疹 - 风疹 - 流行性腮腺炎、麻疹 - 风疹、风疹 - 流行性腮腺炎等联合疫苗，接种后 95% 产生抗体，目前无明显不良反应。

3. 对孕妇进行检测　孕妇产前进行风疹病毒检测，防止 CRS 婴儿的出生。

四、乙型病毒性肝炎

我国为乙型病毒性肝炎的高发地区。据估计全国约有 1 亿人口感染乙肝。流行病学证实 HBV 存在着母婴间传播，在我国患乙肝或携带 HBsAg 母亲的婴儿，1 年内 HBV 感染率为 51.8% ~85.3%。儿童感染乙型肝炎以后，常可持续不愈，成为慢性携带者或慢性肝炎，严重影响儿童的健康。

（一）临床流行病学

1. 病原学　乙型肝炎病毒（hepatitis B virus，HBV）属嗜肝 DNA 病毒。HBV 感染者血清中常存在三种病毒颗粒：小球形颗粒、柱状颗粒和大球形颗粒。前两种颗粒是在肝细胞质内合成后释放入血的病毒囊膜蛋白，即乙肝表面抗原（HBsAg）；后一种又称为 Dane 颗粒，是完整的 HBV 病毒体，直径 42nm，脂蛋白包膜（HBsAg）厚 7nm，核心直径 28nm，内含乙型肝炎核心抗原 HBcAg、环状双股 HBV - DNA 和 HBV - DNA 多聚酶。环状双股 HBV - DNA 是 HBV 基因组，负链 DNA 有 S、C、P 和 X 4 个开放读码区（open reading frame，ORF）。S 基因区由 s 基因、前 s1 基因和 s2 基因组成，分别编码 s 蛋白、前 s1 蛋白和前 s2 蛋白，这些蛋白均属于 HbsAg。HBV 复制时，HBsAg 出现于受染的肝细胞质、膜和血循环中，还存在于许多体液和分泌物中，如唾液、乳汁、精液等。由于 HBsAg 与 Dane 颗粒常同时存在，故 HBsAg 常作为是否具有传染性的标志。抗 HBs 为保护性抗体，是 HBV 感染终止及有免疫力的标志。C 基因由前 c 基因和 c 基因组成，前 e 基因编码功能性多肽，c 基因编码核心蛋白 HBcAg。如前 c 基因和 c 基因连续编码后产生 HBeAg 前体蛋白，HBeAg 前体蛋白经修饰后形成 HBeAg。HBcAg 仅表达于肝细胞内，血清中检测不到。但其特异性抗体抗 HBc 可在血清中检测到，如抗 HBc - IgM 阳性间接表示 HBV 复制，具有传染性。低滴度抗 HBc - IgG 阳性表示既往感染。HBeAg 既表达于肝细胞内，也表达于血清中。HBeAg 阳性表示 HBV 复制活跃，是传染性强的标志。抗 HBe 抗体阳性表示 HBV 复制减弱，传染性降低。P 基因区编码 HBV－DNA 合成所必需的多聚酶。X 基因区编码 HBxAg，HBxAg 有反式激活功能，可激活肝细胞内的原癌基因，与原发性肝癌有关。

近年来，随着 HBV 全基因组序列的积累，逐步发现 A～H 八种基因型，各基因型具有一定的地理分布区域。据调查，在中国儿童慢性乙肝感染人群中，基因型 C 占 70.5%，基因型 B 占 24.5%，中国不同地区基因型分布各有差异。研究发现 HBV 基因型是影响慢性乙肝的临床表现和转归的主要决定因素之一。

HBV 对外界环境的抵抗力较强，能耐受干燥、60℃ 4 小时、紫外线及一般消毒剂。100℃煮沸 10 分钟、高压蒸汽灭菌法及 2% 过氧乙酸浸泡 2 分钟可灭活。

2. 传染源与传播途径　新生儿感染 HBV 主要有母婴垂直传播和水平传播两种途径。

（1）母婴传播：为小儿感染的主要途径，传播率为 40%～60%，如母亲为 HBsAg 和 HBeAg 双阳性，则传播率更高。母婴垂直传播具体有：①经胎盘传播：母亲在妊娠时感染 HBV 或者是慢性 HBV 携带者，均可将病毒传给胎儿，但此时一般不影响胎儿发育，亦不致畸；②经产道感染：是发生母婴传播的主要方式，新生儿娩出时吞入带有 HBV 的阴道液而感染，约占母婴传播的 40%；③经母乳传播：HBsAg 阳性母亲的乳汁中 70% 可检测到 HBV，在 24 小时内的初乳检出率更高；④生后密切接触：由于感染母亲的唾液、初乳、汗液、血性分泌物中均可检测到病毒，故此方式为重要的传播途径。

（2）水平传播：主要是注射、输注血液制品和生活密切接触传播。

3. 易感性　自然感染或主动免疫后机体产生抗 HBs，对一种 HBsAg 亚型具有持久免疫力，但对其他亚型免疫力不完全，偶可再感染其他亚型。

（二）发病机制

乙型肝炎的发病机制十分复杂，目前认为宿主免疫系统功能紊乱是其病理损伤的主要机制，大量证据表明，细胞免疫机制是乙型肝炎感染的发病机制之一。HBV 感染时，先由单核－巨噬细胞摄取病毒抗原，加工并呈递给 Th 细胞，Th 细胞活化增殖并释放白细胞介素－2（IL－2），IL－2 刺激被 HBV 抗原致敏的 Tc 细胞发生克隆性增殖，形成大量效应性 T 细胞，攻击受 HBV 感染的肝细胞，导致肝细胞的变性坏死。Tc 细胞攻击的靶抗原主要是肝细胞膜上的 HBcAg 和 HBeAg。只有同时表达靶抗原和 I 类 MHC 抗原的肝细胞才被 Tc 细胞识别、攻击和破坏。α、β、γ 干扰素均能增强肝细胞表达 I 类 MHC 抗原。Tc 细胞对靶肝细胞的识别与结合还有黏附分子的参与。受染的肝细胞表面表达 Fas 抗原，而活化 Tc 细胞表面则表达 FasL，两者相结合时启动肝细胞核内程序死亡基因，引起细胞凋亡。HBV 感染可使肝细胞膜特异脂蛋白（LSP）变性形成"自身抗原"，刺激 B 细胞产生相应 IgG 抗体。IgG 抗体其 Fab 端与肝细胞膜 LSP 结合，其 Fc 端与自然杀伤细胞（NK 细胞）Fc 受体结合，激活 NK 细胞杀伤肝细胞，即抗体依赖的细胞介导的细胞毒反应（ADCC），属自身免疫反应。各型肝炎的发病取决于机体的免疫状况和乙肝病毒的消长关系。一般认为，机体免疫反应正常者感染 HBV 后，功能健全的 Tc 细胞攻击受染的肝细胞，特异性抗体清除从肝细胞溶解释放出的 HBV，病毒清除，感染终止，临床表现为急性肝炎；免疫亢进者由于抗 HBs 产生过早、过多，迅速破坏大量肝细胞，形成抗体过剩的免疫复合物，导致局部过敏坏死反应，而引起急性或亚急性肝炎；免疫力低下时，由于抗 HBs 产生不足，不能有效清除体内 HBV，使得 HBV 继续侵犯新的肝细胞形成慢性肝炎或慢性 HBV 携带状态。小儿多由于免疫系统尚未成熟，往往成为慢性乙肝和慢性 HBV 携带者。

（三）临床表现

新生儿乙型肝炎主要表现为黄疸；可表现为生后黄疸消退延迟或退而复现，部分患者可伴有发热、摄入奶量减少等临床表现。也有表现为持续性阻塞性黄疸，巩膜与皮肤黄染，尿色加深如茶色，大便颜色减退或呈陶土色，肝、脾大，多数患者在出生时可完全没有其他临床症状和肝功能及血清学的改变。

（四）实验室检查

1. 肝功能检查　新生儿肝炎时，肝功能可能表现正常或仅有轻度异常。血清丙氨酸氨基转移酶（ALT，即 GPT）于黄疸前期开始升高，高峰在血清胆红素高峰之前，一直持续至黄疸消退后数周，血清胆红素在黄疸前期末开始升高，凡登白试验多为双相阳性。黄疸前期末尿胆原及尿胆红素开始呈现阳性反应，是早期诊断的重要依据。

2. 乙肝血清标记物检测　其结果与临床意义见表 4-6。

表 4-6　乙型肝炎血清病毒标志及其临床意义

HBsAg	HBeAg	抗-HBc	抗-HBc IgM	抗-HBe	抗-HBs	临床意义
+	+	-	-	-	-	急性 HBV 感染早期，HBV 复制活跃
+	+	+	+	-	-	急慢性 HBV 感染，HBV 复制活跃
+	-	+	-	-	-	急慢性 HBV 感染，HBV 复制中度
+	-	+	+	+	-	急慢性 HBV 感染，HBV 复制低度，异型慢性乙型肝炎
+	-	-	-	-	-	HBV 复制停止或极低
-	-	+	-	-	-	HBV 携带状态，HBsAg 极低测不出，HBsAg/抗 HBs 空白期
-	-	+	-	-	-	HBV 既往感染，未产生抗-HBs
-	-	+	+	+	-	抗 HBs 出现前阶段，HBV 复制低
-	-	-	-	+	+	HBV 感染恢复阶段
-	-	-	-	-	+	HBV 感染恢复阶段
+	-	+	-	-	+	不同亚型 HBV 再感染
+	-	-	-	-	-	HBV-DNA 整合
-	-	-	-	-	+	病后或接种疫苗后获得免疫

（五）治疗

肝炎患儿用药宜简不宜繁，避免药物对肝脏的损害。

1. 退黄治疗　退黄主要用茵栀黄。

2. 免疫调节药物

（1）胸腺素：通过影响 cAMP 而增强 T 细胞活化。国内广泛用于治疗慢性 HBV 感染。

（2）白细胞介素：系活化 Th 细胞产生的细胞因子能与免疫效应细胞表面 IL-2 受体特异结合，刺激这些细胞增殖及诱生 IFN-γ 增强免疫反应。有报道部分患者 HBeAg 转阴。

3. 抗病毒药物

（1）高价免疫球蛋白：注射从人血清中提取的高价乙肝免疫球蛋白能有效清除乙肝病毒保护暴露人群。

（2）干扰素（IFN）：目前多采用 IFN－α 100 万 U 皮下注射，连用一周后改为隔天一次，疗程 3～6 个月，抑制 HBV 的复制较肯定。HBeAg 及 HBV－DNA 转阴率可达 30%～60%。IFN－β 和 IFN－γ 抗 HBV 疗效不如 IFN－α。IFN 治疗过程中可能产生 IFN 抗体，此抗体出现率因 IFN 品种而异，天然 IFN－α 少于基因重组 IFN－α。

（3）拉米夫定（lamivudine）：作为新一代的核苷类抗病毒药，它主要能抑制 HBV 反转录酶的活性并与脱氧胞嘧啶核苷竞争结合于延伸中的 DNA 链，造成病毒 DNA 链的复制终止；临床资料显示它对乙肝病毒有较强的抑制作用，但不能清除肝细胞内病毒的超螺旋形 DNA，短期服用停药后易造成反跳。

目前多主张二联或三联用药，如选用干扰素、胸腺素、乙肝疫苗三联用药。

重型肝炎是肝细胞发生大量坏死而陷入肝衰竭的过程，肝衰竭能否逆转取决于肝细胞存活的数量。治疗酌情每天或 2～3 天输注新鲜血浆、全血或清蛋白加强支持治疗。

（六）预防

1. 乙肝疫苗　　出生时、1 个月末、6 个月末各接种一次，剂量根据不同产品而定。所产生的抗 HBs 可持续 3 年以上，以后每 5 年加强一次。

2. 乙肝免疫球蛋白（HBIG）　　属于被动免疫，保护作用迅速，HBeAg 或 HBsAg 阳性母亲的新生儿出生后应立即（不迟于 24 小时）肌内注射 HBIG 1ml，于 1、2、3 个月各接种乙肝疫苗一次。

3. 早产和低体重儿　　对 HBV 疫苗的反应率低于足月儿和正常体重儿，推迟对早产、低体重儿（尤其是对于出生体重小于 1 700g 的婴儿）接种乙肝疫苗，待其免疫系统较健全时再予接种，可显著提高抗－HBs 阳性率及 GMT 水平。但在乙肝病毒的流行地区，不管出生体重如何，早产儿出生时就接种乙肝疫苗也许有利于预防母婴垂直传播。

五、人类免疫缺陷病毒感染

艾滋病（AIDS）又称获得性免疫缺陷综合征（acquired immunodeficiency syndrome, AIDS）是由人类免疫缺陷病毒（human immunodeficiency virus, HIV）引起的严重传染病，主要使体内 CD_4 淋巴细胞受损，导致全身免疫功能缺陷，继发各种机会感染和肿瘤而致死。

（一）临床流行病学

自从 1981 年发现首例 HIV 感染者以来，据联合国艾滋病规划署（United Nations Programmeon HIV/AIDS, UNAIDS）的 HIV/AIDS 流行报告，截至 2007 年 11 月，全世界有 3 320 万例 HIV 感染者，其中女性 1 540 万例，15 岁以下儿童 250 万例。2007 年，全球新增 HIV 感染者 250 万例，其中 15 岁以下儿童 42 万例。2007 年，HIV 感染者死亡 210 万例，其中 27 万例是儿童。

据卫生部统计，中国自 1985 年出现第一例艾滋病患者以来，截至 2009 年 10 月底，累计报告艾滋病病毒感染者和患者 31.9 万例，其中艾滋病患者 10.2 万例；报告死亡 4.9 万例。估计 2009 年当年新发 HIV 感染者 4.8 万人。我国目前尚无确切的儿童艾滋病患者人数报告。

1. 病原学　HIV 是一种反转录 RNA 病毒，属慢病毒，目前已鉴定的引起人类 AIDS 的病毒有 2 种，即人类免疫缺陷病毒 HIV－1 和 HIV－2 两型。HIV－1 遍布全球；HIV－2 常见于西非和印度，致病力较 HIV－1 弱。HIV－1 又分 A、B、C、D、E、F、G、H、O 等 9 种亚型，其中以 B 型最常见。

HIV 呈椭圆形或圆柱形，由病毒核心和外膜组成，外膜为类脂双分子层，当中有与病毒进入宿主细胞有关的两种蛋白 gp120 和 gp41。病毒核心由核心蛋白、单股 RNA、Mg^{2+} 依赖的反转录酶组成。其中反转录酶能把病毒 RNA 转录成 DNA。核心蛋白 p24 能引起细胞免疫。病毒对外界抵抗力较弱，加热 56℃ 30 分钟和一般消毒剂均可将其杀灭。

2. 传染源与传播途径　患者及无症状的带毒者为传染源，对于婴幼儿来说，感染了 HIV 的母亲是最大的传染源。HIV 病毒存在于血液、精液、子宫及阴道分泌物、唾液、泪液和乳汁中。成人 HIV 主要通过性接触和输血传播，而婴幼儿主要通过母婴传播。目前，我国艾滋病母婴传播疫情日趋严峻，2008 年卫生部通报在新发艾滋病病毒感染中，高发区孕产妇 HIV 阳性检出率 0.3% ~1.8%，部分 HIV 高流行区的 HIV 母婴传播率为 33% ~35% 左右，婴儿和儿童 HIV 感染约 90% 是通过母婴传播获得。胎儿在感染 HIV 的母亲宫内时，HIV 可通过胎盘传染给胎儿，胎儿在娩出时可吞入含有 HIV 的阴道、子宫颈分泌物或母血而被感染，因为感染的母亲母乳中或乳头皲裂后渗出的血中均含有 HIV 病毒，故哺乳也是母婴传播的一大途径。

3. 高危因素　孕妇 HIV 感染的程度和其他相关因素是围产期 HIV 母婴传播的危险因素。孕妇血中 CD_4^+ T 细胞数量减少，血中 HIV 多，p24 抗原增多者母婴传播率高；绒毛膜羊膜炎、阴道分娩、破膜时间长、会阴侧切术、产钳术、吸毒、吸烟等均使母婴传播率升高。

（二）发病机制

已知 CD_4 是 HIV 外膜糖蛋白的受体。HIV 病毒通过表面的糖蛋白 gp120 在同是糖蛋白的 gp41 的参与下与宿主细胞受体 CD_4 结合入侵靶细胞，故表面表达 CD_4 抗原的细胞均是 HIV 的靶细胞。Th 细胞高表达 CD_4 分子，因此 Th 细胞是 HIV 的主要靶细胞，巨噬细胞、树突细胞和小胶质细胞也低表达 CD_4 分子，所以这些细胞也对 HIV 易感。淋巴结内巨噬细胞、滤泡树突细胞是 AIDS 潜伏期 HIV 繁殖的主要场所，是 HIV 的储藏库，也是感染 CD_4T 细胞的源泉。树突细胞的大量死亡造成外周淋巴细胞的毁坏。HIV 侵入 CD_4 细胞后，在细胞质中经病毒的反转录酶作用将病毒 RNA 转为 DNA。病毒 DNA 与病毒整合酶进入细胞核，在后者的作用下，整合入宿主细胞基因组内，整合的病毒可潜伏数月甚至数年不复发，这就是 AIDS 潜伏期长的原因。HIV 如何杀伤 CD_4 细胞的机制尚不十分清楚。由于 Th 细胞被大量破坏，从而丧失调控其他淋巴细胞（如 B 细胞分化）亚群的能力，机体的免疫网络遭到破坏，免疫调节失去平衡，导致免疫缺陷。HIV 病毒攻击大量 CD_4 细胞，使细胞免疫功能低下或丧失，引起各种机会感染致死。另由于 B 细胞调节失控，多克隆 B 细胞被活化大量表达免疫球蛋白，患者发生自身免疫性疾病以及对新的抗原反应性降低而发生感染，如小儿易患严重化脓性感染。某些单核－巨噬细胞（表达 CD_4 抗原）也可被 HIV 侵袭，使其趋化能力降低，使白细胞介素－1 和肿瘤坏死因子释放增加，致机体发热、消耗增加、消瘦等。由于 HIV 对靶细胞（主要是 CD_4 细胞）的不断破坏，致使 CD_4T 细胞消耗殆尽和外周免疫器官毁损，免疫严重缺陷，最终招致各种感染和恶性肿瘤而致死。

（三）临床表现

新生儿由于免疫系统尚不成熟，很少接触外来抗原，生成的免疫记忆细胞数量少，HIV 感染后免疫系统损害较成人严重，潜伏期短，出现症状早，病情进展快，发生淋巴细胞样间质性肺炎和继发细菌感染较多。从母婴传播所致感染的患儿可早在出生后几个月就出现临床征象，潜伏期数月至数年不等。

1. 一般临床表现　有持续发热、消瘦、低出生体重、出生后体重不增、黄疸不退、肝脾大、多部位浅表淋巴结肿大等。

2. 细菌感染　严重的反复的细菌感染，如败血症、肺炎、腹泻、尿路感染、皮肤感染、中枢神经系统感染等成为婴儿死亡的重要原因之一。

3. 机会感染　持续性或反复性鹅口疮。

4. 肿瘤　在成人患者中见到的 Kaposi 肉瘤，在儿童患者中少见。

5. 围生期和新生儿　HIV 感染者先天畸形的发生率较高，尤其是先天性心脏病的发生率高于正常的 4 倍。

综合文献报告新生儿 HIV 感染各种症状发生频率见表 4 - 7。

表 4 - 7　HIV 感染各种症状发生的频率

临床征象	阳性征象发生率（%）
体重不增	64.81
生长发育障碍	64.8
细菌感染	81.48
肺炎	55.56
腹泻	20.31
发热	51.85
鹅口疮	42.5
病理性黄疸	40.74
皮疹	29.63

（四）实验室检查

1. 免疫学检查　患者外周血象中 CD_4 细胞明显下降，早期 CD_4^+ 可 $>500/\mu l$，晚期 $<200/\mu l$ 直至降到 0。CD_8^+ 细胞变化不明显，因此 CD_4^+/CD_8^+ 比例逐步降低或倒置，正常儿童比例为 2.0。血清免疫球蛋白 IgG、IgM、IgA 常升高。

2. 血清学检查　HIV 感染后 1 ~ 4 周内可测得 HIV 抗原（核心抗原 p24），以后逐步消失，直至 AIDS 阶段又重现阳性。在 HIV 感染后 3 ~ 12 周可测得核心抗 gp41 抗体，抗 gp41 IgG 可持续终身。由于年龄在 15 个月以内的小婴儿抗体有可能反映来自母亲的抗体，故新生儿应行 HIV 培养或 PCR 检查以确诊。

3. 病毒学检查　以体外淋巴细胞培养再以 Nonhern 吸印法测淋巴细胞中的 HIV - RNA，或取血清以 Westem blot 测 HIV 各抗原蛋白，或以 PCR 法直接检测 HIV - DNA。

（五）诊断

HIV 感染急性期常无症状或症状轻微，易被忽视，因此必须依赖血清学检查，可以用 ELISA 法测血清抗 HIV 抗体，如阳性再作 Western blot 测 HIV 抗原以确诊，若上述检查均阳性即可诊断 HIV 感染。

美国疾病控制中心认为，儿童在患有其他原因不能解释的免疫缺陷时，除了 HIV 抗体阳性外，至少还需要下列症状才可诊断为 AIDS：①机会性感染；②淋巴性间质性肺炎；③反复侵袭性细菌感染（每 2 年在 2 次以上）；④脑病；⑤消瘦综合征；⑥恶性疾病如肿瘤等。

（六）治疗

现有治疗包括：抗 HIV 治疗；预防和治疗机会感染；调节机体免疫功能；支持疗法和心理关怀。但目前尚无特效根治疾病的方法。

抗 HIV 药物可使病毒负荷减少，CD_4^+ T 淋巴细胞增多，延缓 AIDS 发病，改善患儿生活质量并延长生命，这是治疗的关键。但现有药物尚不能根除病毒。根据中华医学会儿科学分会感染学组、中华医学会儿科学分会免疫学组关于小儿 HIV 感染和艾滋病诊断及处理建议，年龄在 1 岁以内的患儿，无论其临床、免疫学或病毒负荷状况如何，均应予抗病毒治疗。

抗 HIV 药物可分为 3 类：①核苷酸类反转录酶抑制剂（NRT1）：如叠氮胸腺嘧啶（齐多夫定，zidovudine）等；②非核苷酸类反转录酶抑制剂（NNRT1）：如奈韦拉平（nevirap-ine）等。此类药物易产生耐药性，但与核苷酸类药物联合应用可增强抗病毒作用；③蛋白酶抑制剂：如茚地那韦（indinavirl，DV）及 rifonavir 等。

HIV 感染/AIDS 孕妇及新生儿应联合服用以下抗 HIV 药物，以降低母婴传播：①维乐命：对 HIV 阳性母亲给予以下处理：分娩开始时服 1 片（200mg）；新生儿：出生后 24 小时内（不得超过 72 小时），2mg/kg，口服；②齐多夫定：长程方案：母亲（妊娠 14～34 周），500mg/d 至分娩；新生儿：2mg/kg，4 次/天×6 周。短程方案：母亲分娩启动时服用 600mg，然后 300mg，3 小时 1 次，至分娩结束；新生儿：出生后 4mg/kg，2 次/天×7 天，口服。

（七）预防

如何预防 HIV 感染，安全、有效的疫苗是人们一直研究的方向。但由于 HIV 基因的高度变异、病毒基因有很多亚型、病毒体外存活时间太短、疫苗研制成本高昂等原因，AIDS 的疫苗研究一直未能取得实质性突破。

主要防止育龄妇女感染 HIV，严格筛查输血源。对于抗 HIV 阳性的孕妇，应禁止生育或生后严密随访。

（孙志群）

第十七节　新生儿破伤风

新生儿破伤风（neonatal tetanus）是由破伤风厌氧芽孢梭状杆菌由脐部侵入引起的一种急性感染性疾病。常在生后 7 天左右发病，临床上以全身骨骼肌的强直性痉挛、牙关紧闭为特征，故有"脐风"、"七日风"、"锁口风"之称。

一、临床流行病学

(一) 发病率和病死率

新生儿破伤风在世界各国的发病率有很大差异，自 19 世纪 80 年代无菌接生法和妊娠期破伤风免疫预防的推广，其发病率和死亡率已有所下降。据 WHO 调查，在 1994 年每年有约 51 万名新生儿死于破伤风，其中约 80% 发生于东南亚和非洲的国家。全球有 83 个国家的发病率低于 1‰，57 个国家为 1‰ ~ 50‰，24 个国家大于 5‰，与 1985 年相比，病死率下降了 29%。最近又有报道在某些地区通过改变一些传统的接生方法，其发病率又有所下降。我国新中国成立前每年约 100 万新生儿死于破伤风，建国后发病率和死亡率显著下降，但在边远农村、山区及私自接生者新生儿破伤风仍不罕见。

(二) 病原学

1. 病原菌特点　破伤风杆菌为革兰染色阳性、产芽孢的、梭形厌氧菌，长 2 ~ 5μm，宽 0.3 ~ 0.5μm，无荚膜，有周身鞭毛，能运动。本菌广泛分布于自然界各地的土壤、尘埃和各种动物的消化道内。它的一端形成芽孢，形似鼓槌状或网球拍状，抵抗力极强，在无阳光照射的土壤中可几十年不死，能耐煮沸 60 分钟、干热 150℃ 1 小时、5% 苯酚 10 ~ 15 小时，需高压消毒，用碘酒等含碘的消毒剂或气体消毒剂环氧乙炔才能将其杀灭。破伤风杆菌不是组织侵袭性细菌，仅通过破伤风痉挛毒素致病；破伤风毒素是已知毒素中排位第二的毒素，仅次于肉毒毒素，其致死量约 10^{-6} mg/kg。

2. 感染方式　用未消毒的剪刀、线绳来断脐、结扎脐带；接生者的手或包盖脐带残端的棉花纱布未严格消毒时，破伤风梭菌即可由此侵入。新生儿破伤风偶可发生于预防接种消毒不严之后。

二、发病机制

坏死的脐残端及其上的覆盖物使该处氧化还原电势降低，有利于破伤风梭菌出芽繁殖并产生破伤风痉挛毒素而致病。随着毒素的释放，产生毒素的细菌死亡、溶解。破伤风毒素经淋巴液中淋巴细胞入血，附在球蛋白到达中枢神经系统；也可由肌肉神经结合处吸收，通过外周神经的内膜和外膜间隙或运动神经轴上行至脊髓和脑干。此毒素一旦与中枢神经组织中的神经节苷脂结合，抗毒素也不能中和。毒素与灰质中突触小体膜的神经节苷脂结合后，使它不能释放抑制性神经介质（甘氨酸、氨基丁酸），以致运动神经系统对传入刺激的反射强化，导致屈肌与伸肌同时强烈地持续收缩。活动越频繁的肌群，越先受累，故咀嚼肌痉挛使牙关紧闭，面肌痉挛而呈苦笑面容，腹背肌当痉挛较强后，形成角弓反张。此毒素亦可兴奋交感神经，导致心动过速、高血压、多汗等表现。

三、临床表现

潜伏期大多 4 ~ 8 天（3 ~ 14 天）。潜伏期与出现症状到首次抽搐的时间越短，预后越差。一般以哭吵不安起病，患儿想吃，但口张不大，吸吮困难。随后牙关紧闭，眉举额皱，口角上牵，出现"苦笑"面容，双拳紧握，上肢过度屈曲，下肢伸直，成角弓反张状。强直性痉挛阵阵发作，间歇期肌肉收缩仍继续存在，轻微刺激（声、光、轻触、饮水、轻刺等）常诱发痉挛发作。呼吸肌与喉肌痉挛引起呼吸困难、青紫、窒息；咽肌痉挛使唾液充满口腔；膀胱及直肠括约肌痉挛可导致尿潴留和便秘。

患儿神志清醒，早期多不发热，以后体温升高可因全身肌肉反复强直痉挛引起，亦可因肺炎等继发感染所致。经及时处理能渡过痉挛期者，其发作逐渐减少、减轻，数周后痊愈。否则，因越发越频，缺氧窒息或继发感染而死亡。

四、实验室检查

常规实验室检查多正常，周围血象中白细胞可因脐带继发感染或持续痉挛引起的应激反应而升高。脐部分泌物培养仅部分患儿阳性。

五、诊断

破伤风的症状最有特征性，根据消毒不严的接生史、出生后典型发作表现，一般容易诊断；早期尚无典型表现时，可用压舌板检查患儿咽部，若越用力下压，压舌板反被咬得越紧，也可确诊。

六、预防

（1）大力推广新法接生和在医院内出生。

（2）如遇紧急情况，应将剪刀用火烧红、冷却后或用2%碘酒涂剪刀待干后断脐，线绳也应用2%碘酒消毒后结扎脐带，并多留脐带残端数厘米，争取在24小时内脐带按严密消毒方法重新处理。剪去残留脐带的远端再重新结扎。同时，肌注青霉素3～4天及破伤风抗毒素1 500～3 000U或人体破伤风免疫球蛋白75～250U。

（3）对不能保证无菌接生的孕妇，于妊娠晚期可注射2次破伤风类毒素0.5ml，相隔1个月，第二次至少在产前2周（最好1个月时）肌注。

七、治疗

（一）一般治疗

1. 护理　保持室内安静、避光，减少刺激，避免扰动，必需的操作（如测体温、翻身等）尽量集中同时进行。及时清除痰液，保持呼吸道通畅及口腔、皮肤清洁。

2. 保证营养和水分供给　后期可鼻饲乳品，如痉挛频繁不能鼻饲，可用静脉营养。

3. 有缺氧及青紫时给氧如窒息、呼吸衰竭者应用呼吸机辅助通气。气管切开在新生儿一般不如气管插管使用呼吸机安全。有脑水肿者应用甘露醇等脱水剂。

（二）控制痉挛

1. 地西泮　有松弛肌肉及抗惊厥作用，每次0.2～0.3mg/kg，缓慢静注，4～6小时1次，若止痉效果不佳，可逐渐增加至每次1mg/kg，痉挛好转后再鼻饲给药，可每次0.5～1mg/kg，必要时还可加大剂量，口服地西泮的半衰期长达10余小时～3天。近年来，国内有报道应用大剂量地西泮治疗重症新生儿破伤风有较好疗效，即患儿入院后先用地西泮3～5mg注射，15分钟后未达"地西泮化"者加用7.5mg，静脉缓推，最大量每次10mg，达"地西泮化"后每2～3小时给地西泮化量的地西泮1次维持，一般要求用量达到"地西泮

"化"标准，即患儿浅睡，咳嗽吞咽反射存在，体检时无抽搐，仅在注射、穿刺或吸痰时出现短暂肌强硬，下次给药前可有轻微而短暂的抽搐，但无明显发绀。

2. 苯巴比妥（鲁米那）　负荷量 10～20mg/kg，静脉或肌内注射，12 小时后维持量 5mg/（kg·d）。

3. 氯丙嗪　每次 0.5～1mg/kg，稀释后静滴，每 6～8 小时可重复一次。但剂量过大或持续时间过长可出现软瘫或体温下降，故不宜多用。

4. 水合氯醛　止痉作用快，作为痉挛发作时临时性增加药物。常用 10% 溶液每次 0.5ml/kg，灌肠或鼻饲注入。

5. 副醛　止惊效果快而安全，但主要由肺排出刺激呼吸道黏膜，有肺炎时不宜采用。多为临时使用一次，每次 0.1～0.2ml/kg（稀释成 5% 溶液）静注或 0.2～0.3ml/kg 每次肌注或灌肠。

6. 泮库溴铵（pavulon，pancuronium）　神经肌肉阻滞药或肌松药，每次 0.05～1mg/kg，静脉注射，2～3 小时 1 次，对重症患儿在使用人工呼吸机的情况下可以采用。

一般认为，大剂量地西泮和鲁苯巴比妥交替鼻饲，止痉效果确切，可作为新生儿破伤风止痉的首选搭配，临时可增加水合氯醛或副醛，以上治疗无效时，可给予普鲁卡因 6～8mg/（kg·d），稀释后缓慢静脉滴入。

（三）破伤风抗毒素的应用

只能中和尚未与神经组织结合的毒素。精制破伤风抗毒素（TAT）1 万～2 万 U 肌内注射或静脉注射，用前须作皮试。人体破伤风免疫球蛋白（TIG）不会产生血清病等过敏反应，其血浓度较高，半衰期长达 24 天，故更理想，但其价格昂贵不易获得，新生儿肌注 500～1 500U 即可。

（四）抗生素

青霉素：能杀灭破伤风梭菌，10 万～20 万 U/（kg·d），每天分 2 次，疗程 10 天左右。甲硝唑：首剂 15mg/kg，然后 15mg/（kg·d）或 30mg/（kg·d），分 2 次静滴，1 个疗程 7 天，有报告其疗效略优于青霉素。

（五）脐部处理

用氧化消毒剂（3% 过氧化氢或 1∶4 000 高锰酸钾溶液）清洗脐部，再涂以碘酒以消灭残余破伤风梭菌。

（孙志群）

第十八节　新生儿心力衰竭

新生儿心力衰竭（heart failure of newborn）是指由于心肌收缩力减弱，不能正常地排出由静脉回流的血液，以致动脉系统血液供应不足，静脉系统发生内脏瘀血所出现的一系列临床症状。是新生儿期常见的急症之一，其病因及临床表现与其他年龄小儿有所不同，并易与其他疾病混淆，一旦发生，如不及早处理，常危及生命。

一、病因

1. 循环系统

（1）前负荷增加：前负荷即心脏收缩前所面临的负荷，又称容量负荷。前负荷增加见于存在左向右分流的先天性心脏病（房间隔或室间隔缺损、动脉导管未闭、二尖瓣或三尖瓣反流等），医源性输血，输液过多等。

（2）后负荷增加：后负荷即心室肌开始收缩后才遇到的负荷，又称压力负荷。后负荷增加见于主动脉瓣狭窄、主动脉或肺动脉狭窄、肺动脉高压等。

（3）心肌收缩力减弱：心肌收缩力指与心室负荷无关的、心肌本身的收缩力。影响心肌收缩力的疾病有心肌病、心肌炎、心内膜弹力纤维增生症等。

（4）严重心律失常：阵发性室上性或室性心动过速、心房扑动、心房颤动，二、三度房室传导阻滞等，均影响心排出量。心率过快或过慢，亦可影响心室充盈而影响心排出量。

（5）心室舒、缩运动失调：心肌炎症或缺血性心脏病，可引起室壁运动失调；严重心律失常亦可因心肌收缩紊乱而影响心脏功能。

2. 呼吸系统　窒息、呼吸窘迫综合征、胎粪吸入、肺不张、肺出血、持续肺动脉高压等，可引起心肌缺氧缺血，导致心内膜下心肌坏死而致心力衰竭。

3. 感染　肺炎、败血症、感染性休克等，可影响心肌收缩力而致心力衰竭。

4. 中枢神经系统　颅内出血、缺氧缺血性脑病、脑水肿等。

5. 其他　低血糖、低血钙、低血镁、严重贫血、红细胞增多症等。

二、发病机制

正常心脏的泵功能主要依靠前负荷、后负荷、心肌收缩力及心率等四个主要环节来统一和调节，使每搏输出量及心排血量均维持在正常生理范围。而心力衰竭不论病因为何，其血流动力学改变均可归纳为：负荷过重、心肌收缩力减弱、心室充盈时阻力增加及心律失常，而心肌收缩力减弱是发生心力衰竭的主要病理基础。炎症、缺氧、缺血、酸中毒等可使心肌结构（心肌收缩蛋白）、心肌细胞膜完整性或心脏传导系统受损；或致心脏负荷过重，但心脏通过心率加快、收缩力加强、心脏扩大及心肌肥厚等机械能作用仍不能代偿；或缺氧、缺血等使心肌细胞内产能、贮能、用能三环节中任何一环节发生障碍，化学能作用下降，均最终导致心肌收缩力减弱。

目前更认为，心力衰竭是血流动力学和神经内分泌相互作用的结果，而不单是心脏功能的改变。心脏收缩力减弱，心排出量降低，可引起交感压肾上腺素系统、肾素压血管紧张素－醛固酮系统（RAAS）、利钠肽、细胞激素与免疫系统以及一系列旁分泌自分泌途径激活，从而导致心力衰竭时血管活性肽特别是血管紧张素Ⅱ（AⅡ）及血管内皮细胞、血管内皮素（ET）的升高。近10年来，随着分子生物学的发展，对心力衰竭发病机制已开展了基因突变、心肌蛋白磷酸化水平、心肌肥厚与心肌细胞凋亡以及心肌重构（心室结构变化致心肌重量、容量改变）的研究。

三、临床表现

新生儿左、右心衰竭不易截然分开，往往表现为全心衰竭。

1. 肺循环瘀血表现　呼吸急促，呼吸频率 50～60 次/分，为左心室衰竭的早期表现，严重者可出现呼吸表浅、不规则、呼吸困难，一般无明显鼻翼扇动及三凹征。双肺底可闻干湿啰音，甚或有肺出血表现。当 $SpO_2 < 80\%$ 或 $PaO_2 < 40mmHg$ 时即可出现发绀。

2. 体循环瘀血表现　肝大肋下（腋前线）2cm 以上，或短期内较原来增大 1.5cm 以上，为右心衰竭的早期表现。尿少或有轻度蛋白尿。周围性水肿多不明显，严重心力衰竭可见手背、足背及眼眶周围轻度水肿。

3. 心功能减退表现　①心动过速或心动过缓：新生儿安静时心率持续 >160 次/分，为心力衰竭早期表现之一，如心率 >180 次/分，提示为房性心动过速、严重心力衰竭或心力衰竭晚期。晚期心力衰竭亦可表现为心动过缓，心率 <100～120 次/分；②心脏扩大：尤见于有先天性心脏病者，是心脏泵血功能的代偿机制，但也是心功能受损的重要表现；③心律失常：心力衰竭晚期常可出现舒张早期奔马律，脉搏强、弱的交替脉或期前收缩等。

4. 其他　烦躁、拒奶、声嘶、出汗（儿茶酚胺分泌增加）、面色苍白、生长障碍等。

四、新生儿心力衰竭特点

1. 存在心力衰竭易发因素

（1）心肌结构发育不成熟：新生儿早期心室肌纤维单位体积内的肌节数量少，肌细胞较细，收缩力弱，心室顺应性差，代偿能力差。

（2）心肌中交感神经发育不成熟：心肌中交感神经纤维少，在心室内分布不完善，儿茶酚胺释放的生理效应低，去甲肾上腺素在心肌内贮存少，影响心肌收缩力。

（3）心肌储备力不足：胎儿循环期，右心输出量 330ml/（kg·min），左心输出量 170ml/（kg·min），至新生儿期，两心输出量均为 400ml/（kg·min），两心室尤为左心室负荷明显增加，而新生儿心肌储备力低，心脏功能代偿能力不足。

（4）心肌需氧量大：新生儿胎儿血红蛋白含量高，释氧能力仅为成人血红蛋白的 1/3，2，3-二磷酸甘油酸亦低下，故需增加心输出量以满足机体氧的需要，从而加重心脏负担。

（5）心肌耗氧量多：新生儿新陈代谢率比年长儿高，活动、啼哭、烦躁均可增加心肌耗氧。存在卵圆孔与动脉导管水平的右向左分流，加重心脏负担。

（6）其他：新生儿易发生低血糖、低血钙、代谢性酸中毒等，且难以限制钠盐进食量，从而亦加重心脏负担。

2. 心力衰竭表现与年长儿不同

（1）左心衰竭与右心衰竭不易明确区分，常表现为全心衰竭，故鉴别左、右心衰竭对治疗无指导意义。

（2）心脏储备力不足，易出现低心排出量而常并发周围循环衰竭。

（3）严重病例心率和呼吸可不增快。

（4）肝脏增大以腋前线较明显。

3. 心力衰竭类型与日龄有关　与国外新生儿心力衰竭多见于先天性心脏病不同，国内新生儿心力衰竭，发病日龄在 7 天以内者，病因以围生期因素为多；日龄在 7 天以上者，以感染因素为多。

（1）生后立即或于数小时内发病：多见于严重窒息，严重缺氧缺血导致心内膜下心肌、乳头肌坏死及急性二、三尖瓣关闭不全。

（2）生后2周内发病：多见于先天性心脏病中左或右心发育不良综合征，主动脉狭窄，大动脉转位，完全性肺静脉异位引流，新生儿心肌炎，严重心律失常。也可见于严重肺部疾病及严重贫血。

（3）生后2周~1个月发病：可见于先天性心脏病中有大量分流的室间隔缺损，动脉导管未闭，房室通道等。亦可见于心肌炎，严重心律失常，严重感染等。

五、诊断

1. 病史　有产生心力衰竭的病因。

2. 临床诊断　自1992年Ross与Benson分别提出，及1993年我国全国新生儿学术会议制定过心力衰竭标准至今，国内外均未再提出或制定过新生儿新的心力衰竭临床诊断标准。

Benson提出的标准与国内制定的标准无大差异，国内的标准如下：

（1）存在可能引起心力衰竭的病因。

（2）提示有心力衰竭：①安静时心率>160次/分、严重者可<120次/分；②呼吸增快>60次/分；③胸片或超声证实心脏扩大；④轻度肺水肿。

（3）确诊心力衰竭：①腋前线肝大肋下≥3cm，或短期内较原来增大>1.5cm；②奔马律；③明显肺水肿。

具备以下条件者确诊心力衰竭：第（1）项+第（2）项中4条，多为左心衰竭早期表现；或第（2）项中4条+第（3）项中1条；或第（2）项中2条+第（3）项中2条；或第（1）项+第（2）项中3条+第（3）项中1条。

Ross提出小于6个月大、非母乳喂养婴儿的心力衰竭分度标准见表4-8，可供新生儿心力衰竭诊断参考。

表4-8　Ross心力衰竭评分标准

项	目	0分	1分	2分
喂养	奶量（次）	>100ml	70~100ml	60ml
	时间	<40分/次	>40分/次	–
体检	呼吸	<50次/分	50~60次/分	>60次/分
	心率	<160次/分	160~170次/分	>170次/分
	呼吸形式	正常	异常	
	末梢充盈	正常	异常	
	第三心音	无	存在	
	肝脏增大	<2cm	2~3cm	>3cm

注：总分：0~2分无心力衰竭；3~6分轻度心力衰竭；7~9分中度心力衰竭；10~12分重度心力衰竭。

3. 辅助检查

（1）X线胸片：新生儿胸廓狭小，心界不易叩出，可通过胸片协助诊断。胸片可明确心脏有否扩大（呼气时胸片无意义，吸气时胸片如第10、11后肋及心尖在膈肌以上，心力衰竭时心胸比>0.60），有否肺充血（心力衰竭时肺血增多）等，以提示有否先天性心脏病及心力衰竭严重度。但新生儿肺部疾病导致心力衰竭，心影常可受肺脏影响而变小。

（2）心电图：有助于原发病的诊断，对心力衰竭诊断帮助不大。

（3）无创心功能检查：多普勒超声心动图，可根据射血分数了解心功能，并可了解心血管解剖变化、瓣膜功能、估测肺动脉压和心搏血量等，有助于了解心功能及原发病。

（4）心脏生物学标志物检测：除心肌酶谱升高外，心力衰竭时血浆去甲肾上腺素、利钠肽、内皮素、心肌蛋白（肌球蛋白、肌钙蛋白）均可升高，近年来认为心力衰竭时血浆脑利钠肽（BNP）和氨基末端脑利钠肽前体（NT – proBNP）水平升高，更能反映心力衰竭程度。

六、治疗

1. 病因治疗　是解除心力衰竭的重要措施，能去除病因的心力衰竭，治疗效果好；不能去除病因的心力衰竭，治疗效果差。对感染所致者宜用抗生素积极控制感染，其他病因亦可采取相应措施。对先天性心脏病，内科治疗仅能暂时控制症状，应选择适宜时机做手术根治。

2. 一般治疗

（1）体位：采用抬高上身15°～30°体位，以减少回心血量。

（2）保温：保持腹壁皮肤温度30℃～37℃，空气相对湿度40%～50%。

（3）供氧：供氧浓度0.3～0.4，呼吸障碍明显者，作气管插管机械通气。对动脉导管依赖性发绀型先天性心脏病，供氧应谨慎，因血氧浓度增加反而可使动脉导管关闭。

（4）营养：急性期禁食，急性期过后开始喂奶，最好喂含盐量低的母乳。

（5）输液：输液量限制在60～80ml/（kg·d），其中Na^+ 1～4mmol/（kg·d），K^+ 0～3mmol/（kg·d）。

（6）体液平衡：纠正电解质紊乱及酸中毒、低血糖及低血钙等。

（7）镇静：一般用地西泮或苯巴比妥，极度烦躁者用吗啡0.05～0.1mg/kg皮下注射，或10～20分钟静注，4～6小时可重复1次；但可抑制呼吸，对有呼吸衰竭者慎用。

（8）其他：Hct<0.30者，可缓慢输血5ml/kg；>0.70者应放血10ml/kg，并作部分换血。

3. 抗心力衰竭治疗　继20世纪60年代以前使用强心苷、60年代用利尿剂、70年代用血管扩张剂、80年代用转换酶抑制剂以来，90年代β－肾上腺素能受体激动剂、磷酸二酯酶抑制剂、α－受体阻滞剂及钙拮抗剂的临床应用，为心力衰竭治疗领域开辟了新的途径。

（1）增加心肌收缩力药物

1）洋地黄类正性肌力药：本药用于临床已久，但其应用价值仍有争议，认为仅有中等强度正性肌力作用，对轻、中度心力衰竭疗效较好，因无降低心脏前、后负荷作用，对重度心力衰竭疗效较差。

地高辛（digoxin）特性：地高辛属洋地黄类中速强心苷，可抑制心肌细胞膜上Na^+、K^+泵及ATP酶活性，使细胞内Na^+增多，通过Na^+、Ca^{2+}交换，导致细胞内Ca^{2+}增多，后者作用于心肌收缩蛋白，增加心肌收缩力及心排出量。新生儿对本药反应稳定，疗效确切，作用及排泄均较快，不易积蓄中毒，且已建立有效血药浓度和中毒浓度值，是治疗新生儿心力衰竭的首选药物。本药一般不作肌肉注射，因肌注后血药浓度不稳定，且注射部位可发生炎症反应，心力衰竭早期口服又可因溢奶而致剂量不足，故治疗早期最好静脉注射。

用药剂量：过去应用剂量偏大，后来发现新生儿红细胞内有较多地高辛受体，新生儿尤其早产儿的药物半衰期较成人长（早产儿为 57 ~ 72 小时，足月儿为 35 ~ 70 小时），加上新生儿肾功能不成熟，肾脏廓清率低，故现已改为偏小剂量。对重症心力衰竭，地高辛 24 小时静脉注射全效量（饱和量）为：早产儿 0.02mg/kg、足月儿 0.03mg/kg，首剂用全效量的 1/2，余量分 2 次，每 6 ~ 8 小时给予 1 次。如需用维持量，则在用全效量后 12 小时开始给予，剂量为全效量的 1/4，分 2 次，每 12 小时给予 1 次。地高辛口服制剂除片剂外，尚有酏剂（50mg/L）。口服全效量较静脉注射全效量增加 20%。对轻症心力衰竭或大的左向右分流、肺动脉高压而有慢性心力衰竭者，可每日用全效量的 1/4 口服，口服后 1 小时即可达血药浓度高峰，半衰期为 32.5 小时，经 5 ~ 7 天即可达全效量及稳定的血药浓度。如疗效不佳，可适当增量。地高辛用药维持时间视病情而定，一般可于心力衰竭纠正、病情稳定 24 ~ 48 小时后停药。治疗过程中不宜静注钙剂，尤其当 K^+ < 3mmol/L 时。如血钾、血钙均低，应先纠正低血钾，再在心电图监测下用 10% 葡萄糖酸钙 0.5 ~ 1ml/kg 静脉缓注。

血药浓度监测：地高辛静脉注射后 3 ~ 4 小时，口服后 6 ~ 8 小时，心肌组织与血清内地高辛浓度呈恒定比例关系，血药浓度可反映心肌内药物浓度，应于此时抽血检查，有效血药浓度为 0.8 ~ 2.0ng/ml。由于新生儿血中往往存在地高辛样免疫反应物质（digoxin – like immuno reactive substance，DLIS），一般浓度为 0.2 ~ 0.4ng/ml，故血药浓度 < 3.5ng/ml，很少发生洋地黄中毒，若 > 4.0ng/ml 则可出现毒性反应，偶尔中毒量与有效量发生交叉，易致误诊，故用地高辛前最好先测其血清浓度以作日后对照。

中毒表现：新生儿洋地黄中毒症状不典型，主要表现为嗜睡、拒奶、心律失常、出现期前收缩或心率 < 100 次/分。此外，在早产儿、缺氧、心肌炎、低血钾、高血钙、严重肝肾疾病及使用某些药物如奎尼丁、维拉帕米等情况下，易发生地高辛中毒，此时中毒症状与血中浓度不一定相关。

中毒处理：中毒轻者可停药观察，电解质紊乱或心律失常应予纠正。口服地高辛者可用药用炭洗胃；血中地高辛可通过换血以迅速排出体外，或用地高辛抗体片段（Fab）静脉注射予以中和，剂量为：所需 Fab 量（mg）= 体内地高辛量（mg）× 67，体内地高辛量（mg）= 血药浓度（ng/ml）×5.6（地高辛分布容积为 5.6L/kg）× 体重（kg）/1 000，30 分钟以上静脉缓注，注射后 20 分钟起效，80 分钟达峰效。

2）β – 肾上腺素受体激动剂：为儿茶酚胺类正性肌力药，可增强心肌收缩力及心排出量，多用于治疗体循环减少（如主动脉缩窄），术后低排综合征及大量心脏左向右分流所致心力衰竭。但国外亦有认为，以增加心肌收缩力为目的的洋地黄类强心药，由于新生儿心肌贮备力不足而作用不大，主张所有心力衰竭均使用本类药物而不使用洋地黄类药物治疗，用药可从小剂量开始，逐渐加至适合量。

多巴胺（dopamine）：其正性肌力作用主要是兴奋心肌受体，多巴胺的药理学活性因剂量而定：小剂量 [< 5μg（kg·min）] 可刺激 DA_1 及 DA_2 受体，导致肾、肠系膜及冠状动脉血管扩张；中剂量 [5 ~ 10μg/（kg·min）] 时，α、β – 肾上腺素能均起作用，但以 $β_1$ – 肾上腺素能占优势，刺激心肌受体，导致心率加快及心肌收缩力增强、心输出量增加；大剂量 [> 10μg/（kg·min）] 有显著的 α – 肾上腺素能作用，可致血管收缩，血压升高。治疗心力衰竭常用剂量为 5 ~ 10μg/（kg·min）。本药缺点为可致心肌耗氧量增加及心律失常，且与碱性药合用可失去活性。

多巴酚丁胺（dobutamine）：其正性肌力作用主要亦是兴奋心肌受体，以 β - 肾上腺素能作用为主，可增加心肌收缩力，而对心律、心率、肾血管均无影响。剂量为 2.5 ~ 10μg/（kg·min）。多巴胺与多巴酚丁胺作用迅速，滴注 2 分钟内即起效，15 分钟内达高峰，停药后 10 ~ 15 分钟作用消失。两药合用常有较好效果，既可扩张。肾血管、增加心肌收缩力，又不引起心率、心律上的变化。

异丙肾上腺素（isoprenaline）：仅有 β - 肾上腺素能作用，可增强心肌收缩力及使心率增快，用于心率慢的心力衰竭。剂量为 0.05 ~ 0.5μg/（kg·min）。

去甲肾上腺素（noradrenaline）：心力衰竭合并休克可用去甲肾上腺素。

若为心力衰竭慢性期，既可于急性期用地高辛全效量后继续以儿茶酚胺类药物维持，亦可先用儿茶酚胺类药物，稳定后用地高辛维持。

3）磷酸二酯酶抑制剂：属环磷腺苷（cAMP）依赖性正性肌力药，通过减少 cAMP 降解，增加心肌和血管平滑肌细胞内 cAMP 水平，使细胞内钙离子水平增加，心肌收缩力增强；亦可扩张周围血管，减轻心脏前、后负荷。主要用于严重或难治性心力衰竭，磷酸二酯酶抑制剂副作用较大，如低血压、心律不齐、血小板减少等，故仅应短期内用药，用药勿超过 1 周。

氨力农（amrinone）：0.25 ~ 0.75mg/kg 静注，2 分钟显效，10 分钟达高峰值效应，作用持续 1 ~ 1.5 小时。维持量为 5 ~ 10μg/（kg·min）。

米力农（milrinone）：药效是氨力农的 10 ~ 20 倍，首剂 25μg/kg 静注，10 分钟内给予，然后 0.25 ~ 0.5μg/（kg·min）维持。

（2）降低后负荷药物

1）血管扩张药：血管扩张药本身无正性肌力作用，主要通过扩张周围血管，包括静脉侧的容量血管及动脉侧的阻抗血管以减轻心脏的前、后负荷，增加心排出量，从而改善心功能。血管扩张药只有在积极应用洋地黄药物及利尿药的基础上才能更好地发挥其协同作用。适用于心力衰竭伴低血压或休克者，不适用于左向右分流型先天性心脏病所致心力衰竭。静脉滴注血管扩张药，宜从小剂量开始，逐渐加量，待病情稳定后渐减量并停用，以避免反跳作用。静滴期间宜监测动、静脉压或观察心率、尿量、面色、末梢循环等。血管扩张药按其作用于周围血管的部位不同而分 3 类：①主要扩张小静脉血管：有硝酸甘油、硝酸异山梨醇等。适用于肺瘀血严重、肺毛细血管嵌压增高、心排血量轻至中度下降者；②主要扩张小动脉，松弛动脉血管床，减少外周阻力，增加心排出量：有酚妥拉明、酚苄明、硝苯地平等。适用于心排血量明显下降、全身血管阻力增加而肺毛细血管嵌压正常或略高者；③扩张小动、静脉：有硝普钠、哌唑嗪等。适用于心排血量明显下降、全身血管阻力明显增加、肺毛细血管嵌压升高者。新生儿常用药物为硝普钠及酚妥拉明。

硝普钠（nitroprusside）：可同时扩张小动脉及小静脉，为首选扩血管药。剂量为 0.5 ~ 5μg/（kg·min），避光使用，从小剂量开始，逐渐加大到有效剂量，多在 2 ~ 4μg/（kg·min）时疗效即显著。持续使用 48 小时以上时，应测血中硫氰酸盐浓度，如达 5 ~ 10μg/dl 以上，可出现神经及消化系统中毒症状。

酚妥拉明（phentolamine）：主要扩张小动脉，降低心脏排血阻抗，剂量为 0.3 ~ 0.5mg/kg，15 分钟内静脉缓注，每 1 ~ 2 小时一次，最大不超过 6 次；或用 0.5 ~ 5.0μg/（kg·min）静滴。副作用为心动过速、低血压及消化系统症状。本药可与地高辛合用。

2）血管紧张素转化酶抑制剂（ACEI）：可抑制肾素－血管紧张素－醛固酮系统，刺激前列腺素合成和内源性 NO 释放，抑制内皮素，扩张小动、静脉，并有抗心律失常作用。适用于轻至重度心力衰竭及左向右分流型先天性心脏病所致心力衰竭，此类药可与地高辛合用。

卡托普利（captopril）：可扩张小动脉，减轻后负荷；亦可使醛固酮分泌减少，致水钠潴留减少而降低前负荷，对严重心力衰竭效果明显。用法：剂量为 0.1mg/（kg·d），分 2～3 次口服，渐增至 1mg/（kg·d），最大量可达 4mg/（kg·d），不良反应为低血压、功能性肾衰竭及钾潴留。

依那普利（enalapril）：作用机制与卡托普利相似，副作用更少，但血压下降更明显。剂量为 0.05～0.1mg/（kg·d），分 1～2 次口服，渐增至 0.5mg/（kg·d）；或以 0.01～0.04mg/kg 静脉注射，一日 2 次。

上述药物可根据不同病理生理类型与血流动力学变化应用，如急性心力衰竭伴休克，可以硝普钠与儿茶酚胺类药物合用，血压回升后改用地高辛。

（3）减轻前负荷药物：主要是利尿剂，可加速水钠排泄，减少血容量，从而减轻心脏前负荷，有利于心功能的恢复。本药须与强心药同时使用，如需长期使用，可用间歇疗法，即用 4 天、停 3 天。

1）呋塞米（furosemide）：作用于肾脏 Henle 袢，可抑制钠、氯重吸收。静脉注射后 1 小时发生作用，持续 6 小时，剂量为 1m/kg，每 8～12 小时一次；口服剂量为 2～3mg/（kg·d），分 2 次给予。副作用为低血钾、低血钠、低氯性酸中毒及高尿酸血症。

2）氢氯噻嗪（hydrochlorothiazide）：作用于肾脏远曲小管皮质稀释段，口服剂量为 0.5～1.5mg/kg，每日 2 次。

3）螺内酯（antisterone）：作用于肾脏远曲小管远端，为保钾利尿剂，尚有抗醛固酮作用。剂量为 1mg/kg，每 8～12 小时一次，静脉注射；口服剂量为 1～3mg/（kg·d），分 2～3 次给予。其作用为高血钾、低血钠，故与呋塞米（可排钾）合用更为合理。

4）布美他尼（bumetanide）：作用于肾脏 Henle 袢，可抑制氯重吸收。作用迅速，疗效优于呋塞米，已广泛用于临床。可用 0.015～0.1mg/kg 静注，5～10 分钟起效；或 0.01～0.025mg/（kg·h）静滴。副作用为低血压、呕吐、低血糖等。

在小儿心力衰竭治疗方面，近年来出现了不少新疗法，包括采用介入疗法治疗左向右分流的先天性心脏病所致心力衰竭，血管紧张素受体拮抗剂（ARBs）、β 受体阻滞剂、醛固酮拮抗剂、钙增敏剂、内皮素－1 受体拮抗剂、基质金属蛋白酶抑制剂、生长激素药物等，均已试用于临床并取得较好疗效，但离实际应用，尤其在新生儿应用尚有一段距离。

（4）其他辅助治疗措施

1）心肌能量代谢赋活剂：如 1,6－二磷酸果糖（FDP），剂量 100～250mg/（kg·d），静脉滴注，每日 1 次，5～7 天为一疗程。

2）其他动脉导管依赖性发绀型先天性心脏病如主动脉缩窄或闭锁、主动脉弓断离、大动脉移位、左心发育不良综合征、三尖瓣狭窄等，可用前列腺素 E_1（PGE_1）0.02～0.05μg/（kg·min）静脉滴注，本药可使动脉导管开放而使缺氧症状得以改善，从而争取了手术时机。副作用为呼吸暂停、心动过缓、低钙抽搐等。

未成熟儿动脉导管开放，可用吲哚美辛（indomethacin）促使其关闭，以改善肺动脉高压。剂量为 0.2mg/kg，静脉注射或口服，大多一次即能奏效，必要时每 8 小时再给予一次，总量不超过 3 次。副作用为肾衰竭、骨髓抑制、胆红素代谢受干扰，对有胃肠道出血或血胆红素 >171mmol/L 者勿用。

有心律失常者用抗心律失常药；国外对难治性心力衰竭用体外膜肺（ECMO）。

亦有对心力衰竭伴甲状腺激素分泌失衡者（T_3 下降、T_4 下降或正常、rT_3 上升而 TSH 正常），采用甲状腺素钠片剂（Levothyroxine）口服治疗。少而降低前负荷，对严重心力衰竭效果明显。用法：剂量为 0.1mg/（kg·d），分 2~3 次口服，渐增至 1mg/（kg·d），最大量可达 4mg/（kg·d），不良反应为低血压、功能性肾衰竭及钾潴留。

依那普利（enalapril）：作用机制与卡托普利相似，副作用更少，但血压下降更明显。剂量为 0.05~0.1mg/（kg·d），分 1~2 次口服，渐增至 0.5mg/（kg·d）；或以 0.01~0.04mg/kg 静脉注射，一日 2 次。

上述药物可根据不同病理生理类型与血流动力学变化应用，如急性心力衰竭伴休克，可以硝普钠与儿茶酚胺类药物合用，血压回升后改用地高辛。

（何　源）

第十九节　胎粪吸入综合征

胎粪吸入综合征（meconium aspiration syndrome，MAS）也称为胎粪吸入性肺炎（meconium aspiration pneumonia），主要是胎儿在宫内或出生过程中吸入染有胎粪的羊水，发生气道阻塞、肺内炎症和一系列全身症状，严重者发展成呼吸衰竭或死亡。多见于足月儿和过期产儿，据统计，胎粪吸入综合征发病率占新生儿的 1.2%~2.2%。

一、病因病理

（一）胎粪吸入

当胎儿在宫内或分娩过程中发生窒息和急性或慢性低氧血症时，体血流重新分布，肠道与皮肤血流量减少，致使肠壁缺血痉挛、肛门括约肌松弛而排出胎粪。活产儿中胎粪污染羊水的发生率约为 12%~21.9%。缺氧对胎儿呼吸中枢的刺激使呼吸运动由不规则而逐渐发生强有力的喘息，将胎粪吸入鼻咽及气管内；而胎儿娩出后的有效呼吸，更使上呼吸道内的胎粪吸入肺内。过期产儿由于肠道神经系统成熟度和肠肽水平的提高以及胎盘功能不良，发生 MAS 可能性比足月儿增加。

（二）气道阻塞和肺内炎症

气道内的黏稠胎粪造成机械性梗阻，引起阻塞性肺气肿和肺不张，导致肺泡通气－血流灌注平衡失调；小气道内的活瓣性阻塞更易导致气胸、间质性肺气肿或纵隔气肿，加重通气障碍，产生急性呼吸衰竭。胎粪内胆酸、胆盐、胆绿素、胰酶、肠酸等的刺激作用，以及随后的继发感染均可引起肺组织化学性、感染性炎症反应，产生低氧血症和酸中毒。

（三）肺动脉高压与急性肺损伤

宫内低氧血症会引致肺血管肌层肥大，成为肺血管阻力增高的原因之一；围生期窒息、酸中毒、高碳酸血症和低氧血症则使肺血管收缩、发生持续肺动脉高压症（persistent pulmonary hypertension，PPH），出现心房或导管水平的右向左分流，进一步加重病情。近年研究证明 MAS 可引起肺血管内皮损伤，并可使肺泡Ⅱ型细胞受损、肺表面活性物质减少，出现肺泡萎陷、肺透明膜形成等急性肺损伤表现，形成肺水肿、肺出血，使缺氧加重。

二、临床表现

患儿病情轻重差异很大，吸入较少者出生时可无症状；大量吸入胎粪可致死胎或生后不久死亡。多数患儿带在生后数小时出现呼吸急促（呼吸频率 >60 次/分）、呼吸困难、发绀、鼻翼扇动、呻吟、三凹征、胸廓前后径增加。两肺先常有鼾音、粗湿啰音，以后出现中、细湿啰音。如临床症状突然恶化则应怀疑发生气胸，其发生率在 20%～50%，胸部摄片可确诊。持续性肺动脉高压因有大量右向左分流，除引起严重青紫外，还可出现心脏扩大、肝大等心衰表现。严重胎粪吸入和急性缺氧患儿常有意识障碍、颅压增高、惊厥等中枢神经系统症状以及红细胞增多症、低血糖、低钙血症和肺出血等。

三、诊断

1. 宫内窘迫史　有宫内窘迫或产时窒息者，可以在出生后 1、5、10min 进行 Apgar 评分，低于 3 分，为严重窒息可能。但严重 MAS 者 Apgar 评分可能在 3～6 分，与临床呼吸窘迫程度不成比例相关。

2. 分娩时有胎粪污染羊水　此为发生呼吸窘迫的重要临床诊断依据。如果在分娩时有大量胎粪在婴儿皮肤、指甲、脐带污染，或从口腔、气道吸引出胎粪，则对于呼吸窘迫的病因基本可以确定。

3. 临床出现呼吸困难症状　一般表现为进行性呼吸困难，有肋间凹陷征。在出生后 12～24h，随胎粪进入外周肺而表现出呼吸困难加重，气道吸引出胎粪污染的液体。呼吸困难的原因可以是气道阻塞使肺泡扩张困难，但更由于窒息导致胎儿肺液不能排出和低氧性肺内血管痉挛。体格检查可以发现胸廓较饱满等，系肺气肿的缘故。

4. 放射学检查　有胎粪颗粒影、肺不张和肺气肿等征象。

5. 血气检查　重症 MAS 血气检查表现为低氧血症和高碳酸血症，可以有严重混合性酸中毒，必须依赖经气道插管和机械通气。

四、实验室及辅助检查

1. 血象　感染性血象。

2. 实验室检查　血常规、血糖、血钙和相应血生化检查，气管吸引物培养及血培养；血气分析可出现 PaO_2 降低，$PaCO_2$ 增高及酸中毒等。

3. 血气检查　pH 下降，PaO_2 降低、$PaCO_2$ 升高，表现为低氧血症和高碳酸血症，可以有严重混合性酸中毒。若颞动脉或右桡动脉血 PaO_2 高于股动脉血 PaO_2 1.9kPa（15mmHg）以上，即表明动脉导管处有右向左分流。

4. X 线检查　两肺透亮度增强伴有节段性或小叶肺不张，也可仅有弥漫浸润影或并发纵隔气肿、气胸等。

胸部 X 线片对诊断 MAS 有重要意义，吸入的胎粪一般在生后 4h 后到达肺泡，胸部 X 线才能出现特殊的表现。约 85% MAS 患儿 X 线征象在生后 48h 最为明显，但约 70% MAS

患儿胸部 X 线表现可与临床表现不相一致。根据胸部 X 线表现将 MAS 分为：

（1）轻度：肺纹理增粗，轻度肺气肿，膈肌轻度下降，心影正常，说明吸入较稀的胎粪。

（2）中度：肺野有密度增加的粗颗粒或片状团块，云絮状阴影或有节段性肺不张，伴轻度透亮的囊状气肿，心影偏小。

（3）重度：除上述中度表现外，伴有间质气肿，纵隔积气或气胸等气漏现象。

5. 彩色 Doppler 超声检查　可确定分流水平及方向，有助于 PGHN 诊断。

五、并发症

随梗阻程度不同而并发肺不张、肺气肿、纵隔气肿和气胸。缺氧酸中毒严重者可致颅内出血和肺出血。病程迁延者常有间质性肺炎及肺部纤维化。

1. 持续肺动脉高压　新生儿持续性肺动脉高压（persistent pulmonary hypertension of newborn，PPHN）是指生后肺血管阻力持续性增高，肺动脉压超过体循环动脉压，使由胎儿型循环过渡至正常"成人"型循环发生障碍，而引起的心房及（或）动脉导管水平血液的右向左分流，临床出现严重低氧血症等症状。

一般采用吸入一氧化氮治疗，可参见持续肺动脉高压。

2. 气漏和气胸　由于胎粪阻塞小气道导致气陷，使肺泡破裂，变成肺大疱，如果胸膜脏层破裂，可以出现气胸。如果气体沿肺泡间质小血管鞘漏出，可以造成纵隔气肿和心包积气。治疗上可以采用胸腔闭式引流治疗气胸，同时使用肌松剂等抑制患儿过强烈的自主呼吸活动。

3. 颅内出血　缺氧酸中毒严重者可致颅内出血和肺出血。

4. 肺部并发症　肺出血：病程迁延者常有间质性肺炎及肺部纤维化。

六、治疗

（一）产房复苏

所有产房都应备有吸引器、气管插管和立即复苏的设备。首先应建立通畅的呼吸道，凡羊水经胎粪污染的胎儿娩出时，在其头部一处于会阴外时，即应立即做口咽和鼻部吸引，新生儿娩出后，在建立呼吸之前，立即用喉镜进行气管内插管，并通过气管内导管进行吸引。

（二）对症治疗

置患儿于适中温度环境（<7 天的裸体足月婴儿为 33℃~31℃）；提供有湿度的氧，使其血 PaO_2 维持在 7.9~10.6kPa（60~80mmHg）。用 $NaHCO_3$ 纠正酸中毒，保持动脉血 pH > 7.4，特别是并发 PPH 新生儿；维持正常血糖与血钙水平；如患儿出现低血压或灌注不良，应予以扩容并静脉注射多巴胺，每分钟 5~10μg/kg；对并发脑水肿、肺水肿或心力衰竭者，应限制液体入量。

（三）气漏的治疗

并发气胸而又需要正压通气时应先作胸腔闭式引流；紧急状态下穿刺抽吸也是一种治疗方法，且能立即改善症状。合并纵隔气肿者，可从胸骨旁二、三肋间抽气做纵隔减压；如无改善，则可考虑胸骨上切开引流或剑突下闭式引流。

（四）持续肺动脉高压的治疗

在纠正酸中毒的基础上，可用血管扩张药妥拉唑啉 1mg/kg 静注，以降低肺动脉压力，如有效则皮肤发红、PaO_2 上升 1.9kPa（15mmHg）；然后每小时静滴 1~2mg/kg，当 PaO_2 上升至 ≥9.3kPa（70mmHg）时可停用，以避免其副作用如血压降低、胃肠出血等。重症可给予辅助呼吸，采用过度换气（吸气∶呼气为 1∶4~5）使血 PH 维持在 7.5~7.6，以降低肺动脉压力。一氧化氮是由血管内皮产生的内源性舒缓因子，吸入一氧化氮疗法已经被成功应用于治疗暴发型 PPH，且没有引起低血压的副作用，但对新生儿肺高压的作用机理尚需进一步研究。用体外膜肺疗法（ECMO）治疗 PPH 仅限于最危重的患儿。

七、预防与护理

MAS 预防的关键在于抢救新生儿窒息复苏时及早做气道和口、咽部清除胎粪液的工作。应在新生儿第一次呼吸前，即胎头娩出而肩部尚未娩出时，迅速用吸管将咽部胎粪液吸引干净为止。若声带水平发现有胎粪液者，应立即做气管插管吸引。呼吸道胎粪液尚未清除干净前，应忌用中枢兴奋药物。给予上述积极处理后新生儿胎粪吸入综合征的发病率明显降低。胎粪液的吸入能促进细菌继发感染，复苏后均用抗生素控制感染，并加强呼吸道管理。本组病例死亡率较低，与常规摄 X 线片较轻病例能够及时发现和及早使用抗生素控制感染等措施有关。本组资料还说明，凡足月小样儿、出生体重过低、先天免疫缺陷、伴有其他严重并发症、呼吸道病变表现 5 天内不消失者预后不良。

（孙志群）

第二十节　新生儿寒冷损伤综合征

一、概述

新生儿寒冷损伤综合征（neonatal cold injure syndrome）简称新生儿冷伤，亦称新生儿硬肿症（sclerema neonatorum），是新生儿的常见病。本病是由于早产、寒冷、低体重、感染等多种因素引起皮肤及皮下脂肪发生硬化、水肿的一组临床症候群，常伴有低体温及多器官功能受损。本病预后不良，病死率高，肺出血、休克、弥散性血管内凝血和急性肾功能衰竭常是其致死的主要原因。病死率可高达 13.8%~30.7%。

新生儿尤其是早产儿、低出生体重儿和小于胎龄儿，发生低体温和皮肤硬肿的原因是：①体温调节中枢不成熟，环境温度低时，其增加产热和减少散热的调节功能差，使体温降低；②体表面积相对较大，皮下脂肪少、皮肤薄、血管丰富、易于失热。寒冷时散热增加，导致低体温；③新生儿产热代谢的内分泌调节功能低下，如胰岛素、糖皮质激素、甲状腺素等水平低下直接影响到机体的产热活性和能力；④躯体小，总液体含量少，体内储存热量少，对失热的耐受能力差，寒冷时即使有少量热量丢失，体温便可降低；⑤新生儿由于缺乏寒战反应，寒冷时主要靠棕色脂肪代偿产热，棕色脂肪细胞在胎龄 26 周开始分化，至足月儿时含量较多，约占体重 2%~6%，该组织分布在颈、肩胛间、腋下、中心动脉、肾和肾上腺周围。早产儿由于其储存少（胎龄越小储存越少），代偿产热能力更差；因此，寒冷时易出现低体温；⑥新生儿皮下白色脂肪组织中的饱和脂肪酸含量比未饱和脂肪酸多，前者熔点较高，当体温降低时，皮脂易发生凝固而硬化。

严重感染、缺氧、心力衰竭和休克等使能源物质消耗增加、热卡摄入不足，加之缺氧又使能源物质的氧化产能发生障碍，故产热能力不足，出现低体温和皮肤硬肿。新生儿糖原储备少，冷应激时糖原储备过度消耗，若能源储备耗竭，丧失产热能力，即使保暖，体温亦将继续下降。

冷应激时交感神经兴奋，儿茶酚胺增加，新生儿通过血管收缩减少散热，由于血管收缩，组织无氧酵解增加，产生酸性物质堆积，引起酸中毒和微循环障碍。严重时引起毛细血管通透性增加，血浆蛋白外渗，组织水肿，甚至有效循环血量不足，处于低血压、休克状态。寒冷亦可引起心肌损害、心脏收缩和舒张功能不全、心率降低、Q-T间期延长；由于血流的重新分布，肾血流动力学和肾小管水钠的重吸收受到明显影响，引起寒冷性多尿，严重者发生肾功能不全；肠道缺血造成新生儿出血性坏死性小肠炎。严重者引起DIC、肺出血。

二、诊断思路

（一）病史要点

（1）存在发病时处于寒冷季节、环境温度过低、分娩时保温不当等明显寒冷损害因素。

（2）早产儿，低出生体重儿，生活能力低下机体产热少，易发生硬肿症。

（3）有窒息、缺氧、产伤、感染性或非感染性疾病，并伴有热量供给不足，夏季水分提供不足等病史。

（4）母亲患病、吸烟、吸毒等各种围生期保健不良因素，一种或数种同时存在。

（5）早期哭声低、吃奶差、反应低下，病重者肛温<35℃，严重者<30℃，肛-腋温差由正值变为负值。

（6）严重者发生休克、DIC、心力衰竭、肾衰竭，临终时可发生肺出血。

（二）查体要点

1. 冷 轻者局部发冷，重者周身皮肤发冷，甚至冰凉，伴有明显的体温下降。一般可在31℃~35℃之间，甚至有低于26℃者。

2. 硬 早期硬肿感到皮肤较紧，不易捏起，以后感到僵硬，不能移动。触之硬如橡皮样，发硬皮肤呈紫红色或苍黄色。僵硬部位发生在下肢者占92.2%，依次为臀部、面颊、上肢、背、腹、胸部等。

3. 肿 在皮肤及皮下脂肪硬化的部位，大部分有凹陷性水肿，少部分病例则仅发硬。

4. 休克表现 多见于重病例，面色苍白、呼吸不规则、心音低钝、心率增快或过慢、尿少或无尿、前臂内侧毛细血管充盈时间延长（>3秒）、股动脉细弱，甚至摸不到等。

（三）辅助检查

1. 常规检查

（1）血常规：一般白细胞总数无明显变化，合并感染时白细胞总数及中性粒细胞都有不同程度的增高。若中性粒细胞增高明显或减少，多提示预后不良。

（2）DIC筛选试验：对危重硬肿症拟诊DIC者应做以下六项检查：①血小板计数：血小板数<100×10^9/L者占67.3%；②凝血酶原时间：重症者凝血酶原时间延长，生后日龄

在 4 日内者≥20 秒，日龄在第五日及以上者≥15 秒；③部分凝血活酶时间 >45 秒；④凝血酶时间 >25 秒；⑤纤维蛋白原≤1.6g/L（160mg/dl）；⑥3P 试验（血浆鱼精蛋白副凝试验）：出生后 1 日正常新生儿纤维蛋白降解产物（FDP）约 20%，故 3P 试验可阳性，第 2 日以后出现阳性则为不正常。

2. 其他检查

（1）血气分析：由于缺氧和酸中毒、pH 下降。PaO_2 降低、$PaCO_2$ 增高。

（2）测定血糖和血清电解质（钾、钠、钙和磷等）。

（3）肾功能检查：尿素氮、肌酐、渗透压、尿量和尿比重测定等。重症病例可有尿素氮、肌酐增加等改变。

（4）超微量红细胞电泳时间测定：由于血液黏稠度增加，红细胞电泳时间延长。

（5）心电图改变：部分病例可有心电图改变，表现为 Q - T 间期延长、低电压、T 波低平或 ST 段下降。

（四）诊断标准

1. 临床诊断依据　有寒冷、分娩时保温不当等明显寒冷损害因素；有窒息、缺氧、产伤、感染性或非感染性疾病因素；有早产、低出生体重等生活能力低下表现。遇有体温不升、反应低下、吮乳差、哭声低弱的患儿，必须仔细检查皮肤及皮下脂肪，当有硬化或硬肿并能排除新生儿皮下脂肪坏死时，即可做出诊断。

2. 分型诊断　根据第二届全国新生儿学术会议制定的标准，将新生儿寒冷损伤综合征分为轻、中、重三型（表 4 - 9）。硬肿面积按照新生儿灼伤体表面积标准进行计算：头颈部 20%，双上肢 18%，前胸及腹部 14%，背部及腰骶部 14%，臀部 8%，双下肢 26%。

表 4 - 9　新生儿寒冷损伤综合征分型

程度	硬肿范围	肛 - 腋温差	器官功能检查
轻型	<20%	正值	无或轻度功能低下
中型	20% ~ 50%	0 或负值	不吃、不哭、反应差、心率慢
重型	>50%	负值	DIC、肺出血、休克、肾衰竭

3. 硬肿症及皮下脂肪硬度诊断分度

Ⅰ度：皮下脂肪稍硬，肤色轻度发红。

Ⅱ度：水肿较明显，皮下脂肪弹性基本消失，肤色稍暗红。

Ⅲ度：水肿明显，皮下脂肪弹性消失，似橡皮样坚硬，肤色暗红。

4. 危重硬肿症诊断标准　依据卫生部妇幼司儿童急救项目办公室所拟订的"危重病例评分法试行方案"规定的以下两项指标：

（1）肛温在 30℃以下，硬肿Ⅱ度以上，不论范围大小。

（2）肛温在 33℃以下，硬肿Ⅱ度以上。范围超过 60%。

凡符合上述两项之一者，即可诊断为危重硬肿症。

（五）诊断步骤

诊断步骤见图 4 - 2。

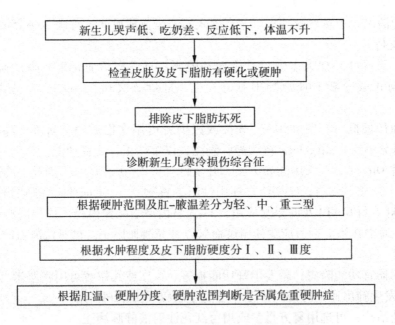

新生儿哭声低、吃奶差、反应低下，体温不升

↓

检查皮肤及皮下脂肪有硬化或硬肿

↓

排除皮下脂肪坏死

↓

诊断新生儿寒冷损伤综合征

↓

根据硬肿范围及肛-腋温差分为轻、中、重三型

↓

根据水肿程度及皮下脂肪硬度分Ⅰ、Ⅱ、Ⅲ度

↓

根据肛温、硬肿分度、硬肿范围判断是否属危重硬肿症

图 4 - 2　新生儿寒冷损伤综合征诊断流程图

（六）鉴别诊断

1. 皮下坏疽　该病为金黄色葡萄球菌或链球菌感染所致，多见于背、臀、骶等受压部位，表现为皮肤红、硬，边缘不清，中央可有漂浮感，往往伴有发热及全身中毒表现。

2. 新生儿水肿　出生后任何时候均可发生，表现为凹陷性水肿，多见于眼睑、下肢及会阴部，有时可伴有浆膜腔积液。还可有少尿、心力衰竭等表现。

3. 皮下脂肪坏死　只表现为局部有病变，X线摄片出现钙化影，而全身情况、营养状况均良好。

三、治疗措施

（一）经典治疗

1. 复温　正确复温是治疗新生儿硬肿症的重要措施。对体温稍低者（34℃～35℃）可用预热的衣被包裹置于25℃～26℃室温中，加用热水袋保暖，体温多能很快升至正常。体温30℃～34℃者，置于适中温度暖箱，6～12小时内复温。对体温明显降低者（≤30℃），有条件者可先在远红外辐射热保暖床快速复温，或暖箱复温，床温高于患儿皮肤温度1℃，随着患儿体温升高，逐渐升高床温，复温速度约0.5℃～1℃/h，待体温升至正常后，箱温应设置在患儿所需的适中温度。使患婴在12～24小时内体温达36℃。

2. 控制感染　由于感染是硬肿症的诱因之一，故应适当选用广谱抗生素。如血培养阳性可根据药敏试验选用抗生素。

3. 液体和营养　提供足够的热量有助于体温的恢复。在消化功能未恢复之前可选用静脉高营养，热量从每日210～252kJ/kg（50～60kcal/kg）开始，液体量应控制在每日60～80ml/kg（4.2J/ml）。低温时多有代谢性酸中毒，应根据血气分析计算碳酸氢钠用量。若无条件可先按3～5ml/kg给予5%碳酸氢钠，稀释后应用。为补充蛋白质及热能，维持液体渗透压，促水肿消退，中重度硬肿症可适当输入新鲜全血或血浆，每次 10～15ml/kg。

4. 循环支持

（1）中、重度硬肿症大多数伴有微循环障碍：丹参有活血化瘀，降低血液黏度作用，早期应用可防止或中断 DIC 及肺出血的发生，剂量每次 0.5～1ml/kg，静脉滴注，每日 1 次。

（2）对血压偏低，心率 < 80 次/分钟或尿少者可用多巴胺每分钟 5～7μg/kg 及（或）多巴酚丁胺每分钟 5～10μg/kg，持续静脉滴注，以维持正常心肾功能。

（3）合并 DIC 时，肝素用法如下：①肝素每日 0.2～0.5mg/kg，分次（每 8 小时 1 次或每 12 小时 1 次）皮下注射；②DIC 指标阳性时，首剂 0.5～1mg/kg，静脉滴注，以后每次 0.2～0.5mg/kg，每 6～12 小时重复应用，2～3 日内逐渐减量停药。应用时必须监测试管法凝血时间，并通常在第 2 剂后应输注新鲜血浆以补充凝血因子。试管法凝血时间达正常 2 倍时应停用肝素。

（4）纠正器官功能障碍：若发生肾功能损害、少尿或无尿者可用呋塞米（速尿），每次 1～2mg/kg；发生肺出血则可使用正压呼吸治疗（CPAP 或 IPPV）。

（5）中药治疗：可选用复方丹参或川芎红花注射液静脉滴注。

（二）治疗步骤

治疗步骤见图 4－3。

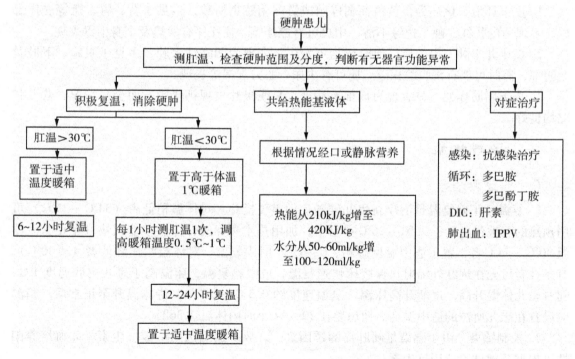

图 4－3　新生儿寒冷损伤综合征治疗流程图

四、预后评估

单纯由寒冷引起的硬肿其程度较轻，累及全身其他脏器较少，治疗效果亦较好。而由感染引起的硬肿其程度重，并发症多，并可并发肺出血，预后差，死亡率高。除常规的复温、补液外，抗生素的正确选择和抗休克的及时治疗更显重要。

五、最新进展与展望

新生儿硬肿症主要病变为微循环障碍及凝血机制异常。肝素具有抗凝、抗血栓、扩张血管、改善微循环、抗自由基损伤、抗炎及免疫调节等作用。部分研究表明采用超微量肝素治疗 5U/kg 静脉滴注，1 次/天，治疗新生儿硬肿症可改善凝血及微循环状态，预防和治疗 DIC、休克及肺出血等，可阻止病情恶化，提高治疗率，减少肝素治疗的副作用。有研究采用电热毯代替暖箱复温，同时加用乌梅、独活、麻黄等中药湿敷治疗新生儿重度硬肿症，能改善微循环，增加血流量，促使硬肿消散，有利于提高新生儿重度硬肿症的治愈率。还有在综合治疗的基础上佐以当归、川芎等加味中药外敷用红外线照射硬肿处亦取得较好疗效。

（孙志群）

第二十一节　新生儿肠套叠

肠套叠好发于婴儿期，是该年龄段最常见的急腹症，偏离以上年龄发病率则明显降低。新生儿肠套叠很少见，国外有文献报道新生儿肠套叠的发生率低于 1.3%，而国内报道此数字为 3%。新生儿肠套叠与好发于婴儿期的原发性肠套叠相比有明显特点：即新生儿常伴有肠管的先天性异常，小肠套叠相对多见，极易因绞窄导致肠坏死。新生儿肠套叠早期主要为肠梗阻表现，晚期多发展成肠坏死、肠穿孔和腹膜炎，尽早手术为新生儿肠套叠的基本治疗原则。

一、病因

新生儿肠套叠同样可以根据其发病原因分为原发性和继发性两种。一般认为新生儿肠套叠更多为继发性，但也有为数不少的原发性肠套叠。对原发性和继发性肠套叠分别有不同的病因学解释。

1. 原发性肠套叠　国内张树成等对原发性肠套叠病因进行了分析，认为除回盲部较为游动、回肠末端淋巴滤泡丰富、易发生肠蠕动节律紊乱等婴幼儿原发性肠套叠的易感因素外，还具有明显的自身特点。①新生儿原发性肠套叠的发生和窒息、缺氧有着密切关系。当机体严重缺氧时，蓄积的二氧化碳刺激肠壁神经节细胞，使肠蠕动亢进，于是发育良好的扬管频繁收缩并被亢进的蠕动波渐渐推入松弛的肠管，形成肠套叠；②可能与新生儿肠壁的发育特点有关。组织病理学检查显示套入部肠壁平滑肌发育较好，环形肌明显发达；鞘部肠壁平滑肌发育较差，纵形肌明显发育不良，部分肌纤维稀疏，肌间神经丛神经节细胞减少；③新生儿期接种的各种疫苗，尤其是轮状病毒疫苗可能使肠套叠的发病率增加。

2. 继发性肠套叠　继发性肠套叠所占比率各家报道不一，有报道 60% ~75% 新生儿肠套叠伴有器质性疾病，也有报道认为新生儿肠套叠伴有器质性病变者占 1/3。诱发肠套叠最多见的疾病为回盲部重复畸形，1977 年 Patiquin 等曾报道新 12 例生儿肠套叠，其中 1/3 病例继发于肠重复畸形。肠套叠还可以继发于肠息肉、错构瘤、梅克尔憩及其他肠壁肿瘤等。有学者报道胎粪性腹膜炎合并肠套叠及肠闭锁，显然肠套叠是发生在出生以前，因胎儿期肠套叠导致肠闭锁和胎粪性腹膜炎。近年来国内也有作者陆续报道宫内肠套叠，并一致认为是导致小肠闭锁的原因。首都儿科研究所也先后收治2例由宫内肠套叠引起的肠闭锁，经手术治愈。也有报道宫内套叠合并肠狭窄，考虑肠套叠为导致肠狭窄的原因。

二、病理

发生于婴儿期的原发性肠套叠最常见类型是回结型，新生儿肠套叠的发生部位各家报道不一。有报道为新生儿肠套叠发生于回盲部者约占75%，小肠套叠占25%。Martinez Biarge M 等报道在新生儿肠套叠中小肠套叠的发生率竟然高达91.6%。总体来说，新生儿期发生的小肠套叠明显高于婴儿期小肠套叠的发生比率。此外，也有报道新生儿肠套叠发生于十二指肠的罕见病例。

1. 分型　新生儿肠套叠仍沿用传统分类方法，将肠套叠分为5种类型。

（1）小肠型：小肠套入小肠，新生儿发生比率高。

（2）结肠型：结肠套入结肠；又可细分为盲结型、结结型及盲肠袋套叠。

（3）回结型：回肠套入结肠，为常见类型。

（4）复杂型（复套）：已形成的肠套叠再套入远端肠腔内；最常见的情况为回结型。此型更易早期发生肠坏死，且压力灌肠难以复位。

（5）多发性肠套叠：在肠管的不同部位分别发生肠套叠，极为少见。

2. 病理生理

（1）肠腔内或肠壁的先天性畸形或器质性病变，使肠管局部结构异常，肠蠕动的节律性和连续性发生中断和紊乱，是诱发肠套叠的常见诱因。

（2）新生儿肠管细小，一旦发生肠套叠后不能及时复位，将极易发生肠管血供障碍并进一步导致肠坏死、肠穿孔和腹膜炎。肠坏死的严重程度和肠系膜血管受阻程度有关，并且与受阻的时间成正比。肠系膜血管受阻时间越长，受阻程度越完全，肠坏死的程度越严重。根据发生血供障碍的性质，将肠管坏死分为静脉性坏死（瘀血性坏死）及动脉性坏死（缺血性坏死）。静脉性坏死主要发生在套入部，肠管套入后因该段肠系膜受到牵拉及压迫，使静脉回流受阻，引起肠管瘀血、水肿和渗出。静脉压的进一步增高，导致动脉血供受损或发生血管栓塞，最终可使肠管血供完全停止，造成套入部坏死。静脉性坏死导致的肠穿孔可发生于稍后期。动脉性坏死较为少见，可发生于肠套叠鞘部。由于肠管套叠使鞘部受到严重挤压，并可发生末梢动脉的强烈痉挛，以致发生完全性血供障碍，较早即可发生肠管坏死。动脉性坏死部肠管苍白，失去可辨的组织结构，完全不能承受张力，任何外力作用均可使其立即穿孔。

（3）新生儿肠管细小、肠壁薄，肠套叠后易于发生肠管血运障碍、并更早发生肠坏死、肠穿孔，是新生儿肠套叠应首选手术治疗、而慎用压力灌肠复位的病理生理学基础。

三、临床表现

好发于婴儿期的原发性肠套叠的典型临床表现为：阵发性哭闹、呕吐、腹部肿块及血便。新生儿肠套叠起病更急，而往往缺乏典型的临床表现。早期多为拒乳、烦躁不安，随后可能出现频繁呕吐，呕吐物为大量胃内容物及胆汁。频繁呕吐易引起窒息。腹胀为另一个常见表现，严重腹胀可导致呼吸困难。而大多数婴幼儿原发性肠套叠早期由于呕吐使腹部充气减少，不发生腹胀。有规律的阵发性哭闹在新生儿也极为少见，或难以识别。因新生儿腹壁较薄，部分病例可能触及腹部腊肠样肿块，伴触痛。血便常在较晚期出现，可能与套叠发生部位较高，且易在套叠早期即发生肠麻痹，影响肠内容物排泄时间有关。随病程进展，可逐渐出现不同程度的腹壁发红、腹部压痛与肌紧张，肠鸣音由减弱到消失。患儿很快出现脱水和酸中毒，全身状态不佳。如并发肠穿孔，病情急剧恶化，并出现液、气腹征象。

四、影像学检查

1. X 线检查

（1）腹立位 X 线平片：作为传统影像学检查至今仍在广泛应用，并可提供重要的医学信息，应密切结合临床解析影像学意义。在发病早期主要为急性小肠梗阻表现，显示腹胀、小肠内多个扩张肠襻和气 – 液平面。已发生肠穿孔者可显示气腹征象。虽以上 X 线表现均无特异性，但肠梗阻和气腹征象均提示急腹症诊断，并作为进一步检查或手术治疗指征。

（2）空气灌肠：空气灌肠目前广泛应用于婴幼儿肠套叠的诊断与治疗。空气灌肠主要适用于回结型肠套叠，对小肠套叠的诊断及治疗意义极为有限。空气灌肠方法用于新生儿肠套叠则必须承担很大风险。①新生儿肠壁薄，即使是正常肠管可承受的压力也明显低于小婴儿；②新生儿肠套叠与婴幼儿相比常更早期发生肠坏死及肠穿孔；③新生儿小肠套叠发生比率高；④新生儿继发于器质性病变者多；⑤新生儿肠套叠临床症状模糊、不易识别、难以判断发病时间，就诊时常常已是病变晚期。因此，无论是诊断性质的低压气灌肠或以治疗为目的较高压力气灌肠，均可能在实施气灌肠时发现或发生肠穿孔。更危险的情况是，具有张力的气体突然进入腹腔，可以在瞬间抬高横膈、使呼吸心搏骤停。综上所述，将空气灌肠用于新生儿肠套叠诊断时应取非常慎重的态度，严格选择适应证，并且压力不能过高。肠套叠的空气灌肠的 X 线征象为：结肠注气后肠套叠顶端显示致密的软组织肿块影，如气体进入鞘部则形成杯口状阴影（杯形）。新生儿肠套叠应作为空气灌肠复位的相对禁忌证。

（3）钡剂灌肠、超声监视下水灌肠：部分医院将钡剂灌肠和超声监视下水灌肠用于肠套叠的诊断与治疗，其对于新生儿肠套叠的适应证和意义请参照空气灌肠。

2. 超声检查　随着超声检查的广泛应用、仪器性能的不断改善和临床经验的积累，其对于小儿急腹症的诊断价值不断提高，适用范围也更加广泛。很多医院已将超声检查作为肠套叠首选的影像学诊断方法，对于新生儿肠套叠也不例外。有文献报道超声对肠套叠诊断的准确率可达90% 以上，并且对发生于各部位的肠套叠几乎具有同样诊断意义。有学者提出即使尚未怀疑到肠套叠诊断，对于无明显原因呕吐、拒奶、哭闹的新生儿均应例行超声检查。发现肠套叠肿块为最直接的诊断依据，其典型超声征象为"同心圆征"。富有经验的医生有时可见位于套入部、水肿增厚的肠系膜和肠系膜淋巴结，甚至发现作为肠套叠诱因的肠管原发病变，如囊肿型肠重复畸形、肠道肿瘤等。但大多数情况下无法区分肠套叠是继发性还是原发性，最终仍需要手术证实并予以治疗。也有学者认为如果腹部肠管扩张严重，且胀气为主，将可能探查不到包块，而造成漏诊。因此，超声检查对于尚未出现腹胀的病例更为适用。

与空气灌肠方法相比，超声检查用于新生儿肠套叠诊断具有的优势主要为：①不受肠套叠分型的限制，适用于各部位肠套叠的诊断；②不会因诊断而导致肠穿孔；③可以同时发现腹水、肠麻痹等急腹症相关征象；④避免了放射线照射。

五、诊断与鉴别诊断

新生儿肠套叠早期表现为急性肠梗阻，晚期可发展为肠坏死、肠穿孔、腹膜炎。应结合病史、体格检查、腹部 X 线检查征象和超声检查结果综合分析判断。超声检查作为近年开展、并迅速推广的影像学检查技术，对新生儿肠套叠诊断具有更重要意义。新生儿肠套叠均为急腹症，病情进展迅速，尽早实施手术为基本治疗原则，延误治疗时机将明显影响预后。所以，不必强求对病因的诊断，对于病情进展、情况欠佳的患儿，只要确定为肠梗阻，特别是消化道穿孔、腹膜炎诊断，即有手术指征，应果断决定手术探查。

主要与其他新生儿消化道梗阻性疾病引起的急腹症鉴别，如：肠旋转不良、胎粪性腹膜炎、粘连性肠梗阻、先天性肠闭锁及肠狭窄等。如上所述，确认已并发肠穿孔、腹膜炎者，无需进一步鉴别，而果断决定手术。出现血便的新生儿肠套叠，应首先与新生儿坏死性肠炎作鉴别。肠套叠患儿往往在早期出现呕吐、腹胀等肠梗阻症状，而坏死性肠炎多以肠道感染症状更为突出，排腥臭味血样便，病情进展后才发生麻痹性肠梗阻。腹部 X 线平片对鉴别诊断很有价值。肠套叠早期常为小肠梗阻表现，病情进展可出现腹水，肠坏死、穿孔后出现气腹或液气腹。坏死性肠炎的典型表现为：肠管不等程度扩张，分布不均，立位 X 线片可出现浅小气液面，肠间隙增厚，严重者可出现肠壁积气，晚期出现肝门静脉积气。

六、治疗及预后

根据不同医院的习惯和条件，婴幼儿原发性肠套叠通过超声检查或空气灌肠、钡剂灌肠诊断。诊断后多数在放射科采用空气灌肠、钡剂灌肠或在超声监视下水灌肠试行复位，其中大部分早期病例可以获得成功，而避免了手术。新生儿肠套叠因其解剖和生理学特点，压力灌肠复位的风险极大，且有部分类型肠套叠根本不适合压力灌肠复位。张树成等报道 5 例新生儿原发性肠套叠中，仅有 1 例接受水灌肠治疗，而且失败。还有学者综合报道 20 例新生儿肠套叠，仅 4 例手法复位成功，其余均因肠坏死或存在器质性病变行肠切除手术。因此，对于新生儿肠套叠诊断明确或拟诊后，应尽早实施手术为基本治疗原则。虽有学者报道选择性地进行新生儿和小婴儿空气灌肠，并取得成功，但总体上来说，空气灌肠、钡剂灌肠或水灌肠整复率很低，危险性极高，不宜常规使用。

新生儿肠套叠的预后与诊断和治疗时间密切相关。有报道新生儿肠套叠病死率为 50%，死亡病例大多与诊断时间过晚或应用了压力灌肠等不正确的治疗措施有关。如能获得早期诊断并及时手术治疗，可能使预后得到明显改善。

与空气灌肠方法相比，超声检查用于新生儿肠套叠诊断具有的优势主要为：①不受肠套叠分型的限制，适用于各部位肠套叠的诊断；②不会因诊断而导致肠穿孔；③可以同时发现腹水、肠麻痹等急腹症相关征象；④避免了放射线照射。

（陈　锋）

第二十二节　新生儿先天性巨结肠

先天性巨结肠（congenital megacolon）又称肠管无神经节细胞（aganglionosis），Hirschsprung 于 1886 年对该病进行了详细的描述，所以人们常称之为赫尔施普龙病（Hirschsprung disease，HD）。

1691 年，荷兰解剖学家 Frederick Ruys 在一名 5 岁女孩尸检中发现结肠扩张，虽然当时没有确切的诊断，但根据其描述判断该患儿可能为先天性巨结肠。此后，陆续有腹胀便秘患儿死后尸检发现结肠扩张的报道，但并未引起足够的重视。1886 年，丹麦儿科医生 Hirschs-prung 首先对 HD 进行详细描述，他注意到患儿均有乙状结肠和横结肠的扩张，并且在以后的研究中坚持认为肠管的扩张和肥厚是原发性的。1920 年 Dalla Valla 首先发现 2 名患儿乙状结肠神经节细胞消失，而近端结肠神经节细胞正常。1923 年 Ishikawa 在 1 名患儿末端结肠中发现副交感神经缺失，并通过动物实验证实，切断副交感神经可导致巨结肠。其后有关 HD 的病因研究集中在神经节细胞缺失的原因上，并且发现 RET 等基因突变与 HD 的发生密切相关。1948 年，Swenson 以及放射科医生 Neuhauser 等首先用钡剂灌肠检查证实巨结肠远端狭窄，并采用直肠切除，结肠拖出与肛管吻合术治疗 HD，取得良好效果。这一术式一直沿用至今，虽然原始 Swenson 手术采用者不多，但它是各种术式发展的基础，从而使这一病因极其复杂的、诊断困难和疗效不佳的疾病，终于找到了有效的根治方法。

一、发病率

HD 在人群中的发生率报道不一，目前多数文献报道为 15 000 左右。同济医院对某县进行了一次普查。调查结果 HD 发病率为 1.423 7。HD 男多于女，男女之比为（3 ~ 5）：1。男女之比率与病变类型也有区别，短段型为（4.2 ~ 5.5）：1，长段型男：女为（1.2 ~ 1.9）：1。另外，大约有 30% 患儿同时有染色体异常，例如唐氏综合征患儿 HD 发病率为 5%，明显高于正常人群。但有趣的是在唐氏综合征患儿中，男女比例是相等的。

二、病因

（一）基因突变

1992 年，Martucciello 等发现一例全结肠型 HD 患者 10 号染色体长臂上出现缺陷，之后学者证实其为 RET、基因突变。目前已发现的与 HD 可能相关基因有 GDNF、NRTN、ECE1、EDN3、EDNRB、SOX10、ZFHX1B、PHOX2B、KIAA1279 等。有基因突变的患儿多为家族性、全结肠型或长段型；短段型、散发型突变率低。与 HD 关系较密切的主要分布在两个受体、配体系统，即酪氨酸激酶受体（RET）——胶质细胞源性神经营养因子（GDNF）／neurturin（NTN）基因和内皮素 B 受体（EDNRB）——内皮素 3（EDN3）基因。

1. RET – GDNF 系统　RET 原癌基因（receptor tyrosine kinase protooncogene）位于染色体 11q11.2，包括 20 个外显子，其编码产物 RET 是一种具有酪氨酸激酶活性的跨膜受体，它可以调控正常细胞生长和分化，尤其在肠神经系统的发育中起主要作用。突变导致受体功能障碍，使细胞发育调控信号不能正常传递，以致肠道神经发育不良，动物实验证实 RET 基因剔除后可导致鼠全部消化管壁内神经节细胞缺如。RET 原癌基因的突变包括 RET 编码序列的删除、插入、框架移位、无义和误义。家族性 HD 患者中 RET 基因突变占为 50%，散发性病例占 15% ~ 20%。

RET 有 4 个配体，分别是 GDNF、NTN、Persephin（PSPN）和 Artemin。其中研究最多的是胶质细胞源性神经营养因子（glailcellline – derived neurotrophic factor，GDNF）。有研究在 HD 患儿中检测到 GDNF 突变，也有报道无神经节细胞段 GDNF 蛋白表达显著降低。GD-

NF 基因的突变或基因表达缺陷都可使传递给 RET 的信号中断，影响肠神经系统的移行和发育。

2. 内皮素受体 EDNRB - EDN3 系　EDNRB（endothelin - B receptor）其基因位于染色体 13q22，长约 24kb 含 7 个外显子和 6 个内含子。表达产物为 442 个氨基酸的蛋白质与三个紧密相关配体 EDNRB，后来它还存在于人结肠的肌间神经丛、黏膜层以及神经节细胞内。ED-NRB 的表达伴随胚胎发育整个过程中，它的功能是使神经嵴细胞发育至成熟的神经节细胞。文献报道高达 5% 的 HD 患儿可检测到 ENDRB 突变。在动物实验中靶向性破坏 EDNRB 基因，可以导致无神经节细胞的肠管出现。

EDNRB 的配体有 EDN（endothelin）1、2、3，但只有 EDN3 敲除的小鼠和 EDNRB 敲除的小鼠表型相似。因此认为 EDN3 是 EDNRB 的主要配体。EDN3 位于 20q13.2 - 3，其基因突变率较 EDNRB 罕见。Swenson 等报道在 66 个散发和 9 例家族性 HD 病例 EDN3 基因的检测结果，在外显子 2 发现了一种新的杂合性突变。

3. SOX 10　SOX10 基因位于 22q12 - q13，它在胚胎期表达于神经嵴细胞，参与外周神经系统的形成。已明确 SOX10 突变可造成肠管无神经节细胞，SOX10 基因敲除小鼠全肠管无神经节细胞。

4. PHOX2B　PHOX2B 基因位于 4p12，编码一种转录因子，在维持自主神经系统的正常功能中发挥重要作用。PHOX2B 基因的突变可能与 HD 和先天性中枢性肺换气不足综合征（congenital central hypoventilation syndrome，CCHS）有关。

（二）肠神经系统发育的内在环境因素

对 HD 的病因有两个基本理论，即"移行终止"和"环境不佳"理论。胚胎肠道神经发育环境缺陷是 HD 遗传病因研究的另一个方向，对于环境缺陷，可能有如下因素作用。

1. 细胞外基质　胞外基质中的层黏蛋白和 IV 型胶原是有助于神经移行和神经细胞生长的两种重要糖蛋白，如果这些蛋白大量积累在细胞外空间则可阻止神经节细胞的移行。

2. 黏附分子　它在胚胎发育中对神经细胞移行和神经细胞定居，在特定部位都具有重要作用。对 HD 检测发现其 NCAM 减少并使细胞黏附性的丧失。

3. 缺血、缺氧因素　临床与动物实验均已证实，神经系统对缺氧最为敏感，一旦破坏就很难再生。脑细胞缺氧 3 ~ 5min 将发生不可逆性改变，肠壁神经缺氧 1 ~ 4 小时将被损坏。

4. 毒素、炎症因素　Chagas 病主要由于感染枯西锥体鞭毛虫所致，因该虫产生毒素引起消化道神经节细胞萎缩变性而导致发生巨结肠。

5. 其他因素　一些研究者们已发现在 HD 患者的许多肠管无神经节段的一氧化氮合酶缺少。内皮素信号传递到内皮素受体，与一氧化氮的形成之间存在着密切的关系，胚胎中这种信号的缺乏可能是一氧化氮合成的障碍引起。Kuroda 等又提出 HD 的免疫学机制。他们证实 HD 患者的结肠黏膜下的 II 类抗原的异常表达，可能引起胚胎发生一种抗神经母细胞的免疫反应，但这种免疫反应还未被他人证实。

三、遗传

（一）家族性

在全部巨结肠病例中有家族史者占 1.5% ~ 7%，家族病例中长段型明显增多。无神经节肠管越长，同胞患病概率越大。病变在乙状结肠的 HD 患儿家族发生率为 3.6% ~5.7%；在全结肠型 HD 中家族发生率为15% ~21%，而全肠管无神经节细胞症患儿家族发生率高达50%。

（二）遗传

目前有关 HD 有遗传研究尚无明确结论：有12%的 HD 患儿可检测到染色体异常，有研究提示 HD 遗传病变基因可能在第21号染色体上，但尚无定论。目前的看法是。HD 确有明显的遗传因素。然而单纯的遗传因子尚不能发病，而必须有环境因素的共同作用才能导致 HD 的发生。

四、合并畸形

先天性巨结肠症合并其他畸形者为 5% ~19%，主要畸形有脑积水、先天愚型、甲状腺功能低下、肠旋转不良、内疝、直肠肛门闭锁、隐睾、唇裂、腭裂、先天性心脏病、肺动脉狭窄、马蹄足、多指（趾）、肾盂积水等。在诸多畸形中，中枢神经畸形发生率最高，其次是心血管系统，泌尿系统和胃肠道。尤其是先天愚型占 2% ~3.4%，至于中枢神经系统畸形多见的原因可能由于神经细胞对有害环境耐受力低，并同时被相同因素损害所致。

五、病理

HD 的受累肠段可以见到典型的改变，即明显的狭窄段和扩张段。狭窄段位于扩张段远端，一般位于直肠乙状结肠交界处以下距肛门 7 ~10cm。狭窄肠管细小，与扩大肠管直径相差悬殊，其表面结构无甚差异。在与扩大结肠连接部形成漏斗状的移行区（即扩张段远端移行区），此区原属狭窄段，由于近端肠管的蠕动，推挤肠内容物向远端滑动，长期的挤压促使狭窄段近端肠管扩大成漏斗形。扩张段多位于乙状结肠，严重者可波及降结肠、横结肠，甚至小肠。该肠管异常扩大，其直径较正常增大 2 ~3 倍，最大者可达 10cm 以上。肠壁肥厚、质地坚韧如皮革状。肠管表面失去红润光泽，略呈苍白。结肠带变宽而肌纹呈纵形条状被分裂。结肠袋消失，肠蠕动极少。肠腔内含有大量积粪，偶能触及粪石。切开肠壁见原有的环形肌、纵形肌失去正常比例，甚至出现比例倒置。肠壁厚度为狭窄段 2 倍，肠黏膜水肿、光亮、充血而粗糙，触之易出血，有时可见有浅表性溃疡。

先天性巨结肠症的主要病理改变如下。

1. 神经节细胞缺如　狭窄段肌间神经丛（Auerbach 丛）和黏膜下神经丛（Meissner 丛和 Henley 丛）内神经节细胞缺如，其远端很难找到神经丛。神经纤维增粗，数目增多，排列整齐呈波浪形。有时虽然找到个别的神经节细胞，形态亦不正常。与狭窄段相邻的是移形段，其病理特点是神经节细胞减少或形态异常。移形段长度不等，在 HD 肠梗阻症状中也起重要作用。

2. 胆碱能神经系统异常　国外及我们的研究发现，病变肠壁副交感神经节前纤维大量增生增粗。其原因主要由于壁内缺乏神经节细胞，使外源性神经找不到靶细胞，故而增生延长，此种现象称为向神经性（Neutropisim）。肠壁内乙酰胆碱异常升高约为正常之 2 倍以上，乙酰胆碱酯酶活性也相应增强。以致大量胆碱能神经递质作用肠平滑肌的胆碱能神经受体，引起病变肠管持续性强烈收缩，这是造成无神经节细胞病变肠管痉挛收缩的主要原因。

3. 肾上腺素能神经（交感神经）异常　免疫荧光组织化学研究发现，在无神经节细胞段交感神经纤维数量是增加的，但排列混乱，而且对肾上腺素的敏感性也并没有因为数量的增加而增加。去甲肾上腺素在无神经节细胞段是正常结肠的 2~3 倍，而且去甲肾上腺素的合成酶之一酪氨酸羟化酶的浓度也是升高的。然而肾上腺素能神经在正常情况下介导肠管松弛，因此它的增加并不能解释肠管痉挛性收缩。

4. 非肾上腺能非胆碱能神经（NANC）异常 20 世纪 60 年代人们发现肠壁内除胆碱能神经、肾上腺素能神经外还存在第三种神经，它对肠肌有非常强烈的抑制和舒张作用，Bwinstock 称为"嘌呤能神经"。20 世纪 70 年代 Bloom 进行了大量的研究，发现这类神经末梢释放肽类物质故称谓"肽能神经"。20 世纪 80 年代研究发现胃肠道各段反应性抑制均系由 NO（一氧化氮）介导，1990 年 Butt 等提供了肠道非肾上腺素能非胆碱能（NANC）神经兴奋后释放 NO 的证据，故目前仍称之谓"非肾上腺能非胆碱能神经"。国外及我们也在人、鼠的大量研究中发现病变肠段 VIP（血管活性肽）、SP（P 物质）、ENK（脑啡肽）、SOM（生长抑素）、GRP（胃泌素释放肽）、CGRP（降钙素基因相关肽）等均发生紊乱，都有不同程度的缺乏甚至消失。我们也发现正常组儿童肌间神经丛、黏膜下丛和深肌丛神经元均出现 NO 强酶活性，肠壁各层亦富含 NO 神经纤维，巨结肠有神经节细胞段与正常组基本相同，而无神经节细胞段则无 NO 阳性神经丛，在肌间隙或肌束之间代之以粗纤维或小神经干，黏膜层内阳性纤维增多。现已证实 NO 是 NANC 的主要递质，胃肠道的松弛性反应均由 NO 介导。肌层内散在的神经纤维可能为外来传入神经末梢。Rattan 等研究提出肠道肽类递质发挥作用需通过 NO 中介，或者至少部分通过 NO 作为信使而发挥调节肠道功能的作用。因此可认为狭窄段肠管痉挛与无神经节细胞肠段缺乏产生 NO 神经有关。

5. Cajal 细胞异常 Cajal 间质细胞（interstitial cells of Cajal，ICC），是胃肠慢波活动的起搏细胞。以网状结构存在于胃肠道。ICC 网状结构通过缝隙连接（为低电阻通道），将慢波传递到平滑肌，导致平滑肌细胞的电压依赖性钙通道激活，产生动作电位，使胃肠道平滑肌产生节律性收缩。由于其在控制胃肠动力方面独特和重要的地位，已逐渐成为胃肠动力领域的研究热点之一，最初识别 ICC 是利用电镜和亚甲蓝活体染色，20 世纪 90 年代初发现 ICC 表达的原癌基因产物——酪氨酸激酶受体（c-kit）是特异性标记物，可以通过抗 c-kit 的抗体识别。

Vanderwinden 等首先应用抗 c-kit 抗体检测到 HD 无神经节细胞段 ICC 数量减少，伴 ICC 网络破坏；而在 HD 正常肠管，ICC 数量与分布未见异常。Rolle 等研究发现在整个切除的肠管中均发现 ICC 分布异常，并不仅局限于无神经节细胞肠管，因此推测，HD 根治术后复发可能与保留肠管 ICC 异常有关。另外，还有研究利用抗连接蛋白 43 抗体发现 ICC 的缝隙连接在无神经节细胞肠管消失，而在移形段显著减少。然而，也有研究发现 ICC 在无神经节段肠管和正常肠管无明显区别。

六、病理生理

HD 的病理改变是由于狭窄肠段无神经节细胞，冈本英三研究证实在病变肠段未找到神经与肌肉的连接点（缺如），并在神经递质受体定量测定时，发现无论是胆碱能受体或肾上腺能 β 受体的含量均较正常肠段明显减少，从而造成病变肠管及内括约肌痉挛狭窄和缺乏正常的蠕动功能，形成功能性肠梗阻。本应与神经节细胞建立突触联系的副交感神经节前纤维在无神经节细胞肠段大量增生变粗，大量释放乙酰胆碱被认为是引起肠段痉挛的主要原因之一。此外，也由于神经节细胞缺如，增生的交感神经中断原有的抑制通路，不能由 β 抑制受体去影响胆碱能神经，从而产生肠壁松弛，而是直接到达平滑肌的 α 兴奋受体产生痉挛。壁内 NANC 系统抑制神经元也缺乏，因而失去有效的松弛功能。内括约肌长期处于收缩状态，直肠、内括约肌保持在持续性收缩状态，导致肠道的正常推进波受阻。久之，近端正常肠段发生代偿性、继发性扩大肥厚。神经节细胞亦产生退化变性直至萎缩，以致减少或消失。

七、分型

HD 的分型相当混乱，有人以解剖为依据，有人以临床为准绳，也有人按治疗方法的不同而分类。甚至名词相同而病变范围各异，如"短段型"的定义，有的学者以病变局限于直肠远端为准，而另一些学者则认为病变累计直肠近端，直肠、乙状结肠交界处亦属短段。有鉴如此，我们参照病变范围，结合治疗方法的选择，临床及疗效的预测暂作如下分型。

1. 超短段型　亦称内括约肌失弛缓症，病变局限于直肠远端，临床表现为内括约肌失弛缓状态，新生儿期狭窄段在耻尾线以下。有研究者认为此型并非 HD。

2. 短段型　病变位于直肠近、中段，相当于 S_2 以下，距肛门距离不超过 6.5cm。

3. 常见型　无神经节细胞区自肛门开始向上延至 S_1 以上，到乙状结肠以下。

4. 长段型　病变延至降结肠或横结肠。

5. 全结肠型　病变波及全部结肠及回肠，距回盲瓣 30cm 以内。

6. 全肠型　病变波及全部结肠及回肠，距回盲瓣 30cm 以上，甚至累及十二指肠。

上述分型方法有利于治疗方法的选择，并对手术效果的预测和预后均有帮助。以上各型中常见型占 75% 左右，其次是短段型。全结肠型占 3% ~ 10%。

八、症状及体征

（一）临床症状

1. 不排胎便或胎便排出延迟　所有新生儿期排便延迟的患儿均应怀疑 HD。据统计正常足月新生儿 98% 于出生后 24 小时内排出黑色黏稠胎粪，其余在 48 小时内排胎便。而 90% 的 HD 患儿在出生后 24 小时内不排便。由于胎粪不能排出，患儿发生不同程度的梗阻症状，往往需要经过洗肠或其他处理后方可排便。数日后症状复发，帮助排便的方法效果愈来愈差，以致不得不改用其他方法。久后又渐失效，便秘呈进行性加重，腹部逐渐膨隆。常伴有肠鸣音亢进，虽不用听诊器亦可闻及肠鸣，尤以夜晚清晰。患儿也可能出现腹泻，或腹泻、便秘交替。便秘严重者可以数天，甚至 1 周或更长时间不排便。患儿常合并低位肠梗阻症状，严重时有呕吐，但呕吐次数不多，其内容为奶汁、食物。最后由于肠梗阻和脱水而急诊治疗，经洗肠、输液及补充电解质后病情缓解。经过一段时间后上述症状又复出现。少数病例因为粪便积贮过久，干结如石，虽结肠灌洗也不能洗出粪便，腹胀更加严重，以致不得不做结肠造口以解除肠梗阻。

2. 腹胀　患儿都有程度不同的腹胀，腹胀轻重程度根据病情的发展及家庭护理是否有效而定。患儿腹部呈蛙形，早期突向两侧，继而全腹胀大。腹围明显大于胸围，腹部长度亦大于胸部。腹胀如便秘一样呈进行性加重，大量肠内容、气体滞留于结肠。腹胀严重时膈肌上升，影响呼吸。患儿呈端坐式呼吸，夜晚不能平卧。

3. 一般情况　小儿全身情况不良，呈贫血状，食欲缺乏。由于长期营养不良，患儿消瘦，发育延迟，年龄愈大愈明显。患儿抵抗力低下，经常发生上呼吸道及肠道感染。加之肠内大量细菌繁殖毒素吸收，心、肝、肾功能均可出现损害。严重时患儿全身水肿，以下肢、阴囊更为显著。

（二）体征

腹部高度膨大、腹壁变薄，缺乏皮下脂肪，并显示静脉曲张。稍有刺激即可出现粗大的肠型及肠蠕动波。腹部触诊有时可以扪及粪石。听诊时肠鸣音亢进。肛门指诊常可查出内括约肌紧缩，壶腹部有空虚感。如狭窄段较短，有时可以触及粪块。当手指从肛管拔出时，常有气体及稀便呈爆破样排出，为巨结肠的典型表现。

（三）小肠结肠炎

如果 HD 患儿出现腹泻、发热、腹胀加重，应考虑小肠结肠炎。根据不同的诊断标准，文献报道小肠结肠炎的发病率为 12%～58%，不论何种手术前后均可能发生。小肠结肠炎是引起死亡最多见的原因，占 20%～58%，重型病例其死亡率极高。肠炎可以发生在各种年龄，但以 3 个月以内婴儿发病率最高。90% 的肠炎病例发生于 2 岁以内，以后逐渐减少。引起肠炎的原因和机制至今尚不十分明了。

肠炎发生时进行结肠镜检查，可以见到黏膜水肿、充血以及局限性黏膜破坏和小型溃疡。轻擦也容易出血。病变加重时向肌层发展，出现肠壁全层水肿、充血、增厚，在巨大病灶的浆膜层可见有黄色纤维膜覆盖。如病变进一步发展即可发生肠穿孔，并导致弥漫性腹膜炎。其病理检查可见隐窝脓肿、白性细胞聚集，深达浆膜的小溃疡和潘氏细胞化生。Kobayashi 用单抗检测细胞内黏分子（ICAM-1）以了解其在 HD 合并肠炎中的作用，结果发现肠炎时黏膜下血管上皮均可见到明显着色，而对照组则很少见到。ICAM-1 能诱导炎症时许多组织的白细胞浸润，且诱导各种细胞出现炎性激素，如干扰素、白细胞介素-1 及肿瘤坏死因子，它在白细胞的黏着及调节血管外白细胞起着重要作用，因此即使在肠炎发作间隙或未出现前，如果 ICAM-1 显色表明有肠炎发生的危险。

在有严重肠炎时，患儿有频繁呕吐、水样腹泻、高热和病情突然恶化。腹部异常膨胀并呈现脱水症状。进而发生呼吸困难、衰竭、全身反应极差。少数病儿虽未出现腹泻，当进行肛门指检或插入肛管时迅即见有大量奇臭粪水及气体溢出。腹胀可随之消减，但不久又行加重。小肠结肠炎往往病情凶险，治疗若不及时或不适当可导致死亡。由于肠炎时肠腔扩张，肠壁变薄缺血，肠黏膜在细菌和毒素的作用下产生溃疡、出血甚至穿孔形成腹膜炎，肠炎并发肠穿孔死亡率更高，尤其是新生儿。

九、诊断方法

凡新生儿时期出现胎便出异常，或以后反复便秘、肛门指检壶腹部空虚，随之有大量气便排出症状缓解者，均应怀疑有先天性巨结肠症之可能，但是为了确诊仍需进一步检查。

（一）X 线检查

X 线检查包括平片和钡剂灌肠，能提供非常有价值的资料。

1. 直立前后位平片　平片是简单易行的初步检查方式。平片上可以看到低位性肠梗阻，瘀胀扩大的结肠及液平，这种积气的肠段往往从骨盆开始，顺乙状结肠上行，而其远端则一直未见气体。新生儿时期结肠扩张不如儿童明显，单靠平片诊断比较困难，必须结合病史及其他检查。

2. 钡剂灌肠 钡剂灌肠检查在巨结肠的诊断中有重要价值，可见病变肠段肠壁无正常蠕动，肠黏膜光滑，肠管如筒状，僵直、无张力。如果显示典型的狭窄与扩张段和移行段，即可明确诊断，其准确率达80%左右。对于新生儿及幼小婴儿，因结肠被动性扩张尚不明显，与狭窄段对比差异不大，或因操作不当均可造成诊断错误，Swenson 报道的 453 例有 11% 漏诊，新生儿误诊率达23%，多为直肠以下和肝曲以上，故应注意以下事项。①钡剂灌肠前不应洗肠，尤其对新生儿，以免由于结肠灌洗后肠内容物排出，扩大肠段萎瘪，致使扩张肠段消失而影响诊断；②注钡肛管宜用细导尿管，粗大肛管可将狭窄部扩大，影响狭窄肠管直径对比，导管也不可插入过深，以致钡剂注入乙状结肠以上，而病变部分未能显影；③钡剂压力切勿过高，不宜使用灌肠流筒，可用 50ml 注射器，将稀钡缓慢推入，当出现狭窄扩张段时立即摄片；④摄片宜摄侧位为好，因正位时直肠上端向后倾斜，影像重叠，以致了解狭窄长度和距肛门距离不够准确；⑤如遇疑难病患儿不能确诊，应在 24 小时后重复透视，以观察钡剂滞留情况，如果钡剂潴留，仍有确诊价值；⑥偶尔有个别病例钡灌肠及 24 小时排钡情况仍不能诊断时，可以口服钡剂，追踪观察钡剂在肠道的运行及排出情况，多可做出正确诊断。

（二）直肠肛门测压

正常情况下当直肠内压力增高时，肛门内括约肌会出现松弛反射，而在 HD 患儿，直肠肛门痉挛性狭窄，上述反射消失。其敏感性和特异性均较高，国外报道准确率多在 90% 以上。

然而正常新生儿，特别是早产儿，由于肠神经未发育完全。可在生后数天（国外报道多为 14 天）内不出现内括约肌松弛反射。如首次检查阴性者，应在 7～14 天再次检查以肯定诊断。

（三）直肠肌层组织活检

患儿麻醉后取活检至直肠肌层，切片染色，检查有无神经节细胞，如确无神经节细胞存在，即可诊断为先天性巨结肠症（这是诊断的金标准）。如果取材够大，部位适当，病理医师经验丰富，其诊断是相当准确的。但由于小儿肛管细小，组织应在距肛门 4cm 以上取出（齿线上 2cm 以内为正常缺神经节细胞区），操作必须在麻醉下施行，术中可能出血较多，术后或有肠穿孔的危险；有时取材浅表，很难明确判断，亦可造成误诊，因此限制了临床应用。

（四）直肠黏膜吸引活检组织化学检查

HD 的特征之一就是无神经节细胞段肠管副交感神经纤维大量增生，增生的神经纤维主要位于黏膜固有层和黏膜肌层。用特制吸取器，在齿线 1.5～2cm 上吸取黏膜及黏膜下组织直径约 4mm，厚 1mm，行乙酰胆碱酯酶（AChE）组织化学染色。HD 患儿可以看到无神经细胞段出现乙酰胆碱酯酶阳性的副交感神经纤维，通常于靠近黏膜肌层处分支最为丰富，可见直径增粗数目众多的阳性纤维。此检查在组织化学检查中具有不可替代的作用，是诊断超短端型巨结肠唯一准确可靠的方法。某医院自 1973 年以来，共检查 5 000 余例，正确率达到 96% 左右。如与临床症状不符，必要时应进行复查。本法简单易行，均在门诊进行，不需住院及麻醉。Roes 报道 1340 例吸引活检发生 3 例穿孔，其中 1 例死亡。所有并发症均出现于新生儿，因此有作者提醒新生儿勿做吸引活检。他们的经验是只要小心谨慎，严格操作规程，一般均较安全，30 余年来，极少发生严重并发症，此法已列入 HD 常规诊断方法之一。

十、鉴别诊断

（一）获得性巨结肠

毒素中毒可导致神经节细胞变性，发生获得性巨结肠。最有代表性的是南美洲发现的锥体鞭毛虫病（Chages 病）。由于毒素的影响，不但结肠扩大，而且可出现巨小肠、巨食管。组织学检查贲门肌呈慢性改变。钡餐检查从食管到结肠全部扩张。此外还有人报道维生素 B_1 缺乏和结核性肠炎可引起神经节细胞变性发生巨结肠。克罗恩病引起中毒性巨结肠者约占 6.4%。

（二）继发性巨结肠

先天性直肠肛管畸形，如直肠舟状窝瘘、肛门狭窄和先天性无肛术后等引起的排便不畅均可继发巨结肠。这些病儿神经节细胞存在，病史中有肛门直肠畸形及手术史，结合其他检查诊断并不困难。而 HD 合并直肠肛门畸形者亦偶有发生。

（三）神经系统疾病引起的便秘

患有先天愚型、大脑发育不全、小脑畸形和腰骶部脊髓病变者常可合并排便障碍、便秘或失禁。患儿都有典型的症状和体征，必要时可做黏膜组化检查及直肠肛管测压和脊椎摄片，确诊后对症治疗。

（四）内分泌紊乱引起的便秘

甲状腺功能不全（克汀病）或甲状腺功能亢进均可引起便秘。患儿除便秘外尚有全身症状，如食欲缺乏和生长发育不良等。经内分泌及其他检查可明确诊断，前者可口服甲状腺素，后者须手术治疗。

十一、治疗

（一）一般治疗

1. 新生儿、婴儿一般情况差，梗阻症状严重合并小肠结肠炎或合并严重先天性畸形，尤其是全结肠型者，宜暂行肠造口，然后控制感染，加强支持治疗并给予静脉全营养，待一般情况改善，于 6~12 个月或以后再行根治手术。

2. 若患儿一般情况良好，诊断明确，为短段型或常见型行一期根治术。但新生儿手术并发症多，术中应细致操作，加强术后管理，预防各种并发症的发生。

3. 患儿一般情况尚好，疑为巨结肠同源病者，可先试行非手术治疗。治疗方法为每日定时扩肛，控制饮食，必要时行结肠灌洗。

（二）先天性巨结肠根治手术

1. 经肛门巨结肠手术　1998 年 Torre D L 报道经肛门分离切除无神经节细胞肠段，并将近端正常结肠拖出与肛管吻合。此手术不必开腹，损伤小、出血少，术后次日即可进食。全身情况恢复快、住院时间短、费用低、腹部无伤口瘢痕、美观。我国自 2001 年开展该术式以来，至 2006 年 2 月全国有条件的医院已普遍应用，已施行 1 389 例充分证明上述优点。采用此术式之关键有两个，一是诊断正确，包括术前、术中及术后诊断。国外报道术前均需活检（经肛门或腹腔镜）确诊。而我国一般医院仅凭症状及钡灌肠检查，故可能将一些特发性便秘及巨结肠同源病等，本可以用非手术治疗者而施行此术式，以致有扩大手术之嫌。二是掌握适应证：该术式适用于常见型及短段型巨结肠，长段型及重型巨结肠同源病（HAD）因病变肠管切除不够术后容易症状复发，或者术中被迫中转开腹手术或腹腔镜手术。因此不可过度强调其优越性而忽视其局限性。

2. 腹腔镜巨结肠根治手术　1994 年 Smith BM 在腹腔镜辅助下成功地为一例 2 岁巨结肠患儿施行 Duhmel 式拖出术，之后国内外相继开展，多采用 Soave 术式。亦有人施行"心形斜吻合术"，效果更为满意。手术步骤为采用脐窝下切口置入 Trocar，注入 CO_2 建立气腹（压力 6 ~ 12mmHg，婴幼儿在 8mmHg 以下，流量 2.8L/min）。右上腹置套管放入腹腔镜，左上腹及右下腹置套管、放分离钳、超声刀、吸引器等器械。小儿腹壁薄，Trocar 易移动或脱出，必要时缝线固定。腹腔检查确定狭窄的长度、扩张段近段的位置以及需切除结肠的长度并做缝线标记。超声刀游离结肠系膜，保留肠侧血管弓，用钛夹钳闭乙状结肠动静脉，使移行段近端正常结肠可无张力的拖至肛门外吻合。紧靠肠壁向盆腔游离，避免损伤输尿管。游离至直肠侧韧带或打开腹膜反折。会阴部扩肛，分离直肠黏膜同经肛门手术。小心切开前壁肌鞘及腹膜，证明已进入腹腔后紧贴肠管将肌鞘全部切开 1 周，此时可将腹腔镜下游离的结肠全部拖出。直肠肛管背侧纵切至齿线上 0.5cm 处，结肠直肠浆肌层缝 4 针，12 点、3点、6 点、9 点处作为标准线，然后呈心形缝合 1 周。切除多余肠管全层吻合，均如心形吻合术。最近采用经脐腹腔镜巨经肠根治手术，避免了腹壁出现瘢痕，取得了极佳的美容效果。

3. 直肠肛管背侧纵切、鸡心领形斜吻合术（简称心形吻合术）　即直肠背侧纵行劈开至齿线而不切除内括约肌，然后将拖出的正常结肠与直肠肛管做鸡心领式斜吻合术。其目的在于防止切除内括约肌过多或过少，防止术后引起污粪、失禁或便秘，以及内括约肌失弛缓症和减少小肠结肠炎等。

4. 直肠黏膜剥除，鞘内结肠拖出术（Soave 手术）　此术式之优点是不需要游离盆腔，结肠经直肠鞘内拖出，不易发生吻合口瘘，对盆腔神经损伤少。但是它保留了无神经节细胞的肠管，直肠段为双层肠壁，常导致内括约肌痉挛症候群。直肠黏膜如剥离不完整，遗留黏膜于夹层内生长，分泌黏液，可引起感染及脓肿。此术式除用于 HD 根治术外，也常用于结肠息肉症及其他再手术者。

5. 拖出型直肠结肠切除术（Swenson 手术）　此手术的特点是经腹腔游离直肠至皮下，在腹腔内切断直肠上端切除扩大结肠。封闭两端断端，然后将直肠内翻结肠由直肠腔内拖出肛门外进行环状吻合。由于分离面广泛，出血多，术后并发症多，如吻合口瘘、狭窄、尿潴留、盆腔感染、便秘、失禁等。虽然国内目前已少有人使用此法，但此术式为 HD 根治术的首创手术，许多手术均在此基础上加以改进。

6. 直肠壁、内括约肌切除术　自 1989 年开始，对新生儿及小婴儿短段型 HD 或巨结肠根治术后复发的病例，采用经肛门右前侧内括约肌切除术，此术式简单可行，适用于超短段型巨结肠及 HAD。

7. 回肠降结肠侧－侧吻合术（Martin 术）　本手术主要用于全结肠型巨结肠，切除升结肠、横结肠，回肠游离，由直肠骶前间隙拖出至肛门口。回肠、降结肠均在系膜及血供对侧纵形剖开，将两肠管前后壁对齐缝合两层，形成一新的肠腔。肠腔一侧为结肠，有吸收水分功能，另一侧为回肠，有蠕动排便的功能。近年来有人提出升结肠吸收水分、电解质功能更佳，故行切除横结肠、降结肠，保留升结肠吻合的改良术式。回肠后壁与肛管吻合，其前壁与直肠后壁钳夹，钳夹应有足够的长度，以超过两肠管已吻合的下缘。否则肠腔内遗留隔膜，影响通畅，需再次手术切除或钳夹。

十二、并发症的预防及处理

（一）吻合口瘘

吻合口瘘发生率占 3.4% ~ 13.3%，是根治术早期最严重的并发症，往往造成盆腔脓肿，腹膜炎，甚至危及生命。但近年来，由于经肛门巨结肠根治术以及腹腔镜辅助下经肛门手术的普遍开展，使吻合口位于肛门，有效地避免了这一并发症，然而合并直肠回缩的患儿仍可能发生。吻合口瘘原因较多，有以下几种。

1. 结肠末端血供不良　术后缺血坏死吻合口裂开，因此在决定下拖肠管前必须确认末端肠管血供良好。下拖过程中系膜不可旋转扭曲或牵拉过紧，以致损伤血管。吻合时一旦出现肠管血供不良，必须切除该肠管，直至血供良好处方可吻合。

2. 盆腔感染　凡是在盆腔内吻合的术式如 Rehbein、Ikeda、Kasai 等均易发生盆腔感染，吻合口浸泡于脓腔之中造成吻合口瘘。

3. 钳夹过高　Duhamel 手术时距盲端缝合线 <0.5cm，直肠残端缺血坏死。Duhamel 手术及其各种改良钳夹术均需在耻骨联合水平切断直肠，封闭残端。结肠通过直肠后拖出肛门缝合，结肠前壁与直肠后壁钳夹，两夹钳间肠壁坏死，使两肠管贯通成一肠腔。若钳夹时钳子顶端距封闭之盲端过近，以致缝合处缺血坏死，肠内容物漏入腹腔。原始 Duhamel 术钳夹时用鼠齿钳，顶端尖齿咬穿肠壁致使穿孔感染。现多数术者已改用特制环钳。

4. 钳夹后肠壁张力过大　粘连处撕裂，为了消除原始 Duhamel 术式的盲袋与闸门，许多术者改用结肠直肠前壁直接钳夹，因两肠管牵拉过紧，张力过大，以致坏死后粘连处裂开穿孔。近年经肛门拖出 Soave 术式张力过大亦有吻合口瘘发生。

5. 吻合口肠壁间夹杂脂肪垂及大量疏松结缔组织　以致愈合不良吻合口裂开，这是非常多见的原因之一。在腹腔游离结肠时，可见预定吻合肠段常附有大量脂肪垂及血管组织，必须予以分离结扎，使肠壁浆肌层裸露，以利吻合口愈合。直肠分离盆腔段用手指钝性分离，往往将直肠周围结缔组织一并分下，如不进行清除，则结肠直肠吻合后，两侧肌层无法紧贴愈合，必将造成愈合不良而产生吻合口瘘，曾有术者经常发生吻合口瘘，自采用此步骤后已杜绝再次发生。

6. 夹钳脱落过早　Duhamel 手术均须使用夹钳，一般将钳子合拢 1 ~ 2 齿即可，脱钳最佳时间为术后 7 ~ 8 天，第 5 天可以紧钳一次。如果 9 天后夹钳仍不脱落，需切除钳间坏死组织取下夹钳。然而有时钳夹过紧，肠壁坏死过早，于 3 ~ 4 天夹钳脱落，由于直肠结肠尚未牢固粘连，以致吻合裂开，盆腔腹腔感染。

7. 缝合不当　改良 Duhamel，须将直肠肛管壁后 1/2 切除与结肠吻合，其前壁 1/2 钳夹，有时在缝、夹交界处漏针或留一段既未缝到也未夹住，术后可能粪液外渗而产生直肠周围感染，影响吻合口愈合。

一旦出现吻合口瘘，并已扩散到盆腔或腹腔，估计单纯引流、禁食、抗感染不能控制者，应及时做回肠造口，否则不但感染发展危及生命，而且盆腔、肛周多处形成壁龛、窦道、无效腔。久之肉芽增生，黏膜被覆，以致再次手术无法切除干净，感染反复发作，盆腔大量瘢痕形成及肛门失禁，虽多次再手术，亦无法建立正常功能。

（二）腹腔盆腔出血

盆腔分离后可能少量渗血，如术后大量出血，血容量低而发生休克者，多为肠系膜动静脉结扎不牢，术后结扎滑脱所致，所以强调重要血管必须缝、扎 2～3 道，在分离盆腔痔上、痔中动、静脉亦应妥善结扎切断，尤其是一些术式需全部游离直肠或两侧及后方者，应仔细止血，关腹时应再次核查盆腔、后腹膜分离处、肝下、胃、脾等处有无大量渗血，如有出血必须加以处理，国内曾有巨结肠根治术后大出血而死亡病例，经肛门手术如出血过多应开腹止血。

（三）直肠回缩

1. 早期 Swenson 手术　因近端结肠游离长度不够充分，勉强拖下吻合，术后结肠回缩吻合裂开。遇此情况只有暂行回肠造口，并等待回缩停止，根据回缩之长短、愈合情况，再决定治疗方法。其根本预防方法是拖出结肠必须具有足够长度，张力不可过大。

2. 在施行 Soave 手术时　目前多用一期吻合，拖出结肠应在无张力情况下，比吻合部长 0.5～1cm 切断吻合给术后结肠回缩留有之余地，切不可在强拉下切断吻合。而在 TCA 或息肉病做 Soave 手术时，可能将回肠由直肠鞘内拖出吻合，因回肠回缩率高达 5cm 左右，如一期切断吻合常需预留长度以防吻合口裂开回缩，造成盆腔感染肛管瘢痕形成而狭窄。常于肛门外留置回肠 10cm，用海绵钳钳夹 1/3，肠腔内放留置肛管，既保证排出液、气通畅，又可防止回缩。约 10 天后，回肠与肛管粘连，再切除肛门外多余肠管。

（四）吻合口狭窄

1. 吻合口狭窄者，早期占 10.5%～23.8%，晚期仍有 10% 左右。引起狭窄最多见的原因是钳夹，Duhamel 术为使结肠直肠贯通必须用血管钳或特制夹具钳夹。钳夹后两层肠壁被压轧缺血坏死，而相邻肠管炎性反应严重增厚粘连，形成宽厚的瘢痕狭窄环。因而有人主张常规进行扩张 6 个月，以治疗此类狭窄。

使用血管钳钳夹者，因肛门直径仅 1.5cm 左右，两钳呈倒 "V" 形置入，钳间距离很小，实际上夹除之肠壁仅为一小裂隙，故引起狭窄。夹钳弊多利少，实应拚弃和改进。

2. 环形缝合　Swenson 及 Rehbein 术，均需将结肠直肠对端吻合，术后瘢痕挛缩环形狭窄，如用心形斜吻合术，扩大吻合口周径，已可防止这一并发症。

3. Soave 术式，经肛门手术术式结肠由直肠鞘内拖出，肛管为双层肠壁组成，容易收缩狭窄。其预防方法为直肠鞘上部切开，术后扩肛数月。

4. 盆腔感染后吻合口裂开　愈合后直肠周围大量瘢痕形成 "冰冻骨盆" 严重狭窄，一旦发生只有早期坚持扩肛。

（五）输尿管损伤

输尿管损伤是一非常严重的并发症，主要原因是由于手术者经肛门强行拖拉而误伤或开腹手术未看清输尿管位置，盲目切开腹膜分离、剪断或撕裂所致。输尿管损伤或切断后，如即时发现应立即修补或端-端吻合，放支架管10天后拔除。术后早期用B超及静脉肾盂造影复查肾盂和输尿管情况，如有积水应及时治疗。输尿管损伤如未及时发现，术后可发生尿腹或腹腔尿液性囊肿。

（六）伤口感染

传统的开腹手术伤口感染占7.4%～17.6%，Skaba报道有6.4%合并伤口裂开，主要由于肠道未充分准备，粪石、肠内容物贮积。手术时由于在腹腔内切除巨大肠管、吻合等操作，大量粪石掏出时粪便外溢污染所致。因此根治手术必须充分灌洗结肠，吻合时防止外溢粪便污染腹腔。遇有横结肠、降结肠、乙状结肠大块粪石时，可将两端肠管夹住切断，将粪与肠段整块取出，封闭两侧断端以减少污染机会。

（七）尿潴留

尿潴留多数可在3～5天恢复，少数持续时间较长。Swenson术因盆腔广泛分离，易损伤盆丛神经，造成术后膀胱收缩无力尿潴留。有文献报道成年后影响阴茎勃起、射精不良的病例。预防这一并发症的方法主要是减少盆腔损伤，尤其是新生儿应贴近肠壁分离，减少拉钩向两侧挤压牵拉，以致拉钩在盆壁上压榨神经分支造成损伤，采用上述措施后，10余年来常规不放导尿管，术后3小时左右，恢复正常排尿。一旦发生尿潴留，应留置导尿管，定时钳夹开放，辅以针灸、理疗等措施，多可顺利恢复。

（八）小肠结肠炎

巨结肠根治术后发生小肠结肠炎者占10%～18%，其原因尚未完全明了，学者们认为与狭窄段痉挛梗阻、细菌繁殖毒素侵蚀肠黏膜以及免疫功能异常有关。小肠结肠炎可发生于围术期或数月以后，特别是术前已有结肠炎者术后更易发生。

近年来时有报道根治术后合并缺血性坏死性肠炎，发病率约为4.5%，预后凶险死亡率更高。

假膜性肠炎是根治术后肠炎的另一类型，病死率高达50%。患儿粪便培养可发现顽固性梭状芽孢杆菌，做血清或粪便毒素检查多呈阳性。结肠镜检，见肠壁出现大量黄色假膜斑块，镜检见斑块在黏膜腺开口处，由多形核中性白细胞及纤维蛋白渗出物组成。其有效治疗方法是口服或静脉给予万古霉素或甲硝唑，常用广谱抗生素无益且有害。

（九）术后肠梗阻

根治术后发生肠梗阻占9.6%～12.7%。引起梗阻的原因多为术后肠粘连，极少数为术后肠套叠。腹腔镜手术盆底已分离未加修复小肠坠入粘连，肠管大量切除后，腹膜创面暴露，易引起粘连，关腹时均应将其腹膜化。肠系膜根部缺损应仔细封闭，以防形成内疝。肠管整理检查有无憩室等。尤其结肠大量切除时应注意肠系膜勿旋转扭曲。早期出现症状者给予非手术治疗：胃肠减压、禁食、中药灌胃等，多数可以达到缓解症状而治愈，需剖腹探查者极少。术后晚期出现梗阻者，如非手术治疗无效应及时手术。

（十）盲袋和闸门症状群

盲袋和闸门为Duhamel手术特有并发症，发生率占6%～17.5%，其原因乃直肠结肠间隔钳夹过低。隔前直肠形成盲袋，隔本身下垂形成闸门。肛门收缩时粪便向前进入盲袋，久而久之盲袋内形成一大粪石。向前压迫膀胱，导致尿频尿急。向后压迫结肠引起梗阻。闸门下垂，致使括约肌不能收紧关闭肛门，导致污粪。遇此情况需重新钳夹去除直肠结肠间隔，保持排便通畅。

（十一）污粪、失禁

巨结肠术后早期发生污粪失禁高达30%~40%，患儿排稀便时常常有少量粪便污染内裤，尤其是夜晚熟睡，粪水溢出污染被褥。轻者偶有发生，重者每晚出现。甚至肛门失禁，失去控制能力。污粪多数在6个月后好转，1年左右痊愈。晚期仍有污粪者占20.5%，失禁约10%。引起这一并发症的原因，主要在于切除括约肌过多，通常切除1/2或者更多。内括约肌切除过多容易发生污粪，相反保留过多，又可出现内括约肌痉挛便秘复发，究竟切除多少为恰当，临床医师难以掌握。国外学者亦有同感。因此，改用直肠肛管背侧纵切，鸡心形斜吻合术。既全部保留了括约肌功能，又彻底解除内括约肌痉挛，有效地防止了上述并发症的发生。

（十二）便秘复发

根治术后约有10%的患儿发生便秘，其原因如下。

1. 狭窄段切除不足　巨结肠的根本病因是由于结肠末段缺乏神经节细胞，丧失蠕动功能造成功能性肠梗阻。近端结肠扩大肥厚，继发性神经节细胞变性，以致加重梗阻及全身症状。倘若病变肠段切除不足或由于某一术式而保留过长（5~7cm），术后必然发生无神经节细胞肠管痉挛狭窄，便秘。若诊断为切除不足者，应进行扩肛治疗。无效者行肛门路内括约肌切除术，甚至需再次手术。

2. 近端扩大肠管切除不足　患儿病程越久，则近端结肠继发性扩大变性越长而严重。肠壁神经节细胞出现空泡变性功能丧失。所以手术时宜尽量切除病变肠段，保证拖下肠管功能正常。倘若切除不足，症状复发，不但治疗不易，再次手术损伤及并发症更多。个别病例，术时拖下肠管病理检查正常，术后症状复发，再次活检时发现神经节细胞缺乏或消失，其原因可能与术后感染、梗阻或术中损伤及缺血有关，因此必须注意术前明确诊断及术中预防措施。

3. 肠炎反复发作　患儿术后小肠结肠炎，反复发作经久不愈，大量细菌毒素吸收，肠壁神经节细胞变性退化失去蠕动功能。梗阻和肠炎互为因果，导致便秘复发。必须强调对肠炎应及时诊断给予有效治疗，防止症状复发。

4. 巨结肠同源病　其临床症状酷似巨结肠症。如神经元发育不良、神经节细胞过少症，神经节细胞未成熟症。这些疾病往往不易鉴别，过去多以先天性巨结肠症而手术。当术后复发时再次核查病理切片时方被诊断。其预防方法是术前正确诊断切除全部病变肠管，如病变范围广泛预后不佳。

5. 合并神经系统病变　文献报道巨结肠合并有先天愚型及神经性耳聋以及中枢神经病变者，治疗效果不佳，易出现便秘复发症状。

（十三）再手术问题

再次手术的原因多为吻合口瘘、粘连性肠梗阻、术后肠套叠、伤口崩裂等。术后便秘需附加内括约肌切除者约占12%。而根治手术失败需再次手术者占8%。

再次手术前必须对前次手术资料认真复习阅读，进行详细的询问检查，力求全面掌握复发过程，找出真正引起症状复发的原因。钡剂灌肠以了解扩张肠管之粗细、长度，以决定术时切除范围及吻合方法。进行组织化学或黏膜吸引活检，以了解肠壁病理改变性质。纤维结肠镜检了解肠道黏膜及蠕动状态。术前应进行全面讨论，最好有前次术者参加，患儿应做好充分准备，纠正水、电解质失衡，低蛋白血症，检查心、肝、肾功能，改善营养及体质。术前应充分估计术中可能遇到的危险及困难，并拟出各种应变术式及克服方法：手术应由经验丰富、技术熟练的医师施行，力求成功，不再出现并发症。

十三、巨结肠同源病

HD 的典型表现是新生儿胎粪排除延迟、腹胀，或婴幼儿出现慢性肠梗阻现象，病理检查示神经节细胞缺乏和乙酰胆碱酯酶阳性神经纤维增生。但临床上可见到部分患儿表现类似 HD，直肠活检却发现有神经节细胞。以往曾用慢性原发性假性肠梗阻（chronic idiopathic intestinal pseudo - obstruction，CIIP）、假赫尔施普龙病（pseudo - Hirschsprung disease）新生儿假性肠梗阻（neonatal intestinal pseudo - obstruction）等名称来命名这些疾病。目前多数学者称之为巨结肠同源性疾病（Hirschsprung disease allied disorders，HAD）。

HAD 有神经节细胞，然而其细胞数量、质量异常。随着对其认识的加深以及病理技术的提高，发现有些诊断为"先天性巨结肠"患儿实为巨结肠同源病。Scharli 等报道巨结肠手术 115 例，回顾性病理复查，HD 仅占 2/3 左右。而在我院行巨结肠根治术的患儿，术后病理结果提示 HD 仅占 1/3 左右，大部分为 HAD。

由于 HD 与 HAD 的病理改变、治疗及预后等方面都有相当多的差异，所以术前诊断鉴别非常重要。

先天性巨结肠：出生后 90% 以上不排胎便或排出延迟。顽固性便秘进行加重，腹部明显膨胀，可见肠型及蠕动波。钡灌肠：见狭窄、扩张段，24 小时摄片复查钡剂潴留。测压检查无内括约肌松弛反射，直肠黏膜组化检查 AChE 呈阳性反应（ + ~ + + + ）。术后病理检查狭窄段无神经节细胞存在。

巨结肠同源病：在出生后数月或 1 年后发生便秘，腹胀不明显。便秘逐渐加重或有短期缓解。扩张段依病情长短不一，一般局限于直肠及乙状结肠。钡灌肠常不能发现明显的狭窄、移行段，但有明显的结肠扩张，常可见到直肠远端紧缩。24 小时钡剂滞留。组化检查取材表浅多呈阴性。测压检查 85% 以上的患儿都存在有内括约肌松弛反射。但与正常组相比，其反射波波形发生明显改变，如反射阈值增大、迟缓、波幅恢复变慢，出现特征性的"W""U"波形，有时反复多次刺激后才能出现反射波。最后需病理切片甚至免疫组化检查才能肯定诊断。

HAD 根据肠神经元数量或质量的异常分为肠神经元发育不良症、神经节细胞减少症、神经节细胞未成熟症等。

肠神经元发育不良症（intestinal neuronal dysplasia，IND）：IND 占 HAD 的绝大部分，可分为 A、B 两型。A 型属先天性交感神经发育不良，表现为新生儿期急性小肠结肠炎，病情危重，占 IND 全部病例 5% 以下。B 型为副交感神经发育不良，占 95% 以上，临床表现与 HD 相似。病理特点为肌间及黏膜下神经丛中节细胞增多、巨神经节、异位神经节细胞、黏膜固有层和黏膜下血管周围 AChE 活性增高。

神经节细胞减少症（Hypo ganglionosis）：单纯性神经节细胞减少症较少见，临床表现与 HD 相似。直肠黏膜吸引活检示 AChE 活性减低，黏膜下层神经节细胞减少。直肠全层活检可见稀疏的肌间神经节、黏膜肌层和环形肌层肥大。

神经节细胞未成熟症（Immature ganglionosis）：神经节细胞未成熟症多见于发生功能性肠梗阻的早产儿。NADPH 心肌黄酶染色可以清晰地显示较小的神经节细胞，如同肠胶质细胞大小。组织蛋白酶 D 染色可以显示其成熟度。神经节细胞未成熟症一般仅需灌肠、导泻等非手术治疗。

对于早期和轻型 HAD 患者，倾向于非手术治疗；晚期及病变广泛者则行巨结肠根治术式。病理研究提示，HAD 的肠道神经系统的病变要比 HD 广泛，并非像 HD 无神经节病变只局限结肠远端，继发近端扩张。因此 HAD 患儿术中肠管切除较多，否者容易复发。Banani 报道一组 215 例巨结肠根治术术后复发 20 例（9.3%），再次手术检查证明全部为 HAD。另有学者强调，25%～35% HD 患儿在近端肠管合并 HAD 病变，因此巨结肠根治术后遗留 HAD 肠管可能是便秘复发的重要原因。近年来许多医院开展经肛门巨结肠根治术，术前未注意巨结肠同源病的诊断，仅仅切除狭窄段及部分扩张肠管，术后遗留 HAD 病变肠段，导致各地复发病例有所增加。

另外值得指出的是，国内已多次发现新生儿期临床症状、体征及钡灌肠诊断为巨结肠，行造口术时取活检见神经节细胞缺失或减少，数月后测压有反射，钡灌肠上、下肠管 24 小时均排空，故行关口术，术后每日排便。甚至有一例疑为全结肠型 HD 行造口术，除病理报道神经节细胞减少外，术后行测压无反射波，AChE 阳性神经纤维增生，呈典型的 HD 改变，然而数月后再查钡灌肠 24 小时排空，故施行关口术，术后每天排便两次发育良好。由此不难看出，HD 及便秘患儿不但病因复杂、诊断困难，其治疗方法更需依靠实际情况而定，有时简单的钡灌肠甚至比病理、免疫组化更为实用。

（许津莉）

第二十三节　新生儿坏死性小肠结肠炎

新生儿坏死性小肠结肠炎是由于多种引起肠黏膜损害，使之缺血、缺氧的因素，导致小肠、结肠发生弥漫性或局部坏死的一种疾病。

一、病因

本病的病因：①肠道供血不足，如新生儿窒息、肺透明膜病、脐动脉插管、红细胞增多症、低血压、休克等；②饮食因素，如高渗乳汁或高渗药物溶液可损伤肠黏膜，食物中的营养物质有利于细菌生长和碳水化合物发酵产生氢气；③细菌感染，如大肠杆菌、克雷伯杆菌、绿脓杆菌、沙门氏菌、梭状芽孢杆菌等过度繁殖，侵入肠黏膜造成损伤，或引起败血症及感染中毒性休克加重肠道损伤。

二、诊断

1. 病史　常发生于生后 3～10 天。
2. 症状
（1）腹胀：常为首发症状，伴肠鸣音减弱或消失。
（2）呕吐：呕吐物带胆汁或咖啡样物。无呕吐的患儿常可自胃中抽出含胆汁或带咖啡样胃内容物。

（3）便血：轻者仅为大便潜血阳性，重者则为果酱样或鲜血便。

（4）全身症状：早期可有反应差、嗜睡、体温不稳、呼吸暂停、心动过缓等。大多数病儿病情进展快，很快出现较重的感染中毒症状，精神萎靡、体温不升、青紫或苍白、四肢凉、休克、酸中毒，甚至频繁呼吸暂停、呼吸衰竭、DIC、败血症及肠穿孔而死亡。

3. 影像诊断　X 线检查：以小肠扩张为主要表现，伴多个细小液平面，肠曲排列紊乱，肠壁间隔增宽。肠壁间积气，呈多囊状、细条状或环状透亮影。胃壁和结肠壁也可有积气。门静脉积气，自肝门向肝内呈树枝样充气影。肠穿孔时出现气腹。

三、实验室诊断

（1）血白细胞计数可正常、升高或减低。

（2）血气分析可有代谢性酸中毒。

（3）便隐血试验阳性。

（4）粪便和血培养可阳性，以杆菌多见。

四、鉴别诊断

1. 中毒性肠麻痹　当原发病为腹泻或败血症时，易将坏死性小肠结肠炎误诊为中毒性肠麻痹，但后者无便血，X 线片上无肠壁间积气等。

2. 机械性肠梗阻　X 线腹平片上液平面的跨度较大，肠壁较薄，无肠壁间隙增宽模糊，无肠壁积气，再结合临床不难区别。

3. 肠扭转　此时机械性肠梗阻症状重，呕吐频繁，腹部 X 线平片示十二指肠梗阻影像，腹部阴影密度均匀增深，并存在不规则多形气体影，无明显充气扩张的肠曲。

4. 先天性巨结肠　有腹胀，X 线片上有小肠、结肠充气影，需与早期坏死性小肠结肠炎鉴别。前者有便秘史，无血便，X 线片动态观察无肠壁积气征。

5. 新生儿出血症　生后 2～5 天出现，可以胃肠道出血为主，需鉴别。本病有生后未给予维生素 K 注射史，无腹胀，X 线片也无肠道充气和肠壁积气，维生素 K 治疗有效。

6. 自发性胃穿孔　多由于先天性胃壁肌层缺损引起，常见于胃大弯近贲门处。病儿生后 3～5 天突然进行性腹胀，伴呕吐、呼吸困难和发绀，X 线平片腹部仅见气腹，无肠壁积气或肠管胀气。

五、治疗

治疗上以禁食、维持水电解质和酸碱平衡、供给营养及对症为主。近年来由于广泛应用全静脉营养，加强支持疗法，使本病的预后大大改善。

（一）禁食

1. 禁食时间　一旦确诊应立即禁食，轻者 5～10 天，重者 10～15 天或更长。腹胀明显时给予胃肠减压。

2. 恢复进食标准　腹胀消失，大便潜血转阴，腹部 X 线平片正常，一般状况明显好转。如进食后患儿又出现腹胀、呕吐等症状，则需再次禁食。

3. 喂养食品　开始进食时，先试喂 5% 糖水 3～5ml，2～3 次后如无呕吐及腹胀，可改喂稀释的乳汁，从每次 3 ~ 5ml 开始，逐渐加量，每次增加 1 ~ 2ml，以母乳最好，切忌用高渗乳汁。

（二）静脉补充液体及维持营养

禁食期间必须静脉补液，维持水电解质及酸碱平衡，供给营养。

1. 液量　根据日龄每日总液量为 100 ~ 150ml/kg。

2. 热卡　病初保证每日 209.2kJ/kg（50kcal/kg），以后逐渐增加至 418.4 ~ 502.1kJ/kg（100 ~ 120kcal/kg）。其中 40% ~ 50% 由碳水化合物提供，45% ~ 50% 由脂肪提供，10% ~ 15% 由氨基酸提供。

（三）抗感染

常用氨苄西林及阿米卡星，也可根据培养药敏选择抗生素。

（四）对症治疗

病情严重伴休克者应及时治疗，扩容除用 2 : 1 含钠液外，还可用血浆、白蛋白、10% 低分子右旋糖酐。血管活性药物可选用多巴胺、酚妥拉明等，并可给氢化可的松每次 10 ~ 20mg/kg，每 6 小时 1 次。缺氧时应面罩吸氧。

（五）外科治疗指征

肠穿孔、腹膜炎症状体征明显，腹壁明显红肿或经内科治疗无效者应行手术治疗。

（陈　锋）

第五章

新生儿常见遗传病概述

遗传病是指由于遗传物质的改变而引起的疾病。这种疾病一般都是先天性和终生性的。到目前为止，已发现的遗传病达 8 000 多种，其中不少是常见的，有较高的发病率，严重地危害着人类的健康和生命。

1976 年，美国统计约有 1 200 万人患遗传病，因该病而死亡的人数比死于心脏病的人数多 6.5 倍；在住院的患者中，约有 30% 的儿科患者和 10% 的成年患者为遗传病患者。1978 年，世界卫生组织就曾经指出，在患病人中约有 20% 的人是受了遗传因素的影响。随着医学的发展，各种传染性疾病在不断减少，而遗传病的比例却有继续上升的趋势。因此，了解遗传病的传播方式和发病机理，对于减少遗传病的发病率和提高中华民族乃至全人类的身体素质，都具有十分重要的意义。

人类遗传病种类繁多，归纳起来可分为三大类，即染色体病、单基因遗传病和多基因遗传病。染色体病又可分为常染色体病和性染色体病。

第一节　染色体病

染色体病（chromosomal disease）是由于染色体畸变导致的疾病。染色体是遗传物质的载体，它的数目增加或减少以及结构发生变化，必然引起遗传物质的改变，进而造成人体外表特征和生理特性的异常，出现遗传性疾病。

一、常染色体病

常染色体病（general chromosome disease）是由常染色体的畸变引起的疾病，最常见的有如下几种。

（一）21 三体综合征（Down's symdrome）

Down 于 1866 年首先报道了此病。患者面部异常、精神呆滞、圆形头、斜眼、眼间距大、眼球震颤、畸形耳、颈宽而短。患儿出生后，发育迟缓、智力迟钝、时而傻笑、舌常伸出，故也称伸舌样白痴。50% 的患者掌三叉点 t 点上移，< atd 大于 60°；31% 的双手为通贯手，17% 的第 5 指只有一条屈纹，其发病率约为新生儿的 1/660，有半数在不满周岁时夭亡，只有少数能活到成年，一般无生育能力，身材矮小。1959 年 J. Lejeuce 对这类患者进行染色体检查，发现患者体细胞中多了一条形态、大小接近于 21 号的染色体，所以认为这种

先天愚型是由于多了一条21号染色体引起的，故称为21三体综合征。近年来，经染色体显带技术证明，那条染色体实为22号染色体。

（二）18三体综合征（Edward's symdrome）

患者18号染色体多了一条，这是仅次于21三体综合征的常见染色体三体综合征。患儿容易发生产间死亡或新生儿死亡，出生时一般不足2 500g，这种病的发病率为新生儿的1/3 500。患儿主要表现为早熟和虚弱，头狭长、眼睛小、耳畸形且低位、小颌，颈部常有多余的皮肤形成的颈蹼，枕骨后突，出现内翻的"摇椅脚"，手以特殊姿势握拳。90%的患有先天性心脏病，并伴有发育迟缓，智力障碍。皮纹的特点是15%患者掌三叉点t点高位，25%的通贯手，80%的患者10个指头中有7个以上弓形纹，50%的患者第五指只有一条屈纹。生下后约1/3在满月内死亡，活到10岁的极少。

（三）13三体综合征（Patan's symdrome）

患者13号染色体增加了一条，这种病的发病率很低，新生儿中的发病率约为1/25 000。患者主要表现为小头，前额低斜，小眼球或无眼球，虹膜缺损或视网膜病变，眼间距大，耳畸形低位，小颌，唇裂或腭裂。手似18三体综合征患者方式握拳，多指、多趾、智力迟钝，脑发育常有欠缺，一般是无嗅脑，整个前脑缺失等。88%的患者有先天性心脏病，脾、肾、子宫等可有畸形。皮纹的特点是81%的患者掌三叉点t点更向上移，91%的第二指三叉点a点通向大鱼际，62%的有通贯手，42%的拇趾球区为胫弓纹，手指的弓形纹比例更大。

（四）猫叫综合征（5p-综合征）

1963年，Lejeune等最先报道了猫叫综合的病例。此病是由于5号染色体的短臂缺少了一段而引起，发病率为新生儿的1/5 000，患儿女多于男。患儿的异常达50项之多，但主要的表现是哭声似猫叫（随年龄的增长逐渐转为正常），小头、小颌，脸圆似满月，面部有奇异的机警表情，眼裂外侧下倾，眼间距大，低位耳，通贯手，智力低下，生活力差，50%的患有先天性心脏病，多早期死亡。这种患者的父母多数染色体正常，但有其中一方在形成生殖细胞的过程中，第5号染色体有断裂。这种细胞受精后，引起异常发育，导致猫叫综合征。

（五）18q-综合征（De. grouchy's syndrome）

该病由于18号染色体的长臂缺失了一段引起。患者男、女发病机会均等，存活期几个月到几年不等。主要表现为声调低，生长迟滞，智力低下，小头小脑，脑形异常，口角下弯，大耳，常封闭，眉间距大，眼球震颤，伴有隐睾症，手指纤长。皮纹特点是，指纹中斗形数多于5，纹线总数高。

现已查明，几乎从1号到22号染色体，每一对都会发生畸变而引起各种综合征或异常体征。造成染色体数目增加的原因主要是减数分裂时，染色体的不分离。目前认为这种不分离可能与遗传因素有关。如21三体综合征患者虽然大部分在生育年龄前就死于呼吸道疾病或其他各种感染，但有少数能活到生育年龄，他们所生后代患同样痴呆的比例高达50%，有的家庭可同时有几个患者。先天愚型在同卵双生中的同病率要比异卵双生高。这些都说明先天愚型的发病是受遗传因素影响的。除遗传因素外，三体综合征还与环境因素有一定关系。有人调查过，21三体综合征、18三体综合征、13三体综合征等的发病率，随母亲的年龄增加而升高。如先天愚患者在35岁以上母亲所生的孩子发病率明显增大。因此，在提倡晚婚和计划生育的同时，要避免妇女的生育年龄过大，尤其不要超过 35 岁。否则，不仅带来分娩的困难，而且影响生育的质量。另外，也有人提出染色体数目异常增加与孕期季节也有一定关系。如 18 三体综合征，母亲冬季怀孕发病率高于其他季节。当然致病的原因很多，还有待于进一步查明。

二、性染色体病

性染色体病（sex chromosome disease）是指由性染色体的数目增加或减少，以及性染色体部分片段的缺失或性染色体上的某些遗传物质发生改变而引起的各种疾病。一般患性染色体异常的人都能够继续生存，并有一定的生活能力。

（一）杜纳氏综合征（Turner's syndrome）

1938 年，Turner 首先报道了这种病例。患者为女性，主要表现为虽过青春期，但第二性征不发育，婴儿型生殖器，身材矮小，很少超过 152cm，50% 的蹼颈，70% 的肘外翻，智力差，低位畸形耳，眦赘皮和上睑下垂，平板胸，面部表情呆板，35% 的有心血管病；80% 的肾脏畸形，尤以马蹄形肾为多。一般卵巢发育不良，原发性闭经。1959 年，查出杜纳氏综合征患者仅有一条 X 染色体，即 45，XO 核型。一般认为，杜纳氏综合征患者的发生原因，与其母亲怀孕年龄偏高有关。

（二）先天性睾丸发育不全症（Klinefelter's syndrome）

该病是 1942 年由 Klinefelter 首先发现的。患者为男性，其发病率为总人口的 1/1 000。患者主要表现睾丸很小，无精子生成，尿中含有性腺激素，"太监"体型，25% 乳房发育较快，进入青春期后男性第二性征不发育，肌肉不发达，体力差，无胡须或稀少，声音、性格温柔如女子。约有 75% 的患者智力正常，其余智力较差。1959 年，经查证该病患者多了一条 X 染色体，即染色体组型是 47，XXY。这条额外的 X 染色体相对削弱了 Y 染色体对男性的决定作用，因而不能使男性的一些性征很好地表现出来。调查发现，这类患者也与母亲怀孕的年龄偏高有关。

（三）XYY 综合征

1961 年，由桑德柏格（Sandberg）等首先报道，染色体组型为 47，XYY，发生率为 1/500 ~ 1/3 000。患者主要表现为身材高大，智力正常或略低，性情刚暴，常有攻击性行为，偶伴有先天性心脏病。青春期后，多患痤疮，四肢常有关节病，性腺发育不全，隐睾、尿道下裂，多缺乏生育能力。曾报道有两例 47，XYY 型的男子生了两个 47，XYY 的男孩。一般认为这类患者是由于父亲在形成生殖细胞的第二次减数分裂时，Y 染色体不分离，产生了 YY 精子造成的。

1965 年，杰克逊等人提出，XYY 型男人常有违法行为，其后英、美等国的一些人类遗传学家，对收容所的男性罪犯进行染色体检查，发现 XYY 型男子在收容所里的比例为 4% ~ 20%，是正常人群中发生率的 4 ~ 20 倍，这一事实引起了遗传学家和司法部门的关注。甚至有人称那条额外的 Y 染色体为"犯罪染色体"，有个别国家在法律上也予以承认。1965 年，美国芝加哥有一名叫斯佩克的身材高大的男子，闯入一家医院，一气杀死了 8 名护士。在法庭上，罪犯承认一切罪行，但说不清楚杀人的动机。对其进行了染色体检查，发现他是 XYY 型，于是，律师就以多余的 Y 染色体是"犯罪染色体"为理由要求法庭减罪；1968 年一名叫翰尼尔的澳大利亚男青年杀死了他的女房东，当地法院在审理此案时，罪犯说自己的染色体是 XYY 型，不久，法院宣布翰尼尔无罪释放。法国也有因此而为罪犯开脱的报道。尽管如此，目前有关"犯罪染色体"的问题在世界绝大多数国家还没有得到社会学家、伦理学家、法学家和人类遗传学家的认可。因为犯罪是一种复杂的社会现象，不能完全从生物学的角度加以解释。不过 XYY 型的男人在一生中因触犯法律入狱的机率比普通人大得多，并且有些人重复犯罪。

（孙志群）

第二节　单基因遗传病

由一个（或一对）致病基因所引起的疾病，称为单基因遗传病（monogenic inheritable disease）。尽管每个基因突变成致病基因的机会很少，但由于人体内的基因总数量庞大，所以在人类已经发现的单基因遗传病已达 6 500 多种。

单基因病的致病基因有显性和隐性之分，加之致病基因即能位于常染色体上又能位于性染色体上，所以单基因遗传病可以分为常染色体显性遗传病、常染色体隐性遗传病、X 伴性显性遗传病、X 伴性隐性遗传病、Y 伴性遗传病。

一、常染色体显性遗传病

由于常染色体显性遗传病（autosomal dominant inheritable disease）是位于常染色体上的显性致病基因引起的，因而有如下特点：

（1）只要体内有一个致病基因存在，就会发病。双亲之一是患者，就会遗传给他们的子女，子女中半数可能发病。若双亲都是患者，其子女有 2/3 的可能发病（患者均为杂合体），若患者为致病基因的纯合体，子女全部发病。

（2）本病与性别无关，男女发病的机会均等。

（3）在一个患者的家族中，可以连续几代出现该病患者。但有时因内外环境的改变，致病基因的作用不一定表现（外显不全），一些本应发病的患者可以成为表型正常的致病基因携带者，而他们的子女仍有 1/2 的可能发病，出现隔代遗传。

（4）无病的子女与正常人结婚，其后代一般不再有此病。

（一）家族性高脂蛋白血症（familial hypercholesterolaemia）

高脂蛋白血症有原发性和继发性两类，原发性患者多为遗传的。高脂蛋白血症在生物化学上可分 5 型，其中 Ⅱ 型及 Ⅲ 型与冠状动脉粥样硬化性心脏病关系最密切。高脂蛋白血症 Ⅱ 型患者的生化特点是血浆中 β 脂蛋白大量增加，胆固醇和磷脂也增加，甘油三脂正常或微增。这些胆固醇和脂质在动脉管内沉着，内膜呈现局限性增厚，形成斑块，然后发生崩溃，形成溃疡和软化，分解出一种黄色粥样物质，故称"粥样硬化"。此后有纤维组织增生，并可有钙质沉着，或发生局部血栓形成，内膜凹凸不平，管腔狭窄，使管壁硬化。若硬化发生于大动脉，不会影响血液供应，若发生于中型动脉（如冠状动脉、脑动脉、肾动脉等），则引起相应脏器供血不足，甚至发生梗阻。所以高脂蛋白血症 Ⅱ 型的最危险并发症是早发的冠状动脉粥样硬化，常并发心绞痛与心肌梗塞。本病常并发黄色瘤，尤其常见的是睑黄斑瘤，致病基因定位于 19p13.2～p13.1。

（二）马尔芬氏综合征（Marfan's syndrome）

该病也叫蜘蛛指症。致病基因携带者可在儿童少年期发病，也可在青春期或成年的早、晚期发病。患者一般身材较高，四肢细长，脊柱后侧凸，关节松弛，胸部凹陷或突起，两臂伸开长度大于身高，脚、手大，指（趾）细长，头长，眶上蜷明显；肌肉系统发育较差，皮脂少；眼部有晶体上颞部半脱位，虹膜震颤，近视，自发性视网膜剥离；患者60%～80%有心血管系统疾病，如二尖瓣机能障碍、主动脉瘤、肺动脉中层变性伴发破裂，房室间隔缺损等。美国著名女排选手海曼，身高1.96m，四肢修长，近视。在比赛中因血管瘤破裂而死亡，最后专家确诊为马尔芬氏综合征。

（三）威尔逊氏综合征（Wilson's syndrome）

致病基因携带者在10岁之前一切发育正常，往往在10～20岁之间突然发作，出现脑中心退化，肝细胞被纤维组织代替造成肝硬化，角膜中间出现色环，眼球震颤，肌张力亢进，尿中含大量末端双羧氨基酸的肽和氨基酸残基等。它是由于基因突变引起患者体内铜代谢障碍所致。

（四）亨丁顿氏舞蹈病（huntington's disease）

该病是一种完全符合孟德尔氏遗传的显性遗传病。患者20岁前很少发病，20岁后发病率逐渐增高。发病时，最初表现为情绪波动，随后出现舞蹈性动作，癫痫发作，体力和智力不断减退，进行性痴呆。常于症状出现后的4～20年间死亡。该病有明显的家族遗传史，只要双亲之一是患者，他们的子女中至少会有1/2的发病机率。

（五）结肠息肉（peutz jeghers syndrome Ⅰ）

该病有明显家族遗传倾向，患者最早可在20岁左右发生恶变，结肠上长有大小不等的肉瘤，引起胃肠出血和腹泻，息肉恶变的可能性较大，需进行结肠切除手术。同该病相类似的另一种肠道遗传病是空肠息肉（syndrome Ⅱ），患者的早期在口、唇周围及口腔黏膜和手指上面出现色素斑点，到成年则有消退的趋势。良性息肉主要分布在空肠，但也偶发在肠道的其他部位，或膀胱及呼吸道，伴有腹部绞痛、胃肠出血和肠套叠等并发症。儿童期可发病。

（六）阵发性心动过速（paroxysmal tachycardia）

该病有明显的家族史，可连续几代遗传。能在任何年龄阶段出现阵发性心动过速，病理多属器质性的，也有纯功能性的。

（七）体质性低血压

该病患者常见于体质瘦弱者，女子多于男子。多数患者无自觉症状，少数有疲倦、健忘、头晕、头痛等。这些症状常因合并某些疾病或营养不良所致。

（八）椭圆形红细胞增多症（hereditary elliptocytosis）

该病是有两个不同位点上的基因各自控制的疾病，患者有50%或更多的红细胞呈椭圆形、卵圆形、香肠形和杆状（正常人最多为10%），这种异形红细胞最早可出现在3～4个月龄婴儿的外周血液循环中。该病患者在儿童少年多无症状表现，但存在不同程度的溶血，其中包括伴发再生障碍危象的严重溶血形式，而且患者有脾大现象。

（九）肌强直性营养不良（steinert disease）

该病的遗传表现为母亲如果有病，其子女患病的可能性更大。有的患者在儿童期发病，而更多的是在成年初期发病。最常见的症状是颈部和手部肌肉松弛、收缩困难，肌肉萎缩、无力，面容无表情，可发生白内障。男性有额秃，睾丸萎缩；女性则有闭经，痛经和卵巢囊肿。患者可有心律不齐、传导缺陷和充血性心力衰竭，也有智力障碍。

（十）先天性肌强直（thomsem disease）

该病主要症状为普遍性肌强直和肌肥大，多数在出生时或儿童早期即发病，少数至青春期发病。患者肢体僵硬，动作笨拙，静止不动后或在寒冷环境中症状加重，反复运动可暂时减轻症状。坐或站立一段时间后，不能立即起立或起步。突然受惊吓时，可引起全身肌肉的强直性收缩；跌倒时不能将手伸出撑住地面及时爬起；与人握手后要较长时间才能松开。打喷嚏后，双眼仍紧闭；发笑后，面部表情肌不能及时恢复；温暖的环境能使肌强直减轻。症状严重程度可因人而异，最轻者甚至无自觉主诉，仅在家系调查中发现。个别患者在肌肉多次收缩后症状不见减轻，反而加重，称为反常性肌强直。患者全身肌肉发育良好，常伴肥大。本病预后良好，多数随年龄增长而症状减轻，对寿命无影响。

（十一）周期性麻痹（periodic paralysis）

该病根据致病基因携带者受刺激后机体的血钾水平表现不同分为不同种类型。一种类型是在激烈运动后长时间休息、食用高碳水化合物、焦急忧虑、遇到寒冷或服用多种药物（包括胰岛素、肾上腺素、乙醇、一些无机物、皮质激素和甘草属植物）等情况下，可促发机体低血钾麻痹。而另一种类型是激烈运动时、服用氯化钾以及使用某些麻醉剂可引起高血钾性麻痹。

（十二）胱氨酸尿症（cystinuria）

该病主要原因是肾小管对胱氨酸、赖氨酸、精氨酸、鸟氨酸的重吸收发生障碍所致。患者尿中有上述4种氨基酸排出，但无任何症状。由于胱氨酸易生成六角形结晶，故可发生尿路结石（胱氨酸结石）。尿路结石可引起尿路感染和绞痛。纯合子患者4种氨基酸排泄量均增加，杂合子患者胱氨酸和赖氨酸排泄量有少量增加。

（十三）遗传性球形细胞增多症（herediatry spherocytosis）

该病是一种慢性溶血性贫血，主要特征是黄疸、脾大、红细胞球形改变、脆性增加。新生儿期发病时可有严重贫血和黄疸症状，婴儿期除轻度或中度贫血外常无其他症状，幼儿及年长儿发病时，其主要症状是轻度黄疸及贫血。如过度劳累、受冷感冒可使黄疸加重，伴有发热、呕吐、腹痛、肝脾压痛、无力、心跳加快、气促，脾脏增大可达肋下2.8cm，肝脏略有增大。血液学检查可见红细胞直径变小，胞体变圆，网织红细胞增高5%～20%，红细胞脆性增高可达0.40%～0.68%，自身溶血试验呈阳性。

常染色体显性遗传病的种类很多，除上述以外，比较常见的还有软骨发育不全症、短指畸形、肾性糖尿病、先天性白内障、夜盲症、青光眼、视网膜母细胞瘤、先天性眼睑下垂、多指畸形、多囊肾、遗传性神经性耳聋、过敏性鼻炎、牙齿肥大症、多胎妊娠及尿崩症等。

二、常染色体隐性遗传病

常染色体隐性遗传病（autosomal recessive inherited disease）是由位于常染色体上的隐性

致病基因引起的，其特点是：

（1）患者是致病基因的纯合体，其父母不一定发病，但都是致病基因的携带者（杂合体）。

（2）患者的兄弟姐妹中，约有1/4的人患病，男女发病的机会均等。

（3）家族中不出现连续几代遗传，患者的双亲、远祖及旁系亲属中一般无同样的患者。

（4）近亲结婚时，子代的发病率明显升高。

（一）苯丙酮尿症（phenykelonuria）

这种先天性代谢病是由于致病基因使人体肝脏内不能形成苯丙氨酸羟化酶（PAH），该酶能促使苯丙氨酸转化为酪氨酸，由于它的缺乏，导致苯丙氨酸的转化受阻，造成人体血液和其他组织中苯丙氨酸的积累。过量的苯丙氨酸和它的衍生物——苯丙酮酸就由尿中排出，所以称之为苯丙酮尿症。苯丙酮酸及其代谢产物如在脑中大量积累，会使脑组织的生化代谢紊乱，阻碍大脑的生长发育，造成智力低下，即是引起该症患者痴呆的原因。另外，过量的苯丙氨酸及其代谢产物可能会抑制酪氨酸向黑色素的转化，故患者往往伴有肤色和发色较淡的性状表现。控制苯丙氨酸羟化酶的基因定位于12q22～12q24.2。

（二）黑尿症（alkaplonuria）

人体内酪氨酸的另一条重要代谢途径是转化成乙酰乙酸，后者再进一步分解成二氧化碳和水，使得尿液中无尿黑酸存在。但是，当由于基因缺陷造成尿黑酸氧化酶缺乏时，尿黑酸因不能被氧化分解而从尿中排出。尿黑酸本身并无颜色，但在空气中放置一段时间会变为黑色，于是尿液也随之变黑。在碱性条件下能促使尿黑酸更进一步变黑，所以这类患儿的尿布用肥皂洗，就越洗越黑。不过，黑尿症是一种常染色体隐性遗传的良性病症，一般对患者危害不大，但有时也可使其软骨和关节等部位产生色素沉积，严重时会造成关节炎。

（三）白化病（albinism）

在正常人体内，酪氨酸还有一条重要代谢途径，就是在酪氨酸酶的参与下，形成黑色素。黑色素使人的毛发呈现出黑色，长期从事野外劳动的人，其皮肤也会变得黝黑，这是因为在阳光的照射下，加速了黑色素的形成，使皮肤细胞中有较多的黑色素沉着所致。黑色素的增加可以防止太阳紫外线对人体的照射，有一定的保护作用。但是，如果控制酪氨酸合成酶的基因发生了隐性突变或从双亲那里得到的是两个隐性基因，这种人就不能合成酪氨酸酶，从而导致体内黑色素的形成受阻，缺乏黑色素的结果，使人体全身发白，就连头发、眉毛也是白的，这就是通常说的白化病，俗称"羊白头"。白化病患者的其他方面都正常，不像苯丙酮尿症那样会影响人的智力发育。这种人的唯一缺陷是怕日光的曝晒，尤其是眼睛特别畏光，平常见到的白化患者几乎都眯着眼睛，特别严重的还可因光线刺激过强而造成失明。

（四）先天性葡萄糖、半乳糖吸收不良症

患儿呈现腹泻，为水样便，与尿很相似。腹泻的发生和程度与喂给糖的时间及量有关，给食后24h出现腹泻，进食越多越严重，但患儿进食量却又很大，所以体重很快下降。继而呈现脱水、失重、营养不良。患儿只要不以果糖作为主要糖类来源，就会出现腹泻，故要终身限制食用葡萄糖及半乳糖。但随年龄增长对葡萄糖和半乳糖有所耐受。

（五） 镰刀形红细胞贫血病 （sivklecell anemia）

该病常认为是常染色体隐性遗传，更像不完全显性，致病基因的纯合体贫血严重，发育不良，关节、腹部和肌肉疼痛，多在幼年期死亡。但带有致病基因的杂合体大部分是无症状，或有的仅有轻度的贫血。但是，如果这种杂合体的人处于高原地区或长时间进行大强度运动训练而导致体内缺氧时，红细胞就会发生"镰变"，阻塞血管，引起全身发烧，肌肉酸痛，大量红细胞被脾脏吞噬，血红蛋白下降，机体运输 O_2 和 CO_2 的能力降低，造成机体红细胞破坏和缺氧的恶性循环。据报道，这种杂合体的人在麻醉、输血、体力消耗等特殊情况下，会出现死亡。如 1970 年在美国的德克萨斯州有 4 个杂合体黑人新兵因应激反应而死亡。

（六） 体位性 （直立性） 蛋白尿

该病患者肾脏无器质性病变，但长时间站立、行走、体力劳动，或进行大运动量训练时尿蛋白量增多，多系无力型体质。

（七） 肝糖原贮积症 （glycogen storage disease）

患儿于新生儿期即可出现进行性肝大，喂养困难，生长发育迟缓，2 岁内易出现严重低血糖症，并伴有惊厥。患儿身矮、肌肉松弛且发育不良，颊和臀部脂肪组织增多。有乳酸中毒，高脂血症，生长迟滞。肝活检可见有大量糖原和脂质贮积。

（八） 半乳糖血症 （galactosemia）

半乳糖血症是一种糖类代谢病。患儿出生后数日至数周即有呕吐、腹泻、黄疸，随之发生脱水、体重下降、肝损害，1~2 个月后出现白内障。如不戒奶，则智力发育障碍，症状进行性加剧。

正常婴儿体内的半乳糖经肠道吸收后，在肝内转变成 1 - 磷酸葡萄糖而被利用。患儿因缺乏 1 - 磷酸半乳糖尿苷转移酶，进含乳食物后，血中 1 - 磷酸半乳糖及半乳糖浓度明显升高。1 - 磷酸半乳糖在肝脏积聚可引起肝大，肝功受损；在脑的积聚可引起运动及智力障碍；血中半乳糖升高可使葡萄糖释出减少，出现低血糖症。另外，晶体内半乳糖增多，激活醛糖还原酶，产生半乳糖醇，引起白内障。转移酶基因定位在 9p13。

（九） 丙酮酸激酶缺乏症 （pyruvate kinase deficiency）

婴儿型多在新生儿期即出现症状，黄疸与贫血都比较严重，黄疸可发生在生后两天内，甚至需要换血。肝脾明显肿大，生长、发育受到障碍，重者常需多次输血才能维持生命。但随年龄增大，血红蛋白可以维持在低水平，不再需输血。化验可见红细胞较大，非球型。红细胞丙酮酸激酶活性降低，常降至正常值的 30% 左右。本病纯合子发病，杂合子不显症状，故患者的父母 （携带者） 丙酮酸激酶活性也轻度降低。成人型症状很轻，常被忽视。多于合并感染时才出现贫血。

丙酮酸激酶是红细胞中的一种酶，其功能是在糖无氧酵解过程中起催化作用。如该酶缺乏可使红细胞内 ATP 的产生减少，从而影响红细胞的寿命，引起溶血性贫血。有三种同工酶：M_1、M_2、L 型，M 型基因定位于 15q22 - q^{ter}，L 型基因定位于 1q21。

（十） 黑矇性痴呆 （taysachs's disease）

本病是中枢神经系统有类脂物质积累引起的进行性智力障碍和视力障碍的遗传性疾病。婴儿出生后 4~8 个月间出现症状，最初为呆钝、淡漠，以后坐时头不能抬直，肌肉无力，体重逐渐降低，已有的运动反射消失，视力减弱以至于失明。眼底检查黄斑部有樱桃红色点，周围有变性细胞构成的灰白色圈，视神经乳头苍白，几个月后可完全失明，痴呆和不能运动，病情进展，肌肉出现强直痉挛，反射活跃。腱反射亢进、颈肌反射呈阳性，常有惊厥发作。病儿有时狂笑、高叫，在1岁时很胖，最后极度衰竭、消瘦，但肝脾不增大，无严重贫血。

患者各种组织中均缺乏氨基己糖酶A，这种酶能裂解神经节苷脂分子末端的N－乙酰半乳糖胺。由于神经节苷脂在脑组织中蓄积，引起一系列临床症状。酶基因定位于15q23～q24。

（十一）高雪氏病（Gaucher's disease）

本病因脂代谢紊乱，造成网状内皮细胞有脑苷脂类沉积，可分急性和慢性两种。

急性型：也称婴儿型 婴儿1岁内起病，肝脾肿大，贫血，发育迟缓，出现神经系统症状，如意识障碍、角弓反张、四肢强直、集合性斜视等，亦可发生惊厥。

慢性型：也称幼儿型 起病较慢，可在任何年龄发病，以学龄前发病较多。起初出现肝大及轻度贫血，以后脾肿大，贫血加重，血小板及白细胞明显减少，可有皮肤、黏膜出血。长骨关节可有隐痛和局限性压痛，偶可发生病理性骨折，X线检查可见骨质疏松。骨髓、脾、淋巴结穿刺取材涂片，可见高雪氏细胞（直径70～80μm、卵圆形、含有一个至数个偏心的细胞核，胞浆浅染呈皱缩样，无空泡）。

本病患者葡萄糖神经酰胺酶缺乏，神经鞘脂类代谢障碍，葡萄糖脑苷脂蓄积在网状内皮系统细胞中，主要侵犯肝、脾、淋巴结及骨髓。致病基因定位于1q21。

常染色体隐性遗传病常见的还有：着色性干皮症、家族性痉挛性下肢麻痹、先天性聋哑、侏儒症、呆小症、半乳糖血症、黑白内障、白痴、胃溃疡、先天性鱼鳞皮病、遗传性小头畸形、裂唇和裂腭、肥胖生殖无能综合征、黏多糖过多症、高度远视、高度近视、婴儿型青光眼等。

三、伴性遗传病

位于性染色体上的致病基因引起的疾病称为伴性遗传病（sex – linked inheritable disease）。此病分为X伴性遗传病和Y伴性遗传病两大类。

（一）X伴性显性遗传病（X – linked dominant inheritable disease）

本病是由位于X染色体上的显性致病基因所引起的疾病。其特点是：

（1）不管男女，只要存在致病基因就会发病，但因女子有两条X染色体，故女子的发病率约为男子的两倍。因为没有一条正常染色体的掩盖作用，男子发病时，往往重于女子。

（2）患者的双亲中必有一人患同样的病（基因突变除外）。

（3）可以连续几代遗传，但患者的正常女子不会有致病基因再传给后代。

（4）男患者将此病传给女儿，不传给儿子，女患者（杂合体）将此病传给半数的儿子和女儿。

1. 遗传性肾炎（hereditary nephritis） 儿时多仅为无症状蛋白尿或反复发作的血尿（有些病例可为肉眼血尿），较少有高血压。但病情持续缓慢地进展，男性到青壮年期常死于慢性肾功能衰竭；女性病情较轻，可达到正常寿限，但偶尔也有个别患者发展到尿毒症者。

有的患者有神经性耳聋；有的患者眼异常，如白内障、近视或锥形晶体、锥形角膜、眼球震颤和球形晶体等。致病基因位于 Xq21.3 ~ q24。不过遗传性肾炎存在遗传异质性，即也有常染色体显性遗传和常染色体隐性遗传。

2. 假肥大型肌营养不良症（duchenne muscular dystrophy） 1 岁后开始表现出临床症状。患儿在开始站立和行走时发生困难，首先受影响的是盆带肌，随后累及肩带肌。患儿动作笨拙，易跌，走路蹒跚，登楼梯和蹲下后起立困难，不能像同龄孩子一样跑、跳。随着病变的发展，患儿因背部伸肌无力，使其站立时脊柱前凸；由于臀中肌无力，导致行走时骨盆向两侧上下摆动，呈特殊的鸭行步态。患儿从仰卧位起立时需先翻转为俯卧，再以双手支持地面和下肢缓慢地站立，称为 Gower 症。由于肩胛带和前锯肌的萎缩和无力，双臂前撑时即可出现肩胛骨突起，呈"翼状肩"。绝大部分患儿伴随有假性肌肥大，以腓肠肌最为显著，三角肌、舌肌也有肥大改变，腱反射减弱或消失。常累及心脏而致心脏扩大、心动过缓，有时因心力衰竭而突然死亡。病变呈进行性加重，一般到 10 岁时已不能行走，大多患者最终卧床不起，并发痉挛、褥疮、肺炎，20 岁前后死亡。常伴智力低下，部分患者脑电图异常，表明有器质性障碍。

常见的 X 伴性显性遗传病还有：深褐色齿、牙珐琅质发育不良，钟摆型眼球震颤，口、面、指综合征，脂肪瘤，脊髓空洞症，棘状毛囊角质化，抗维生素 D 佝偻病等。

（二）X 伴性隐性遗传病（X – linked recessive inheritable disease）

这类遗传性疾病是由位于 X 染色体上的隐性致病基因引起的，女子的两条 X 染色体上必须都有致病的等位基因才会发病。但男子因为只有一条 X 染色体，Y 染色体很小，没有同 X 染色体相对应的等位基因。因此，这类遗传病对男子来说，只要 X 染色体上存在有致病基因就会发病。X 伴性隐性遗传病的特点是：

（1）患病的男子远多于女子，甚至在有些病中很难发现女患者，这是因为两条带有隐性致病基因的染色体碰在一起的机会很少所致。

（2）患病的男子与正常的女子结婚，一般不会再生有此病的子女，但女儿都是致病基因的携带者；患病的男子若与一个致病基因携带者女子结婚，可生出半数患有此病的儿子和女儿；患病的女子与正常的男子结婚，所生儿子全有病，女儿为致病基因携带者。

（3）患病的男子双亲都无病时，其致病基因肯定是从携带者的母亲遗传而来的，若女子患此病时，其父亲肯定是有病的，而其母亲可有病也可无病。

（4）患病女子在近亲结婚的后代中比非近亲结婚的后代中要多。

1. 血友病（hemophilia） 该症是一种先天性出血性疾病，它是由于 X 染色体上的隐性致病基因导致血液中缺乏一种凝血因子——抗血友病球蛋白或血浆凝血活素因子引起的。患者常常自发性出血或某处破裂流血不止，尤以关节腔、肌肉、皮下黏膜及泌尿系统最易出血，此病患者最后会因流血过多而死亡。因此，血友病是一种致死性的遗传病。男性患者一般很少能活过 20 岁，所以女性为致病基因纯合体的机会极少。致病基因定位于 Xq28。

血友病最著名的一个例子是英国"皇家病"。维多利亚女王是一个血友病基因携带者，她的一个儿子利澳波德死于血友病，女儿普林赛斯、比阿丽斯也同样是血友病基因的携带者。普林赛斯的儿子中有两个患血友病，一个女儿埃娜女王也是血友病基因携带者，她也生了两个患血友病的儿子。

2. 葡萄糖 6 - 磷酸脱氢酶 （G6PD） 缺乏症 （glucose - 6 - phosphate dehydrogenase defi-cienly）　该症属伴 X 不完全显性遗传，男女致病基因携带者体内细胞中 G6PD 的活性尽管极低（女性杂合体稍高），身体却无异常表现。但是，这种病如果食入蚕豆、蚕豆花粉或服用包括阿司匹林、乙酰苯胺，对氨基苯磺酰胺和其他磺胺药，及数种抗微生物剂，伯氨喹、奎尼丁和几种其他的抗疟药时，其大量的红细胞就会突然遭到破坏而出现严重贫血，不仅运动能力急剧下降，而且身体健康也深受影响。致病基因定位于 Xq28。

3. 无汗性外胚叶发育不良症 （ectodermal dysplasia I）　由于小汗腺缺陷，因此无汗或极少汗，不能适应热的环境，常有发热。头发细短而干枯，常稀疏或脱落，眉毛稀少或缺如，尤以外侧更为明显。此外，胡须、腋毛、阴毛、汗毛都稀少或缺如。乳牙或恒牙缺少或发育不良，常呈锥形、长而扭曲形，伴有牙龈萎缩。除汗腺外，皮脂腺、乳腺、泪腺、唾液腺和鼻黏膜腺都可缺少或发育不良，引起相应症状。如皮肤干燥、口眼鼻干燥、慢性鼻炎、无乳房等。

患者智力正常，但身材矮小，面容特殊：高宽额、颧骨高而宽、下半脸狭小、塌鼻梁、鼻尖小而上翘、鼻孔大而显著、厚嘴唇，尤以上唇突出，眼周、口周有放射沟纹。致病基因位于 Xq12.2 ~ q13.1。有的属隐性遗传。

常见的 X 伴性隐性遗传病还有色盲、家族性遗传性视神经萎缩、眼白化病、无眼畸形、先天性夜盲症、血管瘤病、致死性肉芽肿、睾丸女性化综合征、先天性丙种球蛋白缺乏症、水脑、眼 - 脑 - 肾综合征等。据统计现在已发现这类遗传性疾病达 200 多种。

（三） Y 伴性遗传病 （Y - linked inheritable disease）

这类遗传病的致病基因位于 Y 染色体上，X 染色体上没有与之相对应的基因，所以这些基因只能随 Y 染色体传递，由父传子，子传孙，如此世代相传。因此，被称为"全男性遗传"。

1. 蹼趾男人　据报道，美国的斯柯菲尔德家庭的 14 个男人在其第 2 ~ 3 趾间都长有一个蹼状的联系物（如同鸭子脚上的蹼），而患者的 11 个女儿没有一个有此性状，这些女子结婚后子女也没有带此性状的，因而认为蹼趾是 Y 伴性遗传。但是蹼趾这个症状也有男女都有的，只是男患者多于女患者。因此，有人认为蹼趾的遗传性尚不能完全肯定为 Y 伴性遗传。

2. 长毛耳男人　这是目前学者们公认的 Y 伴性遗传症状。患者的耳郭上长有长而硬的毛。这种病在印第安人中发现的较多，高加利索人，澳大利亚土人、日本人、尼日利亚人中也有少数发现。

到目前为止，仅发现 Y 伴性遗传病 10 余种，这主要是因为 Y 染色体很小，其上的基因有限的缘故。这类遗传病没有显、隐性的区别，只要 Y 染色体上有致病基因的男子，就会发病。

四、限性和从性遗传病

（一） 限性遗传病 （sex limited inheritable disease）

这类遗传病的致病基因并不存在于性染色体上，但却只有一种性别的人发病，所以叫作限性遗传病。如子宫癌和前列腺癌都与遗传有关，前者只存在于女子中，而后者只有男子才发病。但他们的遗传并不是由性染色体上的基因决定的，而是由位于常染色体上的基因控制。尽管表现症状有性别区别，但遗传却与双亲都有关系。

（二）从性遗传病（sex influential inheritable disease）

这类遗传病也是常染色体遗传病的一种，只是在一种性别发病率较高，在另一种性别发病率较低，甚至很少见，这种现象叫作从性遗传。如秃顶就是从性遗传病的典型代表，男子的秃顶率明显高于女子，表面看来，由于男子发病率的显著升高，易被认为是 X 伴性隐性遗传病，进一步观察就会发现秃顶男人约有半数的儿子和极少数的女儿也表现秃顶，不呈现交叉遗传或隔代发病的现象，因而不是 X 伴性隐性遗传。再如，女性患有较多的疾病有：甲状腺肿瘤、胆石症、风湿性关节炎、心脏二尖瓣狭窄、周期性偏头痛、三叉神经痛等；男性患有较多的疾病有：腹股沟疝、先天性幽门狭窄、胃和十二指肠溃疡、膀胱癌、内耳性晕症、哮喘、畸形足等，都属于从性遗传病的范畴。

（孙志群）

第三节　多基因遗传病

多基因遗传病（polygenic inheritable disease）是指与多个基因有关的遗传病。控制这类遗传病的多个基因之间不存在显、隐性的关系，每个致病基因对疾病的形成都有一定的累加作用，并且易受环境因素的影响。因此，多基因病是由多个微效致病基因的累积作用和环境因素共同作用的结果。

一、多基因遗传病的特点

由于多基因病在人群中的发病率较低（1/1 000 以上），加之受多个微效基因和环境因素的共同作用，因此这类遗传性疾病的遗传规律相当复杂，目前多数尚未研究清楚。但都有如下共同特点：

（1）这类病有家族聚集现象，但患者同胞中的发病率远低于 $1/2 \sim 1/4$，且患者的双亲和子代的发病率与同胞相同。因此，不符合常染色体显、隐性遗传。

（2）遗传度在 60% 以上的多基因病中，患者的第一级亲属（指有 1/2 的基因相同的亲属，如双亲与子女以及兄弟姐妹之间，即为一级亲属）的发病率接近于群体发病率的平方根。例如唇裂，人群发病率为 1.7/1 000，其遗传度 76%，患者一级亲属发病率 4%，近于 0.001 7 的平方根。

（3）随着亲属级别的降低，患者亲属发病风险率明显下降。又如唇裂在一级亲属中发病率为 4%，二级亲属（叔、伯、舅、姨）中约 0.7%，三级亲属（堂兄弟姐妹、姑、姨表兄弟姐妹等）仅为 0.3%。

（4）亲属发病率与家族中已有的患者人数和患者病变的程度有关，家族病例数越多，病变越严重，亲属发病率就越高。

（5）近亲结婚所生子女的发病率比非近亲结婚所生子女的发病率高 50% ~ 100%。

（6）有些多基因病有性别的差异和种族的差异。如先天性幽门狭窄，男子为女子的 5 倍；先天性髋脱臼，日本人发病率是美国人的 10 倍。

二、常见多基因遗传病

(一) 糖尿病 (diabetes mellitus)

糖尿病依照发病年龄分为幼年型和成年型两种形式。前者的临床表现清瘦，易发生酮症，可用胰岛素控制病情；后者常在中年后发病，患者肥胖，很少发生酮症。糖尿病的典型症状可概括为"三多一少"即多尿、多饮、多食和体重减轻，常伴有软弱、乏力等症状。儿童患者多影响生长发育，心、脑、肾血管病变是糖尿病的主要合并症和致死原因，神经病变也是常见的合并症。前者遗传度为75%。

(二) 先天性髋脱臼

先天性髋脱臼即是下肢稍受牵拉，股骨头即从髋臼中脱落出的一种遗传病。此病的遗传因素包括家族性的关节松弛症，在6%正常的上学孩子中，有这种轻型的关节松弛症及髋臼发育不全，后者可能本身便是多基因遗传的，遗传达70%。但有些患者也不排除受环境因素的影响。如婴孩臀部在子宫内的位置及"包裹孩子因素"（即出生后，婴儿后肢被包裹时的位置），对这种疾病的发生也起到一定作用。

(三) 动脉粥样硬化症

由于受累动脉不同，临床症状各异。对机体的主要影响是动脉狭窄，使有关组织缺血缺氧。主动脉受累，本身常无明显症状，而由合并症引发。如由主动脉病、主动脉瓣关闭不全、主动脉末端血栓形成而产生的相应症。冠状动脉粥样硬化是诱发冠心病的主要原因，主要表现为心绞痛、心律失常和心肌梗塞。

(四) 无脑儿

本症指无脑，而且无头顶、无脑膜的畸形儿。在颅底有紫红色、形状不定的血管肿瘤块，前额窝短缩，眼突出呈"蛙脸状"，多为致死。

(五) 原发性高血压 (primary hypertension)

关于该病的遗传，目前学者认为，大多数的病例是多基因遗传的，但少数病例不能排除是单基因突变造成的。该症的表现是动脉血压增高，安静状态下舒张压超过12kPa，收缩压青年人超过18.7kPa，40岁以上超过20.1kPa。其病因可能是由高级神经活动紊乱引起小动脉痉挛的结果。

(六) 原发性癫痫 (primary epilepsy)

该病属多基因遗传，有明显的家族性病史。患者无原发病史，多有3/s波峰型的脑电图（EEG），5～15岁之间发病频率最高，患者大都在30岁以前有发病史。发病无先兆时间或很短，1～2min间即可发作，抽搐时间不到5min，且是全身性的。

(七) 精神分裂症 (schizophrenia)

该症属多基因遗传，有家族倾向，若双亲之一是患者，其子女的风险率为15%～50%；若双亲均为患者，其子女的35%～75%会发病。该病的主要特征是精神活动贫乏（感情淡漠、意志减退），思维、情感、意志、行为间不协调，精神活动与外界环境统一性遭破坏，伴有逃避现实的幻觉和幻想，多在16～40岁之间发病。

常见多基因遗传病除下表所列举的以外，还有肺结核、重症肌无力、躁狂抑郁精神病、痛风、萎缩性鼻炎、家族性角膜变性、低度及中度近视、牛皮癣、子宫颈癌、类风湿性关节炎、斜视、克汀病和局部缺血性心脏病等。

三、遗传与癌症和心血管病

癌症和心血管病是当今威胁人类健康和生命的两大恶魔，每年全世界数以千百万计的无辜者被夺去了生命。为了早日战胜两大恶魔，无数的科学家在为之奋斗，但到目前为止，仍然未能找到征服这两种顽症的有效方法。这主要是导致癌症和心血管病的原因相当复杂，其中遗传也是一个重要因素。

（一）癌症的遗传基础

医学遗传学家和肿瘤学家利用双生子法和对家谱的研究表明，人类的某些癌症是有一定遗传基础的，到目前为止已发现致癌基因20多种。如表现为常染色体单基因显性遗传的癌症有视网膜母细胞瘤、结肠瘤、纤维软疣、血管瘤、多发性脂瘤、多发性神经纤维瘤等；表现为常染色体隐性遗传的有着色性干皮病、某些威尔姆斯瘤、范可尼氏全血细胞减少等；表现为多基因遗传特点的有乳腺癌、胃癌、肺癌、前列腺癌、子宫颈癌；还有极少数癌症表现为X伴性遗传或由染色体畸变所引起。

值得指出的是，直接由遗传决定的癌症为数不多，大部分癌症只是间接地与遗传有关，还有些癌症可能完全由环境因素决定的。尽管现在发现了不少的癌症有家族聚集的倾向，但它们的遗传方式目前尚不太清楚，即便是上述提到的癌症其遗传特点有的还存有争议，但某些癌症确有遗传基础。

近几年，遗传学者研究发现，癌症不仅有一定的遗传基础，而且80%～90%的癌症都不同程度地与各种环境因素有关，这给癌症的预防和早期发现提供了乐观前景，因为不少癌症肯定可以通过对一半因素及生活习惯的控制而得到预防。例如，在西方国家，约有30%的癌症死亡者归因于抽烟；印度有人习惯于咀嚼烟，以至口腔癌为当地最常见的癌症之一。除烟叶之外，能够致癌的因素还有很多，如物理方面的电离辐射，特别是紫外线和X射线，可引起皮肤癌、骨肉瘤、肺癌、白血病等类癌症；化学方面的如煤焦油、沥青、粗蜡油、杂酚油、蒽油、亚硝胺、食物添加剂、农药等都有不同程度的致癌作用；生物方面致癌作用最强的是病毒，在600余种病毒中约有1/4的具致肿瘤作用，已知与病毒有关的癌症就有鼻咽癌、白血病、乳腺癌、宫颈癌等。另外还有黄曲霉素、杂色曲霉毒素、灰黄霉素、白地霉等也具有致癌作用。由此看来，癌症的发生既有遗传的原因，也有环境的因素，但前者可能比后者更为重要。

（二）心血管病的遗传基础

据研究结果表明，心血管病确实有遗传性，一是由于一个突变的基因引起，二是由于染色体的畸变引起。但多数可能是遗传提供了一个易感染的基础，在受到环境因素作用时而触发心血管病。凡没有这类易感染遗传素质的人，即便是受到容易触发心血管病的环境刺激，也不会发病或发病率很低。

由于心血管病的种类繁多，遗传因素和环境因素对每一种心血管病的致病作用亦不尽相同。例如，冠状动脉硬化，其遗传因素占主导地位，这类家族聚集现象明显，同卵双生比异卵双生的一致性（即患病与不患病的共同性）要高得多。这种遗传素质对胆固醇、糖的代谢状况，性格、血压，甚至冠状动脉的解剖特点等均有影响，从而使有遗传家族史的成员易于患病。但环境因素也起一定的作用，如饮食习惯、进食量及食物成分、精神状态、劳累程度、工作性质，及是否参加运动，以至烟、酒嗜好等都对发病有一定的影响。原发性高血压也与冠状动脉硬化有相似的发病机理。

据研究表明，有2%的先天性心脏病是由一个突变基因造成的，约有4%是染色体畸变引起的，其余的94%是多因子遗传的，即遗传和环境互相作用的结果。多数先天性心脏病患者的家庭遗传一般可分为两种情况，一种是怀孕的母亲如果没有受到不利环境因素影响，孩子不会发生先天性的心脏病。但如果接触到更多的环境触发物，孩子发育的心脏就处于危险中，子女将出现心脏畸形。

另一种是怀孕的母亲不仅受到有害环境因素影响时有更大的发病机会，而且即使没有从环境中受到不利的影响，也可以自发地产生心脏发育异常，这种家庭被称为高危家庭，此类家庭的一级亲属中多数有先天性心脏损害，对这种心脏病患者的婚姻生育应当给予更多的医疗照顾和指导。不管什么异常素质的家庭，怀孕母亲早期的胚胎生活环境对胎儿的正常发育是至关重要的，如果怀孕母亲早期感染风疹病毒、嗜烟、放射性接触以及应用致畸药物等，对没有遗传缺陷的夫妇，其孩子也可能会患先天性心脏病。

四、遗传病的预防

到目前为止，大部分遗传病还不能进行很有效的治疗，患者一旦出现就要痛苦终生，同时也给患者的家庭和整个人类社会造成心理上和经济上的负担。因此，采取各种行之有效的措施，预防遗传病的发生和致病遗传物质在人群体中的流行就显的更为重要。根据遗传病多具有先天性、终生性和遗传性的特点，除了要避免近亲结婚，进行产前诊断、禁止有些遗传患者结婚和生育外，还应从如下几方面进行预防。

（一）大力宣传、普及遗传病的知识

目前在我国，人们普遍缺乏遗传和遗传病的基本理论知识，特别是在农村这种现象更为严重。而在我国农民又占大多数，宣传和普及遗传病知识的任务就更加艰巨。要想尽快的普及遗传病的知识，首先要从教育学生入手，其次在群众中广为宣传，使大家懂得一些遗传和遗传病的基本知识，尤其是青年男女在确定自己的婚姻大事时，都能从遗传学的角度加以考虑，这样就一定能够降低遗传病的发病率，使我国的人口质量不断提高。

（二）尽量减少致变剂的接触

由于导致遗传病发生的异常物质既可以是从双亲遗传而来的，也可能是自身遗传物质新突变的结果，而遗传物质的突变多与环境因素的影响有关。例如，电离辐射、"三废"和许多化学物质都可不同程度的造成遗传物质的改变，进而引起遗传异常。遗传学上把凡能诱发遗传物质改变的物质称之为致变剂，按其作用的不同，致变剂又可分为诱变剂和染色体断裂剂。

诱变剂是能导致基因突变的一类物质。日常生活中经常接触到的这类物质有用于熏鱼、熏肉的着色剂亚硝酸盐；生产洗衣粉、洗头粉的乙烯亚胺类；农药除草剂2、4滴；杀虫剂砷类等。

染色体断裂剂是能够诱发染色体畸变的一类物质。如咖啡因、可可碱、烷化剂（氮芥、

环磷酰胺)、抗生素（丝裂霉素 C、放线菌素 D、柔毛霉素）、镇静剂（氯丙嗪、眠尔通）、核酸类化合物（阿糖胞苷、5 - 氧尿嘧啶）、抗叶酸剂（氨甲蝶呤）等。

此外如酒精、尼古丁等也是重要的致变剂，尤其对生殖细胞的影响更为严重，引起精子或卵子的质量下降。因此，吸烟、酗酒不仅危害本人，而且还会殃及子女。

（三）检出携带者

在人群中，虽然有些人表型正常，却具有致病基因或易位染色体，能传递疾病给自己的子女，这种人遗传学上称之为携带者。检出这类携带者对遗传病的预防具有积极的意义。例如，许多隐性遗传病的发病率不高，但杂合体在人群中的比例却相当高，若能及时检出隐性致病基因携带者，就能行之有效的进行遗传咨询，婚姻、生育指导和产前诊断，这将会降低遗传病的发病率。

（四）发病前的预防

有一些遗传性疾病要在特定的条件下才能发病，比如 6 - 磷酸葡萄糖脱氢酶缺乏症患者在服用了抗疟药、解热止痛剂或进食蚕豆等之后才发生溶血。对这类遗传病，如果能在症状出现之前，尽早检出，禁止患者服用上述药和不吃蚕豆等就可能避免此类遗传病的发生。

对某些有遗传病家族史的孕妇（包括丈夫）在孩子出生前采取一定的预防措施具有积极的意义。例如，给临产前的孕妇服少量苯巴比妥，可防止新生儿高胆红素血症；给怀孕后期的母亲服用维生素 B_2，可防止隐性遗传型癫痫；对苯丙酮尿症或高苯丙氨酸血症的孕妇实行低苯丙氨酸饮食，可明显降低小头畸形、先天性心脏病、子宫内发育迟滞和智能发育不全患儿的出生率。

值得提出的是在医学科学较为发达的今天，已经有许多遗传性疾病，不再是不治之症，通过采用表型外科治疗，分子疗法，药物改变代谢，去掉过多底物，补充缺乏产物，维生素替补辅酶，酶合成诱导，酶修饰和取代，DNA 替换等方法，消除或减轻了许多遗传病患者的痛苦。随着医学科学和遗传学的进一步发展，更多的遗传性疾病将会被征服，遗传工程将在这方面显示出它的威力。

（孙志群）

第六章

儿童营养和营养障碍性疾病

第一节　儿童营养需要

　　人类的健康主要受遗传和环境这两大因素影响，环境因素中营养则起到了非常重要的作用。人体的生存和活动、小儿的生长发育、各种生理功能的维持、各种合成和分解等代谢过程，每时每刻都在消耗热能，都需要各种营养素的参与。所以，人体必须由外界摄入足够的能产生热能和含有各种营养素的食物，方能达到能量摄入和热能消耗的动态平衡及维持生命活动的整个过程。这些营养素各自都有独特的营养生理功能，在代谢过程中又相互密切联系、共同参与和调节生命活动。除此之外，人体还需要做一些储存，以备饥饿或创伤应激时利用。

一、营养、能量和儿童生长

（一）三大营养素及其能量在儿童生长发育中的重要性

　　生命首先在于营养，营养是生命的物质基础。人体要不断地从外界摄取食物，经过消化、吸收、运输和新陈代谢以维持人的生命活动。食物可提供人类所需的一切营养素，但自然界中各种食物所含营养素的质和量千差万别，总的可归纳成以下六大类，即蛋白质、脂肪、碳水化合物、矿物质和微量元素、维生素和水。通常指的三大营养素是碳水化合物、脂肪和蛋白质，也是产生热能的物质（或称为能量底物）。其中 1g 碳水化合物或 1g 蛋白质在氧化分解中能产生 4kcal（1kcal = 4.184kJ）的热能，1g 脂肪能产生 9kcal 的热能。小儿每天摄入的热能被以下几方面所消耗，即基础代谢占 60%，生长需要占 25% ~ 30%，食物特殊动力作用占基础代谢的 6% ~ 10%，排泄占基础代谢的 10%，而体力活动消耗的差异则很大。众所周知，正处于生长发育阶段的儿童，由于新陈代谢旺盛，对热能、蛋白质、脂肪、碳水化合物和其他重要营养素相对地与成人来比，需要量大、质量要求高。目前已有大量研究显示，在生命早期和生长期的儿童，无论是营养缺乏还是营养过剩，或者营养不均衡，都会引起疾病或影响疾病的预后，并且还与成年期的多种疾病的发生、发展，甚至与死亡率密切相关。因此，只有恰到好处地满足了儿童的营养需求，才能保证其体格与智力的正常发育。合理的营养既是小儿某些疾病综合治疗的重要环节，也是防治小儿某些疾病的有效途径。为此，用现代科学医学技术对不同年龄阶段、不同疾病状态下的儿童建立合理的临床营养支持是促进我国儿科医学事业发展、提高我国儿童健康的重要保证，也是社会进步和家庭幸福的基础。

（二）营养素的主要功能和角色

营养素主要功能除了作为能源物质外，其次还作为"建筑"材料，构成和修补机体组织、满足生长发育以及合成机体的免疫物质和激素等。再则，又作为调节物质，维持正常的生理功能和机体内环境的稳定，使机体正常生理活动能协调进行。各营养素主要承担的功能见表6-1。

表6-1 主要营养素的主要功能

主要营养素	主要功能	担任角色
碳水化合物、脂肪及蛋白质蛋白质、脂类	提供热能，维持体温，保持正常生理活动和体力满足生长发育、组织更新和修复的需要，合成体内主要活性物质（激素、抗体和酶等）	提供能源 提供原料
维生素、矿物质	参与体内所有代谢过程，维持正常生理功能，是保持内环境稳定协调的重要保证	辅助与调控

二、三大营养素和能量的需要量

从出生体重仅3kg左右的小婴儿渐渐长大成为一个接近成年人体重的健康少男或少女，人体的巨大变化都要以充足的营养物质作为基础。如较长时期的营养摄入不足或营养素摄入不平衡就会导致营养性疾病。蛋白质或热能缺乏可抑制儿童的正常生长发育，包括智力的发育。同样，营养过剩也会对人体构成危险。目前，我国大部分地区儿童肥胖的发生率已超过10%，有些经济快速发展地区已超过30%，儿童肥胖是成人期糖尿病、高血压、冠心病、脂肪肝、痛风等慢性代谢性疾病的潜在危险因素，这将严重影响我国人群的健康素质。因此，合理的营养供给是小儿健康成长的基本保证。

（一）热能的需要

参照我国营养学会2000年制定的膳食营养素参考摄入量（dietary reference intakes, DRIs），按千克体重计算，从出生到1周岁的婴儿所需要的热能要比成人高出3~4倍。初生时最高，以后随着月龄的增加逐渐降低。从初生至1岁以内为95kcal/kg（非母乳喂养增加20%）。而1~10岁儿童的能量与成人相比增加50%~100%，随年龄的增加，热能的需要量从95kcal/kg下降到60kcal/kg。11~18岁男孩每天需2 400~2 900kcal，女孩为2 200~2 400kcal。18岁以后则与成人的热能需要相同。但这个推荐量尤其在青少年阶段不够准确，每天实际的热能供给还需要考虑体力活动情况及静息能量消耗值的差异进行调整，以免引起营养过剩或热能不足而影响健康。

（二）蛋白质的需要

20种氨基酸分子的不同组合、排列构成各种不同种类的蛋白质，不仅是作为构成机体组织的"原料"，如组织、细胞等；同时也是许多生理活性物质的主要成分，如激素、免疫物质和酶等；另外，还作为运输载体，担任着吸收、交换和储存的功能；构成体液的渗透压、维持体液的正常分布；参与遗传信息的传递等重要功能。因此，若蛋白质缺乏，不仅会影响儿童体格和智力的生长发育，还会扰乱生理功能，降低抗病能力。总之，儿童期的蛋白质营养极其重要，是儿童营养的关键。

儿童每天蛋白质的需要量：从初生至 1 岁的婴儿为 1.5~3g/kg，1~2 岁为 35g，2~3 岁为 40g，3~4 岁为 45g，4~5 岁为 50g，5~7 岁为 55g，7~8 岁为 60g，8~10 岁为 65g，10~11 岁为 70g（男）和 65g（女），11~14 岁为 75g，14~18 岁为 85g（男）和 80g（女）。提高蛋白质营养价值的措施包括：摄入足量的蛋白质，供给蛋白质的量最好占总摄入能量的 12%~15%；动物蛋白占总摄入蛋白的 1/2 左右（年龄越小比例越高）；设法提高蛋白质的消化和利用，可通过食物加热和充分发挥食物蛋白质的互补作用。

（三）脂肪的需要

广义上脂肪又称脂类，包括中性脂肪（即含有脂肪酸的甘油三酯，如动、植物油）和类脂（包括磷脂、胆固醇和脂蛋白等）。其主要的生理作用有：提供热能；隔热保温和支持保护作用；类脂是多种组织和细胞的组成部分，尤其是脑组织含磷脂最多，是生长发育不可缺少的；膳食中的脂肪能改善食物的感官性状，使食欲增加；促进脂溶性物质和脂溶性维生素的吸收。由于婴幼儿正处于快速生长阶段，如过多的脂肪摄入和累积会同时增加脂肪细胞的体积和数目，很易导致儿童肥胖，乃至成人期的肥胖病。

通常脂肪酸分为饱和脂肪酸（不含双键）、不饱和脂肪酸（含有双键）和多不饱和脂肪酸（含有 2 个或 2 个以上的双键）。多不饱和脂肪酸中有些是必需脂肪酸，人体不能合成，如亚油酸。当必需脂肪酸缺乏时会出现脱屑样皮疹、生长迟缓和肝脏、肾脏、神经等多种损害。推荐膳食中亚油酸的含量不少于摄入总热能的 1%，以 1%~3% 为宜，且 n-6 与 n-3 多不饱和脂肪酸的摄入比值为 4~6：1。婴儿每天每千克体重约需脂肪 4g，占总能量的 35%~50%；幼儿的脂肪供给量占总热能供给量的 30%~35%；儿童的脂肪供给量占总热能供给量的 25%~30%。

（四）碳水化合物的需要

碳水化合物又称糖类，根据分子结构分为单糖（葡萄糖、果糖、半乳糖和甘露醇）、双糖（蔗糖、乳糖和麦芽糖）和多糖（淀粉、糊精、糖原和膳食纤维）。其主要生理功能是提供生长发育、蛋白质合成所需的热能，其代谢产物（草酰乙酸）又有助于脂肪氧化产能；也是神经组织唯一的供能物质；同时还是体内重要物质的组成成分，如糖蛋白是抗体等免疫物质、激素和某些酶的组成部分，糖脂是细胞膜和神经组织的结构成分之一；膳食纤维有促进胃肠道正常功能的作用。

婴儿出生后即能消化乳糖、葡萄糖和蔗糖，以后各种消化酶功能逐渐完善成熟。由于 3 个月以内婴儿胃肠道内的淀粉酶是缺乏的，故这时不宜喂淀粉类的食物。

儿童膳食中碳水化合物的提供量占总热能的 55%~65%。6 个月以前的婴儿主要来源是乳类中的乳糖。

三、矿物质及微量元素的需要量

人体是一个整体，需要各种营养物质的参与才能完成生命活动过程，缺一不可。占人体重量 6% 的矿物质就是其中的一大类。这些矿物质还可以分为两大类，一类为组成人体结构和在新陈代谢上含量比较大的矿物质，包括钙、磷、镁、钠和钾等；另一类在代谢上同样重要，同样不可缺少，但其占人体重量万分之一以下，每天需要量在100mg以下者称为微量元素，包括铁、锌、碘、硒、铜、铬等。下面主要介绍一些在小儿生长过程中比较重要的矿物质。

（一）钙

钙是人体内含量最多的元素之一，其中99%的钙集中在骨骼和牙齿，只有1%的钙以游离或结合的离子状态存在于其他组织和体液内，正常情况下，后者与骨骼内的钙维持动态平衡。

钙主要在小肠内吸收，维生素D、乳糖和蛋白质可促进钙的吸收，而植物中的植酸、草酸、膳食纤维和脂肪酸与钙结合可影响钙的吸收。粪便是钙的主要排泄途径，其次是尿液，少量经汗液排出。

钙不仅是小儿骨骼和牙齿生长发育不可缺少的，而且还是维持肌肉神经兴奋性的重要物质，当血钙过低时，小儿容易哭闹和夜惊，甚至于出现手足抽搐等兴奋性增高的现象。另外，钙还能激活体内多种酶的活性，如激活凝血酶原，使之成为凝血酶而发挥凝血功能。

由于我国传统膳食是以含钙量很少的谷类食物为主要来源，其含影响钙吸收的植酸成分高；而含钙量多、吸收率高的奶类及其制品的摄入一直处于较低水平，所以应特别注意钙的补充。我国DRIs提出各年龄每天钙元素的适宜摄入量：出生至6个月为300mg，7~12个月为400mg，1~3岁为600mg，4~10岁为800mg，11~17岁为1 000mg。

（二）磷

磷也是人体内含量很多的一种元素，仅次于钙。体内磷元素约80%存在于骨骼和牙齿中，是构成核酸、磷脂、酶等的原料，参与重要的生理代谢活动。

磷广泛存在于植物或动物性食物中。维生素D有助于磷的吸收。在一般喂养情况下不会发生磷的缺乏，只要摄入的饮食中有充足的蛋白质和钙，那么，磷的摄入量也是不会少的。因此，通常也不强调磷的供应量。我国目前推荐每天磷的适宜摄入量：1岁以内150~300mg，1~6岁450~500mg，7~17岁700~1 000mg。

（三）铁

铁虽然在人体内含量很少（不足体重的0.01%），属微量元素类，但到目前为止，铁缺乏的患病率仍遍及世界各地。我国2000年全国学生体质健康调研显示6~18岁人群中缺铁性贫血的患病率为18.4%~22.4%。2岁以下的婴幼儿患病率则更高（参见营养性疾病铁缺乏章节）。缺铁不仅会引起小细胞低色素性的贫血，不利于儿童正常的行为和生长发育，影响胃肠道的消化吸收功能和机体免疫功能，还易导致铅元素的吸收增加。

新生婴儿由于体内铁元素的储存少，但此期生长发育快，因此，早产儿在出生2个月后，足月儿在出生4个月后，体内储存的铁元素已基本耗尽，再加上母乳中的铁含量低，牛奶中的铁吸收率低，很容易发生缺铁性贫血，故需及时补充铁元素。我国DRIs提出各年龄每天铁元素的适宜摄入量：出生至6个月为0.3mg，7~12个月为10mg，1~10岁为12mg，11~18岁为15~20mg（男）和18~25mg（女）。

（四）锌

微量元素锌分布于人体所有组织、器官、体液和分泌物中，95%以上存在于细胞内。其主要的生理功能有：促进小儿正常的生长发育和组织修复，保护皮肤的健康，促进正常的物质代谢和内分泌功能，增进食欲，维持机体正常的免疫功能。缺锌表现为生长发育落后，性发育障碍，情绪冷漠，厌食、味觉异常和异食癖，皮肤易感染，伤口愈合延迟，母孕期如缺乏锌会引起胎儿畸形等。

锌也主要经小肠吸收，动物食物中的锌比植物食物中的锌容易吸收，铁可与锌竞争肠黏膜细胞上的受体而抑制其吸收。我国营养学会 2000 年 DRIs 提出的推荐摄入量：6 个月以内的婴儿每天供给量为 1.5mg，7 个月~1 岁为 8mg；1~3 岁为 9mg，4~6 岁为 12mg，7~10 岁为 13.5mg；11~17 岁为 18~19mg（男）和 15~15.5mg（女）。食物中海产品和肉类是锌元素的良好来源。

（五）碘

碘是组成甲状腺素的重要成分，甲状腺素有调节人体能量代谢以及三大营养素的合成和分解的作用，促进小儿生长发育。胎儿和新生儿缺碘不仅使生长发育迟缓，还可导致智力低下。

一般人体所需要的碘可从饮水、食物和食盐中获得，但也存在地区土质上的差别，国家已采取食盐中添加碘的措施，通常不会发生碘的缺乏。但生长旺盛期的小儿、青少年、孕妇和乳母、重体力劳动者如不注意补充则会引起缺乏。我国 DRIs 要求 3 岁以内的婴幼儿每天碘的适宜摄入量为 50μg。每天推荐：7~10 岁儿童的摄入量为 90μg，11~17 岁为 120~150μg，成人 150μg；孕妇和乳母为 200μg。

（六）硒

近 20 年来，硒被认为是一种人体不可缺少的微量元素。硒广泛分布在脂肪组织以外的所有组织，是机体内一种非特异抗氧化物质谷胱甘肽过氧化酶的重要成分之一，有清除体内过氧化物和自由基的作用，从而保护细胞膜和细胞器（如线粒体、微粒体和溶酶体）的膜。许多动物和临床流行病学研究显示硒对心血管和眼的健康有保护作用；而且与维生素 E 有重要的协同作用。血硒浓度受土壤、水质和食物中硒含量的影响；海产品、动物肝脏、肾和肌肉及整粒谷类、洋葱等是硒的良好食物来源。我国 DRIs 制定每天推荐的摄入量：1 岁以内为 15~20μg（适宜摄入量），1~3 岁为 20μg，4~6 岁为 25μg，7~10 岁为 35μg；11~17 岁为 45~50μg；成人为 50μg，乳母为 65μg。

（七）铜

铜也是一种人体不可缺少的微量元素，它的生物学作用也逐渐被揭示。铜的生理功能有：参与结缔组织的合成，对骨骼、血管壁的健全起重要作用；参与铁代谢和造血功能；与中枢神经系统正常结构和功能有关；也与黑色素合成有关。

铜广泛分布在食物中，如动物肝、肾、贝类、坚果类、豆类及谷类等是含铜较丰富的食物，正常膳食的人一般不会缺乏。我国目前提出每天铜的适宜摄入量：1 岁以内为 0.4~0.6mg，1~6 岁为 0.8~1.0mg，7~13 岁为 1.2~1.8mg，大于 13 岁为 2mg。

（八）铬

铬在人体内的含量仅 6mg，其主要的生理功能是促进胰岛素的作用，从而影响糖、脂肪和蛋白质的代谢。铬缺乏时会引起生长发育迟缓，糖耐量下降和血脂增高等。食物中的铬来源以动物中的肉类和海产品中含量最为丰富，植物中的谷类、豆类、坚果类和菌藻类中含铬较为丰富，通常饮食一般不会发生缺铬。铬缺乏多发生在蛋白质-能量营养不良的儿童和应用全肠外营养的患者。

我国 DRIs 提出的每天适宜摄入量为：0～6 个月 10μg；7 个月～1 岁 15μg；1～3 岁 20μg；4～10 岁 30μg；11 岁以上至成人为 40～50μg。

四、维生素的需要量

维生素是一类能促进生长发育、调节生理功能、维护人体健康和维持人体生命活动过程的有机化合物。它既不参与组织的构成，也不提供热能，但在机体吸收利用大量能源和各种新陈代谢过程中却起到了至关重要的类似酶和激素样的作用。尽管每天的需要量甚微，但由于大多数维生素不能在人体内自身合成，只能由膳食中获得或额外补充。维生素有脂溶性和水溶性两大类，各种维生素的结构不同，各有其特殊的生理功能。近年来，对于维生素的作用又有不少新的发现。发现维生素 E、维生素 C、维生素 A 和 β-胡萝卜素具有较强的抗氧化作用，可清除体内自由基及其所致的氧化损伤。另外，对机体的免疫功能也有一定促进和保护作用。例如，维生素 E 是生物膜和脂蛋白最重要的氧自由基清除剂，抑制脂质过氧化作用，对预防动脉粥样硬化和婴幼儿视网膜病变很重要；维生素 C 可抑制膳食中亚硝胺的致癌作用；许多流行病学调查证明，体内 β-胡萝卜素水平的增加，可减少癌症和心血管疾病的危险性。

（一）脂溶性的维生素

包括有维生素 A、D、E、K 四种。

1. 维生素 A 主要功能是促进生长发育、维持表皮的完整性和视觉功能、促进生殖功能和维持骨细胞的代谢平衡等，近年研究表明其还有抗肿瘤作用。自然界中，维生素 A 只存在于动物食物中，而植物中的胡萝卜素被人体吸收后可转变为维生素 A，因此，称其为维生素 A 的前体。而维生素 A 和 β-胡萝卜素均具有清除氧自由基的抗氧化作用。

1994 年，全世界仍有 50 万学龄儿童的失明是由于维生素 A 缺乏。另外，随着维生素 A 强化食品的发展或大量滥用维生素 A 制剂而导致维生素 A 中毒的现象也有增多的趋势。

动物肝脏、鱼子、奶油、蛋类是维生素 A 的很好来源；含 β-胡萝卜素丰富的植物有芒果、西兰花、胡萝卜、菠菜、豆苗、橘子和柿子等。DRIs 建议每天维生素 A 的推荐摄入量：0～12 个月为 400μg；1～11 岁为 500～700μg；青春期、成人为 700～800μg；孕妇为 800～900μg，乳母为 1 200μg（1μg=3.3U）。其中 1/3～1/2 来自动物食物。UL（可耐受最高摄入量，tolerable upper intake level）为 2 000μg。

2. 维生素 D 主要功能是促进钙和磷在肠道内的吸收（钙和磷的比例为 1～2∶1 时吸收最佳）、增加肾脏对钙的重吸收，对骨骼形成极为重要，促使骨的生长和软骨骨化，与甲状旁腺一起维持血钙正常水平，防止骨质疏松和低钙痉挛。维生素 D 缺乏可致佝偻病、骨软化和骨质疏松；而维生素 D 中毒则表现为：高钙血症、高尿钙症和软组织内的钙沉积（肌肉乏力、关节疼痛），临床上还表现为消化道症状和烦躁等。

维生素 D 在海鱼肝脏中含量最为丰富，通常单靠日常食物难以获得足够的需要量，而通过日光照射则很容易在体内获得。我国 DRIs 建议每天维生素 D 的推荐摄入量：0～10 岁为 400U（10μg）；11～18 岁为 200U（5μg）。

每天 2 小时的日照，可维持正常的维生素 D 血液浓度。食物主要是鱼肝油、奶油和动物肝脏等含维生素 D 较多。但我国的膳食习惯通常不能满足维生素 D 的需求。

3. 维生素 E 又称生育酚，与生长发育、延缓衰老有着密切的关系。其保护血管内皮屏障、改善微循环的作用，有利于预防动脉粥样硬化及相关的心血管疾病；另外，还能保持红细胞膜的完整性和抑制血栓的形成，并有一定的抗风湿和抗癌作用；其抗氧化作用与硒相互协同，共同防止多不饱和脂肪酸被氧化成过氧化脂质。

维生素 E 主要存在于各种植物油、奶油、乳类、蛋类、谷类和绿叶菜中。天然的维生素 E 是不稳定的，在储存和烹调加热过程中易发生明显的破坏。与维生素 C 有协同作用，而当多不饱和脂肪酸摄入增加时需同时增加维生素 E 的摄入量。适宜摄入量为：1 岁以内 $3mg/d$；1～10 岁为 4～$7mg/d$；青少年至成人为 10～$14mg/d$。UL 值为 200～$800mg$。

4. 维生素 K 维生素 K 是凝血酶原的主要成分，还能促使肝脏合成凝血酶原，临床上常作为止血药应用。一部分维生素 K 可由人体回肠内细菌合成被吸收利用；另一部分由食物获得，主要来源于绿叶蔬菜、动物内脏、肉类和奶类。估计每天总的需要量为 $2\mu g/kg$，如肠道功能不正常或长期应用抗生素者，有时需要补充一定量的维生素 K 来预防出血倾向。

（二）水溶性的维生素

包括维生素 C、维生素 B_1、维生素 B_2、维生素 B_6、维生素 B_{12}、烟酸、泛酸、生物素和叶酸九种。

1. 维生素 C 维生素 C 又称抗坏血酸，有广泛的生理功能。主要概括为以下方面：促进胶原和神经递质的合成，类固醇化合物羟化，抗体生成，促使叶酸的活化；可防治坏血病，保护细胞膜，提高铁的吸收和利用，无论在治疗缺铁性还是巨幼红细胞性贫血时均有协同作用；有抗氧化和清除自由基作用；另外，还可促进胆固醇的排出，防止动脉粥样硬化形成，并有提高机体免疫、增加白细胞的吞噬功能。新鲜蔬菜和水果中维生素 C 含量丰富，尤其是猕猴桃之类的野果。小儿推荐的摄入量为每天 40～$100mg$。

2. 维生素 B_1 维生素 B_1 又称硫胺素，是构成脱羧酶的辅酶，参与丙酮酸等的氧化脱羧反应，如缺乏可使丙酮酸在神经组织和末梢血管沉积而致脚气病。含量丰富的食物有全谷类、豆类、酵母、干果、坚果以及动物内脏、瘦猪肉和蛋类等。维生素 B_1 的需要量与热能摄入有密切的关系，推荐的每天适宜摄入量：7 岁以内为 0.2～$0.7mg$，7 岁以上 0.9～$1.5mg$，在代谢增高的情况下均应适当提高供给量。

3. 维生素 B_2 维生素 B_2 又称核黄素，其主要功能是构成核黄素辅酶参与体内多种物质的氧化还原反应，是一种重要的营养素，如缺乏将影响物质和能量代谢，会出现多种临床症状，常见的有舌炎、口角炎、口腔溃疡、脂溢性皮炎等。维生素 B_2 的主要来源是动物性食物，尤其动物内脏、蛋类和奶类。素食者较易引起维生素 B_2 的不足和缺乏。其补充剂量也与热能的摄入有关。每天推荐摄入量 0～10 岁为 0.4～$1.0mg$，10 岁以上为 1.2～$1.7mg$。

4. 维生素 B_6 维生素 B_6 又称吡哆素，在体内与磷酸结合构成多种酶的辅酶，参与三大营养素的代谢，并与血红素的合成有关，缺乏时可引起低色素性贫血。正常情况下不会缺乏，但当妊娠、高热和电离辐射等特殊情况下可出现维生素 B_6 的不足，需注意补充。其在食物中分布较广泛，蛋黄、鱼类、奶类、谷类、豆类中含量较丰富。我国推荐每天的适宜摄入量为：婴幼儿0.1～$0.5mg$，儿童 0.6～$0.8mg$，11 岁以后 0.9～$1.1mg$。

5. 维生素 B_{12} 维生素 B_{12} 又称钴胺素，是唯一含金属的维生素。主要生理功能是提高叶酸的利用率，促进红细胞的发育和成熟；还与神经髓鞘的物质代谢密切相关。故缺乏时可导致巨细胞性贫血并出现神经系统症状。维生素 B_{12} 主要存在于动物性食物中，人体肠道内细菌也能大量合成，由于其吸收需在胃壁细胞分泌的内因子作用下在回肠部被吸收，故当胃或回肠切除后等胃肠功能减退时会发生缺乏，也可见于严格素食者和老年人中。我国推荐的每天适宜摄入量：婴幼儿为 $0.4 \sim 0.9 \mu g$，儿童和少年为 $1.2 \sim 1.8 \mu g$，14 岁以后 $2.4 \mu g$。

6. 烟酸　又称尼克酸或维生素 PP，经小肠吸收后形成脱氢酶辅酶，在体内代谢中起着递氢的作用。严重缺乏时会出现皮炎、腹泻和痴呆的癞皮病典型症状。皮肤症状表现为肢体暴露部位的对称性皮炎，包括急性红斑和褶烂、慢性肥厚和萎缩、色素沉着等；消化系统症状包括舌炎、口角炎、恶心呕吐、慢性胃炎、便秘或腹泻等；神经系统症状可产生精神错乱、神志不清甚至痴呆等。由于抗结核药异烟肼与烟酸拮抗，故应用该药时需注意烟酸的补充。烟酸虽然广泛存在于动植物中，但大多含量较少，以酵母、花生、全谷类、豆类及肉类、肝脏含量较丰富，部分烟酸还可以由色氨酸在体内转化而来。我国最近推荐的每天摄入量：婴儿为 $2 \sim 3mg$（适宜摄入量），$1 \sim 10$ 岁为 $6 \sim 9mg$，11 岁以后为 $12 \sim 15mg$。

7. 泛酸　因其广泛存在于食物中而得名。泛酸是辅酶 A 的组成部分，与三大营养素的代谢密切相关。除了食物中很易得到外，肠内细菌也能合成，故通常不会缺乏。每天适宜摄入量：婴儿为 $1.7 \sim 1.8mg$，$1 \sim 10$ 岁为 $2 \sim 4mg$，11 岁以后 $5mg$。

8. 生物素　生物素也称维生素 H，是三大营养素代谢的辅酶成分，是作为羟化酶的辅助因子而发挥作用的。生物素也广泛存在于动植物食品中，尤其酵母、肝和肾中含量最高，而且肠内细菌也能合成，故除婴儿外缺乏者非常少见。缺乏时表现为皮炎、舌乳头萎缩、恶心呕吐和食欲减退等。生物素的每天适宜摄入量：婴儿为 $5 \sim 6mg$，$1 \sim 10$ 岁 $8 \sim 16mg$，11 岁以后 $20 \sim 30mg$。

9. 叶酸　在体内的主要生理功能是促进红细胞的生成，缺乏时红细胞的发育和成熟会受到影响，引起巨幼红细胞性贫血；还与胎儿的神经管的发育有关，孕妇叶酸缺乏时可致胎儿神经管的发育畸形。WHO 提出孕前及孕后初 3 个月的每天摄入量达 $400 \mu g$ 即可预防这种畸形的发生。近年研究发现叶酸缺乏可引起高同型半胱氨酸血症，被认为是心血管疾病的危险因素，可影响胚胎早期心血管的发育。

食物来源广泛，以肝、肾、绿叶及黄叶蔬菜、酵母等含量丰富，婴儿因乳汁中叶酸含量低，易发生缺乏。我国 2000 年 DRIs 适宜摄入量 < 6 个月婴儿为 $65 \mu g/d$，$6 \sim 12$ 个月为 $80 \mu g/d$，$1 \sim 3$ 岁的推荐摄入量为 $150 \mu g/d$，$4 \sim 10$ 岁为 $200 \mu g/d$，$11 \sim 13$ 岁为 $300 \mu g/d$，14 岁以后为 $400 \mu g/d$。

五、水的需要量

众所周知，水是生命的源泉，是所有生命的必需物质。它在生命活动中起着重要作用，且必须从日常的饮食中得到。

（一）水在体内的分布

水是人体中含量最多的成分，其含量与年龄和性别有关。成人体重的 50% ~ 60% 是水分，年龄越小，含水量越多。胚胎含水量可达体重的 98%，新生儿约 80% 左右，青春期后逐渐接近成人水平。40 岁以后随体内肌肉组织的减少，含水量也下降，约为体重的 45% ~ 50%。

体内水与蛋白质、碳水化合物或类脂相结合，形成胶体状态，主要分布在细胞内和细胞外。其中，细胞内含水量占总水量的2/3，细胞外含水量约为1/3。各组织器官的含水量相差很大，以血液中最多，肌肉其次，脂肪组织中最少。因此，女性体内的含水量不如男性高；肥胖者体内含水量相对较低，而运动员体内的含水量相对较高。

（二）水的平衡

水的来源不仅限于摄入的液体，还来自于固体食物中的水分以及食物氧化和组织细胞代谢所产生的水分（即内生水，混合饮食每100kcal热量产生的水为12g）。

水的排出主要通过肾脏，约占60%左右；其次由肺和皮肤，约占30%；正常情况下由消化道排出仅占10%以下。随着生长发育的速度不同，尚有0.5%~3%的水分潴留在体内。

（三）水的生理功能

①构成细胞和体液的重要组成部分，是保持每一个细胞外形和组成每一种体液不可缺少的物质。如血液中含水分高达83%，肌肉含水76%，骨骼含水22%，脂肪组织含水10%。②水在体内直接参加物质代谢、促进各种生理活动和生化反应。不溶于水的蛋白质和脂肪分子可形成胶体或乳糜液，有利于营养素的消化、吸收和利用。③作为营养物质的载体。摄入体内的各种营养物质，都必须通过水运送到机体各个部位进行代谢利用。④作为代谢产物的溶剂。通过大小便、汗液以及呼吸等途径把代谢产物和有毒物质排出体外。⑤调节体温。水的比热大，可通过蒸发和出汗使皮肤散热，调节体温保持不变。⑥是机体的润滑剂。水可使皮肤滋润，眼泪、唾液、关节囊液和浆膜腔液则是相应器官的润滑剂。

（四）水的需要量

水的需要量决定于机体的新陈代谢率和热量的需要。婴儿新陈代谢旺盛，热量需要较多，但因肾脏浓缩功能尚未完善，因此所需的水分相对较多。此外，小儿的活动量、外界气温和食物性质也影响水的需要量；活动量大的小儿散热较多；多食蛋白质和矿物质时，排泄这些物质及其代谢产物需水量增多，这就需要增加水的供应量。年龄越小，每千克体重所需的水分越多。通常情况下，婴幼儿每天需水量为100~155ml/kg，4~6岁的儿童则需90~110ml/kg，7~12岁为70~85ml/kg，13岁以上为50~60ml/kg。假如婴幼儿每天摄入水量少于60ml/kg，即可出现脱水症状。反之，若过多地供给水分，超出心肾功能的代偿能力时，则也会引起水中毒，导致水肿、水和电解质紊乱、抽搐和循环衰竭。

附：膳食营养素参考摄入量（DRIs）

DRIs是在RDAs基础上发展起来的一组每天平均膳食营养素摄入量的参考值，包括4项内容：平均需要量（EAR）、推荐摄入量（RNI）、适宜摄入量（AI）和可耐受最高摄入量（UL）。

1. 平均需要量（EAR）　EAR是制定RNI的基础。EAR是指某一特定性别、年龄及生理状况群体中对某营养素需要量的平均值。摄入量达到EAR水平时可以满足群体中50%个体的需要。

2. 推荐摄入量（RNI）　RNI相当于传统使用的RDA。它可以满足某一特定群体中绝大多数（97%~98%）个体的需要。长期摄入RNI水平，可以维持组织中有适当的储备。RNI是健康个体每天摄入该营养素的目标值，RNI = EAR + 2SD。

3. 适宜摄入量（AI）　AI是通过观察或实验获得的健康人群某种营养素的摄入量。AI

应能满足目标人群中几乎所有个体的需要，主要用作个体的营养素摄入目标，同时用作限制过多摄入的标准。

4. 可耐受最高摄入量（UL） UL 是平均每天摄入营养素的最高限量。"可耐受"指这一剂量在生物学上大体是可以耐受的，但并不表示可能是有益的。健康个体摄入量超过 RNI 或 AI 是没有明确益处的。

（徐 琳）

第二节 儿童膳食要求

人类从出生到青春期的最大特点是处于生长发育阶段，因此需要提供充足的营养物质来维持身体组织的更新及生长发育。营养状况的好坏直接影响着小儿的健康及其正常的生长，而且对将来成人期的健康也有潜在的影响，合理的营养有助于预防成人期的疾病。如儿童期的钙摄入充足，可使成人期的骨质疏松和骨折的机会减少。下面从各个不同的生长阶段的生长特点、营养需要来讨论合理的膳食安排。

一、婴儿期（0～1岁）的膳食特点

（一）婴儿期的营养需要

此期的生长发育是一生中最快的，一年内体重增加3倍，身长增加50%，故各种营养素的需求量大，但此时胃肠功能不成熟，存在矛盾；肝脏功能不完善，氨基酸要求高；肾脏功能不全，负担不能过大。

热能需要高于成人3～4倍，1岁以内的婴儿母乳喂养70～85kcal/（kg·d），人工喂养75～90kcal/（kg·d）。蛋白质2～4g/（kg·d）（母乳2g/kg，牛乳3.5g/kg，大豆蛋白4g/kg）。由于肝脏不成熟，某些氨基酸（如组氨酸）不能合成，胱氨酸、酪氨酸合成低下；另外，由于支链氨基酸不增加肝脏负担；精氨酸有促进生长的作用，防止高氨血症，提高免疫功能；牛磺酸参与胆汁酸的代谢，且是神经系统及视网膜发育不可缺少的成分。所以，氨基酸品种需要多，必需氨基酸的需要量明显高于成人。脂肪提供的热能占总热能的35%～50%，必需脂肪酸不低于1%～3%。婴儿（尤其是早产儿）不能从亚油酸、亚麻酸合成花生四烯酸和二十二碳六烯酸，而这些成分也是神经细胞膜和视网膜发育不可缺少的，所以，必须由食物中补充。碳水化合物一般不少于5g/kg。其他营养素需要量参见第一章节内容。

（二）婴儿期的喂养特点

1. 乳类是婴儿最好的食物 一岁以内的小儿，乳类是他们的主食。乳类包括母乳、牛乳、羊乳和婴儿配方乳。母乳是婴儿首选的最佳食品，现公认4～6个月内婴儿应采用纯母乳喂养。

（1）母乳喂养

1）人乳的优点：人乳的优越性是其他任何乳类所不能比拟的，其所含的营养素一般都能满足婴儿的需求，对婴儿的生长发育最有利。各期人乳所含营养成分见表6-2。人乳中乳清蛋白比酪蛋白多，且以人乳清蛋白为主，在胃中形成的凝块小，易消化，不易引起过敏。人乳所含的氨基酸比值恰当。牛磺酸含量是牛乳的10倍，它具有促进大脑发育的作用。

此外，还含有乳铁蛋白、分泌型 IgA（SIgA）、溶菌酶等抗感染的蛋白质。人乳含不饱和必需脂肪酸较多，还含卵磷脂和鞘磷脂，对婴儿中枢神经系统发育极为重要。乳糖含量高，且以乙型乳糖为主，有助于类脂物的完全氧化及肝糖原的贮存，可促进乳酸杆菌生长，使 pH 值降低，有助于钙的吸收和抑制大肠杆菌生长，人乳乳糖较葡萄糖更易合成脑苷脂类，有利于大脑发育。人乳中矿物质的总量比牛乳低，对于肾功能尚未发育完善的初生婴儿是有利的。钙磷比值适宜（2：1），有利于钙的吸收。铁的吸收率高达 38% ~50%。初乳含微量元素锌和铜较高，但人乳中维生素 D 和维生素 K 的含量较少，故应及时补充。另外，人乳中含有大量免疫物质，能增进婴儿的抗感染能力。人乳含有 IgA、IgG、IgM 及 IgE 等免疫球蛋白，尤以初乳中 SIgA 量最多，它具有抗肠道微生物的作用以及抗呼吸道病毒的作用。人乳含有各类免疫细胞，其中大多数为巨噬细胞，约占 90%；其余是中性粒细胞、T 和 B 淋巴细胞、浆细胞。母乳喂哺不易污染，温度适宜，方便经济，不易引起婴儿过敏；可增进母婴感情，使婴儿获得满足感及安全感，也有利于教养，促进婴儿的心理发育。大量的研究资料证明母乳喂养的婴儿患病率、死亡率低于非母乳喂养的婴儿。

表 6-2　各期人乳的成分（g/L）

	初乳	过渡期乳	成熟期乳	晚乳
蛋白质	22.5	15.6	11.5	10.7
脂肪	28.5	43.7	32.6	31.6
糖	75.9	77.4	75.0	74.7
矿物质	3.08	2.41	2.06	1.98
钙	0.33	0.29	0.35	0.28
磷	0.18	0.18	0.15	0.13
钠	0.34	0.19	0.11	0.10
钾	0.78	0.59	0.45	0.48
锰	0.06	0.03	0.05	0.04
氯	0.7	0.58	0.35	0.44

母乳喂养对早产儿来说更重要，早产儿母乳中的成分与足月母乳又有不同，其营养价值和生物学功能更适合早产儿的需求（表 6-3）。如蛋白质含量高，利于早产儿的快速生长；乳清蛋白与酪蛋白的比例为 70：30，脂肪和乳糖含量偏低，易于吸收；钠盐较高，利于补充早产儿钠的丢失；长链多不饱和脂肪酸，如二十二碳六烯酸（DHA）、花生四烯酸（AA）和牛磺酸，是足月成熟乳含量的 1.5~2 倍，对促进早产儿中枢神经系统和视网膜的发育有着积极的意义。早产儿母乳还可为早产儿提供最理想的免疫防御并对免疫功能的发育起调节作用。但由于极低出生体重儿的特点，纯母乳喂养不能满足其对蛋白质及多种营养素的需求，单纯喂养时生长速度较慢；母乳内钙磷含量较低，这些矿物质的不足会刺激骨的重吸收以保证血清钙浓度的正常，具有造成早产儿骨发育不良和代谢性骨病的危险。目前，国际上推荐母乳喂养的低出生体重早产儿添加含蛋白质、矿物质和维生素的母乳强化剂（HMF）以确保满足预期的营养和生长需求。但在国内这一产品尚未问世，需从发达国家进口获得，故还未普及。

表6-3　早产母乳与足月母乳的主要成分（U/L）

成分	早产儿过渡母乳 （产后6~10d）	早产儿成熟母乳 （产后22~30d）	足月成熟母乳 （产后≥30d）
蛋白质（g）	19±0.5	15±1	12±1.5
脂肪（g）	34±6	36±7	34±4
碳水化合物（g）	63±5	67±4	67±5
能量（kcal）	660±60	690±50	640±80
钙（mmol）	8.0±1.8	7.2±1.3	6.5±1.5
磷（mmol）	4.9±14	3.0±0.8	4.8±0.8
锌（μmol）	58±13	33±14	15~46
钠（mmol）	11.6±6.0	8.8±2.0	9.0±4.1
氯（mmol）	21.3±3.5	14.8±2.11	2.8±1.5

2）哺乳技术：正常新生儿生后0.5~1小时可开始哺乳。最初按婴儿需要不定时喂，1个月后约每3小时1次，夜间停6小时；3个月后约每4小时1次，夜间停7小时；5个月后每4~5小时1次，夜间停8小时。两侧乳房喂哺先后应相互交替，利于乳汁充分吸空，保持下次乳汁的分泌。授乳时间每侧10分钟左右，共20分钟左右即可。

正确的哺乳姿势首先要在母亲体位舒适的前提下，确保婴儿口腔与母亲乳头的正确含接。正确的乳头含接姿应该让婴儿含入乳晕的大部分，将乳晕下的乳房组织（包括储存乳汁的乳窦部位）也含入口内，此时婴儿的舌头向前伸出盖住牙龈，两侧向上卷曲裹住乳窦部位，这样婴儿吸吮的是母亲部分乳房而不是乳头（图6-1甲），如果婴儿吸吮乳头而没有含住乳晕，此时婴儿的舌头挤压不到储存乳汁的乳窦部位，吸不到乳汁，常常表现为哭闹，实际上是乳头含接不良（图6-1乙）。从外观上判断正确的含接姿势：婴儿的下颌接触乳房，口张大，下唇外翻，婴儿口上方露出的乳晕比口下方多（图6-1丙）。含接不良的姿势：下颌不接触乳房，口张得不大而向前噘，下唇不向外翻，口上下方露出的乳晕一样多（图6-1丁）。

哺乳期母亲应少吃刺激性食物，不饮酒、不抽烟，忌服或慎服能从乳汁排出的药物，如红霉素、氯霉素、链霉素、溴化物、碘化物、水杨酸盐、抗甲状腺药、抗凝血药、阿托品等，以免婴儿发生药物中毒或不良反应。

3）哺乳禁忌证：有活动性结核、急性传染病、艾滋病、严重心肾疾病、恶性肿瘤及精神病者以及接受放射性核素治疗或服用前述药物的母亲，不宜给婴儿哺乳。急性呼吸道感染时，乳母宜戴口罩。一侧患乳腺炎，应暂停患侧直接哺乳，但仍应按时挤出或吸出乳汁，以免病愈后无奶。

4）断乳：通常婴儿在10~12个月可以完全断奶，这是因为随着婴儿成长，营养素需要的总量也相应增加，而母奶量及其营养成分已不能满足婴儿生长发育的需要。断奶是一个逐渐进行的过程，随着辅食的添加，原则是先从减少1次哺乳开始，以辅食替代该顿喂奶，以后逐渐减少喂奶次数，同时增加辅食的添加次数，逐渐以半流质或半固体食物来替代奶类。由于乳牙的萌出数增加和消化功能的进一步成熟，此时已完全能适应较多品种的半固体食物及某些固体食物。

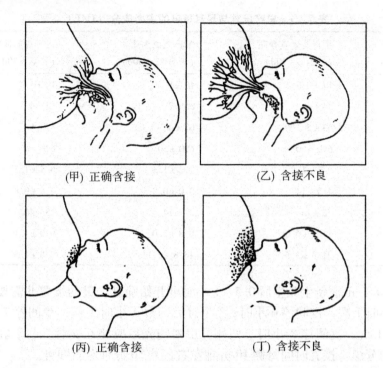

(甲) 正确含接　　　　　　　　　(乙) 含接不良

(丙) 正确含接　　　　　　　　　(丁) 含接不良

图 6-1　婴儿与母乳头的含接

　　由于夏季时婴儿特别容易发生消化不良和腹泻，因而，如断奶时间正好遇到夏季，建议推迟至秋季再断奶。另外，在婴儿患病期间，最好不要断奶，待疾病康复后再采取逐渐断奶的措施。

　　(2) 人工喂养：由于各种原因母亲不能亲自哺喂婴儿时，可选择各种适合其婴儿的配方奶粉或动物乳（如牛、羊、马乳）之类。婴儿配方奶粉在制造时参照母乳的营养成分，在普通奶粉中增加、减少或置换某些营养素的含量，使其更适合婴儿的生理功能和营养需要特点，这种经过改良后的奶粉比普通奶粉和鲜奶更符合婴儿生长的需要，但与母乳相比还是逊色得多。总而言之，人工喂养不如母乳喂养质优、经济、方便，又易污染。足月婴儿可选择普通婴儿奶粉，而对于早产儿来说，由于其生长要求更高，消化道功能不成熟，需要更多易消化吸收的营养素，故需要喂养早产儿配方奶。早产儿配方奶的特点是：①蛋白质含量高，大约 2.7~3.0g/100kcal，这种蛋白/能量比值（P：E）有利于早产儿的体重增长和体质结构接近于其宫内生长发育的情况。乳清蛋白与酪蛋白比例为 60：40 或 70：30。②足量、易吸收的脂肪酸提供，有助于满足生长所需的高热量，同时辅助其他重要营养成分（如钙、脂溶性维生素）的吸收。中链脂肪酸（MCT）占 40%，易于消化吸收。必需脂肪酸（包括亚油酸和亚麻酸）的含量和比例适宜，并强化了长链多不饱和脂肪酸，使其达到母乳含量，利于早产儿神经系统的发育。③包括 40%~50% 乳糖和 50%~60% 右旋糖酐-70 组成的碳水化合物混合体，供给所需要热量，而不增加渗透压。④强化了多种维生素和钙、磷、铁、钠、铜、硒等矿物质，以满足其快速生长和骨骼矿化的需要。另外，为了保证低出生体重早产儿在出院后的营养需求，自 20 世纪 90 年代国外开始研制了早产儿出院后配方奶。这种配方奶中各种营养素和能量介于早产儿配方奶和标准婴儿配方奶之间，以帮助早产儿实现追赶性生长，适用于人工喂养的早产/低出生体重儿或作为母乳的补充（表 6-4）。

表6-4 不同配方奶的主要成分（单位/100ml）

营养成分	婴儿配方奶	早产儿配方奶	早产儿出院后配方奶
能量（kcal）	67～68	80～81	72～74
蛋白质（g）	1.45～1.69	2.20～2.40	1.85～1.90
蛋白/能量比（g/100kcal）	2.2	2.5	2.8
脂肪（g）	3.5～3.6	4.1～4.3	3.4～4.1
碳水化合物（g）	7.3～7.6	8.6～9.0	7.7～8.0
钙（mg）	51～53	134～146	77～90
磷（mg）	28～36	67～73	46～49
铁（mg）	1.0～1.2	1.2～1.4	1.3～1.4
钠（mmol）	0.71～1.17	1.3～1.5	1.0～1.1
钾（mmol）	1.74～1.89	2.1～2.7	1.9～2.2
氯（mmol）	1.13～1.44	1.9～2.0	1.5～1.7
维生素A（U）	200～204	250～1 000	330～340
维生素D（U）	40～41	70～192	52～59
维生素E（U）	1.35～1.36	3.2～5.0	2.6～3.0
维生素K（μg）	5.4～5.5	6.5～9.7	5.9～8.0

（3）混合喂养：由于母乳量不足，需加喂配方奶或其他乳品者称混合喂养。6个月以内的婴儿混合喂养时，母乳喂哺次数一般不变，可先哺母乳，将乳房吸空，再补授人工乳品，这样可维持母乳一定的分泌量。

2. 及时添加辅食 无论是接受母乳喂养，还是人工喂养的婴儿，从第4～6个月起就需要及时添加辅食。此时，母乳分泌量往往也相对不足，随着婴儿月龄的增长，单纯乳类喂养已不能满足婴儿的生长需求；而且，小儿体内的储备铁已消耗完，而乳类中所含维生素及铁的量均不能满足生长发育的需要，如不及时补充，易患缺铁性贫血，还会造成以后喂养的困难。添加辅食的顺序见表6-5。添加辅食的量宜由少到多，由细到粗，由稀到稠，次数逐渐增加，待适应数天后再换或增加新品种。正常适时的辅食添加能为断乳做好准备。通常断乳时间在1岁左右，夏季或小儿患病期间暂缓断乳。断乳前应添加辅食，逐渐减少哺乳次数，以致最后断乳。建议断乳后每天仍应摄入250～500ml配方奶或牛奶为宜。

表6-5 添加辅食顺序

月龄	添加的辅食	主要供给的营养素和功能训练
4～6	米糊、乳儿糕、婴儿营养米粉、烂粥等	能量（训练用匙喂养时的吞咽能力）
	蛋黄、嫩豆腐、	蛋白质、铁、钙和各种维生素
	菜泥、水果泥	各种维生素、矿物质和纤维素
7～9	粥、烂面、面包、烤馒头片、饼干	能量（开始训练咀嚼功能）
	鱼、全蛋、肝泥、肉末、豆制品	蛋白质、铁、锌等矿物质和维生素
	菜泥、水果泥	各种维生素、矿物质和纤维素

月龄	添加的辅食	
10～12	厚粥、软饭、挂面、馒头、面包	能量
	鱼、全蛋、碎肉、碎肝、豆制品、油	蛋白质、铁、锌等矿物质和维生素
	碎菜、水果	各种维生素、矿物质和纤维素

二、幼儿期（1～3 岁）的膳食特点

（一）幼儿期的营养需要

此期生长速度较 1 岁以前有所缓慢，但仍是脑和机体各个器官、系统生长发育较为迅速的时期。在生后第 2 年内体重增加 2.5～3kg，身高增加 10～12cm，以后体重每年递增 2kg，身高每年递增 5～7cm。婴儿期丰满的皮下脂肪开始逐渐减少，肌肉开始逐渐发达起来，20 个乳牙约在 2.5 岁出齐，咀嚼和消化能力明显加强。

此期的营养需求仍明显高于成人，每天需要能量 1 100～1 200kcal，蛋白质所供能量占总膳食供能的 12%～15%，我国营养学会推荐幼儿的每天蛋白质参考摄入量为 35～40g，其中 1/2 应提供动物蛋白，另 1/2 为植物蛋白，但也应强调足够的豆类蛋白。脂肪和碳水化合物供给分别占总膳食能量 30%～35% 和 50%～60%。此阶段幼儿的钙元素供给量为 600mg，钙磷比例在 1.2∶1～2∶1 为宜。1～3 岁幼儿的铁和锌的膳食供给量分别应达到 12mg 和 9mg。

（二）幼儿期的膳食特点

幼儿的咀嚼和消化功能较婴儿期成熟，但乳牙尚未出全，还在陆续萌出，胃肠消化吸收功能仍不完善，而其饮食正从乳类为主过渡到以谷类为主食，再配加鱼、肉、蔬菜等混合饮食。为保证小儿能获得充足的营养，安排膳食应遵循以下原则：①供给营养丰富的食物、充足的热能和优质蛋白质以保证生长发育的需要。以食物为主，适量奶类。1～2 岁小儿每天供给 500ml 配方奶或牛奶，2～3 岁可减至 300～400ml。②食物种类应多样化，烹调方法适合幼儿的特点。从半流质到软饭，食物应以细、软、烂为主。③由于幼儿期的胃容量和消化酶的分泌有限，但需要量相对较大，因而，进食次数要多于成人，每天 5 次，即 3 餐加上午、下午点心各 1 次。以后逐渐减为 3 餐加午点。每晚可适当补充配方奶或牛奶。④培养良好的饮食习惯能使小儿保持正常的食欲，特别要注意避免小儿养成挑食、偏食和多吃零食的不良饮食习惯，防止营养素不均衡而造成单个营养素缺乏性疾病的发生。饮食中需注意选择含丰富的铁、钙、维生素（A、B、C、D 和叶酸）等的食物，必要时可添加这一类的补充制剂。

随着小儿乳牙的逐渐长出和消化能力的增强，可适当调整烹饪方式，并在蔬菜的选择上放宽范围，这对增进幼儿的咀嚼能力、锻炼胃肠道功能、获得全面而均衡的营养非常有益。但需要注意饮食安全，当咀嚼能力还未完善时，要禁止给予整粒葡萄、圣女果、果冻、花生、各种豆类、话梅和含有鱼刺、碎骨的食物，避免不慎进入气管引起窒息以及刺伤咽部和食管。另外，幼儿期易患龋齿，这虽然与牙齿的本身健康有关，但与牙齿的保健意识和方法

也有很大关系。甜又黏的食物对牙齿构成的威胁最大。

幼儿期是生活习惯的形成时期，已养成的习惯一般不易改变，所以，培养小儿良好的饮食习惯是非常重要的，对其一生的健康都会产生有益的影响。要使小儿养成良好的饮食习惯，必须要求家长遵循以下要点，否则将事倍功半：家庭成员的观点要统一；丰富孩子的生活内容，不让各种零食充满儿童的生活空间；营造温馨的就餐环境；父母要做到言传身教，起到榜样作用；宽严结合，循序渐进。

三、学前期（4~6岁）的膳食特点

（一）学前期的营养需要

学龄前期相当于目前的"幼儿园"阶段，该期体重增加减慢（平均每年体重增加2kg），身高平均每年增加5~7cm，头围增长减慢（平均每年增加<1cm），四肢增长较躯干迅速，自主活动能力明显加强，同时智力发育也非常迅速，模仿能力很强，对周围的生活环境产生好奇性，对事物有一定的认识力和想象力，个性逐渐形成，是培养良好生活习惯和品德的最佳时期。5~6岁时已开始长出第一恒磨牙（又称六龄齿），咀嚼能力进一步增强，消化吸收能力基本接近成人。膳食基本可与成人相同。每天约需能量1 400~1 700kcal左右，蛋白质45~55g，占总热能的12%~15%，脂肪供给量应占总热能的25%~30%，必须脂肪酸占总热能1%~2%。碳水化合物品种要多样化，并作为能量的主要来源。此期小儿骨骼肌发育迅速，即将进入换牙阶段，同时也是视力和智力发育的关键时期，除了注意全面营养摄入外，应特别重视蛋白质、卵磷脂、脑磷脂和铁、钙和维生素A、D、B_2等的缺乏。

（二）学前期的膳食特点

这时期的膳食要求与成人基本相同，仅正餐中的粮食摄入量较成人为少。各种食物都可选用，但仍需继续保证足够的优质蛋白质（如蛋、乳和肉类等动物性食物）的供给。饮食安排仍应注意膳食平衡，花色品种多样化，荤素菜搭配，粗细粮交替，软硬适宜，不宜多食刺激性食物。膳食制作宜采用蒸、煮、余、炖和卤的烹饪方式，保证食物的新鲜，尽量防止在膳食制备过程中损失过多的营养素。培养和巩固良好的饮食习惯，避免养成吃零食、挑食、偏食或暴饮暴食、饥饱不均等坏习惯。餐次以一天4~5餐为宜，3次正餐，2次加餐（其中1次为牛奶）。三餐占全天的热能比值分别为早餐30%、午餐35%、晚餐25%、加餐点心10%左右。每天膳食中的食物分配如下：主食（谷麦薯类）每天150~200g，荤食（畜、禽和鱼类）100~125g，鸡蛋1个，乳类250~400ml，蔬菜150~200g，豆制品50g，水果1~2个。

四、学龄期（7~12岁）的膳食特点

（一）学龄期的营养需要

此期通常为小学生阶段。这一阶段的小儿体格生长速度较前趋于减慢。活泼好动，活动范围增大，大脑思维能力明显增强，智力发育迅速，是学习知识和培养生活自理能力的良好阶段。此期的身高开始受父母身高的遗传影响，个体之间的差距拉大，女孩进入青春期比男孩早，所以体格发育较男孩为快。目前，小学生的学习生活较繁忙紧张，智力发育大大加快，同时体力活动也增多，虽然对营养素的需要量较婴儿期相对减少，但仍较成人为多，每

天需要能量 1 700 ~ 2 400kcal，蛋白质 60 ~ 75g，占总热能的 12% ~ 14%，脂肪占总能量的 25% ~ 30%，各年龄段详见表 6 - 6。此期仍要注意其他各种重要营养素的平衡摄入。

表 6 - 6 我国小儿各年龄膳食能量和蛋白质推荐摄入量（RNIs）及脂肪供能比

年龄（岁）	能量（MJ/d）		能量（kcal/d）		蛋白质		脂肪占能量
	男	女	男	女	男	女	百分比（%）
1 ~	4.60	4.40	1 100	1 050	35	35	35 ~ 40
2 ~	5.02	4.81	1 200	1 150	40	40	30 ~ 35
3 ~	5.64	5.43	1 350	1 300	45	45	30 ~ 35
4 ~	6.06	5.83	1 450	1 400	50	50	30 ~ 35
5 ~	6.70	6.27	1 600	1 500	55	55	30 ~ 35
6 ~	7.10	6.67	1 700	1 600	55	55	30 ~ 35
7 ~	7.53	7.10	1 800	1 700	60	60	25 ~ 30
8 ~	7.94	7.53	1 900	1 800	65	65	25 ~ 30
9 ~	8.36	7.94	2 000	1 900	65	65	25 ~ 30
10 ~	8.80	8.36	2 100	2 000	70	65	25 ~ 30
11 ~	10.04	9.20	2 400	2 200	75	75	25 ~ 30
14 ~ 18	12.00	9.62	29.00	2 400	85	80	25 ~ 30

注：摘自《中国居民膳食营养素参考摄入量 Chinese DRIs》。

另外，要保证充足的睡眠，合理安排静坐学习和体育锻炼的交替，避免学习负担过重、活动机会减少而影响健康。

（二）学龄期的膳食特点

此期间的儿童活动量明显增大，能量消耗多，因此需注意足够的能量和蛋白质的供给，以满足新陈代谢的需要。仍需强调膳食的平衡供给，以保证生长中的机体健康。这时的儿童胃容量进一步增大，混合性食物在胃内 4 小时排空，因而可定时、定量进餐，每天可安排早、午、晚三次主餐和上午课间增加一次点心加餐。此期的儿童易缺乏的营养素为钙、铁、锌、维生素 A 和维生素 B_2 等，而且正值乳牙更换期，充足供给钙质可保证恒牙的正常生长。

学龄期的儿童开始进入有规律的作息生活，故不仅应注意膳食营养平衡，还应使膳食制度适合体力发展的需要。首先要合理分配热能：早餐必须摄入足够的能量，才能胜任上午主课集中的特点，三餐能量分配早餐占总能量的 30%，午餐占 35% ~ 40%，晚餐占 30% ~ 35%。但大部分学生由于早晨时间紧张，常常不能保证吃到足量的早餐，因此，最好学校给予一次课间加餐。其次要做到合理的膳食结构：每餐最好都有荤素搭配，注意膳食多样化，既要美味可口，又要营养丰富。另外，注意保证富含钙、铁、锌、维生素 A、维生素 B_2 和维生素 C 的食物的足量摄入，强调必须每天摄入 200 ~ 400ml 的鲜奶和一定量的绿叶或黄红色蔬菜，以保证各种维生素和矿物质的供给，同时注意烹饪方式，尽量使营养素不被破坏太多。继续鼓励养成良好的饮食习惯，纠正偏食和挑食行为，培养细嚼慢咽和饥饱适度的好习惯。

五、青少年期（13~18岁）的膳食特点

（一）青少年期的营养需要

开始进入青春发育期，此期的生长速率仅次于婴儿期，是人类整个生长发育期的第二个飞跃，也是儿童最后的发育高峰期。此期生长发育特点：①男孩骨骼肌肉系统增长大于女孩，女孩的脂肪组织多于男孩；②女性的第二性征出现常早于男孩；③同性别的不同个体的生长发育速率各不相同；④此期的大脑思维能力非常活跃，从家庭走向学校和社会，适应能力和独立意识增强。因此，青少年期各种营养素（蛋白质、热能、维生素、无机盐和微量元素）的供给量必须与青春发育过程的变化相适应。

由于个体的差异、男孩和女孩的不同，甚至同一个人的不同发育阶段、生长发育速度和持续时间以及能量消耗情况都存在很大的差异，热能的供给需根据实际情况适当调整。既要保证他们充足的热能，又要科学安排膳食，避免盲目节食或进食无节制，造成热能不足或热能过剩而影响健康。

（二）青少年期的膳食特点

青春期是第二次生长高峰，除了要供给充足的蛋白质、能量和各种营养素以外，特别要注意某些成分（如钙、铁和锌等）的特殊补充。此期身高的增长主要是长骨的生长，骨骼的生长要有充足的钙质，每天需从膳食中摄取钙元素 1 000mg 才能满足机体的需要。钙的最好食物来源是奶及其制品、虾皮、豆及豆制品等，必要时口服补充钙剂。青春期女性开始月经来潮，铁的丢失明显增多，在膳食中要注意补充富含血红蛋白的食物，如红色瘦肉、动物肝脏和动物血等，同时还要指导多食含维生素 C 丰富的新鲜水果和蔬菜以增进铁的吸收利用。青春期微量元素锌的每天推荐摄入量男孩为 15~19mg，女孩为 11.5~15mg，故要保证富含锌的食物（如海产品、瘦肉和坚果等）的摄入。另外，由于目前许多处于青春发育期的青少年（尤其是男孩）食欲很好，长期过多食用高热能的食品而发生肥胖，从而增加了成人期患心血管和代谢性疾病的隐患。因而，要想给身体打下良好的基础，就应重视青春期的合理营养。

（徐　琳）

第三节　儿童营养状况的评价

临床上对小儿进行营养状况评估的主要目的在于及时发现小儿生长发育上的异常、指导合理营养支持等。通过营养状况评价可以发现儿童是否存在营养缺乏或过剩，尤其是原发性的缺乏；也可明确儿童是否存在由于疾病而继发营养不良的可能，同时尚能了解疾病与营养之间的内在联系，为用营养支持方法治疗或辅助治疗疾病提供科学依据。对小儿（尤其婴幼儿）更为重要，因为相对储备少，易发生营养不良，且营养不良所致的危害也大，甚至为不可逆的，如影响脑的发育而造成永久性的智力发育落后等。常用的评价方法有膳食和疾病史的调查、体格测量和实验室检查。

一、膳食和疾病史的调查

膳食和疾病情况调查的意义在于通过详细了解被调查小儿在日常饮食中食物种类和数量

的摄入情况以及最近饮食营养情况的变化，是否发生了与营养摄入、吸收和需要量改变的疾病和症状，如呕吐、腹泻、发烧、出血等情况，分析其营养素的供给质量和数量，为及时诊断营养性疾病、制定解决这些问题的方案提供重要信息。

（一）膳食调查

膳食调查是营养调查的一个基本组成部分。通过膳食摄入量和种类的详细调查和分析，对照推荐每天膳食中营养素的参考摄入量（DRIs）进行比较，来评定该调查者的营养需要是否得到满足或满足的程度。通常，膳食调查的方法有称重法、查账法、回顾询问法或饮食记录法。实施时可根据调查的目的和实际条件选择单一或混合的方法。每次调查时间一般不应少于 3 天，周末可有可无，但不包括节假日。由于食物供应有季节上的差异，故需了解全年膳食营养情况时，最好在每个季度进行 1 次调查，如条件有限，至少分别在夏秋和冬春进行 2 次调查。

1. 称重法　是一种比较精确的膳食调查法。具体方法是：将被调查对象（集体伙食单位或个人）的每天每餐每种菜肴的实际消耗量，通过各种食物的生重、熟重和剩余量的精确称重计算出营养素的摄入量，调查的时间可以是 3 天、5 天或 7 天。在调查期间，被调查对象在食堂或家庭以外增加的零食或点心等均要详细记录和计算。此膳食调查方法较为准确，可了解到每天饮食的变动情况和各餐次的食物分配情况。但此法费时费力，不适合进行大规模的群体调查。

2. 查账法　本法简单易行，可用于食堂或营养室账目清楚的机构。查阅某一时期内各种食物的消费总量及同时期的进餐人数，根据进餐人数的年龄、性别和活动强度综合计算出每人每天各种营养素的摄入量。时间通常为一个学期或一整年。但由于一些非可食部分及未摄入的剩余量均未除去，故此方法不够精确，只能作为机构就餐人员的一般营养状况的调查。为使查账法的数据尽可能达到准确，故对餐饮公司或食堂的账目要求做到：①每种食物的消耗量需分门别类逐天逐餐登记，写明具体食物名称和生重；②每餐用餐人数应按年龄、性别分类登记；③自制食品（如豆浆、糕点等）应分别记录其原材料品种和消耗量以及食用数量；④如食品为市售成品（如饼干等），可按《食物成分表》来计算。

3. 回顾询问法或饮食记录法　本法方法简单、使用方便，但结果出入量较大，不够准确，故应努力使所收集的资料和数据尽量准确完整，通常用于称重和查账两种方法不能进行时，作为对一般营养概况的估计，由于操作性强，故常被采用。通过询问被调查者每天所摄食物的种类和数量，还可了解其饮食习惯，以及有忌食、偏食和挑食等情况。该法适用于散居儿童的膳食调查，营养门诊或咨询时也通常采纳此法。有 24 小时、3 天或 1 周的膳食摄入量的回顾性询问或饮食记录方法进行摄入营养素的计算。另外，因小儿的生长发育受到长期饮食习惯的影响，可通过询问既往食物摄入种类、频数和估量来获得被调查对象的膳食构成和模式，即称为食物频数法。通常同时回顾调查前 24 小时的膳食情况，以了解和评估既往食物构成。

4. 化学分析法　收集被调查者的一天全部熟食备份，通过实验室的化学分析法，测定其中的各种营养素的含量和能量的方法。此种方法结果精确，但因操作步骤复杂，需要有一定的实验设备，除非特殊情况需要验证或比较，通常不采纳此法。

（二）疾病询问

了解是否存在引起能量消耗、丢失过多或摄入不足的疾病。①能量消耗增加：如甲亢、肿瘤、发热、心动过速、呼吸急促、呼吸窘迫、支气管肺发育不良、先天性心脏病、败血症、外科手术等；②损失增加：如慢性腹泻、反复呕吐或通过胃肠减压、各种引流管、瘘的丢失等；③禁食或饮食不足：包括持续时间、营养支持的方式、剂量以及肠道耐受性等。

二、体格测量

体格测量因方法简便、无创而成为获取客观数据的最有效方法，体格生长参数是评价小儿营养状况的重要指标，它能快速评估人体生长以及短期、长期营养状况。精确测量获取真实的生长数据是正确评价的基本要素。体格测量指标包括体重、身高、头围、肱三头肌皮褶厚度和上臂中围等。

（一）测量指标和方法

1. 体重　体重是评定营养状况的一项重要的、可靠的依据。体重是最容易测量获得的，应该在每次体检中进行。在评估营养状况的变化中，2 次随访之间体重增长是很重要的。体重测量可用婴儿秤、杠杆秤、电子秤等。无论使用哪种秤，在使用前需要调至零点，每周校正。体重测量时尽量穿很少的衣服，脱去外衣和鞋子，婴儿除去尿布。婴儿称重应精确至0.01kg，儿童至 0.1kg。

2. 身长或身高　常规 3 岁以下用婴儿量床测量卧位身长，3 岁以上用身高计测量立位身高，测量读数精确到 0.1cm。但需注意，如果 2 ~ 3 岁之间测量身高，在与生长标准图表比对时，需要加上 0.7cm 进行调整。如果 3 岁后仍不能很好地独立站立，也可测量身长，但需要将测量值减去 0.7cm。身长和身高的测量必须采用标准化的测量工具及测量方法。

3. 头围　头围表示头颅的大小和脑的发育程度。由于头围在出生后头 3 年反映快速的脑发育，应常规测量头围至 3 岁。要用带有厘米和毫米刻度的、不易热胀冷缩的软尺测量头围。小于 2 岁的婴儿要抱坐在母亲膝部，较大的儿童可独自站或坐着。测量读数精确到 0.1cm。

4. 三头肌皮褶厚度及上臂围　皮褶厚度是测定身体皮下脂肪的指标，可用于衡量儿童营养状况及肥胖程度。单独使用，在评价消瘦程度上价值有限，因为无法考虑肌肉块的变化。测量工具为皮褶计，以压力 $10g/cm^2$ 时为标准，三头肌皮褶厚度测定部位选择在肩胛骨喙突和尺骨鹰嘴突之间的中点处，上肢自然放松下垂，左右臂均可。检测者用拇指和食指捏起皮肤和皮下组织，使皮肤皱褶方向与上肢长轴相平行，用皮褶计分别测量 3 次，取平均值后对照正常小儿的参考值进行评价。

上臂围的测量可同时反映肌肉和脂肪的含量，5 岁以下小儿的上臂围比较恒定，故常用此方法粗略了解该年龄段小儿的营养状况。具体测量方法：被测者左上肢放松下垂，测处系肩峰与尺骨鹰嘴连线中点，周径与肱骨成直角。注意测量时只需软尺紧贴皮肤即可，勿压迫皮下组织。

5. 其他指标　如坐高、上臂长及小腿长等，用于身体比例的评估，有助于某些内分泌疾病、遗传代谢性疾病、骨骼发育异常等疾病的识别及鉴别诊断。

（二）评价标准和方法

1. 评价标准和方法的选择　临床上对个体儿童的生长与营养评价，建议选择我国根据2005 年九省市儿童体格发育调查数据制定的中国儿童生长标准。对于群体儿童的营养评价，尤其 5 岁以下儿童，为了进行国际比较，也可采用 WHO 标准。学龄儿童（尤其青春期少年）用国际生长标准评价的结果，解释时需谨慎。

通常采用百分位和标准差单位（Z – score）两种方法。由于百分位法简单、易于理解和解释，在临床工作中对个体儿童的生长评价建议采用百分位法，但对群体营养评价应选择标准差单位法。通常，百分位数法将 P3 ~ P97 视为正常范围，标准差单位法以中位数 ±2 个标准差（SD）为正常范围。

2. 评价指标及标准

（1）年龄别体重（weight – for – age）：年龄别体重反映与实际年龄相关的体块重量，它受儿童身高和体重的双重影响，与近、远期的营养状况均相关，是评价儿童营养与健康状况的常规指标。年龄别体重低时（< –2SD 或 P3）可能涉及能量和营养素供给不足、器官功能紊乱或慢性疾病导致的营养摄入障碍或吸收异常。年龄别体重高时（> +2SD）提示可能超重肥胖，但很少用于营养评价（尤其是群体评价）中，因为"身高的体重"指标比其更有价值。

（2）年龄别身高（height – for – age）：身高是反映人体骨骼生长的重要指标，常用来表示全身线性生长的水平和速度。如果身高增长缓慢或停滞则反映有较长时间的营养供应不足或疾病等阻碍生长发育的危险因素存在。年龄别身高低时（< –2SD 或 P3）提示身材矮小，可能是正常变异，也可能是由病理因素造成的"生长迟缓"，后者反映了长期、累积的健康状况不佳和（或）营养不足使生长潜力受到损害。年龄别身高高时（> +2SD）提示身材高大，在临床上对某些内分泌疾病的诊断（如分泌生长激素的肿瘤）可能有意义，但公共卫生的意义不大。

（3）年龄别头围（head clrcumference – for – age）：头围主要用于筛查婴幼儿潜在脑发育或神经功能异常的常用指标。在婴幼儿期定期测量头围，可以及时发现头围过大或过小的异常现象，以便进一步的医学检查，以明确病因、及早干预治疗。除婴儿外，头围很少单独用于营养评价。

（4）身高别体重（height – for – weight）：身高别体重提供的是体重相对于目前身高的营养状况，其优点是不依赖于年龄。该指标是判断儿童营养不良和超重、肥胖最常用的指标之一。如果仅仅是单次测量，身高别体重比年龄别体重更有意义。它可以区分是否消瘦、生长迟缓或两者均有。对学龄前儿童筛查健康状况用身高别体重标准化生长曲线十分有用，当 < –2SD 或 P3 时，提示营养低下即"消瘦"，可能是急性饥饿或严重疾病导致近期严重的体重丢失，也可能是长期摄入不足或慢性疾病造成的。> +2SD 或 P97 则提示可能营养过剩即超重、肥胖。

（5）体重指数（BMI）：是另一种利用身高、体重评价营养的方法，其实际含义是单位面积中所含的体重数。由于 BMI 与身体脂肪存在高度的相关性，对青春期超重、肥胖的判断优于身高别体重，而且是儿童期、青春期及成年期均可使用的营养监测指标。因此，近年来，在年长儿童及青少年超重和肥胖的筛查与监测中被愈来愈广泛地应用。由于儿童的 BMI 随年龄而变化，因此判定儿童超重、肥胖其 BMI 应分别大于相应年龄标准值的 P85 和 P95（表 6 – 7）。

表6-7 年龄别体重、年龄别身高和身高别体重评价指标的营养不良分级标准（中位数百分比）*

分级	年龄别体重	年龄别身高	身高别体重
正常	90~110	>95	>90
轻度营养不良	75~89	90~94	80~90
中度营养不良	60~74	85~89	70~79
重度营养不良	<60	<85	<70

注：* Nutritional evaluation and treatment. Pediatric nutrition handbook. 6th ed. American Academy of Pediatrics, USA, 2009：615-622。

三、实验室检查

通过实验室检查来进行营养评价的内容包括血浆（清）蛋白质水平测定、免疫功能测定和其他各种营养素的特殊检查等。

（一）蛋白质营养状况测定

血浆（清）蛋白测定是临床医疗中评价蛋白质营养状况的常用生化指标。大多数血浆蛋白由肝脏合成，其对蛋白质营养状况变化的灵敏度受其代谢周期、代谢库的大小影响。凡半衰期短、代谢库小者，则比较灵敏。以往常用总蛋白和清蛋白指标，但由于总蛋白本身代谢库大，而且受球蛋白变化的影响，其灵敏度不够，故目前已不列为评价蛋白营养状况的主要指标了。近年来，随着放射免疫、免疫酶标和免疫比浊等技术的开展，已较普遍采用运铁蛋白、前清蛋白与视黄醇结合蛋白作为评价指标，由于这些蛋白的半衰期明显短于清蛋白，故其灵敏度也明显高于清蛋白。各蛋白的具体标准和意义介绍如下：①清蛋白是目前评价蛋白营养状况的常用生化指标，正常参考值为35~50g/L。持续低清蛋白血症是判断营养不良最可靠指标之一。其半衰期为18~20天，当短期蛋白质摄入不足时，机体可通过分解肌肉释放氨基酸，提供合成蛋白质的基质，同时伴有循环外清蛋白向循环内转移，使血浆内清蛋白维持在一定水平，因此，不能发现边缘性蛋白营养不良。②转铁蛋白：正常参考值为2~4g/L。半衰期为8~9天，作为营养不良指标比清蛋白敏感，但铁缺乏（如缺铁性贫血）时，转铁蛋白会代偿性增加，故不宜在不同铁营养状况的人群间进行比较。③前清蛋白：正常参考值为200~500mg/L。半衰期仅为2~3天，其作为营养不良指标比转铁蛋白更敏感，但它受创伤、感染等影响，在疾病稳定期或长期营养支持时，它是一个较理想的动态观察指标。④视黄醇结合蛋白：其半衰期短至12小时，故对蛋白质的营养评价敏感性更高，正常参考值为40~70μg/L。因会受机体维生素A营养状况的影响，故在临床应用时需加考虑。

除了血浆蛋白外，还有氮平衡、血清游离氨基酸浓度、尿3-甲基组氨酸、尿羟脯氨酸、肌酐身高指数和血红蛋白等指标也可用于蛋白质营养状况的评价。

（二）免疫功能测定

现代营养学研究证明，营养状况与免疫功能的关系十分密切，大多数营养素缺乏对免疫功能有着不可忽视的影响。免疫功能评价可分为特异性和非特异性免疫功能指标，两者又可进一步分为体液免疫和细胞免疫两大类。常用的特异性细胞免疫功能指标有胸腺重量、组织结构与细胞数，外周血T淋巴细胞计数及其转化反应试验和相关的细胞因子等；特异性体液免疫功能指标可以选用外周血B淋巴细胞计数及其转化反应试验、溶血空斑试验和免疫球蛋白水平等。常用的非特异性细胞免疫功能指标有吞噬试验和廓清试验；非特异性体液免疫功能指标可以选用补体、溶菌酶含量等。

当长期蛋白质－能量营养不良时，可表现为血清免疫球蛋白，如 IgA、IgG、IgM 等的下降。若外周血总淋巴细胞计数（total lymphocyte count，TLC：TLC＝淋巴细胞%×白细胞计数/L）在（1.2～1.5）×10^9/L 时为轻度营养不良，TLC 在（0.8～1.2）×10^9/L 时为中度营养不良，TLC＜0.8×10^9/L 时则考虑重度营养不良。迟发性皮肤过敏试验也是一种常用的细胞免疫功能测定方法，常用的致敏剂有链激酶－链球菌 DNA 酶，流行性腮腺炎病毒和白假丝酵母，经皮内注射后 24～48 小时测量皮肤红肿硬结大小，若直径小于 5mm 时，提示至少有中度营养不良。

（三）其他营养素的相关生化测定

1. 血浆脂肪酸测定　严重的营养不良常伴有必需脂肪酸缺乏。目前，临床常用的指标有血清总胆固醇、血清总甘油三酯、游离脂肪酸、不同密度的脂蛋白胆固醇和磷脂等的测定，有助于了解机体对各种脂类的代谢和利用情况。

2. 微量元素和维生素测量　目前，临床常用的微量元素指标有锌、铜、铁、硒等的测定，通常采用原子吸收法；常用的维生素指标有维生素 B_{12} 叶酸、维生素 D_3、维生素 A、维生素 E 和 β－胡萝卜素等的测定，可采用比色法、荧光法、分光光度法或高效液相色谱法等测定。

（夏家敏）

第四节　蛋白质－能量营养不良

蛋白质－能量营养不良（protein－energy malnutrition）简称营养不良，是指由于各种原因引起蛋白质和（或）热能摄入不足或消耗增多引起的营养缺乏病，多见于 3 岁以下的婴幼儿。根据发病年龄，可分为胎儿期营养不良、新生儿营养不良、婴儿营养不良及 3 岁以上小儿营养不良。根据临床表现，可分为热能营养不良（营养不良性消瘦或消瘦型营养不良）、蛋白质营养不良（营养不良性水肿或水肿型营养不良）和混合型营养不良（消瘦－水肿型营养不良）。根据病因可分为原发性营养不良与继发性营养不良。我国以热能营养不良多见，混合型营养不良次之，蛋白质营养不良罕见。近年来抽样调查，5 岁以下儿童营养不良患病率有下降趋势，重度营养不良已很少见，主要为轻、中度营养不良。

一、病因

根据引起蛋白质和能量缺乏的发病原因分为原发性和继发性两种。

（一）原发性蛋白质－能量营养不良

原发性蛋白质－能量营养不良是因食物中蛋白质和（或）能量的摄入量不能满足身体的生理需要而发生的。其主要原因为饮食不当和摄入不足，如婴儿期母乳不足，而未及时和正确地采用混合喂养；如奶粉配制过于稀释；未按时和适当添加辅食；骤然断奶，婴儿不能适应或拒绝新的食品。较大小儿常见饮食习惯不良，偏食或素食，多食糖果，厌食奶类、肉类、蛋类，长期食用淀粉样食品（如奶糕、粥），饮食中长期食物成分搭配不当，热能不够或蛋白质太少。以上原因均可造成摄入不够致热能－蛋白质不足。

（二）继发性蛋白质－能量营养不良

继发性蛋白质－能量营养不良多与疾病有关。主要由于食欲减低、吸收不良、分解代谢亢进、消耗增加、合成代谢障碍所致。多见于消化道感染（如迁延性腹泻、慢性痢疾、严重寄生虫感染等）、肠吸收不良综合征、消化道先天性畸形（如唇裂、腭裂、先天性肥厚性幽门狭窄等）、慢性消耗性疾病（如结核、肝炎、长期发热、恶性肿瘤等）等。

二、病理生理

由于热能和蛋白质供应不足，机体首先动用贮存的糖原，继而动用脂肪，出现脂肪减少。最后致使蛋白质氧化供能，使机体蛋白质消耗，形成负氮平衡。随着全身脂肪大量消耗和血浆蛋白低下，全身总液体量相对增多，使细胞外液呈低渗性。如有呕吐、腹泻，易出现低渗性脱水和酸中毒，出现低钠、低钾、低镁及低钙血症。重度营养不良对消化系统、心肾功能以及中枢神经系统均有影响。

（一）消化系统

胃肠黏膜变薄甚至萎缩，上皮细胞变形，小肠绒毛失去正常形态。胃酸减低，双糖酶减少。胰腺缩小，胰腺的分泌酶活性降低。肠蠕动减慢，消化吸收功能下降，菌群失调，易引起腹泻。

（二）心脏功能

严重病例引起心排血量减少，心率减慢，循环时间延长，外周血流量减少，心电图常常无特异性改变，X线示心脏缩小。

（三）肾功能

严重者肾小管细胞浑浊肿胀，脂肪浸润。肾小球滤过率和肾血流量减少，浓缩功能降低，尿比重下降。

（四）中枢神经系统

营养不良对大脑和智力发育有很大影响。营养不良如发生在脑发育的高峰期，将影响脑的体积和化学组成，使脑的重量减轻、磷脂减少。表现为想象力、知觉、语言和动作能力落后于正常儿，智商低下。

三、临床表现

临床上根据体重，皮下脂肪减少的程度和全身症状的轻重将婴幼儿营养不良分为轻度、中度和重度。重度营养不良在临床上又分为消瘦型（marasmus）、水肿型（kwashiorkor）及消瘦－水肿型（marasmus－kwashiorkor）。

Marasmus 是以消瘦为主要特征。儿童体重明显下降，骨瘦如柴，生长发育迟缓，皮下脂肪减少，皮肤干燥松弛，多皱纹，失去弹性和光泽，头发稀松，失去固有光泽，面若猴腮，体弱无力，缓脉，低血压，低体温，易哭闹。

Kwashiorkor 是以周身水肿为主要特征。轻者见于下肢、足背，重者见于腰背部，外生殖器及面部也见水肿。儿童身高可正常，体内脂肪未见减少，肌肉松弛，似满月脸，眼睑水肿，可出现易剥落的漆皮状皮肤病，指甲脆弱有横沟，表情淡漠，易激惹和任性，常发生脂肪肝。

四、诊断

（一）病史要点

1. 现病史　对于母乳喂养的婴儿，要看是否有母乳不足并未及时添加其他乳品，或婴儿仅吃母乳而拒吃其他乳品与辅食，或突然断奶后拒吃其他乳品与辅食。对于人工喂养的婴儿，要看有无长期以淀粉类食品（粥、米粉、奶糕、麦乳精）为主食，或奶粉配制过稀。对于幼儿及年长儿，要看有无长期食欲不振、偏食、挑食、吃零食多或早餐过于简单，或有无精神性厌食、再发性呕吐的表现。

2. 过去史　有无慢性腹泻、反复呕吐、长期发热史，是否曾患麻疹、伤寒、肝炎、结核病、肠道寄生虫病、糖尿病、甲状腺功能亢进、恶性肿瘤等。对于婴儿，要看是否有患宫内感染。

3. 个人史　对于婴儿，是否是双胎或多胎之一，或早产儿。

4. 家族史　有无肝炎、结核病、血吸虫病等慢性传染病病史。

（二）查体要点

（1）准确测量体重与腹壁皮褶厚度，测量身高。注意有无脉搏细弱、体温低、心音低钝、肌张力低下、皮肤干燥、弹性差及毛发干枯。注意有无水肿，精神反应如何。5岁以上小儿测量血压，可测定基础代谢率，可见基础代谢率降低。

（2）注意有无唇裂、腭裂，有无肝炎、结核病、血吸虫病、甲状腺功能亢进、恶性肿瘤等病的体征。

（三）辅助检查

1. 常规检查　可有血红蛋白、红细胞减少。血清白蛋白、前白蛋白、转铁蛋白、必需氨基酸、淀粉酶、脂肪酶、转氨酶、碱性磷酸酶、三酰甘油、胆固醇、血糖降低。

2. 其他检查　维生素A结合蛋白、甲状腺结合前白蛋白、胰岛素样生长因子、尿羟脯氨酸降低。

（四）鉴别诊断

1. 糖尿病　糖尿病有消瘦的表现，但还有多食、多饮、多尿的表现，血糖升高。

2. 其他慢性消耗性疾病　如肝炎、结核病、肠道寄生虫病、甲状腺功能亢进、恶性肿瘤等均可伴有营养不良，为继发性营养不良，有原发病的表现。

五、治疗

1. 一般治疗

（1）去除病因、治疗原发病：及早纠正先天畸形，控制感染性疾病，根治各种消耗性疾病等。

（2）合理喂养、加强护理：大力提倡母乳喂养，及时添加辅食，保证优质蛋白质的摄入量。合理安排生活制度，保证充足的睡眠时间，培养良好的饮食和卫生习惯。改进喂养方法，增进食欲，防治并发症。

（3）调整饮食、补充营养

1）轻度营养不良：热量从每日 502kJ（120kcal）/kg、蛋白质从每日 3g/kg 开始，逐渐增至每日热量 628kJ（150kcal）/kg、蛋白质 3.5～4.5g/kg。体重接近正常后，再恢复至热量 460～502kJ（100～120kcal）/kg、蛋白质 3.5g/kg，同时补充多种维生素。

2）中度和重度营养不良：热量从每日 167～251kJ（40～60kcal）/kg、蛋白质从每日 2g/kg、脂肪从每日 1g/kg 开始，逐渐增至热量 502～628kJ（120～150kcal）/kg、蛋白质 3.5g/kg、脂肪 3.5g/kg，体重接近正常后，再恢复到正常生理需要量。同时还要补充各种维生素、微量元素等。热量、蛋白质、脂肪调整速度按具体情况而定，不宜过快，以免引起消化不良。

2. 基本药物治疗

（1）给予各种消化酶（胃蛋白酶、胰酶等）以助消化。

（2）口服各种维生素及微量元素，必要时肌内注射或静脉滴注补充。

（3）血锌降低者口服 1% 硫酸锌糖浆，从每日 0.5ml/kg 开始逐渐增至每日 2ml/kg，补充锌剂可促进食欲、改善代谢。

（4）必要时可肌内注射蛋白质同化类固醇制剂，如苯丙酸诺龙，每次 10～25mg，每周 1～2 次，连续 2～3 周，以促进机体对蛋白质的合成、增进食欲。

（5）对进食极少或拒绝进食者，可应用普通胰岛素 2～3U/次，肌内注射，每日 1 次，在肌内注射前须先服 20～30g 葡萄糖或静脉注射 25% 葡萄糖溶液 40～60ml，以防发生低血糖，每 1～2 周为一疗程，有促进食欲作用。

3. 其他治疗

（1）针灸、推拿、捏脊等疗法可起一定促进食欲作用。健脾补气等中药可以帮助消化，促进吸收。

（2）病情严重者，可给予要素饮食或进行胃肠道外全营养。酌情选用葡萄糖、氨基酸、脂肪乳剂、白蛋白静脉滴注。

（3）进行对症治疗：脱水、酸中毒、电解质紊乱、休克、肾衰竭和自发性低血糖常为患儿致死原因，如出现应予紧急抢救，并处理随之出现的并发症，如维生素 A 缺乏所引起的眼部损害和感染等。贫血严重者可少量多次输血，或输注血浆；有低蛋白血症者可静脉输注白蛋白；不能进食者应静脉滴注高价营养液。

六、预防

近年来，反复呼吸道感染所致的慢性消耗、食欲不振已成为婴幼儿营养不良的重要原因。反复呼吸道感染有多种原因，如免疫功能缺陷、锌缺乏、维生素 A 缺乏、腺样体肥大、先天性心脏病、佝偻病、缺铁性贫血、支气管异物、鼻后滴流综合征、胃食管反流、慢性铅中毒等，应注意寻找原因并积极治疗。

（夏家敏）

第五节　小儿单纯性肥胖症

小儿单纯性肥胖（Obesity）是由于长期能量摄入超过人体的消耗，使体内脂肪过度积聚的一种营养障碍性疾病。

一、病因

1. 多食　肥胖病的主要原因为过食，摄入热能超过了消耗量，因而剩余的热能转化为脂肪积聚于体内。父母肥胖者子女常有同样趋势。一个家庭的成员往往习惯于取食丰腴食品。小儿自幼年时期养成过食习惯，日久即出现肥胖现象。

2. 休息过多，缺乏运动　缺乏适当的活动和体育锻炼亦为肥胖病的重要因素，过胖的小孩的小孩不喜运动。在我们观察的肥胖儿中，绝大多数属于少动而多食的单纯性肥胖病。在肝炎或其他疾病的恢复期间，往往休息过多，运动太少，以致体重日增，越重越不好动，形成恶性循环。

3. 遗传因素　肥胖儿的父母往往体胖。如果父母都是明显地超过正常体重，子代中约有2/3出现肥胖。如果双方中有一人肥胖，子代显示肥胖者约达40%。

4. 神经精神疾患　脑炎之后偶见发生肥胖病。下丘脑疾患或额叶切除后也可出现肥胖。有情绪创伤（如亲人病死，或学习成绩低下）或心理异常的小儿有时也可能发生肥胖。

二、临床表现

食欲旺盛，喜吃甜食和高脂肪食物，有疲劳感，用力时气短或腿痛，常有心理上的障碍，如自卑、胆怯、孤独等。严重肥胖者由于脂肪的过度堆积限制了胸廓和膈肌运动，使肺通气量不足、呼吸浅快，故肺泡换气量减少，造成低氧血症、气急、发绀、红细胞增多、心脏扩大或出现充血性心力衰竭甚至死亡，称肥胖–换氧不良综合征（或Pickwickian syndrome）。

三、诊断

（一）查体要点

皮下脂肪丰满，腹部膨隆下垂，胸腹、臀部及大腿皮肤出现皮纹，颈部、腋窝黑棘皮症，因体重过重，走路时两下肢负荷过重可致膝外翻和扁平足，男性肥胖儿因大腿内侧和会阴部脂肪堆积，阴茎可隐匿在阴阜脂肪垫中而被误诊为阴茎发育不良。

（二）鉴别诊断

对单纯性肥胖症的诊断，首先要排除由于内分泌、代谢、遗传和中枢神经系统疾病引起的继发性肥胖以及使用药物所诱发的肥胖。

1. 皮质醇增多症（hypercortisolism）　该病主要表现为向心性肥胖，高血压、紫纹、多毛等。可由于肾上腺皮质增生、肾上腺皮质肿瘤、异源ACTH综合征、长期大剂量服用糖皮质激素所引起，行实验室检查可有血皮质醇或ACTH增高，并通过地塞米松抑制实验有助于鉴别。

2. 甲状腺功能低下　该病有时因肥胖来诊。肥胖以面颈为著，伴便秘、巨舌，常伴有黏液性水肿、生长发育过缓。迟发型的甲状腺功能低下，其黏液性水肿往往会误为肥胖，行血甲状腺功能检查有助于鉴别诊断。

3. Prader–Willi综合征　呈周围型肥胖体态、身材矮小、智能低下、手脚小、肌张力低、外生殖器发育不良。

4. Laurence – Moon – Biedl 综合征　呈周围型肥胖、智能轻度低下、视网膜色素沉着、多指趾、性功能减低。

5. 肥胖生殖无能症（adiposogenital syndrome）　是由于下丘脑、垂体及其周围的病变（如肿瘤、炎症、血管病变、退行性变或先天性缺陷）引起神经内分泌功能紊乱所致。主要表现为肥胖、性腺发育不全或性功能减退，并可伴有原发病症状。

6. Alstrom 综合征　常染色体隐性遗传性疾病。患儿在婴儿期即出现肥胖，由于视网膜病变视力减退，重者可致失明，常伴神经性耳聋。可有多尿、蛋白尿及氨基酸尿，重者出现氮质血症。部分可伴有糖尿病及男性性腺功能低下。

四、治疗

治疗原则：①减少产热能性食物的摄入。②增加机体对热能的消耗，使体内脂肪减少。

1. 饮食调整　饮食控制必须建立在保证小儿正常生长发育的基础上。按不同的年龄、身高、体重计算热量，定出低热量食谱，以低热量、高蛋白、低碳水化合物食谱效果较好，蛋白质可按 2 ~ 3g/（kg·d），每日摄入热量 5 岁以下儿童为 2 512.08 ~ 3 349.44J，5 岁以上为 3 349.44 ~ 5 024.16J，青春期为 6 280.2 ~ 8 374.6J。低脂饮食可迫使机体消耗自身的脂肪储备，但也会使蛋白质分解，故需同时供应优质蛋白质。碳水化合物分解成葡萄糖后会强烈刺激胰岛素分泌，从而促进脂肪合成，故必须适量限制。多吃体积大而热能低的蔬菜类食品，其纤维可减少糖类的吸收和胰岛素的分泌，并能阻止胆盐的肠肝循环，促进胆固醇排泄。培养良好的饮食习惯，避免晚餐过饱，不吃夜宵，不吃零食，少吃多餐等。

2. 运动疗法　适当的运动能促使脂肪分解，减少胰岛素分泌，使脂肪合成减少，蛋白质合成增加，促进肌肉发育。选择患儿喜欢和有效易于坚持的运动，如晨间跑步、散步、做操等，每天坚持至少运动 30 分钟，活动量以运动后轻松愉快、不感到疲劳为原则。运动要循序渐进。如果运动后疲惫不堪，心慌气促以及食欲大增均提示活动过度。

3. 行为纠正　通过与肥胖者、家长、教师座谈，找出主要危险因素，根据肥胖者行为模式中的主要危险因素确定行为纠正方案。

治疗方案选择：应以运动为基础，调整饮食习惯，严禁饥饿疗法短期快速减重，药物或外科手术治疗均不宜用于儿童。

五、预后

轻度肥胖者经治疗大部分可以恢复，中度肥胖者大部分不能完全恢复，重度肥胖大部分持续至成年。严重肥胖者可出现肥胖 – 换氧不良综合征，由于脂肪的过度堆积限制了胸廓和膈肌运动，造成低氧血症，最终因缺氧死亡。儿童期肥胖未得到及时纠正者可发生高血压、糖尿病以及成年期冠心病等。肥胖小儿性发育常较早，故最终身高常略低于正常小儿。

（黄文静）

第六节　维生素 A 缺乏症

维生素 A 缺乏症（vitamin A deficiency）是由于摄入不足或吸收不良等原因导致维生素

A 缺乏所引起的营养障碍性疾病。本病多见于婴幼儿。我国严重的维生素 A 缺乏症已少见，但亚临床状态维生素 A 缺乏症仍非常普遍，发病率 11.7%。

一、发病机制及病因

（一）摄入不足

初生时维生素 A 在肝脏中的贮存量很少。出生后维生素 A 的主要来源是食物。母乳中的维生素 A 含量丰富，一般母乳喂养的小儿不会发生维生素 A 缺乏症。故婴儿时期，应提倡母乳喂养，人工喂养时，须给含脂肪的牛乳，婴儿如果单靠炼乳、脱脂牛乳、豆浆、米粉等食品喂养，容易发生维生素 A 缺乏。早产儿肝脏内维生素 A 的贮存量更少，且脂肪吸收能力也有限，生长发育的速度又较快，故更容易发生维生素 A 缺乏症。如在疾病状态下，长期静脉补液未补充维生素 A；或因饮食受到限制，也将导致维生素 A 缺乏。

（二）吸收减少

维生素 A 缺乏可见于多种临床情况，如吸收障碍综合征、慢性腹泻、慢性痢疾、慢性肝炎、胆道梗阻、胆囊纤维化、钩虫病、肠道感染等均可影响维生素 A 的吸收。

（三）锌摄入不足

当锌缺乏时，维生素 A 结合蛋白、前清蛋白、维生素 A 还原酶都降低，使维生素 A 不能利用而排出体外，造成维生素 A 缺乏。Rahman 等证实锌的缺乏限制了维生素 A 的生物利用率，锌和维生素 A 的缺乏经常同时存在于营养不良的小儿，同时给予维生素 A 和锌的补充可以改善维生素 A 的缺乏。近来有报道指出，铁的不足对维生素 A 的利用也有影响。

（四）消耗增加

当小儿患结核、麻疹、水痘、肺炎以及高热时，维生素 A 的消耗增加，如此时未予及时补充，则造成维生素 A 的血浆浓度降低。

（五）利用障碍

如小儿患有肝脏、肾脏、甲状腺疾病、胰腺囊性纤维变性及蛋白 – 能量营养不良时，将导致血浆中视黄醇结合蛋白（RBP）代谢异常，导致维生素 A 缺乏。

二、临床表现

由于维生素 A 和维生素 A 原缺乏所引起的营养缺乏病，临床上首先出现暗适应能力下降，小婴儿此症状不明显，如不仔细观察，容易被忽视。首先由母亲发现，患儿在暗环境下安静，视物不清，行走、定向困难。数周及数月后出现结膜干燥症，结膜干燥，失去光泽，主要是由于结膜和附近腺体组织增生，分泌减少，继而发生干燥。在眼球巩膜近角膜缘外侧，由脱落的角膜上皮形成三角形白色泡沫状斑块称结膜干燥斑（Bitot 斑）。如果维生素 A 持续缺乏，将发生角膜干燥症，伴有畏光，随后发生视物变形。睑板腺肿大，并且沿着睑缘出现一串特征性的水泡，表面上皮的连续性遭到破坏，伴有非炎症性的溃疡形成和基质浸润，引起角膜软化、变性、溃疡甚至穿孔等损害，晶状体、虹膜脱出，造成整个眼睛的损害，通常为双侧性的，单侧发病少见。

维生素 A 缺乏也可引起皮肤的改变，开始时皮肤较正常干燥，以后由于毛囊上皮角化，发生角化过度的毛囊性丘疹，主要分布在大腿前外侧、上臂后侧，后逐渐扩展到上下肢伸侧、肩和下腹部，很少累及胸、背和臀。丘疹坚实而干燥，色暗棕，多为毛囊性，针头大至米粒大，圆锥形。丘疹的中央有棘刺状角质栓，触之坚硬，去除后留下坑状凹陷，无炎症，无主观症状，丘疹密集犹似蟾蜍皮，称蟾蜍皮病（phrynoderma）。皮疹发生在面部，可有许多黑头。患者毛发干燥，缺少光泽，易脱落，呈弥漫稀疏，指甲变脆，表面有纵横沟纹或点状凹陷。

维生素 A 缺乏对骨骼（特别是长骨）的伸长也有明显影响，使骨变得又短又厚。Hu W 等人通过色层分析法测定维生素 A 浓度，证明维生素 A 浓度和体重以及 BMI 有明显的统计学意义，提示维生素 A 对儿童的生长发育有明显的影响。

维生素 A 缺乏时，对呼吸系统也有不同程度的影响，使气管及支气管的上皮细胞中间层的细胞增殖，变成鳞状、角化，并使上皮细胞的纤毛脱落，失去上皮组织的正常保护功能，容易发生呼吸系统的感染。

维生素 A 缺乏可使小儿的免疫力低下，容易反复出现感染；容易有精神障碍，甚至出现脑积水。

三、诊断

（一）查体要点

1. 眼部　角膜是否有光泽，有无混浊、溃疡、穿孔，角膜旁边是否有泡沫状小白斑即毕脱斑（Bitot spot）。

2. 皮肤　是否干燥、粗糙、脱屑，或出现鱼鳞样角化、"鸡皮状"外观，在肩、臀、四肢的伸侧容易起皱。毛发是否干枯、易脱落。指（趾）甲是否无光泽、多纹、易折断。是否有牙釉质发育不良。

（二）辅助检查

1. 常规检查　血浆维生素 A 水平减少，视黄醇结合蛋白减少。可进行血浆维生素 A 耐量试验、相对量反应试验。尿沉渣检查上皮细胞增多或见角化上皮。

2. 其他检查　眼科检查暗适应时间延长，生理盲点扩大。视网膜电流图检查电流阈值改变，b 波变小。

（三）鉴别诊断

本病应与感染性结膜炎区别，该病为眼感染性疾病，无夜盲等表现。

四、治疗

1. 一般治疗　去除病因，给予富含维生素 A 和胡萝卜素的饮食。

2. 药物治疗

（1）亚临床状态：每日口服维生素 A 450～600μg（1 500～2 000U），至血浆维生素 A 测定正常。

（2）轻症：口服维生素 A，婴幼儿每日 1 500μg/kg（5 000U/kg），分 2～3 次口服，至血浆维生素 A 测定正常。

（3）重症：每日口服维生素 A 3 000μg/kg（10 000U/kg），口服 4～5d 后改为每日

7 500μg（25 000U），同时服用维生素 E 每日 10mg。有腹泻者深部肌内注射维生素 AD 制剂 0.5~1ml，每 0.5ml 含维生素 A 7 500μg，3~5 日症状好转后改口服，至血浆维生素 A 测定正常。

3. 其他治疗　消毒鱼肝油与 0.5% 红霉素软膏交替点眼。有角膜软化症、角膜溃疡者加用 1% 阿托品点眼。

五、预防

维生素 A 缺乏可严重影响人群尤其是儿童的身体健康，必须采取相应的措施加以防治。首先，要合理饮食，膳食中适当增加富含维生素 A 的食物，如动物肝脏、蛋黄、海产鱼类等。其次，在食物中强化维生素 A 也是一种直接、低廉、有效的方法，很多食品可以作为强化维生素 A 的载体，如食糖、面粉、牛奶、大米、植物油等。另外，定期适量补充维生素 A 制剂也是快速改善维生素 A 缺乏状况的有效方法。

（黄文静）

第七节　维生素 D 缺乏性佝偻病

维生素 D 缺乏性佝偻病（rickets of vitamin D deficiency）是由于体内维生素 D 不足所致的一种慢性营养缺乏病。本病主要见于 2 岁以内的婴幼儿。我国北方冬季较长，日照时间短，佝偻病患病率高于南方。近年来发病率逐渐减少，但轻、中度佝偻病发病率仍较高。

一、病因

1. 日光照射不足　$1,25(OH)_2$ 维生素 D_3 可由皮肤经日照产生，如日照不足，尤其在冬季，需定期通过膳食补充。此外，空气污染也可阻碍日光中的紫外线，人们日常所穿的衣服、住在高楼林立的地区、生活在室内、使用人工合成的太阳屏阻碍紫外线、居住在日光不足的地区等都影响皮肤生物合成足够量的维生素 D。对于婴儿及儿童来说，日光浴是使机体合成维生素 D_3 的重要途径。

2. 维生素 D 摄入不足　动物性食品是天然维生素 D 的主要来源，海水鱼（如鲱鱼、沙丁鱼）、动物肝脏、鱼肝油等都是维生素 D_3 的良好来源。从鸡蛋、牛肉、黄油和植物油中也可获得少量的维生素 D_3，而植物性食物中含维生素 D 较少。天然食物中所含的维生素 D 不能满足婴幼儿对它的需要，需多晒太阳，同时补充鱼肝油。

3. 钙、磷含量过低或比例不当　食物中钙、磷含量不足以及比例不当均可影响钙、磷的吸收。人乳中钙、磷含量虽低，但比例（2：1）适宜，容易被吸收，而牛乳钙、磷含量较高，但钙磷比例（1.2：1）不当，钙的吸收率较低。

4. 钙、磷、维生素 D 需要量增多　早产儿因生长速度快和体内储钙不足而易患佝偻病；婴儿生长发育快，对维生素 D 和钙的需要量增多，故易引起佝偻病；2 岁后因生长速度减慢，且户外活动增多，佝偻病的发病率逐渐减少。

5. 疾病　肝、肾疾病及胃肠道疾病影响维生素 D、钙、磷的吸收和利用。小儿胆汁淤积、胆总管扩张、先天性胆道狭窄或闭锁、脂肪泻、胰腺炎、难治性腹泻等疾病均可影响维生素 D、钙、磷的吸收而患佝偻病。

6. 药物　长期使用苯妥英钠、苯巴比妥等药物，可加速维生素 D 的分解和代谢而引起佝偻病。

二、发病机制

维生素 D 缺乏时，钙、磷经肠道吸收减少，低血钙刺激甲状旁腺激素分泌增多，甲状旁腺激素促进骨质吸收、骨盐溶解，同时甲状旁腺激素促进肾脏形成 1, 25 (OH)$_2$ 维生素 D$_3$，促进小肠对钙的吸收。因甲状旁腺激素抑制肾小管对磷的重吸收，相对促进钙的吸收，而使尿磷大量排出，尿钙趋于正常或稍偏低。但最终使骨样组织钙化过程发生障碍，甚至骨质溶解。成骨细胞代偿性增生，局部骨样组织堆积，碱性磷酸酶分泌增多，临床上产生一系列的骨骼改变和生化改变。

三、病理

佝偻病的主要病理改变是骨样组织增生、骨基质钙化不良。维生素 D 缺乏时，钙、磷沉积于骨受阻，成骨作用发生障碍，长骨干骺端的骨骺软骨中成熟软骨细胞及成骨细胞不能钙化而继续增殖，形成骨骺端骨样组织堆积，临时钙化带增厚，骨骺膨大，形成临床上常见的肋骨串珠、手镯、脚镯征等，使骨的生长发育停滞不前。长骨骨干因骨质脱钙，骨皮质为不坚硬的骨样组织代替，故骨干容易弯曲畸形，甚至发生病理性骨折。颅骨骨化障碍表现为颅骨软化，颅骨骨样组织堆积造成方颅和骨骼畸形。

四、临床表现

维生素 D 缺乏性佝偻病是婴幼儿中常见的营养缺乏症，多发生于 3 个月 ~ 2 岁的小儿，主要为骨骼的改变、肌肉松弛以及非特异性的精神神经症状。重症佝偻病患者可影响消化系统、呼吸系统、循环系统及免疫系统，同时对小儿的智力发育也有影响。

维生素 D 缺乏性佝偻病在临床上分为初期、激期、恢复期和后遗症期。初期和激期统称为活动期。

1. 初期　多数从 3 个月左右开始发病，此期以精神神经症状为主，患儿有睡眠不安、好哭、易出汗等现象，出汗后头皮痒而在枕头上摇头摩擦，出现枕部秃发。

2. 激期　除初期症状外，患儿以骨骼改变和运动功能发育迟缓为主。用手指按在 3 ~ 6 个月患儿的枕骨及顶骨部位，感觉颅骨内陷，随手放松而弹回，称乒乓球征。8 ~ 9 个月以上的患儿头颅常呈方形，前囟大及闭合延迟，严重者 18 个月时前囟尚未闭合。两例肋骨与肋软骨交界处膨大如珠子，称肋串珠。胸骨中部向前突出形似"鸡胸"，或下陷成"漏斗胸"，胸廓下缘向外翻起为"肋缘外翻"。会站、走的小儿由于体重压在不稳固的两下肢长骨上。两腿会形成向内或向外弯曲畸形，即"O"型或"X"型腿。

患儿的肌肉韧带松弛无力，因腹部肌肉软弱而使腹部膨大，平卧时呈"蛙状腹"，因四肢肌肉无力，学会坐、站、走的年龄都较晚，因两腿无力容易跌跤。出牙较迟，牙齿不整齐，容易发生龋齿。大脑皮层功能异常，条件反射形成缓慢，患儿表情淡漠，语言发育迟缓，免疫力低下，易并发感染、贫血。

3. 恢复期　经过一定的治疗后，各种临床表现均消失，肌张力恢复，血液生化改变和 X 线表现也恢复正常。

4. 后遗症期　多见于 3 岁以后小儿，经治疗或自然恢复后临床症状消失，仅重度佝偻病遗留下不同部位、不同程度的骨骼畸形。

五、诊断

（一）查体要点

（1）对于 6 个月内的婴儿，注意有无枕秃。对 3～6 个月的婴儿注意有无枕骨乒乓球样感觉。

（2）对于 6～8 个月以上的婴幼儿，注意有无方颅、赫氏沟、手镯、足镯、肌无力。对于 1 岁以上的幼儿，注意有无肋串珠、漏斗胸、鸡胸、"O" 形腿、"X" 形腿、脊柱后凸畸形、牙齿发育异常。>10 个月未出牙、>1.5 岁前囟未闭有诊断意义。

（3）根据体征判定病情，轻度者可见颅骨软化，囟门增大，轻度方颅、肋串珠、赫氏沟；中度者有典型的肋串珠、手镯、赫氏沟、囟门晚闭、轻中度漏斗胸、鸡胸、"O" 形腿、"X" 形腿等；重度者有严重的赫氏沟、手镯、足镯、漏斗胸、鸡胸、"O" 形腿、"X" 形腿、脊柱后凸畸形、病理性骨折等。

（二）辅助检查

1. 常规检查　初期血钙正常或稍低，血磷降低，碱性磷酸酶正常或稍高。激期血钙稍低，血磷降低，碱性磷酸酶升高。

2. 其他检查　X 线腕骨平片可见桡骨远端呈杯口状、毛刷状改变，骨骺端钙化带消失，骨骺软骨增宽，骨质疏松，骨龄正常。长骨片可见骨质疏松、骨皮质变薄、骨干弯曲。

（三）鉴别诊断

1. 低血磷性抗维生素 D 佝偻病　多在 1 岁以后发病，2～3 岁后仍有活动性佝偻病表现，血钙多正常，尿磷增加，血磷明显减低。采用常规剂量的维生素 D 治疗无效。

2. 远端肾小管酸中毒　尿中大量钠、钾、钙丢失，尿液不能酸化，患儿有骨痛、骨折、严重佝偻病表现，畸形严重，身材矮小，有代谢性酸中毒、多尿、碱性尿（尿 pH 正常 5～7），血钙、血磷、血钾均减低，血氯增高。

3. 维生素 D 依赖性佝偻病　Ⅰ型为肾脏 1－羟化酶缺陷，使 25－（OH）D_3 转变成 1，25－$(OH)_2D_3$ 发生障碍，血中 25－（OH）D_3 浓度正常；Ⅱ型为靶器官 1，25－$(OH)_2D_3$ 受体缺陷，血中 1，25－$(OH)_2D_3$ 浓度增高。本病除血钙、血磷减低，碱性磷酸酶增高外，可有高氨基酸尿、脱发。

4. 肾性佝偻病　有先天或后天原因所致慢性肾功能不全病史，血中 1，25$(OH)_2D_3$ 减少，钙磷代谢紊乱，血钙低，血磷高，继发性甲状旁腺功能亢进，骨质脱钙，多在幼儿后期症状逐渐明显，形成侏儒。

5. 先天性甲状腺功能减低症　也可有出牙迟、前囟大而闭合晚，但有智能低下与骨龄落后，此点与佝偻病不同，必要时可查血清甲状腺素等区别。

六、治疗

1. 一般治疗　提倡母乳喂养或应用加入维生素 D 的婴儿配方奶粉，婴儿及时添加蛋黄、肝泥等，多晒太阳。早产儿、人工喂养儿或冬天出生婴儿，每日补充维生素 D 400～800U。

2. 药物治疗　激期根据病情轻重，口服维生素 D 胶丸每日 1 000 ~ 6 000U，或 1，25 - (OH)$_2$D$_3$ 每日 0.5 ~ 2.0μg，连用 2 ~ 4 周后根据临床和 X 线表现改为预防量（每日 400 ~ 800U），重度佝偻病患者或不能坚持口服者可一次肌内注射维生素 D 20 万 ~ 30 万 U，2 ~ 3 个月后口服预防量。同时每日口服元素钙200 ~ 500mg。治疗 1 个月后复查效果，如临床表现、血生化与 X 线片。

3. 其他治疗　应加强体格锻炼，对骨骼畸形者可采用主动或被动运动方法矫正。胸部畸形，可采用俯卧位抬头、展胸运动。下肢畸形可做肌肉按摩，增加肌张力，以助纠正。严重者须手术矫治。

七、预防

营养性维生素 D 缺乏性佝偻病是一自限性疾病，有研究证实日光照射和生理剂量的维生素 D（400U）可治疗佝偻病。因此，现认为确保儿童每日获得维生素 D 400U 是预防和治疗的关键。

（黄文静）

第八节　维生素 D 缺乏性手足搐搦症

维生素 D 缺乏性手足搐搦症（tetany of vitamin D deficiency）又称佝偻病性手足搐搦症或佝偻病性低钙惊厥，是由于缺乏维生素 D、甲状腺旁腺代偿不足引起血中钙离子减低而导致的全身惊厥。本病多见于 <6 个月的婴儿。

一、病因病理

发病原因与佝偻病相同，但临床表现和血液生化改变不同。本病虽多伴有轻度佝偻病，但骨骼变化不严重，血钙低而血磷大都正常，碱性磷酸酶增高。

血清钙离子降低是本症的直接原因，在正常情况下，血清弥散钙约占总钙量的60% 左右，若血清总钙量降至 1.75 ~ 1.88mmol/L（7 ~ 7.5mg/dl），或钙离子降至 1mmol/L（4mg/dl）以下时，即可出现抽搐症状。在血钙低落的情况下，甲状旁腺受刺激而显示继发性功能亢进，分泌较多的甲状旁腺素，使尿内磷的排泄增加，并使骨骼脱钙而补充血钙的不足。在甲状旁腺代偿功能不全时，血钙即不能维持正常水平。

促进血钙降低的因素有①季节：春季发病率最高，在北京所见的病例中以 3 ~ 5 月份发病数最高。因为入冬后婴儿很少直接接触日光，维生素 D 缺乏至此时已达顶点，春季开始接触日光，体内维生素 D 骤增，血磷上升，钙磷乘积达到 40，大量钙沉着于骨，血钙暂时下降而促使发病。②年龄：发病年龄多在 6 个月以下。北京儿童医院 1950—1955 年所见的 1 297 例中，年龄在 3 个月以下的占 41.3%，4 ~ 6 个月 25.0%，7 ~ 12 个月 20.4%，1 ~ 3 岁 10.7%，3 ~ 14 岁 2.6%。6 个月以内婴儿生长发育最快，需要钙质较多，若饮食中供应不足，加以维生素 D 缺乏即易发病。发病年龄早的多与母亲妊娠时缺乏维生素 D 有关，一般婴儿体内储存的维生素 D，足够 3 个月内的应用。③未成熟儿与人工喂养儿容易发病。④长期腹泻或梗阻性黄疸能使维生素 D 与钙的吸收减少，以致血钙降低。

二、临床表现

1. 典型症状

（1）惊厥：一般为无热惊厥，突然发作，表现为肢体抽动，双眼上翻，面肌痉挛，意识暂时丧失，大小便失禁等。发作停止后多入睡，醒后活泼如常。每日发作次数不定，每次持续数秒至数分或更长。轻者仅有惊跳或短暂的眼球上窜，而意识清楚。多见于婴儿期。新生儿可只有屏气，面肌抽动或双眼凝视等。

（2）手足搐搦：以幼儿及儿童多见。表现为双手腕屈曲，手指伸直，拇指内收贴近掌心，足踝关节伸直，足趾强直下曲，足底呈弓状。

（3）喉痉挛：主要见于婴儿。声门及喉部肌肉突发痉挛引起吸气性呼吸困难和喉鸣，严重者可发生窒息死亡。6个月以内的小儿有时可表现为无热阵发性青紫，应高度警惕。

2. 隐性体征

（1）面神经征（Chvostek征）：用指尖或叩诊锤叩颧弓和口角间的面颊部，出现眼睑及口角抽动为阳性。正常新生儿可呈假阳性。

（2）腓反射：用叩诊锤叩击膝部下外侧腓骨小头处的腓神经，阳性者足部向外侧收缩。

（3）陶瑟征（Troussean征）：用血压计袖带如测血压样绕上臂，打气使血压维持在收缩压与舒张压之间，阳性者于5分钟内被试侧的手出现痉挛症状。

三、诊断

（一）查体要点

1. 不发作时检查

（1）面神经征（chvostek征）阳性。

（2）腓反射阳性。

（3）人工手痉挛征（trousseau征）阳性。

2. 发作时检查

惊厥时四肢及手足节律性抽动、面肌抽搐、眼球上翻、尿便失禁。手足搐搦时手指伸直，腕部屈曲，拇指内收，足趾跖弯呈弓状，踝关节伸直。喉痉挛时突然呼吸困难、窒息、发绀。发作后可入睡，醒后清醒。

（二）辅助检查

1. 常规检查

总血钙和（或）离子钙降低，血清碱性磷酸酶升高。血磷正常或降低，早产儿可升高。血甲状旁腺素（PTH）无升高。尿钙定性试验阴性。

2. 其他检查

X线检查可见临时钙化带模糊。

（三）鉴别诊断

1. 低血糖症

常发生于清晨空腹时，有进食不足或腹泻史，血糖 < 2.2mmol/L，血钙正常。

2. 低镁血症

有触觉过敏、肌肉颤动、惊厥，血镁 < 0.58mmol/L，常合并低钙血症，但补钙无效。

3. 甲状旁腺功能减退

表现为间歇性惊厥，血钙 < 1.75mmol/L，血磷 > 3.23mmol/L，碱性磷酸酶正常或稍低，血PTH低于正常值［25ng/L（正常值）］。

4. 中枢神经系统感染 脑膜炎、脑炎等常有发热和感染中毒症状，脑脊液检查可以鉴别。

5. 急性喉炎 有声音嘶哑、犬吠样咳嗽及吸气困难，钙剂治疗无效。

6. 婴儿痉挛症 发作时点头，躯干与上肢屈曲、手握拳、下肢弯曲至腹部，伴智力异常，脑电图有高幅异常节律。

7. 碱中毒 有长期呕吐或反复洗胃，或有静脉应用大剂量碳酸氢钠等，离子钙降低。

四、治疗

1. 一般治疗 急救处理后有诱发疾病者治疗诱发疾病，如感染、长期腹泻等。提倡母乳喂养或应用加入维生素 D、钙的婴儿配方奶粉，婴儿及时添加蛋黄、肝泥等，多晒太阳。早产儿、人工喂养儿或冬天出生婴儿，每日补充维生素 D 400~800U。在大剂量维生素 D 治疗前，应先补充钙剂 3d。

2. 药物治疗

（1）急救处理：迅速控制惊厥，可用苯巴比妥，每次 8mg/kg 肌内注射，或应用 10% 水合氯醛，每次 0.5ml/kg 灌肠，或应用地西泮（安定），每次 0.1~0.3mg/kg 缓慢静脉推注。同时吸氧，喉痉挛者应立刻将舌头拉出口外，进行口对口呼吸或加压给氧，必要时气管插管。

（2）钙剂：10% 葡萄糖酸钙 5~10ml 加 10% 葡萄糖液 10~2ml 缓慢静脉推注（10min 以上），反复惊厥时可每日静脉滴注 1~2 次，每日元素钙 50mg/kg，无惊厥后可口服钙剂，每日元素钙 200~500mg。

（3）维生素 D：应用钙剂后可同时应用维生素 D。

（朱浩宇）

第九节 锌缺乏症

锌缺乏症（zinc deficiency）是由于锌摄入不足、吸收障碍、丢失过多等导致体内锌含量不足，从而影响人体的各种生理功能所致的营养障碍性疾病。动物性食物含锌高，且吸收率高，植物性食物含锌量低，且吸收率低。每日膳食的锌推荐供给量为：<6 个月为 3mg，7~12 个月为 5mg，1~10 岁为 10mg，>10 岁为 15mg，孕妇及哺乳期母亲 20mg。本病多见于 6 岁以下儿童。小于 6 岁儿童锌缺乏症患病率为 28% 左右，大于 6 岁儿童患病率 10% 左右。

一、病因

1. 摄入不足 食物中含锌不足为锌缺乏的主要原因，母乳中锌的生物利用率比牛乳或大豆蛋白高，推测这与母乳中一种低分子量成分有关。母乳中的蛋白质与锌结合，被认为比牛乳（蛋白质主要为酪蛋白）更容易消化吸收。人工喂养的小儿容易发生锌缺乏。较大的小儿，应及时添加辅食，添加含锌丰富的动物性蛋白质。如小儿生长速度较快，易发生锌的相对摄入不足。如给予患儿不含锌的完全肠外营养支持（TPN），也可导致锌缺乏。

2. 肠道吸收不良 如患有消化系统疾病，如慢性腹泻、慢性痢疾、胆囊纤维化、肠道感染等疾病，均可减少锌的吸收。谷类食物中含植酸盐或纤维素，可造成锌的吸收不良。当食物中其他二价离子过多，也可影响锌的吸收。

3. 丢失过多　钩虫病、疟疾可造成反复失血、溶血，引起锌的丢失。外伤、烧伤和手术时，因血锌动员到创伤组织处利用，造成血锌降低。大量出汗也会造成锌的丢失过多。

4. 疾病　长期感染、发热时的锌需要量增加，同时食欲减退，如不及时补充，则导致锌缺乏。此外，遗传性的吸收障碍性疾病，肠病性肢端皮炎也可引起锌吸收不良。

5. 药物影响　一些药物如长期使用金属螯合剂（如青霉胺、四环素、EDTA 等），可降低锌的吸收率及生物活性，这些金属螯合剂与锌结合从肠道排出体外，造成锌的缺乏。

二、临床表现

正常人体含锌 2 ~ 2.5g，缺锌可影响机体各项生理功能。

1. 食欲减退　缺锌影响味蕾细胞更新和唾液磷酸酶的活性，使舌黏膜增生、角化不全，以致味觉敏感度下降，发生食欲不振、厌食和异嗜癖。

2. 生长发育落后　当组织内锌浓度无明显降低时，首先出现的症状是生长缓慢。缺锌可妨碍生长激素轴功能以及性腺轴的成熟，表现为生长发育迟缓、体格矮小、性发育延迟和性腺功能减退。

3. 免疫功能降低　锌可能通过影响 T 淋巴细胞功能、自然杀伤细胞的活性、胸腺刺激素的结构或活性、γ-干扰素、细胞因子以及免疫调节因子的分泌或合成等多种环节引起机体的免疫功能降低。因此，缺锌患儿易发生感染。

4. 智能发育延迟　缺锌可使脑 DNA 和蛋白质合成障碍，脑内谷氨酸浓度降低，从而引起智能延迟。

5. 其他　如脱发、皮肤粗糙、皮炎、地图舌、反复口腔溃疡、伤口愈合延迟、视黄醛结合蛋白减少而出现夜盲、贫血等。

三、诊断

1. 病史要点

（1）现病史：是否有食欲不振、异食癖、体重不增、智力或认知能力落后、反复呼吸道或消化道感染、性发育落后、反复皮疹或口腔溃疡等。

（2）过去史：是否曾患肠病性肢端皮炎、长期多汗、出血或溶血性疾病、肝肾疾病、慢性腹泻、胃灼热、反复呼吸道或消化道感染、营养不良、反复皮疹或口腔溃疡。是否曾应用青霉胺或长期静脉滴注谷氨酸盐、应用全胃肠道外营养。

（3）个人史：出生时体重多少，是否为早产儿、双胎儿、足月小样儿，是否有先天性畸形、胎儿发育不良。婴儿是否为人工喂养。幼儿、学龄儿童是否偏食（不吃动物性食物），青春期是否性发育落后，是否有创伤不易愈合。

（4）家族史：母亲在怀孕时是否妊娠反应加重，有无早产、流产、宫缩乏力、出血过多。

2. 查体要点

（1）体重与身长常低于正常，青少年第二性征发育延迟，可检查阴毛、腋毛，阴茎与睾丸大小，乳房发育等。

（2）严重者可有皮肤干燥、皮疹、脱发或毛发稀黄、口腔溃疡。可伴有维生素 A 缺乏症表现。

3. 辅助检查

（1）常规检查

1）一般检查：血清碱性磷酸酶减少，白细胞碱性磷酸酶、DNA 或 RNA 聚合酶活性下降。金属硫蛋白、维生素结合蛋白减少。血清睾酮、雌激素水平降低，胰岛素样生长因子降低。细胞免疫功能偏低。

2）锌检查：①空腹血清锌浓度降低，白细胞锌、红细胞锌、尿锌降低，发锌测定仅为参考。②血清锌浓度反应试验（PZCR）异常。测空腹血清锌浓度（A_0）作为基础水平，然后给予标准饮食（总数量按全天 20% 计算，其中蛋白质为 10% ~ 15%，脂肪为 30% ~ 35%，糖类 50% ~ 60%），2 小时后复查血清锌（A_2），并按照公式计算：PZCR = （A_0 － A_2）／A_0 ×100%。

（2）其他检查：放射性核素法测定锌代谢池异常。

4. 鉴别诊断

（1）家族性体格矮小：有家族史，其血清锌浓度显著高于锌缺乏症患儿。

（2）生长激素缺乏症：生长激素（GH）激发实验显示 GH 完全或部分缺乏，用 GH 治疗后生长发育有明显改善。

（3）甲状腺功能减低症：表现为生长发育落后，智力低下，少吃、多睡、排便困难且量少，皮肤粗糙等，血清甲状腺素（T_3、T_4）降低，促甲状腺素（TSH）升高，甲状腺素制剂治疗后症状改善。

（4）慢性疾病引起生长发育障碍：如慢性感染、慢性肝病、先天性心脏病、慢性肾脏疾病、营养不良等，有各自相应的特征。

四、治疗

1. 一般治疗　鼓励母乳喂养。合理膳食，补充含锌丰富的动物类食物。纠正不良的饮食习惯。去除缺锌的各种病因。

2. 药物治疗

（1）口服补锌：常用葡萄糖酸锌、硫酸锌、醋酸锌等，每日剂量为元素锌 0.5 ~ 1mg/kg，相当于每日葡萄糖酸锌 3.5 ~ 7mg/kg，硫酸锌 1.5 ~ 3mg/kg，醋酸锌 1.5 ~ 3mg/kg。疗程为 2 ~ 3 个月。其他尚有甘草酸锌、乙酰羟脯氨酸锌等。有肠病性肢端皮炎者须终身补锌。

（2）静脉用药：用于不能口服或口服吸收不良者，静脉滴注硫酸锌。按元素锌计算，早产儿每日 0.3mg/kg，足月儿至 5 岁以内每日 0.1mg/kg，5 岁以上每日 2.5 ~ 4mg，最大量不超过 4mg。

五、预防

长期过量补锌可抑制铜的吸收而造成贫血、生长延迟、肝细胞中色素氧化酶活力降低等中毒表现。因此，仅对可能发生缺锌的儿童如早产儿、人工喂养、营养不良、长期腹泻、手术后恢复期或生长发育过快等适当补充锌。

（朱浩宇）

第七章

儿科常见急重症

第一节　烧伤

烧伤指物理或化学因子所致人体组织的损伤。常见因子有热水、蒸汽、火焰、电流、放射线、激光、酸碱等。

小儿烧伤为小儿创伤中的常见病与多发病，12岁以下小儿烧伤占同期烧伤患者30.77%。12岁前是儿童生长发育重要阶段，由于小儿特殊的生理解剖特点，较严重小儿烧伤除危及生命外，致残率高，不仅阻碍小儿的身体发育，也会对其生理发育产生不利影响。因此，烧伤临床工作者应重视小儿烧伤的救治，以期减少小儿烧伤的死亡率和致残率。

一、烧伤面积和深度的估计及分级

（一）烧伤面积的估计

在小儿生长发育阶段，不同的年龄，体表面积估计不同。常用的小儿烧伤面积估计法有以下三种。

（1）手掌法：五指并拢，患儿一手掌面积等于其自身体表面积的1%。此法用于小儿小面积烧、烫伤的快速估计。

（2）第三军医大学公式：适用于12岁以下儿童。

小儿头颈部面积（%）=9+（12－年龄）

小儿双下肢面积（%）=41－（12－年龄）

其他部位面积计算同成人，即前后躯26%，双上臂8%，双下臂6%，臀部5%，会阴部1%，双手5%，双足7%。

（3）伦勃（Lund – Browder）法：此法较精确，见表7－1。

（二）烧伤深度的判断

皮肤是人体最大的器官，约占体重的15%。其血供丰富，成人每分钟皮肤血流量为200～500ml，而烧伤后可急剧增至7 000～8 000ml。在小儿，由于其皮肤含水量较成人高，皮肤相对面积血流量相对较大，故烧伤后更易发生血容量的改变，导致水、电解质平衡紊乱。

皮肤分表皮与真皮两大部分，表皮由浅及深分角质层、透明层、颗粒层、棘状层及生发层，表皮各层细胞均自生发层细胞分化成熟而来。真皮分乳头层和网状层，由致密纤维结构构成。小儿皮肤特点为角质层薄，真皮层也较薄而且血管较丰富。

根据皮肤结构将烧伤深度分为Ⅰ度烧伤、Ⅱ度烧伤、Ⅲ度烧伤，其中Ⅱ度烧伤又分为浅Ⅱ度烧伤和深Ⅱ度烧伤，即Ⅲ度四分法。

表 7 - 1　伦勃法

	0 ~ 1 岁	1 ~ 4 岁	5 ~ 9 岁	10 ~ 14 岁	15 岁	成人
头	19	17	13	11	9	7
颈	2	2	2	2	2	2
前后躯	26	26	26	26	26	26
双上臂	8	8	8	8	8	8
双下臂	6	6	6	6	6	6
双手	5	5	5	5	5	5
臀	5	5	5	5	5	5
会阴	1	1	1	1	1	1
双大腿	1 1	13	16	17	18	19
双小腿	10	10	1 1	12	13	14
双足	7	7	7	7	7	7

注：计算烧伤面积时，Ⅰ度烧伤面积不计算在内。

（1）Ⅰ度烧伤：伤及表皮，局部红肿，红斑、疼痛、烧灼感，无水疱，3 ~ 5 天痊愈，不留瘢痕。

（2）浅Ⅱ度烧伤：伤及真皮浅层，大水疱，剧痛，部分生发层存在。水疱破裂后创面渗液多，基底肿胀、发红、皮温高。约两周愈合，不留瘢痕。

（3）深Ⅱ度烧伤：伤及真皮深层，可有水疱，渗液少、感觉迟钝。基底稍湿微红或红白相间，可见网状栓塞血管。3 ~ 4 周愈合，留有瘢痕。

（4）Ⅲ度烧伤：伤及皮肤全层，甚至深达皮下、肌肉、骨骼。创面无水疱，镇痛，呈腊白或焦黄或黑痂，可见树枝状血管栓塞。愈合缓慢，需手术，愈后有瘢痕甚至畸形。

（三）烧伤分级

根据小儿烧伤面积、深度分为 4 级。

（1）轻度烧伤：总面积 5% 以下的Ⅱ度烧伤。

（2）中度烧伤：总面积 5% ~ 15% 的Ⅱ度烧伤，或总面积 5% 以下的Ⅲ度烧伤。

（3）重度烧伤：总面积 15% ~ 25% 的Ⅱ度烧伤，或总面积 5% ~ 10% 的Ⅲ度烧伤。

（4）特重度烧伤：总面积 25% 以上的Ⅱ度烧伤，或总面积 10% 以上的Ⅲ度烧伤。

小儿若有吸入性损伤，或是其他合并伤，营养不良，发育不良，伤前健康不良及有中毒可能的化学烧伤，要害部位电烧伤或化学烧伤等，也应视为重度或特重度烧伤。

二、烧伤的临床分期

根据烧伤的发展规律，可将烧伤病程分为以下各期。

（1）休克期：一般为烧伤后 48 小时内。与成年人比较，小儿机体发育不够成熟，体液代谢比较旺盛，各器官调节机能较差，易发生水、电解质平衡紊乱。局部主要改变为毛细血管扩张和通透性增加，血管内的血浆样液体很快渗入组织间隙形成局部水肿，并从创面渗出形成水疱液或创面渗出液而丢失。渗出以伤后 2~3 小时为急剧，8 小时达高峰，随后逐渐减缓，48 小时后渗出于组织间隙的水肿液开始回吸收。由于此期体液大量丢失，有效循环血量减少，故易发生低血容量休克。若休克纠正不及时或延迟复苏，多导致休克期延长，造成感染性休克。

（2）感染期：指烧伤后短期内所发生的局部的（或）全身的急性感染。水肿回吸收期一开始，感染就上升为主要矛盾。烧伤后由于皮肤等组织的损害和坏死，一方面破坏了皮肤抵御微生物入侵的功能；另一方面烧伤组织中的丰富蛋白质成为微生物的理想培养基；而烧伤后存在的免疫抑制和不同程度的高分解代谢，也使烧伤后感染机会增加。而且小儿的细胞外液量大于成人，每天体液的周转量也较成人大，故对休克的耐受力差，导致休克期的不平稳，使其以后感染的几率增加。

烧伤后 2~3 周，坏死组织广泛溶解阶段，又是全身感染另一峰期。

（3）修复期：浅度烧伤多自行修复，深Ⅱ创面靠残存的上皮岛融合修复，Ⅲ度创面靠皮肤移植修复。

（4）康复期：深Ⅱ度和Ⅲ度创面愈合后，均可产生瘢痕，并可并发瘢痕增生、挛缩畸形，影响功能，故还需要一个锻炼、理疗、体疗和手术整形过程以恢复功能。大面积烧伤由于皮肤毁损严重，康复期可能更长，一般多需 1~2 年的康复锻炼。

三、烧伤免疫

严重烧伤后机体免疫功能变化表现为双向性改变，一方面表现为全身炎症反应综合征为特征的过度反应，另一方面表现为淋巴细胞功能、IL-2 合成水平及细胞吞噬功能减弱为代表的免疫抑制状态。正是这两方面的共同作用，打破了机体的免疫网络平衡，导致免疫功能紊乱，进一步诱发器官功能不全综合征。这一病理过程贯穿于烧伤的整个病程中，与烧伤休克、感染及死亡率密切相关。

烧伤后机体免疫功能发生严重紊乱主要表现为免疫功能低下，在 Krause P. J 报告的儿童严重烧伤病例中免疫功能的变化与成人一致。

局部防御机制改变。烧伤后皮肤屏障毁损，微生物极易入侵，另外，皮肤烧伤后导致大量的抗体、补体等免疫成分自创面丢失，这些均可导致机体免疫功能下降。

全身非特异性免疫功能改变。烧伤后中性粒细胞趋化及黏附功能下降；单核、巨噬细胞系统在严重烧伤后成熟受阻，外周血出现大量幼稚单核细胞；巨噬细胞吞噬功能下降，加工递呈外来抗原能力减弱，使 T 淋巴细胞识别外来异物能力下降；红细胞的黏附能力，自休克期到创面基本愈合始终低于对照组；NK 细胞数量减少；补体系统补体溶血活性降低，补体单一成分消耗与烧伤感染密切相关，而且补体裂解产物对机体发生不良的作用；纤维结合蛋白是血中重要的调理素，可促进网状内皮系统的清除功能，烧伤后也表现为降低。

全身特异性免疫功能改变。烧伤后体液免疫，各类免疫球蛋白变化不完全相同，总的趋势是早期降低后期恢复。烧伤后细胞免疫功能是低下的，主要原因是 Th 细胞的下降及 Ts 细胞的升高。

四、烧伤休克

小儿与成人生理特点有明显差异，小儿相对体表面积大，体液含量高，血容量少，各系统器官发育不完全，代偿能力差。虽然其液体损失的绝对量不一定很大，但对小儿整个循环量来说，都占很大比例。而且小儿由于解剖生理特点，心脏代偿能力差，肺容量、气道通气量低，烧伤后极易缺氧而加重休克。因此临床小儿烧伤面积小于10%，亦可发生休克。

小儿烧伤后烧伤组织及其附近区域的微血管变化，主要是组织胺、五羟色胺、缓激肽、球蛋白通透因子等作用，毛细血管出现小孔，血管通透性增高。大量的体液流入第三间隙和体外，引起休克和水、电解质紊乱。

小儿小面积烧伤只表现为局部的体液渗出，中大面积烧伤，多存在休克。患儿入院后表现为烦躁不安，哭闹或者神志恍惚，反应迟钝；出现烦渴、少尿或无尿、末梢循环不良、皮肤弹性差、心率及呼吸增快等临床表现和体征。小儿休克诊断的主要依据是烦躁不安，皮肤颜色的变化和尿量减少，尿量每小时少于每公斤体重1ml即可确定为少尿，而心率、呼吸可只作参考。出现以上表现并结合临床实验室检查即可诊断。

五、烧伤感染

烧伤感染可来自烧伤创面、肠道、呼吸道等多种途径，其中以创面感染最为常见。烧伤创面表面细菌菌量高，但病原菌未侵入临近活组织，这种感染属于非侵袭性感染，临床表现除有轻度或中度发烧外，没有其他明显的全身症状。加强创面处理即可。

需要重视的是烧伤创面脓毒症，它是大面积烧伤患儿较易出现的并发症，发病率较高，也是导致多器官功能障碍综合征的主要因素之一。小儿自身抵抗力差，小儿重度烧伤后，大面积皮肤受损，屏障抗感染力降低，为细菌敞开了门户，另外大量体液及蛋白从创面丢失导致患儿血清球蛋白、白蛋白等明显下降；烧伤后机体对细菌及其产物反应中释放一系列炎症介质引起链式反应，出现放大效应导致全身性炎症反应综合征。若炎症反应失控则逐步发展为脓毒症、严重脓毒症和脓毒症性休克。

小儿烧伤后脓毒症的发生多在伤后10天内，为早期脓毒症，与休克关系密切，预后差；2~3周后发生率明显下降，多由创面处理不当造成。

（一）临床表现及诊断

（1）一般情况：常伴有神志的改变，反应迟钝，表情淡漠或烦躁不安，原因不明的哭闹。体温表现为持续的稽留热（39.5℃~40℃），这种持续高热经一般对症处理后不易奏效；或者体温持续相对偏低，甚至体温不升，持续的体温不升则具重要诊断价值。除体温异常外，心率多超过160次/min，出现腹胀、腹泻也应警惕创面脓毒症的存在。

（2）创面变化：表现为创面水肿回吸收延迟，创缘炎性反应明显，创缘加深、凹陷。坏死斑为特征性表现，为软组织的血管与血管周围炎与感染性出血灶。一般开始表现为创面点状、小的斑块状色泽加深区，以后发展为呈中心坏死的浅褐色或黑色斑块。

（二）特殊感染

1. 真菌感染　近年来抗生素的滥用，是导致真菌感染增加的一个重要因素。有些患儿病程较久，体温持续升高而改用高效广谱抗生素也无法控制，此时要高度怀疑真菌感染。控制真菌感染关键在于预防，加强营养，增加全身抵抗力，积极处理创面，缩短病程，合理使用抗生素。发生真菌感染时，原则上尽可能停用抗生素，同时加用抗真菌药物，采取深度感染创面及时切除和加强全身支持疗法等综合措施。

真菌感染多在严重烧伤3周后出现，临床表现变化多端，出现寒战发热，与其他病原菌感染相似，容易被掩盖，会导致早期诊断困难。发热、白细胞升高、尿中出现真菌是诊断有力的证据。结合创面检查可见创面较灰暗，有霉斑或颗粒，肉芽水肿苍白，敷料上也可有霉斑，应用抗生素和局部换药处理无效。及时做多部位（咽拭、尿、痰、创面）真菌涂片和培养检查，如血培养阳性或两处找到同一菌株的真菌，应尽早应用抗真菌药，如三唑类和两性霉素B，首选氟康唑。

2. 厌氧菌感染　多为与需氧菌的混合感染，较重要的是梭状芽孢杆菌感染。在深部坏死组织中特别是患儿电击伤引起大量肌肉坏死时，由于这些部位的缺氧环境适合于该菌生长繁殖，使其大量增殖，引起大块肌肉变性坏死，组织急剧破坏。

创面表现为患部恶臭，有气泡或出现皮下积气，触之有捻发感；创面分泌物涂片可见染色阳性的含芽孢杆菌；X线摄片可见皮下或肌肉间积气，同时伴全身感染症状。

一旦发生此类感染，需行广泛彻底的清创，创面禁止包扎，如发生肢体坏死则常需截肢。同时全身静脉用甲硝唑、替硝唑或大剂量青霉素治疗，有条件可行高压氧治疗。

临床鉴别诊断参见下表7－2。

表7－2　临床鉴别诊断

名称	定义
SIRS	符合以下2个以上条件： 体温 >39.5℃ 或 <36℃，心动过速（心率 >110 次/min） 呼吸频率 >28 次/min，或 $PaCO_2$ <2.45kPa 外周血白细胞数 >20×10⁹/或 <4.0～10⁹/L 或未成熟细胞 >0.10
脓毒症	感染所致的 SIRS
严重脓毒症	脓毒症并伴有器官低灌注
脓毒症性休克	严重脓毒症并伴有低血压（收缩压 <12.0kPa）

六、烧伤治疗

（一）现场急救

热烧伤，立即灭火，脱离热源；肢体烫伤或烧伤，可浸泡冷水10～15分钟，或以凉水毛巾湿敷10～15分钟；强酸强碱烧伤迅速以大量清水冲洗；电烧伤，切断电源；若心跳呼吸停止，立即心肺复苏。

创面以干净被单、毛巾包扎创面后就医。小儿颈部及肢体的环行焦痂应及时做焦痂切开减压术。

重度烧烫伤，保持呼吸道通畅很重要，必要时气管切开。

患儿有剧烈疼痛，尤其大面积烧伤，应予以镇静止痛，以地西泮3～5mg/kg或苯巴比妥肌注。必要时以哌替啶每次0.5～1.0mg/kg肌注，但1岁以内婴幼儿最好不用。

（二）防治休克

小儿烧伤属于低血容量性休克，补液可以尽快恢复血容量，缩短机体低灌注时间，减轻缺血缺氧性损害；补充的液体进入外周循环，稀释了血液，降低了肿瘤坏死因子（TNF）等炎症介质的浓度，减轻了炎症介质对心、肝、肾等重要脏器的损害。一般来说，烧伤面积超过10%的小儿均应行补液治疗。

（1）补液量：小儿休克期补液公式：（2岁以下）第一个24小时总量＝烧伤面积（%）×体重（kg）×2ml＋100－150ml×体重（kg），胶体、晶体比例1：1；（2岁以上）第一个24小时总量＝烧伤面积（%）×体重（kg）×1.5ml＋80～100ml×体重（kg），胶体、晶体比例1：1；第二个24小时晶、胶体总量减半，晶胶体比例一般为2：1～1：1。原则上补液总量要合理，宁少勿多，输液速度要均匀，视烧伤严重程度增减胶体量，不能机械地搬用公式，而应视患儿病情和补液的反应不断调整，根据脉搏、尿量、精神状态、躁动情况、口渴程度等指标和医师的经验来掌握。

（2）补液种类：晶体常选用平衡盐液、生理盐水、5%糖盐水。平衡盐液的电解质浓度和渗透压与血浆相近，但其乳酸钠必须经过肝脏分解，小儿肝功能发育尚不完善，故有一定的局限性。可采用2：1等渗液（生理盐水200ml、10%葡萄糖72ml、5%碳酸氢钠28ml）。胶体选用白蛋白、血浆、人血免疫球蛋白、全血等。

（3）补液方法：第一个8小时补晶胶体总量的一半，后16小时补另一半，水分24小时均匀输入，补液时晶体、胶体、水分交替进行。根据休克监测指标，其中最重要的是以每小时尿量来调整输液速度及增减输液量，一般尿量维持在1ml/（kg·h）左右为宜。如果第一个24小时的液体量完成不了，不必强行完成，只要小儿尿量、心率正常范围，四肢温暖，神志安静即可。

头面颈部严重烧伤及合并吸入性损伤者，应适当增加胶体比例；在无休克条件下，休克期可边补液边脱水（20%甘露醇1g/kg），以防止发生脑水肿、呼吸道梗阻、肺水肿等并发症。

用小儿滴桶输液，婴幼儿最好用输液泵输液，这样能较好地控制输液速度，防止因短期内输液过多过快所致的脑水肿、肺水肿等并发症。

必须强调恢复体液及电解质平衡和器官功能并非一定要使其恢复到所有生理参数达到正常水平。只有成功地恢复和维持使组织达到最佳氧化作用的有效灌注压才是最终治疗目标。

（4）其他治疗：大面积或以后躯创面为主的患儿，最好辅以空气悬浮床治疗。它能保持床温恒定，床面悬浮状态，不会在身体突出部位产生压伤，宜于保持创面干燥，从而防止创面受压加深和感染。但由于其局部温度高、湿度低，且空气流通较快，患儿体内水分易于蒸发，因而常规补液的同时，可以通过口服或静脉补入，按平均每日每公斤体重每1%的烧伤面积增加0.33ml以补充使用悬浮床造成的水分丢失。

对有呼吸频率改变而无明显缺氧体征者，予以鼻饲管给氧；患儿烦躁，可给予镇静止痛治疗；同时纠正酸中毒，利尿，使用细胞保护剂等；必要时使用扶持心力的药物，如西地兰、多巴酚丁胺等，均可不同程度的减轻休克造成的细胞损害。注意抗休克治疗中应减少搬动和频繁刺激患儿；严重烧伤导致机体免疫功能下降，加之小儿处于发育成长阶段，免疫系统发育不完善，更易出现免疫功能紊乱，胸腺素具有明显提高改善烧伤患儿T细胞及NK细胞功能，可作为一种良好的免疫调节剂使用。

（5）烧伤休克延迟复苏：指烧伤患儿因各种原因入院时间比较晚，烧伤面积比较大，已经发生休克，需要进行烧伤休克延迟复苏的治疗。

快速补液一般首选股静脉穿刺插管术，也可选择高位大隐静脉切开术，一般不选择低位，因为这样不利于快速补液。入院后 2~3 小时将液体总量的一半快速输入，其余部分在第一个 24 小时内匀速输入。监测心率、每小时尿量、呼吸频率、氧饱和度。要求心跳有力，心率在 120~140 次/min 左右，每小时尿量 > 每公斤体重 1ml，呼吸频率 20~40 次/min，氧饱和度 >90%，患儿安静，口唇红润，四肢末梢温暖。

快速补液要求打破传统输液公式的限制，在尽可能短的时间内补足因复苏延迟所耽误的输液量，因此复苏时必须对心肺功能进行监测以保证复苏质量。

延迟复苏常常伴随感染的提前和凶险。建议当天就使用广谱强效抗生素，同时使用免疫增强剂。

（三）创面处理

小儿创面处理时，应注意小儿体温易受环境温度的影响，要保持环境温暖、清洁。注意包扎及暴露创面均不宜过多。

烧伤创面外用药：常用的有 0.05% 氯己定溶液、0.1% 新洁尔灭、碘伏、过氧化氢、磺胺嘧啶银（SD - Ag）磺胺嘧啶锌（SD - Zn）、蛋黄油，以及近几年的新药贝复剂、金因肽等。贝复剂（碱性成纤维细胞生长因子）金因肽（重组人表皮细胞生长因子），都是通过基因工程技术纯化精制后得到的多肽类物质，共同生物学作用是促进一种或多种细胞的生长活性，加速细胞间质合成，刺激新生血管形成，从而促进创面愈合。

1. 一般处理　清创时相对无菌隔离和保暖环境至关重要，一般以 0.1% 新洁尔灭或 0.5‰ 氯己定溶液清洁创面。小面积创面用消毒液清洗创面后，以凡士林油纱贴敷包扎；头面、颈、臀、会阴等特殊部位烧伤可以 SD - Ag 糊外涂，暴露干燥。中大面积烧伤，首先必须抗休克，特别是大面积患者早期只是简单快速处理创面，待抗休克治疗进行 4~8 小时后再行清创；中面积四肢包扎，余暴露，大面积均以暴露为主。对于浅Ⅱ度创面保存清洁表皮及水疱皮，引流水疱液；深Ⅱ度、Ⅲ度创面坏死表皮应清除干净，不要涂抹油膏类药物；创面污染严重或有外伤，可肌注破伤风抗毒素（1 500U）。

2. 包扎治疗　用消毒吸水的敷料包扎固定烧伤创面，使之与外界隔离，不受外来微生物的污染，并具有减轻创面疼痛、保暖和制动作用，还便于创面用药及避免造成创面擦伤性损害。

（1）湿敷包扎：常用于脓液较多的创面和肉芽创面植皮前的准备。将吸水性良好的无菌粗孔纱布 3~5 层浸入生理盐水或抗菌药物溶液中，敷于创面上，外置数层无菌干纱布包扎，每天换药 1~2 次。有些Ⅱ度、深Ⅱ度烧伤创面的修复、Ⅲ度烧伤植皮区、供皮区的修复，可将适当大小的无菌内层纱布以贝复剂或金因肽喷湿敷于创面，再进行常规包扎。

（2）霜剂贴敷包扎：SD - Ag 能发挥磺胺嘧啶和硝酸银二者的抗菌作用，分解后缓慢释放的银离子和磺胺嘧啶对细菌蛋白有选择性毒杀作用。其抗菌谱广，对绿脓杆菌具强大抑制作用，对金葡菌、阴沟肠杆菌、铜绿假单孢菌等均具有较强抑制作用，并可渗透入痂下组织。常用的有 1% 磺胺嘧啶银霜剂。多用于深Ⅱ度及处于溶痂状态剖面，应用 1% 磺胺嘧啶银霜剂涂布于无菌纱布上，贴敷于创面，每日或隔日换药。

（3）生物敷料贴敷包扎：生物敷料贴敷用于暂时性封闭创面，为创面修复提供过渡性保护。异体皮覆盖创面：同种异体皮是较好的创面覆盖物，有良好的黏附性，渗透性较好，有利于创面情况的改善和肉芽组织的重建。但价格昂贵，且容易出现占位现象，一般用于大面积切痂自体皮源缺乏时覆盖创面。

戊二醛处理猪皮或辐照猪皮：具有一定渗透性及屏障功能，不透水而有一定防止水分蒸发作用，保持创面早期相对液体环境，能促进创面愈合。

人工合成膜：多取材于合成类高分子材料，为半透膜的敷料，应用于浅度创面或供皮区，为其下的再上皮化过程提供防蒸发、防细菌的屏障，并能有效地控制疼痛。

用 0.1% 碘伏消毒，生理盐水冲洗创面，彻底清创，然后用纱布将创面蘸干；根据具体情况选择适宜的生物敷料覆盖创面，超出创缘约 1~2cm；加用 8~10 层无菌纱布覆盖，超出创缘约 5cm，再用绷带加压包扎，松紧度适宜。一般于第 3、4 天首次更换敷料，并彻底清创，以后 3~5 天更换一次敷料，直至创面愈合。

采用本疗法应严格掌握其适应证，选择易于包扎创面，如四肢、躯干浅Ⅱ度烧伤创面或供皮区，才能取得良好疗效。应用时一定要注意创面的清洁程度及烧伤深度，如污染较重或者失活组织过多，则易于形成膜下积脓，处理不及时将导致极坏的后果。

3. 暴露治疗　将烧伤创面直接暴露于空气中，创面上不覆盖任何敷料。由外用药物、渗出液与坏死组织形成一层痂皮或焦痂。

创面清创后，外涂磺胺嘧啶银糊剂，辅以远红外线、烤灯局部照射，促使创面干燥。

4. 半暴露治疗　指不用外层敷料，创面上仅覆盖单层内层敷料。仅适用于头面、颈、会阴、臀部等不便包扎创面，也常用于后期残留创面。

用 0.05% 氯己定溶液或 0.01% 新洁尔灭溶液消毒，置单层抗菌素纱布、磺胺嘧啶银霜纱布按创面大小剪裁后置于创面半暴露；后期残留创面则以蛋黄油纱布半暴露，每天或隔日更换一次。

鉴于患儿不合作的特点，对浅度创面尽可能包扎，适当约束，尤其是腹背两面均有创面的，可避免继发创面加深或感染。包扎创面如果分泌物不多，则不必每次都更换内层油纱，仅更换外层纱布，以利于表皮细胞生长。包扎要牢固，防止患儿挣脱，可以适当约束四肢。会阴部、头面部创面暴露，浅Ⅱ度表皮脱去可外用油纱半暴露，表皮完整的浅Ⅱ度及深Ⅱ度、Ⅲ度创面外用 SD-Ag 糊外涂，暴露干燥。患儿卧床姿势以不压创面为原则，腹背部有创面患儿，要定期翻身，防止创面加深及褥疮形成。

（四）防治感染

防治原则：平稳度过休克期，正确处理创面，增强机体抵抗力，合理的营养支持治疗及合理使用抗生素。

对中小面积浅度烧伤，只要创面处理适当，一般不需使用抗生素。但大面积的深度烧伤，应用抗生素对烧伤后侵袭性感染的预防和控制有不容忽视的作用，但其应用须审慎合理。

一般早期可选择两种抗生素，以兼顾 G⁺ 球菌和 G⁻ 杆菌（三代头孢和氨基糖苷类联合应用），用药 5~7 天，如无特殊情况即可停药。此后根据细菌学诊断和药物敏感结果来决定抗生素的取舍，并决定应用的时机和时限。围手术期用药 2 天，注意术中用药一次。抗生素的起始治疗是否适当，与患儿愈后有密切关系，经验性抗生素治疗应以病房内连续的创面细菌学监测结果的分析和药物敏感实验为主要依据。应该强调的是，在正确合理应用抗生素的同时，应遵循外科原则，正确处理烧伤创面，切除坏死组织，这比全身应用抗生素更为重要。

烧伤早期短程使用抗生素同时予以早期肠道喂养，可有效地防止肠源性感染的发生和发展。原因在于肠黏膜中迅速建立有效的抗生素屏障，阻止细菌向体内侵入和播散，并对细菌有直接抑制或杀灭作用。为避免菌群失调，同时可口服微生态制剂如双歧杆菌等。

对于年龄小，烧伤面积大、深度深、休克期度过不平稳的患儿，在伤后 10 天内要特别警惕创面脓毒症及败血症、脓毒休克的发生，一旦出现征兆，立即按有效、联合、大剂量与静滴的原则，使用强有力的抗生素控制感染。同时迅速纠正低蛋白血症和贫血，有效地维持内环境稳定；有条件尽早应用内毒素拮抗药物，以减少血中内毒素浓度。

（五）手术治疗

大面积深度烧伤患儿，须尽早手术，去除坏死组织并植皮闭合创面，减少感染和烧伤毒素的影响，以缩短病程，提高其成活率。手术时机一般选在伤后 2～7 天。

1. 术前准备　患儿全身情况要求休克平稳度过，无明显低蛋白血症、贫血及水、电解质失衡，重要脏器功能较好；建立可靠的静脉通道、呼吸通道，必要时做静切和气切；备血，并根据术式准备异体皮或异种皮及其他生物敷料等；确定手术方式，切削痂面积、部位和取皮面积、部位及植皮方式。恰当的创面准备是植皮存活的关键之一，切削痂创面保持干燥，湿敷包扎创面术前一天换药，保持创面清洁，小儿削痂创面最好术前涂擦美兰以精确削痂深度。

2. 术式选择　供皮区的选择和取皮方法：头部、大腿是最常选用部位，全厚皮一般以腹部为供皮区。手术前一天剃除供皮区域和临近皮肤的毛发。手术取皮前供皮区皮下注射含肾上腺素的生理盐水（生理盐水 200ml + 肾上腺素 1ml），不但可以防止出血，而且有助于防止取皮过深，对头皮供区应注意取皮时切勿损伤毛囊。以滚轴刀切取刃厚或中厚皮片，全厚皮片和真皮下血管网皮片则以手术刀切取。取皮完毕，供皮区以凡士林油纱贴敷后加压包扎，全厚皮片和真皮下血管网皮片切取后供皮区直接缝合或移植刃厚皮片覆盖。

（1）切痂植皮术：一般在伤后 3～5 天进行。其适应证为较为集中的有一定范围的Ⅲ度创面，特别是大面积Ⅲ度烧伤，也适用于感染创面及化学毒性物质所致烧伤创面。在烧伤早期，为了减轻全身烧伤反应，控制感染，减少并发症，将坏死组织切除，同时配合早期植皮覆盖创面的手术方法。在止血带下，以手术刀沿深筋膜与皮下脂肪间的疏松结缔组织层次分离并切除焦痂。患儿切痂面积控制在 10% 以内，对烧伤反应轻，一般情况良好者切痂面积可适当扩大，但以不超过 15% 为宜。

（2）削痂植皮术：一般在伤后 3～5 天进行。其适应证为深Ⅱ度烧伤，或介于深Ⅱ度和Ⅲ度烧伤间的烧伤创面。削痂手术应及早进行，否则创面易溶脱感染导致手术和植皮失败。削痂术的优点是能保留较多的软组织，术后局部外形较好。肢体削痂一般在止血带下进行，以滚轴刀削除全部坏死组织，保留下有生机的真皮或脂肪组织，削痂后创面应呈瓷白色，松止血带后呈密集点状出血。

（3）肉芽植皮术：手术前一天以 0.05% 氯己定湿敷创面，新鲜肉芽创面清创后见出血活跃，可直接植皮；老化水肿的肉芽创面需以手术刀刮除肉芽组织至纤维板层或健康组织层，用 3% 过氧化氢、生理盐水冲洗后移植自体皮片。

（4）剥痂植皮术：当烧伤创面坏死组织开始分离，并有所松动，已有部分肉芽形成时，用剪刀或手术刀将焦痂去除。它作为深度烧伤创面早期未进行切削痂手术的一种辅助措施。

根据创面的部位、深度以及患儿的供皮区的多少，以上手术移植皮片分为以下几种。

皮片移植：刃厚皮片（0.22~0.25mm）包括皮肤表层和少许皮肤真皮乳头层用于邮票状植皮或大张刃厚皮片移植；中厚皮片分薄中厚（0.37~0.50mm）厚中厚（0.80mm左右）两种，包括皮肤表皮和真皮浅层，多用于颜面、躯体外露部、肢体关节和功能部位皮肤缺损修复；全厚皮（1.1mm），一般徒手取皮，供区多选择腹部，主要用于颜面、颈部等特殊功能部位的修复。

大张网状自体皮移植：大张自体皮网状均匀开洞，最大限度地张开网，移植到创面上。
附真皮下血管网的超全厚皮片移植：保留皮肤的全部成分，真皮组织没有损伤，其修复后的色泽无明显变化，创面的疤痕形成极少，保持了原有的弹性。

混合皮肤移植：大张异体皮等距开洞嵌入自体皮小皮片。

表皮细胞直接移植和表皮细胞体外培养移植：培养的表皮细胞可由实验室提供或通过商业途径获得。但主要问题是培养的表皮单独应用于切痂创面后成活率低及皮片的耐损伤性均不理想，多在大面积烧伤供皮区极度缺乏时采用。

脱细胞异体真皮与自体薄皮片移植：脱细胞异体真皮（如 Alloderm），是由异体皮肤经系列处理去除表皮及真皮内细胞成分，保留正常胶原纤维组织和基底膜等细胞外间质成分而成。将其水化后用于切痂创面，一期或二期移植自体皮肤。其使用方便，对创面要求低，成活率高，但存在皮源有限，费用昂贵及传染疾病的风险。

人工合成真皮基质和自体薄皮片移植：所用真皮替代品（如 Integra）由牛胶原提取物与硫酸软骨素与氨基葡聚糖交联而成的基质上与其上覆盖的一层硅胶膜组成。临床上将其植于创面上，约2~3周，在其上移植自体薄皮片。创面愈合后弹性韧性较好，色素沉着轻，瘢痕挛缩不明显，缺点是对创面要求程度高，对出血、感染抵御能力差。

（5）微粒皮移植：利用微粒皮肤表面组织与真皮组织含油脂成分不同，以生理盐水飘浮法将微粒皮转移到异体皮或异种皮的真皮面，再移植至切削痂创面上，移植供受区之比可达 1：（15~20）。

（6）喷洒法皮粒播植术：应用专用的皮粒播撒器，将混悬于等渗盐水中的自体皮粒直接播撒于大张异体（种）皮的真皮面或受皮区创面。喷洒法皮粒播植术操作简单，皮粒播撒均匀，缩短了手术时间，特别适用于小儿大面积烧伤的手术治疗。

（7）皮瓣：各种皮瓣的应用，为肢体严重创伤（电烧伤、热压伤）所致的局部皮肤缺损及软组织缺损的治疗和整复功能提供了良好方法。

3. 术后处理　严密观察患儿一般情况及对手术的反应。注意创面是否有出血，包扎外层敷料有无渗血，手术部位有无污染。常规应用抗生素，术后2~3天首次换药，根据创面情况，每日或隔日换药直至皮片成活并封闭创面。

（六）烧伤并发症治疗

由于小儿的生理和病理生理特点，小儿烧伤后并发症的表现和处理与成人有所不同，在诊断和治疗上应注意。

1. 低渗性脑水肿　多发生于小儿烧伤早期，特别是休克期。它与烧伤早期组织水肿、输液不当和休克缺氧有关。由于小儿血脑屏障通透性较成人高，水分通过血脑屏障速度快，易造成细胞间的低渗，导致脑水肿。临床主要表现为神经系统症状，早期表现为嗜睡、病情淡漠或烦躁不安，惊厥、抽搐而少有喷射状呕吐。晚期则出现体温升高、血压升高、脉搏缓慢、潮式呼吸及瞳孔双侧大小不等等脑疝症状。化验检查血钠 <135mmol/L。

治疗主要为降颅压治疗，同时限制给水，特别是口服水分和连续静脉补液。

2. 高热　小儿烧伤后均有不同程度的发热，这是由于小儿体温调节中枢尚未成熟，易受各种因素刺激而产生高热。小儿肛温持续在 39.5℃ 或 40℃ 以上要紧急处理。

烧伤小儿高热常见原因为创面感染、脓毒症及换药刺激或包扎引起。治疗重点在于预防高热，及时降温处理并针对病因治疗。

3. 惊厥　惊厥是大脑功能失常的严重临床表现，往往是抽搐与昏迷同时存在。这是由于小儿的大脑皮层发育不完善，神经细胞分化不完全，大脑功能倾向于扩散和泛化。多见于 3 岁以下婴幼儿，多由高热、脑缺氧、脑水肿、中毒性脑病或水、电解质失衡引起。

惊厥症状典型，诊断无困难。早期症状不典型，有时仅见一个肢体抽动或一侧口角、眼角抽动，必须及时处理。

患儿出现惊厥，首先急救，保持呼吸通畅及施行人工呼吸。同时止痉治疗，以苯巴比妥 5～7mg/kg 每次肌注或静脉滴注。

4. 消化不良　消化不良或消化功能紊乱在烧伤小儿较为常见，尤其多发生于 3 岁以下小儿。是由于小儿消化系统发育不完善，胃酸分泌能力差造成。病因多为肠内、肠外感染，饮食因素等引起。

临床表现轻者以消化道症状为主，如食欲减退、恶心呕吐、腹泻等。重者大便呈水样便，呕吐频繁，导致脱水、酸中毒、低钾等一系列水、电解质紊乱。

治疗重点在于预防，积极控制创面感染，预防脓毒症发生；重视小儿营养素的合理配制，给予易消化和适合小儿的饮食。重度消化不良可禁食数天，给予静脉营养，然后依病情逐步增加饮食量。

5. 毒素休克综合征　系由金葡菌感染后引起的严重多系统疾病，其临床特征为急性高热、皮疹、呕吐、腹泻、低血压及多器官损害等。

常发生于伤后 1 周内，多见于中、小面积且创面覆盖包扎的患者。大多发于 10 岁以下儿童，主要与低龄儿童中其特异性抗体水平较低有关。

治疗在于休克期力争平稳度过，休克补液一开始就应支持治疗；加强创面处理，特别是早期创面处理，防止创面感染，并定期创面培养，了解创面细菌及药敏情况。注意早期胃肠道营养促进胃肠功能恢复，合理使用抗生素，防止肠内菌群失调与移位。

七、烧伤营养支持

高代谢反应是烧伤的一个显著特点，早期肠道营养是降低烧伤后高代谢的有效措施之一。合理有效的营养支持对于减少内源性蛋白质的大量消耗，增强机体的抵抗力，维持器官功能，促进损伤组织的修复，防止各种并发症的发生具有重要意义。

1. 烧伤患儿的营养需要量　和烧伤面积成正比，创面越大，丢失的营养物质就越多。营养需要量计算方法如下：热能需要量：常用的是 Curreir 公式

烧伤患儿热量需要量（kcal/d）=65×体重（kg）+25×烧伤面积（%）

蛋白质是构成人体的主要成分，是生命活动中最重要的物质基础，Sathedand 提出烧伤后蛋白质需要量，儿童 =3g×体重（kg）+1g×烧伤面积（%），摄入蛋白热卡与氮比例

100 : 1。

脂肪和碳水化合物是儿童热量主要来源，脂肪按 3.0/（kg·d），碳水化合物按 10g/（kg·d）补充。

儿童生长所需水量为 120 ~ 160ml/（kg·d）（1 周 ~ 1 岁），105ml/（kg·d）（1 ~ 3 岁），85ml/（kg·d）（3 ~ 10 岁），50 ~ 80ml/（kg·d）（10 ~ 14 岁）。而从创面丢失的水量则为每 1% 烧伤面积每公斤体重丢失水分 2 ~ 3ml/d。

2. 种类　主要包括葡萄糖、氨基酸制剂、脂肪乳剂、维生素等。

葡萄糖：多为 25% 葡萄糖，若按葡萄糖、果糖、木糖醇为 8 : 4 : 2 的比例供给则具最好的代谢效应。

氨基酸制剂：有凡命、8.5% 乐凡命、氨复命、18 氨基酸等，它们可用于大龄儿童。对于婴幼儿，尽量选用儿童专用氨基酸制剂，如小儿氨基酸注射液、爱咪特、Vaminlac、Neopham 等。

脂肪乳剂：有力能、Intralipid 等，是一种能够释放高能量，高营养的可以静脉输注的脂肪乳剂，Intralipid 每升提供 1 100 千卡的热量；此外，脂肪乳剂对脑细胞再生、保护肝脏、增加食欲、调整胃肠机理、提高机体免疫力等方面作用理想。使用时，以 5 ~ 10ml/（kg·d）的量输注，先慢后快，一般为 20 滴/min。心肺功能不全、严重肝肾功能不全、代谢紊乱和脓毒败血症不宜使用。不可添加胰岛素、钠、钾、镁，但可加用氨基酸、水乐维它等输注。

维生素、微量元素与矿物质：有维它利匹特、水乐维它、派达益尔、格利福斯等。

特殊能量物质：谷胺酰胺、精氨酸等。

3. 方法　应尽早施行口服胃肠道营养，原则以胃肠营养为主，静脉营养为辅的综合营养措施，重点将胃肠内营养作为烧伤后获取代谢支持的主要途径。

患儿胃肠道解剖不同于成人，肠壁本身较薄，尤其是婴幼儿肠黏膜下组织极为薄弱。因此在抗休克的同时，通过口服少量流质饮食，有助于胃肠道蠕动，增加肠黏膜下血流量，降低黏膜氧耗量，减轻胃肠道组织再灌注损伤，从而起到保护胃肠黏膜，减轻胃肠道应激反应的作用。婴幼儿处于发育旺盛期，代谢率高，营养需要量大，而补充营养所需却很困难；且患儿常可见腹胀、腹泻等消化不良的症状，尤其多见于病程长的患儿。所以应尽量给予高热量，易消化饮食，必要时给予助消化药物。患儿可少量多次口服牛奶、鸡蛋、混合奶等；或行胃肠道管饲，胃管内持续滴注或少量多次注入安素液、能全素等。

如果胃肠道营养无法满足每日患儿生长和修复创面所需，则要辅助静脉营养。在静脉营养开始前，必须对脱水等电解质紊乱进行处理；合并肝肾功能障碍时，要调整好静脉输液的组成和数量，必须确认患儿钠、钾、氯、钙、磷、镁、BUN、Cr 的血清含量在正常范围。

静脉营养支持强调减少葡萄糖的供给，采用脂肪和糖混合能源，降低非蛋白热卡和氮的比值。糖总浓度不超过 12.5%，糖脂提供的热量比为 1 : 1，非蛋白热 : 氮 =（100 ~ 200）: 1。

输注方法为将每日量在 24 小时内均匀分配，经周围静脉缓慢输入，儿童最好用输液泵。抗生素在间歇期滴注，不得加入营养液中。输注氨基酸时必须同时输注葡萄糖，以避免氨基酸作为外蛋白能量消耗。

应重视婴幼儿水分的补充，一岁以内的婴幼儿，正常需水量为 120 ~ 160ml/（kg·d），倘若有发热、出汗及创面水分丢失，尚需适当增加水分的补充；输入过多脂肪乳剂可导致低氧血症、菌血症和抑制免疫功能；使用较高热量的支链氨基酸可以更好的保持氮平衡，减少尿素的产生；还应补充谷胺酰胺如麦滋林颗粒，以参与肠道黏膜细胞的蛋白合成，维持其结构正常；谷胺酰胺的代谢产物谷胱甘肽是机体有效抗氧化剂，精氨酸与生长激素与氮平衡改善及 T 细胞功能维持有关；肠道、膳食中的食物纤维可维持肠道正常功能，预防细菌移位。

静脉营养液较其他液体渗透压高，输注时间长，对血管刺激性大，易引起疼痛，静脉炎的发生率高，应注意预防静脉导管引起的感染。由于小儿好动与出汗而使固定穿刺部位的纱布与胶布容易脱落，故需定期消毒与更换输液器，并注意导管固定情况以及皮肤有无炎症与感染。

4. 生长激素　生长激素是人体内促生长发育及调节代谢的激素。大量动物及临床实验表明，它能促进蛋白质合成，改善负氮平衡，促进组织修复，调节机体免疫机能等作用。重组人生长激素（rhGH），通过刺激 IGF－1 的合成与释放，促进蛋白质合成，抑制蛋白质分解，增加氨基酸的摄取和细胞增生。

烧伤患儿应用剂量为 1.0U/d，皮下注射，每 12 小时一次，使用 6~12 天。由于 rhGH 可使糖吸收减少，糖氧化受抑制，因此在治疗过程中需同时使用胰岛素，以保持血糖在正常范围（3.9~5.6mmol/L）。

八、烧伤康复

烧伤康复治疗包括功能、容貌、心理、体能等康复内容。烧伤后造成的容貌、外观和功能损害，主要是由创面修复后瘢痕增生引起，因此，烧伤康复治疗的主要内容是防治增生性瘢痕。

瘢痕过度增生是由于创面愈合过程中，胶原合成超过其分解移除的结果。因此及时植皮，高质量地覆盖创面，避免形成残余创面，是预防增生性瘢痕最有效的措施。烧伤早期即进行功能练习，功能部位在包扎时要正确固定，并配合进行适度的被动练习，为植皮术后预防瘢痕挛缩，最大限度的恢复关节功能创造了条件。

1. 外科治疗　对烧伤后的瘢痕，通过手术来减轻张力，在减轻瘢痕增生的方面有比较良好的效果。面部瘢痕切除后，采用分区大张全厚皮片移植，或采用皮瓣来消除创面，也可使用扩张器后修复。颈部瘢痕松解修复创面后，戴颈托固定颈部于后伸位；四肢大关节部位瘢痕以全厚皮片或皮瓣修复，术后固定髋、膝、肘、腕关节于伸直位，肩关节外展上举位，踝关节跖屈位；术后 1 周开始关节活动，循序渐进逐渐加大关节活动度；手部植皮后应分指及功能位包扎，防止并指、拳状指、鹰状指畸形；掌指部瘢痕手术整复后，白天鼓励患儿活动患指，夜间还需固定于伸直位一段时间以防止挛缩。小儿烧伤后瘢痕挛缩手术时机应相对提前，对于功能部位如眼睑、口周、颈部、双手、会阴等处瘢痕一经形成早期手术比较适宜。手术方式选择的原则是彻底清除瘢痕，充分矫正畸形，以减少对患儿生长发育的不良影响。

2. 物理疗法　有压迫治疗、放射治疗、激光、冷冻等多种治疗方法。对于小儿烧伤后瘢痕治疗，加压疗法是一种有效、经济、简便的方法，特点为成本低、易掌握、效果明显，若要达到满意疗效应坚持早期、持久应用。创面封闭后及时制作弹性适度的弹力套压迫，躯干部位以不影响呼吸、肢体部位以不影响末梢血运为准。患儿佩戴面罩、弹力套或弹力绷带使局部加压，减少瘢痕血液供应，从而抑制瘢痕增生，坚持应用 6～12 个月，可见瘢痕明显变软，功能同步改善。应用时注意局部卫生，除换药和洗澡外均不能松开。小儿应用压力疗法，不要影响其生长发育，避免产生面部发育受限、肢体变细、胸部发育畸形等改变。与此同时选择适宜的玩具，以诱导患儿加强主动功能练习，辅以被动练习。

3. 药物疗法　临床尝试过许多药物，但疗效并不确切，有皮质类固醇类药物、维生素 E 和维生素 A、锌剂及市售的抑疤灵、复春散、康瑞保等。硅酮制剂因其化学性质稳定，具备生理惰性，无毒副作用，可缓解增生性瘢痕的疼痛和搔痒、软化瘢痕组织、抑制瘢痕继续增生，较常用。此类产品有瘢痕贴，它是一种无色半透明薄膜，质地柔软随形性好，其一面无黏性，另一面有黏着性，能紧密的贴附于瘢痕及皮肤表面。瘢痕贴配合弹力套和弹力绷带使用效果更佳。

九、小儿特殊部位及特殊原因烧伤

(一) 吸入性损伤

1. 分期　主要针对中重度吸入性损伤而言，分三期：肺水肿期，最早可在伤后 2 小时发生，由于肺毛细血管通透性增加而导致肺水肿。坏死组织脱落期，伤后 2～3 天即可发生，患儿吸出痰液中可见坏死脱落的黏膜组织。感染期，可一直持续至愈合前，但在伤后一周内发生率高。主要是由于大量分泌物集聚及坏死黏膜脱落阻塞，导致细菌滋生引起肺部感染。

2. 诊断　有在密闭空间受伤病史及口鼻周围的烧伤。通常有声音嘶哑和刺激性干咳，此时多累及声门以下；出现哮鸣音和湿啰音、呼吸急促、呼吸困难等体征时，说明病变已累及支气管或肺实质。血气分析是诊断并指导治疗的重要指标。5 岁以上小儿可用纤维支气管镜检查明确诊断。

3. 治疗　及时地休克复苏和抗感染治疗是提高吸入性损伤救治成功的有效途径。可疑吸入性损伤患儿给予鼻导管吸氧并且采取上半身抬高的低坡体位，以减轻头面部肿胀，改善肺部通气。

儿童气道狭窄，呼吸功能代偿能力差，易发生呼吸衰竭；早期呼吸道处理是抢救小儿生命关键，水肿严重合并吸入性损伤尽早气管切开，不宜拖延观察，伤后 24 小时内为宜。手术适应证掌握不宜过严，一旦有指征宜尽早切开。对轻中度吸入性损伤出现呼吸困难症状，经非手术治疗短期内不能解除者，也应行气管切开。

气管切开指征：①头面部严重烧伤，肿胀明显，呈鱼嘴状；②颈部环状或半环状焦痂；③伤后迅速出现呼吸困难且进行性加重；④声嘶、喘鸣呈鸡鸣声，吞咽困难，疼痛或咽部有异物感者；⑤鼻导管吸氧后仍有严重低氧血症或高碳酸血症，需要机械通气者；⑥支气管镜或喉镜检查已明确中、重度损伤。当有上述指征中任何一项时即应行气管切开。

气管切开后，呼吸频率 >40 次/min，呼吸困难仍无明显减轻，动脉血气分析 PO_2 < 60mmHg，尽快上人工呼吸机，机械通气。

气管切开后常规气管雾化吸入和湿化，雾化液采用生理盐水 20ml + 糜蛋白酶 4 000U + 地塞米松 5mg + 庆大霉素 4 万单位；湿化液采用生理盐水 500ml + 糜蛋白酶 4 000U + 庆大霉素 4 万 U，每日 3～4 次，同时辅以化痰排痰治疗。

合并吸入性损伤的烧伤休克复苏补液量适当加大，但不宜盲目加大，复苏不理想时，首先应排除各种液体成分比例失当。需及早使用高效抗生素。小儿神经、体液调节机制未臻完善，易并发脑水肿、肺水肿，故年龄愈小，匀速补液愈重要。可常规应用甘露醇（3ml/kg）、654-2（0.5mg/kg）、丹参（0.3mg/kg）等。

（二）头面部深度烧伤

小儿头面部体表面积占全身体表面积比例大，尤其3岁以下的小儿。同时头面部组织疏松，毛细血管丰富，伤后休克期渗出多，所以休克发生率也相当高。

对头面部烧伤患儿首先应检查有无吸入性损伤和休克状态，面积大于5%患儿应给予静脉补液，同时从鼻导管或气管插管给氧以改善缺氧状态。

局部创面处理：早期处理重点是清创。烧伤创面周围皮肤头发应剃尽，去除脱落的坏死表皮及异物，用肥皂水及清水清洗面部创面周围皮肤后，用0.05%氯己定溶液清洗创面。彻底清创的目的是使污染创面变为清洁创面，从而促进Ⅱ度创面一期愈合，可预防因创面感染加深而引起面部疤痕增生。对于浅Ⅱ度创面、大部分深Ⅱ度创面，早期认真清创，外涂SD-Ag干燥。对于Ⅲ度创面，采用暴露疗法，3周左右等待焦痂溶脱，肉芽创面形成后，行肉芽创面植皮术。植皮按面部解剖区域及生理凹陷行大张皮刃厚或中厚皮移植，一般在术后两天首次更换敷料，观察植皮成活情况。

由于早期很难确定面部Ⅲ度创面坏死组织的深度和范围，切除平面不够清楚，手术出血多，因此不主张早期切痂植皮。

创面修复应分次有计划进行，皮源有限时，首先保证面部创面修复，以中厚大张皮分区植皮。

头部颅骨外露创面，采用暴露颅骨凿除坏死外板，肉芽生长后邮票植皮，在皮瓣修复受限条件下首选。

由于眼睑反射性闭合，小儿眼部烧伤以眼睑烧伤常见。浅度的眼睑烧伤在常规处理后，2周左右愈合，深度的眼睑烧伤由于水肿严重，可致睑外翻应尽早行手术治疗。

头面部烧伤常波及外耳。小儿外耳皮肤薄，皮下组织少，因此外耳烧伤常累及耳软骨，易并发耳软骨炎；一旦发生耳软骨炎，常需切除耳软骨，以致造成小耳畸形，故应特别注意耳软骨炎的发生。外耳烧伤应经常清除渗液，保持外耳清洁和避免受压。深度创面脱痂后外露的软骨只要未感染应立即移植自体刃厚皮片封闭创面。

（三）手部烧伤

小儿手部烧伤由于治疗不当或不及时，往往会造成严重挛缩畸形和功能障碍，较成人致残率高。由于小儿皮肤薄，在同样条件下，烧伤深度较成人深，如发生感染，也比成人容易加深。小儿手部烧伤多发生于掌侧或全手烧伤，因屈肌张力大，多发生屈肌挛缩。小儿处于生长发育阶段，受损伤皮肤等软组织的生长必然落后于骨骼的生长发育，加之皮肤本身的瘢痕挛缩，这双重因素的影响，其畸形产生快，功能障碍也较成人重，且有逐渐加重的倾向和术后复发的可能。

治疗首先要明确烧伤的深度和范围，及时处理创面，防止发生感染。双手创面换药以保全功能为重点，包扎时应五指分开。对深Ⅱ度和Ⅲ度创面，创面处理包扎完毕后，用夹板或石膏托将伤手固定于功能位，即腕关节背伸、掌指关节轻度屈曲、指间关节伸直、拇指对掌位，这样可以防止关节侧副韧带的挛缩和第一指蹼间隙的挛缩，维持腕关节的功能位，有利于手部功能的恢复。由于小儿手部烧伤的特点，必须尽早消灭创面，防止或减少瘢痕的产生，使皮肤的发育与骨骼的发育达到或接近同步。只要全身和局部条件许可，即可切痂或削痂植皮。创面条件好，只要供皮足够，易行全厚皮片移植；如果创面大，供皮区有限，估计全厚皮或中厚皮片移植不易成活，可行邮票植皮，消灭创面。如果创面有深部组织外露，需做皮瓣移植，视情况行带蒂皮瓣移植或吻合血管的游离皮瓣移植。创面修复后亦将伤手固定于功能位。植皮存活后要及时加强功能练习，必要时用弹性支具。功能练习能够刺激移植皮片的生长，防止或减轻畸形的复发，并促进功能恢复。

（四）电烧伤

由于小儿的好动本性，经常在无人照看的情况下，触摸电插头、电器等，导致小儿肢体接触电源，引起电击伤。

1. 特点　电烧伤部位多为四肢，尤其上肢和足。有的创面虽小，但烧伤深度深，可造成整个肢体坏死或骨、肌腱外露，创面修复需多次手术，伤残率高。患儿受伤早期易出现昏迷、休克、心律失常等并发症；伤后2~3周多出现创面继发性出血，而且电烧伤常引起肌肉和血细胞的广泛破坏，释放大量血红蛋白和肌红蛋白，易造成急性肾功能不全。

2. 治疗

（1）详细询问病情，迅速重点检查可疑部位，诊断是否合并颅脑损伤、骨折、内脏损伤、四肢深度电击伤，入院后立即行筋膜、肌膜切开减压，预防肌间隙综合征的发生。

（2）休克期补液量，不仅取决于皮肤烧伤面积，更应考虑皮肤烧伤范围，输液量明显多于同等面积热力烧伤的2~3倍。注意碱化尿液，维持尿 pH 7.0 以上。合并心肌损伤和颅脑损伤，心肺复苏后，补液量应适当控制，以防止心力衰竭或脑水肿，并予心电监护48~72小时至病情稳定。

（3）创面处理：电烧伤对组织损坏性极大，常为深度烧伤，在休克期平稳后尽早手术治疗，扩创，清除坏死无活力组织，对可能恢复活性的"间生态"组织予以保留。肌腱明显坏死需切除，失去光泽呈灰白色损伤较轻应予保留；神经主干除非明显炭化也应保留，必要时可用正常组织包埋，注意避免损伤神经鞘；对炭化骨质予以咬除，一般尽量做支架保留，特别是指骨。扩创后视创面情况，应用血供良好的皮瓣、肌皮瓣覆盖创面。一次不能覆盖的创面，可选用异体、异种皮，生物敷料或植皮进行暂时覆盖。达到截肢适应证应尽早截肢，以控制感染，减少并发症，挽救生命。截肢部位的选择应适应假肢的安装和使用，应尽可能在截肢平面形成皮瓣，或先用肌肉组织覆盖骨端，然后植皮闭合截肢平面。

（五）化学烧伤

（1）酸烧伤：常见的酸烧伤有硫酸、盐酸、硝酸、氢氟酸等烧伤，小儿酸烧伤多位于面部、四肢等暴露部位，常导致毁容及四肢功能和发育障碍。因此酸烧伤后正确的创面处理与患儿愈合质量密切相关。一般而言，酸的浓度不高，强度较弱，多造成Ⅱ度烧伤，高浓度的强酸往往引起Ⅲ度烧伤。由于酸烧伤可使蛋白质凝固和组织脱水，因此不能以创面水疱来判断酸烧伤的深浅。

伤后立即用清水及弱碱性冲洗剂反复交替冲洗创面30分钟以上，创面处理同热力烧伤。酸烧伤的浅度创面，痂皮脱落后可一期愈合。深度创面则需早期切削痂植皮，特别是功能部位，尽量以大张中厚、全厚皮修复。颜面部的深度创面应尽早切痂，并以整形方法以整张全厚皮移植，必要时以皮瓣修复。

硝酸烧伤：冲洗至少持续 10 分钟，最好 30 分钟以上，以避免深筋膜以下的组织烧伤。急诊切痂以防止硝酸进一步侵蚀创面，同时预防 NO_2 吸入肺内与水接触形成硝酸和亚硝酸，致急性肺水肿。

氢氟酸烧伤：氢氟酸在电子、陶瓷、玻璃、矿山、化学工业及高科技等领域应用较为广泛。氢氟酸致伤有如下特点：极强的腐蚀性、较强的穿透性及反复损伤。除局部损伤外，氢氟酸极易造成致命性低钙血症。局部予钙镁浸泡液湿敷，全身钙剂治疗。50% $MgSO_4$ 湿敷，10% 葡萄糖酸钙 5～10ml 静脉滴注。止痛、抗感染、查血清离子钙。

（2）碱烧伤：常见到碱烧伤有氢氧化钠、氢氧化钾、石灰、氨水等引起。碱烧伤使细胞脱水、蛋白质变性、脂肪皂化，创面不易干燥，呈黏滑或肥皂样变化。皂化时由于产生热量使深部组织继续损伤，故局部损伤常较酸烧伤深。

清创时首先去除创面上的碱颗粒和碱性液体，然后用凉水冲洗创面 30 分钟以上。碱烧伤的浅度创面清创彻底后湿敷包扎，深度创面，一般 3 周内不能愈合，需早期切削痂后植皮修复。

（范　辉）

第二节　中毒

一、亚硝酸盐类中毒

肠源性青紫是进食较多含有硝酸盐和亚硝酸盐的蔬菜、井水、笼锅水等引起的亚硝酸盐中毒（mitrie posioming）。新鲜腌制或变质陈腐的韭菜、菠菜、卷心菜、萝卜、莴苣等含有较多的硝酸盐（500～1 500mg/L）和亚硝酸盐（2～5mg/L）。这些腌制和变质蔬菜中的硝酸盐被肠道细菌还原为亚硝酸盐。亚硝酸盐是氧化剂，吸收后使血红蛋白氧化为高铁血红蛋白。后者无携氧功能，使组织缺氧而出现一系列中毒表现。

（一）诊断步骤

1. 病史采集要点

（1）起病情况：潜伏期短，起病急，多在进食后 0.5～3 小时出现症状。

（2）主要临床表现：轻、中度中毒患儿主要表现为皮肤黏膜青紫，尤以口唇、口周及甲床明显，常伴缺氧症状；重度中毒则青紫加重、头晕、乏力、心率加快、恶心、呕吐；严重者出现昏迷、惊厥、心律不齐、血压下降、呼吸衰竭。患儿突然出现的青紫和缺氧表现不成比例。

2. 体格检查要点　①皮肤、黏膜可见青紫。②呼吸系统呼吸急促，鼻翼煽动，严重者可有呼吸衰竭。③心血管系统心率加快，心律不齐、血压下降，严重者出现昏迷、惊厥。

3. 实验室资料分析

（1）高铁血红蛋白定性试验：可见抽出静脉血呈紫黑色，在空气中振摇或用氧气吹后不变鲜红色，放置 5～6 小时后才变成鲜红色。若加入 3 滴 10% 氰化钾或氰化钠后 1 分钟内变成鲜红色。

（2）高铁血红蛋白吸收光谱测定：用分光镜检查患者静脉血在 618～630nm 间有吸光带，加入硫化胺或氰化钾后吸收光带消失。

（3）血气分析：可有 SaO_2、PaO_2 的降低，$PaCO_2$ 的升高。

（二）诊断对策

1. 诊断要点

（1）有大量进食含有较多硝酸盐及亚硝酸盐的蔬菜和含有亚硝酸盐的井水史，或吃过放入过多硝酸盐的红色卤味史，或有误服史；或误将亚硝酸钠作灌肠用史。

（2）患儿出现明显发绀，但与呼吸困难不成比例。

（3）有因缺氧而引起的、轻重不一的缺氧症状，甚至窒息或呼吸、循环衰竭。

（4）实验室检查血液中有过量的高铁血红蛋白存在。

2. 鉴别诊断要点 本病需与下列中毒或疾病鉴别。

（1）芳香族氨基硝基化合物中毒：如苯胺、硝基苯等，除有高铁血红蛋白血症表现外，还常有中毒性肝损害及溶血性贫血表现。

（2）先天性高铁血红蛋白血症：还原型辅酶 I（NADH）- 高铁血红蛋白还原酶缺乏症，属常染色体隐性遗传，发绀常于出生时即出现，患儿有明显发绀，但全身症状轻微，实验室检查有 NADH - 高铁血红蛋白还原酶缺乏。

（3）硫化血红蛋白（SHb）血症：正常人血红蛋白中有 $0 \sim 2\%$ SHb。硫化氢（H_2S）、三硝基甲苯（TNT）、非那西丁、磺胺类药物等中毒可产生过量的 SHb。患儿表现为皮肤和颜面呈蓝灰色，轻者无症状，重者头晕、头痛、气短和晕厥等。用亚甲蓝治疗无效，化验血液中有过量 SHb 存在。

（4）血红蛋白 M（MHb）病：因珠蛋白分子化学结构异常，其肽链上含有一个异常的氨基酸，故 Hb 较易氧化或不易被还原。血中 MHb 占 Hb 含量的 $15\% \sim 25\%$，属显性遗传，发绀自幼出现，亚甲蓝治疗无效。

（5）心肺疾病引起的发绀：心肺疾患尤其是患有右向左分流的心脏病，其发绀是由于还原型血红蛋白（HHb）过多，动脉血氧饱和度显著降低所致。患儿除发绀外，常出现缺氧症状和心肺体征，血中检测到过量 HHb。

（三）治疗对策

1. 治疗原则 ①尽快明确诊断，及时治疗。②尽早使用特效解毒剂。③积极采取对症、支持治疗。

2. 治疗计划

（1）一般治疗：迅速催吐、用 1：5 000 的高锰酸钾洗胃、硫酸镁导泻，进食较久者应给洗肠，青紫较重者应吸氧，保持安静。

（2）特效解毒剂美蓝（亚甲蓝）的应用：轻症者口服亚甲蓝（美蓝），每次 3～5mg/kg，每日 3 次。重症者立即以 1% 亚甲蓝 1～2mg/kg 加 50% 葡萄糖缓慢静脉注射（>10 分钟）。若用后 1～2 小时症状不消失或重现，可重复注射 1 次。

（3）其他药物的应用：维生素 C（1～2g）加入 25%～50% 葡萄糖液内静脉注射，或加入 10% 葡萄糖内静滴。辅酶 A 与亚甲蓝有协同作用。重症病例可静脉注射细胞色素 C，每次 0.25～0.5mg/kg，每日 1～2 次。

（4）严重病例可输新鲜血或换血治疗。

（5）对症治疗：血压下降者给予升压药，惊厥者给予镇静剂。

（四）病情观察要点

（1）监测生命体征：神志、呼吸、心跳、血压、血氧饱和度等。

（2）观察患者青紫的情况。

（3）治疗期间定期检查血中高铁血红蛋白含量和血气分析。

（五）预后

如得到及时有效的治疗，患儿预后一般良好。

（六）预防

新近腌制 5~8 天的腌菜中亚硝盐含量最高，应避免食用。变质陈腐的蔬菜、苦井水、过夜的笼锅水等含较多硝酸盐和亚硝酸盐，应严禁食用。

二、有机磷农药中毒

有机磷酸酯类（organic phosphorous esters）杀虫剂多数品种为油状液体，具有大蒜样特殊臭味，可经胃肠道、呼吸道迅速吸收，经皮肤吸收较慢。有机磷在酸性溶液中稳定，遇碱性物质能迅速分解失去毒性，但美曲膦酯易溶于水，在碱性溶液中可分解为毒性更强的敌敌畏。机体的中毒机制是有机磷抑制体内胆碱酯酶活性，使其失去分解乙酰胆碱的功能，致使乙酰胆碱在体内大量积聚，使中枢神经系统和胆碱能神经先过度兴奋，继而转入抑制和衰竭，表现出一系列临床表现。

有机磷农药（organophosphorus pestides）仍是当前我国生产和使用最多的农药。品种达百余种，大多属剧毒类或高毒类。由于生产或使用不当，或防护不周，发生急、慢性中毒。也可因误服、自服或污染食物而引起急性中毒，病死率达 15%。

（一）诊断步骤

1. 病史采集要点

（1）起病情况：中毒症状出现的时间和严重程度，与中毒途径、农药性质、进入量、吸收量以及身体的健康情况有密切关系。急性中毒多在 12 小时内发病，大量口服者在 5 分钟内可出现症状，皮肤接触中毒者发病时间较为缓慢，但可表现为吸收后的严重症状。

（2）主要症状

1）急性中毒：首发症状为恶心、呕吐，全身中毒症状与摄入量明显呈正相关。典型急性中毒称为胆碱能危象，表现为 3 类效应：①毒蕈碱样效应：主要表现为多汗、瞳孔缩小、流涎、恶心、呕吐、腹痛、腹泻、支气管平滑肌痉挛、支气管分泌增多、心跳减慢；②烟碱样效应：主要表现为肌张力增强、肌纤震颤、肌束颤动、心率加速、甚至全身抽搐，可因呼吸肌麻痹而死亡；③中枢神经系统效应：主要表现为头昏、头痛、眼花、软弱无力、意识模糊、昏迷、抽搐，可因中枢性呼吸衰竭死亡。

2）中间期肌无力综合征（IMS）：IMS 多发生在急性中毒后 1~4 天，个别短至中毒后10 小时，也可长至 7 天。患儿主要表现为在意识清醒情况下，出现不能睁眼、不能张口、吞咽困难、声音嘶哑、复视、不能咀嚼、抬颈和耸肩力弱、伸舌困难等。严重者呼吸肌（膈肌和肋间肌）麻痹，出现胸闷、气憋、发绀、呼吸肌运动度减弱、呼吸浅速，患儿常迅速发展到呼吸衰竭，如不及时建立人工气道，辅以机械通气，呼吸衰竭是 IMS 主要致死原因。IMS 一般持续 2~3 天，个别长达 1 个月，肌力恢复顺序是先颅神经支配的肌肉、呼吸肌和肢体近端肌肉，屈颈肌恢复最慢。

3）迟发性多发性神经病变（organophosphate induced delayed polyneuropathy，OPIDP）：少数有机磷中毒恢复后2～4周出现进行性肢体麻木、刺痛，呈对称性手套、袜套型感觉异常，伴肢体肌肉萎缩无力。重症患者出现轻瘫痪，病变呈对称性，下肢病变重于上肢，一般6～12个月渐康复。

4）急性期并发症：有机磷严重中毒后期猝死的发生与心脏损害有关，此心脏损害与剂量相关。如密切随访，可发现患者有严重异常的EKG表现，并可见心肌酶谱异常升高。有机磷中毒伴发急性胰腺炎的发生率约0.6%，往往呈"无痛型"。有报道33例急性中毒伴血淀粉酶升高，16例发生呼吸衰竭，应引起重视。少数患者可发生中毒性肝病。

5）慢性中毒：有机磷低浓度长期接触可出现慢性中毒，血胆碱酯酶活性明显受抑制，患儿可有明显的神经功能损害、神经精神改变和自主神经功能障碍等。

2. 体格检查要点

（1）患儿呼出气、呕吐物或体表可有特殊的蒜臭味。

（2）轻度中毒可有视力模糊、瞳孔轻度缩小。

（3）中毒可有流涎、肌肉震颤、血压升高、轻度意识障碍、瞳孔中度缩小。

（4）重度中毒可昏迷或半昏迷、青紫、呼吸困难、抽搐、瞳孔高度缩小如针尖样。

3. 实验室资料分析

（1）全血胆碱酯酶活力测定：全血胆碱酯酶活力是诊断有机磷中毒的特异性实验指标，对中毒程度的轻重、疗效判断和预后估计极为重要。以正常人血胆碱酯酶活力值作为100%，酶活力降至正常的90%以下有诊断意义。急性有机磷中毒时，胆碱酯酶活力值在70%～50%为轻度中毒，50%～30%为中度中毒，30%以下为重度中毒。

（2）尿中有机磷分解产物测定：如接触美曲膦酯后，尿中三氯乙醇含量增高、接触对硫磷后尿中能测出对硝基酚，适用于早期诊断。

（3）有机磷鉴定：检验患儿的呕吐物、呼吸道分泌物、被污染的衣物有无有机磷化合物存在。

（二）诊断对策

1. 诊断要点

（1）有有机磷农药接触史：对可疑病例应详细询问病史，全面了解患儿的接触物和游玩场所。

（2）患儿呼出气、呕吐物或体表可有特殊的蒜臭味。

（3）有胆碱能神经兴奋的表现：如瞳孔缩小、肌束颤动、腺体分泌增多如多汗、流涎、肺部啰音等。

（4）全血胆碱酯酶活力降至正常的90%以下可确定诊断。必要时可检验患儿的呕吐物、胃液、呼吸道分泌物、被污染的衣物等有无有机磷化合物存在，可协助诊断；尿中有机磷分解产物测定有助于早期诊断。

2. 鉴别诊断要点　本病应与脑炎、中毒型菌痢、食物中毒、胃肠炎、肺炎、巴比妥类药物中毒等疾病鉴别。

（1）食物中毒：发病前有不洁饮食史，有急性胃肠道表现如呕吐、腹泻、腹痛等，但无多汗、流涎、肌肉震颤、瞳孔缩小等表现。

（2）乙型脑炎：多见于秋季，常有发热，但无多汗、流涎、肌肉震颤、瞳孔缩小等表现，脑脊液常规和病原学检查可帮助确诊。

（三）治疗对策

1. 治疗原则 ①尽快明确诊断，及时治疗。②早期、足量、反复给予解毒剂，并根据病情的变化适量增减和维持。③积极采取对症、支持治疗。

2. 治疗计划

（1）急救处理

1）接触及吸入中毒者：立即使患儿脱离中毒现场，脱去被污染的衣裤和鞋袜，用肥皂水、碱水或 2% ~5% 碳酸氢钠溶液彻底清洗皮肤等被污染部位，特别注意头发、指甲及外耳道等处潜藏的毒物。如为美曲膦酯中毒则用清水或 1% 的食盐水冲洗。如眼睛被污染，用1% 碳酸氢钠或 0.9% 盐水冲洗，至少 10 分钟，然后滴入 1% 阿托品溶液 1 滴。

2）口服中毒者：应尽早催吐，洗胃、导泻。洗胃应不受时间限制，即使患儿中毒 12 小时以上，亦应洗胃。洗胃液选择：一般可用 1% 碳酸氢钠溶液或 1：5 000 高锰酸钾溶液洗胃，但凡中毒农药种类不明时，宜用温清水、生理盐水洗胃；硫磷、甲拌磷、乙拌磷、乐果、内吸磷等硫代磷酸酯类中毒时忌用高锰酸钾溶液洗胃，美曲膦酯中毒禁用碳酸氢钠洗胃。洗胃时应尽量先抽尽胃内容物，再注入洗胃液，每次注入量 50 ~100ml，要反复抽洗，直至抽出胃液颜色和注入液一样，且无有机磷蒜臭味为止。洗胃后用硫酸镁（1 克/岁）导泻，用活性炭起吸附作用，禁用油性泻剂。

（2）解毒药的应用

1）胆碱能神经抑制剂：即阿托品类，可拮抗乙酰胆碱的毒蕈碱样作用，但对烟碱样症状无效，也无复活胆碱酶的作用。①轻度中毒：阿托品每次 0.02 ~0.03mg/kg，或 654 – 2 每次 0.03 ~0.05mg/kg，肌注或静注，必要时 2 ~4h 可重复一次，直至症状消失。②中度中毒：阿托品每次 0.03 ~0.05mg/kg 或 654 – 2 每次 1 ~2mg/kg 静注，根据病情 30 ~60 分钟重复一次，阿托品化后，逐渐减少药物剂量及延长给药时间。③重度中毒：阿托品每次0.05 ~0.1mg/kg 或 654 – 2 每次 2 ~4mg/kg 静注，以后阿托品每次 0.05 ~0.1mg/kg，10 ~20 分钟 1次，必要时 5 分钟 1 次，当瞳孔开始散大、肺水肿消退后，改为每次 0.02 ~0.03mg/kg，肌注，15 ~30 分钟 1 次；意识开始恢复后改为每次 0.01 ~0.02mg/kg，30 ~60 分钟 1 次。

阿托品本身属剧毒药，过量可中毒，有机磷中毒对其耐受性提高，故使用可超过一般常用量，但应以达到和维持"阿托品化"为标准（即瞳孔散大不再缩小、皮肤干燥、颜面潮红、心率增快、肺部啰音减少或消失、意识障碍减轻、有轻度躁动等），勿盲目加大剂量。阿托品与胆碱酯复活剂合用时，阿托品剂量应适量减少。判断阿托品化应全面分析，不可只根据一两个指标进行判断，以免发生阿托品用量不足而耽误抢救时机，或阿托品过量中毒。阿托品减量和停药不能太快，一般达阿托品化后仍需维持用药 1 ~3 天，以后逐渐减量及延长给药间隔时间，待中毒症状消失，瞳孔大小正常且不再缩小，可暂停药观察。观察 12 小时病情无反复，方可停药。停药后仍要继续观察，若有复发征象，立即恢复用药。用阿托品时应警惕中毒，如有中毒表现立即停用阿托品，并用毛果芸香碱解毒，不宜用毒扁豆碱。

2）胆碱酯酶复能剂：常用药物为解磷定、氯解磷定及双复磷，对解除烟碱样作用和促使患儿苏醒有明显效果，但多毒蕈碱样作用疗效较差。①解磷定：轻度中毒每次 10 ~15mg/kg，中度中毒每次 15 ~30mg/kg，重度中毒每次 30mg/kg，用 5% ~25% 葡萄糖稀释成 2.5%

的溶液，静滴或缓慢静注，严重患者可于2~4小时重复，病情好转后渐减量、停药。因此药水溶性低而不稳定，目前已为氯解磷定所代替。②氯解磷定：水溶性好，疗效高，副作用少，临床应用较多。剂量和用药法同解磷定并可肌注。③双复磷：轻、中度中毒每次5~10mg/kg，重度每次10~20mg/kg，肌注或缓慢静注，视病情可30分钟至3小时重复1次，病情好转后减量至停药。

（3）无禁忌情况：可大量输液、利尿以促进毒物排泄，必要时可行换血疗法。

（4）对症治疗和支持治疗：保持呼吸道通畅，及时清除口腔、气道分泌物，吸氧。呼吸衰竭时可酌情选用呼吸兴奋剂，必要时行气管插管或气管切开，使用呼吸机辅助呼吸。抽搐者可用短效镇静剂，如地西泮、水合氯醛等，忌用吗啡。及时处理肺水肿和脑水肿，保护心、肝、肾功能，维持水、电解质平衡，危重患儿可用肾上腺皮质激素，应用抗生素预防感染。

（四）病情观察及处理

（1）监测生命体征神志、呼吸、心跳、血压、瞳孔大小、血氧饱和度等。

（2）定期监测患儿的血清胆碱酯酶活力。

（3）观察"阿托品化"反应。

（4）监测药物的副作用。

（五）预后

急性中毒者如得到及时有效的治疗，预后良好。但严重中毒者可部分因呼吸衰竭而死亡。

（六）预防

生产和喷洒有机磷农药应严格执行规定，做好个人防护，普及中毒知识，定期体检，必要时测定全血胆碱酯酶活力。

三、毒鼠强中毒

毒鼠强又名没鼠命，化学名为四次甲基二砜四胺，系白色粉末，属剧毒类。毒鼠强经胃肠道、呼吸道吸收，以原形由尿排出。本品因阻断 γ - 氨基丁酸受体，而拮抗 γ - 氨基丁酸的作用，刺激中枢神经系统，特别对脑干有强烈的刺激作用，引起阵发性痉挛。

（一）诊断步骤

1. 病史采集要点

（1）起病情况：潜伏期短，起病急骤，病情严重。

（2）主要临床表现

1）有误服、误吸、误用、皮肤接触及职业密切接触史。

2）急性口服中毒：潜伏期10~30分钟，主要表现为头痛、头晕、胸闷、心悸、恶心、呕吐、口唇麻木、躁狂等；严重中毒时可突然晕倒、癫痫大发作。可因剧烈抽搐，导致呼吸衰竭死亡。可有不同程度的窦性心动过缓和心电图 ST - T 改变，其中部分患者有不同程度血清心肌酶升高。部分患儿肝大伴触痛，肝脏活检主要为肝细胞变性和脂肪浸润，伴间质性炎症。

2. 体格检查要点　①神经系统表现可躁狂、抽搐、癫痫大发作等。②心脏可有窦性心动过缓；③肝脏可增大伴压痛。

3. 实验室资料分析

（1）毒物成分分析：用层析法和气相色谱分析可检查出血、尿及胃内容物中的毒物成分。

（2）血清钾、钠、氯、钙测定：部分患儿有不同程度的电解质紊乱。

（3）心肌酶检测：肌酸磷酸激酶及其同工酶、肌钙蛋白等升高。

（4）心电图检查：可有心肌损伤表现如 QT 延长，ST－T 改变和各种心律失常。

（5）血气分析：呼吸衰竭时可有不同程度 PaO_2 和 SaO_2 降低，$PaCO_2$ 升高。

（6）肝功能测定：部分患儿有肝功能受损，表现为肝酶升高。

（二）诊断对策

1. 诊断要点

（1）有毒鼠强服毒史，或经呼吸道吸入或接触史。

（2）发病快，临床以抽搐为主，反复发作，并可伴有精神症状及心、肝等脏器损害。

（3）呕吐物、血液等毒鼠强测定可明确诊断。

2. 鉴别诊断要点　需与癫痫大发作、中枢神经系统病变、氟乙酰胺中毒、有机磷农药中毒等相鉴别。与其他疾病的鉴别要点如下：①毒物接触史、既往癫痫病史；②颅脑影像学检查可排除颅内病变，血清胆碱酯酶正常可排除有机磷农药中毒；③毒物鉴定可帮助确诊；④对于无毒物鉴定结果而不能排除氟乙酰胺中毒者，建议在对症治疗基础上给予乙酰胺治疗；⑤对于无毒物鉴定结果而不能排除肼类等毒剂中毒者，因两者作用机制、临床表现十分接近，建议在对症治疗的基础上给予大剂量维生素 B_6 治疗。

（三）治疗对策

1. 治疗原则　①尽快明确诊断，及时治疗。②目前尚无特效解毒药，应积极采取对症、支持治疗。

2. 治疗计划　①洗胃导泻先用 1∶5 000 高锰酸钾溶液或清水洗胃，后用活性炭留置胃中，继用 20% 甘露醇或 25% 山梨醇导泻，以促进毒物排泄。②在无禁忌情况下可大量输液、利尿以促进毒物排泄。重症者可予血液灌流清除体内毒物。③对症及支持治疗控制抽搐予苯巴比妥钠每次 5mg/kg 肌注或地西泮（安定）0.3～0.5mg/kg 静注；联合应用二巯基丙磺酸钠 5mg/kg，依病情再给 2.5mg/kg 肌注，每 6～8 小时 1 次，连续 3～4 日，必要时静脉用硫喷妥钠。出现精神症状时用氯丙嗪或氟哌啶醇。注意保护心肌、肝脏功能，予大剂量维生素C，维持水、电解质和酸碱平衡。

（四）病情观察要点

（1）监测生命体征：神志、呼吸、心跳、血压、瞳孔大小、血氧饱和度等。

（2）密切观察患儿的神经系统症状和体征。

（3）治疗期间定期检测患儿血心肌酶、肝酶和电解质情况。

（4）定期复查心电图。

（五）预后

毒鼠强中毒患儿如能早期予及时有效的治疗均预后良好，但严重中毒可致死亡。

（六）预防

使用毒鼠强时严格按照规定使用，做好个人防护，普及中毒知识，避免误服。

四、一氧化碳中毒

一氧化碳中毒（carbon monoxide poisoning）或称煤气中毒，是由于吸入大量一氧化碳（CO）气体所引起。CO 无色、无味、无刺激性。凡含碳物质燃烧不全均可产生 CO。放炮、瓦斯爆炸、煤气管破损、热水器漏气、汽车尾气排放、取暖设施（火炉、火炕、火墙等）使用不当等均可引起 CO 急性中毒。CO 经呼吸道吸入后入血与血红蛋白结合，形成稳定的碳氧血红蛋白（HbCO）。HbCO 无携氧功能且解离速度缓慢，导致机体缺氧。吸入的 CO 还可与含铁的组织呼吸酶如细胞色素、细胞色素氧化酶等结合，致使组织缺氧、窒息。中枢神经系统对缺氧最敏感，往往首先受累。

（一）诊断步骤

1. 病史采集要点

（1）起病情况：起病隐匿，患者多不察觉。

（2）主要临床表现

1）接触反应：出现头痛、头昏、心悸、恶心等症状，吸入新鲜空气后症状可消失。

2）轻度中毒：具有以下任何一项表现者。①出现剧烈的头痛、头昏、四肢无力、恶心、呕吐；②轻度至中度意识障碍，但无昏迷。血液碳氧血红蛋白浓度可高于 10%。

3）中度中毒：除有上述症状外，意识障碍表现为浅至中度昏迷，经抢救后恢复，且无明显并发症。血液碳氧血红蛋白浓度可高于 30%。

4）重度中毒：具备以下任何一项者：①意识障碍程度达深度昏迷或去大脑皮层状态；碳氧血红蛋白浓度可高于 50%。②并发有下列任何一项表现者：脑水肿、休克或严重的心肌损害、肺水肿、呼吸衰竭、上消化道出血、脑局灶损害，如锥体系或锥体外系损害体征。

5）急性－氧化碳中毒迟发脑病（神经精神后发症）：约 3%～30% 急性一氧化碳中毒者意识障碍恢复后，经约 2～60 天的"假愈期"，又出现下列临床表现之一者：①精神及意识障碍成痴呆状态，谵妄状态或去大脑皮层状态；②锥体外系神经障碍出现帕金森综合征的表现；③锥体系神经损害（如偏瘫、病理反射阳性或小便失禁等）；④大脑皮层局灶性功能障碍，如失语、失明等，或出现继发性癫痫。

2. 体格检查要点　①神志可有不同程度的意识障碍。②皮肤、黏膜可呈现樱桃红色，部分患儿皮肤可见大水疱和红肿。③呼吸、心率加快。④四肢肌张力增强，可出现惊厥。

3. 实验室资料分析　①血碳氧血红蛋白浓度测定可高于 10%，但该项检查必须在脱离接触 CO 8 小时内进行，8 小时后碳氧血红蛋白自己分解，无检测必要。②头部 CT 检查急性期显示脑水肿改变，2 周后可显现典型的定位损伤影像，即大脑皮层下白质广泛脱髓鞘改变、基底核区苍白球梗死、软化灶。③头颅 MRI 检查 可见脑细胞肿胀、髓鞘脱失、梗死及软化灶等。④脑电图检查 呈中、高度异常。⑤大脑诱发电位 可见异常表现。

（二）诊断对策

1. 诊断要点　根据 CO 吸入史和临床症状即可确诊。血中 HbCO 急剧升高，是急性 CO 中毒的重要诊断依据。HbCO 检测法简单易行：①血液呈樱桃红色；②取 1 滴血加至一杯水中，呈微红色（正常人为黄色）；③取血 1～2 滴置于 4ml 蒸馏水试管中，加入 10% 氢氧化钠 2 滴混匀，正常血液呈草黄色，如有 HbCO 则呈淡粉红色。

2. 鉴别诊断要点 急性 CO 中毒应与脑血管意外、脑震荡、脑膜炎、糖尿病酮症酸中毒以及其他中毒引起的昏迷相鉴别，这些疾病发病前都有基础性疾病史，如高血压、糖尿病、心脏病等。脑血管疾病可有偏瘫等定位体征、糖尿病可有血糖明显升高或降低、酮体阳性等表现、心脏病患者既往可有心电图改变，但均无碳氧血红蛋白的增高。

（三）治疗对策

1. 治疗原则 ①尽快明确诊断，及时治疗。②尽快改善患者缺氧状态，及时吸氧。③积极采取对症、支持治疗。

2. 治疗计划

（1）转移环境：迅速使患儿脱离中毒环境，转移到空气畅通处，以切断 CO 的继续吸入。

（2）保持呼吸道通畅：若呼吸道被阻塞，应立即抽吸分泌物，昏迷患儿必要时可做气管切开或气管插管。

（3）尽快改善缺氧状态：应予纯氧吸入，鼻导管给氧可达 5L/min，面罩吸氧可达 10L/min。可用含 7% 二氧化碳的混合气体吸入，以刺激呼吸中枢。对重度 CO 中毒伴昏迷，出现心血管功能改变和神经系统症状的患儿均应予高压氧治疗，以提高治愈率，避免或减少后遗症。

（4）输血或换血疗法：可迅速改善组织缺氧状态。同步换血法可一管输入新鲜血，另一管放血，如血压稳定，也可放血 300～400ml，在体外充氧后再输给患儿。

（5）脑水肿和肺水肿的治疗：可予 20% 甘露醇静滴，每次 0.5～1g/kg，q6～5h 一次、地塞米松静推，每次 0.5～1mg/kg，q6～12h 一次，2～3 天后渐减量。肺水肿时给予呋塞米静推，每次 1mg/kg。

（6）改善细胞代谢，促进脑细胞功能恢复：可予细胞色素 30mg、ATP 20mg、辅酶 A 50～100U、补充大剂量维生素 C、维生素 B_1、维生素 B_6、维生素 B_{12} 及 γ-氨酪酸等。

（7）对症、支持治疗：如有酸中毒应先改善通气，再予碱性液体。出现昏迷、呼吸抑制者可予机械通气。抽搐者给予地西泮，注意维持水、电解质和酸碱平衡。

（四）病情观察要点

（1）监测生命体征神志、呼吸、心跳、血压、瞳孔大小、血氧饱和度等。

（2）密切观察患儿的症状和体征。

（3）定期检测患儿的血碳氧血红蛋白的含量。

（五）预后

轻度中毒患儿如及时脱离中毒环境、呼吸新鲜空气，数小时或次日可完全恢复。重度中毒患儿昏迷时间过长者，多提示预后不良，但也有少数患儿仍能缓慢恢复，有少数可留有永久性神经系统后遗症，如神经衰弱、中毒性精神病、震颤性麻痹、感觉运动障碍、去大脑皮层症状等。

（六）预防

加强预防 CO 中毒的宣传，居室内火炉要安装烟囱，烟囱内结构要严密，室外应通风良好。

五、毒蕈中毒

蕈俗称蘑菇，蕈中毒（mushroom poisoning）常由采食毒性较小，但烹调不当的蕈类或误食外观与无毒蕈相似的毒蕈所致。世界上约有毒蕈 200 余种，我国已发现有 190 余种，能致死的达 30 多种，已知的毒素有 150 余种，如毒蕈碱、瓢蕈毒素、红蕈溶血素、红蕈毒素等，可分别引起胆碱能节后神经纤维兴奋、肝肾和神经细胞变性坏死、溶血等。一种毒蕈可含多种毒素，一种毒素也可存在于多种毒蕈中。因此，毒蕈中毒的表现较为复杂。

（一）诊断步骤

1. 病史采集要点

（1）起病情况：起病急骤，中毒者大多起病时有吐泻症状，详细询问采摘、食用鲜蕈史。如同食者相继发病，症状类同，应考虑毒蕈中毒可能。

（2）主要临床表现：各种毒蕈所含的毒素不一，临床表现各异，主要有下列表现：

1）胃肠型：常见毒粉褶蕈、牛肝蕈中毒。潜伏期 0.5～6 小时，主要表现为恶心、呕吐、腹痛、腹泻等。严重者呈腹绞痛、有胃肠黏膜出血、频繁排水样稀便，有时带血。患儿可因失水、电解质紊乱出现谵妄、昏迷、休克甚至死亡。

2）神经精神型：多由捕蝇蕈、斑毒蕈引起，也可见于臭黄菇、牛肝蕈等，引起中毒的物质为毒蝇碱、蟾蜍素、光盖伞素、毒伞溶血素等。毒蝇碱是致精神兴奋的主要毒素，并含乙酰胆碱，可刺激副交感神经，出现副交感神经兴奋症状；又有类似阿托品样的毒性作用。蟾蜍素有明显的对色的幻觉作用。光盖伞素可致视觉、听觉和味觉紊乱，可致人格变性，并有交感神经兴奋的作用。橘黄裸伞和细网牛肝蕈中分离出幻觉诱发剂——异噁唑衍生物，可致幻觉、共济失调，有小人国的幻视。潜伏期 1～6 小时，除胃肠道症状外，还表现为出汗、流涎、流泪、心动过缓、瞳孔缩小等。少数病情严重者出现头昏、谵妄、幻觉，甚至被害妄想而自杀或杀人，或类似精神分裂症表现。

3）中毒性肝炎型：多见于死帽蕈、粟耳蕈中毒。中毒患儿在中毒性胃肠炎后，呈 1～2 天的"假愈期"，或仅感轻微乏力、食欲减退。此时，肝转氨酶已升高。此后，典型表现为恶心、呕吐、腹部不适、食欲缺乏、肝区疼痛、肝大和压痛，伴黄疸、出血倾向和凝血酶原时间延长。少数患儿有心律失常、少尿、无尿等表现。少数患儿呈暴发型经过，在 1～2 天内因肝昏迷、呼吸、循环衰竭死亡。

4）溶血型：主要由马鞍蕈引起。潜伏期 6～12 小时。除胃肠道症状外，患儿在中毒后 1～2 天内出现进行性贫血，黄疸加重，伴血红蛋白尿。严重溶血可致继发性肝脏损害、急性肾衰竭。继发性血小板减少时，可致全身性出血。

2. 体格检查要点　①神志可兴奋、狂躁、惊厥、昏迷等。②皮肤、黏膜可见黄染、苍白、出血点、瘀斑等；也可有颜面浮肿或双下肢水肿。③瞳孔可缩小或扩大。④心脏可有心动过速、心音低钝及各种心律失常。⑤肝脾可有肝脾肿大、肝区压痛等。

3. 实验室资料分析

（1）血常规：可有血红蛋白和红细胞的降低，血小板的减少，网织红细胞的升高。

（2）尿常规：可见蛋白、红细胞和管型。

（3）大便常规：潜血阳性、可有红细胞。

（4）肝功能检查：肝酶异常升高，总胆和直、间结接红素均可升高。

（5）肾功能检查：血尿素氮、肌酐升高，内生肌酐清除率降低。可有不同程度的电解质和酸碱平衡紊乱。

（6）心肌酶检查：部分患儿可有心肌酶的升高。

（7）凝血功能检查：可有出、凝血时间的延长、凝血酶原时间延长，部分患儿可有纤维蛋白原的减少、3P试验阳性等。

（8）心电图检查：可有ST－T改变、QT间期延长和各种心律失常，如早搏、房室传导阻滞等。

（9）毒蕈鉴定：有条件可做毒蕈的鉴定。

（二）诊断对策

1. 诊断要点　有进食蕈或毒蕈史，起病急骤，大多起病时有吐泻症状，可随毒蕈种类不同而出现上述的临床表现和实验室检查结果可考虑有毒蕈中毒，如同食者相继发病，症状类同，更应考虑毒蕈中毒的可能。有条件时做毒蕈鉴定可有助确诊。

2. 鉴别诊断要点　毒蕈中毒须与下列疾病鉴别：

（1）霍乱和副霍乱：该病为无痛性泻吐，先泻后吐为多，无发热，大便呈米泔水样，因潜伏期可长达6天，故罕见短期内大批患者。大便涂片荧光抗体染色镜检及培养找到霍乱弧菌，可确定诊断。

（2）急性菌痢：一般呕吐较少，常有发热、里急后重，粪便多混有脓血，下腹部及左下腹明显压痛，大便镜检有红细胞、脓细胞及巨噬细胞，大便培养约半数有痢疾杆菌生长。

（3）病毒性胃肠炎：由多种病毒引起，以急性小肠炎为特征，潜伏期24～72 h，主要表现有发热、恶心、呕吐、腹胀、腹痛及腹泻，排水样便，无黏液和脓血，吐泻严重者可发生水、电解质及酸碱平衡紊乱。

（4）细菌性食物中毒：该病是由于进食含有大量致病性细菌或细菌毒素的食物后引起的中毒。多发生于夏秋季节，突然发病，以胃肠道症状为主要表现，可出现腹部绞痛、恶心、呕吐、频繁腹泻等，大便多为黏液便或水样便。严重者可出现脱水表现。粪便中可检出或培养出致病菌。补液及抗感染治疗有效，预后良好。

（三）治疗对策

1. 治疗原则　①及早明确诊断，及时治疗。②尽可能查明所服用的毒蕈，有利于寻找相应的解毒剂。③积极采取对症和支持治疗。

2. 治疗计划

（1）一般治疗：根据食入的时间，立即给予催吐、洗胃、导泻或洗肠。洗胃液可用1∶5 000的高锰酸钾液、浓茶水或1%～2%碘酒20滴加水500～1 000ml，可起沉淀、氧化生物碱的作用。洗胃后由胃管给予通用的解毒剂20g（成分为活性炭2份、鞣酸1份、氧化镁1份），并注入硫酸钠或硫酸镁溶液导泻。

（2）阿托品的应用：表现为毒蕈碱中毒症状时，可用阿托品皮下注射，每次0.03～0.05mg/kg，每15～30分钟重复1次，严重病例静脉给药。达阿托品化后，减量维持至病情缓解。

（3）肾上腺糖皮质激素的应用：适用于有溶血的患儿，有心、脑、肝损害及有出血倾向的患儿也可使用，视病情静脉滴入或口服。

（4）对症支持治疗：有肝损害者，除尽早应用护肝药物治疗外，还可给解毒剂二巯基丙磺酸钠；贫血严重者可输新鲜血；纠正脱水，维持水、电解质平衡，保护重要脏器的功能、积极处理惊厥、脑水肿及心、肾衰竭。

（5）严重毒蕈中毒，可用抗蕈毒血清（注射前先做皮肤试验），必要时血液透析治疗。

（四）病情观察要点

（1）监测生命体征：神志、呼吸、心跳、血压、瞳孔大小、血氧饱和度等。

（2）记24小时出入量。

（3）密切观察患儿的症状和体征变化。

（4）定期复查血、尿和大便常规。

（5）定期复查肝、肾功能。

（6）定期复查心肌酶和心电图。

（7）定期复查凝血功能。

（五）预后

毒蕈中毒的严重性取决于毒蕈的种类、毒素的性质及进食量等。儿童及老年人对中毒的耐受力较低，后果也较严重。一般说来，胃肠炎型、神经精神型及溶血型中毒如能积极治疗病死率不高。唯中毒性肝炎型毒蕈中毒病死率可高达。

（六）预防

虽毒蕈多数色彩鲜艳、有疣、斑、沟裂、生泡流浆、蕈环、蕈托或奇形异状，可与无毒蕈相区别，但部分毒蕈与可食蕈极相似，一般人仍以不采食野蕈为妥。

当发生毒蕈中毒时，对同食而未发病者亦应加以观察，并作相应的排毒、解毒处理，以防其发病或减轻病情。

（李明超）

第三节 昏迷

昏迷（coma）是最严重的意识障碍，是由于大脑皮层及皮层下网状结构发生高度抑制，大脑的功能受到极度抑制，患者表现为觉醒能力障碍及意识活动丧失，躯体随意运动消失，严重者躯体反射和内脏反射也受到影响。凡病变累及脑干的上行性网状激活系统，或广泛的大脑病变，影响丘脑－皮质投射系统，均可以引起昏迷。

昏迷的病因复杂，进展非常迅速，病死率高，所以及时准确地对病因和病情进行判断是抢救成败的关键。昏迷这个概念属于症状学范畴，涉及范围广泛，可以包括内、外、传染病、神经等多个学科。确切掌握病情、探明原发疾病对估计预后非常重要。诊断的关键在于寻找昏迷的病因。

一、诊断步骤

（一）病史采集要点

1. 起病情况 造成昏迷的病因往往不是立刻就可以弄清楚，要在保障患者的生命体征较为平稳的情况下详细询问病史，可以在进行一般体检与神经系统体检的同时着手查问。昏迷的发生可急骤也可缓慢，首先注意有无原发疾病史；注意患儿的年龄，不同的年龄阶段引起昏迷的原因也不同，新生儿多见窒息、颅内出血、败血症、代谢性疾病等；婴幼儿多见中毒性脑病、中枢神经系统感染、意外伤害、癫痫持续状态等；年长儿以中毒性脑病、颅内感染、癫痫、中毒多见。注意昏迷发生的季节性，因为某些传染性疾病和季节有密切关系，如冬春季易发流行性脑脊髓膜炎，冬季易发一氧化碳中毒，夏秋季应注意乙型脑炎、中毒性痢疾等。还要注意有无感染性疾病的征象，如发热；病前有无毒物接触史；有无外伤史。

2. 主要临床表现　觉醒能力障碍及意识活动丧失，躯体随意运动消失，严重者躯体反射和内脏反射也受到影响。具体表现为意识大部分或者完全丧失，对声、光刺激反应减弱或者无反应，对疼痛刺激及肢体退缩防御反应减弱或者消失，角膜反射、瞳孔对光反射、眼球运动、吞咽反射减弱或者消失。

3. 既往病史　既往有无类似昏迷病史，有无其他疾病史，有无服药及毒物接触史，有无癫痫、高血压、严重的肝、肾、肺、糖尿病和心脏病史。

（二）体格检查要点

1. 一般情况

（1）血压与脉搏：如果血压下降，应考虑内出血如外伤后腹部内脏出血、颅内出血、血管畸形出血；颅内压增高伴有血压下降；脉搏增快，要注意脑疝形成。脉率显著减慢至每分钟40次以下，须考虑房室传导阻滞。脉搏增快见于急性全身感染、颠茄类和吩噻嗪类等药物中毒、休克、心脏异位节律等。

（2）体温：发热提示有感染性疾病的存在，高热见于重症感染如肺炎、败血症、脑膜炎等；如果先昏迷，数小时后体温上升到39℃以上时，注意是否桥脑或脑室出血，可能预后不良；体温过低可见于各种代谢性或中毒性昏迷，也见于休克、黏液性水肿与冻伤等。

（3）呼吸：深大呼吸提示有代谢性酸中毒，潮式呼吸提示两侧大脑半球（脑干上部）存在病变，抽泣样呼吸则表示患儿处于濒死状态；同时还需注意呼吸气味，丙酮味表示可能是糖尿病；有氨味表示尿毒症或先天性代谢病；有肝臭味表示可能是肝昏迷；有大蒜味可能是有机磷农药中毒等。

（4）检查：婴幼儿应检查前囟、颅缝。

2. 皮肤　面色苍白见于休克、尿毒症昏迷；面色潮红见于酒精、颠茄类中毒、中暑、肺性脑病，脑出血等；皮肤黏膜黄疸多见于重症肝病、脑型疟疾、败血症等。皮肤呈樱桃红色须注意一氧化碳中毒。皮肤有出血点须注意败血症、伤寒、感染性心内膜炎、血液病等。皮肤有色素沉着可见于慢性肾上腺皮质功能减退症。

3. 神经系统检查

（1）意识障碍的程度：根据言语对答、疼痛刺激、反射情况，判断意识障碍的程度，一般分为嗜睡、意识模糊、昏睡、昏迷，还有去皮质状态与无动性缄默等特殊表现的意识障碍。

（2）瞳孔：双侧瞳孔扩大见于中毒或缺氧时，如癫痫发作、颠茄类、巴比妥类、可待因、奎宁、氰化物、黄麻碱、乌头碱、可卡因；一侧瞳孔扩大常见于小脑幕疝或颈内动脉与后交通动脉连接处的动脉瘤压迫动眼神经；瞳孔缩小多见于吗啡、毛果芸香碱、新斯的明、有机磷、苯胺、乙醇、水合氯醛等中毒；双侧瞳孔缩小但对光反射存在见于桥脑出血。如果对光反应变化不定，提示为中毒、代谢性疾病或颅内压不稳定。瞳孔散大固定常由于严重的器质性病变所致。而在大多数代谢性疾病、半球疾病或心因性意识反应消失病例中，瞳孔对光反射都正常。

（3）眼球运动：脑干病变可出现眼肌与眼睑瘫痪。

（4）眼底：颅脑损伤或颅内出血后 12～24 小时内可出现视盘水肿。若视盘水肿非常严重，常提示慢性颅内高压，由颅内占位性病变所引起。

（5）运动：注意体位、肢体姿势、对疼痛的刺激反应、不自主运动、肌张力，以确定瘫痪的存在。

（6）脑膜刺激征：表现为颈项强直，将头部作前后屈曲时出现抵抗感，左右旋转时则无抵抗感。深昏迷时脑膜刺激征可不出现。蛛网膜下腔出血患者有时须经 24～48 小时后颈强直才明显，此时脑脊液检查呈血性，有诊断价值。

（三）门诊资料分析

（1）在原因不明的急性昏迷病例中可自血糖测定开始，以首先排除低血糖。

（2）血、尿、大便三大常规都须常规检查。

（3）心电图、胸片。

（4）血生化包括肝肾功能、血电解质等。尿素氮、肌酐增加提示尿毒症；血糖增加提示糖尿病；血糖降低提示低血糖；血氨增加可能为肝昏迷。

（5）毒理学检查和抗癫痫药物浓度的测定：如患者为不明原因昏迷来院，于入院之初即留备若干管血液标本以行进一步检查。

（四）进一步检查项目

1. 脑脊液常规和生化检查　脑脊液外观血性提示蛛网膜下腔出血、脑出血破入脑室；脑脊液混浊、白细胞和蛋白升高提示化脓性脑膜炎；脑脊液外观呈毛玻璃改变、白细胞总数和淋巴细胞增加提示结核性脑膜炎的可能性大。需进一步作病原学检测，明确病因。

2. 头颅影像学检查　疑有颅内病变，伴有神经系统定位体征者，应考虑选择应用下列检查：X 线头颅照片、CT、MRI、脑电图、单光子发射断层扫描（SPECT）、经颅多普勒血液流速检测技术（TCD）、数字减影血管造影（DSA）、正电子发射断层扫描（PET）。

二、诊断对策

（一）诊断要点

判断患者是否昏迷及昏迷的程度，主要根据患者对声音、抚触、按压、疼痛等刺激的言语、行为运动反应以及各种反射障碍的表现来决定。

1. 轻度昏迷　患者意识大部分丧失，无自主运动，对声、光刺激无反应，对疼痛刺激尚可出现痛苦表情或肢体退缩等防御反应，角膜反射、瞳孔对光反射、眼球运动、吞咽等脑干反射可存在，肢体可呈伸直性去脑强直，出现病理反射，呼吸、脉搏、血压等尚无显著改变。

2. 中度昏迷　对周围事物及各种刺激均无反应，对重度疼痛刺激可有防御反应，角膜反射减弱，瞳孔对光反射迟钝，眼球无转动，呼吸、脉搏、血压等生命体征出现轻度变化。

3. 深度昏迷　患者意识全部丧失，强刺激也不能唤醒。肢体常呈弛缓状态，无自主运动，深、浅反射均消失，偶有深反射亢进与病理反射出现，常有尿失禁、脉速、血压下降，呼吸频率与节律异常。

对于昏迷的深度和损伤严重程度常用格拉斯昏迷量表（Glasgow coma scale，GCS）来测量，儿童改良格拉斯哥昏迷量表是在格拉斯哥昏迷量表的基础上修订而成，见表 7 - 3。

表 7 - 3　格拉斯哥昏迷量表（Glasgow coma scale，GCS）评分

项目	睁眼反应（E）	运动反应（M）	言语反应（V）	
			>4 岁	儿童（<4 岁）
6 分		按吩咐动作		
5 分		刺痛能定位	回答正确	微笑，声音定位，注视物体，互动
4 分	自动睁眼	刺痛能躲避	谈话有错	哭闹，但可以安慰；不正确的互动
3 分	呼唤睁眼	异常屈曲反应	语无伦次	对安慰异常反应，呻吟
2 分	刺痛睁眼	异常过伸反应	可发音但不能被理解	无法安慰
1 分	无反应	无反应	不能发音	无语言反应
分数				
合计				
(E + M + V)				

注：* GCS 以刺激所引起的反应综合评价意识，方法简单易行，与病情变化的相关性较好，比较实用。应用时将检查眼睛、言语和运动三方面的反应结果分值相加，总分为 15 分，最低分为 3 分，分值越低说明意识障碍越重，总分≤8 分常表现为昏迷；总分≥9 分为神志清。

（二）病因分析

昏迷发生的病因通常较为复杂，可涉及到多个学科的疾病。由于患者不能与医生有效合作，因此面对昏迷患者查询发生的原因，常会比较困难。目前临床尚无统一的病因分类方法，较为常用的方法有以颅内或颅外病变进行分类法，以感染及非感染性疾病进行分类法，以有无神经定位体征进行分类法。下面就颅内外病变分类法进行简单的介绍。

1. 颅外疾病（全身性疾病）

（1）重症急性感染性疾病：病毒感染、细菌感染、立克次体感染、螺旋体感染等全身性感染引起的感染中毒性脑病；

（2）内分泌及代谢障碍性疾病：垂体性脑病、甲状腺危象、黏液水肿性昏迷、肾上腺皮质功能减退性昏迷、尿毒症性脑病、肺性脑病、肝性脑病、低血糖性昏迷、高血糖性昏迷、妊娠中毒症；

（3）心源性脑病：见于阵发性心动过速、房室传导阻滞、病态窦房结综合征引起的 Adams - Stokes 综合征；

（4）水、电解质平衡紊乱及酸碱中毒：稀释性低钠血症、高氯性酸中毒、低氯性碱中毒；

（5）外因性中毒：工业毒物（如一氧化碳、四氯化碳、氯甲烷、甲醛）中毒、农药（如有机磷等）中毒、药物（如安眠药、麻醉药、抗精神病药等）中毒、植物类（如毒蘑菇等）中毒、动物类（毒蛇、河豚等）中毒、酒精中毒；

（6）物理性及缺氧性损害：高温中暑（热射病、日射病）、触电、淹溺、高山病。

2. 颅内疾病

（1）颅内幕上病变：脑内出血、硬膜下血肿、脑梗死、脑肿瘤、脑脓肿、硬膜外血肿、闭合性颅脑损伤等；

（2）颅内幕下病变：脑干梗塞、脑干出血、脑干血肿、脑干肿瘤、脑干脓肿、脑干脱髓鞘性病变、基底动脉瘤、小脑出血、小脑梗死、小脑肿瘤、小脑脓肿、后颅窝硬膜下或硬膜外血肿等；

（3）颅内弥漫性病变：乙型脑炎、散发性脑炎、森林脑炎、其他病毒性脑炎、各种原因的细菌性脑膜炎、脑型疟疾、脑膜型白血病、风湿性脑脉管炎、高血压脑病、蛛网膜下腔出血、癫痫、脑震荡、脑挫伤等。

（三）鉴别诊断要点

首先应判断是不是昏迷。如是昏迷，昏迷的病因是什么，这就是昏迷鉴别诊断的内容，包括了昏迷状态的鉴别和昏迷病因的鉴别。

昏迷必须与类昏迷鉴别。所谓类昏迷是指患者的临床表现类似昏迷或貌似昏迷，但实际上并非真昏迷的一种状态或症候。它一般包括假性昏迷、醒状昏迷及其他一些病症。

1. 假性昏迷　假性昏迷是意识并非真正丧失，但不能表达和反应的一种精神状态。它包括癔病性不反应状态、木僵状态、闭锁综合征。

（1）癔病性不反应状态（hysteria unreactive state）：①患者常伴有眼睑眨动，对突然较强的刺激可有瞬目反应甚至开眼反应，拉开其眼睑有明显抵抗感，并见眼球向上翻动，放开后双眼迅速紧闭；②感觉障碍与神经分布区域不符，如暴露部位的感觉消失，而隐蔽部位的感觉存在；③脑干反射如瞳孔对光反射等存在，亦无病理反射；④脑电图呈觉醒反应；⑤暗示治疗可恢复常态。

（2）木僵状态（stuporous state）：①开眼存在；②可伴有蜡样屈曲、违拗症等，或谈及患者有关忧伤事件时，可见眼角噙泪等情感反应；③夜间人静时可稍有活动或自进饮食，询问时可低声回答；④脑干反射存在；⑤脑电图正常。

（3）闭锁综合征（locked–in syndrome）：患者神志清醒并有感知能力，但运动功能几乎完全丧失（四肢和脑桥及其以下脑神经均瘫痪），患者不能言语、不能吞咽、不能活动，只能以睁闭眼或眼球的上下活动与周围建立联系。凡双侧皮层脊髓束在中脑与脑桥之间发生阻断，或下运动神经元发生广泛周围性损害的一些疾病，都能造成本综合征。

2. 醒状昏迷（akinetic autism）　醒状昏迷是觉醒状态存在、意识内容丧失的一种特殊的意识障碍。临床上表现为语言和运动反应严重丧失，而皮质下的大多数功能和延髓的植物功能保存或业已恢复，自发性开眼反应及觉醒—睡眠周期等都存在。可见于去皮质状态、无动性缄默及植物状态。

（1）去皮质状态：临床表现为意识内容完全丧失，患者对自身及外界环境毫不理解，对言语刺激无任何意识性反应，常伴有去皮质强直、大小便失禁。但觉醒—睡眠周期保存或紊乱，觉醒时患者睁眼若视，视线固定有瞬目，或眼球无目的转动，茫无所知。皮质下植物功能的无意识活动存在，咀嚼、吞咽动作、呼吸、循环功能正常，角膜反射、瞳孔对光反射不受影响。可伴有不自主哭叫，对疼痛刺激有痛苦表情及逃避反应。

（2）无动性缄默症：主要表现为缄默不语，四肢运动不能，疼痛刺激多无逃避反应，貌似四肢瘫痪。可有无目的睁眼或眼球运动，睡眠–觉醒周期可保留或有改变，如呈睡眠过渡状态。伴有自主神经功能紊乱，如体温高、心跳或呼吸节律不规则、多汗、皮脂腺分泌旺盛、尿便潴留或失禁等，无锥体束征。一般肢体并无瘫痪及感觉障碍，缄默、不动均由意识内容丧失所致。

（3）植物状态：①对自身或环境毫无感知，且不能与周围人接触；②对视、听、触或有害刺激，无持久的、重复的、有目的或自主的行为反应；③不能理解和表达语言；④睡眠－觉醒周期存在；⑤丘脑下部和脑干功能保存；⑥大小便失禁；⑦颅神经（瞳孔、眼脑、角膜、眼－前庭、咽）和脊髓反射保存。

3. 其他病症　包括晕厥、失语、发作性睡病等。

（1）晕厥：晕厥是一种急起而短暂的意识丧失，常有先兆症状，如视觉模糊、全身无力、头昏眼花、出冷汗等。然后晕倒，持续时间很短，一般数秒钟至1分钟即可完全恢复。昏迷的持续时间更长，一般为数分钟至若干小时以上，且通常无先兆，恢复也慢。

（2）失语：完全性失语的患者，尤其是伴有四肢瘫痪时，对外界的刺激均失去反应能力。如同时伴有嗜睡，更易误认为昏迷。但失语患者对给予声光及疼痛刺激时，能睁开眼睛，能以表情等来示意其仍可理解和领悟，表明其意识内容存在，或可见到喃喃发声，欲语不能。

（3）发作性睡病：临床表现在通常不易入睡的场合下，如行走、进食、上课或某些操作过程中，发生不可抗拒的睡眠，每次发作持续数秒钟至数小时不等。发作时瞳孔对光反射存在，且多数可被唤醒，故与昏迷不难区别。

4. 昏迷病因的鉴别

（1）无局灶定位症状、无脑膜刺激征和脑脊液改变的患者，主要见于全身性疾病，包括代谢性疾病和中毒，也可见于少数颅内弥漫性疾病，如弥漫性轴索伤、癫痫持续状态、高血压脑病及某些脑炎等。在鉴别诊断时应注重既往史、全身检查及血液生化和脏器功能的检查。

（2）有局灶定位症状、伴或不伴脑膜刺激征、脑脊液正常或异常的患者，主要见于：①外伤性昏迷如脑挫伤、硬膜外血肿、硬膜下血肿；②非外伤性昏迷主要见于脑部占位性或破坏性病变，如脑出血、脑梗死、脑脓肿、脑肿瘤及脑炎等。

（3）脑膜刺激征阳性，同时伴脑脊液红细胞增多，但不伴局灶定位症状者见于：①蛛网膜下腔出血；②原发性脑室出血。伴有局灶定位症状者见于：①脑出血并蛛网膜下腔出血；②脑外伤继发蛛网膜下腔出血。脑膜刺激征阳性而脑脊液中红细胞不增高者，各种脑膜炎及脑膜脑炎的可能性大。

三、治疗对策

（一）治疗原则

昏迷患者应尽快住院查明原因，对因治疗。对于暂时病因不明的患者，在尽快查找病因的同时应该进行相应的紧急情况处理和对症治疗。

（二）治疗计划

（1）紧急处理：①保持呼吸道通畅，防止患者因呕吐导致窒息；吸氧，必要时应用呼吸兴奋剂，以及气管切开或气管插管行人工辅助通气。②维持有效血循环，给予强心、升压药物，纠正休克。

（2）对症治疗：①颅压高者给予降颅压药物如20%甘露醇、呋塞米、甘油等，必要时进行侧脑室穿刺引流等手术。②预防感染或抗感染治疗。③控制高血压及过高体温。④用地西泮、苯巴比妥等止惊。

（3）其他治疗：①纠正水、电解质紊乱，维持体内酸碱平衡，补充营养。②给予脑代谢促进剂，如ATP、辅酶A、胞磷胆碱、脑活素等。③给予促醒药物，如醒脑静、安宫牛黄丸等。④注意口腔、呼吸道、泌尿道及皮肤护理。

（4）病因治疗：对于昏迷患者，一旦病因得以明确，应尽快针对病因治疗。如高渗性非酮症糖尿病昏迷患者应该大量补充液体、尽快用胰岛素纠正血糖；低血糖昏迷患者应该立刻静脉注射葡萄糖溶液，以免造成神经元的永久性损害；对于各种中毒患者应该尽快清除毒物，促进毒物的排出，解毒治疗等。

四、病程观察及处理

（一）病程观察要点

1. 症状及体征变化

（1）生命体征的变化：①体温：持续高热说明感染存在，表示病情严重；②脉搏：脉搏如果忽快忽慢，说明心律失常，脉（心）搏逐渐减慢则可能是心跳停止之前的表现；③呼吸：出现深大呼吸提示有代谢性酸中毒，呼吸节律改变、出现抽泣样呼吸提示患儿处于濒死状态，需要尽快上呼吸机；④血压：如果血压下降，一方面要注意是否血容量不足，需要补液快速扩容；另一方面要注意心脏和肾脏功能，注意尿量，必要时强心、利尿。

（2）意识状态：意识障碍的程度常标志着脑损伤的严重程度，意识障碍的程度越重，清醒后对未来神经系统发育的影响越严重。

（3）密切观察瞳孔的变化，注意有无神经系统定位体征，包括颅神经和肢体瘫痪的体征，在严重病例需特别注意有无脑疝形成。

2. 化验检查和特殊检查

（1）检测各种血生化指标，及时纠正水电解质和酸碱平衡紊乱。

（2）脑电图：脑电图的恢复对预后有提示价值，根据原发病不同脑电图恢复的速度不一致，大部分脑电图的恢复需要2~4周，严重的病例需要数月。

（3）脑部CT：早期和急性期表现为弥漫性低密度的脑水肿改变，晚期可有脑沟回增宽，表现为萎缩性改变。

（二）疗效判断与处理

（1）治疗有效：疼痛刺激后有眼球反应，肢体能进行反应性伸缩，口中有言语征象，可以继续使用原方案治疗。

（2）无效：病情无变化，症状体征无好转。

（3）病情反复：症状体征好转后再次出现加重或无反应状态。

（4）病情恶化：病情进展加重。

在后面三项情况下，需进一步讨论病因诊断是否正确，治疗方案是否得当，及时改变或强化治疗方案，尽可能挽救患者生命。

五、预后

（1）导致昏迷的病因复杂，预后的差异也很大，充分了解危险因素，及时控制继发性多器官损害是抢救生命、增加存活率、减少后遗症的关键。有学者认为小儿急性损害造成的脑损伤预后较成人好，年龄越小预后越好，但也有学者持相反观点。

（2）格拉斯昏迷量表评分是目前临床最常用和公认的评价儿童颅脑损伤的临床状态和估计预后的方法，当 GCS 少于 4 分时，预后多不良；大于 8 分时预后良好：5～7 分则对患者的预后无明显的意义，观察格拉斯评分动态变化较单次评分对预后的估计更具可靠性。

（3）神经电生理和神经影像学可作为预后判断的辅助方法，如脑电图包括普通脑电图、动态脑电图、视频脑电图，各种诱发电位、脑 CT/MRI、脑血流图等。神经影像学的敏感性较好，电生理检查的特异性则好于影像学检查，昏迷早期适宜使用电生理学检查。

六、随访

（1）出院带药：继续口服促进神经系统康复药物，如维生素 B_1、维生素 B_6、维生素 B_{12}、脑复活、GABA、辅酶 A 等。

（2）如原发病为癫痫，则需要长期口服抗癫痫药。

（3）出院后需在门诊经常随访，观察有无神经系统后遗症发生，如运动障碍、智力低下、语言障碍、继发性癫痫等，并给予相应药物和必要的功能训练康复治疗。

（李明超）

第四节　高热

高热是儿科急诊最常见的临床症状之一。一般腋温在 39℃ 以上为高热，超过 41℃ 可称为过高热。热程在 2 周以内者为急性短期发热，持续 2 周以上者为长期发热。

发热是机体与疾病做斗争及适应内外环境温度异常的一种保护性反应。外源性和内源性致热原刺激单核细胞、巨噬细胞、B 淋巴细胞以及内皮和上皮细胞、神经胶质细胞等，产生白介素 −1 和白介素 −6、肿瘤坏死因子、干扰素等。这些细胞因子可作用于下丘脑体温中枢，使其前列腺素 E_2 合成增加，引起体内产热增加，散热减少，体温升高。但高热过久，使机体调节功能紊乱，遂对人体产生不良影响。高热使机体耗氧量与能量代谢均增加，体温每升高 1℃，基础代谢率增加 13%，并可影响消化功能，增加心血管负担，使免疫抵抗力下降，甚至引起惊厥、昏迷。因此，临床上对于小儿高热尤其是有热性惊厥史的病儿，应尽早进行退热处理。

一、病因

引起发热的原因很多，大致分为两类：感染性疾病：由细菌、病毒、支原体、立克次体、真菌等微生物的感染引起；非感染性疾病：如结缔组织病、血液病、肿瘤、内分泌、体温中枢紊乱等。

二、治疗对策

1. 病因治疗　积极查明引起高热的原因，并进行合理而有效的治疗。只有针对发热的病因进行治疗，才能从根本上解决发热。

2. 对症治疗　在治疗原发病的同时，可采用物理降温和药物降温措施。

（1）物理降温：①冷敷：冰敷腹股沟、颈部等大血管行经之处，头枕冰袋。②乙醇擦浴：用 30%～50% 乙醇擦颈、背和四肢，尤其腋下、腹股沟、腘窝等部位，忌擦胸、腹部。③冷盐水灌肠：婴儿用 100～300ml，儿童用 300～500ml，温度 20℃ 左右，按普通灌肠法进行。④温水拭浴：高温伴循环不良、四肢凉者用 30℃ 温水擦拭直至皮肤潮红转暖。

（2）药物降温：①对乙酰氨基酚每次 10mg/kg 口服。②布洛芬每次 5～10mg/kg 口服，对于退高热效果较好。③复方氨基比林 1 岁用 0.8ml/次，每增 1 岁加 0.1～0.2ml，肌肉注射。④安乃近每次 5～10mg/kg，肌肉注射；滴鼻用于 6 个月以下婴儿。⑤冬眠疗法：适用于持续高热不退或伴惊厥者，先以氯丙嗪、异丙嗪各 1mg/kg 加生理盐水 5～10ml 静脉注射，同时肌注各 1mg/kg，如病儿仍不安静，可辅助应用苯巴比妥或水合氯醛，安静后开始用物理降温。冬眠药物约隔 3～4 小时重复 1 次，体温下降后使腋温保持在 36～37℃ 之间。低温维持时间按病情需要，最好勿超过 3 日，以免不良反应过多。复温多用自然复温方法，即逐渐减少用药剂量，延长用药间隔时间直至停药，并逐渐撤除物理降温。冬眠期间需严密监测患儿血压、呼吸、心率及瞳孔，不可突然变换体位，以免发生直立性休克。

阿司匹林过去常用于小儿退热，但因其在国外曾报道引起瑞氏综合征（Reye syndrome）等严重不良反应，近年来国内已逐渐少用。

（李明超）

第五节　惊厥

惊厥（convulsion）又称抽搐，由大脑神经元的异常放电引起，是小儿神经系统常见的严重症状，需及时抢救，正确处理。

一、诊断步骤

（一）病史采集要点

1. 起病情况

（1）热性惊厥者应询问：发热与惊厥发作的时间关系，其严重程度、持续时间和有无意识障碍，相关伴随症状，如头痛、呕吐、脓血便等。

（2）无热惊厥应询问：①惊厥持续时间、抽搐部位（全身性或部分性）、惊厥发作次数。②有无误服药物、毒物及农药接触史。③颅内高压症状如头痛、呕吐等。

（3）反复惊厥发作者应询问起病年龄及家族史、发作情况、诱因、治疗经过、所用药物与剂量。

2. 主要临床表现　典型表现为突然发作，两眼上翻或斜视、凝视，全身或局部肌肉抽搐，并且伴有意识丧失。若惊厥持续超过 30 分钟，或频繁惊厥中间无清醒期者，称为惊厥持续状态。

3. 既往病史　询问分娩史、喂养史、智力发育史，既往惊厥史、颅内疾患史，如脑炎、脑膜炎等。

（二）体格检查要点

（1）观察病儿神志状况、意识障碍的深浅程度及持续时间长短，有助于估计病情严重程度。如只有暂时性轻度意识障碍，一般病情较轻；反复惊厥且有深度昏迷，病情严重。

（2）检查呼吸和循环功能，尤其要监测脉搏、血压和呼吸，还要注意呼吸的节律、形式和深浅度。

（3）正在惊厥时，神经系统检查常常只限于观察瞳孔反应、角膜反射及对刺激的反应。此时若进行详细的神经系统检查，既不易得到客观发现，又增加病儿负担。应待惊厥停止或初步缓解后，再做进一步检查。

（三）门诊资料分析

酌情检查血常规，大便常规、尿常规；血生化（钠、钾、钙、镁、磷、血糖、尿素氮）；以初步了解患儿的病情。

（四）进一步检查项目

根据需要行腰穿测脑脊液压力、常规、生化和细菌培养；脑电图和脑血流图；脑超声波，脑 CT 扫描和磁共振检查。对疑为中毒患儿要作胆碱酯酶、排泄物毒物鉴定或有关检查。

二、诊断对策和鉴别诊断

根据典型临床表现诊断不难，但需注意鉴别惊厥的原因。

1. 年龄　不同年龄引起惊厥原因不同。新生儿期以窒息及颅内出血、代谢紊乱为主；婴幼儿期以低血糖、低血钙、单纯高热惊厥为多；学龄前期以急性感染多见，原发性癫痫也开始增多。

2. 季节　急性传染病多有季节性，如冬春季惊厥要考虑流脑，夏秋季惊厥要考虑中毒性痢疾、乙型脑炎。

3. 伴随症状　惊厥伴发热多考虑感染；无热惊厥要考虑低钙血症、维生素 D 缺乏性手足搐搦症、一氧化碳中毒等。

三、治疗对策

（一）治疗原则

惊厥急救处理的目的是防止惊厥性脑损伤，减少后遗症，解除长时间惊厥引起的颅内高压、代谢性和生理性紊乱。处理的原则是：①维持生命功能；②药物控制惊厥发作；③寻找并治疗引起惊厥的病因；④预防惊厥复发。

（二）治疗计划

1. 基础治疗　①加强护理：将病儿平放床上，取头侧位，防止呕吐误吸。保持环境安静，减少刺激。②保持呼吸道通畅：必要时抽吸咽部分泌物。有发绀者给氧，窒息时进行人工呼吸，并准备好气管插管和人工呼吸机。③控制高热：物理降温可用冷水湿毛巾较大面积地敷于额头部，每 5 ~ 10 分钟更换一次，必要时用冰袋放置于额部、枕部或颈侧。④持续惊厥者，为避免发生脑水肿，输入液量及钠量不可过多，一般总液量控制在 60 ~ 80ml/（kg·d）。⑤密切观察并记录生命体征及颅内压增高等神经系统体征变化。

2. 抗惊厥药物的应用

（1）地西泮（diazepam）：本药的优点是对各型惊厥持续状态都有效，作用快，比较安全，最宜用于急症。缺点是作用短暂，剂量过大可有呼吸抑制，特别是地西泮与苯巴比妥合用时可能发生呼吸暂停，故需进行呼吸、血压监测。惊厥一般用地西泮静注，剂量每次 0.3 ~ 0.5mg/kg，最大剂量 10mg。注射速度每分钟 1 ~ 2mg；新生儿每分钟 0.2mg。必要时可重复注射一次，间隔 15 ~ 20 分钟。应用地西泮后，多数惊厥可以缓解。

（2）氯硝西泮（clonazepam）：止惊效果较地西泮强 5 ~ 10 倍，对绝大多数患者有效，且半衰期长达数小时。用于惊厥持续状态时剂量为 0.01 ~ 0.1mg/kg，静脉慢注，其需要量个体差异较大。

（3）苯巴比妥钠（sodium phenobarbital）：本药肌注吸收较慢，不宜用于急救，惊厥抢救时应选用静脉制剂，开始用 10mg/kg 静注，注速每分钟不超过 25mg，可在 15 分钟内起作用。必要时于 20 ~ 30 分钟后重复上述剂量一次。本药与地西泮重叠使用时应监测呼吸、血压、血气、脑电图，并准备气管插管。近年来用较大剂量苯巴比妥静注以控制惊厥持续状态，即负荷剂量 15 ~ 20mg/kg，效果满意，若应用得当，未见不良反应。

（4）水合氯醛（chloral hydrate）：地西泮等药物无效时，可用 10% 水合氯醛。每次 50mg/kg，鼻饲或保留灌肠。由于本药由肺排出，故有肺部疾患或新生儿期慎用。水合氯醛灌肠，每次 0.5ml/kg，用温水或生理盐水稀释后灌肠，半小时内起作用，必要时 2 ~ 4 小时后重复应用。

（5）丙戊酸钠（valproate）：丙戊酸钠静脉注射剂可用于治疗 2 岁以上小儿惊厥持续状态。首剂 15mg/kg 静脉推注，以后按 1mg/（kg·h）速度静脉滴注，总量 20 ~ 30mg/kg。

（6）硫喷妥钠（thiopentone）：为快速作用的巴比妥类药物，在其他药物无效时试用。开始用 4 ~ 5mg/kg 稀释后静脉慢注，然后用 2.5% 溶液静注，注速每分钟 2mg，发作停止后减速、停用。此法最好在麻醉师协助下应用，并随时做好插管准备，新生儿和婴儿慎用或不用。

抗惊厥药物疗效不满意的一个重要原因是未给足剂量。如能给足剂量，地西泮、苯巴比妥钠、水合氯醛都很有效。惊厥发作停止后宜继续应用维持量，口服一段时间。

3. 病因治疗　在应用抗惊厥药物积极控制惊厥发作的同时，必须及时查明引起惊厥的原因，以进行去因治疗。如有其他重危症状，也应及时对症处理。

4. 顽固性惊厥的处理　除积极抗惊厥治疗外可用 20% 甘露醇 5ml/kg 脱水以预防和治疗脑水肿，每 4 ~ 6 小时 1 次。

5. 新生儿或婴儿无热惊厥　依次用下药做诊断性治疗：①10% ~ 25% 葡萄糖液 2ml/kg 静注；②5% 葡萄糖酸钙 2ml/kg 缓慢静注并行心电监护；③维生素 B_6 100mg 加葡萄糖液静滴。若抽搐在上述某一步骤时停止，则应考虑与该步骤诊断性用药相对应的诊断。

四、预防

1. 癫痫　在专科医生指导下常规应用抗癫痫药物。

2．高热惊厥 已证明苯妥英钠和苯巴比妥并无预防作用，且苯巴比妥长期服用有降低患儿认知能力和多动之不良反应。目前推荐一旦发热病起，即予地西泮每次0.3mg/kg，每8小时1次（24小时<1mg/kg），患病期间连续服用（一般2～3天）的方法。

（李明超）

第六节 腹痛

腹痛（abdominal pain）是指由于各种原因引起的腹腔内外脏器的病变，而表现为腹部的疼痛。腹痛包括内脏性腹痛、躯体性腹痛及感应性腹痛三者。内脏性腹痛是因腹腔中空性器官的平滑肌过度紧张收缩或因腔内压力增高而被伸展、扩张所引起；亦可因实质性器官的包膜受到内在的膨胀力或外在的牵引而引起。痛觉自内脏感觉神经末梢有关脊神经传入中枢。躯体性腹痛因分布于腹部皮肤、腹壁肌层和腹膜壁层以及肠系膜根部份脊神经末梢，因受腹腔内外病变或创伤等刺激而引起，经胸$_6$～腰$_1$各种脊神经传入中枢。感应性腹痛是在腹腔脏器病变时在相应神经节段的体表或深部感到的疼痛；亦有表现在远隔部位的则为放射性痛。

小儿腹痛是临床最常见的疾病之一。腹痛可分为急性与慢性两类。病因极为复杂，包括炎症、肿瘤、出血、梗阻、穿孔、创伤及功能障碍等。小儿腹痛疾病各异，特点不同。

一、诊断步骤

（一）病史采集要点

小儿腹痛的原因很多，既可以是内科疾病（如受寒、饮食不当、疲劳过度、紧张、各种内脏器官和胃肠道炎症等）引起，也可是外科疾病（如肠套叠、肠梗阻、肠扭转、急性阑尾炎、胃肠道穿孔、结石、肿瘤扭转等急腹症）的表现，但内外科疾病的治疗原则区别很大。由于腹痛往往是一些小儿疾病早期的唯一症状，而小儿对疾病症状的描述又多不完整清楚，所以，应善于观察小儿腹痛的特点，这对及时确诊和合理治疗有着非常重要的意义。下面是小儿腹痛病史采集的一些特点。

1．起病情况 起病隐袭的多见于溃疡病、慢性胆囊炎、肠系膜淋巴结炎等。起病急骤的则多见于胃肠道穿孔、胆道结石、输尿管结石、肠系膜动脉栓塞、卵巢囊肿扭转等。发病前曾饱餐或过量脂肪餐的应考虑胆囊炎和胰腺炎的可能。

要注意观察小儿腹痛是先痛后发热，还是先发热后腹痛。一般来说，小儿外科急腹症绝大多数是先腹痛，待引起病变局部炎性坏死之后，才出现发热。如临床常见的急性阑尾炎、肠梗阻、肠扭转等。而内科疾病引起的腹痛，多是发热在先，腹痛在后。如感冒、肠炎、菌痢、大叶肺炎等也可引起腹痛，但腹痛前往往孩子已经发热。有时孩子腹痛和发热同时出现，那也多为内科疾病所致。

2．腹痛本身的特点

（1）腹痛的部位：常提示病变的所在，是鉴别诊断的重要因素。不过许多内脏性疼痛常定位含糊。所以压痛的部位要较患者主觉疼痛的部位更为重要。疼痛的放射部位对诊断亦有一定的提示作用，如胆道疾病常有右侧肩背部的射痛、胰腺炎的疼痛常向左腰部放射。肾绞痛则多向会阴部放射等。

（2）疼痛部位是否固定：一般内科疾病引起的腹痛疼痛部位不固定；如感冒引起的肠系膜淋巴结炎、肠炎、菌痢而致的腹痛，痛的部位常会发生变化。肝炎等引起的腹痛多为隐痛和钝痛，痛得多不严重，但往往同时伴有发热等症状。外科急腹症不仅疼痛部位固定，而且多疼痛剧烈。急性阑尾炎者，患儿先有脐周痛，发病几小时后疼痛部位会转移并固定在右下腹阑尾处。一旦阑尾穿孔造成腹膜炎，局部疼痛更为明显。肠套叠、肿瘤、肠扭转等疾病引起的腹痛的部位也都比较固定。

（3）疼痛性质：外科疾病引起的腹痛多为绞痛，小儿难以忍受。内科疾病引起的腹痛多为钝痛、隐痛或串痛（放射痛）。肠管持续痉挛和缺血引起的腹痛比一时性痉挛引起的腹痛要严重得多，如肠梗阻、肠套叠腹痛发作时，患儿会出现口周青紫、哭闹不停等疼痛难忍的表现。

（4）腹痛的程度：在一定的意义上反映了病情的轻重。一般而言、胃肠道穿孔、肝脾破裂、急性胰腺炎、胆绞痛、肾绞痛等疼痛多较剧烈，而溃疡病、肠系膜淋巴结炎等疼痛相对轻缓。不过疼痛的感觉因人而异。疼痛的性质大致与程度有关，剧烈的痛多被患者描述为刀割样痛、绞痛，而较缓和的痛则可能被描述为酸痛、胀痛。胆道蛔虫症患者的疼痛常被描述为钻顶样痛，则较有特征。

（5）腹痛节律：对诊断的提示作用较强，实质性脏器的病变多表现为持续性痛、中空脏器的病变则多表现为阵发性。而持续性疼痛伴阵发性加剧则多见于炎症与梗阻同时存在的情况，如胆囊炎伴胆道梗阻、肠梗阻后期伴腹膜炎等情况时。

（6）疼痛持续时间：如腹痛持续时间超过 4~6h，应提高警惕。因为短时间部位固定的持续性腹痛，内、外科疾病都可引起。如内科疾病肝炎、胰腺炎等都可引起持续性腹痛。而外科疾病引起的腹痛如持续较长时间，便可造成肠坏死、胃肠穿孔和腹膜炎，小婴儿的嵌顿疝可导致睾丸坏死等。

（7）腹痛伴随症状：腹痛的伴随症状在鉴别诊断中甚为重要。伴发热的提示为炎症性病变；伴吐泻的常为食物中毒或胃肠炎、仅伴腹泻的为肠道感染、伴呕吐可能为胃肠梗阻、胰腺炎；伴黄疸的提示胆道疾病；伴便血的可能是肠套叠、肠系膜血栓形成；伴血尿的可能是输尿管结石；伴腹胀的可能为肠梗阻；伴休克的多为内脏破裂出血、胃肠道穿孔并发腹膜炎等。而如上腹痛伴发热、咳嗽等则需考虑有肺炎的可能，临床多见的肠套叠往往伴有果酱样血便，泌尿系统结石多伴有血尿，胆道闭锁或胆总管囊肿往往伴有黄疸或腹部肿物。而痢疾则伴有脓血便，过敏性紫癜可伴有皮肤出血点。这些对小儿腹痛的确诊都有重要的参考价值。

3. 既往病史　胆绞痛与肾绞痛者以往曾有类似发作史，有腹腔手术史者有肠粘连的可能，有心房纤颤史的则要考虑肠系膜血管栓塞等。

（二）体格检查要点

腹部体征是检查的重点。首先应查明是全腹压痛还是局部压痛。全腹压痛表示病灶弥散；如麦氏点压痛为阑尾炎的体征。检查压痛时尚需注意有无肌紧张与反跳痛。肌紧张往往提示为炎症，而反跳痛则表示病变涉及腹膜。需注意检查有无腹块，如触及有压痛和边界模糊的腹块，多提示为炎症。无明显压痛，边界亦较清晰的肿块，提示有肿瘤的可能性。肿瘤性的肿块质地皆较硬。肠套叠、肠扭转闭袢性肠梗阻亦可扪及病变的肠曲，在小儿小肠中的蛔虫团、结肠中的粪便亦可能被当作"腹块"扪及。在腹壁上看到胃型、肠型，是幽门梗阻、肠梗阻的典型体征。听到亢进的肠鸣音提示肠梗阻，而肠鸣音消失则提示肠麻痹。下腹部和盆腔的病变，常需作直肠指诊，右侧陷窝触痛或扪及包块，提示阑尾炎或盆腔炎。由于腹外脏器的病变亦可引起腹痛，故反映患者生命状况的体温、脉搏、呼吸、血压以及心和肺的检查必不可少。腹股沟部位是疝好发之所，检查中不可忽略。锁骨上淋巴结肿大，可提示腹腔内肿瘤性疾病，体检时应加重视。

（三）门诊资料分析

1. 血、尿、粪的常规检查 血白细胞总数及中性粒细胞增高提示炎症病变，是腹痛患者需检查的项目。尿中出现大量红细胞提示泌尿系统结石、肿瘤或外伤；有蛋白尿和白细胞则提示泌尿系统感染。脓血便提示肠道感染，血便提示绞窄性肠梗阻、肠系膜血栓栓塞、出血性肠炎等。

2. 血液生化检查 血清淀粉酶增高提示为胰腺炎，是腹痛鉴别诊断中最常用的血生化检查。血糖与血酮的测定可用于排除糖尿病酮症引起的腹痛。血清胆红素增高提示肝胆疾病。肝、肾功能及电解质的检查对判断病情亦有帮助。

（四）进一步检查项目

1. X线检查 腹部 X 线平片检查在腹痛的诊断中应用最广。膈下发现游离气体的，提示胃肠道穿孔。肠腔积气扩张、肠管中多数液平则可诊断肠梗阻。输尿管部位的钙化影可提示输尿管结石。腰大肌影模糊或消失，提示后腹膜炎症或出血。X线钡餐造影，或钡灌肠检查可以发现胃十二指肠溃疡、肿瘤等。但在疑有肠梗阻或穿孔时应禁忌钡剂造影。胆囊、胆管造影，内镜下的逆行胰胆管造影及经皮穿刺胆管造影对胆系及胰腺疾病的鉴别诊断有帮助。

2. 超声与 CT 检查 对肝、胆、胰疾病的鉴别诊断有重要作用，必要时依超声检查定位作肝穿刺可确诊肝脓肿等。

3. 内镜检查 可用于胃肠道疾病的鉴别诊断，常用在慢性腹痛的患者中。

4. 腹腔穿刺液的常规及生化检查 腹痛诊断未明而发现腹腔积液时，必须做腹腔穿刺检查。穿刺所得液体应送常规及生化检查，必要时还需做细菌培养。

二、诊断对策

（一）诊断要点

儿童腹痛可分为急性腹痛及慢性腹痛。

1. 急性腹痛是儿科常见病，病因很多，主要有下列疾病

（1）腹腔内器官的急性炎症，如急性肠炎、胃炎、胰腺炎、肝炎、阑尾炎。

（2）腹膜的急性炎症，如急性弥漫性腹膜炎。

（3）空腔器官梗阻或扭转，如肠套叠、肠梗阻、肠扭转，常见阵发性绞痛。

（4）脏器破裂，如肝破裂、脾破裂，多见于外伤后呈剧烈的腹痛。

（5）胸腔疾病致的牵扯痛，如大叶肺炎、支气管肺炎。

（6）其他如食物中毒、慢性铅中毒、有机磷中毒、过敏性紫癜腹痛等。

儿童较常见的急性腹痛多为腹腔内器官的炎症而引起的腹痛。急性胃肠炎常伴腹泻，在大便后腹痛可减轻。急性阑尾炎常是表现上腹部和脐周疼痛，而后转为右下腹痛，同时可伴

有发热、呕吐、右下腹疼痛拒按，摸之有腹肌紧张，右下腹麦氏点有压痛及反跳痛。急性肠系膜淋巴结炎，多见于7岁以下儿童，常见于感冒、扁桃体炎。发热时伴有腹痛，腹痛为隐痛或钝痛，常在右下腹或脐周，是因为感染时引起肠系膜淋巴结炎症而引起的腹痛，易误诊为阑尾炎。

儿童常见的急腹症有肠套叠、蛔虫性肠梗阻、粘连性肠梗阻、急性胰腺炎、急性腹膜炎、嵌顿疝。肠套叠腹痛呈阵发性，哭闹一会，安静一会，又哭闹，呈反复发作，面色苍白、呕吐，6~12h后可排出果酱样黏液血便。蛔虫性肠梗阻比较少见，是由于蛔虫在肠道内聚成团，阻塞肠管而发生梗阻，表现为腹痛加剧，腹部可见包块，有剧烈的呕吐，可吐出粪汁，同时无大便、不排气。粘连性肠梗阻也是持续性腹痛、呕吐、腹胀、肛门停止排气、排便。急性胰腺炎，表现在中上腹部及左上腹部疼痛，常向后腰部放射，伴有发热、呕吐，严重者可发生休克。急性腹膜炎为炎症部位持性疼痛，呼吸时疼痛加重，患儿被迫静卧不动，腹肌紧张如板状，压痛、反跳痛明显。患有斜疝的孩子若突然感到疝部位剧烈疼痛，突出物不能回纳，说明发生了嵌顿疝，应及时手术修补。若外伤后患儿发生剧烈腹痛伴出大汗，面色苍白，可能发生肝脾破裂。

2. 引起儿童慢性腹痛的可能疾病

（1）腹腔器官慢性炎症，如慢性胃炎、慢性肠炎、慢性胆囊炎等。

（2）腹膜慢性炎症，如结核性腹膜炎。

（3）胃肠道慢性炎症，如胃十二指肠溃疡、慢性溃疡性结肠炎。

（4）腹腔器官的肿瘤。

（5）腹腔内器官的慢性牵拉、扭转、粘连等，如慢性胃扭转、肠扭转。

（6）精神因素，如功能性消化不良、肠易激综合征。

（7）其他如慢性中毒、尿毒症、肠痉挛等。

慢性胃炎常表现上腹部疼痛，进食后加重，并有腹胀，食欲减退。慢性肠炎，多为左下腹部或脐周疼痛。肝炎常伴有上腹痛及有肝区疼痛，伴恶心、呕吐、疲乏。消化性溃疡有返酸、嗳气、烧心感、上腹部疼痛，饥饿时加重，进食后缓解。肠痉挛可因多种原因引起，主于脐周，发作性疼痛时好时重，热敷或喝热水后可缓解。

（二）鉴别诊断要点

引起腹痛的疾病甚多，鉴别诊断时值得注意的是：

1. 发病急骤或阵发性加剧　常为外科性疾病，如急性阑尾炎、绞窄性肠梗阻、胃肠道穿孔、肠套叠及腹股沟疝嵌顿等。发病缓慢而疼痛持续者常为内科性疾病，如肠蛔虫症、胃及十二指肠溃疡、肠炎及病毒性肝炎等。但要注意有时慢性腹痛和急性腹痛的病因可以相同，这是因为疾病在不同阶段其性质发生变化所致，如溃疡病原属慢性腹痛，在合并穿孔时即为急腹症。所以对那些原来有慢性腹痛的孩子，如果腹痛转为持续性或突然剧痛的话，应注意急腹症的可能。

2. 腹部器质性病变的疼痛特点

（1）持续性绞痛，阵发性加剧。

（2）局部压痛明显。

（3）有腹肌紧张。

（4）肠鸣音异常。

而腹部功能性病变的疼痛特点：

（1）发作性钝痛，反复发作。

（2）局部压痛不明显。

（3）腹部柔软。

（4）肠鸣音无改变。

3. 食用牛奶、蛋类、鱼虾等食物后的腹痛　停止给小儿食用这类食物，腹痛就会好转，一般为过敏性腹痛。

4. 腹型癫痫引起的腹痛　会突然发作，突然自愈。腹痛消失后，小儿精神及体力上均无异常，需要脑电图才能确诊。

（三）临床类型

小儿腹痛的临床类型可以从以下几个方面区分

1. 根据病变部位区分

（1）腹腔脏器的病变较常见的有：①炎症：急性胃炎、急性肠炎、胆囊炎、胰腺炎、腹膜炎等。②穿孔：胃穿孔、肠穿孔、胆囊穿孔等。③阻塞和扭转：肠梗阻、胆道结石梗阻、胆道蛔虫症、输尿管结石梗阻、急性胃扭转、大网膜扭转及卵巢囊肿扭转等。④破裂：卵巢囊肿破裂、脾破裂等。⑤血管病变：肠系膜动脉血栓形成、腹主动脉瘤、脾梗死、肾梗死等。⑥其他：肠痉挛、急性胃扩张等。

（2）腹外脏器与全身性疾病较常见的有：①胸部疾病：急性心包炎、大叶性肺炎、胸膜炎、带状疱疹等。②变态反应性疾病：腹型紫癜症、腹型风湿热等。③中毒及代谢性疾病：铅中毒、血紫质病等。④神经精神系统疾病：腹型癫痫、神经官能症等。

2. 根据年龄区分　不同年龄的小儿的腹痛，其好发疾病亦各异。对于 3 岁以下尤其小婴儿而言，其语言功能尚未发育完善，所以不能完全用语言表达自己的感受，仅用哭吵来表达自己的不舒服，这一阶段多见肠套叠、小婴儿肠绞痛、嵌顿性疝以及肠道感染。

（1）肠套叠：婴幼儿尤其 2 岁以下的阵发性的哭吵，不容易安慰，哭吵持续约 10 ~ 15min，间隔 15min 至一两个小时，可伴呕吐以及排暗红色或者果酱色大便。

（2）嵌顿疝在婴幼儿中也能见到，一般有疝的病史，应当注意疝皮肤的颜色改变。

（3）婴儿肠胀气表现为婴儿突然大声啼哭，腹部膨胀，两拳紧捏，两腿及腹部蜷曲。多见于 1 岁内的小婴儿，因过食奶类、糖类或腹内吞入了大量气体产生腹胀而导致腹痛。

（4）婴儿肠绞痛多见于生后早期，多在 4 个月后缓解，原因尚不清楚。

（5）小儿夜啼一到夜晚就不睡觉而哭吵，反复发作，可能与维生素 D 缺乏、内脏神经发育未成熟有关。

3. 根据疼痛特点区分

（1）阵发性疼痛或绞痛：提示有梗阻性疾病，若局部喜按或热敷后腹痛减轻者，常为胃、肠、胆管等空腔脏器的痉挛。

（2）持续腹痛：加剧多见于胃肠穿孔；持续性钝痛，改变体位时加剧、拒按，常为腹腔脏器炎症、包膜牵张，肿瘤以及腹膜脏层受到刺激所致。

（3）隐痛：多见于消化性溃疡。

（4）急性腹痛：不能耐受并伴有其他症状如呕吐、便血、面色苍白、意识改变等者，可能是急腹症如肠套叠、肠梗阻、肠穿孔、过敏性紫癜、胃肠的扭转、胰腺炎等。

（5）慢性反复发作的腹痛：多呈隐痛能忍受，可伴随自主神经症状如面色苍白，心率加快等，多见于再发性腹痛、慢性胃炎、消化性溃疡、慢性肠炎、铅中毒、镰状细胞性贫血、腹型偏头痛、腹型癫痫、肠激惹综合征、功能性消化不良等。再发性腹痛者疼痛呈痉挛性或绞痛性，多在脐周，也可在腹部其他部位；可每日、每周、每月发作，或数月发作一次，每次发作不超过 1~3h，可自行缓解；发作以晨起、下午 3~4 点时比较多见，常于空腹或进餐时突然加重。再发性腹痛 90% 是功能性的，与生长过快导致的钙缺乏，自主神经功能失调，内脏感觉高度敏感，胃肠动力功能失调，心理因素如突然受打击、焦虑、忧郁症、学校恐惧症等有关。

4. 根据大便性状区分 对腹痛的小儿一定要观察其大便情况和进食情况。数天无大便伴腹胀者，可能是肠梗阻。脓血便尤其在夏秋季节当注意是痢疾、出血性大肠杆菌性肠炎、麦克尔憩室炎等。大便呈蛋花汤样或者水样便，伴呕吐，尤其秋冬季节，多是轮状病毒性肠炎。如果有便秘与腹泻交替出现，应当注意不完全性巨结肠症和肠激惹综合征。

5. 根据伴随症状区分

（1）腹痛与发热的关系：先发热，后腹痛多为内科疾病如上呼吸道感染、扁桃体炎常并发急性肠系膜淋巴结炎；反之先腹痛，后发热多为外科疾病，如急性阑尾炎、继发性腹膜炎等。

（2）伴随恶心呕吐的多是消化道的病变；阵发性腹痛伴有频繁呕吐，明显腹胀，不排气及不排粪者，常提示肠梗阻。伴随咳嗽、发热的要注意腹外器官的病变而导致的腹痛，如下叶肺炎所引起的牵涉痛。

（3）注意皮肤出血点、瘀斑和黄疸，有助于流行性脑脊髓膜炎、败血症、紫癜及肝胆疾病引起腹痛的诊断。

（4）急性腹痛伴中毒性休克多见于胃肠穿孔、急性坏死性肠炎、急性胰腺炎、卵巢囊肿扭转等。

（5）腹痛剧烈不敢翻动体位且拒按者，常有局限性或弥漫性腹膜刺激征，如阑尾炎，腹膜炎等。

（6）心理疾病如忧郁症、幼儿园恐惧症等也会产生腹痛。

（四）引起腹痛的常见疾病特点

1. 急性胃肠炎 腹痛以上腹部与脐周部为主，常呈持续性急痛伴阵发性加剧。常伴恶心、呕吐、腹泻，亦可有发热。体格检查时可发现上腹部或及脐周部有压痛，多无肌紧张，更无反跳痛，肠鸣音稍亢进。结合发病前可有不洁饮食史不难诊断。细菌性痢疾以夏秋两季多发。常起病急骤，先有发热达 39℃ 甚至更高，大便次数增多，腹泻前常阵发性腹痛，但腹胀不明显。病儿脱水严重，皮肤弹性差，全身乏力。

2. 胃、十二指肠溃疡 好发于较大儿童，腹痛以中上腹部为主，大多为持续性痛，多在空腹时发作，进食或服制酸剂可以缓解为其特点。体格检查可有中上腹压痛，但无肌紧张亦无反跳痛。频繁发作时可伴粪便潜血试验阳性。胃肠钡餐检查或内镜检查可以确立诊断。若原有胃、十二指肠溃疡病史或有类似症状，突然发生中上腹部剧烈痛、如刀割样，并迅速扩展至全腹，检查时全腹压痛，腹肌紧张，呈"板样强直"，有反跳痛、肠鸣消失，出现气腹和移动性浊音，肝浊音区缩小或消失，则提示为胃、十二指肠穿孔。腹部 X 线平片见膈下有游离气体、腹腔穿刺得炎性渗液可以确定诊断。

3. 急性阑尾炎　小儿各年龄均可以得此病，且比较常见。起病较急，腹痛以右下腹为重。大多数患者起病时先感中腹持续性隐痛，数小时后转移至右下腹，呈持续性隐痛，伴阵发性加剧。亦有少数患者起病时即感右下腹痛。中上腹隐痛持续数小时后转右下腹痛为急性阑尾炎疼痛的特点。多伴发热，体温可升高达 39℃ 左右。检查可在麦氏点有压痛或用手按小儿右下腹时会加剧孩子的哭闹，并可有肌紧张，是阑尾炎的典型体征。结合白细胞总数及中性粒细胞增高，急性阑尾炎的诊断可以明确。若急性阑尾炎未获及时诊断、处理，1～2d 后右下腹部呈持续性痛，麦氏点周围压痛、肌紧张及反跳痛明显，白细胞总数及中性粒细胞显著增高，则可能已成坏疽性阑尾炎。若在右下腹扪及边缘模糊的肿块，则已形成阑尾包块。小儿阑尾炎的发展较快，时间稍长有阑尾穿孔造成化脓性腹膜炎的可能，可危及小儿生命。

4. 肠痉挛　肠痉挛是由于肠壁肌肉强烈收缩引起的阵发性腹痛，为小儿急性腹痛中最常见的情况。其发生的原因与多种因素有关，如受凉、暴食、大量冷食、婴儿喂乳过多等等。表现为健康小儿突然发生阵发性腹痛，每次发作数分钟至十分钟，时痛时止，反复发作，腹痛可轻可重，严重者持久哭叫、翻滚，腹稍硬，间歇时全腹柔软，可伴有呕吐，吐后精神尚好。若给口服适量的颠茄酊，则能很快缓解。

5. 急性胰腺炎　多在饱餐后突然发作，中上腹持续性剧痛，常伴恶心、呕吐及发热。上腹部深压痛、肌紧张及反跳痛不甚明显。血清淀粉酶明显增高可以确诊本病。不过血清淀粉酶的增高常在发病后 6～8h，故发病初期若血清淀粉酶不高不能排除此病的可能。如腹痛扩展至全腹，并迅速出现休克症状，检查发现全腹压痛，并有肌紧张及反跳痛，甚至发现腹水及脐周、腹侧皮肤斑，则提示为出血坏死性胰腺炎。此时血清淀粉酶可明显增高或反不增高。X 线平片可见胃与小肠充分扩张而结肠多不含气而塌陷。CT 检查可见胰腺肿大、周围脂肪层消失。

6. 肠梗阻　肠梗阻可见于各种年龄的患者，儿童以蛔虫症、肠套叠等引起的为多。肠梗阻的疼痛多在脐周，呈阵发性绞痛，伴呕吐与停止排便排气。体征检查时可见肠型、腹部压痛明显，肠鸣音亢进，甚至可闻"气过水"声。如若腹痛呈持续性疼痛伴阵发性加剧，腹部压痛明显伴肌紧张及反跳痛，或更发现腹水，并迅速呈现休克者则提示为绞窄性肠梗阻。X 线平片检查，若发现肠腔充气，并有多数液平时肠梗阻的诊断即可确立。肠套叠多发生于 2 岁以内的婴幼儿。其病变所在为肠管的一部分套入到邻近的一部分肠腔内，所以腹痛时可以在腹部触到一固定性包块，压痛明显，腹痛发作后不久就会呕吐，尤以在发病后 2～12h 出现暗红色果酱样大便为特征，有时呈深红色血水样大便。如能早期发现，及时进行充气复位，则可免除因套入部分的肠管受压时间过久缺血、坏死而必须采取的手术治疗。

7. 蛔虫症　此病患儿多有进食不讲卫生的习惯，饭前便后不洗手，生吃水果冲洗不够甚至不洗，表现为平时虽进食正常但仍很消瘦。当环境改变或小儿发热、腹泻、饥饿以及吃刺激性食物时突然腹痛，哭叫打滚、屈体弯腰、出冷汗、面色苍白，腹痛以脐周围为重。常伴有呕吐，甚至可吐出蛔虫。有时能自行缓解，腹痛消失，小儿显得疲惫。完全恢复后照常玩耍。每次疼痛发作数分钟，这种疼痛可能不是每天发作，也可每天发作数次。当出现便秘或不排便、腹胀、腹部摸到条索状包块时，则可能发生了蛔虫性肠梗阻。蛔虫有钻孔的习惯，有时窜到胆道内，小儿会出现剧烈的上腹部疼痛，翻滚、哭叫，即为胆道蛔虫症，在腹痛发生前多有吐蛔虫史。

8. 嵌顿疝　小儿疝以脐疝和腹股沟疝为多见。脐疝发生嵌顿的机会很少，故多数由腹股沟疝发生嵌顿造成腹痛。患儿在发病前均有可复性疝存在，由于小儿哭泣、咳嗽、大笑、打喷嚏、用力（比如解大便时）等原因引起腹压增加，从而使肠段进入腹股沟或阴囊，表现为腹股沟内侧出现一肿物，或仅表现为一侧阴囊增大，平卧时消失，即使不消失还可用手慢慢还纳。一旦不能还纳，肿物不消失且出现腹痛，孩子阵发性哭闹、腹胀和呕吐，时间较长且肿物表面皮肤肿胀、发热，压痛明显，则应考虑是发生了嵌顿疝。

9. 铅中毒　铅中毒有急性与慢性之分。但无论急性、慢性，阵发性腹绞痛均为其特征。其发作突然，多在脐周部。常伴腹胀、便秘及食欲不振等。检查时腹部体征不明显，无固定压痛点，肠鸣音多减弱。此外，齿龈边缘可见铅线，为铅中毒特征性体征。周围血中可见嗜碱性点彩红细胞，血铅和尿铅的增高可以确立诊断。

10. 过敏性紫癜　首先表现为皮肤紫癜，面积大小不等，表面紫红色，压之不褪色，多分布于四肢和臀部，以踝、膝关节处明显。在此基础上出现腹部阵发性剧烈绞痛，以脐周或下腹部明显，有压痛但腹软。可伴有腹泻及轻重不等的便血，大便为黑色或红色，是由于肠管内壁出血、水肿造成的。有的小儿还可伴有关节肿痛、肾损害等情况。

三、治疗对策

（一）治疗原则

密切观察全身状态及腹痛的表现，尽快查明病因，针对病因进行治疗，同时给予积极的支持治疗。一旦有外科情况，及时进行处理。

（二）治疗计划

（1）针对病因治疗，如抗炎、驱虫、制酸等。

（2）对症处理和一般治疗，包括：

1）禁食、输液、纠正水、电解质和酸碱平衡的紊乱。

2）积极抢救休克。

3）有胃肠梗阻者应予胃肠减压。

4）可酌用阿托品类药物以解痉止痛。诊断未明确时应禁用吗啡、哌替啶等强烈止痛剂。

5）其他对症治疗。

（三）治疗方案的选择

功能性疾病以对症治疗为主。如对小儿肠痉挛的治疗主要以解痉止痛为主，同时要查明诱因。可用热水袋敷腹部，服解痉药颠茄片，严重者注射阿托品。有肠蛔虫者驱虫；对牛奶过敏者，改用豆浆代乳品；有消化不良者，减少饭量，服消食山楂片等。复发性腹痛者应予耐心解释、消除顾虑，并辅以解痉剂、促胃肠动力药、调节自主神经功能药等。

绞窄性肠梗阻、胃肠道穿孔、坏死性胰腺炎、急性阑尾炎等外科疾病应及时进行手术治疗。

四、病程观察及处理

(一)病情观察要点

(1)应停止进食并卧床观察 1~2h。

(2)随时轻按腹部,注意疼痛部位、有无包块。如果腹痛喜按,腹柔软,一般不是外科疾病。

(3)注意有无发热、呕吐、腹泻、血便。

(4)腹痛持续 4h 以上不止,精神不好,孩子不愿直立,应考虑外科情况。

(二)疗效判断与处理

1. 疗效判断 在未查清原因前不能随便使用止痛药,以免造成假象、耽误病情。腹痛消失是治疗有效的指标之一,但不等于疾病的治愈。不管哪种原因引起的腹痛,均应找出病因和去除病因,此时腹痛缓解、伴随症状消失、生长发育恢复正常,是为治愈。

2. 处理 对于功能性病变如肠激惹综合征、功能性消化不良的儿童应当养成按时排便和规律进食的习惯。如果在排除了器质性原因,药物治疗又无明显效果时,要考虑孩子的腹痛是否存在一定的心理因素,给孩子创造一个良好的家庭环境,帮助孩子解除心理障碍,使孩子忘记烦恼,活泼起来,腹痛可逐渐自然消失。

五、预后

不同病因预后各异。

如肠痉挛为小儿急性腹痛中最常见的情况,属于单纯的功能性变化,为非器质性病损,故预后较好,多数可自愈。

又如复发性腹痛大部分能缓解,但小部分病儿到成年人仍有腹痛发作。有认为预后欠佳与以下因素有关:有阳性家族史、男性、初次发作小于 6 岁、治疗前已有长于 6 个月的病史。

六、随访

1. 出院时带药 维生素 B、微生态制剂、备用的解痉剂等。

2. 出院后应当注意的问题 ①为预防小儿肠痉挛的发生,家长要控制孩子的饮食,不要吃过多的冷饮或暴饮暴食,并避免腹部受寒。②蛔虫病在我国流行相当广泛,农村高于城市。应该以预防为主:蔬菜要洗净煮熟,瓜果要洗净去皮,不喝生水,饭前便后要洗手。给孩子勤剪指甲,因为指甲下面的污垢中常含有许多蛔虫卵。③如果有便秘与腹泻交替出现,应多吃富含纤维素的食物,少喝碳酸饮料。④对于新换种类或者刚开始喝的奶制品,有可能发生过敏,常表现腹痛后发生腹泻。家长应当换回原来牌子的奶制品,或者改用低敏配方的奶制品,小婴儿不要喝鲜牛奶。⑤如果腹痛是在食用牛奶、蛋类、鱼虾等食物后发生,一般为过敏性腹痛。腹型荨麻疹的腹痛特点往往与孩子进食鱼、虾、蛋类等具有过敏原的食物有关,常在皮肤发生风疹瘙痒的同时出现脐周痛,同时伴有呕吐、腹泻。只要停止给小儿食用这类食物,或遵医嘱口服抗过敏药物,腹痛就会好转。

(范 辉)

第七节　感染性休克

脓毒症（sepsis）是指感染引起的全身炎症反应综合征（SIRS）。脓毒症出现循环功能障碍称感染性休克或脓毒性休克（septic shock）。

一、诊断步骤

（一）病史要点

1. 现病史　询问是否有发热、畏寒或寒战、腹胀、呕吐、腹泻、脓血便、黄疸、关节痛、皮疹、皮肤黏膜出血、瘀斑、四肢厥冷、皮肤苍白或潮红、尿少或无尿、呼吸困难、头痛、嗜睡、抽搐、意识改变甚至昏迷等。

2. 过去史　询问近期是否有皮肤感染病灶，如毛囊炎、疖肿、脓疱疮、新生儿脐炎，或中耳炎、肺炎、肠炎、皮肤烧伤、脑膜炎、细菌性痢疾、败血症、白血病、肿瘤、结缔组织病、急性化脓性胆管炎、心肌炎、急性坏死性胰腺炎等病史。

3. 个人史　询问有无接种各种传染病疫苗。

4. 家族史　询问家庭成员中近期是否有发热、感染性疾病、脑膜炎、细菌性痢疾的情况。

（二）查体要点

注意血压、脉压差、心率、脉搏、呼吸、神志情况、体温变化及热型，小婴儿、重度营养不良患儿可不发热或表现为体温不升。注意有无精神萎靡、烦躁、意识改变、面色苍白或青灰、四肢厥冷、心率加快、脉搏细弱、心音低钝纯、气促、血压下降、脉压差变小、皮肤出血点、瘀斑、皮疹、关节肿胀、肝脾大、黄疸、腹部压痛、脑膜刺激征、毛细血管充盈时间延长等。

（三）辅助检查

1. 常规检查　细菌感染时外周血检查白细胞总数明显升高，严重时或革兰阴性菌败血症时不高或降低，中性分类增多，核左移，可见中毒颗粒。休克时血液浓缩，可有血红蛋白升高。并发 DIC 时有血小板减少与凝血功能异常，D‐二聚体阳性。CRP 升高。败血症者血液或骨髓普通培养、厌氧菌培养和 L 型细菌培养可呈阳性。流行性脑脊髓膜炎患者的皮肤瘀点涂片可见脑膜炎球菌，脑脊液有化脓性脑膜炎改变。中毒性菌痢者粪便检查有脓细胞、吞噬细胞、红细胞，细菌培养有痢疾杆菌。

2. 其他检查　根据原发病不同，可进行 X 线胸片、B 超、脓肿穿刺检查等。

（四）诊断标准

1. 感染性休克（脓毒性休克）代偿期（早期）　临床表现符合下列 6 项之中 3 项。

（1）意识改变：烦躁不安或萎靡，表情淡漠，意识模糊，甚至昏迷、惊厥（多见于失代偿休克）。

（2）皮肤改变：面色苍白发灰，唇周、指趾发绀，皮肤花纹，四肢凉；如有面色潮红，四肢温暖，皮肤干燥为暖休克。

（3）心率脉搏：外周动脉搏动细弱，心率、脉搏增快。

（4）毛细血管再充盈时间≥3s（需除外环境温度影响）。

（5）尿量<1ml/（kg·h）。

（6）代谢性酸中毒（除外其他缺血缺氧及代谢因素）。

2. 感染性休克（脓毒性休克）失代偿期（晚期）　代偿期临床表现加重伴血压下降。收缩压<该年龄组第5百分位或<该年龄组正常值2个标准差。即：1～12个月<9.33kPa（70mmHg），1～10岁<9.33kPa（70mmHg）+［2×年龄（岁）］，≥10岁<12.0kPa（90mmHg）。

3. 临床分型

（1）暖休克：为高动力性休克早期，可有意识改变、尿量减少或代谢性酸中毒（代酸）等，但面色潮红，四肢温暖，脉搏无明显减弱，毛细血管再充盈时间无明显延长。此期容易诊，且可很快转为冷休克。心率快，血压低，过度通气，CVP高，心排血量低多为失代尝表现。

（2）冷休克：为低动力性休克，皮肤苍白、花纹，四肢凉，脉搏快、细弱，毛细血管再充盈时间延长，儿科以冷休克为多。

（五）鉴别诊断

1. 低血容量性休克　多见于大出血、频繁呕吐、腹泻、大面积烧伤、肾病综合征应用利尿剂时，扩容后很快纠正。

2. 过敏性休克　见于青霉素或其他药物、血制品、食物过敏，患儿多有过敏原接触史，症状发生极为迅速，有时伴发荨麻疹或血管神经性水肿。

3. 心源性休克　多见于暴发性心肌炎、心脏压塞、心律失常、先天性心脏病术后、重症心力衰竭，多有原发病表现，中心静脉压升高，心电图、血流动力学监测有助于鉴别。

4. 神经源性休克　多因剧烈疼痛等因素引起，原发病因在诊断中起决定作用。

二、治疗措施

1. 液体复苏　充分液体复苏是逆转病情，降低病死率最关键的措施。需迅速建立2条静脉或骨髓输液通道。条件允许应放置中心静脉导管。

（1）第1小时快速输液：常用0.9%氯化钠，首剂20ml/kg，10～20min推注。然后评估循环与组织灌注情况（心率、血压、脉搏、毛细血管再充盈时间等）。若循环无明显改善，可再予第2剂、第3剂，每剂均为10～20ml/kg。总量最多可达40～60ml/kg。第1小时输液既要重视液量不足，又要注意心肺功能（如肺部啰音、奔马律、肝大、呼吸增加等）。条件允许应监测中心静脉压。第1小时液体复苏不用含糖液，血糖应控制在正常范围，若有低血糖可用葡萄糖0.5U/（kg·h）纠正；当血糖大于200mg/dl时，用胰岛素0.05U/（kg·h），称强化胰岛素治疗。

（2）继续和维持输液：由于血液重新分配及毛细血管渗漏等，感染性休克的液体丢失和持续低血容量可能持续数日。因此要继续和维持输液。继续输液可用1/2～2/3张液体，可根据血电解质测定结果进行调整，6～8h内输液速度5～10ml/（kg·h）。维持输液用1/3张液体，24h内输液速度2～4ml/（kg·h），24h后根据情况进行调整。在保证通气前提下，根据血气分析结果给予碳酸氢钠，使pH达7.25即可。可适当补充胶体液，如血浆等。一般不输血，若HCT<30%，应酌情输红细胞悬液或鲜血，使HB>10g/dl。继续及维持输液阶段也要动态观察循环状态，评估液量是否恰当，随时调整输液方案。

2. 血管活性药物　在液体复苏基础上休克难以纠正，血压仍低或仍有明显灌流不良表现，可考虑使用血管活性药物以提高血压、改善脏器灌流。

（1）多巴胺：$5 \sim 1 \mu g/$（kg·min），持续静脉泵注，根据血压监测调整剂量，最大不宜超过 $20 \mu g/$（kg·min）。

（2）肾上腺素：$0.05 \sim 2 \mu g/$（kg·min），持续静脉泵注。冷休克有多巴胺抵抗时首选。

（3）去甲肾上腺素：$0.05 \sim 0.3 \mu g/$（kg·min），持续静脉泵注，暖休克有多巴胺抵抗时首选。对儿茶酚胺反应的个体差异很大，用药要注意个体化原则。若有 α 受体敏感性下调，出现对去甲肾上腺素抵抗，有条件可试用血管紧张素或精氨酸血管加压素，此类药物发挥作用不受仅受体影响。

（4）莨菪类药物：主要有阿托品、山莨菪碱（654-2）、东莨菪碱。

（5）正性肌力药物伴有心功能障碍，疗效欠佳时可用正性肌力药物。常用多巴酚丁胺，$5 \sim 10 \mu g/$（kg·min），持续静脉泵注，根据血压调整剂量，最大不宜超过 $20 \mu g/$（kg·min）。多巴酚丁胺抵抗者，可用肾上腺素。若存在儿茶酚胺抵抗，可选用磷酸二酯酶抑制剂，氨力农、米力农。

（6）硝普钠：心功能障碍严重且又存在高外周阻力的患儿，在液体复苏及应用正性肌力药物基础上，可使用半衰期短的血管扩张剂，如硝普钠，$0.5 \sim 8 \mu g/$（kg·min），应从小剂量开始，避光使用。

在治疗过程中进行动态评估，适时调整药物剂量及药物种类，使血流动力学指标达到治疗目标。切勿突然停药，应逐渐减少用药剂量，必要时小剂量可持续数天。

3. 积极控制感染和清除病灶　病原未明确前联合使用广谱高效抗生素静点，同时注意保护肾脏功能并及时清除病灶。

4. 肾上腺皮质激素　对重症休克疑有肾上腺皮质功能低下（如流脑）、ARDS、长期使用激素或出现儿茶酚胺抵抗性休克时可以使用。目前主张小剂量、中疗程。氢化可的松，$3 \sim 5 mg/$（kg·d），或甲泼尼龙，$2 \sim 3 mg/$（kg·d），分 $2 \sim 3$ 次给予。

5. 纠正凝血障碍　早期可给予小剂量肝素 $5 \sim 10 U/kg$，皮下注射或静脉输注（注意肝素不能皮下注射），每 6h 一次。若已明确有 DIC，则应按 DIC 常规治疗。

6. 其他治疗

（1）保证氧供及通气，充分发挥呼吸代偿作用。可应用 NCPAP，必要时小婴儿更需积极气管插管及机械通气，以免呼吸肌疲劳。儿童肺保护策略与成人相似。

（2）注意各脏器功能支持，维持内环境稳定。

（3）保证能量营养供给，注意监测血糖、血电解质。

三、预后

感染性休克是儿科危急病症，病死率高达到 40% 左右，若有多脏器功能衰竭，病死率高达到 90% ~ 100%。

四、预防

本急症是因感染而诱发微循环障碍，故积极控制和预防感染加重是关键，针对不同年龄和不同季节，感染病原或疾病谱亦不尽相同，根据流行病学或临床经验做出相应的预防措施。

（许津莉）

第八节　弥漫性血管内凝血

弥散性血管内凝血（disseminated intravascular coagulation，DIC）是一种由多种病因引起的、继发性的、以全身止、凝血功能障碍、纤维蛋白沉积、多器官内微血栓形成等病理综合征。其主要特征是在某些致病因素如感染、外伤、休克等作用下，血液凝固机制被激活，凝血功能亢进，引起微血管内大量纤维蛋白沉积和血小板凝集，形成广泛的微血栓。由于凝血过程加速，消耗了大量的血浆凝血因子和血小板，并激活纤维蛋白溶解系统，引起继发性纤维蛋白溶解亢进，从而导致广泛性出血、循环障碍、栓塞和溶血等一系列临床表现。患者最终多出现广泛出血和多器官衰竭（MOF）而死亡。DIC 全身病理性纤维蛋白沉积的机制比较明了，并被认为是多器官衰竭发生的原因之一，其中许多细胞因子在凝血和纤溶紊乱中起重要作用。

一、病因及病理生理变化

（一）病因

诱发小儿 DIC 的主要原因有感染性疾病、严重组织损伤、产科并发症、免疫性疾病、新生儿疾病、和肿瘤等。其中感染性疾病包括细菌、病毒和真菌等引起的败血症、内毒素血症等，严重组织损伤包括严重外伤、挤压伤、大面积烧伤、大手术创伤等，产科并发症包括胎盘损伤、羊水栓塞等，免疫性疾病包括溶血性输血反应、系统性红斑狼疮、暴发性紫癜和移植排斥反应等，新生儿疾病包括新生儿硬肿症、新生儿窒息、呼吸窘迫综合征和新生儿溶血症等，肿瘤包括白血病、恶性淋巴瘤、神经母细胞瘤和巨大血管瘤等。其他原因还有动脉瘤、急性出血性坏死性肠炎、急性坏死性胰腺炎、重症肝炎、溶血尿毒综合征等。

（二）病理生理变化

DIC 的病理生理变化主要包括凝血系统被激活和纤维蛋白溶解系统被激活两个基本病理过程。两个基本病理过程虽为相继发生，但在病程中难于划分，两者的进展程度随病程经过的早、晚而可有差异，早期以凝血过程为主，晚期则以纤溶亢进为主。DIC 的发病包括以下两个基本病理过程。

1. 凝血系统被激活　各种病因引起的组织因子的释放和因子Ⅶ的活化凝血系统和凝血酶生成的根本原因。组织因子除了主要存在于脑和肺等器官中外，也存在于内皮细胞、单核细胞和巨噬细胞中。凝血系统被激活和凝血酶生成过多常与下列因素之一或几种因素共同作用有关。以上几种机制中任何一种或一种以上同时作用，均可形成大量病理性凝血酶，使血液凝固性增高、处于高凝状态，导致微循环内广泛凝血，消耗了大量凝血因子，使血液由高凝状态转变为消耗性低凝状态而引起出血。

（1）血管内皮损伤最常见的是感染：包括细菌、病毒、立克次体、支原体、霉菌、螺旋体、原虫病、各种原因引起的休克、缺氧、酸中毒、狼疮性肾炎、暴发性紫癜、抗原抗体复合物等均能损伤血管内皮，暴露胶原组织，激活ⅩⅡ因子，继之激活内源性凝血系统，导致DIC。激活的ⅩⅡ因子能使舒血管素原转变为舒血管素，后者又激活缓激肽，使血管扩张、血压下降，血流缓慢而加重凝血。舒血管素还能加速纤溶酶原转变为纤溶酶，溶解纤维蛋白。ⅩⅡa还能激活补体诱发DIC。

（2）组织损伤：组织损伤和直接释放组织因子进入血液循环。机体各种组织含有不等量的组织凝血活酶，组织损伤释放入血循环，激活外源性凝血系统，诱发DIC。多见于外科大手术、创伤、烧伤、冻伤、蛇咬伤、恶性肿瘤和急性白血病。

（3）血小板、红细胞破坏：血小板、红细胞破坏后可直接释放促凝物质进入血循环，诱发凝血酶的生成。血小板破坏时释放的血小板因子3（PF_3）以及吸附于其上的一些凝血因子和红细胞破坏时释放的红细胞素均可加速凝血过程，诱发或加重DIC。如免疫性血小板减少性紫癜、各种原因引起的溶血等。当DIC发生后，红细胞通过发生障碍的微循环而被破坏可加重DIC。

（4）网状内皮系统功能损伤：在正常情况下，网状内皮系统可清除血流中的某些凝血因子，如凝血活酶、凝血酶、纤溶酶、纤维蛋白、FDP、Ⅹa、ⅩⅡa等。当网状内皮系统功能受损时，如急性肝炎、肝坏死、肝硬化、脾切除或无脾症等，不能清除上述促凝物质，加速了凝血过程。

（5）细胞因子的作用细胞因子在DIC的形成过程中发挥重要作用：不同的病因可能产生不同的细胞因子，如败血症产生的白介素-6（IL-6），肿瘤坏死因子（TNF）等。细胞因子促进组织因子的释放、损伤血管内皮细胞和抑制纤维蛋白溶解系统，引起DIC的发生。

（6）凝血抑制因子缺乏：抗凝血酶（AT-Ⅲ）是最重要的凝血酶抑制物。DIC时AT-Ⅲ被消耗、中性粒细胞释放的弹性蛋白酶降解AT-Ⅲ和AT-Ⅲ本身受损坏等导致AT-Ⅲ水平下降。此外，内皮细胞血栓调节素活性下降和蛋白S的游离部分水平下降造成蛋白C活性下降以及组织因子通路抑制物缺乏等对DIC的发展也起了重要作用。

（7）单核-巨噬细胞系统功能受损：DIC时单核—巨噬细胞系统清除血循环内的凝血酶、纤溶酶、纤维蛋白及其降解产物功能减弱，加速凝血过程。

2. 纤维蛋白溶解系统被激活　凝血系统被激活后血液凝固性增加引起循环内广泛出血和血栓形成，消耗大量凝血因子，使血液由高凝状态转变为消耗性低凝状态而导致出血。DIC时缺氧、酸中毒、创伤等可致凝血因子Ⅰ、Ⅱ、Ⅶ、Ⅷ等灭活，因而加重出血倾向。

发生纤溶的具体过程可能是DIC所形成的纤维蛋白沉积于血管内皮和肝脾等脏器，刺激血管内皮释放活化素，并使肝脾等脏器损伤后释放出纤溶酶原激活物，使纤溶酶原转变为纤溶酶；交感-肾上腺素系统被激活引起血管内皮释放活化素：被激活的因子ⅩⅡ使血浆前活化素转化为活化素，并使舒血管素原转变为舒血管素，激活纤溶酶原转变为纤溶酶；病理性凝血酶能激活纤溶酶原转化为纤溶酶，产生大量纤溶酶造成纤维蛋白溶解亢进。纤维蛋白降解产物（FDP）可干扰纤维蛋白单体聚合，又可与血小板结合造成血小板功能缺陷。同时FDP还有抗凝作用，进一步损害凝血功能。

总之，纤溶系统激活过程可能为在各种因子的作用下血浆前活化素转化为活化素，在活化素作用下纤溶酶原转变为纤溶酶，在纤溶酶作用于纤维蛋白使其溶解。由于血管内凝血所形成纤维蛋白条状物与网眼使红细胞通过时受到机械损伤，红细胞因缺血、缺氧、毒素以及表面有纤维蛋白附着而脆性增加，导致红细胞变形、破裂而出现溶血。激活的因子ⅩⅡ可激活缓激肽原，使之转变成缓激肽，导致小血管扩张和通透性增加，加之小血管栓塞后微循环受阻，回心血量及心排出量减少而导致血压下降，进而使病情加重。

纤溶系统被激活后，血循环中出现大量的纤溶酶，它除了溶解纤维蛋白原和纤维蛋白产生纤维蛋白降解物（FDP）外，还可使纤维蛋白原、凝血酶原、X、Ⅶ、Ⅷ等因子灭活，使这些因子进一步减少，FDP可干扰纤维蛋白单体聚合，又可与血小板膜结合而使血小板功能缺陷。此外，它还有抗凝血酶作用，从而进一步损害凝血功能，并加重出血倾向。

以上两个基本病理过程虽为相继发生，但几乎同时并进，而两者的进展程度则随病程经过的早晚而可有差异，早期以凝血过程为主，晚期则以纤溶亢进为主。激活的因子Ⅻ可激活缓激肽原，使之转变成缓激肽，导致小血管扩张和通透性增加，加之小血管栓塞后微循环受阻，回心血量及心排出量减少而导致血压下降，进而发生休克。

新生儿DIC的病因及发病机理基本与儿童相似。不同之处有新生儿血液呈高凝状态，红细胞、血红蛋白较高、血液黏稠，易发生DIC，常见新生儿硬肿症、新生儿呼吸窘迫综合征、早产儿易患DIC。另与产科的关系更为密切，如前置胎盘、胎盘早剥、妊娠高血压综合征等出生的新生儿可发生DIC。双胎中一胎死亡，死胎中的促凝物质进入活胎，诱发DIC，称为宫内DIC。活胎出生为浸润胎：身长体重较小，出生数小时或数天死亡。宫内感染、宫内缺氧出生的新生儿可伴发DIC。如羊水、胎盘、子宫、死胎含有大量的促凝物质，一旦进入胎儿血液循环，新生儿出生后易患DIC。

二、诊断

（一）临床表现

DIC由多种原因及不同途径引起，除了原发病的基本表现外，主要表现为出血、休克、栓塞和溶血。

出血最为常见，可轻可重，轻者仅见皮肤出血点或大便隐血试验阳性，重者则为自发性多部位出血。皮肤出血表现为出血点、瘀点或片状瘀斑，多见于躯干或四肢；鼻黏膜、牙龈、胃肠道出血亦较常见；穿刺部位或伤口渗血不止，且渗出血液往往不凝固；严重者泌尿道出血或颅内出血。出血量多者可至休克，甚至死亡。

休克表现为一时性或持久性血压下降。幼婴常表现为面色青灰或苍白、黏膜青紫、肢端冰冷和青紫、精神萎靡和尿少等。休克使血流进一步缓慢，缺氧和酸中毒加重，从而加重DIC。故DIC与休克互为因果，呈恶性循环，甚至产生不可逆休克。

栓塞常表现为组织和脏器的微血栓形成，使血流阻滞导致受累器官缺血、缺氧，代谢紊乱和功能障碍，甚至组织或器官坏死。最常受累的器官为肾、脑、肺、肝、心、胃肠、肾上腺、胰腺、垂体及皮肤。临床表现随受累器官及其受累程度的不同而异。肾脏受累时表现为尿少、血尿、尿毒症，甚至肾衰竭；脑栓塞时可出现昏迷、惊厥等；肺受累时可出现呼吸困难、发绀、咯血、呼吸衰竭，也可因肺动脉高压而引起右心衰竭；胃肠道受累时出现恶心、呕吐、腹痛和胃肠道出血等；其他如肝功能之障碍，四肢末端坏死，皮肤坏疽等。在高凝状态一般无出血，提示已进入消耗性低凝状态。溶血以急性溶血表现为主。常见发热、黄疸、苍白、乏力、腰背酸痛、血红蛋白尿等。如溶血严重超过骨髓代偿能力时出现贫血，称为微血管病性溶血性贫血。

（二）实验室检查

实验室检查是对 DIC 诊断的一项重要依据。临床表现结合实验室检查方可对 DIC 确诊。化验检查还能区别 DIC 合并的继发性纤维蛋白溶解和原发性纤维蛋白原溶解症。两者的临床表现类似，而治疗方法不同。观察外周血涂片中红细胞及血小板形态亦有一定诊断价值：如红细胞呈盔状、皱缩、三角形、新月形及碎片等有意义；涂片上有大型血小板或有核红细胞亦有一定意义。有确诊意义的化验应该能直接反映凝血酶或纤溶酶活性，但目前临床上采用的大多数是这两者作用的间接反映。这方面开展的项目虽然比较多，但往往缺乏足够的敏感性和特异性。因此，临床上常把几种化验的结果结合起来，进行诊断。

在实验检查中要注意原发病对 DIC 化验结果的影响。DIC 的实验室检查主要包括反映凝血障碍的检查和反映纤溶亢进的检查。

1. 反映凝血障碍的检查

（1）凝血酶原时间（PT）延长：DIC 早期即可出现延长，阳性率高。一般超过正常对照 3 秒以上有意义。新生儿生后 4 天内 PT 超过 20 秒才有意义。对诊断本病的特异性不高，因结果正常亦不能除外 DIC 的诊断。

（2）白陶土部分凝血活酶时间（KPTT）延长：正常值年长儿为 42 秒，新生儿 44～73 秒，早产儿范围更宽。KPTT 比正常对照延长 7 秒有意义，超过 10 秒以上有病理意义。高凝期 KPTT 可缩短，提示参与凝血活酶生成的因子缺乏。低凝期及继发性纤溶期 KPTT 延长。

（3）抗凝血酶Ⅲ（AT－Ⅲ）减少：AT－Ⅲ的正常值为（290±29）mg/L，它是重要生理抗凝物质，使凝血酶、激活的因子 X 失去活性而起抗凝作用，此过程 AT－Ⅲ被消耗，故 DIC 早期血浆中 AT－Ⅲ明显减少。

（4）出血时间和凝血时间延长：但在高凝状态出血时间可缩短。

（5）纤维蛋白原减少：血浆中纤维蛋白原含量降低 <1.5g/L，对 DIC 的诊断才能有意义。个别高凝期病例反可升高超过 4.0g/L。对病例发生 DIC 前原有纤维蛋白原增高者，发生 DIC 后下降可不明显，但随访观察可发现有进一步的减少。

（6）血小板计数减少：在 DIC 中，血小板被消耗后减少，常降至 $100×10^9/L$ 以下，如呈进行性下降则更有诊断意义。但是，血小板减少临床上见于不少的疾病。因此，对本病诊断的特异性不高。如果血小板计数不减少，计数 $>150×10^9/L$，表示 DIC 的可能不大。

（7）抗凝血因子的检查：抗凝血酶Ⅲ为重要生理抗凝物质，可使凝血酶、激活的因子 X 失去活性。DIC 早期抗凝血酶Ⅲ被消耗。因此，血浆中抗凝血酶Ⅲ明显减少。正常值为 80%～100% 活性。DIC 时蛋白 C 活性下降。正常值为 0.8～1U/ml。

2. 反映纤溶亢进的检查

（1）优球蛋白溶解时间：正常参考值为 90～120 分钟或以上不溶。正常血浆的优球蛋白含有纤维蛋白原、血浆素原及活化素。优球蛋白溶解时间缩短反映血浆素原及活化素的活性增强，表示纤溶亢进。DIC 纤溶亢进时缩短，常 <70 分钟。本实验适应于诊断急性纤溶状态、检查有无隐性纤溶活力增高和对溶血栓治疗的随访。

（2）FDP 含量测定：正常人血清 FDP <10mg/L，超过 20mg/L。提示纤溶亢进，但不能作为诊断 DIC 的指标。肺栓塞或动、静脉栓塞，大手术后，肝、肾衰竭的患者也可升高。

（3）血浆鱼精蛋白副凝试验（plasma protein paracoagulation test，3P 试验）此试验 DIC 早期多阳性。晚期 3P 试验常为阴性因 DIC 晚期以纤溶亢进为主，纤维蛋白单体形成很少，所形成的可溶性复合物也少。新生儿 3P 试验应在出生 2 天以后才有诊断价值。新生儿出生后 2 天内约 20% 脐带血 3P 阳性，2 天后转为阴性。有些疾病如恶性肿瘤及手术创伤后也可出现 3P 阳性。

（4）凝血酶时间（TT）测定：是反映凝血第 3 阶段的试验，正常值为 16~18 秒，比正常对照延长 3 秒以上有诊断意义。在 DIC 中 TT 延长表示可能由于纤维蛋白原被消耗或溶解后减少，或是由于纤维蛋白原或纤维蛋白裂解产物增多。其测定结果受肝素治疗影响。

（5）D－二聚体测定：D－二聚体是凝血酶使纤维蛋白原转变为纤维蛋白的初期及激活因子Ⅻ到绞链纤维蛋白时降解形成的产物，DIC 患者 D－二聚体异常升高。D－二聚体正常值为 0.13±0.03mg/L，DIC 患者异常升高常达 10 倍以上。

除上述检验项目外，近年来还开展了一些更准确可靠的实验室检查。主要包括：①血小板因子 4（PF_4）和 β 血栓球蛋白（β－TG）测定，两者是血小板反应所释放的产物，DIC 时因血小板大量凝集、破坏而致升高。此检查有助 DIC 早期诊断；②纤维蛋白肽 A（FPA）和 B－β15－42 肽的测定纤维蛋白原在凝血酶作用下裂解为纤维蛋白肽 A 和 B，然后成为纤维蛋白单体。DIC 时 FPA 升高。B－β15－42 肽是纤溶酶对纤维蛋白原 B 的 β 链作用的产物，DIC 时也升高。两者同时测定有利于 DIC 和原发性纤溶的鉴别。如果 FPA 缺乏而 B－β15－42 肽升高即为原发性纤溶。

（三）诊断

DIC 是在一些原发病的基础上发生的。因此，在诊治有可能发生 DIC 的疾病中要提高警惕，以免漏诊。依据临床表现和实验室检查结果进行综合性分析，才能明确诊断。从临床的症状中，急性的症状以大量出血为主；慢性的以栓塞为主，而可无明显的大量出血。特别要注意到突然出现在原发疾病中难以解释的大量或广泛的出血、血液凝固障碍、难以纠正的顽固性休克，血管内栓塞及器官功能衰竭。应根据病情及实验室条件选择检查项目，对化验结果的分析应结合原发病性质、DIC 不同病程、新生儿日龄等特点做出判断，动态观察其结果变化对确立诊断的意义更大。

实验室检查是诊断 DIC 的重要依据。如在血小板计数减少、凝血酶原时间延长、纤维蛋白原含量降低、3P 试验阳性这 4 项中有 3 项阳性，结合临床特点即可做出诊断；如仅有 2 项阳性，则需加测血清 FDP 含量、优球蛋白溶解时间和凝血酶时间，如其中有 1 项阳性，结合临床特点也可做出诊断。

（四）鉴别诊断

常须鉴别诊断的疾病有重症肝炎和原发性纤维蛋白溶解亢进症。重症肝炎可致凝血障碍，表现为出血和 PT、KPTT 延长，易与 DIC 混淆，但肝炎患者 3P 试验阴性，D－二聚体正常，血小板计数正常或轻度减少等可资鉴别。原发性纤维蛋白溶解亢进症（原发性纤溶）是由于某些原因（手术、产科意外等）造成纤溶酶原激活物增多。纤溶抑制物减少，致使血液中纤维酶活性增高，纤维蛋白原及其他凝血因子被降解。原发性纤溶比 DIC 远为少见，临床上出血表现与 DIC 相似，但其血小板计数、红细胞形态和血浆抗凝血酶Ⅲ均正常，出血时间正常，3P 试验阴性。

三、治疗

由于 DIC 患者存在血小板或凝血因子减少引起的广泛血栓形成和出血的危险，临床医生不容易直接选择适合的治疗。目前很多有关 DIC 最佳治疗还有争论。一般认为治疗 DIC 的关键是治疗引起 DIC 的基础疾病、去除诱发因素和改善微循环。根据 DIC 发病机制而进行支持治疗，这些治疗包括血浆或血小板的替代治疗、抗凝治疗及使用生理性凝血抑制剂等。早期诊断、及时治疗是提高 DIC 治愈率的关键。主要治疗措施介绍如下。

1. 病因和支持治疗

（1）治疗原发病和去除诱发因素是终止 DIC 病理过程的重要措施：如果原发病及诱因没有消除，凝血异常则继续进行。有严重创伤病例必须彻底清理创口。有严重感染的病例须用大量抗生素控制感染。病因不能控制或去除往往是 DIC 治疗失败的主要原因。支持疗法在 DIC 的治疗过程中发挥重要作用。需要与病因治疗同时进行才能提高疗效。

（2）血浆和血小板替代疗法患者出现活动性出血、需要侵入性操作、不治疗就会出现严重出血等情况时进行替代治疗。不能只根据实验室检查结果进行血浆和血小板替代治疗。血小板和血浆治疗效果在随机对照试验中尚未得到证实。但这种治疗在出血患者及因这些成分降低而有出血危险的患者中似乎是合理的选择。要纠正凝血障碍可能需要大量血浆，尽管提高血浆中凝血因子的浓度可以减少这种需要量，但大量补充血浆仍不可取。因为补充的血浆中可能含有微量对 DIC 患者有害的活化凝血因子。另外，提高凝血因子浓度的血浆中只包含了有限的几种凝血因子，而在 DIC 中，所有凝血因子都会减少。

2. 抗凝治疗　治疗 DIC 最合理的抗凝剂应该直接针对组织因子活性。抗凝治疗可以阻断或减缓血管内凝血过程的发展。常用的抗凝药物有肝素、阿司匹林、双嘧达莫（潘生丁），其他有脉酸脂（甲磺酸肌己苯酯，Foy）、MD－850 和刺参酸性黏多糖等。但在临床对照研究中，还没有证实肝素治疗可以减少 DIC 患者严重并发症的发生。肝素对恶性肿瘤引起的慢性 DIC 有肯定疗效外，其他原因引起的 DIC 是否应用肝素尚有争论。实验显示，肝素至少可部分抑制全身感染等引起的 DIC 的凝血系统激活。最近有报道认为，低分子量肝素可用于 DIC 患者，DIC 患者对低分子肝素有良好耐受性，并可以取得有益的治疗效果。肝素多在 DIC 早期应用。由于 DIC 患者抗凝血酶Ⅲ水平较低，肝素抗凝血酶Ⅲ复合物不能抑制已经结合的凝血酶，不依赖抗凝血酶Ⅲ的凝血酶抑制剂水蛭素就可能对治疗 DIC 有效，这在动物实验研究中已得到证实。但使用水蛭素出血风险较高，限制了其用于 DIC 的治疗。

（1）肝素的应用指征：凡有以下指征者即可使用肝素。①处于高凝状态者。②有明确栓塞症状者。③消耗性凝血期表现为凝血因子、血小板、纤维蛋白原进行性下降，出血逐渐加重，血压下降或休克者。④准备补充凝血因子（如输血、血浆等）或应用纤溶抑制药物而未能确定促凝物质是否仍在血中发生作用时，可先应用肝素。⑤大剂量肝素只用于暴发性紫癜或肢端缺血等明显的血栓栓塞和广泛的纤维蛋白沉积等患者。大部分 DIC 患者应该用肝素预防以阻止静脉血栓形成，使用低剂量肝素即可达到这种效果。因此可以给 DIC 高危患者皮下或静脉注射低剂量肝素。有以下情况之一者禁用或慎用肝素：①颅内或脊髓内出血、肺结核空洞出血、溃疡出血；②如伴有血管损伤或新鲜创面者；③DIC 晚期以继发性纤溶为主者；④原有重度出血症如血友病等；⑤对并有严重肝脏病患者，尚有争议，较多作者认为弊多利少。反对应用肝素的理由是：①至今尚未有严格的前瞻性对比研究证明应用肝素可减少 DIC 的死亡率；②肝素需通过与 AT－Ⅲ结成复合物后起作用，而 DIC 时 AT－Ⅲ多降低。

（2）肝素的常用方法和用量：①每次 0.5 ~ 1mg/kg（1mg = 125U）溶于等渗氯化钠或

10%葡萄糖液 50～100ml 中静滴，约 30～60 分钟滴完，每 4～6 小时 1 次。②按每小时 15U/kg 持续静脉点滴。③每次 50～100U/kg 皮下注射，每 4～6 小时 1 次。肝肾功能不全者及新生儿用量不宜过大。若能肯定为早期高凝状态，首次用量可稍大。在应用肝素期间必须密切观察病情并作凝血检查进行监测，要求凝血时间（试管法）控制在 20～30 分钟，如 < 20 分钟可加大剂量，如 >30 分钟已出血加重，可能是肝素用量过大，应停用；必要时静脉缓慢注射鱼精蛋白中和之，其用量与最后一次肝素用量相等，若出血仍不减轻，15 分钟后可再注射 1 次鱼精蛋白。

（3）停止应用肝素的指征：①诱发 DIC 的原发病已控制或缓解。②用药后病情好转，出血停止，血压稳定。③凝血酶原时间和纤维蛋白原恢复正常或接近正常（前者一般于 24 小时内恢复，后者于 1～3 天恢复）；即可逐渐减量至停药。用药时间一般可持续 3～7 天。血小板的回升缓慢（数天～数周），不宜作为停药的指征。

（4）抗血小板凝集药物治疗：临床上对轻型 DIC、疑似 DIC 而未肯定诊断者，或高凝状态者，在控制原发病的基础上可单独应用抗血小板凝集药物进行治疗。常用药物如下。①阿司匹林：剂量为每日 10mg/kg，分 2～3 次口服，一直用至血小板数恢复正常后数日才停药。②双嘧达莫：剂量为每日 10mg/kg，假如 10%葡萄糖溶液中静脉滴注或分 3 次口服。阿司匹林和双嘧达莫联用可增强疗效。抗血小板凝集药物能阻抑血小板黏附和聚集，减轻微血栓形成，从而抑制 DIC 的发展。

（5）组织因子抑制剂：随着对 DIC 发病机理的认识已经了解到理想的治疗应是直接针对组织因子活性，一些新的治疗 DIC 的药物开始进行临床试用。此类药物有：①基因工程重组线虫抗凝蛋白，能特异性抑制组织因子形成；②组织因子抑制物（TFP），能抑制组织因子活性以及和内毒素结合；③二硫基氨基甲酸酯，能抑制组织因子基因转录。

（6）浓缩的抗凝血酶Ⅲ制剂：因为抗凝血酶Ⅲ是最重要的生理性凝血抑制剂，在 DIC 动物模型中，抗凝血酶Ⅲ治疗具有确切的疗效。用浓缩的抗凝血酶Ⅲ制剂治疗 DIC 已经有临床对照研究，大部分研究集中在脓毒症和脓毒性休克的患者，所有研究的结果都显示其在降低 DIC 评分、缩短 DIC 的持续时间、改善器官的功能等方面具有有益的作用。在新近的临床研究中，使用高浓度的浓缩凝血酶抑制剂使其达到超生理水平血浆浓度，治疗效果更加显著。

（7）蛋白 C 浓缩制剂治疗：蛋白 C 系统的抑制在 DIC 病理产生中具有明显的作用，临床也显示蛋白 C 系统的抑制引起的 DIC 可以出现致命的结果。因此，提供蛋白 C 可能对 DIC 患者有益。已经有用蛋白 C 浓缩制剂治疗 DIC 的成功报道，但目前还没有严格的临床对照研究。

（8）重组血栓调节蛋白治疗 DIC：研究表明与凝血块结合的凝血酶在血栓的增长中起重要作用。因此阻断或抑制结合在纤维蛋白凝血块上的凝血酶也是治疗 DIC 的重要方法。血栓调节蛋白是一种凝血酶受体，可以与凝血酶形成 1∶1 可逆结合的复合物。这种复合物激活蛋白 C 的能力是凝血酶的 1 000 倍，可以将凝血酶由促凝蛋白酶转化为一种抗凝剂。体外研究表明，重组血栓调节蛋白可增加凝血块激活蛋白 C，减弱凝血块诱导凝血酶产生，抑制凝血块上凝血酶的活性。动物模型研究也证实重组血栓调节蛋白治疗 DIC 十分有效，并且不依赖抗凝血酶Ⅲ。

（9）其他抗凝血制剂：近年新发现并被认为对 DIC 有治疗价值的抗凝药有：①脉酸脂，

是一种蛋白酶抑制剂，对凝血、纤溶、激肽及补体系统有多价抑制作用，与肝素合用效果较好；②MD－850（argipidine），能选择性结合凝血酶活性中心发挥抗凝血作用，不依赖 AT－Ⅲ；③刺参酸性黏多糖，近似肝素抗凝作用，AT－Ⅲ缺乏仍然有效；④最近，有报道一种特异抑制组织因子Ⅶa 及 Ⅹa 组成的三聚体的抑制剂已进入 Ⅱ 期或 Ⅲ 期临床研究，包括对 DIC 患者治疗的研究。此抑制剂（rNAPc2）是线虫抗凝蛋白的衍生物，最先从嗜血细胞钩虫样线虫内分离。

3. 抗纤溶药物的应用　抗纤溶制剂常用于出血的治疗，但 DIC 引起的出血一般不用抗纤溶制剂，特别是在早期高凝状态应禁用。DIC 时继发性纤溶亢进有防止血管内凝血的作用，可能有助于防止或消除血管内纤维蛋白栓塞。若病情发展并出现以纤溶为主时，最好在肝素化的基础上，慎用纤溶抑制剂，可能有助于 DIC 后期的治疗。可选用 6 氨基己酸，每次剂量为 0.1g/kg，缓慢静注或稀释后静滴。亦可用氨甲环酸，每次 250～500mg，静脉滴注，每日 2 次。此类药物的主要作用是阻碍纤溶酶原转变为纤溶酶、抑制纤维蛋白的分解，从而防止纤维蛋白溶解亢进的出血。

4. 肾上腺皮质激素的应用　有关 DIC 时是否应用激素尚未取得一致意见。一般认为如果原发病需用激素治疗，可在肝素化的基础上慎用。激素可封闭网状内皮系统，不利于控制 DIC，它还有降低纤溶作用，不利于血栓清除。

5. 其他治疗药物　临床也有临床应用的报道。①乙酮可可碱（pertoxifylline），能抑制细胞因子（TNF、IL－6、TF）的基因活性；②血小板活化因子拮抗剂（PAF antagonist），可阻止内毒素诱发 PAF 水平升高。

6. 改善微循环的药物治疗　解除血管痉挛，改善微循环是配合 DIC 治疗的一项措施。常用改善微循环的药物有低分子右旋糖酐、654－2、异丙肾上腺素和多巴胺。低分子右旋糖酐能扩充血容量、降低血液黏稠度、减低血小板黏附、抑制红细胞凝集，改善微循环。首次剂量为 10ml/kg 快速静脉注射，以后每次 5ml/kg，每 6 小时 1 次，全日量不超过 30ml/kg。

总之，治疗 DIC 的关键是特异有效地治疗引起 DIC 的基础疾病。以抑制凝血系统激活为主要目标的治疗方法有效可行。大部分治疗措施还没有随机对照临床试验的结果作确定的证据。目前，基于对 DIC 的病理生理认识的新的方法还正在研究之中。

（许津莉）

第九节　小儿急性肺损伤和急性呼吸窘迫综合征

一、概述

小儿呼吸系统危重症中急性呼吸窘迫综合征（acute respiratory distress syndrome，ARDS）是由于多种原发病和诱因作用下发生的急性呼吸衰竭，以非心源性肺水肿和顽固性低氧血症为特征，表现为肺顺应性降低、严重呼吸困难、呼吸窘迫；其病理特征为肺泡毛细血管损伤、膜通透性增高、肺表面活性物质失去功能、弥漫性肺损伤和蛋白性肺泡水肿液聚集，发病机制本质上是"全身炎症反应综合征在肺部的表现"。与新生儿 RDS 不同的是，ARDS 起病多有一段时间，可以由肺内、外多种原因造成，多见于感染、严重外伤等。小儿 ARDS 可被作为重症肺炎、呼吸衰竭进行诊治。ARDS 早期肺病变为急性肺损伤（acute lung injury，

ALI），由于病情发展迅速，ALI 发展为 ARDS 往往是不典型的；因此，在儿科危重呼吸疾病中发现临床病例特点为急性发病、肺部感染和高渗出性病变时，要考虑作为 ARDS 慎重处理。

二、流行病学

有关 ARDS 在我国儿童人群中的发病率尚不清，分析 ARDS 在儿科 ICU 病房年收治病例的比例，发达国家 20 世纪 80～90 年代小儿 ARDS 发病率约占 ICU 收治数的 1%；国内孙波教授主持的中国儿童呼吸衰竭协作组 2009 年 12 月结束的 26 个 PICU 急性低氧性呼吸衰竭和 ARDS 的研究表明，PICU 中 2.7% 的危重病例发生了 ARDS，肺炎和脓毒症为其主要原因。目前，儿科患儿 ARDS 诊断标准主要参考成人，其治疗和预后的研究均有待通过多中心前瞻性临床研究来解答。小儿 ARDS 病死率和临床转归与基础疾病性质关系非常密切；在农村、内地、边远地区仍多见由感染性肺炎发展为重症肺炎呼吸衰竭和 ARDS；在沿海、大城市儿科重症肺炎发病呈渐降趋势，但恶病质病变、依赖免疫抑制疗法的基础疾病中有较高趋势，如白血病、恶性肿瘤、艾滋病、结缔组织病等，且病死率非常高，可以达到 80%～90%。目前，儿科 ARDS 在儿科危重病房平均病死率为 50%～70%，治疗转归与机械通气治疗策略、时间、反应、肺部感染类型、年龄、是否控制多脏器系统功能衰竭、并发症处理效果等因素有关。

三、病因和发病机制

（一）病因和危险因素

小儿 ARDS 主要致病原因为三大类：感染性肺部损伤、急性创伤性肺损伤以及免疫抑制性肺损伤。对肺部的损伤可以是直接或间接的；直接损伤如细菌、真菌、病毒感染、溺水、有害气体或液体吸入、肺栓塞、挫伤等；近年，随 ICU 和外科救治技术应用，持续气道正压通气、心血管手术导致肺缺血再灌注等成为医源性直接肺损伤的重要原因。间接性肺损伤如休克、败血症、创伤和烧伤、大量输血、弥散性血管内凝血、药物性伤害、代谢性疾病等成为致病的主要危险因素。近年来，脏器移植手术后抗排斥药物和肿瘤化疗导致免疫功能低下并发肺部感染，主要为真菌、卡氏肺囊虫、条件性致病菌和病毒感染发展为 ARDS，其预后差，此类免疫剥夺、免疫低下患儿的急性感染性肺损伤和 ARDS，成为制约相关学科发展的重要疾病。

（二）病理生理

对肺部的直接或间接损伤、感染或非感染性损伤，在 ARDS 发生、发展过程中，机制上存在异同。主要病理生理机制有以下几方面：

1. 炎症细胞的迁移与聚集 ARDS 的本质目前被认为是"全身炎症反应综合征的肺部表现"。肺部是急性炎症最重要的效应器官之一，创伤、脓毒血症、急性胰腺炎、理化刺激或体外循环等情况下，内毒素脂多糖（LPS）、C5a、白细胞介素 - 8（IL - 8）、黏附分子等因子作用的参与、调控下，中性粒细胞（PMNs）、肺泡巨噬细胞（AMs）在肺毛细血管、肺泡内大量聚集，附壁、黏附并移行到肺间质，释放产物损伤肺。炎症介质释放是启动和推动 ARDS "炎症瀑布"、细胞趋化、跨膜迁移和聚集、次级介质释放的重要介导物质；并激活肺部局部凝血机制，导致凝血功能的紊乱，血小板聚集和微栓塞是 ARDS 常见病理改变（图 7 - 1）。

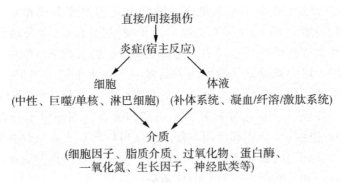

直接/间接损伤

炎症(宿主反应)

细胞　　　　　体液
(中性、巨噬/单核、淋巴细胞)　(补体系统、凝血/纤溶/激肽系统)

介质
(细胞因子、脂质介质、过氧化物、蛋白酶、
一氧化氮、生长因子、神经肽类等)

图 7 - 1　机体对于直接或间接肺损伤的反应机制

2. 肺泡高通透性及液体转运障碍　肺泡的屏障作用由肺泡上皮细胞和肺泡毛细血管内皮形成，维持气血交换。肺血流量与全身血流量相近，大量血流通过肺部，对于维持肺部和全身液体平衡起到重要作用。肺泡上皮细胞和毛细血管形成的屏障保护作用，表现在肺泡上皮细胞（与肺泡巨噬细胞）阻碍外界有害物质进入循环，肺毛细血管网可与血液细胞和血流中有害物质发生反应，并过滤和阻碍循环内有害物质进入肺泡。ARDS 的病理、病理生理和临床过程基本上不依赖于特定病因，共同基础是肺泡 - 毛细血管的急性损伤。直接和间接损伤以及氧自由基、蛋白酶、细胞因子、花生四烯酸代谢产物以及高荷电产物（如中性粒细胞主要阳离子蛋白）等可以改变膜屏障的通透性；ARDS 时，液体清除障碍主要为渗出性肺水肿。血管渗出液在肺泡间质和肺泡内积聚，严重影响肺顺应性，降低肺功能余气量（FRC），增加无效腔量。在血管损伤导致大量渗漏，或持续低氧导致细胞代谢障碍，超过了淋巴管的代偿能力，大量液体将在肺内滞留并大量进入肺泡腔内。呼吸膜屏障结构只容许液体通过，使大分子蛋白受阻挡，因此肺泡液和血浆的蛋白比值小于 0.5，为静水压水肿漏出液。当心功能不全、静水压增大时，蛋白漏出少，肺泡间质的蛋白稀释，胶体渗透压梯度有利于间质液体向血管内转移，也可以促使液体吸收，也起到代偿作用。直接测定肺内液体的蛋白含量，可以判断出肺泡内渗出的性质。如果血管和肺泡损伤导致大分子蛋白也可以通过膜屏障，则肺泡液和血浆的蛋白比值大于 0.7，为胶体性水肿渗出液。当血管在低灌流压力下大量漏出，并失去间质低胶体渗透压保护作用时，大量液体开始迅速在肺内积聚，出现 ARDS 临床危象。在低氧血症时，肺泡上皮细胞钠，钾 - ATP 酶活性下降，使电解质和水代谢失平衡，也导致肺水肿。

3. 通气 - 灌流失调　ARDS 发生后肺泡萎陷可以导致局部肺泡区通气 - 灌流失调和肺内分流，严重影响气血交换，出现持续低氧血症。正常时肺内动 - 静脉分流为 5% ~ 10%，ARDS 时可以达到 20% ~ 30% 或更高。测定肺内动静脉分流（Qs/Qt）的公式：$Qs/Qt = (CcO_2 - CaO_2)/(CcO_2 - CvO_2) \times 100\%$。在不能获得混合静脉血时，可吸纯氧 15 ~ 20 分钟后简略估计：$Qs/Qt = (700 - PaO_2) \times 5\%$。

4. 肺血管阻力增加和肺动脉高压　持续低氧血症可以导致肺阻力血管平滑肌收缩，增加肺血管阻力，肺血流显著减少，表现为肺动脉高压，进一步加重呼吸功能障碍。目前以多普勒彩超技术检查小儿 ARDS 肺外分流、肺动脉压和肺血管阻力比较安全。如果没有此条件，在机械通气时，吸入氧浓度 >0.6 时，经皮氧饱和度 >80%，应该考虑存在肺内分流。

5. 肺泡损伤和肺表面活性物质功能低下　肺泡上皮细胞分 I 型和 II 型，肺泡内表面 >90% 为 I 型上皮细胞覆盖，7% 为 II 型细胞覆盖。II 型细胞可以增殖并转化为 I 型细胞，修复损坏的肺泡。但 II 型细胞的主要生理功能为合成和分泌肺表面活性物质。表面活性物质由磷脂和特异蛋白组成，可降低肺泡气液界面表面张力，对于维持肺泡扩张、减少呼吸做功、促进肺液吸收具有重要作用。直接急性肺损伤主要作用在气道和肺泡，而缺氧可以导致肺泡上皮细胞代谢障碍，高氧及过氧化导致肺泡上皮细胞变性，细菌毒素和促炎症介质抑制作用，均会影响到表面活性物质合成和代谢。肺泡内液可以稀释表面活性物质，改变其降低表面张力的作用。此外，肺泡内血浆蛋白、代谢产物、细菌毒素可抑制表面活性物质，导致继发性表面活性物质缺乏和功能低下，肺泡因此萎陷。

6. 血管内皮损伤和血管张力调节功能障碍　全身和肺部感染，细菌内毒素可以导致血管扩张和感染性休克。持续低氧血症导致大量代谢产物在肺部积聚，造成肺小血管痉挛和阻力增加，肺血流下降，通气 - 灌流变差，加重低氧血症。创伤导致大量肠源性毒素、脂肪栓、血小板血栓形成，均会导致肺部血管血流障碍和血管内皮损伤，进一步导致血管通透性增加和肺水肿发生。近年研究认为肺毛细血管和肺泡上皮细胞等结构细胞也参与炎症免疫反应，在 ARDS 的次级炎症反应中具有意义。

7. 肺部损伤导致肺外脏器损伤和功能障碍　肺部大量毒素、炎症介质可以不断释放经循环带到肺外脏器，致心、肝、脾、肾、脑、肠道功能障碍和损伤，最终导致多脏器功能不全。

四、病理

主要病理表现为弥漫性肺损害，可以在急性期和慢性期先后出现。根据病情进展，将病理演变可分为以下几期：急性渗出期，在 ARDS 最初 1 ~ 4 天为渗出性病变；增生期，在 ARDS 第 3 ~ 10 天；慢性纤维化期，在疾病恢复期，此病变一般在持续 2 周以上才出现。急性肺损伤（ALI）与急性呼吸窘迫综合征（ARDS）机制和病理上没有本质差异，只是根据改良氧合指数（PaO_2/FiO_2）进行的区分，ALI 是 ARDS 的早期表现。

五、临床表现

小儿起病特点与成人有差别，临床上可先出现肺部感染，或在基础疾病上发生进行性呼吸困难，多见于脓毒症、中毒、严重复合伤等基础疾病。其临床发展及转归可不典型。根据下述诊断标准，可能在基础疾病临床不同时期发现 ARDS。如果判断尚不明确或属于 ARDS 早期的急性肺损伤，一般仍作为呼吸衰竭进行处理。ARDS/ALI 的主要临床表现为急性呼吸困难、呼吸急促、严重低氧血症、胸片异常和肺静态顺应性降低。初期患儿在原发病基础上突然呼吸加快、气促加重，肺部多无异常发现，X 线胸片显示清晰肺野，或仅有肺纹理增多模糊，为间质液体聚集，动脉血 PaO_2 和 $PaCO_2$ 偏低。随后呼吸窘迫，吸气费力、发绀，常伴烦躁、焦虑不安，两肺广泛间质浸润，可伴奇静脉扩张、胸膜反应或有少量积液。动脉血 PaO_2 和 $PaCO_2$ 明显降低，呼吸性碱中毒，氧疗不能改善。后期呼吸窘迫和发绀加重，肺部浸润可发展成"白肺"，二氧化碳潴留，心脏停搏或多器官衰竭。1995 年，全国危重急救学学术会议（庐山）提出我国 ARDS 分期诊断标准。

（一）急性肺损伤期（ALI）

可以有明显的突发致损伤因素，出现与原发于肺部的损伤相关的症状，或表现为早期 ARDS 的呼吸急促困难，经吸氧无法改善，也可能呼吸窘迫的症状并不明显，容易被临床医师所忽略。

（二）潜伏期

出现在原发肺损伤后 6~48 小时，此阶段可以因机械通气或氧疗，使患儿心血管和呼吸功能、血气均出现暂时稳定或有所改善。但 X 线胸片上已经可以出现两肺细颗粒影，为间质水肿的征象，并可能与临床状况并不一致。

（三）急性呼吸衰竭期

出现呼吸急促、呼吸困难、持续低氧血症、酸中毒，胸片显示双侧肺部广泛渗出，由于顺应性下降，大多数依赖高氧和高气道压力进行机械通气等。部分患儿可以发展为难治阶段。此时出现肺顺应性显著下降 [< 0.5ml/（cmH$_2$O·kg）]，气道阻力显著上升，并出现严重呼吸窘迫症状。

（四）严重生理异常期

可以表现为持续低氧血症、高碳酸血症、失代偿性酸中毒、长期呼吸机依赖、间质纤维化，对于呼吸机治疗反应差，或突然性恶化、酸中毒和代谢紊乱，最后导致死亡。

六、实验室检查

反复检查动态血气可以判断全身氧和二氧化碳代谢、酸碱平衡情况。初期（或 ALI 期）多表现为持续低氧和低二氧化碳血症，后期低氧加重，并二氧化碳潴留，代谢性或混合性酸中毒。根据改良氧合指数即动脉氧分压与吸入氧浓度比值（PaO$_2$/FiO$_2$）< 300mmHg 提示急性肺损伤的存在，< 200 表明符合 ARDS 诊断（尚须结合临床、放射检查和呼吸机参数判断）。如果是鼻导管或头罩，一般实际吸入氧浓度在 40%~70% 之间。有条件时可以在鼻旁取样，测定氧浓度，作为判断肺损伤指数（PaO$_2$/FiO$_2$）的依据。在持续低氧血症不能纠正时，应该作为气道插管和机械通气治疗的指征。

放射学检查特点：两肺广泛渗出阴影为急性期的特征，表明肺血管向间质及肺泡渗出过程。血管通透性增加时，渗出液先积聚在大血管周围，呈肺纹理增加和微细颗粒状。随病情发展，可以出现大量肺泡渗出，为斑片状和实变，甚至有胸腔积液。在疾病后期出现纤维化时，出现肺纹理增粗和小囊泡等慢性病变特征。有些患儿可有不典型表现，如单侧肺弥漫性渗出或肺部影像学特征轻、临床低氧血症和感染症状明显，也可以考虑早期 ARDS。有条件时可以采用 CT 扫描，尤其对于发现肺泡萎陷、实变有帮助。对仰卧位出现中背部肺的萎陷，在俯卧位时扩张，可以认为肺萎陷，而不扩张则为实变。动态放射学检查对于掌握病情发展和治疗效果有非常重要的意义。

七、诊断

（一）诊断标准

1994 年，北美呼吸病-欧洲危重病学会专家联席评审会议（AECC）发表了 ALI/ARDS

诊断共识，该标准不把 PEEP 和肺顺应性列入。

（1）急性起病：有感染、创伤、吸入等诱因。

（2）低氧血症：$PaO_2/FiO_2 < 40kPa$（300mmHg）提示急性肺损伤的存在，$< 27kPa$（200mmHg）表明有 ARDS（不考虑 PEEP 水平）。

（3）胸部放射检查两肺广泛渗出阴影。

（4）排除左心功能不全［肺毛细血管楔压$< 2.5kPa$（18mmHg），或多普勒彩超检查］。

（二）鉴别诊断

1. 心源性肺水肿　有心脏病史或过量快速输液史，一般呼吸困难、肺部啰音出现伴 X 线心影显著增大。经氧疗、控制输液量、强心、利尿等措施后，情况会迅速改善。

2. 呼吸机相关肺炎（VAP）或呼吸机诱发肺损伤（VILI）　为继发性肺炎的一种。可以在持续呼吸机通气治疗（>3 天）时出现 X 线胸片弥漫渗出阴影，可以有气道分泌物细菌培养阳性。如果 $PaO_2/FiO_2 > 300$，则作为继发性肺炎，$<300mmHg$，则按急性肺损伤对待。气道分泌物细菌培养不作为病因诊断的唯一指标，但应该针对性应用敏感抗生素治疗。

八、治疗

2006 年，中华医学会重症医学分会提出了我国急性肺损伤急性呼吸窘迫综合征诊断和治疗指南。ARDS 治疗的关键在于：①积极控制原发病及其病因，如治疗创伤、控制感染是必要措施，降低全身炎症反应综合征；②氧疗是基本手段，及时纠正严重缺氧，PO_2 达到 60~80mmHg，ARDS 低氧纠正困难，机械通气支持是有效手段；③采用肺保护性通气策略、肺复张手法等；④防止气压伤、容量伤、生物伤，预防呼吸道继发感染和氧中毒等并发症。

（一）积极治疗原发疾病

（二）氧疗和辅助通气

一般 $FiO_2 > 0.6$，PaO_2 仍$< 8kPa$（60mmHg），$SaO_2 < 90\%$ 时，应对患者采用呼气末正压通气（PEEP）为主的综合治疗。在 ARDS 的早期，首先应考虑通过面罩或气道插管，提供持续气道正压通气（CPAP）或压力支持通气（PSV）或容量支持通气（VSV）。这些通气模式的特点：在保持通气量时，显著降低平均气道压（MAP）。可以调节触发灵敏度并监测通气潮气量和每分通气量控制通气适度。在 ARDS 早期经气道插管吸氧和辅助通气有一定好处。首先，可以比较可靠地判断 PaO_2/FiO_2 比值，对病情危重程度有正确掌握；其次，便于处理由于分泌物栓塞、吸入等在气道出现的通气障碍病情恶化时，可以给予有效通气和特殊呼吸支持治疗，防止病情恶化。

（三）无创机械通气（NIV）

可避免气管插管和气管切开引起的并发症；近年来，在成人领域得到了广泛的推广应用，但儿童使用的经验较少，年长儿可考虑使用。一般预计病情能够短期缓解的早期 ALI/ARDS 患者可考虑应用，合并免疫功能低下的 ALI/ARDS 患儿者早期可首先试用。应严密监测患者的生命体征及治疗反应，意识不清、休克、气道自洁能力障碍的 ALI/ARDS 患者不宜应用。

（四）有创气道正压控制通气

ARDS 患儿应尽早采用有创机械通气支持。采用肺保护性通气策略：①小潮气量（VT,

$6 \sim 8ml/kg$），可采用较快呼吸频率。②限制气道峰压（$PIP < 30 \sim 35cmH_2O$）。③选择最佳呼气末正压（PEEP，$0.2 \sim 1kPa$）以获得理想的顺应性，防止肺泡塌陷；有条件者可采用肺力学曲线测量低位拐点（LIP）和高位拐点（HIP），以 $LIP + 2cmH_2O$ 为最佳 PEEP；也可根据表 7-4 进行设置；以 $HIP - 2cmH_2O$ 为 PIP。④允许性高二氧化碳（使 $pH > 7.2$），低于该值可能需要纠酸；颅内高压是其禁忌证。在 ARDS 早期，通过调节潮气量、触发频率，获得稳定的分钟通气量和高同步化。利用呼吸机内置装置或床旁肺流速仪监测呼吸力学，如供气和排气潮气量，气管漏气、分钟通气量，判断动态顺应性和呼吸阻力变化，从而达到缩短通气时间、降低机械通气致肺损伤的危险性。常用的呼吸机治疗参数为：将潮气设置在 $6 \sim 8ml/kg$（实际潮气乘以体重），通气频率视体重和病情设定，一般 $30 \sim 40$ 次/分钟，PIP 在 $20 \sim 25cmH_2O$，PEEP 根据表 7-4 设定，保持 PaO_2 $7 \sim 10kPa$、$PaCO_2$ $5 \sim 7kPa$、经皮氧饱和度（SpO_2）$> 90\%$。设置 PEEP 兼顾氧合、顺应性和心功能诸方面。调节 PEEP 与 FiO_2 之间应以 $SpO_2 > 90\%$ 作为基本判断指标，设定相对比较低的 PEEP 和 FiO_2 水平，同时不应出现心率明显加快或变慢，否则要考虑 PEEP 水平偏高，导致回心血量减少、心输出量下降、心率代偿性变化。在有条件时监测潮气量，使两次调节间的潮气相对一致，推算顺应性变化，选取顺应性较高的 PEEP（及调节后的 PIP）水平。呼气末二氧化碳分压（$PetCO_2$）的动态变化可间接反映 $PaCO_2$，并可以判断无效腔量变化（$VD/VT = [PetCO_2 - PaCO_2] / PaCO_2 \times 100\%$），$< 0.3$ 为正常，> 0.5 一般为严重肺泡通气障碍。有创机械通气时应注意采用半卧位（$30° \sim 45°$），以预防呼吸机相关肺炎（ventilator associated pneumoma，VAP）的发生。并合理采用镇静镇痛技术，确保患儿能够耐受机械通气，并保障高恒定 PEEP 的实施。

表 7-4　最佳 PEEP 设置表

FiO_2	PEEP
0.3	5
0.4	$5 \sim 8$
0.5	$8 \sim 10$
0.6	10
0.7	$10 \sim 14$
0.8	14
0.9	$14 \sim 18$
1.0	$18 \sim 24$

（五）肺复张手法

小潮气量通气往往不利于 ARDS 塌陷肺泡的膨胀；充分复张塌陷肺泡是纠正 ARDS 低氧血症和保证 PEEP 效应的重要手段，目前临床常用的肺复张手法包括控制性肺膨胀、PEEP 递增法及压力控制法。控制性肺膨胀采用恒压通气方式，吸气压为 $30 \sim 45cmH_2O$，持续时间为 $30 \sim 40$ 秒。注意肺复张手法可能影响循环功能。

（六）高频振荡通气（HFOV）

目前缺乏可靠的 HFOV 治疗小儿 ARDS 临床治疗。一般高频振荡呼吸机对 10kg 体重以上小儿效率显著下降。对于 10kg 以下的婴幼儿，可以应用以改善持续低氧血症。常用的参数为频率 6 ~ 10Hz，平均气道压 16 ~ 24cmH$_2$O，振幅达到最大（30 ~ 40cmH$_2$O）。高频通气优点为将闭陷小气道和肺泡持续扩张，避免肺泡承受高牵张剪切力作用，同时出现呼吸管道内气体的持续对流交换，因此达到高气体通气和换气效率并对肺组织具保护作用。一般不会对心血管功能产生严重影响。

（七）其他治疗手段

1. 肺表面活性物质　肺泡上皮细胞损伤会影响肺泡 Ⅱ 型细胞合成分泌表面活性物质及 Ⅰ 型细胞对水、盐电解质代谢和肺液转运。肺表面活性物质可以起到降低气液界面表面张力、减少呼吸作功、促进肺液吸收、防止血管通透增加的作用。应用指征为：在气道峰压 > 2.5kPa（25cmH$_2$O），顺应性 < 0.5ml/（cmH$_2$O·kg），氧合指数（OI）> 10，且持续低氧血症不得改善（> 6 ~ 12 小时），排除由于呼吸机参数调节不当时，可以气道内滴入肺表面活性物质 50 ~ 200mg/kg，必要时可以间隔 6 ~ 12 小时，再给予 2 ~ 3 次，每次 100mg/kg，以获得迅速改善氧合、降低供氧浓度、缩短呼吸机治疗时间、提高存活率等效果。治疗宜在早期开始。在大量渗出时效果差，不如新生儿 RDS，需要大剂量反复给药。在有肺血管痉挛导致通气。灌流失调时，要考虑扩张肺血管措施。

2. 吸入一氧化氮（NO）　吸入 NO 具有选择性扩张肺血管、降低肺动脉压和肺血管阻力、增加肺血流、改善通气 - 灌流作用。ARDS 患儿如果并发肺动脉高压，可以用气道吸入 NO 治疗。起始浓度在 10 ~ 20ppm，一般在 5 ~ 30 分钟内可以将动脉血氧分压提高到 > 7kPa（52mmHg），经皮氧饱和度 > 85%，然后用低 NO（5 ~ 10ppm）持续维持治疗，将呼吸机参数逐渐下调，经 1 ~ 3 天后停止吸入 NO，转回常规呼吸机治疗。在气道阻塞、大量肺泡内水肿渗出、肺泡严重萎陷时，吸入 NO 效果差，必要时可以将吸入 NO 与高频振荡通气、肺表面活性物质气道滴入、改变体位等手段联合应用，可以提高吸入 NO 治疗的效果。吸入 NO 治疗也适宜在 ARDS 早期开展，效果快且持久。

3. 糖皮质激素　虽然持续的过度炎症反应和肺纤维化是导致晚期病情恶化和治疗困难的重要原因，但目前争论颇多，除了过敏、肾上腺皮质功能不全、感染性休克合并的 ARDS，不宜常规使用糖皮质激素治疗，尤其是晚期 ARDS。

4. 俯卧位通气　处于平卧位的小儿肺的背部居下方，血流慢，肺泡含气量低，加上胸廓后肋活动限制，使充气困难，出现大部分肺通气 - 灌流障碍。如果改为俯卧位，可以有利于背部肺泡扩张，改善通气 - 灌流，提高血氧合。

5. 营养　推荐的热量中葡萄糖不宜太高，因为可导致高碳酸血症。在急性期，一般不用脂肪乳剂，因其导致血液黏稠，肺部血流速度下降，影响通气 - 灌流；而在恢复期，可以采用脂肪乳剂，提高能量摄入，有利于肺组织细胞修复。适当摄入维生素 A、D、E 等可以强化上皮细胞抗过氧化损害、促进增生修复和功能恢复。在呼吸机治疗中，如果患儿情况稳定，应考虑采用经胃肠道营养支持，加速肺和机体复员。

6. 补液与输血　应严格控制 ARDS 病例的液体摄入量。补液量保持在常规需要量的 70% 为宜，血容量和输液的平衡点为能够保持基础营养液量和有效心输出量。应用胶体液不一定有利于肺液吸收，尤其在血管通透性高时，大量蛋白会漏出到肺间质和肺泡内，吸收水分并妨碍液体清除。根据病情可以通过输入红细胞，提高血细胞比容达到 32% ~ 34%，或提供 25% 或 5% 清蛋白。

7. **利尿** 适当应用呋塞米（速尿）类药物利尿，可有利于肺水肿的改善，促进肺液吸收，减轻心脏后负荷。

8. **连续血液净化技术** 近年来，连续血液净化技术（包括连续静脉滤过、透析滤过、持续超滤等）在 ARDS 治疗中的应用逐步得到肯定。既有利于液体平衡的控制和药物的使用，更有利于降低致炎 - 抑炎的炎症反应强度，改善全身和肺局部的凝血机制。对于肾功能障碍者可以联合应用血液透析或腹膜透析技术，有利于排出代谢废物和细菌毒素，促进肺液吸收。

9. **液体通气技术**（liquid ventilation，LV）**和体外膜肺技术**（extracorporeal membrane oxygenation，ECMO） 采用全氟化碳灌注肺部的液体通气技术在动物实验得到良好证实，临床应用也收到明显疗效，但儿童开展经验不多；ECMO 技术在严重 ARDS 病例的使用已经得到证实和逐步推广，可采用 VV 模式，如合并循环功能不全，采用 VA 模式。

九、预后

小儿 ARDS 如果在感染性重症肺炎合并呼吸衰竭时，治愈的把握较大。但是，经化疗后的白血病患儿、肿瘤恶病质、小婴儿肺炎伴严重营养不良和免疫力低下、存在全身性结缔组织病、组织细胞增生症等，往往在肺部感染后出现 ARDS，并难以用单纯呼吸机治疗和抗感染克服。且这些患儿可以因化疗导致骨髓造血干细胞抑制，临床上以外周白细胞明显减少为特点，不同于败血症时的肺部白细胞集聚而引起的外周白细胞减少症。因此，对于此类患儿重点为早期预防和治疗，并针对肺血管内微血栓形成等机制进行治疗，成为目前救治小儿 ARDS 的难题，有待攻克。

（李明超）

第十节 高血压及高血压危象

一、概述

高血压（hypertension）是严重危害人类健康的常见病、多发病，是引起成人心脑血管疾病的主要危险因素之一。研究资料显示，成人高血压起病可追溯到儿童期。儿童期高血压是成年期原发性高血压的危险因素，其检出率有逐渐增加的趋势。遗传和环境因素对儿童血压的影响与原发性高血压的发生之间有一定的关联性。在儿童期进行干预，以预防和推迟成人高血压的发生及对儿童高血压长期药物治疗的安全性、是否降低发生脑卒中和冠心病的危险性，已引起各界的广泛关注和重视。

二、流行病学

由于儿童年龄、种族、所在地区、血压测量方法、诊断标准及有关社会因素不尽相同等情况，儿童高血压的患病率世界各地报道差异较大，为 1.2% ~13%，黑人儿童血压高于白人儿童；我国则 0.5% ~9.36% 不等。有学者推算，经重复测量后，儿童高血压的真正发病率低于 5%，且只有不足 1% 的患者才需要治疗。儿童期血压大于第 90 百分位者，其成年后患高血压的危险性为血压正常者的 2.4 倍，但无资料表明早期干预治疗能防止这一倾向。研究还发现，儿童血压的发展呈现轨迹现象，即个体血压在一定时期内维持在相应的百分位数不变，据此推论成人原发性高血压从儿童期即开始。

三、病因和发病机制

（一）病因

高血压通常分为原发性和继发性两种，儿童高血压多为后者，如继发于肾血管和肾实质病变、心血管系统疾病、神经及内分泌系统异常、重金属中毒等，其中尤其是肾性高血压最常见，约占80%，应积极寻找病因，以求根治。病因不明者归为原发性高血压，常为轻型，多见于青少年。儿童高血压常见病因为：

1. 继发性高血压　见表7-5。

表7-5　继发性高血压常见疾病

肾实质病变	肾小球肾炎、肾盂肾炎、过敏性紫癜、溶血尿毒综合征、多囊肾、肾发育不良、尿道梗阻、结缔组织病
肾血管病变	肾动静脉畸形或栓塞、肾动脉狭窄
血管病变	主动脉缩窄、血管炎、主动脉瓣或二尖瓣关闭不全
神经系统疾病	脑炎、颅内肿瘤、自主神经功能不全、吉兰-巴雷综合征
内分泌疾病	嗜铬细胞瘤、继发于类固醇长期治疗、甲状腺功能亢进、神经母细胞瘤
中毒	铅中毒、汞中毒、可卡因中毒

2. 原发性高血压　在寻找儿童高血压病因时，应考虑不同年龄段的特点，总体而言，儿童高血压病因与年龄具较大的关联性：年龄愈小，继发性者愈多；随年龄增长，原发性者渐多。近期国内学者研究发现，年龄 >10 岁、有高血压家族史、体质量指数超标提示原发性高血压；而心电图检查发现 ST-T 异常、立位血肾素活性高于 6μg/ (L·h) 提示为继发性高血压。不同年龄段儿童高血压须考虑的常见病因见表7-6。

表7-6　不同年龄引起高血压的原因

年龄	病因
新生儿期	肾动、静脉栓塞，肾动脉狭窄，先天性肾脏畸形，主动脉缩窄，支气管肺发育不良，动脉导管未闭，脑室内出血
<1 岁	主动脉缩窄、肾血管病变、肾实质病变
1~6 岁	肾实质病变、肾血管病变、主动脉缩窄、内分泌疾病（少见）、原发性高血压（少见）
6~12 岁	肾实质病变、肾血管病变、原发性高血压、主动脉缩窄、内分泌疾病（少见）、医源性高血压
12~18 岁	原发性高血压、医源性高血压、肾实质病变、肾血管病变（少见）、内分泌疾病（少见）、主动脉缩窄（少见）

（二）发病机制

原发性高血压的发病机制仍不清楚。儿童原发性高血压可能与下述多种因素有关：

1. 遗传因素　儿童高血压有家族聚集现象，有高血压家族史者更易患原发性高血压，且与母亲患高血压关系更为密切。目前认为，原发性高血压是在环境和遗传因素共同作用下发生，其中遗传易感性发挥了重要作用。

2. 体质量指数（body mass index，BMI）　儿童高血压与体重呈正相关关系，超重和肥胖是儿童高血压重要危险因素。

3. 胰岛素抵抗 原发性高血压患者血浆胰岛素水平显著高于对照组，存在胰岛素抵抗现象。

4. 其他 低出生体重、高尿酸血症、食盐摄入过多、行为习惯、睡眠不足等也是发病重要的危险因素。

肾血管性疾病主要激活肾素，血管紧张素－醛固酮系统，产生强烈血管收缩作用和水、钠潴留，导致高血压；肾实质病变所致早期以水和钠潴留、血容量增加为主，晚期则与肾素－血管紧张素－醛固酮系统激活有关。

内分泌疾病如原发性醛固酮增多症、皮质醇增多症，主要通过其分泌的激素引起水、钠潴留并刺激产生血管紧张素而致高血压。嗜铬细胞瘤则分泌过多的肾上腺素和去甲肾上腺素，前者使心肌收缩力增强、心排血量增多而致收缩压升高；后者尚具强烈的外周血管收缩作用，使收缩压和舒张压均升高。

主动脉缩窄系机械性梗阻引起上肢高血压。大动脉炎则因影响肾血流灌注而激活肾素，血管紧张素－醛固酮系统，产生高肾素性高血压。

中枢神经系统疾患所致高血压可能与其影响自主神经系统稳定性，使交感神经兴奋所致。

四、临床表现

儿童及青少年原发性高血压因血压增高程度较轻，除肥胖外常无其他明显症状，仅在体检时发现。

继发性高血压的临床表现与原发病有关。与肾脏疾患相关者，常见生长发育落后，肾功能改变；与中枢有关者有颅内疾病、颅高压；与心脏有关者可及心脏杂音或外周血压改变；与内分泌有关者可出现色素沉着、生长异常、性征异常等。血压增高时可有头晕、头痛、恶心和呕吐，严重者有眩晕、视力障碍、惊厥、偏瘫、失语等累及眼底、脑和心血管的表现。对不明原因的惊厥和心力衰竭患儿均须测量血压。其他可有心悸、多汗、心动过速、体形变化、多毛、周期性肌张力低下、手足搐搦、多尿、烦渴等。

阳性体征随原发病而不同。主动脉缩窄者上肢血压高于下肢血压20mmHg以上，股动脉搏动微弱，严重者股动脉搏动消失，下肢血压测不到。腹部闻及血管杂音要考虑肾血管病变。腹部扪诊发现肿块则应警惕肾盂积水、多囊肾、嗜铬细胞瘤、神经母细胞瘤或肾胚胎瘤等。

病情严重者可引起充血性心力衰竭、肾衰竭、高血压脑病和视网膜病等并发症。

依据眼底检查情况将小儿高血压分为4度：Ⅰ度：正常眼底；Ⅱ度：有局灶性小动脉收缩；Ⅲ度：有渗出伴有或无出血；Ⅳ度：视神经乳头水肿。Ⅲ或Ⅳ度眼底改变提示恶性高血压，有迅速进展为高血压脑病的可能，须引起高度重视，采取相应的治疗措施，减少不良后果。

五、实验室检查

根据不同的临床表现，可选择相应的实验室检查方法。

（一）血液检查

血常规、血小板计数。继发性高血压可有红细胞沉降率加快。应常规测定血电解质、肾功能、胆固醇和甘油三酯、高和低密度脂蛋白及空腹血糖，必要时行糖化血红蛋白测定和糖耐量试验。血尿酸升高对诊断青少年高血压有一定标志意义。

（二）尿检查

尿常规、中段尿培养可对肾脏疾患作初步筛查。疑汞中毒时应行尿汞测定。

（三）脑脊液检查

有助对中枢神经系统病变或铅中毒的诊断。

（四）免疫学检查

血清补体、抗核抗体等测定利于结缔组织病肾脏病变的诊断。

（五）相关激素测定

视情况可行血浆儿茶酚胺、血浆和尿游离皮质醇、醛固酮和肾素测定，尿17－羟类固醇、24小时尿香草苦杏仁酸（VMA）和24小时尿多巴胺测定。

（六）放射学检查

胸部X线片可见心影增大。肾动脉和主动脉造影有助于肾动脉狭窄和主动脉缩窄的诊断，磁共振血管造影（magnetic resonance angiography，MRA）在血管疾病评价中的作用已日趋受到重视。考虑肾实质病变可行静脉肾盂造影。CT检查则对内分泌疾病、实质性肿块和中枢神经系统病变有较大意义。长骨和颅骨X线片有助于铅中毒的诊断。

（七）超声学检查

具无创、方便经济、可重复性好的特点。超声心动图对主动脉缩窄诊断有重要价值，尚可了解有无左心室肥厚、测量计算左室质量指数（left ventricular massindex），以确定有无高血压所致的靶器官损害并帮助临床治疗决策。B超对腹部肿块及内分泌疾病较为适用。

（八）放射性核素检查

放射性核素肾图主要用于肾血管性病变的诊断。

（九）必要时宜行肾活体组织病理检查

六、诊断

儿童高血压的诊断至今尚无统一标准。国内学者既往常以儿童血压的医学参考值范围 $\bar{x} \pm 1.96SD$ 作为儿童高血压的诊断标准；也有认为血压 $\geq 120/80mmHg$ 且超过同年龄、性别均值以上2个标准差作为判断儿童高血压标准较为合理。目前，大家认为较为精准的是美国国家高血压教育项目儿童青少年工作组于2004年确定的儿童高血压定义和分期，具体为：3次或3次以上平均收缩压和（或）舒张压大于等于同性别、年龄和身高儿童血压的第95百分位。按平均收缩压和（或）舒张压水平在同性别、年龄和身高儿童血压的百分位数将儿童高血压分为：①高血压前期：第90和95百分位之间，或血压 $\geq 120/80mmHg$ 但低于95百分位；②高血压Ⅰ期：第95～99百分位＋5mmHg；③高血压Ⅱ期：＞99百分位＋5mmHg。

对符合儿童高血压定义的患儿即可诊断。须注意的是，测量血压时使用的袖带大小要适合，其充气囊宽度至少是鹰嘴和肩峰中间上臂周长的 40%，长度应为上臂周长的 80% ~ 100%，气囊宽度与长度比值约为 1∶2，不同年龄儿童应采用相应标准尺寸的袖带。一旦作出诊断，重要的是鉴别原发性和继发性。若为后者，应积极寻找可能的病因。

七、治疗

治疗儿童高血压的目标是将血压控制在正常范围内，一般为同性别、年龄和身高儿童血压的第 95 百分位以下，对有并发症及高血压靶器官损害者则控制在第 90 百分位以下，减少不良反应，防止高血压远期并发症的发生。

（一）非药物治疗

适用于高血压前期和所有高血压患儿，并提倡以家庭为基础的干预模式。主要为控制体重、降低体质指数；注意生活规律，提倡体育锻炼，每天 30 ~ 60 分钟中度体育活动；限制静坐时间（如看电视、玩游戏等）每天在 2 小时以内；调整饮食结构，减少高糖饮料和高能量零食的摄入，增加纤维素和不饱和脂肪酸的摄入；限制钠盐摄入，4 ~ 8 岁儿童每天推荐量为 1.2g，年长些儿童每天为 1.5g。

（二）药物治疗

适用于经非药物治疗 0.5 ~ 1 年血压仍无下降趋势者、高血压 II 期、继发性高血压、症状性高血压、与糖尿病相关的高血压或有高血压靶器官损害者。需要指出的是，临床试验仅证明不同种类的抗高血压药物在儿童中使用具有降压作用，但并不说明疗效差异。起始治疗药物的选用取决于高血压的发病机制和严重度、依从性、既往出现的副作用、伴随的疾病和药物治疗、临床经验等。目前，治疗儿童高血压常用的药物有：

1. 血管紧张素转化酶抑制剂（angiotensin – converting enz – yme inhibitor，ACEI）　可抑制肾素血管紧张素系统，选择性地降低出球小动脉的阻力，减低肾小球内压力，延缓肾脏损害，对高血压合并蛋白尿患儿效果较好。临床较早和常用的品种为卡托普利，目前完整的临床研究资料证明在儿童中有效的还有依那普利、福辛普利和赖诺普利，临床常用剂量如下：

（1）卡托普利（captopril）：起始剂量为每次 0.1 ~ 0.5mg/kg，每 8 ~ 12 小时 1 次，可逐渐加量，最大至每天 4mg/（kg·d）。

（2）依那普利（enalapril）：起始剂量每次 0.08 ~ 0.1mg/kg，每 12 ~ 24 小时 1 次，可渐增至最大量每天 1mg/kg，国外资料每天最大剂量 40mg 为限。

（3）福辛普利（fosinopril）：起始剂量每天 0.1mg/kg。由于剂型原因，推荐用于体重 50kg 以上儿童，每次 5 ~ 10mg，每天 1 次，最大至每天 40mg。

（4）赖诺普利（lisinopril）：起始剂量为每次 0.07mg/kg，但总量不超过 5mg，每天 1 次；最大量可至每次 0.6mg/kg，每天 40mg。

高钾血症、严重肾衰竭、主动脉瓣狭窄和梗阻肥厚性心肌病禁用血管紧张素转换酶抑制剂。可有咳嗽、皮疹、低血压、粒细胞减少等不良反应。

2. 血管紧张素受体拮抗剂（angiotensin receptor blocker，ARB）　直接作用于血管紧张素 II 受体，阻断其血管收缩、水钠潴留等不良作用而降低血压。适应证和禁忌证与 ACEI 相同。临床验证和使用资料较完整的有：

（1）依贝沙坦（irbesartan）：6~12岁儿童每次75~150mg，13岁及以上者每次150~300mg，均每天1次。

（2）氯沙坦（losartan）：每次0.7~1.4mg/kg，每天1次，最大剂量每天不超过100mg。

3. 钙通道拮抗剂（calcium channel blocker，CCB）　主要通过抑制钙内流和降低胞质钙浓度致血管舒张、降低外周血管阻力、心率和心排血量，从而降低血压。传统的CCB缺乏儿科临床试验资料，新一代CCB中的苯磺酸氨氯地平（amlo-dipine）和非洛地平（felodipine）已弥补了这一缺憾。

（1）苯磺酸氨氯地平：6~17岁儿童每次2.5~5mg，每天1次。

（2）非洛地平：起始剂量为每次2.5mg，最大可至每次10mg，每天1次。

（3）硝苯地平缓释剂（extended-release nifedipine）：每次0.25~0.5mg/kg，每天1~2次；最大每次可达3mg/kg，但每天总量不超过120mg。

CCB的不良反应有头痛、头晕、潮红、外周水肿、心律失常等。

4. β受体阻滞剂　可降低心率、心肌收缩力和心排血量，抑制肾素分泌及活性。传统的β受体阻滞剂也无儿童用药的临床试验依据，新一代产品目前仅比索洛尔/氢氯噻嗪（biso-prolol/HCTZ）复合制剂和美托洛尔（metoprolol）进行了儿科临床验证试验。

（1）普萘洛尔（心得安，propranolol）：0.5~6mg/（kg·d），每6~12小时1次口服。

（2）比索洛尔/氢氯噻嗪：每天2.5/6.25mg，每天1次，最大用至10/6.25mg。

（3）美托洛尔：每次1~2mg/kg，每天2次，最大至每次6mg/kg或每天总量不超过200mg。

（4）阿替洛尔（atenolol）：近年逐步在儿科领域使用，每次0.5~1mg/kg，每12~24小时1次口服，最大至每次2mg/kg，但总量每天不超过100mg。

心功能不全、哮喘、糖尿病患者禁用β受体阻滞剂。不良反应有心动过缓、抑郁、血浆甘油三酯升高、高密度脂蛋白降低。

5. 利尿剂　通过抑制肾脏水钠再吸收、促进排尿、减少血容量而降低血压。对GFR>50%的儿童有效，GFR<30%者无效。

（1）氢氯噻嗪（双氢克尿塞，hydrochlorothiazide）：1~2mg/（kg·d），每12小时1次。

（2）呋塞米（速尿，furosemide）：每次0.5~2mg/kg，每天1~2次。

（3）螺内酯（安体舒通，spironolactone）：1~3mg/（kg·d），每6~12小时1次。

（4）阿米洛利（amiloride）：每天0.4~0.625mg/kg，每天1次，每天最大量不超过20mg。

噻嗪类利尿剂对脂类代谢和骨骼生长可能有影响，儿童和青少年慎用。

6. 其他　可酌情考虑选用柳胺苄心定（labetalol）、哌唑嗪（prazosin）、可乐定（cloni-dine）、肼屈嗪（肼苯达嗪，hydrala-zine）和硝普钠（nitroprusside）等。

儿童高血压的药物治疗宜采取阶梯化方案：第一阶段，首先采用单一药物，从起始剂量开始；第二阶段，若血压不能控制，可逐渐增加剂量，直至最大剂量，以期达到有效控制；第三阶段，如仍不能达到预期效果，可加用第二种不同作用机制的抗高血压药物，推荐的组合模式有：①利尿剂和β-受体阻滞剂；②利尿剂和ACEI或ARB；③钙拮抗剂（二氢吡啶类）和β-受体阻滞剂；④钙拮抗剂和ACEI或ARB；⑤钙拮抗剂和利尿剂；β-受体阻滞

剂和 α-受体阻滞剂；第四阶段，若依然不能将血压控制在目标范围内，则加用第三种不同类型的抗高血压药物，必要时应咨询有丰富经验的医师。

（三）针对继发性高血压的病因治疗

手术或导管介入疗法解除肾动脉狭窄和主动脉缩窄、肿瘤手术切除等。

八、高血压危象的治疗

高血压危象（hypertensive crisis）是指血压突然升高并可危及生命的严重临床状态。儿童较成人少见。高血压危象时，血压持续高于同年龄、性别和身高儿童血压的第99百分位值。高血压危象按有无靶器官的急性或进行性损害分为高血压急症（hypertensive emergency）和高血压紧急状态（hypertensive urgency）两型，两者区分的关键不是血压高低，而是有无靶器官的损害。

（一）高血压急症

收缩压和舒张压升高并伴急性靶器官损害，如脑梗死、肺水肿、高血压脑病和颅内出血等。

高血压急症的治疗，原则是将血压降至安全水平而非迅速降至正常，保证组织器官的灌注，防止器官损害的进一步发展。目前主张在就诊后8小时内使血压最多下降25%，在随后的26~48小时内将血压逐步降至正常。血压下降过快或过低可致重要脏器的损害，尤其是中枢性缺血。高血压急症治疗的常用药物有：

1. 硝普钠（nitroprusside）　能同时扩张动、静脉，起始剂量每分钟0.3~0.5μg/kg静脉滴注，逐步增量至预期血压控制值，一般至每分钟3~4μg/kg。须新鲜配制，避光使用。用药超过48小时需监测血硫氰酸浓度。

2. 硝苯苄胺啶（尼卡地平，nicardipine）　为钙通道阻滞剂，可降低心脏和脑缺血的发生，半衰期较安全有效，静滴剂量每分钟1~3μg/kg。有发生血栓性静脉炎和颅内压增高的危险。

3. 肼屈嗪　直接扩张动脉，不引起肾血流量下降。每次0.2~0.6mg/kg（每次最多不超过20mg）静脉注射，每4~6小时1次。可致反应性心动过速。

4. 柳胺苄心定（labetalol）　兼有α和β受体阻滞作用，每次0.25~1.0mg/kg（每次最多20mg）静脉注射，作用持续达4小时，需要时每10分钟后重复1次；持续静脉滴注剂量为每小时0.4~1.0mg/kg，最高可达每小时3mg/kg。可致心排血量轻微下降，哮喘和肺梗阻性疾患者禁用。

5. 艾司洛尔（esmolol）　属超短效β受体阻滞剂，负荷剂量为100~500μg/kg，静注1分钟以上，继之以每分钟25~100μg/kg静滴维持，通常维持剂量在每分钟50~500μg/kg范围。使用时需注意密切监护。不良反应有气管痉挛、心功能不全、恶心、呕吐。

（二）高血压紧急状态

收缩压和舒张压升高不伴有靶器官损害。高血压紧急状态的治疗，目的在于在24小时内使血压降低。应先将患儿置于光线较暗、体位舒适的地方，30分钟后复测血压，若仍保持较高血压，先给予口服药治疗，如硝苯地平（心痛定）、卡托普利等，应监护患儿1~2小时，以确保治疗有效而无不良反应。如血压不再严重升高，短期内随访复查。静脉用药也适用于治疗高血压紧急状态，但一般不作首选。

九、预后

由于对儿童原发性高血压药物治疗缺乏长期的临床研究资料，故难以肯定其有效性和安全性。因此，进行中、长期的临床试验研究极为重要，不仅要研究儿童使用抗高血压药物的药效学、药代动力学和安全性，更需要了解对儿童原发性高血压的早期干预是否能减轻左心室肥厚、改善血管内皮功能不全、阻止或减轻颈动脉内膜中层增厚程度和减少冠状动脉钙化等心血管系统并发症的危险因素，以客观评价药物治疗的中、长期效果。

（徐 琳）

第十一节　急性肝功能衰竭

一、概述

急性肝功能衰竭（acute liver failure，ALF）一般是指原无肝病者在短时间内发生的因肝细胞大量坏死导致合成、解毒、排泄和生物转化等功能发生严重障碍或失代偿，出现以凝血机制障碍和黄疸、肝性脑病、腹水等为主要表现的一组临床综合征。就儿科而言，这一定义对发生在围生期的肝功能损害及暴发性肝豆状核变性的患儿而言尚有欠缺。脑水肿是急性肝功能衰竭最主要的致死原因，死亡率高，预后较差。国外儿童肝功能衰竭主要见于对乙酰氨基酚中毒，国内以感染性急性肝功能损害为主。

二、病因

ALF病因多样，主要有感染、中毒（药物、毒物）、代谢以及缺血缺氧四类。

（一）感染

病毒感染是主要原因。各型肝炎病毒感染，合并2型以上者更为严重，如HBV合并HDV；非肝炎性病毒，儿童常见EB病毒、巨细胞病毒（CMV）、疱疹病毒、腺病毒和埃可病毒等均可致ALF。甲型肝炎引起的ALF预后较乙型肝炎所致者为好，生存率分别为70%和40%；戊型肝炎所致的ALF预后最差，生存率低于20%。暴发性肠道病毒感染可合并肝功能损害、肝坏死。细菌感染相对少见，主要见于严重脓毒症。支原体有时也可合并严重肝损。

（二）药物

常见的有对乙酰氨基酚、异烟肼、丙戊酸钠、苯妥英钠、胺碘酮、戒酒硫等。在英国，对乙酰氨基酚过量是药源性ALF的主要原因，而印度则以抗结核药多见。

（三）中毒

如毒蕈、鱼胆、四氯化碳、磷等。

（四）代谢性疾病

如肝豆状核变性、Reye综合征、胆汁瘀积、糖原累积症等。

（五）其他

缺血、窒息、休克、脓毒血症、自身免疫性肝炎等。

三、发病机制

ALF 的发病机制目前仍不甚明确。病毒性肝炎时，主要为病毒对肝细胞的直接破坏和免疫损伤引起肝细胞广泛坏死和功能丧失所致。对乙酰氨基酚和异烟肼则与大分子细胞结合形成共价的肝脏毒性代谢产物有关，细胞内解毒物质的耗竭，如谷胱甘肽、肝细胞再生能力的损害、肝实质血流灌注的异常改变、内毒素血症和肝脏网状内皮系统功能下降等都参与了ALF 的发生。

肝性脑病又称肝昏迷（hepatic coma），发生机制目前认为主要与肝脏清除对中枢神经系统有毒物质的能力下降而产生进行性神经，精神改变有关，如血氨增高、假性神经介质的形成（β-苯乙醇胺和β-羧苯乙醇胺）、支链氨基酸和芳香族氨基酸比例失衡、中分子物质的增多以及短链脂肪酸、硫醇和γ-氨基丁酸升高等。

四、病理

病理变化主要为肝细胞呈片状或融合状坏死，因网状纤维支架破坏，坏死区可超越肝小叶范围，形成架桥样坏死。偶见肝细胞再生。部分病理变化可能与某些特殊的病因相关联，如肝小叶中央病理损害与对乙酰氨基酚对肝细胞的毒性作用和休克有关，而肝细胞内见小囊状脂肪浸润见于 Reye 综合征和四环素中毒。

五、临床表现

全身症状可有极度乏力、恶心、呕吐、食欲下降、腹痛和脱水等非特异性表现。黄疸发展快而明显，胆红素每天可增加达 $17.1\mu mol/L$。出血倾向明显，常见皮肤瘀点、瘀斑、牙龈和鼻出血，少数有消化道出血现象；部分患儿可有腹水及氮质血症、少尿、低血钠、低尿钠等肾功能不全的表现。要重视不同程度的精神神经症状，如性格改变、行为异常；患儿常先有嗜睡、烦躁不安，继之神志不清、木僵和昏迷。小婴儿有时仅表现为激惹、睡眠规律紊乱和喂养困难。

除上述症状和体征外，要注意下列体征：①肝臭：系由肺脏排出含有硫醇的挥发性气体。正常时，这种气体由肝脏清除而不经肺排出。②扑翼样震颤：是肝性脑病较典型的体征，小儿此种现象少见。③锥体束征：巴宾斯基征可阳性，四肢肌张力增强，踝阵挛阳性，膝反射可亢进。

根据病理组织学和病情发展，肝功能衰竭可以分为急性肝衰竭（acute hepatic failure，AHF）、亚急性肝衰竭（subacute hepatic failure，SHF）、慢加急性肝衰竭（acute - onchronic hepatic failure，ACHF）和慢性肝衰竭（chronic hepatic failure，CHF）。急性肝衰竭起病急，发病 2 周内出现以 Ⅱ 度以上肝性脑病为特征的肝衰竭综合征，又称暴发性肝衰竭（fulminanthepatic failure），发病 2 ~ 4 周出现肝衰竭综合征为急性肝衰竭；亚急性肝衰竭发病 > 4 ~ 26 周内出现肝衰竭综合征；慢加急性（亚急性）肝衰竭是在慢性肝病基础上出现的急性肝功能失代偿；慢性肝衰竭是在肝硬化基础上，肝功能进行性减退导致的以腹水或门静脉高压、凝血功能障碍和肝性脑病等为主要表现的慢性肝功能失代偿。亚急性肝衰竭和慢加急性或亚急性肝衰竭可分为早期、中期和晚期。

肝性脑病，表现以代谢紊乱为基础，伴有复杂的神经精神症状的综合征，其发生和发展常标志着肝衰竭，病死率很高。肝性脑病包括肝性昏迷先兆、肝性昏迷和慢性间隙性肝性脑病。各种原因的急、慢性肝病均可伴发肝性脑病。临床可分四期：

Ⅰ期（前驱期）：精神活动迟钝为主，轻度意识模糊，情绪变化，患者言语不清，睡眠规律紊乱，脑电图常无变化。成活率为 70%。

Ⅱ期（昏迷邻近期）：行为失常或嗜睡为主，上述症状加重，嗜睡，但对刺激有反应，脑电图有异常慢波（θ波）。成活率为 60%。

Ⅲ期（昏睡期）：大部分时间入睡，可叫醒，言语更不清，意识模糊，对痛及光有反应，脑电图有明显异常的 θ 波和三相慢波。成活率为 40%。

Ⅳ期（半昏迷或昏迷期）：不能叫醒，对痛及光反应可有可无，脑电图示慢波、三相慢波，到濒死期为平坦脑电波。此期成活率仅为 20%。

20 世纪 90 年代初期，有学者提出适用于小儿的肝性脑病分级标准：

第 1 度：意识模糊，有情绪变化。

第 2 度：嗜睡，有不正常行为。

第 3 度：昏睡，但能叫醒，服从简单命令。

第 4 度：①昏迷，对痛刺激有反应；②深昏迷，对任何刺激均无反应。

对 AHF 不同的并发症要予以高度重视，及时处置。常见的并发症有：

（一）脑水肿

是 AHF 最主要的致死原因，发生率达 38%～50%，Ⅲ～Ⅳ期肝性脑病的 AHF 患者脑水肿发生率高达 50%～85%。重症肝炎时可能以细胞毒性脑水肿为主。此外，大量输入葡萄糖、低清蛋白血症等也是脑水肿的成因。颅内压超过 2.7kPa（20mmHg）常伴有脑水肿。提示颅内压增高的临床征兆有：①收缩期高血压（阵发性或持续性）；②心动过缓；③肌张力增高、角弓反张、去大脑样姿势；④瞳孔异常（对光反射迟钝或消失）；⑤脑干型呼吸、呼吸暂停。

（二）酸碱失衡

过度呼吸或缺钾、抽吸胃液等可产生呼吸性和代谢性碱中毒，促进氨游离，加重肝性脑病。组织坏死、缺氧及肺部感染、肺水肿等可导致代谢性或呼吸性酸中毒。

（三）代谢异常

包括：①低血糖：由于胰岛素在肝中灭活障碍及 ALF 患者葡萄糖自身稳定性严重损害，常有低血糖。②低钾血症：因大量输注葡萄糖、利尿作用、进食减少或腹泻等原因引致。③低钠血症、低镁血症：低钠血症多为稀释性低钠，持续性低钠是细胞濒死的表现，预后凶险。低镁血症与摄入不足、吸收不良、低蛋白血症及使用利尿剂有关。

（四）感染

AHF 患儿由于机体防御机制损害、各种侵袭性监护插管、大量使用肾上腺皮质激素和抗生素等，容易并发感染，常见为原发性腹膜炎、胆道、呼吸道和泌尿系统感染，革兰阳性菌以金黄色葡萄球菌多见，革兰阴性菌以大肠埃希菌为主。成人资料约 1/3AHF 患者并发真菌感染，主要为白假丝酵母。

（五）循环系统

可发生窦性心动过速，心率减慢发生较晚，少数可心跳突然停止。可并发心肌炎或心包炎。晚期低血压可由感染性休克或血容量降低等所致。

（六）肝肾综合征

（七）其他有胰腺炎及骨髓抑制现象。

六、实验室检查

（一）血清胆红素和转氨酶

血清胆红素显著升高，可达 171~342μmol/L 以上。血清转氨酶早期升高，严重者呈胆红素与转氨酶分离现象。

（二）血氨

部分患者血氨增高。

（三）AST/ALT 比值

对判断病情及预后有一定意义，比值大于1者病情凶险，提示肝细胞破坏严重，预后较差。

（四）凝血酶原时间和肝促凝血活酶试验

AHF 时，凝血酶原时间（prothrombin time，PT）总是延长的。肝促凝血活酶原试验（hepatoplastin test，HPT）能精确反映凝血因子Ⅱ、Ⅶ、Ⅹ的变化，有学者认为 HPT 为肝特异性凝血试验，较 PT 敏感。HPT 与 ALT 一起能较好地反映肝细胞损伤的严重程度，利于病情及预后判断。

（五）血浆氨基酸测定

血氨基酸总量明显增加，支链氨基酸/芳香氨基酸比值下降。

（六）脑电图

早期 α 波减少或消失；轻度昏迷时出现4~7次/秒的 θ 波；深昏迷时则有 δ 波。可有典型的三相波出现。

（七）其他

可有低血糖、低血钾、低钠血症、代谢性酸中毒等。

七、治疗

治疗目的是保持内环境的稳定，维持心、脑、肺、肾等重要脏器功能，争取足够时间为肝功能恢复创造条件或获得肝移植机会。

（一）一般处理

休息、避免外界刺激，积极寻找可能的病因。停用具有肝损作用的药物。若确诊为病毒性重症肝炎时，应对患儿实施严格的消毒隔离措施。宜给高糖、低脂肪、限制或无蛋白饮食，每天热量保持在 167.36~251.04kJ（40~60cal/kg），液体量为 60~80ml/kg，注意维生素 C、K 及各种电解质（尤其是钾盐）的补充，防止电解质紊乱。纠正低蛋白血症。加用保肝药物。

针对病因治疗或特异性治疗：①对 HBV - DNA 阳性的肝衰竭患者，在知情同意的基础上可尽早酌情使用核苷类似物如拉米夫定，但应注意后续治疗中病毒变异和停药后病情加重的可能；②对乙酰氨基酚中毒所致者，给予 N - 乙酰半胱氨酸（NAC）治疗，最好在肝衰竭出现前即用口服活性炭加 NAC 静脉滴注。

对 AHF 患儿应密切观察精神状态、血压和尿量，需监测中心静脉压、动脉插管连续监测血压和采集血标本、置导尿管和鼻胃管。在专门的诊疗中心应施行连续颅内压监测。常规给予 H_2 受体拮抗剂预防应激性溃疡。当有呼吸衰竭征象时应及时予以机械辅助通气。每天做尿、痰和血液的细菌培养，以早期发现感染。

注重动态评价肝脏的合成功能（前清蛋白、凝血因子、血糖、胆碱酯酶）、解毒/代谢功能（血氨、胆红素）、排泄功能（r - GT、AKP、胆红素等）以及细胞修复（AST、ALT）功能，以判断肝功能损害状态。

（二）肝性脑病和脑水肿

期望颅内压维持在 2.7kPa（20mmHg）以下，而脑灌注压（平均动脉压 - 颅内压）在 8kPa（60mmHg）以上。可用 20% 甘露醇 0.5 ~ 1.0g/kg 静脉快速输注，以降低颅内压，能使 AHF 总存活率有较大幅度提高。但对伴有肾衰竭的患儿要防范血浆渗透压过高和液体负荷过重。

经甘露醇治疗无效时，可给硫喷妥钠（thiopental sodium）3 ~ 5mg/kg 缓慢输注 15 分钟以上，至颅高压症状缓解。硫喷妥钠可引起严重低血压，需严密监测，积极维持血循环，一般仅限用于颅内高压对甘露醇无反应而脑血流良好的患儿。

N - 乙酰半胱氨酸（N - acetylcysteine，NAC）通过增加脑血流和提高组织氧消耗而减轻脑水肿并兼有自由基清除剂作用，但不常规使用。

抬高头部 20° ~ 30°可提高脑灌注压，但以不超过 30°为宜。

（三）感染

口服抗生素（如新霉素等）后，可使患者细菌感染发生率降低，但要警惕新霉素有可能加速肾衰竭的发展。早期应用广谱抗生素预防细菌感染并无实际效果，且加大多种耐药菌感染的机会。改善预后的关键是早期发现感染并予积极治疗。采用乳果糖、新霉素、庆大霉素、活菌制剂肠道使用，可调节肠道菌群平衡，抑制肠道内毒素产生及细菌迁徙，减少内源性感染的发生和毒物吸收。

（四）凝血功能障碍

AHF 几乎都伴有凝血功能障碍，新鲜冷冻血浆仅用于出血、手术或侵入性检查的患儿，预防性使用并不能改善预后。血浆置换除能显著降低血中毒性物质浓度外，能使凝血因子含量明显上升。血小板计数低于 50×10^9/L 可考虑输注血小板。

（五）肾衰竭

肝肾综合征以及肾功能不全，大剂量襻利尿剂冲击，可用呋塞米持续泵入；限制液体入量；肾灌注压不足者可应用清蛋白扩容或按每小时 2 ~ 4μg/kg 持续滴注多巴胺可增加肾血流量，逆转或减慢肾功能进一步恶化。若伴严重代谢性酸中毒、高钾血症、液体负荷过多及血

肌酐超过 $400\mu mol/L$（$4.5mg/dl$）时，需行透析或持续性血液过滤疗法。

（六）人工肝支持系统

包括非生物型、生物型和组合型三种。非生物血液通过透析、灌流装置或经过血浆交换，其中的毒性物质包括中分子、小分子以及与蛋白质结合的毒物，分别被吸收与清除，清除毒性物质，延长肝脏生存时间，让残存肝细胞迅速再生。目前，人工肝支持系统与实际要求还有很大差距。国外多采用人工肝支持系统进行替代治疗，是肝移植手术的前期治疗措施之一。目前以血浆置换、血液灌流、连续血液净化为基础的支持系统和以蛋白吸附再循环为基础的 MARS 系统是主要的支持模式。血浆置换（plasmaexchange，PE）是采用血浆分离器将 ALF 患者的血浆分离出来，代之以新鲜冷冻血浆或人血清蛋白溶液，既去除血液的中、小分子及与血浆蛋白结合的大分子毒性物质，又可补充多种生物活性物质，对乙酰氨基酚中毒者疗效明显。血清胆红素水平降低可作为 PE 解毒功能的指标。凝血因子水平既是 AHF 预后的指标，也是决定是否停止 PE 治疗的指标。经 PE 治疗后凝血因子恢复正常，则预后良好，反之则预后不佳，须考虑其他疗法。

（七）肝移植

原位肝移植（orthotopic liver transplantation，OLT）是目前治疗 AHF 最有效的方法，在儿科领域已有较多成功的报道。随着亲体活体肝移植技术的推广，肝源问题得到了良好的解决，使得儿童肝移植的排异反应减少，存活率明显提高。长期抗排异反应治疗和 CMV、肝炎病毒感染是面临的主要问题。各型终末型肝功能衰竭（急性、慢性）均是肝移植的指证。OLT 的适应证为 PT >100 秒，或下列 5 项中具备任何 3 项者：①年龄 <10 岁；②戊型肝炎、氟烷诱发肝炎或药物反应所致；③脑病开始前黄疸持续时间 >7 天；④PT >50 秒；⑤血清胆红素 >300$\mu mol/L$。OLT 的绝对禁忌证包括难以控制的颅高压、难治性低血压、脓毒血症和急性呼吸窘迫综合征。

（八）生物人工肝（bioartificial liver，BAL）

非生物肝支持系统如血液透析、碳和树脂血液灌注，虽已临床广泛应用，但效果有限。BAL 是内有大量肝细胞的空心纤维生物反应器所组成，为成功过渡到 OLT 争取时间，临床应用前景良好。

（九）肝细胞移植和促生长因子

已有用冷藏的人肝细胞经门静脉注入治疗儿童 AHF 成功而无需做 OLT 的报道。为减少肝细胞坏死、促进肝细胞再生，可酌情使用促肝细胞生长素和前列腺素 E_1 脂质体等药物，但疗效尚需进一步确认。

（十）免疫调节治疗

非病毒感染性肝衰竭，如自身免疫性肝病及急性乙醇中毒（严重酒精性肝炎）等可采用肾上腺皮质激素治疗，其他原因所致的肝衰竭早期，若病情发展迅速但无严重感染、出血等并发症者，也可酌情使用。为调节肝衰竭患者机体的免疫功能、减少感染等并发症，可酌情使用胸腺素 α_1 等免疫调节剂。

（十一）其他

胰高糖素 - 胰岛素疗法对 AHF 有一定疗效，可防止肝细胞坏死、促进肝细胞再生、改善高血氨症及氨基酸代谢。剂量：胰岛素 4~10U，胰高糖素 0.4~1mg，置于 10% 葡萄糖液 150~250ml 中静滴，每天 1 次，2 周为一疗程。促肝细胞生长素（hepatocyte growth factor，HGF）能促进肝细胞再生，恢复肝细胞功能。剂量为每次 20~100mg 置 10% 葡萄糖 100~200ml 内缓慢静滴，每天 1 次，共 2 周。病情稳定后减半量，总疗程 1 个月。

肾上腺皮质激素无益于对 AHF 患者脑水肿的预防和治疗，对生存率也无改善。

八、预后

儿童 AHF 预后较成人相对为好，主要取决于病因及肝性脑病的分期。借助重症监护和救治技术，目前对乙酰氨基酚过量和甲型、乙型肝炎所致的 AHF 生存率已达 50%~60%，而戊型肝炎、急性起病的肝豆状核变性所致的 AHF、肝性脑病Ⅳ期及并发多脏器功能衰竭的 AHF 则预后很差。临床研究表明，不管肝性脑病的分期情况如何，如患儿肝性脑病开始前黄疸持续时间已 >7 天、PT >50 秒、血清胆红素 >300μmol/L（17.5mg/dL），则预后不佳。近年来，OLT 的应用已使原来预后极差的患儿生存率大为改善。

（范 辉）

第十二节 溶血尿毒综合征

一、概述

溶血尿毒综合征（hemolytic uremic syndrome，HUS）是一种累及多系统、以 Grasser 三联症（即微血管病性溶血、急性肾衰竭和血小板减少）为主要特征的临床综合征，是小儿急性肾衰竭常见的病因之一。根据其发病有无前驱症状（腹泻），分为典型 HUS 和非典型 HUS。1/3 以上的 HUS 患儿可有神经系统受累的表现。由于 HUS 与血栓性血小板减少性紫癜（thrombotic thrombocytopenic purpura，TTP）在病因、发病机制、病理改变和临床表现方面难以精确区分，目前越来越多的学者认为两者是同一疾病不同的临床表现，可统称之为 HUS/TTP 或血栓性微血管病（thrombotic mlcroangiop - athy，TMA）。HUS 为病变以肾脏累及为主的肾限性 TMA，肾衰竭是其主要特征；TTP 则为系统性 TMA，表现以神经系统症状为主。随着诊疗技术的日趋完善，HUS/TTP 的预后已有所改观。

二、流行病学

全球不同国家和地区虽均有 HUS 散发或流行的报道，但本病有一定的地域性，以阿根廷、荷兰、南非、美国加利福尼亚州和加拿大魁北克省居多。美国儿童 HUS 发病率为 0.3/10 万~10/10 万，澳大利亚等国 5 岁以下儿童为 1.35/10 万~5.8/10 万，日本的 HUS 病例数则有逐年增多趋势。白种人较黑种人易患本病。各年龄段均可发生 HUS，伴以腹泻的 HUS 发病高峰年龄为 6 个月~4 岁，无性别差异。全年均可发病，温暖季节多见。我国目前尚无确切的流行病学资料，但近年儿童发患者数有明显增多趋势。

三、病因及发病机制

(一) 病因

尚不明确,下列外源或内源性因素可能与 HUS 的发病有关。

1. 感染 是诱发儿童 HUS 的首要因素,根据诱因可以志贺样毒素相关 HUS 和非志贺样毒素相关 HUS。细菌感染(如大肠埃希菌、志贺痢疾杆菌、肺炎链球菌和沙门菌)及病毒感染[包括柯萨奇病毒、埃可病毒、流感病毒、人类免疫缺陷病毒(HIV)]均可诱发HUS。有资料表明,出血性大肠埃希菌(EHEC) O157 : H7 是引起一些地区流行性感染性腹泻相关的 HUS 的主要病原,O157 : H7 主要存在于家畜肠道、未煮熟透的肉类和未经消毒的牛奶。儿童暴发流行的 EHEC O157 : H7 感染中,可有高达53%的患者发生 HUS。

2. 药物 长春新碱、丝裂霉素、顺铂、氟尿嘧啶、柔红霉素、阿糖胞苷等抗肿瘤药物可引起化疗相关性 HUS,环孢霉素等免疫抑制剂也可诱发 HUS,偶见奎宁引起 HUS 的报道。

3. 器官移植 骨髓移植及肾移植后均可发生 HUS,发生率分别为 3.4% 和 6% ~ 9%。一旦发生骨髓移植后 HUS,预后凶险,可能与大剂量化疗、放疗、排异反应、感染等有关。

4. 免疫缺陷病 如先天性无丙种球蛋白血症和胸腺无淋巴细胞增生症。

5. 遗传及基因突变 HUS 可在同一家族的兄弟姐妹中相继发病。目前认为其为常染色体隐性遗传,系血管性血友病因子裂解蛋白酶(vonWillebrand factor cleaving protease, vWF-CP 又称 ADAMTS - 13, a disintegrin metalloproteinase withthrombospondin type I motif, member 13)重度缺乏,导致 vWF 多聚体增多,损伤内皮细胞。家族性 HUS 预后不良,病死率达 68%。近年来,也从一些 HUS 患者中发现有补体调节因子基因突变现象,如补体因子 H(complement factor H, CFH)、补体因子 I(complement factor I, CFI)及补体膜辅助蛋白(membrane cofactor protein, MCP)基因。

6. 其他 一些自身免疫相关性疾病如系统性红斑狼疮、类风湿性关节炎、抗磷脂抗体综合征、恶性肿瘤及妊娠,均可引起 HUS,成人多见。

(二) 发病机制

HUS 的发病机制尚不明确。不同致病因素引起 HUS 的发病机制不尽相同,但毛细血管内皮细胞损伤是其共同的致病途径。受损的内皮细胞启动凝血系统,致血小板在局部聚集、血栓形成和纤维蛋白沉积,使红细胞和血小板流经时遭受机械损伤而破坏,引起微血管性血栓、溶血性贫血和血小板减少;在肾脏,微血管性血栓致肾内循环障碍,进而发生急性肾衰竭。近年的研究认为 HUS 发病机制涉及以下几个方面:

1. 内毒素及神经氨酸酶致内皮细胞受损 EHEC 在肠道内产生内毒素,主要有两种:一是志贺样毒素(shiga - liketoxin, SLT),又称维罗毒素(verotoxin, VT),可结合到内皮细胞表面的糖脂质受体(globotriaosylceramide, GB3)上,经吞噬进入胞质后分解为 A 链和 B 链。A 链可裂解核糖体转运 RNA 的腺嘌呤,使蛋白合成障碍致细胞受损或死亡;SLTs 尚有诱导肾细胞凋亡作用,细胞凋亡在 HUS 的发病过程中起一定作用,且凋亡细胞数与疾病严重度相关。另一种为细菌脂多糖(lipopolysaccharide. LPS),LPS 通过上调纤溶酶原激活抑制剂(plasminogen activator inhibitor, PAI)和下调血栓调节素表达而损伤内皮细胞,促进血栓形成。LPS 尚可促进白细胞和血小板黏附在内皮细胞上。

肺炎链球菌产生的神经氨酸酶可分解掉 N - 乙酰神经氨酸，使被其掩盖的 T - F 抗原（Thomson - Friedenreich 抗原）暴露于循环 IgM 抗体，IgM 抗体与血小板和内皮细胞上的 T - F 抗原结合，导致血小板凝聚和内皮细胞损伤。

2. 细胞因子作用　许多细胞因子参与 HUS 发病，肿瘤坏死因子（tumor necrosis factor, TNF）、白细胞介素 - 6（IL - 6）、IL - 8、IL - 1β 等释放增加。TNF 可诱导上皮细胞促凝血活性及 GB3 受体表达；IL - 6 是疾病活动性的一个标志物，与疾病严重程度和预后有关；IL - 8 是一种白细胞激活剂，白细胞激活后释放弹力蛋白酶，使其与内皮细胞黏附性增高，参与发病并加重病损。

3. 前列环素（prostacyclin，PGI_2）和血栓素 A_2（thromboxane，TXA_2）失衡　正常内皮细胞可合成 PGI_2，具扩张血管和抑制血小板聚集作用，与促进血小板凝聚的 TXA_2 保持动态平衡。本征患者 PGI_2 低下，可能与发病有关，推测患儿缺少某种刺激产生 PGI_2 的血浆因子或存在 PGI_2 合成酶抑制物，尚有可能 HUS 患者对 PGI_2 降解加快有关。

4. 凝血与纤溶系统异常　促血小板凝聚物质如血小板激活因子（PAF）、体内存在 vW-FCP 抗体使血管性血友病因子（vWF）多聚体异常增多；血小板释放产物如 β - 血栓球蛋白（β - TG）等增加；内皮细胞释放组织因子，激活凝血系统，微血栓广泛形成；纤溶破坏，D - 二聚体和纤溶酶原激活物抑制因子（plasminogen activator inhibitor，PAI）降低。

5. 其他　有学者注意到，内皮素 - 氧化氮轴和免疫功能紊乱在 HUS 的发病中也可能起到一定作用。

三、病理

肾脏病理改变以血管内血小板聚集伴纤维素沉积、微血栓形成为特点，分三型。

(一) 肾小球型

小儿多见，肾小球毛细血管内皮细胞肿胀、脱落，内皮细胞下间歇增宽，可见系膜细胞插入现象。肾小球毛细血管腔狭窄、有微血栓形成和节段性纤维素性坏死。可见新月体形成。

(二) 血管型

以入球小动脉、小叶间和弓状动脉分支为主，可见动脉内膜水肿、纤维素坏死、血管腔内血栓形成、血栓机化、血管内膜葱皮样增生。

(三) 皮质坏死型

是较大的肾内动脉血栓形成和闭塞的后果。免疫荧光检查可见肾小球内纤维蛋白原沉积，有时见 IgM 及 C3 沉积在肾小球毛细血管壁。

四、临床表现

临床表现典型者常有前驱症状，以胃肠道表现为主，多有腹痛、腹泻和呕吐，可有发热、嗜睡、乏力、食欲缺乏等非特异性表现。腹痛严重者伴腹肌紧张，酷似急腹症；腹泻可为水样便，多见血便和黏液便。此期多持续数天至 1 周，偶有达 2 个月者。

前驱期后经数天无症状期进入急性期，出现溶血性贫血、急性肾衰竭和血小板减少。患儿明显苍白，临床所见黄疸不显著或仅面部呈柠檬黄色。初期可屡有溶血危象发生，于数小

时内血色素下降 $30 \sim 50 g/L$；急性肾功能减退临床表现轻重不一，轻者仅短暂尿量减少，肾功能轻度减退，但多数患儿呈少尿性急性肾衰竭，少尿可持续达2周甚至2周以上，同时有氮质血症、代谢性酸中毒、高血钾等其他急性肾衰竭的表现，并可由于贫血、高血容量和电解质紊乱等引发充血性心力衰竭；血小板减少致出血倾向，以消化道出血为主，可见皮肤瘀斑，偶见硬脑膜下或视网膜出血。

由于 HUS 存在广泛的微血管血栓形成，可导致多系统损害，除胃肠道和肾脏外，尤以中枢神经系统受累多见，是最常见的死因。神经系统症状表现有激惹、嗜睡、焦虑、紧张、幻觉、定向障碍、惊厥和昏迷，部分留有神经系统后遗症，如学习困难、行为异常，严重者可见智力低下或癫痫。心血管系统受损表现为高血压、心律失常和心功能不全；胰腺受损者可出现暂时性或永久性胰腺内分泌功能不全；可有短暂的肝损害，偶见胆汁郁积性黄疸；肺、肌肉、皮肤及视网膜损害少见。

临床依病情轻重分为轻型和重型，重型标准包括：血红蛋白 $< 60 g/L$、BUN $\geqslant$ 17.9mmol/L 及有少尿或无尿和（或）严重并发症（如高血压脑病、肺水肿等）。

五、实验室检查

（一）血液检查

血常规示血红蛋白和血细胞比容下降、血小板下降，镜检可见异型红细胞及碎片，网织红细胞计数增高。生化检查示有代谢性酸中毒、高血钾、高血磷和低血钙、稀释性低血钠、氮质血症、胆红素及转氨酶增高、总蛋白和清蛋白降低。血乳酸脱氢酶增高。可见补体 C3 水平降低。累及胰腺者有高血糖。凝血因子检查结果与病程有关，早期可有凝血酶原时间延长、纤维蛋白原降低、纤维蛋白降解产物增高及凝血Ⅱ、Ⅷ、Ⅸ 及 X 因子减少，但数天后即恢复正常。注意随访心肌酶谱。

（二）尿检查

血尿、蛋白尿和血红蛋白尿，尿沉渣镜检有红细胞碎片、白细胞及管型。

（三）粪便检查

典型的腹泻后 HUS 有赖于粪便细菌培养和血清学分型。用免疫磁分离技术（immunomagneticseparation）分离 EHEC O157 ：H7，较培养方便快速。

六、诊断

患儿有前驱胃肠症状史，临床见急性溶血性贫血、血小板减少和肾功能急性减退，表现为苍白、尿量减少，尿检红细胞、蛋白及管型，血象呈贫血状，血小板下降，涂片见异型红细胞和碎片，血生化示急性肾衰竭改变，即可诊断本症。婴儿期应注意与中毒性或缺血性肾小管坏死区别，年长儿则应与结缔组织病所致肾脏病变鉴别。

七、治疗

对 HUS 的治疗强调加强支持、早期透析和积极对症处理的原则。

（一）支持疗法

及早加强营养支持、维持水和电解质平衡及控制高血压。

（二）透析疗法

早期透析可明显改善急性期症状，降低病死率。适应证为无尿 > 12 小时、氮质血症伴脑病或 BUN > 53.55mmol/L、血钾 > 6mmol/L 和（或）心功能衰竭、顽固性高血压者。目前，在儿科较为广泛使用的是腹膜透析，也可采用血液透析。

（三）血浆置换疗法

传统采用血浆输入技术，近年来血浆置换技术被广泛采用。由于除了补充血浆成分，血浆置换可以清除血液中的有害毒素和炎症因子，已经证实，血浆置换比血浆输入效果显著。血浆补充或置换能补充刺激 PGI_2 生成的血浆因子，去除 PGI_2 合成的抑制物。当出现肾功能不全或者心力衰竭时，血浆交换更是第一选择，或合用血液透析技术。血浆处理应在征兆出现的 24 小时内，通常血浆交换量每次 40ml/kg，每天或隔天置换 1 次，3～4 次后逐渐减少，增加血浆置换量能提高治疗效果；不耐受患儿，可以每天分 2 次进行置换，以减少输入的循环血浆，血浆的置换量第一天 30～40ml/kg，此后 10～20ml/kg，每天或隔天置换 1 次，3～4 次后逐渐减少，直至完全缓解。

（四）甲基泼尼松龙冲击治疗

能控制溶血的发展，促进肾损伤的恢复。

（五）其他疗法

抗生素、肝素及链激酶、抗血栓制剂（阿司匹林、双嘧达莫）、纤溶药物和维生素 E 等疗效不确切，一般并不提倡。对疑有免疫因素参与发病机制者，可静脉输注丙种球蛋白。对有血小板聚集者，可用 PGI_2 静滴，其机制可能为抑制肾小球内血栓形成，利于肾功能恢复。初始剂量为每分钟 2.5ng/kg，1 周内逐渐加量，疗程 8～12 天；也可用前列腺素 E_1 10μg/次，1～2 次/天，用 7～10 天。剂量大时可致低血压及心律改变。

关于急性期后治疗：急性期后指患儿溶血停止，以乳酸脱氢酶下降、血红蛋白和血小板开始回升为标志。此时，患儿仍有持续尿检异常、反复高血压和肾功能不全。此阶段需注重延缓肾损害进展，控制血压，改善预后。有国内学者建议参照中华医学会儿科学分会肾脏病学组制定的"小儿肾小球疾病的临床分类、诊断及治疗方案"中关于紫癜性肾炎和狼疮性肾炎的"临床分型"和"根据临床表现参照病理类型制定治疗方案"的内容进行用药，可明显改善预后。具体为：①急性期后临床表现为肾小球肾炎或蛋白尿、血尿者用雷公藤多苷治疗；②急性期后表现为肾病综合征者用泼尼松治疗；③有条件者行肾活检检查，根据病理改变调整治疗方案，如有新月体形成或局灶节段性肾小球硬化者加用甲基泼尼松龙和（或）环磷酰胺冲击治疗；④对治疗无反应、仍呈肾功能进行性减退者停用激素和免疫抑制剂，以对症和肾替代疗法为主。

有高血压者可长期用 ACEI 控制。对急性期过后暂时无高血压者需进行长期随访，必要时行 24 小时血压监测或踏步车试验，以便早期发现和治疗高血压，延缓肾损害。

八、预后

由于对 HUS 认识的提高和透析技术的广泛应用，病死率已降至 10% 以下。年龄小、有胃肠道前驱症状者，病死率低，肾功能恢复好，终末肾发生率低；而年龄 > 3 岁、无胃肠道前驱症状、无尿期 > 3 天、有神经系统症状者、家族性发病者预后差。远期预后与临床肾脏损害程度及肾脏组织学受损范围有关。约有 15% 病例发展成慢性肾衰竭、持续高血压或神经系统后遗症。

（许津莉）

第十三节 休克

一、概述

休克是各种强烈致病因素作用于机体引起的急性循环障碍，以组织的有效血液灌流量急剧降低为特征，导致组织细胞缺血、缺氧、代谢紊乱和脏器功能损害的急性临床综合征。有效循环血量减少是不同病因所致休克的共同病理生理基础。作为临床较常见的危急重症之一，人们对休克发病机制的研究和认识日渐提高，从微循环学说进而到从细胞和分子水平对休克发生、发展的各个环节进行深入研究，取得了较大进展，并指导临床实践，为提高抢救成功率、改善预后奠定了必要的基础。

二、流行病学

在美国，每年休克病例数约占所有儿童和成人住院患者数的 2%，死亡率 20% ~50% 不等，死亡率随累及的器官功能衰竭数的增加而上升。感染性休克在儿科最常见，尤以新生儿、先天性免疫功能缺陷、白血病、肿瘤或化疗者容易发生。先天性泌尿道畸形、先天性心脏病、大面积烧伤、多发性创伤及在监护室监护时间过长的患儿发生感染性休克的危险性增加。

三、病因

根据不同病因，一般将休克分为分布性休克、低血容量性休克、心源性休克和梗阻性休克。分布性休克包括感染性休克、神经源性休克以及过敏性休克。

（一）感染性休克

又称脓毒性休克，主要由细菌、病毒等致病性微生物及其有害产物所致，以革兰阴性菌感染居首位。儿童感染性休克的病原体随年龄和免疫状态的不同而变化。新生儿期以 B 族溶血性链球菌、肠杆菌科（Enterobac – teriaceae）、李斯特菌（Listeria rnorzocytogenes）、金黄色葡萄球菌和脑膜炎双球菌为主；婴儿期常见的为流感嗜血杆菌、肺炎球菌、金黄色葡萄球菌和脑膜炎双球菌；儿童期以肺炎球菌、脑膜炎双球菌、金黄色葡萄球菌和肠杆菌科多见。而免疫低下者常见的引发感染性休克的致病菌为肠杆菌科、金黄色葡萄球菌、假单胞菌（Pseudo；rnonadaceae）和白假丝酵母。引起感染性休克主要的感染为败血症、流行性脑脊髓膜炎、中毒性痢疾、坏死性小肠炎、严重的肺炎及泌尿道感染。另外，由于感染或其他因素所致的肠黏膜屏障功能障碍，使肠道细菌及内毒素或其他肠毒素透过肠道黏膜导致肠道细菌转移或肠源性毒血症，是引发感染性休克的原因之一。近年来，病毒性感染引起的病毒血症合并休克有增加的趋势。

（二）过敏性休克

是机体对某些药物、血清制剂或食物等过敏所致。青霉素、破伤风抗毒素、部分海鲜、

· 321 ·

菠萝、坚果类食品（如花生、榛子等）均为较常见的引起过敏的物质。

（三）神经源性休克

因创伤等引起的剧烈疼痛，使小血管扩张、血液瘀滞、有效循环血量减少而致休克。

（四）低血容量性休克

由于血容量急剧减少，致使心排血量和血压下降所致。婴幼儿吐、泻所致的重度脱水，是儿科引起血容量锐减致低血容量性休克的重要原因。其他常见的原因有外伤引起的大量失血、严重烧伤时血浆外渗、消化道大出血及凝血机制障碍所致的其他出血性疾病等。

（五）心源性休克

是由于心脏急性排血功能障碍导致组织和器官血液灌流不足而致的休克。常见病因有先天性心脏病、暴发性心肌炎、严重心律失常、心脏压塞和急性肺梗死等。需重视的是，新生儿窒息是新生儿期心源性休克的重要原因。

（六）梗阻性休克

是由于心排血量降低并非心肌功能欠佳。引起原因有气胸、心脏压塞、肺栓塞和主动脉缩窄等，导致心外血流通道受阻。

四、发病机制

不同类型的休克其病因各异，发病机制亦不尽相同，但有效循环血量下降是其共同的病理生理基础。有效循环血量下降、心排血量降低及微循环障碍是休克发生、发展的基本环节。

（一）感染性休克

是感染引起的全身炎症反应综合征。其发生、发展受多种因素影响。内毒素可作为休克的启动因素，导致微循环、凝血、纤溶系统功能障碍，释放大量炎症介质，细胞功能损害，甚至重要器官功能衰竭。感染性休克时存在低容量血症、心功能损害、血管张力降低、血流分布紊乱和细胞氧利用障碍等多因素共同机制。

1. 炎症介质释放及其损害　内毒素及组织缺血缺氧状态刺激机体释放大量炎症介质，如肿瘤坏死因子、白细胞介素、粒细胞 - 单核细胞刺激因子和血小板激活因子等大量释放，多种炎症细胞因子（TNF、ILs、PAT、LTs、EDRF、VPF 等）、多种炎症介质（PGs、C3a、C5a 等）以及氧自由基和一氧化氮（NO）等引起全身炎症反应综合征（systermc inflammatory response syndrome，SIRS），并可发展为多器官功能不全综合征；前列环素（prostacyclin，PGI_2）和血栓素 A_2（thromboxane，TXA_2）能影响血管通透性并有强烈血管收缩作用，促进血小板聚集形成血栓，成为休克发展的重要原因；β - 内啡肽释放增加可抑制心脏功能，致心排血量下降；儿茶酚胺大量分泌，引起肾小动脉痉挛，激活肾素 - 血管紧张素 - 醛固酮系统，使血管收缩，心肌缺血，加重微循环障碍；组胺使小血管通透性增加，血浆渗出，有效循环血量减少。

2. 自由基损害　休克时，机体内超氧化物歧化酶、过氧化氢酶等清除自由基、对机体的保护作用减弱，使自由基过度增加而损害机体。

3. 纤维连接蛋白（fibronectln，Fn）减少　休克时，血浆 Fn 浓度下降，使血管内皮之间的黏附能力减低，血管壁完整性受损，通透性增加，血浆渗出，血液浓缩，有效循环血量更趋减少。

4. 钙离子大量内流 休克时，细胞功能受损，钙离子以细胞内、外极大的浓度差为动力，大量流入细胞内，使蛋白质和脂肪被破坏，产生大量游离脂肪酸，抑制线粒体功能，造成细胞不可逆的损害。

上述几方面的共同结果是血管内皮损伤，通透性增加，微血栓形成，微循环障碍，有效循环血量不足，组织细胞缺氧并导致恶性循环，进而发展为弥散性血管内凝血（DIC）及多器官功能衰竭（multiple organs failure，MOF）。

（二）过敏性休克

外界抗原物质进入体内与相应的抗体作用后，释放大量组胺、缓激肽、5-羟色胺和血小板激活因子，致全身毛细血管扩张，通透性增加，血浆渗出，有效循环血量急剧下降，血压下降。

（三）神经源性休克

因剧烈疼痛等刺激，引起缓激肽、5-羟色胺等释放，致血管扩张，微循环瘀血，使有效循环血量减少，血压下降。

（四）低血容量性休克

系由于大量失血、失液和血浆丢失等原因，引起血容量急剧减少，回心血量下降，心排血量严重不足所致。

（五）心源性休克

由于急性心脏排血功能障碍，心排血量降低，微循环障碍，使重要脏器血液灌流不足。休克早期，由于代偿机制作用，周围血管收缩，心脏后负荷增加，心排血量进一步下降。随着病情继续恶化，酸性代谢产物堆积，毛细血管扩张，致血液瘀滞，组织器官灌流更趋减少，器官功能严重受损。

（六）梗阻性休克

气胸、心脏压塞、左右心室流出道梗阻导致心外血流通道受阻，心脏舒张期充盈压增高，后负荷过度增加。

五、临床表现

不同原因所致休克的临床表现具有一定的重叠性和共性。

休克早期：表现为呼吸和心率加快，其程度与体温升高不平行；反应差，轻度烦躁不安；肢端及全身皮肤温暖，血压正常或稍低。可有全身性炎症反应表现，如发热、白细胞增加、中性粒细胞比例升高及中毒颗粒出现。

休克中晚期：面色苍白、四肢厥冷、脉搏细弱、尿量减少，有严重缺氧和循环衰竭表现，如呼吸急促、唇周发绀、烦躁不安、意识障碍、动脉血氧分压降低、血氧饱和度下降、代谢性酸中毒；心率增快、四肢及皮肤湿冷、出现花纹，血压降低，收缩压可低于40mmHg以下，尿量减少或无尿，晚期可有DIC表现。

随病情演变，可进一步出现MOF的征象，相继波及肺、胃肠道、脑、肾、心脏及肝脏，表现为呼吸窘迫、严重低氧血症和高碳酸血症，腹胀、肠鸣音减弱、消化道出血，精神淡漠、昏迷、少尿或无尿、血尿素氮升高、血清肌酐 > 176.8μmol/L，心功能衰竭、心肌同工酶升高，肝脏肿大、黄疸、血清胆红素 > 34μmol/L、清蛋白降低等。

心源性休克尚有原发疾病的症状和体征，如室上性阵发性心动过速者，心率可达 250 次/分以上，有阵发性发作病史及心动图改变。心脏压塞者则有颈静脉怒张、奇脉和心音遥远等体征。过敏性休克可因喉水肿而迅速出现呼吸困难、气促、胸闷、发绀，严重者因窒息、脑缺氧致脑水肿而出现意识丧失、抽搐昏迷。

感染性休克依临床病情轻重分为两型见表 7-7。

表 7-7 轻、重型休克临床表现

症状	轻型	重型
神志	尚清楚，但有烦躁和萎靡	意识不清、昏迷或惊厥
面色、肤色	面色苍白、皮肤干冷、轻度花纹	面色青灰、皮肤湿冷、明显花纹
肢体温度	手足发凉、甲床轻度发绀	四肢冷近膝、肘关节，甲床明显发绀
毛细血管再充盈时间	1~3 秒	大于 3 秒
心音、脉搏	心率快、脉细速	心音弱、钝，脉微弱或扪不到
血压	脉压正常或偏低（20~30mmHg）	测不到，脉压 < 20mmHg
呼吸	增快	深快、呼吸困难或节律不齐
尿量	稍减少（婴儿 10~5ml/h）儿童（20~10ml/h）	少尿或无尿（婴儿 < 5ml/h）儿童 < 10ml/h
眼底检查	小动脉痉挛，动脉:静脉为 1:2 或 1:3（正常 2:3）	小动脉痉挛，小静脉瘀张，部分患者出现视神经乳头水肿
甲皱微循环	小动脉痉挛，管袢数目减少	小静脉瘀张、血色变紫、血流变慢、血流断续、红细胞凝集

六、监护

做好监护对评价患儿病情、指导治疗和判断预后具有积极意义。基本的监护包括神志、心率、脉搏、呼吸、血压、体温、尿量、血乳酸含量测定和血气分析等，也可根据情况选用测血压、中心静脉压、肺动脉楔压、胃肠黏膜内 pH 值和超声心动图监测等，主要有：

（一）血压

是休克监测的重要指标，尤其是脉压对估计心排血量情况很有价值。脉压降低，表明心室射血功能下降，外周阻力增高。当脉压 < 20mmHg 时，提示心排血量不足。危重病例应采用有创动脉压监测。

（二）中心静脉压

中心静脉压（central venous pressure，CVP）测定有助于鉴别心功能不全或血容量不足所致的休克，对决定是否需要补充血容量和决定输液的质、量和速度以及是否需要正性肌力作用药物提供依据。CVP 正常值为 6~12cmH_2O。

（三）肺动脉楔压

肺动脉楔压（pulmonary artery wedge pressure，PAWP）能较好反映左心室功能，正常值

为 8 ~ 12mmHg， <8mmHg 时，提示血容量不足； >20mmHg 时，表示左心功能不全；26 ~ 30mmHg 时，提示有重度肺充血； >30mmHg 时，则常发生肺水肿。

（四）尿量

反映脏器灌注情况，有助于早期诊断、评价治疗后脏器灌注改善状况。一般每小时记录一次，每小时 <0.5mL/kg 为少尿。

（五）体温

体表温度是较为简便、有效的监测外周灌注情况的指标。全身皮肤温度低，提示休克处于严重状态。有研究资料显示：预后佳者，趾端温度与外界温度差大于 4℃ 以上，而趾端温度与外界温度差在 1℃ ~2℃ 者，预后凶险。

（六）血气分析

监测体内酸碱平衡状态和体内氧运送状况，是处理休克时不可缺少的监测项目。

（七）血乳酸测定

反映休克时微循环和代谢的状况，对判断预后有意义，升高的程度与病死率密切相关，休克时血乳酸含量常 >2mmol/L。及时有效的治疗，改善脏器灌注情况，血乳酸水平在 1 小时内即可下降。

（八）胃肠黏膜内 pH 值测定

文献报道，休克患儿胃肠黏膜内 pH 值（gastric intramucosal pH，pHi）值低于 7.3 时，死亡率上升。随着设备和技术的进一步完善，有望成为评价感染性休克患者循环状况和复苏效果的金标准。

（九）超声心动图

是一种无创、可重复性较好的监测手段，可了解心脏收缩、舒张功能、有无心包积液、估测肺动脉压力等。

七、治疗

（一）感染性休克

感染性休克病情变化急骤，应及时施以综合治疗措施，包括复苏抢救、纠正代谢紊乱和脏器功能支持、可能的病因治疗等，以达到纠正异常血流动力学状态、清除感染源的目的。

1. 感染性休克早期目标导向复苏（early goal directedtherapy，EGDT）和集束化治疗策略（bundle treatment）　是感染性休克治疗最基本和最有效的措施，以尽可能保证组织和器官的有效灌注，改善微循环，阻止休克的进展。EGDT 策略为 6 小时内完成早期液体复苏目标：CVP 8 ~12mmHg（使用呼吸机者为 12 ~15mmHg），MAP≥65mmHg，ScvO$_2$≥0.70 和每小时尿量≥30ml。首批快速扩容以 0.9% 生理盐水 20ml/（kg·次），在 10 ~20 分钟快速输入或推注，然后评估循环与组织灌注情况（心率、血压、脉搏、毛细血管再充盈时间等）评估。若循环无明显改善，可再予第 2 剂、第 3 剂，每剂均为 10 ~20ml/kg。总量最多可达40 ~60ml/kg。第 1 小时输液既要重视液量不足，又要注意心肺功能（如肺部啰音、奔马律、肝大、呼吸做功增加等常示心功能衰竭、肺水肿）。条件允许应监测中心静脉压。第 1 小时液体复苏不用含糖液，血糖应控制在正常范围，若有低血糖可用葡萄糖 0.5 ~1g/kg 纠正。

集束治疗方法：①2 小时内建立中心静脉压（CVP）和（或）中心静脉血氧饱和度（ScvO$_2$）监测；②1 小时内给予广谱抗生素治疗，并取血或病灶处留取标本进行病原菌培养；③EGDT 基础上，若 ScvO$_2$ < 0.70 时，输注浓缩红细胞使血细胞比容（Hct）> 0.30，若 ScvO$_2$ 仍 < 0.70，则给予多巴酚丁胺 2 ~ 20μg/（kg·min）；④将血糖控制在 8.3mmol/L 以下；⑤合并急性呼吸窘迫综合征（ARDS）者进行机械通气时采用低平台压 < 30mmHg；⑥如需要可用升压药维持血压，给予氢化可的松 3 ~ 5mg/（kg·d）静脉滴注。继续输液可用 1/2 ~ 2/3 张液体，可根据血电解质测定结果进行调整，6 ~ 8 小时内输液速度 5 ~ 10ml/（kg·h）。维持输液用 1/3 张液体，24 小时内输液速度 2 ~ 4ml/（kg·h），24 小时后根据情况进行调整。在保证通气前提下，根据血气分析结果给予碳酸氢钠，使 pH 达 7.25 即可。可适当补充胶体液，如血浆等。

低血容量性休克、神经源性休克和过敏性休克液体复苏与感染性休克相同；心源性休克和梗阻性休克发生时，液体复苏应采用小剂量，每次 5 ~ 10ml/kg，15 ~ 20 分钟推注。

2. 血管活性药物

（1）多巴胺（dopamine）：具 α、β 和多巴胺受体兴奋作用，使心肌收缩力加强，血压升高，心排血量增加，改善脏器灌注，常用剂量 2 ~ 20μg/（kg·min）。

（2）多巴酚丁胺（dobutamine）：能增强心肌收缩力，提高心排血量，与扩容相结合可改善组织氧利用，通常不升高血压。常用剂量 2 ~ 20μg/（kg·min）。

（3）肾上腺素（epinephrine）：有加强心肌收缩力和升高血压作用，兼具抑制炎症介质释放作用，减轻炎症反应，主要用于严重低血压时。但因会增加代谢率，提高乳酸水平，在感染性休克时不作首选。常用剂量为 0.05 ~ 0.2μg/（kg·min）。冷休克有多巴胺抵抗时首选。去甲肾上腺素 0.05 ~ 0.3μg/（kg·min）持续静脉泵注，暖休克有多巴胺抵抗时首选，尤其感染性休克，在足够液体复苏后仍表现的休克为高排低阻型休克，去甲肾上腺素可首选使用。去甲肾上腺素抵抗时可采用血管加压素。

（4）莨菪类药物：能解除血管平滑肌痉挛，降低外周阻力，改善微循环。常用山莨菪碱（654 - 2），一般每次 0.3 ~ 0.5mg/kg，重者可增至 0.5 ~ 2mg/kg，静脉注射，每 10 ~ 15 分钟 1 次，至面色红润、肢暖、血压回升、尿量恢复后减少剂量及延长用药间隔。阿托品每次 0.03 ~ 0.06mg/kg，用法同上。注意血容量的补充。

（5）纳洛酮（naloxone）：为内啡肽拮抗剂，能逆转低血压、改善意识状态，其临床疗效有待进一步评价。剂量为 0.1mg/kg 静脉注射，15 ~ 30 分钟后可重复，也可于首剂后以 0.1mg/（kg·h）连续静脉滴注。

（6）正性肌力药物：伴有心功能障碍，疗效欠佳时可用正性肌力药物。常用多巴酚丁胺 2 ~ 20μg/（kg·min）持续静脉泵注，根据血压调整剂量，最大不宜超过 20μg/（kg·min）。多巴酚丁胺抵抗者，可用肾上腺素。若存在儿茶酚胺抵抗，可选用磷酸二酯酶抑制剂米力农，负荷 25 ~ 75μg/kg，5 ~ 10 分钟慢注，维持 0.25 ~ 1.0μg/（kg·min），最大不超过 1.13mg/（kg·d）。

（7）硝普钠：心功能障碍严重且又存在高外周阻力的患儿，在液体复苏及应用正性肌力药物基础上，可使用半衰期短的血管扩张剂，如硝普钠 0.5 ~ 8μg/（kg·min），应从小剂量开始，避光使用。

3. 纠正酸中毒　休克时，因组织缺血缺氧，多发生代谢性酸中毒，但治疗关键是改善组织器官的有效灌注。有成人研究资料显示，危重患者用碳酸氢钠纠正酸中毒并不改善血流动力学状况或增加心血管系统对儿茶酚胺的反应性。碳酸氢钠的使用须结合临床情况慎重考虑。对病情重、已有器官受累或年龄较小的婴儿，宜选用 1.4% 碳酸氢钠等渗溶液。不主张大剂量快速静脉滴注，仅在 pH 低于 7.1 和肺灌注和功能足以排出 CO_2 时使用碳酸氢钠。

4. 肾上腺皮质激素　皮质激素在感染性休克治疗中的作用及是否常规应用仍有争议。近期在儿科的一项前瞻性观察研究结果发现，1/2 以上感染性休克患儿存在肾上腺功能不全。目前建议在对重症休克疑有肾上腺皮质功能低下（如流脑）、ARDS、长期使用激素或出现儿茶酚胺抵抗性休克时可以使用。目前主张小剂量、中疗程。可用氢化可的松 3～5mg/（kg·d）或甲泼尼松龙 2～3mg/（kg·d），分 2～3 次给予。

5. 控制感染　尽早使用抗生素是全身性感染和感染性休克的重要治疗措施。病原菌未明确前，宜选用 2 种以上广谱抗生素联合应用，以兼顾革兰阴性和革兰阳性细菌，一旦病原菌明确，则选用敏感抗生素。当肾功能不全时，要慎用有肾毒性的抗生素，如必须使用，应减少剂量，调整给药间隔时间。鉴于抗生素杀灭细菌，菌体破坏刺激炎症介质释放，可能加重病情，有学者主张使用激素或非激素类抗炎药物，以减轻这类炎症反应。

6. 血液滤过（hemofiltration）　通过体外循环装置中的细菌筛和炭吸附作用，清除大量致炎介质和抗炎介质，以降低炎症反应强度，同时可促进肺部水分清除，清除心脏抑制因子，可有效稳定心血管系统和呼吸系统改善循环功能，大部分文献研究认为可降低病死率和改善预后。采用的模式包括连续静脉血液透析滤过、高容量血液滤过、血浆吸附等模式。

7. 体外膜肺（extracorporeal memlbrane oxygenation，ECMO）　严重感染性休克合并MOF 时，心、肺功能较差。当常规疗法效果不佳时，可使用 ECMO，能改善组织氧供，降低死亡率。是目前认为终末期唯一可能有效的方法。

8. 免疫疗法（immunotherapy）　近年来，已先后有抗内毒素抗体、抗白介素抗体、抗肿瘤坏死因子抗体等问世，但临床应用效果至今未得到证实。

9. 重要脏器功能维护

（1）肺：积极供氧，纠正低氧血症，必要时予持续正压给氧（continuous positive airway pressure，CPAP）、呼气末正压呼吸（positive end expiratory pressure，PEEP）、气管插管机械通气。危重者，可予肺表面活性物质。

（2）心脏：由于心肌损害及心肌抑制因子等作用，影响心肌收缩力，易引起心力衰竭，常用米力农、多巴酚丁胺等药物控制。

（3）脑：发生脑水肿时，颅内压增高，可选用 20% 甘露醇，剂量为 0.5～1g/kg，也可与甘油果糖交替使用。

（4）纠正凝血障碍：早期可给予小剂量肝素 5～10U/kg 皮下注射或静脉输注（注意肝素钠不能皮下注射），每 6 小时 1 次。若已明确有 DIC，则应按 DIC 常规治疗。

10. 营养支持　是危重患者康复的重要条件，常用静脉高营养。除用葡萄糖溶液供应热量外，尚有：①氨基酸注射液，新生儿 2～2.5g/kg、婴儿 2.5～3.0g/kg、年长儿 1.5～2.5g/kg；②脂肪乳剂，第 1 天 5～10ml/kg，以后每天增加 5ml/kg，最大量新生儿 40ml/（kg·d）、年长儿 20ml/（kg·d）。

（二）过敏性休克

立即去除可能引起过敏的原因；静脉滴注肾上腺素 0.01～0.03mg/kg，必要时 1～2 小时后重复；静脉滴注或推注肾上腺皮质激素：地塞米松 0.1 ~ 0.25mg/kg 或氢化可的松 8 ~ 10mg/kg 加于 10% 葡萄糖 20 ~ 40ml 中；保持呼吸道通畅；余同感染性休克。

（三）低血容量性休克

若系大量失血所致，如肺咯血、消化道出血、外伤等，应及时止血，予垂体后叶素、西咪替丁、6 - 氨基己酸等，必要时外科手术治疗。积极补充血容量，中度以上失血者（血红蛋白降至 70 ~ 100g/L），应予输血，使 HCT 达到 32% ~ 34%。

（四）心源性休克

积极治疗原发疾病，余基本原则同感染性休克，需注意：①茛菪类药物不宜首选，以免增加心肌氧耗；②常合并心力衰竭，应予多巴酚丁胺、米力农等药物，洋地黄制剂在心肌炎、缺氧、中毒等引起的心源性休克慎用；③依血流动力学特点，可使用硝酸甘油、酚妥拉明和硝普钠等扩血管药物；④输液量及速度应予控制，一般每天 <50ml/kg；⑤有条件者可采用主动脉内球囊反搏术、ECMO、左心辅助装置治疗。

（五）神经源性休克

积极去除病因、止痛；立即皮下或肌肉注射肾上腺素 0.01 ~ 0.03mg/kg，必要时 10 ~ 15 分钟后重复使用；余参见感染性休克。

（六）梗阻性休克

梗阻性休克除了解除梗阻无有效解决方案。紧急情况下可使用小剂量扩容、强心等支持。

（许津莉）

第十四节　婴儿猝死综合征

一、概述

婴儿猝死综合征（sudden infant death syndrome，SIDS）是指婴儿时期突然死亡，死亡前后均不能从病史、症状体征甚至死亡后尸检等各种检查中得到相关疾病的诊断。在临床上，仅依靠病史和常规检查不足以排除导致小儿突然死亡的其他疾病（如先天性心脏病、先天性脑畸形、儿童虐待等），故在怀疑死者为婴儿猝死综合征时，通常需进行尸检进行鉴别。

在美国，除小儿先天畸形、早产、低出生体重外，SIDS 目前是婴儿死亡最常见的原因。本症的发病年龄为 28 天 ~ 1 岁，约占婴儿时期（1 个月 ~ 1 岁）疾病死亡率的 25%。死亡者中 20% 在新生儿时期曾经入住监护病房。

各国 SIDS 的发病率相差甚远。总体发病率有下降趋势。1992 年，报道发病率为 1% ~ 2%。2002 年后，北美洲降至 0.3‰ ~ 0.6‰。在足月儿中，95% 在 6 个月年龄以内发病，其中 2 ~ 4 个月年龄组发病率最高，而新生儿期很少见。我国至今尚无统计数字公布。

二、病因与发病机制

本征于 20 世纪 40 年代初期开始引起重视。据近年来的大量研究认为，SIDS 并非由单一因素所致，而是由小儿发育、周围环境及多种病理生理因素造成。目前研究仍未能揭示整个发病过程，仅在一些解剖和生理方面发现这些患儿存在一些问题，主要集中在肺部、脑干及一些神经功能方面（图 7 -2）。

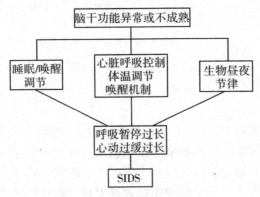

图 7 -2　SIDS 发病机制

尽管常规病理解剖不能发现明显的致死原因，但从死者解剖研究仍可发现 SIDS 患者存在一些病理征象，如轻度肺水肿、肺瘀血和皮肤瘀点、瘀斑。研究证实有 2/3 死者存在慢性窒息，这些患者脑脊液中内皮细胞生长因子低于正常婴儿。

SIDS 患者被发现存在脑干神经结构和神经递质异常。异常包括局灶性星形胶质细胞增生、树突状棘突及髓鞘发育不良、髓内星形细胞反应性增多。位于延髓心血管呼吸中枢，与唤醒、自主神经及化学感受神经有关的反射弧发育不良，该部位的神经受体亦存在功能低下和受体量减少，如钾通道受体、毒蕈碱胆碱能受体等，二氧化碳、血压等其他神经感受器亦受累及。此外，脑干区域、迷走神经核及脑干网状结构的酪氨酸羟化酶改变亦提示肾上腺素和去甲肾上腺素神经功能异常。

近期临床研究主要集中于 SIDS 的危险因素。循证医学研究认为有意义的危险因素见表 7 -8。基础研究方面，除解剖生理外，基因研究主要就心脏离子通道异常基因（钠通道、钾通道）、五羟色胺转运基因（5 - HTT）以及自主神经系统发育和炎症反应的某些基因调控。

表 7 -8　SIDS 的高危因素

母亲及妊娠期高危因素	婴儿自身高危因素
1. 吸烟	1. 年龄 2 ~ 4 个月
2. 饮酒（尤其是妊娠 3 个月内）	2. 男性
3. 吸毒（如阿片类）	3. 肤色及人种（黑人、土著人）
4. 妊娠期护理不当	4. 不用安慰奶嘴
5. 低社会阶层家庭	5. 早产儿
6. 低年龄母亲	6. 俯卧位或侧卧位
7. 低文化教育阶层	7. 近期有发热性疾病
8. 夫妻分居	8. 被动吸烟环境
9. 多次分娩	9. 床垫过软
10. 怀孕过频	10. 过热或捂热

母亲及妊娠期高危因素	婴儿自身高危因素
11. 宫内缺氧	11. 睡眠时被褥盖住面部
12. 胎儿发育迟缓	12. 与父母或同胞同睡一床
	13. 单独睡一房（不与父母同一居室）
	14. 冬季，缺乏暖气

三、临床表现

本病发病年龄高峰为生后第 2~4 个月，早产儿为 1~2 个月，以后发病率减少。好发季节为冬春寒冷时期。前驱可有呼吸道感染和发热病史。本病一般于午夜至清晨时段发病，患儿起病前常无明显、烦躁不适症状，在睡眠中呼吸、心跳突然停止。大多数患儿均在家中发病，在死前无任何预兆，直至清晨父母起床时才被发现。极少数婴儿死亡时呈紧握双拳或手抓着衣被角，提示死前可能有挣扎现象。少数患儿经及时发现抢救得以复苏，但部分可因再次复发而死亡。

SIDS 的发病与发病前 2 周所患的疾病、就诊次数增加、伴有消化道疾病以及精神不振有关。患儿常有反复喂养困难和睡眠时多汗，但这些症状较难用已知的疾病来解释。过度出汗提示存在发热、过度约束或存在自主神经功能缺陷。

四、诊断及鉴别诊断

主要根据患儿突然死亡特点和死亡后尸检结果获得。由于目前尚无可靠的诊断方法在生前给患者作出诊断，现大多应用危险因素评估方法对可疑患者进行预测性诊断。即使发现高度疑似的病例，也没有有效规范的应对处理。很难在制定 SIDS 检测表时，其内容和项目除应尽可能精确鉴别和找出那些最终会死于 SIDS 的患儿，也应考虑到表格的有效性和实用性，必须忽略假阴性和允许存在一定程度的假阳性率。此外，呼吸描记图（pneumogram）和多导睡眠图（polysomnogram）可用于持续观察呼吸形态和心跳异常情况，但目前研究未证实其有足够的敏感度和特异性，临床上尚不能作为 SIDS 的筛查方法。目前仍不知道 95% 可信限以外心跳呼吸形式是否具有临床价值。亦未证实有早产儿呼吸暂停史婴儿的 SIDS 危险度高于无呼吸暂停的适于胎龄儿。

关于 SIDS 的鉴别诊断见图 7-3。

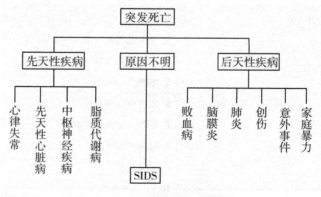

图 7-3　SIDS 的鉴别诊断

五、治疗

关于 SIDS 的防治，至今尚无可行的有效干预方法和用于初生婴儿生后 SIDS 的发病的预测方法。心电节律、呼吸类型以及自主神经系统的异常变化至今未能找出可用于临床观察的敏感监测指标，因而无法对 SIDS 病情作出即时和准确的判断，也无法制定相应的针对性干预措施。虽然部分患者在电子监护中发现存在 QT 延长性心律失常，但对婴儿患者尚未建立统一的安全治疗规范。咖啡因和茶碱已用于治疗早产儿呼吸暂停。这类药物能增强呼吸，降低临床呼吸暂停症状的发生频率和严重程度。在成年人中，咖啡因可降低听觉唤醒阈值，但在婴儿尚无相应研究报道。亦无该药会增加 SIDS 危险度的有关报道。

六、预防

由于 SIDS 在临床观察上存在困难，目前主要针对有高危因素的婴儿进行临床保护性干预。内容包括对父母和看护者进行培训，使之熟悉 SIDS 的疾病过程和危险因素，并进行一些有益于预防的措施如给用安慰奶嘴、避免俯卧位等见表 7 - 9，但母婴同床是否对预防 SIDS 有利仍有争论。部分欧美国家报道，通过这些措施后，近 10 年 SIDS 发病率下降了 0.5 个百分点。

表 7 - 9　SIDS 预防措施（美国儿科学会）

1. 婴儿及早产儿睡眠均推荐采取仰卧位

2. 婴儿睡床应舒适、安全。推荐与父母或看护人同居一室内。床尽量靠近母亲以利于哺乳。不要睡沙发、椅子或与其他孩子同睡一床。不要让疲劳酣睡或服用镇静剂的成人照看（警觉度下降）

3. 婴儿睡床必须结实。不可用水床、沙发、软床及其他软床垫

4. 婴儿睡眠环境周围不要放置柔软物品，包括枕头、垫子、羊皮垫、棉被、按摩器以及填充性弹性娃娃等。床内空旷时，为安全考虑，可以在床沿硬栏杆处铺设毯子、护套，或穿睡衣防止撞伤

5. 防止过度捂热或外裹过紧。婴儿睡衣应宽松，卧室内温度适宜

6. 婴儿可以俯卧位，但仅限于在非睡眠状态或在看护者照看情况下。进行头脚睡眠方向对调有利于减少婴儿仰卧睡眠时出现自主性体位变动和斜形头

7. 如果有安装特殊治疗并要求保持睡眠体位，上述环境要求可以不需要

8. 对于情况不稳定的婴儿可以考虑给予家庭监护（不一定能降低 SIDS 发生率）

9. 婴儿睡眠及午睡时建议使用安慰奶嘴。安慰奶嘴需在睡眠前置入。如奶嘴在患儿熟睡后脱出，不需再行置入。母乳喂养良好者，安慰奶嘴可在满月后开始用

10. 母亲孕期应禁止吸烟。婴儿也应避免被动吸烟

11. 睡眠组织协会应普及和宣传安全睡眠的各项知识（包括对各族人群），重点对 SIDS 高危人群家长、幼托机构人员、保育员、祖父母、养父母以及新生儿监护病房内的医务人员进行培训

（许津莉）

儿科疾病
诊治与新生儿重症监护

（下）

孙志群等◎主编

吉林科学技术出版社

第八章　呼吸系统疾病

第八章

呼吸系统疾病

第一节　急性上呼吸道感染

急性上呼吸道感染即普通感冒，是指喉部以上呼吸道的鼻和咽部的急性感染，国际上通称急性鼻咽炎，俗称伤风或感冒，是小儿时期最常见的疾病，有一定的传染性，主要是鼻咽部黏膜炎的局部症状及全身感染症状。婴幼儿患感冒后，往往全身症状重而局部症状轻，炎症易向邻近器官扩散而引起中耳炎、肺炎等并发症，故需及早诊治。

一、病因

1. 常见病原体　各种病毒和细菌均可引起，但90%以上为病毒，主要有鼻病毒、RSV、FluV、para FluV、ADV 等。病毒感染后易继发溶血性链球菌、肺炎链球菌、流感杆菌等细菌感染。近年来 MP 亦不少见。

2. 诱因　过敏体质、先天性免疫缺陷或后天性免疫功能低下及受凉、过度疲劳、居室拥挤、大气污染、直接或间接吸入烟雾、呼吸道黏膜的局部防御能力降低时容易发病。婴幼儿时期由于上呼吸道的解剖和免疫特点而易患本病。营养不良性疾病，如维生素 D 缺乏性佝偻病、亚临床维生素 A、锌或铁缺乏症等，或护理不当，气候改变和环境不良等因素则易发生反复上呼吸道感染或使病程迁延。

二、临床表现

由于年龄大小、体质强弱及病变部位的不同，病情的缓急、轻重程度也不同。一般年长儿症状较轻，婴幼儿重症较多。轻者只有鼻部症状，如流涕、鼻塞、喷嚏等，也可有流泪、轻咳、咽部不适，可在 3 ~ 4 天内自然痊愈。如炎症涉及鼻咽部，常有发热（持续 3 ~ 7 天），咽部肿痛，扁桃体、颌下或颈部淋巴结肿大，恶心、呕吐、腹泻等。重者可突然高热达39℃ ~ 40℃或以上，发冷、头痛、全身乏力、精神不振、食欲减退、睡眠不安、咳嗽频繁、咽部红肿或有疱疹及溃疡。有的扁桃体肿大，出现滤泡和脓性渗出，咽痛和全身症状均加重，鼻咽分泌物由稀薄变黏稠。热重者可出现惊厥等。临床上可见两种特殊类型：①疱疹性咽峡炎：病原体为柯萨奇 A 组病毒。好发于夏秋季。起病急骤，临床表现为高热、咽痛、流涎、厌食、呕吐等。体检可发现咽部充血，在咽腭弓、软腭、腭垂的黏膜上可见数个至十数个 2～4mm 大小灰白色的疱疹，周围有红晕，1～2 天后破溃形成小溃疡。疱疹也可发生于口腔的其他部位。病程为 1 周左右；②结合膜热：以发热、咽炎、结膜炎为特征。病原体为腺病毒 3、7 型。好发于春夏季，散发或发生小流行。临床表现为高热、咽痛、流泪、眼部刺痛，有时伴消化道症状。体检发现咽部充血，可见白色点块状分泌物，周边无红晕，易于剥离。一侧或双侧滤泡性眼结合膜炎，可伴球结合膜出血，颈及耳后淋巴结增大。病程 1～2 周。

三、诊断与鉴别诊断

（一）实验室检查

病毒感染者白细胞计数正常或减少，中性粒细胞减少，淋巴细胞计数相对增多。病毒分离和血清学检查可明确病因，近年来免疫荧光、免疫酶学及分子生物学技术可做出早期诊断。细菌感染者白细胞总数、中性粒细胞增多，CRP 阳性。在使用抗菌药物前行咽拭子培养可发现致病菌。链球菌引起者于 2～3 周后 ASO 效价可增高。

（二）鉴别诊断

根据临床表现一般不难诊断，但应尽量判明是病毒性或细菌性，以便指导治疗。常需与以下疾病鉴别。

1. 流行性感冒　由 FluV、para FluV 引起。有明显的流行病史，局部症状较轻，全身症状较重。常有高热、头痛、四肢肌肉酸痛等，病程较长，并发症较多。

2. 急性传染病早期　上感常为各种传染病的前驱表现，如麻疹、流脑、百日咳、猩红热等。应结合流行病史、临床表现及实验室资料等综合分析，并观察病情演变加以鉴别。

3. 消化道疾病　婴幼儿感冒往往有呕吐、腹痛、腹泻等消化系统症状，可误诊为胃肠道疾病，必须慎重鉴别。伴腹痛者应注意与急性阑尾炎鉴别。后者腹痛常先于发热，腹痛部位以右下腹为主，呈持续性，有固定压痛点、反跳痛及腹肌紧张、腰大肌试验阳性等，白细胞及中性粒细胞增多。

4. 过敏性鼻炎　常打喷嚏、流清涕，但不发热，咽常痒而不痛，鼻黏膜苍白水肿，鼻腔分泌物涂片示嗜酸性粒细胞增多，支持过敏性鼻炎的诊断。

四、治疗

1. 一般治疗　病毒性上感，应告诉患者该病的自限性和治疗的目的；防止交叉感染及并发症。注意休息，给予有营养而易消化的食物，多饮水和补充大量维生素 C，保持室内空气新鲜和适当的温度与湿度等。

2. 抗感染治疗　①抗病毒药物：大多数上呼吸道感染由病毒引起，可试用利巴韦林 10～1.5mg/（kg·d），口服或静脉滴注；或 20mg 含服，每 2h 1 次，3～5 天为一疗程。亦可试用双嘧达莫 5mg/（kg·d），分 2～3 次口服，3 天为一疗程，或用麻甘颗粒、金振口服液、清热解毒软胶囊、黄栀花口服液或正柴胡饮等治疗；②抗生素类药物：细菌性上感或病毒性上感继发细菌感染者可选用抗生素治疗。小婴儿、持续高热、中毒症状明显者指征可以放宽。常选用青霉素类、第 1、2 代头孢、复方甲基异恶唑及大环内酯类抗生素等。咽拭子培养阳性结果有助于指导抗菌治疗。若证实为链球菌感染，或既往有风湿热、肾炎病史者，青霉素疗程应为 10 ~ 14 天。

3. 对症治疗 ①发热：体温 38℃ 以内，一般可不处理。高热或有热惊厥史者应积极降温。可以酒精擦浴，头部冷敷，冷水灌肠，推拿按摩。高热时可口服泰诺、托恩、巴米尔或来比林等注射、安乃近滴鼻、小儿解热栓肛门塞入，均有良好的降温作用。一般不常规用激素类药物治疗；②镇静止痉：发生高热惊厥者可予以镇静、止惊等处理。烦躁时苯巴比妥每次 2 ~ 3mg/kg，口服，或异丙嗪每次 0.5 ~ 1mg/kg，口服或肌内注射；抽搐时可用 10% 水合氯醛每次 40 ~ 60mg/kg 灌肠，或苯巴比妥钠每次 5 ~ 8mg/kg，肌内注射；③鼻塞：轻者不必处理，影响哺乳时，可于授乳前用稀释后 0.5% 麻黄碱 1 ~ 2 滴滴鼻；④止咳化痰：可用小儿伤风止咳糖浆、复方甘草合剂、金振口服液、消积止咳口服液、肺热咳喘口服液、强力枇杷露、百部止咳糖浆、止咳桃花散、蛇胆川贝液、急支糖浆、鲜竹沥、枇杷露等口服；咽痛可含服银黄含片、含碘喉片等；⑤中药：辨证施治，疗效可靠。风寒感冒：多见于较大儿童的感冒初期。证见恶寒、发热、无汗、鼻流清涕、全身疼痛、咳嗽有痰、舌质淡红、舌苔薄白，脉浮紧等。宜辛温解表。用藿香 9g、菊花 9g、苏梗 6g、荆芥穗 6g、连翘 9g、生石膏 15g，水煎服，或用小青龙汤、清热解毒口服液、麻甘颗粒等。风热感冒：多见于婴幼儿，发热重，出汗而热不退、鼻塞、流黄涕、面红、咽肿、咳嗽有痰、舌苔薄白或黄白，脉浮数或滑数。宜辛凉解表、清热解毒。表热重者用双花 9 个、连翘 9g、薄荷 6g、板蓝根 9g、牛蒡子 9g、生石膏 15g；里热重者用双花 9g、连翘 9g、菊花 9g、青黛 3g、地骨皮 9g、白薇 9g、生地 9g、板蓝根 9g、生石膏 15g。水煎后分 2 ~ 3 次口服，服药困难者可鼻饲，亦可直肠灌注，每日 3 次，每次 30 ~ 40ml。轻症可用银翘散，复方犀羚解毒片、维 C 银翘片、桑菊感冒片、板蓝根冲剂、金振口服液、肺热咳喘口服液、清热解毒口服液等中成药。

五、预防

（1）加强体育锻炼，多做户外活动，保持室内空气新鲜，增强身体抵抗力，防止病原体入侵。

（2）根据气候适当增减衣服，加强护理，合理喂养，积极治疗佝偻病和营养不良。

（3）感冒流行时不带孩子去公共场所。托儿所或家中，可用食醋 5 ~ 10ml/m³ 加水 1 ~ 2 倍，加热熏蒸至全部气化，每日一次，连续 5 ~ 7 天。

（4）药物：感冒流行期或接触感冒患者后可用利巴韦林滴鼻或/和口服大青叶合剂、返魂草、犀羚解毒片等预防。平时应用免疫调节剂提高机体抗病能力。

（许津莉）

第二节　鼻窦炎

儿童易患鼻窦炎的年龄多为 5 岁以上，学龄儿童多见。筛窦发育最早，2 ~ 3 岁即可发生炎症；此后上颌窦及蝶窦也相继发育常被感染发炎；额窦 6 ~ 10 岁开始发育，多于 7 岁后开始发炎。小儿以上颌窦炎及筛窦炎发病率较高。

一、病因

小儿鼻窦炎多继发于鼻炎等重症上感，慢性者常为急性反复发作而来。因小儿鼻窦窦口相对大，感染易经窦口侵入鼻窦。身体抵抗力和对外界的适应能力较差，易患上呼吸道感染和急性传染病而继发鼻窦炎。扁桃体或腺样体肥大、腭裂等影响正常鼻呼吸，先天性免疫功能不全，鼻腔异物、鼻外伤继发感染均可致此病。最常见的致病菌是肺炎链球菌和葡萄球菌。

二、临床表现

（一）急性鼻窦炎

早期症状与急性鼻炎或感冒相似，除鼻塞、流涕外，分泌物引流不畅时可致持久性发热、头痛、脓涕、早晚咳嗽，相应的鼻窦部位压痛，鼻黏膜充血、水肿，中、下鼻道有黏稠脓液。急性鼻窦炎可合并中耳炎、眼眶蜂窝织炎、眼眶脓肿、视神经炎、肾盂肾炎等。

（二）慢性鼻窦炎

主要为间歇性鼻塞、流脓涕及张口呼吸、嗅觉减退。鼻涕向后流入咽部可引起刺激性咳嗽，甚至发生喘息，入睡时较重，可由咽部咳出干结的分泌物，此即鼻后滴注综合征。头痛多为胀痛，大多为额部、颞部或枕部，上午重，下午和晚上较轻。可有发热、疲乏、体重不增、食欲不振，甚者可继发贫血、风湿、胃肠或肾脏等全身性疾病。检查：上颌窦前壁及额窦底部压痛，鼻黏膜充血，中、下鼻甲肥大，中、下鼻道有脓性分泌物。咽部充血干燥，咽后壁可附黏稠脓液。

三、诊断与鉴别诊断

根据病史，鼻腔检查及鼻窦X线拍片或CT等检查，即可诊断。年长儿可作上颌窦及额窦透照检查或穿刺。癫痫性头痛与鼻窦炎容易混淆，有时二者同时存在，可做脑电图等检查帮助鉴别。

四、治疗

（一）全身治疗

加强锻炼，增强体质，治疗并存的各种慢性病。根据鼻咽部分泌物细菌培养和药敏试验选用适当的抗生素，连用两周，多可见效。

（二）局部治疗

首先保证引流通畅，用1%麻黄碱液滴鼻，3～4次/天，或用1%麻黄素加抗生素和肾上腺皮质激素作负压置换疗法，以利鼻窦分泌物的引流，并使药物进入鼻窦。慢性上颌窦炎，用上述治疗无效时，可行穿刺冲洗疗法，并可将抗生素注入上颌窦控制炎症。另外紫外线照射、超短波内透热等疗法也可应用。

（三）中医疗法

针刺印堂、迎香、上星、风池等穴，耳针穴位为内鼻、肾上腺。中药可参照慢性鼻炎药方应用。必要时手术，扩大鼻窦开口，以利引流。

五、预防

积极治疗鼻炎，去除病因。加强体格锻炼，增强抗病能力，积极防治上感。擤鼻涕时，勿用力过大，尤其不要把两侧鼻孔捏住，以免鼻部炎症扩散至鼻窦。

（夏家敏）

第三节　急性感染性喉炎

一、概述

急性感染性喉炎（acute infectious laryngitis）为喉部黏膜急性弥漫性炎症。可发生于任何季节，以冬春季为多。常见于婴幼儿，多为急性上呼吸道病毒或细菌感染的一部分，或为麻疹、猩红热及肺炎等的前驱症或并发症。病原多为病毒感染，细菌感染常为继发感染。多见于6个月至4岁小儿。由于小儿喉腔狭小，软骨支架柔软，会厌软骨窄而卷曲，黏膜血管丰富，黏膜下组织疏松等解剖特点，所以炎症时局部易充血水肿，易引起不同程度的喉梗阻；部分患儿因神经敏感，可因喉炎刺激出现喉痉挛。严重喉梗阻如处理不当，可造成窒息死亡，故医生及家长必须对小儿喉炎引起重视。

二、诊断

（一）病史要点

有无发热，咳嗽是否有犬吠样声音，有无声音嘶哑，有无吸气性喉鸣、呼吸困难及青紫等。有无异物吸入。有无佝偻病史，有无反复咳喘病史，有无支气管异物史。有无先天性喉喘鸣（喉软骨软化病），询问生长发育情况，是否接种过白喉疫苗。父母有无急慢性传染病史，有无过敏性疾病家族史。

（二）查体要点

检查咽喉部是否有明显充血，有无白膜覆盖。注意呼吸情况，有无吸气性呼吸困难、三凹征、鼻翼扇动、发绀，有无心率加快。肺部听诊可闻及吸气性喉鸣声，但重度梗阻时呼吸音几乎消失。检查有无先天性喉喘鸣的表现，先天性喉喘鸣的患儿吸气时喉软骨下陷，导致吸气性呼吸困难及喉鸣声，在感染时症状加重，可伴有颅骨软化等佝偻病的表现。

（三）辅助检查

1. 常规检查　血常规中白细胞计数可正常或偏低，CRP正常。细菌感染者血白细胞升高，中性粒细胞比例升高，CRP升高。咽拭子或喉气管吸出物做细菌培养可阳性。

2. 其他检查　间接喉镜检查可见声带肿胀，声门下黏膜呈梭形肿胀。

（四）诊断标准

（1）发热、声嘶、犬吠样咳嗽，重者可致失音和吸气时喉鸣。体检可见咽喉部充血，严重者有面色苍白、发绀、烦躁不安或嗜睡、鼻翼扇动、心率加快、三凹征，呈吸气性呼吸困难，咳出喉部分泌物后可稍见缓解。

（2）排除白喉、喉痉挛、急性喉气管支气管炎、支气管异物等所致的喉梗阻。

（3）间接喉镜下可见声带肿胀，声门下黏膜呈梭形肿胀。

（4）细菌感染者咽拭子或喉气管吸出物做细菌培养可阳性。

具有上述第（1）、（2）项可临床诊断为急性感染性喉炎，如同时具有第（3）项可确诊，如同时具有第（4）项可做病原学诊断。

（5）喉梗阻分度诊断标准

Ⅰ度：患者安静时无症状体征，仅于活动后才出现吸气性喉鸣及呼吸困难，肺呼吸音清晰，心率无改变。三凹征可不明显。

Ⅱ度：患儿在安静时出现喉鸣及吸气性呼吸困难，肺部听诊可闻喉传导音或管状呼吸音，心率较快120～140次/分。三凹征明显。

Ⅲ度：除Ⅱ度喉梗阻症状外，患儿因缺氧而出现阵发性烦躁不安、口周和指端发绀或苍白、双眼圆睁、惊恐万状、头面出汗。肺部听诊呼吸音明显降低或听不到，心音较钝，心率加快140～160次/分以上，三凹征显著。血气分析有低氧血症、二氧化碳潴留。

Ⅳ度：经过对呼吸困难的挣扎后，患儿极度衰弱，呈昏睡状或进入昏迷。由于无力呼吸，表现呼吸浅促、暂时安静、三凹征反而不明显，面色苍白或青灰，肺部听诊呼吸音几乎消失，仅有气管传导音。心音微弱、心率或快或慢或不规律。血气分析有低氧血症、二氧化碳潴留。

（五）诊断步骤

诊断步骤：犬吠样咳嗽等临床症状→询问病史：有无发热、声音嘶哑、异物吸入、哮喘史→体格检查：吸气性三凹征、表紫等症状→辅助检查：血常规、CRP、喉镜→确诊急性喉炎。

（六）鉴别诊断

根据病史、体征排除白喉、喉痉挛、急性喉气管支气管炎、支气管异物等所致的喉梗阻。

三、治疗

（一）经典治疗

1. 一般治疗　保持安静及呼吸道通畅，轻者进半流质或流质饮食，严重者可暂停饮食。缺氧者吸氧。保证足量液体和营养，注意水电解质平衡，保护心功能，避免发生急性心力衰竭。

2. 药物治疗

（1）对症治疗：每2～4h 1次雾化吸入，雾化液中加入1%麻黄碱10ml、庆大霉素4万U、地塞米松2～5mg、盐酸氨溴索15mg。也可雾化吸入布地奈德2～4mg、肾上腺素4mg。痰黏稠者可服用或静脉滴注化痰药物如沐舒坦。高热者予以降温。烦躁不安者宜用镇静剂如苯巴比妥、水合氯醛、地西泮、异丙嗪等。异丙嗪不仅有镇静作用，还有减轻喉头水肿的作用，氯丙嗪则使喉肌松弛，加重呼吸困难，不宜使用。

（2）控制感染：对起病急，病情进展快，难以判断系病毒感染或细菌感染者，一般给予全身抗生素治疗，如青霉素类、头孢菌素类、大环内酯类抗生素等。

（3）糖皮质激素：宜与抗生素联合使用。Ⅰ度喉梗阻可口服泼尼松，每次1～2mg/kg，每4～6h 1次，呼吸困难缓解即可停药。＞Ⅱ度喉梗阻用地塞米松，起初每次2～5mg，静脉推注，继之按每日1mg/kg静脉滴注，2～3日后症状缓解即停用。也可用氢化可的松，每次5～10mg/kg静脉滴注。

3. 手术治疗　对经上述处理仍有严重缺氧征象，有 > Ⅲ度喉梗阻者，应及时做气管切开术。

（二）治疗步骤

治疗步骤：保证呼吸道畅通→吸氧→激素吸入或静脉使用→抗感染→气管切开。

四、预后评价

多数患儿预后良好，病情严重、抢救不及时者，可造成窒息死亡。

五、最新进展与展望

近年来，随着儿科气管插管机械通气技术的成熟，气管插管机械通气也渐成为治疗该病的一个手段。儿科气管术前准备简单，便于急诊室或病房操作，操作时间短、创伤小、不留瘢痕。

（黄文静）

第四节　先天性喉喘鸣

先天性喉喘鸣是指婴儿出生后发生的吸气性喉喘鸣，可伴呼吸困难，出现吸气性三凹征。最主要的原因是喉软骨软化，所以又称为"先天性喉软骨发育不良"，本病并不少见。

一、病因和发病机制

多为妊娠期营养不良，胎儿钙及其他电解质缺乏或不平衡导致的。会厌卷曲或喉软骨形态基本正常，但软弱，吸气时喉内负压使喉部软骨及所附组织塌陷，两侧杓会厌襞相靠近和颤动，会厌覆向声门，致喉狭窄产生喉喘鸣和呼吸困难。

二、临床表现

1. 临床症状　婴儿一出生或出生后 1 ~ 2 个月就出现吸气性喉喘鸣声及胸骨上窝、锁骨上窝、剑突下凹陷。程度轻的仅在活动、哭闹时明显，安静和睡眠状态下无症状；严重的出现缺氧、发绀。症状可呈持续性，也可呈间歇性。有的患儿症状与体位相关，仰卧时明显，俯卧时减轻。先天性喉喘鸣的婴儿容易患呼吸道感染，而在呼吸道急性感染时上述症状会加重。无声嘶，不影响进食及吞咽。

2. 体格检查　体格检查可闻喉鸣，可见"三凹征"。纤维喉镜或直接喉镜检可确诊，镜下见会厌宽大或明显呈卷叶状，杓会厌襞组织松弛，直接喉镜挑起会厌，症状可消失。纤维喉镜下可见会厌及杓状软骨的活动，吸气时，会厌、杓会厌襞向声门区塌陷覆盖，呼气时气流会将塌陷组织冲开。

三、诊断与鉴别诊断

根据病史、症状、体征及纤维喉镜或直接喉镜检，明确诊断并不难。要注意与舌根、会厌囊肿、喉蹼、急性喉炎引起的喉鸣、三凹征相鉴别，必须重视纤维喉镜或直接喉镜检查，有助于鉴别。

四、治疗

一般无特殊治疗，如果症状不严重，无需治疗，大多数患儿随着喉的发育，喉腔增大，喉较骨变硬，到2~3岁时喉鸣自行消失。平时注意加强营养，预防受凉、受惊，以免发生呼吸道感染和喉痉挛，加重喉阻塞。有呼吸困难时，可取患儿俯卧位或侧卧位减轻呼吸困难。

如遇呼吸困难严重的可行声门上修剪加会厌前固定术，紧急情况下应考虑气管插管或气管切开术。

（夏家敏）

第五节　急性支气管炎

急性支气管炎是由于支气管黏膜发生炎症，临床上多继发于上呼吸道感染，以咳嗽为主要表现的一种呼吸道疾病，中医属"咳嗽"范畴。

一、病因

（1）病原为各种病毒或细菌，或为混合感染。能引起上呼吸道感染的病原都可引起支气管炎。

（2）免疫功能低下、特异性体质、营养不良、佝偻病支气管局部结构异常等都为病危因素。

（3）病原体释放毒素及代谢产物导致支气管黏膜充血、水肿、渗出以及支气管平滑肌痉挛等引起通气障碍，从而出现一系列临床症状。

二、诊断

（1）多数患儿先有上呼吸道感染症状，发热高低不一，数日后出现干咳，或咳白痰或黄白痰。

（2）年长儿可诉头痛、胸痛；婴幼儿多伴有呕吐、腹泻等消化道症状。

（3）两肺呼吸音粗糙或有干啰音，可有不同程度的呼吸困难，呼吸频率增快。

（4）外周血白细胞多数正常或降低，细菌感染时可升高。

（5）胸部X线片示两肺纹理增粗、增强，透过度增高。

具备（1）~（4）即可临床诊断；加（5）可确诊。

三、鉴别诊断

（1）早期支气管肺炎：支气管肺炎早期与支气管炎症状十分相似，鉴别主要依靠胸部X平片，肺部可见点片状阴影足以鉴别。

（2）支气管哮喘：该病也可出现咳嗽等症状，但肺部听诊两肺可闻及哮鸣音，有反复发作史及家族史。

四、治疗

（1）一般疗法：注意呼吸道隔离，减少继发感染，保持空气新鲜，经常变换体位以利于呼吸道分泌物排出。

（2）对症治疗：退热、止咳、祛痰治疗，一般不用镇咳剂或镇静剂。对喘较重，黏稠痰不易咳出者，给予超声雾化吸入治疗，雾化 15min 后吸痰，每日 1～2 次。对刺激性咳嗽可用复方甘草合剂，急支糖浆等口服；痰稠者可予 1% 氯化铵，每次 0.1～0.2ml/kg；止喘可用氨茶碱 4～6mg/（kg·次）分 3 次口服；喘息严重者可用糖皮质激素（泼尼松）静点或沙丁胺醇吸入。

（3）控制感染：对于病毒感染，一般不用抗生素治疗，如病情较重，婴幼儿、体弱儿及不能除外细菌感染时可适当选用抗生素，如青霉素或其他广谱抗生素，具体用法可参阅小儿肺炎一节。

（夏家敏）

第六节　毛细支气管炎

毛细支气管炎是一种婴儿期常见的下呼吸道疾病，好发于 2 岁以内，尤其是 6 个月内的婴儿。致病原主要是呼吸道合胞病毒，其他为副流感病毒、腺病毒、呼肠病毒等，亦可由肺炎支原体引起。以喘憋为主要临床特征，好发于冬春两季。

一、诊断步骤

（一）病史采集要点

1. 起病情况　起病急，在 2～3d 内达高峰。在起病初期常有上呼吸道感染症状。

2. 主要临床表现　剧咳，轻～中度发热，发作性呼吸困难，阵发性喘憋。

3. 既往病史　既往是否有喘息病史。此外，为判断以后是否会发展为哮喘，应询问患儿有无湿疹、过敏性鼻炎病史；家族中有无哮喘、过敏性鼻炎患者。

（二）体格检查要点

1. 一般情况　可有烦躁不安。

2. 呼吸困难情况　呼吸快而浅，有明显鼻扇及三凹征，严重病例出现苍白或发绀。

3. 肺部特征　叩诊呈过清音，听诊呼气延长，可闻及哮鸣音。喘憋时常听不到湿啰音，趋于缓解时可闻中、小水泡音、捻发音。严重时，毛细支气管接近完全梗阻，呼吸音明显减低甚至听不到。

4. 其他　由于过度换气引起不显性失水增加及液体摄入不足，可伴脱水，酸中毒。严重病例可合并心力衰竭、脑水肿、呼吸暂停及窒息。

（三）门诊资料分析

血常规：白细胞总数及分类大多在正常范围内。

（四）进一步检查项目

1. 病原学检查　采集鼻咽拭子或分泌物，使用免疫荧光技术、ELISA 等检测病毒抗原。

肺炎支原体可通过检测血肺炎支原体 – IgM 确定。

2. CRP　通常在正常范围。

3. 胸部 X 线检查　可见不同程度肺气肿或肺不张，支气管周围炎及肺纹理增粗。

4. 血总 IgE 及特异性 IgE 检查　了解患儿是否为特应性体质。

5. 辅助检查　如 PPD 皮试、血生化检查等，以利于鉴别诊断和了解是否存在电解质、酸碱平衡紊乱。

6. 血气分析　对存在呼吸困难患儿应行血气分析以了解有无呼吸功能障碍及有无呼吸性/代谢性酸中毒等情况。

二、诊断对策

（一）诊断要点

根据患儿主要为小婴儿，冬春季节发病，具有典型的喘憋及呼气相哮鸣音，呼气延长，可考虑诊断。

（二）鉴别诊断要点

1. 支气管哮喘　哮喘患儿常有反复喘息发作，发作前可无前驱感染，对支气管扩张剂反应好，血嗜酸性粒细胞增高。此外，多有哮喘家族史。

2. 呼吸道异物　有异物吸入史及呛咳史。必要时经胸部 CT 及支气管纤维镜检查可确定。

3. 粟粒型肺结核　可有结核中毒症状，PPD 试验阳性，结合胸部 X 线检查可以鉴别。

4. 其他疾病　如充血性心力衰竭、心内膜弹力纤维增生症等，应结合病史、体征及必要的检查做出鉴别。

三、治疗对策

（一）治疗原则

（1）对症支持治疗。

（2）控制喘憋。

（3）控制感染。

（二）治疗计划

1. 一般治疗

（1）环境及体位：增加环境空气湿度极为重要，一般保持在 55% ~ 60%。对喘憋较重者应抬高头部及胸部，以减轻呼吸困难。

（2）吸氧：轻症患儿可以不吸氧，有缺氧表现时，可采用鼻导管、面罩或氧帐等方式给氧。

（3）液体疗法：一般先予口服补液，不足时可以静脉补充 1/5 张液体。有代谢性酸中毒时，可以根据血气检查结果补碱。

2. 药物治疗

（1）镇静：由于镇静剂有呼吸抑制作用，是否使用有争议。

（2）平喘：可用异丙嗪，1mg/（kg·次），肌注或口服，具有止喘、镇咳和镇静作用，但少数患儿可有烦躁、面部潮红等副反应。沙丁胺醇加溴化异丙托品气雾吸入治疗也常常使用，对是否有效有不同看法，如果试用后病情改善，则应继续使用。糖皮质激素用于严重的喘憋发作或其他治疗不能控制者，可采用甲基泼尼松龙 $1 \sim 2mg/$（$kg \cdot d$）或琥珀酸氢化可的松 $5 \sim 10mg/$（$kg \cdot d$），加入 10% GS 中静脉滴注。但有人认为激素对治疗毛细支气管炎无效。

（3）抗病毒治疗：较重者可用利巴韦林、阿昔洛韦等雾化吸入治疗，也有采用雾化吸入 α - 干扰素，但疗效均不肯定。

（4）免疫治疗：对于重症病毒感染可考虑应用静脉注射免疫球蛋白（IVIG），400mg/（$kg \cdot d$），连用 $3 \sim 5d$。静脉注射抗合胞病毒免疫球蛋白（RSV - IVIG），一般用于 RSV 感染的高危人群。预防方法为在 RSV 流行季节，每月 RSV - IVIG 750mg/kg，约 $3 \sim 5$ 次；治疗方法为每次 1 500mg/kg。最近生产的抗 RSV 单克隆抗体（Palivizumab）多用于高危婴儿（早产儿、支气管肺发育不良、先天性心脏病、免疫缺陷），并对毛细支气管炎后反复喘息发作预防效果确切。用法是每月肌注 1 次，每次 15mg/kg，用于 RSV 可能流行的季节。

3. 机械通气　对个别极严重病例，经以上方法处理仍不能纠正呼吸衰竭时，可行机械通气。

四、病程观察及处理

（一）病情观察要点

（1）密切观察呼吸、心率、鼻扇、三凹征及发绀情况。

（2）观察双肺喘鸣音的变化。

（3）记录经皮测血氧饱和度（TaO_2）的变化。

（4）对病情危重者，应监测血气分析。

（二）疗效判断与处理

1. 疗效判断

（1）治愈：症状体征全部消失，胸部 X 线检查正常。

（2）好转：体温降低，咳嗽、肺部啰音减轻。

（3）未愈：症状体征及 X 线检查无好转或加重者。

2. 处理

（1）有效者应继续按原方案治疗，直至缓解或治愈。

（2）病情无变化或加重应调整治疗方案，必要时采用 IVIG 400mg/（$kg \cdot d$），连用 $3 \sim 5d$。

五、预后

病程一般为 $5 \sim 10d$，平均为 10d。近期预后多数良好。但是，22.1% $\sim$ 53.2% 毛细支气管炎患儿以后会发展为哮喘。影响因素包括：婴儿早期严重 RSV 感染、母亲患哮喘、母亲吸烟。

六、随访

（1）出院时带药：LP、Meptin 等。

（2）定期呼吸专科门诊随诊。

（3）出院应当注意的问题：避免呼吸道感染，观察日后是否反复喘息发作。

【另附：闭塞性细支气管炎】

闭塞性细支气管炎（BO）是临床上较少见的与小气道炎症性损伤相关的慢性气流阻塞综合征。其病理类型主要分为缩窄性细支气管炎和增殖性细支气管炎两种。

（一）病因与发病机制

BO 可由多种原因引起，包括感染、异体骨髓或心肺移植、吸入有毒气体、自身免疫性疾病和药物不良反应等，也有部分 BO 为特发性。目前认为致 BO 病原体的靶点为呼吸道纤毛细胞，由于免疫反应介导，上皮细胞在修复过程中发生炎症反应和纤维化，从而导致 BO。已有研究发现，BO 与患儿年龄、性别、被动吸烟等因素无关。

1. 感染　BO 通常继发于下呼吸道感染，病毒感染最多见。腺病毒是 BO 的主要病原，病毒（腺病毒 3、7、21 型，呼吸道合胞病毒，副流感病毒 2 和 3 型，流感病毒 A 和 B 型及麻疹病毒等），细菌（如百日咳杆菌、B 族链球菌和流感嗜血杆菌），支原体均有报道，病毒感染多见，其中腺病毒最常见。

2. 组织器官移植　BO 的发生与异体骨髓、心肺移植有很强相关性。急性移植物抗宿主反应是移植后 BO 发生的高危因素。免疫抑制剂的应用也参与 BO 的形成。

3. 吸入因素　有毒气体（包括氨、氯、氟化氢、硫化氢、二氧化硫等）、异物、胃食管反流等均可损伤气道黏膜，导致慢性气道阻塞性损伤，发展成 BO。

4. 结缔组织疾病　类风湿性关节炎、渗出性多型性红斑（Stevens – Johnson 综合征，SJS）、系统性红斑狼疮、皮肌炎等也与 BO 有关。

有研究发现，1/3 SJS 患儿有气道上皮受损，可进一步发展成 BO。

（二）目前 BO 的诊断主要依赖于临床表现、肺功能和 HRCT 改变。

1. 临床诊断 BO 的条件

（1）急性感染或急性肺损伤后 6 周以上的反复或持续气促，喘息或咳嗽、喘鸣，对支气管扩张剂无反应。

（2）临床表现与 X 线胸片轻重程度不符，临床症状重，X 线胸片多为过度通气。

（3）胸部 HRCT 显示支气管壁增厚、支气管扩张、肺不张、马赛克灌注征。

（4）肺功能示阻塞性通气功能障碍。

（5）X 线胸片为单侧透明肺。

（6）排除其他阻塞性疾病，如哮喘、先天纤毛运动功能障碍、囊性纤维化、异物吸入、先天发育异常、结核、艾滋病和其他免疫功能缺陷等。

2. 临床诊断 BO 条件

（1）急性感染或急性肺损伤后 6 周以上的反复或持续气促、喘息、咳嗽，喘鸣对支气管扩张剂无反应。

（2）肺内可闻及喘鸣音和（或）湿啰音。

（3）临床表现重，胸部 X 线仅表现为过度通气和（或）单侧透明肺，症状与影像表现不符。

（4）肺 CT 示双肺通气不均，支气管壁增厚，支气管扩张，肺不张，马赛克灌注征。

（5）肺X线片为单侧透明肺。

（6）肺功能示阻塞性通气功能障碍，可逆试验为阴性。

（7）排除其他阻塞性疾病如先天性纤毛运动不良、哮喘、免疫功能缺陷、胰腺纤维囊性变。

（三）临床表现

BO为亚急性或慢性起病，进展可迅速，依据细支气管及肺损伤的严重度、广泛度和疾病病程表现各异，病情轻重不一，临床症状和体征呈非特异性，临床表现可从轻微哮喘样症状到快速进行性恶化、死亡。患儿常在急性感染后持续出现慢性咳嗽、喘息和运动不耐受，达数月或数年，逐渐进展，并可因其后的呼吸道感染而加重，重者可在1~2年内死于呼吸衰竭

（四）影像学及其他实验室检查

1. 胸部X线　BO X线胸片表现无特异性，对诊断BO不敏感，40%BO患儿X胸片正常。部分患儿X线胸片表现有肺透亮度增加，磨玻璃样改变，可有弥漫的结节状或网状结节状阴影，无浸润影。X线胸片表现常与临床不符。

2. 高分辨率CT（HRCT）　HRCT的应用提高了儿童BO诊断的能力。HRCT在各种原因引起的BO诊断中均有非常重要意义，具有特征性改变，可显示直接征象和间接征象。直接征象为外周细支气管壁增厚，细支气管扩张伴分泌物滞留，表现为小叶中心性支气管结节影；间接征象为外周细支气管扩张、肺膨胀不全、肺密度明显不均匀，高通气与低通气区混合（称马赛克灌注征）、气体滞留征。这些改变主要在双下肺和胸膜下。马赛克征（mosaic征），即肺密度降低区与密度增高区镶嵌分布，是小气道损伤的最重要征象。马赛克征的出现高度提示BO的可能，但马赛克灌注并无特异性，在多种完全不同的弥漫肺部疾病中都是首要的异常征象。CT呼气相上的气体滞留征诊断BO的敏感性及准确率最高，文献报道几乎100%BO患者有此征象。有报道，儿童患者可采用侧卧等方式代替动态CT扫描。

3. 肺功能　特异性表现为不可逆的阻塞性通气功能障碍，即呼气流量明显降低。气流受限是早期变化，用力肺活量25%~75%水平的平均呼气流量（FEF 25%~75%）在检测早期气道阻塞方面比第一秒用力呼气容积（FEV_1）更敏感，在BO患儿显示明显降低，可小于30%预计值。

4. 支气管激发试验　BO与哮喘一样存在气道高反应性，但二者对醋甲胆碱和腺苷－磷酸（AMP）支气管激发试验的反应不同。哮喘对直接刺激剂醋甲胆碱、间接刺激剂AMP均阳性，而BO对醋甲胆碱只有部分阳性，而且是短暂的，对AMP呈阴性反应。

5. 动脉血气　严重者出现低氧血症，血气可用来评估病情的严重程度。

6. 肺通气灌注扫描　BO患儿肺通气灌注扫描显示斑块状分布的通气、血流灌注减少。王维等对11例患儿进行肺通气灌注扫描显示，双肺多发性通气血流灌注受限，以通气功能受限为著，其结果与患儿肺CT的马赛克灌注征相对应，且较CT敏感，认为该测定是一项对BO诊断及病情评估有帮助的检查。

7. 纤维支气管镜及肺泡灌洗液细胞学分析　可利用纤维支气管镜检查除外气道发育畸形，也可进行支气管黏膜活检。有研究提示，BO与肺泡灌洗液中性粒细胞升高相关，也有学者认为灌洗液中性粒细胞的增加为BO的早期标志，但还不能用于诊断BO。

8. 肺活检　是 BO 诊断金标准，但由于病变呈斑片状分布，肺活检不但有创而且不一定取到病变部位，故其儿科应用受到限制。

（五）鉴别诊断

1. 哮喘　BO 和哮喘均有喘息表现，且 BO 胸片多无明显异常，易误诊为哮喘。哮喘患儿胸部 HRCT 可出现轻微的磨玻璃样影或马赛克征，易误诊为 BO，故可根据喘息对支气管扩张剂和激素的治疗反应、过敏性疾病史或家族史、HRCT 的表现等对这两种疾病进行综合判断鉴别。

2. 弥漫性泛细支气管炎　绝大多数该病患儿有鼻窦炎，胸部 HRCT 显示双肺弥漫性小叶中心性结节状和支气管扩张，而非马赛克征和气体闭陷征。

3. 特发性肺纤维化　特发性肺纤维化又称 Hamman – Rich 综合征。起病隐匿，多呈慢性经过，临床以呼吸困难、发绀、干咳较为常见，多有杵状指（趾）。X 线胸片呈广泛的颗粒或网点状阴影改变，肺功能为限制性通气障碍伴肺容量减少。

（六）治疗

目前还没有公认的 BO 治疗准则，缺乏特效治疗，主要是对症支持。

1. 糖皮质激素　对激素应用剂量、疗程和方式仍然存在争议。未及时使用激素的 BO 病例几乎均遗留肺过度充气、肺膨胀不全和支气管扩张，并且肺功能逐渐恶化。吸入激素可降低气道高反应，避免全身用药的副反应，但实际上如果出现了严重呼吸道阻塞，则气溶胶无法到达肺周围组织，故有人提议加大吸入剂量（二丙酸倍氯米松 > 1 500g），但缺乏安全性依据。针对严重 BO 患儿，有研究静脉应用甲泼尼龙 30mg/（kg·d），连用 3d，每月 1 次，可减少长期全身用药的副反应。9 例骨髓移植后 BO 患儿接受大剂量甲泼尼龙冲击治疗 10mg/（kg·d），连用 3d，每月 1 次（平均 4 个月），辅以吸入激素治疗，临床症状消失，肺功能稳定。有学者建议口服泼尼松 1~2mg/（kg·d），1~3 个月后逐渐减量，以最小有效量维持治疗；病情较重者在治疗初期予甲泼尼龙 1~2mg/（kg·d）静脉滴注，3~5d 后改为口服；同时采用布地奈德雾化液 0.5~1.0mg，次，每日 2 次，或布地奈德气雾剂 200~400r/d 吸入治疗。

2. 支气管扩张剂　随 BO 病情进展，肺功能可由阻塞性通气功能障碍变为限制性或混合性通气功能障碍，对合并限制性通气功能障碍患儿，支气管扩张剂可部分减少阻塞症状，对肺功能试验有反应和（或）临床评估有反应患儿可应用。长效 β_2 受体激动剂可作为减少吸入或全身激素用量的联合用药，不单独使用。文献提出，对支气管扩张剂有反应是长期应用激素的指标。

3. 其他

（1）抗生素：BO 患儿易合并呼吸道细菌感染，应针对病原选择抗生素。对于伴广泛支气管扩张的 BO 患儿更需要抗生素治疗。大环内酯类抗生素，特别是阿奇霉素在抗菌活性之外，还有抗炎特性，对部分 BO 患者有效，可改善肺功能。

（2）氧疗：吸氧浓度要使氧饱和度维持在 0.94 以上（氧合指数 0.25~0.40）。

（3）纤支镜灌洗：有研究观察了 8 例 BO 患儿纤支镜灌洗效果，提出纤支镜灌洗对 BO 病情的恢复无帮助。

（4）肺部理疗：主要适应证是支气管扩张和肺不张，可降低支气管扩张相关问题的发生率，避免反复细菌感染。

（5）外科治疗：①肺或肺叶切除：对于伴局部支气管扩张或慢性肺叶萎陷的 BO 患儿，受累肺叶切除可避免肺部感染的频发和加重。文献报道 1 例累及单侧肺的 BO 患儿，在保守治疗无效后行单侧肺切除后效果较好。②肺移植：肺移植为处于终末阶段的 BO 患儿提供了长期存活的机会。持续存在的严重气流阻塞，伴有肺功能降低和越来越需要氧气支持的 BO 患儿可考虑肺移植。

（6）营养支持：提供足够热量和能量的支持疗法，尽可能让患儿身高、体重达到同年龄儿童的水平。

4. 纤支镜灌洗 有人观察了 8 例 130 患儿纤支镜灌洗的效果，提出纤支镜灌洗对 BO 病情的恢复没有帮助。

5. 肺部理疗 肺部理疗对于 BO 患儿主要的适应证是针对支气管扩张和肺不张的治疗。目的是为了减少支气管扩张相关问题的发生率和避免反复的细菌感染。

6. 外科治疗

（1）肺或肺叶切除：对于伴有局部支气管扩张或慢性肺叶萎陷的患儿，受累肺叶切除可避免肺部感染的频发和加重，减少理疗的需求。文献报道 1 例累及单侧肺的 BO，在保守治疗无效后行单侧肺切除后效果较好。

（2）肺移植：儿科肺移植的发展给一些处于终末阶段的肺疾病（包括 BO 在内）患儿提供了长期存活的机会。持续存在的严重的气流阻塞状态，伴有肺功能降低和越来越需要氧气支持的 BO 患儿可考虑肺移植。

（胡湘萍）

第七节 支气管肺炎

一、病因

凡能引起上呼吸道感染的病原均可诱发支气管肺炎（broncho pneumonia），但以细菌和病毒为主，其中肺炎链球菌、流感嗜血杆菌、RSV 最为常见。20 世纪 90 年代以后，美国等发达国家普遍接种 b 型流感嗜血杆菌（Hib）疫苗，因而因流感嗜血杆菌所致肺炎已明显减少。

二、发病机制

由于气道和肺泡壁的充血、水肿和渗出，导致气道阻塞和呼吸膜增厚，甚至肺泡填塞或萎陷，引起低氧血症和（或）高碳酸血症，发生呼吸衰竭，并引起其他系统的广泛损害，如心力衰竭、脑水肿、中毒性脑病、中毒性肠麻痹、消化道出血、稀释性低钠血症、呼吸性酸中毒和代谢性酸中毒等。一般认为，中毒性心肌炎和肺动脉高压是诱发心力衰竭的主要原因。但近年来有研究认为，肺炎患儿并无心肌收缩力的下降，而血管紧张素 II 水平的升高、心脏后负荷的增加可能起重要作用。重症肺炎合并不适当抗利尿激素分泌综合征亦可引起非心源性循环充血症状。

三、临床表现

典型肺炎的临床表现包括：①发热：热型不定，多为不规则发热，新生儿可不发热或体温不升；②咳嗽：早期为干咳，极期咳嗽可减少，恢复期咳嗽增多、有痰，新生儿、早产儿可无咳嗽，仅表现为口吐白沫等；③气促：多发生于发热、咳嗽之后，呼吸频率加快（2个月龄内 >60 次/分，2~12 个月 >50 次/分，1~4 岁 >40 次/分），重症者可出现发绀；④呼吸困难：鼻翼煽动，重者呈点头状呼吸、三凹征、呼气时间延长等；⑤肺部固定细湿啰音：早期可不明显或仅呼吸音粗糙，以后可闻及固定的中、细湿啰音，叩诊正常；但当病灶融合扩大累及部分或整个肺叶时，可出现相应的肺实变体征。

重症肺炎：除呼吸系统严重受累外，还可累及循环、神经和消化等系统，出现相应的临床表现。

1. 呼吸系统　早期表现与肺炎相同，一旦出现呼吸频率减慢或神经系统症状应考虑呼吸衰竭可能，及时进行血气分析。

2. 循环系统　常见心力衰竭，表现为：①呼吸频率突然加快，超过 60 次/分；②心率突然加快，>160~180 次/分；③骤发极度烦躁不安，明显发绀，面色发灰，指（趾）甲微血管充盈时间延长；④心音低钝，奔马律，颈静脉怒张；⑤肝脏迅速增大；⑥少尿或无尿、颜面眼睑或双下肢水肿。以上表现不能用其他原因解释者即应考虑心力衰竭。

3. 神经系统　轻度缺氧表现为烦躁、嗜睡；脑水肿时出现意识障碍、惊厥、呼吸不规则、前囟隆起、脑膜刺激征等，但脑脊液化验基本正常。

4. 消化系统　轻症肺炎常有食欲缺乏、呕吐、腹泻等；重症可引起麻痹性肠梗阻，表现腹胀、肠鸣音消失，腹胀严重时可加重呼吸困难。消化道出血时可呕吐咖啡渣样物，大便隐血阳性或排柏油样便。

四、辅助检查

1. 特异性病原学检查　病毒性肺炎早期，尤其是病程在 5d 以内者，可采集鼻咽部吸出物或痰（脱落上皮细胞），进行病毒抗原或核酸检测。病程相对较长的患儿则以采集血标本进行血清学检查为宜。病毒分离与急性期/恢复期双份血清抗体测定是诊断病毒感染最可靠的依据，但因费时费力，无法应用于临床。目前大多通过测定鼻咽部脱落细胞中病毒抗原、DNA 或 RNA 或测定其血清特异 IgM 进行早期快速诊断。

肺炎患儿的细菌学检查则较为困难。由于咽部存在着大量的正常菌群，而下呼吸道标本的取出不可避免地会受到其污染，因而呼吸道分泌物培养结果仅供参考。血和胸水培养阳性率甚低。通过纤维支气管镜取材，尤其是保护性毛刷的应用，可使污染率降低至 2% 以下，有较好的应用前景。肺穿刺培养是诊断细菌性肺炎的金标准，但患儿和医生均不易接受。最近 Vuori Holopainen 对肺穿刺进行了综述评价，认为该技术有着其他方法无法比拟的优点，而且引起的气胸常无症状，可自然恢复，在某些机构仍可考虑使用。

支原体的检测与病毒相似。早期可直接采集咽拭子标本进行支原体抗原或 DNA 检测，病程长者可通过测定其血清特异 IgM 进行诊断。

2. 非特异性病原学检查　如外周血白细胞计数和分类计数、血白细胞碱性磷酸酶积分、四唑氮蓝试验等，对判断细菌或病毒可能有一定的参考价值。细菌感染以上指标大多增高，而病毒感染多数正常。支原体感染者外周血白细胞总数大多正常或偏高，分类以中性粒细胞为主。血 C 反应蛋白（CRP）、前降钙素（PCT）、白细胞介素－6（IL－6）等指标，细菌感染时大多增高，而病毒感染大多正常，但两者之间有较大重叠，鉴别价值不大。如以上指标显著增高，则强烈提示细菌感染。血冷凝集素试验 >1：32 对支原体肺炎有辅助诊断价值，但是不能作为确诊支原体感染的依据。

3. 血气分析　对肺炎患儿的严重度评价、预后判断及指导治疗具有重要意义。

4. 影像学检查　早期见肺纹理增粗，以后出现小斑片状阴影，以双肺下野、中内带及心隔区居多，并可伴有肺不张或肺气肿。斑片状阴影亦可融合成大片，甚至波及整个节段。

五、并发症

若延误诊断或病原体致病力强者（如金黄色葡萄球菌感染）可引起并发症。如在肺炎治疗过程中，中毒症状或呼吸困难突然加重，体温持续不退，或退而复升，均应考虑有并发症的可能，如脓胸、脓气胸、肺大疱等。支原体肺炎患儿可由于病原体本身直接侵犯或变态反应引起肺外损害，如心肌炎、心包炎、溶血性贫血、血小板减少、脑膜炎、吉兰－巴雷综合征、肝炎、胰腺炎、脾肿大、消化道出血、各型皮疹、肾炎、血尿、蛋白尿等。

六、诊断与鉴别诊断

根据典型临床症状，结合 X 线胸片所见，诊断多不困难。但需与肺结核、支气管异物、哮喘伴感染相鉴别，同时应对其严重度、有无并发症和可能的病原菌做出评价。

七、治疗

1. 一般治疗　保持室内空气新鲜，并保持适当的室温（18～20℃）及湿度（60% 左右）。保持呼吸道通畅，经常翻身更换体位，利于排痰。不同病原体肺炎宜分室居住，以免交叉感染。供给充足水分，宜给热量高、富含维生素并易于消化吸收的食物。少量多餐，重症不能进食者给予静脉营养。合并佝偻病者应注意补充维生素 D 和钙剂，伴维生素 A 缺乏症或麻疹肺炎，应给予维生素 A 治疗。

2. 病因治疗　绝大多数重症肺炎由细菌感染引起，或混合感染，需采用抗生素治疗。使用原则：①根据病原菌选用敏感药物。肺炎链球菌感染首选青霉素 G，青霉素耐药者可选用头孢曲松等第三代头孢霉素类或万古霉素；金黄色葡萄球菌感染首选苯唑西林，耐药者用万古霉素；支原体、衣原体和军团菌感染首选大环内酯类抗生素。②早期治疗。③联合用药。④选用渗入下呼吸道浓度高的药。⑤足量、足疗程，重症宜经静脉途径给药。用药时间应持续至体温正常后 5～7d，临床症状基本消失后 3d。支原体肺炎至少用药 2～3 周，以免复发。葡萄球菌肺炎比较顽固，易于复发及产生并发症，疗程宜长，一般于体温正常后继续用药 2 周，总疗程 6 周。

针对流感病毒感染可选用奥司他韦、金刚烷胺等，巨细胞病毒感染选用更昔洛韦，RSV 感染可雾化吸入利巴韦林。其他病毒感染尚缺乏明确有效的药物。

3. 对症及支持疗法

（1）氧疗：凡具有明显低氧血症、$PaO_2 < 60mmHg$ 者，或临床上有呼吸困难、喘憋、口围发绀、面色苍灰等缺氧指征者应立即吸氧。一般采取鼻导管给氧，氧流量为 0.5～

1L/min；氧浓度不超过40%。保持血氧浓度80mmHg左右为宜。氧气应湿化，以免损伤气道纤毛上皮细胞和痰液变黏稠。缺氧明显者可用面罩给氧，氧流量2~4L/min，氧浓度为50%~60%。若出现呼吸衰竭，则应使用人工呼吸器。

（2）保持呼吸道通畅包括：①保证足够液体量的摄入，以免痰液黏稠；②雾化吸入药物，裂解黏蛋白；③口服或静脉应用祛痰剂；④喘憋严重者可选用支气管解痉剂；⑤胸部物理治疗：体位引流、震荡、拍背、吸痰。

（3）心力衰竭的治疗；①给氧。②镇静。③增强心肌的收缩力：常用洋地黄类强心药。心力衰竭严重者或伴有先天性心脏病者，宜先用毛花苷丙饱和，量为0.02~0.04mg/kg，首剂给总量的1/3~1/2，余量分两次，每隔4~6h给予。洋地黄化后12h可开始给予维持量，常用地高辛口服。维持量的疗程视病情而定。心力衰竭较轻者可用毒毛花苷K，每次0.007~0.010mg/kg。④利尿：常用呋塞米（速尿）每次1mg/kg。⑤血管活性药物：常用酚妥拉明（立其丁）或卡托普利等。⑥限制液体总量和输入速度。

（4）腹胀的治疗：伴低钾血症者应及时补钾。如系中毒性肠麻痹，应禁食、胃肠减压、皮下注射新斯的明，每次0.04mg/kg；亦可联用酚妥拉明0.5mg/kg及间羟胺（阿拉明）0.25mg/kg，加入10%葡萄糖注射液20~30ml中静脉滴注，1h后可重复应用，一般2~4次可缓解。

（5）激素疗法：中毒症状明显或喘憋较重者，可用甲基泼尼松龙1~2mg/kg、氢化可的松4~8mg/kg或地塞米松每次0.2~0.4mg/kg，每日1~3次，一般用3~5d，病情改善后停药。

（6）伴有脓胸、脓气胸者应及时处理，包括胸腔抽气、抽脓、闭式引流等。

（7）液体疗法：肺炎患者常有钠、水潴留趋势，故液体量及钠盐均应适当限制。总液体量60~80ml/（kg·d），以1/5~1/3张为宜。如伴有严重呕吐腹泻，应根据血清钾、钠、氯及血气分析测定结果给予补液。单纯呼吸性酸中毒的治疗以改善通气功能为主，但当血pH<7.20，已失代偿并合并代谢性酸中毒时，可给5%碳酸氢钠每次2~3ml/kg，适当稀释后静脉输入。所需碱性液体量最好根据血气分析结果进行调整。必须指出，在通气未改善前使用碳酸氢钠，有加重CO_2潴留的可能，因此，保证充分通气和氧合是应用碳酸氢钠纠正酸中毒不可忽视的前提。

（8）其他：病情较重、病程较久、体弱、营养不良者可酌情应用丙种球蛋白、胸腺素等免疫调节剂，以提高机体抵抗力。肺部理疗有促进炎症消散的作用；适当补充维生素C、维生素E等氧自由基清除剂，可促进疾病康复。

八、预防

为预防肺炎，应着重注意下列措施：

1. 加强护理和体格锻炼　防止佝偻病及营养不良是预防重症肺炎的关键。提倡母乳喂养，及时增添辅食，培养良好的饮食及卫生习惯，多晒太阳。从小锻炼体格，提高机体耐寒能力。室温不宜过高或过低。随气候变化适当增减衣服。

2. 尽可能避免接触呼吸道感染的患者　对免疫缺陷性疾病或应用免疫抑制剂的婴儿更要注意。

3. 预防并发症和继发感染　积极治疗小儿上呼吸道感染、气管炎等疾病。已患肺炎的婴幼儿，应积极预防可能发生的严重并发症，如脓胸、脓气胸等。病房应注意空气消毒，预防交叉感染。

4. 接种疫苗　Hib 疫苗的广泛接种，可有效预防 Hib 所致肺炎。肺炎链球菌多糖疫苗对健康儿童可有效地预防侵袭性肺炎链球菌感染，但在婴儿缺乏免疫性。结合疫苗突破了传统肺炎球菌多糖疫苗的局限性，可以满足 2 岁以下儿童免疫预防的需要。肺炎支原体灭活疫苗及减毒活疫苗的应用正处于研究阶段。

5. 药物性预防　在高危人群中应用红霉素作为肺炎支原体、百日咳等感染的预防。卡氏肺孢子虫肺炎高危儿应用磺胺甲基异恶唑（SMZ）加甲氧苄啶（TMP）预防性口服可显著减少其发生率。

（胡湘萍）

第八节　细菌性肺炎

一、肺炎链球菌肺炎

肺炎链球菌常引起以肺大叶或肺节段为单位的炎症，但在年幼儿童，由于免疫功能尚不成熟，病菌沿支气管播散形成以小气道周围实变为特征的病变（支气管肺炎）。

年长儿童肺炎链球菌肺炎（pneumococcal pneumonia）的临床表现与成人相似。可先有短暂轻微的上呼吸道感染症状，继而寒战、高热，伴烦躁或嗜睡、干咳、气急、发绀及鼻扇、锁骨上、肋间隙及肋弓下凹陷等。可伴有铁锈色痰。早期常缺乏体征，多在 2~3d 后出现肺部实变体征。重症患儿可并发感染性休克、中毒脑病、脑水肿甚至脑疝。

婴儿肺炎链球菌肺炎的临床表现多变。常先有鼻塞、厌食等先驱症状，数天后突然发热、烦躁不安、呼吸困难、发绀，伴气急、心动过速、三凹征等。体格检查常无特征性，实变区域可表现叩诊浊音、管性呼吸音，有时可闻啰音。肺部体征在整个病程中变化较少，但恢复期湿啰音增多。右上叶累及时可出现颈强直。

外周血白细胞计数常增高，达 $15 \times 10^9 \sim 40 \times 10^9/L$，以中性粒细胞为主。多数患儿鼻咽分泌物中可培养出肺炎链球菌，但其致病意义无法肯定。如能在抗生素应用前进行血培养或胸水培养，具有一定的诊断意义。X 线改变与临床过程不一定平行，实变病灶出现较肺部体征早，但在临床缓解后数周仍未完全消散。年幼儿童实变病灶并不常见。可有胸膜反应伴渗出。

肺炎链球菌肺炎患儿 10%~30% 存在菌血症，但由于抗生素的早期应用，国内血培养阳性率甚低。血清学方法，如测定患儿血清、尿液或唾液中的肺炎链球菌抗原可协助诊断，但也有研究者认为此法无法区别肺炎链球菌的感染和定植。最近有报道通过测定血清 Pneumolysin 抗体，或含有针对肺炎链球菌种特异荚膜多糖、型特异荚膜多糖复合物、蛋白抗原 Pneumolysin 抗体的循环免疫复合物进行诊断，但在婴儿，其敏感性尚嫌不足。亦可通过聚合酶链反应检测胸水或血中的肺炎链球菌 DNA 协助诊断。

肺炎链球菌肺炎的临床表现无法与其他病原引起的肺炎相鉴别。此外，年长儿右下叶肺炎常由于刺激横膈引起腹痛，需与急性阑尾炎鉴别。

肺炎链球菌耐药性问题已引起普遍关注。在一些国家及我国台湾地区耐青霉素菌株已高达 50% ~80%。我国内陆各地区肺炎链球菌耐药情况有较大差异，2000 年监测资料表明，北京为 14%，上海 35.7%，而广州高达 60%。对青霉素敏感株仍可选用青霉素 G 10 万 U/（kg·d）治疗，但青霉素低度耐药株（MIC 2.0 ~4.0μg/ml）应加大青霉素剂量至 10 万 ~30 万 U/（kg·d），以上治疗无效、病情危重或高度耐药者（MIC >4.0μg/ml）应选用第三代头孢霉素，如头孢噻肟、头孢曲松或万古霉素。

二、流感嗜血杆菌肺炎

流感嗜血汗菌（Hi）肺炎（hemophilus influenzae pneumonia）常见于 5 岁以下婴儿和年幼儿童。应用特异性免疫血清可将 Hi 分为 a – f 6 型，其中以 b 型（Hib）致病力最强。由于 Hib 疫苗的接种，20 世纪 90 年代以后美国等发达国家 Hib 所致肺炎下降了 95%。近年来也有较多非 b 型 Hi 感染的报道。

本病临床表现无特异性。但起病多较缓慢，病程可长达数周之久。幼婴常伴有菌血症，易出现脓胸、心包炎等化脓性并发症。外周血白细胞计数常中度升高。多数患儿 X 线表现为大叶性或节段性病灶，下叶多受累。幼婴常伴胸膜受累。本病诊断有赖于从血、胸水或肺穿刺液中分离到病菌。由于 Hi 在正常人群的咽部中有一定的携带率，托幼机构中更高，因而呼吸道标本诊断价值不大。

治疗时必须注意 Hi 的耐药问题。目前分离的 Hi 主要耐药机制是产生 β – 内酰胺酶，美国、我国香港等地 Hi 菌株产酶率已高达 30% 以上。国内各地关于氨苄西林耐药率和产酶率差异较大。如对病菌不产酶，可使用氨苄西林，如不能明确其是否产酶，首选头孢噻肟、头孢曲松等。如最初反应良好，可改为口服，疗程为 10 ~ 14d。在大环内酯类中，阿奇霉素、克拉霉素对 Hi 有较好的敏感性。

三、葡萄球菌肺炎

葡萄球菌肺炎（staphylococcal pneumonia）多发生于新生儿和婴儿。Goel 等报道 100 例患儿中，1 岁以内占 78%，平均年龄 5 个月。金黄色葡萄球（金葡菌）和表皮葡萄球菌均可致病，但以前者致病最强。由于金葡菌可产生多种毒素和酶，具有高度组织破坏性和化脓趋势，因而金葡菌肺炎以广泛出血性坏死、多发性小脓疡形成为特点。

临床上以起病急、发展快、变化大、化脓性并发症多为特征。一开始可有 1 ~2d 的上呼吸道感染症状，或皮肤疖肿史，病情迅速恶化，出现高热、咳嗽、呻吟、喘憋、气急、发绀，肺部体征出现较早。易出现脓胸、脓气胸、肺大疱等并发症。外周血白细胞计数常明显升高，以中性粒细胞为主。可伴轻至中度贫血。胸片改变特点：发展快、变化多、吸收慢。肺部病灶可在数小时内发展成为多发性小脓疡或肺大疱，并出现脓胸、脓气胸等并发症。X 线改变吸收缓慢，可持续 2 个月或更久。

1 岁以下，尤其是 3 月龄以内的小婴儿，如肺炎病情发展迅速，伴肺大疱、脓胸或肺脓疡形成者应高度怀疑本病。在抗生素使用前必须进行痰、鼻咽拭子、浆膜腔液、血液或肺穿刺物的培养。痰或胸水涂片染色可发现中性粒细胞和革兰阳性球菌呈葡萄串链状排列。血清中磷壁酸抗体测定可作为病原学诊断的补充。

合适的抗生素治疗和脓液的引流是治疗的关键。在获取培养标本后应立即给予敏感的杀菌药物，并足量、联合、静脉用药。疗程不少于 4 ~6 周，有并发症者适当延长。宜首选耐青霉素酶窄谱青霉素类，如苯唑西林等，可联合头孢霉素类使用。如为耐甲氧西林金葡菌（MRSA）引起，应选用万古霉素治疗。

四、链球菌性肺炎

A组链球菌（group A streptococcus，GAS）主要引起咽炎等上呼吸道感染，但在出疹性疾病、流感病毒感染等情况下可发生链球菌肺炎（streptococcal pneumonia），多发生于3~5岁的儿童。B组链球菌（GBS）则是新生儿肺炎的主要病原。

GAS所致肺炎与肺炎链球菌肺炎的症状体征相似。常起病突然，以高热、寒战、呼吸困难为特点，也可表现为隐袭起病，过程轻微，表现咳嗽、低热等。

外周血白细胞计数常升高，血抗O抗体滴度升高有助于诊断。确定诊断有赖于从胸水、血或肺穿刺物中分离出链球菌。

首选青霉素G治疗，临床改善后改口服，疗程2~3周。

五、其他革兰阴性杆菌肺炎

常见的革兰阴性杆菌包括大肠埃希菌、肺炎克雷伯杆菌、铜绿假单胞菌等。主要见于新生儿和小婴儿，常有以下诱因：①广谱抗生素的大量应用或联合应用；②医源性因素如气管插管、血管插管、人工呼吸机等的应用；③先天性或获得性免疫功能缺陷，如营养不良、白血病、恶性淋巴瘤、长期使用皮质激素或免疫抑制剂等。因而本病多为院内感染。

本病临床过程难以与其他细菌性肺炎鉴别。原有肺炎经适当治疗好转后又见恶化，或原发病迁延不愈，应怀疑此类肺部感染。诊断主要依靠气管吸出物、血或胸水培养结果。

多数革兰阴性杆菌耐药率较高，一旦诊断此类感染，宜首选第三代头孢霉素或复合 β - 内酰胺类（含 β - 内酰胺酶抑制剂）。如致病菌株产生超广谱 β - 内酰胺酶（ESBL），应选用头孢霉素类、复合 β - 内酰胺类，严重者选用碳青霉烯类抗生素如亚胺培南。

六、沙门菌肺炎

由伤寒、副伤寒、鼠伤寒或其他非伤寒沙门菌引起，发生于沙门菌感染的病程中，较为少见。多发于幼小婴儿。

可表现为大叶性肺炎或支气管肺炎症状。较为特殊的表现为痰常呈血性或带血丝。在沙门菌感染的病程中，如发生呼吸道症状如咳嗽、气急，即使无肺部体征，也应进行摄片。如有肺炎改变应考虑为沙门菌肺炎（salmonella pneumonia）。

在美国，约20%沙门菌株对氨苄西林耐药。如病情严重、耐药情况不明，宜首选第三代头孢霉素，如头孢曲松、头孢噻肟等，如为敏感株感染则可用氨苄西林，或 SMZ - TMP 治疗。

七、百日咳肺炎

百日咳肺炎（pertussis pneumonia）由百日咳杆菌引起，多为间质性肺炎，亦可因继发细菌感染而引起支气管肺炎。患儿在百日咳病程中突然发热、气急，呼吸增快与体温不成比例，严重者可出现呼吸困难、发绀。肺部可闻及细湿啰音，或出现实变体征。剧烈咳嗽有时可造成肺泡破裂引起气胸、纵隔气肿或皮下气肿。

有原发病者出现肺炎症状较易诊断。继发细菌感染者应送检痰培养及血培养。

治疗首选红霉素，10～14d 为一疗程。必要时加用氨苄西林或利福平等。有报道用阿奇霉素 10mg/（kg·d）5d 或克拉霉素 10mg/（kg·d）7d 亦取得了良好疗效。百日咳高价免疫球蛋白正处于研究阶段，常规免疫球蛋白不推荐使用。

八、军团菌肺炎

军团菌病可暴发流行，散发病例则以机会感染或院内感染为主。多见于中老年人，但年幼儿也可发生。

军团菌肺炎（legionaires disease）是一种严重的多系统损害性疾病，主要表现为发热和呼吸道症状。外周血白细胞计数常明显升高，伴核左移。但由于其临床表现错综复杂，缺乏特异性，与其他肺炎难以区别。确诊必须依靠特殊的化验检查，如应用特殊培养基从呼吸道标本或血、胸水中分离出病菌；应用免疫荧光或免疫酶法测定上述标本中的军团菌抗原或血清标本中的特异抗体。β-内酰胺类抗生素治疗无效有助于本病的诊断。

首选大环内酯类，如红霉素及阿奇霉素、克拉霉素、罗红霉素等，疗程为 2～3 周。可加用利福平。喹诺酮类和氨基糖苷类虽有较好的抗菌活性，但儿童期尤其是年幼儿童禁用。

九、厌氧菌肺炎

厌氧菌肺炎（anaerobic pneumonia）主要为吸入性肺炎，多发生于小婴儿，或昏迷患者。起病大多缓慢，表现为发热，咳嗽、进行性呼吸困难、胸痛，咳恶臭痰是本病的特征。也可有寒战、消瘦、贫血、黄疸等。本病表现为坏死性肺炎，常发生肺脓疡和脓胸、脓气胸。当患儿咳恶臭痰、X 线有肺炎或肺脓疡或脓胸时应考虑到本病可能。化验检查常有外周血白细胞计数和中性粒细胞比例的升高。确诊需做气管吸出物厌氧菌培养。

抗生素可选用青霉素 G、克林霉素、甲硝唑等。应加强支持治疗。脓胸者需及时开放引流。

十、L 型菌肺炎

L 型菌肺炎是临床上难治性呼吸道感染的病原体之一。患儿常有肺炎不能解释的迁延发热，或原发病已愈，找不到继续发热的原因。病情多不重，β-内酰胺类抗生素治疗无效。外周血白细胞计数大多正常。X 线改变无特异性，多呈间质性肺炎改变。普通培养阴性，L 型高渗培养基上培养阳性可确诊。治疗应采用兼治原型和 L 型菌的抗生素，如氨苄西林或头孢霉素类加大环内酯类。一般需治疗至体温正常后 10～14d，培养阴性为止。

十一、肺脓疡

肺脓疡（lung abscess）又称肺化脓症，由多种病原菌引起。常继发于细菌性肺炎，亦可为吸入性或血源性感染。由于抗生素的广泛应用，目前已较少见。

起病急剧，有畏寒、高热，伴阵咳、咳出大量脓痰，病程长者可反复咯血、贫血、消瘦等。外周血白细胞计数和中性粒细胞升高，结合 X 线后前位及侧位胸片，诊断多不困难。痰培养、血培养可明确病原。怀疑金葡菌者宜首选苯唑西林或万古霉素；厌氧菌感染给予青霉素 G、克林霉素、哌拉西林钠、甲硝唑等。最好根据细菌培养和药物敏感试验结果选用。

疗程要足，一般需 1～2 个月。

（胡湘萍）

第九节 病毒性肺炎

一、呼吸道合胞病毒性肺炎

呼吸道合胞病毒（RSV）是婴儿下呼吸道感染的主要病原，尤其易发生于 2～4 月龄的小婴儿。一般以冬季多见，持续 4～5 个月。据观察，冬春季节 RSV 感染占 3 岁以下婴幼儿肺炎的 35% 左右。RSV 毛细支气管炎的发病机制尚不明确，但有证据表明，免疫损伤可能参与了其发病过程。

初期上呼吸道感染症状突出，如鼻塞、流涕，继而咳嗽、低热、喘鸣。随病情进展，出现呼吸困难、鼻扇、呼气延长、呼吸时呻吟和三凹征等。易并发急性心力衰竭。年龄小于 2 个月的患儿、低体温、高碳酸血症者易发生呼吸暂停。初期听诊呼吸音减弱、哮鸣音为主，而后可闻细湿啰音。X 线检查见肺纹理增粗或点片状阴影，部分见肺不张或以肺气肿为主要表现。外周血白细胞计数和分类一般无异常。鼻咽部脱落细胞病毒免疫荧光或免疫酶检查，均可在数小时内获得结果。急性期可有 RSV 特异 IgM 升高。年龄小、喘憋出现早是本病的特点，但确诊要靠血清学和病毒学检查。

二、腺病毒肺炎

腺病毒肺炎（adenoviral pneumonia）以腺病毒 3 型和 7 型为主。多发生于 6 个月至 2 岁的婴幼儿。近年来发病率已明显降低，病情减轻。起病大多急骤，先有上呼吸道感染症状。随后出现持续高热，咳嗽出现早，呈单声咳、频咳或阵咳，继而出现呼吸困难。肺部体征出现迟，多在高热 3～4d 后出现湿啰音。早期可出现中毒症状和多系统受累表现，如肝、脾肿大、嗜睡或烦躁不安，甚至中毒性脑病。外周血白细胞计数大多轻度减少。X 线改变以肺实变阴影及病灶融合为特点，其范围不受肺叶的限制。约 1/6 的病例可有胸膜炎，病灶吸收较慢，一般要 1 个月或更久。

根据上述临床表现，结合 X 线特点，诊断不难。根据血清学和病毒学检查结果可确诊。

三、流感病毒肺炎

流感病毒肺炎（influenza pneumonia）大多骤起高热，伴明显咳嗽、呼吸困难，肺部可闻细湿啰音。多数患儿有呕吐、腹泻，严重者可出现胃肠道出血、腹胀、甚至神经系统症状。X 线检查肺部可有斑片状或大片状阴影。

流行性感冒流行期间，有呼吸道症状和体征；非流行期间持续高热、抗生素治疗无效的肺炎均应考虑到本病可能。确诊有赖于血清学和病毒学检查。

四、副流感病毒肺炎

副流感病毒肺炎（parainfluenza pneumonia）易感对象为 3 个月至 1 岁的婴儿。其发病率仅次于 RSV。多有 3～5d 的中等程度发热或高热及呼吸困难、哮吼样咳嗽、三凹征、肺部干湿啰音等，但多数患儿表现较轻，一般无中毒症状，病程较短。X线检查肺野可有小片状阴影。临床上无法与其他病毒性肺炎相区别，根据血清学和病毒学检查结果确定诊断。

五、巨细胞病毒肺炎

巨细胞病毒（CMV）感染各年龄组均可发生，但巨细胞病毒肺炎（cytomegalovirus pneumonia）以小婴儿居多。因属全身性感染，呼吸道症状常被掩盖。临床上常以呼吸、消化和神经系统症状为主。可有发热、气急、咳喘、腹泻、拒奶、烦躁等，伴肝、脾肿大，重者及新生儿患者可有黄疸、细小出血性皮疹、溶血性贫血等表现。肺部X线改变以间质性和小叶性病变为主。可通过测定呼吸道标本中的CMV、血清中的CMV抗原或特异IgM确诊。

六、麻疹病毒肺炎

在麻疹过程中多数患儿存在不同程度的肺炎改变。可由麻疹病毒本身引起，常表现为间质性肺炎。在麻疹极期病情很快加重，出现频繁咳嗽、高热、肺部细湿啰音等。在出疹及体温下降后消退。如继发细菌感染，多表现为支气管肺炎。常见致病菌为肺炎链球菌、金黄色葡萄球菌、流感嗜血杆菌等，易并发脓胸或脓气胸。

麻疹发病初期和出疹前出现的肺炎多为麻疹病毒引起，以后则多为继发感染引起的细菌性肺炎。有报道，麻疹相关肺炎中混合感染者占53%。麻疹流行期间，麻疹易感儿具有肺炎的症状和体征，不管有无皮疹，均应考虑到本病可能。确诊有赖于病毒分离、免疫荧光或免疫酶检测、双份血清抗体测定等方法。

七、腮腺炎病毒肺炎

腮腺炎病毒肺炎（mumps pneumonia）常因其呼吸道症状不明显，易为腮腺肿大及其并发症所掩盖，以及极少进行X线肺部检查而漏诊。临床表现大多较轻，一般无呼吸困难和发绀。肺部呈局限性呼吸音粗糙，少数可闻水泡音。外周血白细胞计数多不升高。X线表现肺野斑片状或大片状阴影，或呈毛玻璃样改变。根据典型腮腺炎表现，加上述X线改变，可考虑本病。

八、EB病毒肺炎

3~5岁为感染高峰年龄。EB病毒感染后可累及全身各系统。在呼吸系统可表现为反复间质性肺炎、持续性咽峡炎等。除一般肺炎的症状和体征外，可有时隐时现的咳嗽和反复发热，常伴有肝、脾和淋巴结肿大。胸部X线检查以间质性病变为主。急性期外周血白细胞计数常明显增高，以淋巴细胞为主，并出现异常淋巴细胞。确诊常需依赖特异性抗体测定。

九、水痘肺炎

水痘肺炎（varicella pneumonia）由水痘—带状疱疹病毒引起，为全身性疾病，可发生支气管炎和间质性肺炎。年龄越小越易发生肺炎。多在水痘发生1周内，表现咳嗽，肺部有湿性啰音，X线检查呈现双肺野结节性浸润阴影。水痘患儿如出现呼吸道症状和体征，应考虑本病。部分年幼婴儿，水痘肺炎可出现在皮疹之前，极易误诊和漏诊。因而有明确水痘接触史者，如发生肺炎，亦应考虑本病，并予以隔离。

十、肠道病毒所致下呼吸道感染

主要由柯萨奇病毒 B 组和埃可病毒引起。多见于夏秋季，呼吸道症状一般较轻，但婴幼儿肠道病毒感染大多较重，年龄愈小，病情愈重。常并发其他系统的症状，如腹泻、疱疹性咽炎、皮疹等。

十一、轮状病毒性下呼吸道感染

多见于秋冬季寒冷季节。好发于婴幼儿，其呼吸道症状体征常较轻。在轮状病毒感染流行期间，如患儿具有典型秋季腹泻特点，同时有呼吸道症状和体征，应考虑到本病可能。

十二、病毒性肺炎的药物治疗

目前尚缺乏理想的抗病毒药物。对呼吸道病毒治疗功效较肯定的仅限于流感病毒神经氨酸酶抑制剂和 M2 蛋白抑制剂（金刚烷胺、金刚乙胺）及雾化吸入利巴韦林。

1. 利巴韦林　为广谱抗病毒剂，已广泛用于各类病毒性感染。早期应用雾化吸入或静脉给药，有一定疗效，但对重症病毒性肺炎单独使用作用尚不可靠。10～15mg/（kg·d），必要时 30～40mg/（kg·d），分 2 次静脉滴注，也可肌内注射，或 0.1% 溶液喷雾吸入，国外主要通过雾化吸入治疗严重 RSV 感染。

2. 金刚烷胺或金刚乙胺　可用于流感病毒 A 感染的防治。后者活性比前者强，呼吸道药物浓度亦较高。但由于神经系统不良反应、对 B 型流感病毒无效及耐药株的出现，限制了其在临床的应用。

3. 神经氨酸酶抑制剂　是一类新型的抗流感病毒药物。目前已用于临床的神经氨酸酶抑制剂包括扎那米韦、奥司他韦（达菲），可选择性抑制 A 型和 B 型流感病毒的神经氨酸酶活性，从而改变病毒正常的凝集和释放功能，减轻受感染的程度，缩短病程。前者只能吸入给药，因而婴幼儿患者常无法使用。奥司他韦则口服给药，每次儿童 2mg/kg，2 次/天。

4. 免疫球蛋白　近年来有报道 RSV 免疫球蛋白静脉使用可显著减轻病情、缩短住院时间，取得较好疗效。

5. 干扰素　可使受感染细胞转化为抗病毒状态，不断生成具有高度抗病毒活性的蛋白质，从而发挥抗病毒作用。可肌内注射、静脉注射或静脉滴注，也可滴鼻或喷雾吸入。

6. 阿昔洛韦（无环鸟苷）　主要适用于单纯疱疹病毒、水痘—带状疱疹病毒及 CMV 感染者。一般情况下每次 5mg/kg，静脉滴注，3 次/天，疗程 7d。

7. 更昔洛韦（丙氟鸟苷）　是抑制 CMV 作用较强的药物。诱导期 10mg/（kg·d），2 次/天，连用 14～21d，静脉滴注；维持量 5～7.5mg/（kg·d），1 次/天，每周 5～7 次，静脉滴注，或每次 5～10mg/kg，2 次/天，口服。

8. 其他　白细胞介素－2（IL－2）、胸腺素、阿糖腺苷、双嘧达莫、聚肌胞、泰瑞宁和丙基乙磺酸及中药制剂。

（胡湘萍）

第十节　支原体肺炎

支原体肺炎（mycoplasmal pneumonia）由肺炎支原体（mycoplasma pneumoniae，MP）引起。多见于儿童和青少年，但近年来发现婴幼儿并非少见。全年均可发病，以秋、冬季多见。北京首都儿科研究所报道，MP 肺炎占住院儿童肺炎的 19.2% ~21.9%。北美和欧洲的研究表明，MP 占肺炎的 15.0% ~34.3%，并随年龄增长而增多。

一、病因

该病病原体为 MP，它是介于细菌和病毒之间的一种微生物，能在细胞外独立生活，具有 RNA 和 DNA，但没有细胞壁。

二、临床表现

潜伏期一般为 2~3 周。一般起病较缓慢，但亦有急性起病者。患儿常有发热、畏寒、头痛、咽痛、咳嗽、全身不适、疲乏、食欲缺乏、恶心、呕吐、腹泻等症状，但鼻部卡他症状少见。体温多数在 39℃ 左右，热型不定。咳嗽多较严重，初为干咳，很快转为顽固性剧咳，有时表现为百日咳样咳嗽，咳少量黏痰，偶见痰中带血丝或血块。婴幼儿可表现为憋气，年长儿可感胸闷、胸痛。年长患儿肺部常无阳性体征，这是本病的特点之一。少数病例呼吸音减弱，有干、湿啰音，这些体征常在 X 线改变之后出现。此外，可发生肺脓疡、胸膜炎、肺不张、支气管扩张症、弥漫性间质性肺纤维化等。本病尚可并发神经系统、血液系统、心血管系统、皮肤、肌肉和关节等肺外并发症，如脑膜脑炎、神经根神经炎、心肌炎、心包炎、肾炎、血小板减少、溶血性贫血、噬血细胞综合征及皮疹，尤其是 Stevens - Johnson 综合征。多发生在呼吸道症状出现后 10d 左右。

三、实验室检查

X 线胸部摄片多表现为单侧病变，大多数侵犯下叶，以右下叶为多，常呈淡薄片状或云雾状浸润，从肺门延伸至肺野，呈支气管肺炎的改变。少数呈均匀的实变阴影，类似大叶性肺炎。有时两肺野可见弥漫性网状或结节样浸润阴影，呈间质性肺炎的改变。大部分患儿有肺门淋巴结肿大或肺门阴影增宽。有时伴胸腔积液。肺部 X 线变化较快也是其特点之一。

外周血白细胞计数大多正常，但也有白细胞减少或偏高者。血沉轻、中度增快。抗"O"抗体滴度正常。部分患儿血清转氨酶、乳酸脱氢酶、碱性磷酸酶增高。早期患儿可用 PCR 法检测患儿痰等分泌物中 MP - DNA，亦可从痰、鼻分泌物、咽拭子中分离培养出 MP。血清抗体可通过补体结合试验、间接血球凝集试验、酶联免疫吸附试验、间接免疫荧光试验等方法测定，或通过检测抗原得到早期诊断。冷凝集试验 >1 : 32 可作为临床诊断的参考。

四、诊断与鉴别诊断

根据以下临床特征可初步诊断：①多发年龄 5~18 岁；②咳嗽突出而持久；③肺部体征少而 X 线改变出现早且严重；④用青霉素无效，红霉素治疗效果好；⑤外周血白细胞计数正常或升高；⑥血清冷凝集阳性。确诊必须靠呼吸道分泌物中检出 MP 及特异性抗体 IgM 检查阳性。早期诊断法有 ELISA 法、单克隆抗体法检测 MP 抗原，特异 IgM 及 PCR 法检测 DNA 等。

五、治疗

首选大环内酯类抗生素如红霉素，疗程一般较长，不少于 2 周，停药过早易于复发。近年来研究表明新合成的大环内酯类抗生素阿奇霉素、克拉霉素等具有与红霉素同等的抗菌活性，而且耐受性较好。

对难治性患儿应关注并发症如胸腔积液、阻塞性甚至坏死性肺炎的可能，及时进行胸腔穿刺或胸腔闭锁引流，必要时进行纤维支气管镜下支气管灌洗治疗。近年来有人认为重症 MP 肺炎的发病可能与人体免疫反应有关，因此，对急性期病情较重者，或肺部病变迁延而出现肺不张、肺间质纤维化，支气管扩张者，或有肺外并发症者，可应用肾上腺皮质激素口服或静脉用药，一般疗程为 3～5d。

（胡湘萍）

第十一节　衣原体肺炎

衣原体是一种细胞内寄生的微生物，含 DNA 和 RNA。有沙眼衣原体、肺炎衣原体和鹦鹉热衣原体三种，均可引起上呼吸道感染和肺炎。

一、沙眼衣原体肺炎

沙眼衣原体肺炎（chlamydia trachomatis pneumonia）为沙眼衣原体（CT）引起。多由受染的母亲传染或眼部感染经鼻泪管传入呼吸道。国内研究表明，CT 占婴儿肺炎的 18.4%。本病潜伏期 2～3 周，症状多在出生后 3～12 周出现，起病缓慢，先有鼻塞，然后出现咳嗽和气促，一般不发热。肺部可有湿啰音。部分患儿有新生儿期患结合膜炎的病史。如病变侵犯细支气管，可出现喘息，偶见呼吸暂停。病程可持续数周或 1 个月以上，多可自愈。胸部 X 线检查可表现为肺间质性病变、斑片状浸润和肺气肿。血象中白细胞总数正常，50%～70% 患儿可有轻、中度嗜酸性粒细胞增多。血 IgG、IgM 和 IgA 可增高。鼻咽拭子可分离到沙眼衣原体，经酶联免疫吸附试验和微量免疫荧光试验可检测沙眼衣原体抗体。PCR 或 DNA 杂交技术可直接检测沙眼衣原体 DNA，或通过 ELISA 等方法检测衣原体抗原。

新生儿出生后 3～12 周发生肺炎，尤其是无热性肺炎者应考虑本病，并及时送鼻咽部分泌物或血标本作病原学检测。治疗首选大环内酯类抗生素。重症或不能口服者静脉给药。疗程约 2 周。

二、肺炎衣原体肺炎

肺炎衣原体（chlamydia pneumoniae）能引起多种呼吸系统疾病，但以肺炎为主。已公认肺炎衣原体是 5 岁以上儿童肺炎的重要病原。其表现与肺炎支原体肺炎极为相似。起病缓慢，病程较长，一般症状轻，常伴发咽、喉炎及鼻窦炎为其特点。再感染和合并感染多见。如遇到不能以病毒、细菌或支原体解释的年长儿肺炎，应想到本病。治疗同沙眼衣原体肺炎。

三、鹦鹉热衣原体肺炎

鹦鹉热衣原体肺炎（chlamydia psittaci pneumonia）属人畜共患性疾病。鸟、猫等为终末宿主。多由吸入含衣原体的鸟类干燥排泄物或污染的尘埃等引起。多见于成人和年长儿。本病临床症状与支气管肺炎相似，但起病较急，全身症状明显如寒战、头痛、肌痛、乏力、发热等，咳嗽剧烈。肺部体征早期常不明显或缺如。胸部 X 线检查早期即有肺浸润，呈非典型性肺炎变化。如有上述症状及与鸟类、猫等密切接触史，应怀疑本病，并进行相应的病原学检查。本病国外首选四环素治疗。但由于其对小儿骨骼和牙齿发育的不良影响，8 岁以内小儿仍首选红霉素治疗，疗程延长至 3 周左右。

（胡湘萍）

第十二节　吸入性肺炎

吸入性肺炎（aspiration pneumonia）是指呼吸道直接吸入有机或无机物质造成的肺部炎性病变。大多见于早产、弱小婴儿、重度营养不良或有腭裂的婴儿，如平卧喂奶或小儿哭叫时强迫服药易造成吸入；也见于用麻醉剂、中枢神经系统疾病等导致咽部反射或咳嗽反射失灵的患儿。少数可由于意外而引起，如工业事故、溺水等。

吸入物进入呼吸道后可产生物理或化学刺激，初期多为细支气管和毛细支气管痉挛，导致肺气肿或不张，以后可发生肺实质、肺间质、支气管的炎性病变。因吸入量的大小和吸入物的性质不同，临床症状及演变过程可能有较大的差异。

一、类脂性肺炎

类脂性肺炎（lipoid pneumonia）系鱼肝油、液状石蜡、油性滴鼻剂等油脂性物质吸入造成的一种肺炎，病理特征为慢性间质性肺炎。

多数患儿除咳嗽及轻度呼吸困难外，缺乏一般症状。重者可出现阵发性呼吸暂停及发绀。一般无发热。急性期外周血白细胞数增高。肺部可闻湿啰音、痰鸣音，亦可有肺实变体征。胸部 X 线检查常见肺门阴影增大、变浓，重症可见两肺气肿、肺门旁及肺野内有片絮状密度增深阴影，也可有条索状间质性浸润。

根据年龄及病史，病变不易吸收，痰中找到含油滴的巨噬细胞即可以确诊。

急性期应进行体位引流及气管吸引，排出油剂。必要时进行纤维支气管镜下吸引。注意防治感染。婴幼儿慎用油类口服药物，尤其勿强制灌药。半昏迷时更应避免，并禁止油剂滴鼻。

二、爽身粉吸入

婴幼儿使用爽身粉、痱子粉时误吸所致。多含有矽酸镁或其他矽酸盐。吸入肺部后造成细支气管阻塞。长期吸入可引起间质性肺炎、肺纤维变性。

主要症状为咳嗽伴气急。开始为干咳，以后有痰。可有低热。有的表现反复呼吸道感染。两肺听诊可闻及干湿啰音。大量吸入者可立即出现呛咳、气喘、进行性呼吸困难、发绀等，未经处理可在 1~2d 内死亡。胸部 X 线表现中下肺野有条索状、小片状、斑点状或网状阴影。病程长、出现纤维化时，表现两下肺野细小网状影。合并感染时可有片絮状阴影。

以对症处理为主，急性大量吸入者可采用支气管镜下冲洗，立即在高湿度下吸氧。早期使用肾上腺皮质激素可减轻炎症反应。合并感染时应给予适当抗生素治疗。

三、食物和呕吐物吸入

除食物本身的刺激外，反流的胃酸亦是肺损伤的重要决定因素。

吸入后可有短暂的无症状期，但 90% 以上患儿在吸入后 1h 内出现症状，主要表现咳嗽、气急、发热，重者发绀和休克。肺部可闻广泛湿啰音和哮鸣音。受累呼吸道黏膜易继发细菌感染。X 线胸片多为两侧广泛肺泡性或网状浸润阴影，部分可伴局灶性实变。

应立即清理呼吸道，给氧。严重者气管内吸引和机械通气。继发感染者给予抗生素治疗。既往健康者常继发口腔寄生菌（尤其是厌氧菌）感染，可选用克林霉素或青霉素治疗；住院儿童则易发生大肠埃希菌、肺炎克雷伯杆菌等革兰阴性菌感染，需加用第三代头孢菌素或复合 β - 内酰胺类等抗生素。

（胡湘萍）

第十三节 支气管哮喘

支气管哮喘（简称哮喘）是一种常见的全球性小儿呼吸道变态反应性疾病，近年来对其病因、发病机制、病理改变及防治等方面的研究，都取得了较大进展，尤其 GINA 的制定和推广，使哮喘防治进一步规范化，并已见显著成效。但发病率仍呈上升趋势，全球已有 3 亿人患哮喘，死亡率徘徊不降，给儿童健康和社会造成严重危害和负担，成为全球威胁人类健康最常见的慢性肺部疾患之一，已引起社会各界关注。

哮喘是一种以嗜酸性粒细胞、肥大细胞等多种炎症细胞和细胞因子、炎性介质共同参与形成的气道慢性变应性炎症，对易感者，此类炎症使之对各种刺激物具有高度反应性，并可引起气道平滑肌功能障碍，从而出现广泛的不同程度的气流受限。临床表现为反复发作性喘息、呼吸困难、咳嗽、胸闷等，有的以咳嗽为主要或唯一表现，这些症状常在夜间或晨起发生或加剧。可经治疗缓解或自行缓解。

由于地区和年龄的不同及调查方法和诊断标准的差异，世界各地哮喘患病率相差甚大，如新几内亚高原几乎无哮喘，而特里斯坦—达库尼亚岛上的居民则高达 50%。从总体患病率来看，发达国家（如欧、美、澳等）患病率高于发展中国家（如中国、印度等）。一般在 0.1% ~ 14% 之间。据美国心肺血液研究所报道，1987 年哮喘的人群患病率较 1980 年上升了 29%，该时期以哮喘为第一诊断的病死率增加了 31%。国内 20 世纪 50 年代上海和北京的哮喘患病率分别为 0.46% 和 4.59%，至 80 年代分别增至 0.69% 和 5.29%。90 年代初期全国 27 省市 0 ~ 14 岁儿童哮喘患病率情况抽样调查结果，患病率为 0.11% ~ 2.03%，平均 1.0%。10 年后累计患病率达 1.96%（0.5% ~ 3.33%）增加 1 倍。山东省调查不同地理环境中 984131 名城乡人群，儿童患病率为 0.80%，明显高于成人（0.49%），均为农村高于城市，丘陵地区 > 内陆平原 > 沿海地区，并绘出了山东省哮喘病地图。但 10 年后济南、青岛两市调查结果显示，患病率也升高 1 倍多。性别方面，儿童期男 > 女，成人则相反。年龄患病率 3 岁内最高，随年龄增长逐渐降低。首次起病在 3 岁之内者达 75.69%。呼吸道感染是首次发病和复发的第一位原因。

一、病因

哮喘的病因复杂，发病机制迄今未全阐明，不同病因引起哮喘的机制不尽一致，现介绍如下。

（一）内因

哮喘患者多属过敏性体质（旧称泥膏样或渗出性素质），即特应性体质，存在气道高反应性，其特点是：体态肥胖，易患湿疹、过敏性皮炎和药物、食物过敏，婴儿期 IgA 较低，易患呼吸道感染或顽固性腹泻。血清 IgE 升高，嗜酸性粒细胞等有较多 IgE 受体。机体免疫功能，尤其是细胞免疫障碍，Ts 细胞减少，Th 细胞增多，尤其 Th$_2$ 类细胞因子亢进。抗体水平失衡。微量元素失调，主要是 Zn 降低，使免疫功能下降。A 型血哮喘患儿明显高于其他型血者，乃由于其气道含较多 ABH 血型物质，易发生 I 型变态反应。此外哮喘患儿内分泌失调，雌二醇升高，皮质醇、孕酮水平下降。有较高的阳性家族过敏史和过敏原皮试阳性率，迷走神经功能亢进，β$_2$ 受体反应性下降，数量减少，β/α 比例紊乱等，这些内因是可以遗传的，其遗传因素在第 6 对染色体的 HLA 附近。近年研究发现尚与其他多种染色体有关。这是发生哮喘的先决条件。我们对 985 例哮喘儿童进行家系调查，64.68% 的患儿有湿疹等变应性疾病史；42.15% 有哮喘家族史，而且亲代愈近，患病率愈高，有家族聚集现象，属于多基因遗传病，遗传度 80%。此外早期喘息与肺发育较小、肺功能差等有关。

（二）外因

也是哮喘发生的必备条件。

1. 变应原　变态反应学说认为，哮喘是由 IgE 介导的 I 型变态反应性疾病。变应原作用于机体后，使机体致敏，并产生 IgE，当再次接触相应抗原后，便与肥大细胞上的 IgE 结合，通过"桥联作用"，Ca^{2+} 流入细胞内，激活细胞内的酶，溶酶体膜溶解，使其脱颗粒，释放出组胺等过敏介质，发生哮喘。引起哮喘的变应原种类繁多，大体可分为吸入性、食物性和药物性等三类，如屋尘、螨、花粉、真菌、垫料、羽毛等吸入性变应原和奶、鱼、肉、蛋、瓜果、蔬菜等食物性过敏原及阿司匹林类解热镇痛药、青霉素类等药物，此外 SO$_2$、DDV、油漆、烟雾、环氧树脂等亦可诱发哮喘。近年房屋装修，甲醛、油漆等有害物质致空气污染，已成为哮喘发生的又一常见原因。饮食结构的变化、工业污染、汽车废气及生态环境的变化等与哮喘患病率增加也均有关系。

2. 呼吸道感染　是哮喘的又一重要原因，其发病机制复杂，病原体本身就是一种变应原，并且感染可以因为气道黏膜损伤，免疫功能低下，气道反复感染，形成恶性循环，导致气道反应性增高。据我们对 2 534 例哮喘的调查，91.91% 的首次病因和 74.29% 的复发诱因是感染，尤其是呼吸道病毒感染。近年研究业已证明 RSV 毛支炎患儿，鼻咽部 RSV－IgE 和组胺水平及嗜碱性粒细胞脱颗粒阳性率均增高，其他如腺病毒、hMPV、麻疹病毒、副流感病毒、百日咳杆菌、肺炎支原体、衣原体、曲菌等真菌感染均可引起哮喘，鼻窦炎与哮喘关系也非常密切。

3. 其他　运动：约 90% 的哮喘患儿由运动而激发，这可能系气道冷却或纤毛周围呈现暂时性高渗状态，促使炎症细胞产生并释放过敏性介质所致。大哭、大笑等剧烈情绪波动，精神过度紧张（如考试）或创伤及冷空气刺激、气候骤变、气压降低等及咸、甜饮食均可诱发哮喘。胃-食管反流是夜间哮喘发作的主要原因之一。

二、临床表现

轻重悬殊。夜间或晨起发作较多或加重。轻者仅咳嗽、喷嚏、流涕，年长儿可诉胸闷。重者则喘息，严重呼气性呼吸困难（婴幼儿呼气相延长可不明显）和哮鸣音。有的只有顽固性咳嗽，久治不愈。合并感染时可有发热，肺部水泡音（但咳黄痰不一定都是细菌感染）。喘息程度与气道梗阻程度并不平行，当严重气道狭窄时，因气流量减少，喘鸣及呼吸音反减弱，此乃危笃征兆，有时易被误认为减轻。哮喘可分为急性发作期、慢性持续期（指虽无急性发作，但在较长时间内总是不同频度和程度地反复出现喘息、咳嗽、胸闷等症状的状态）和缓解期（即症状体征消失，肺功能正常并维持4周以上）。

1. 典型哮喘　可分为三期。第一期为发作性刺激性干咳，颇似异物所致的咳嗽，但气道内已有黏液分泌物，可闻少量哮鸣音；第二期可见咳出白色胶状黏痰（亦可略稀带泡沫），患儿烦躁不安，面色苍白，大汗淋漓，可有发绀，气喘加重，呼气延长，哮鸣音多，可掩盖心音，远处可闻，三四征（＋）。婴儿喜伏于家长肩头，儿童多喜端坐，胸廓膨满，叩诊过清音，膈肌下降，心浊音界不清；第三期呼吸困难更严重，呼吸运动弱，有奇脉，肝大、水肿，终致急性呼吸衰竭或窒息，甚至猝死，但绝大多数患儿上述三期表现是可逆的。

2. 病情严重程度分级　我们将国内标准略加补充更切实可行，即轻症：仅有哮鸣音且呼吸困难轻，每月发作<1次，摒除变应原或其他激发因素后，喘息可被一般支扩剂控制，不影响正常生活；中症：呼吸困难较重，一月发作1次左右；或轻度发作，但次数较频（几乎每天发作），排除变应原及其他激发因素后，用一般支扩剂喘息部分缓解，活动受限，有时需用激素改善症状；重症：呼吸困难严重，每月发作1次以上，或反复频繁的中度呼吸困难，排除变应原和其他激发因素后，哮喘无明显改善，一般支扩剂无效，严重影响正常生活，需经常住院或使用激素控制症状；危急：哮鸣音明显减少或消失，血压降低，奇脉，意识模糊，精神错乱，体力明显耗竭，有呼酸并代酸，心电图示电轴右偏或P波高尖，需要进行急救治疗。此外，无论发作次数多少，凡依赖激素改善症状者，均为中、重度，每日需泼尼松10mg以上的激素依赖者或发作时有意识障碍者均为重症。

三、诊断与鉴别诊断

（一）诊断

详尽的病史及典型症状不难诊断。轻症及不典型病例，可借助辅助检查确诊。

1. 病史采集　①询问是否有过典型哮喘表现，并除外其他喘息性疾患；问明首次发病的年龄、病情、持续时间、每次复发的诱因和居住环境是否阴暗、潮湿、空气污浊及生活习惯；家中是否养猫、狗、鸟等；发病先兆、起病缓急、持续时间、有无受凉、发热等上感表现；常用治疗措施及缓解方法；②特应症病史及Ⅰ、Ⅱ级亲属中过敏史：如湿疹、皮炎、过敏性鼻炎、咽炎、结膜炎，药物、食物过敏，反复呼吸道感染及慢性腹泻史；家族中有无上述疾病史和哮喘、气管炎史等；③发病诱因：何时、何种环境下发病，寻找环境中可疑变应原；与运动、情绪、劳累、冷空气、烟尘、DDV、油漆、食物及上感等的关系等。

2. 辅助检查 ①血液：外源性哮喘血嗜酸性粒细胞数升高，常 $>0.3\times10^9$/L，嗜碱性粒细胞 $>0.033\times10^9$/L，嗜碱性粒细胞脱颗粒试验阳性，合并感染时可见中性粒细胞数升高。血电解质一般无异常；②痰液及鼻分泌物：多呈白色泡沫状稀黏痰或胶冻状痰，嗜酸性粒细胞明显增多，并发感染时痰成黄或绿色，中性粒细胞为主，大量嗜酸性粒细胞可使痰变棕黄色。显微镜下可见库什曼螺旋体和夏科—雷登晶体；③X线胸片检查：少数可正常，多有肺纹理粗乱，肺门阴影紊乱、模糊，发作期可有肺不张、肺气肿，右心肥大等表现，并感染时可有点片状阴影；④肺功能：缓解期以小气道病变常见，发作期可见阻塞性通气功能障碍。肺活量降低，残气量增加等。峰流速仪测定 PEER 简单易行，实用价值大，可估计病情，判定疗效，自我监测，诊断轻型和不典型哮喘。正常或轻症的 PEF 应 >预计值或本人最佳值的80%，24h 变异率 <20%；其 PEF 为预计值的60%～80%，变异率为20%～30%为中症；PEF 和 FEV_1 有高度相关性，可代替后者；⑤血气分析：对估计气道梗阻程度及病情、指导治疗均有重大意义。轻度哮喘：血气正常，每分通气量稍增加（Ⅰ级），或 $PaCO_2$ 轻度下降，血 pH 轻度升高，每分通气量增加（Ⅱ级）；中度哮喘（Ⅲ级）：V/Q 比例失调，PaO_2 下降，$PaCO_2$ 仍略低；严重哮喘（Ⅳ级）：PaO_2 进一步下降，$PaCO_2$ "正常或略升高"，提示气道阻塞严重，易误认为病情好转；晚期哮喘（Ⅴ级）：出现Ⅱ型呼衰的血气表现和酸中毒。pH <7.25 表示病情危笃，预后不良；⑥支气管激发或扩张试验或运动激发试验的测定；⑦变应原测定；⑧免疫功能检查示总 IgE 升高或特异性 IgE 升高；⑨其他：还可根据条件及病情测 ECP 等炎性介质及 CKs、IL-4、IL-5、$β_2$ 受体功能、内分泌功能、血清前列腺素水平、微量元素及 cAMP/cGMP 等。

3. 诊断标准

（1）儿童哮喘：①反复发作喘息、气促、胸闷或咳嗽，多与接触变应原、冷空气、物理或化学刺激、呼吸道感染、运动及甜、咸食物等有关；②发作时双肺闻及弥漫或散在哮鸣音，呼气多延长；③支气管扩张剂有显著疗效；④除外其他引起喘息、胸闷和咳嗽的疾病。

需要说明的是：①喘息是婴幼儿期的一个常见症状，故婴幼儿期是哮喘诊治的重点。但并非婴幼儿喘息都是哮喘。有特应质（如湿疹、过敏性鼻炎等）及家族过敏史阳性的高危喘息儿童，气道已出现变应性炎症，其喘息常持续至整个儿童期，甚至延续到成年后。但是无高危因素者其喘息多与 ARI 有关，且多在学龄前期消失；②不能确诊的可行：a. 哮喘药物的试验性治疗，这是最可靠的方法；b. 可用运动激发试验，如阳性，支持哮喘诊断；c. 对于无其他健康方面问题的儿童出现夜间反复咳嗽或患儿感冒"反复发展到肺"或持续10天以上或按哮喘药物治疗有效者应考虑哮喘的诊断，而不用其他术语，这种可能的"过度"治疗远比反复或长期应用抗生素好；d. 更要注意病史和 X 线排除其他原因的喘息，如异物、先天畸形、CHD、囊性纤维性变、先天免疫缺陷、反复牛奶吸入等。

（2）咳嗽变异性哮喘：即没有喘鸣的哮喘：①咳嗽持续或反复发作 >1月，常于夜间或清晨发作，运动、遇冷空气或特殊气味后加重，痰少；临床无感染征象或经较长期抗感染治疗无效；②平喘药可使咳嗽缓解；③有个人或家族过敏史或变应原试验阳性；④气道有高反应性（激发试验阳性）；⑤排除其他引起慢性咳嗽的疾病。

（二）鉴别诊断

1. 毛细支气管炎 又称喘憋性肺炎，是喘息常见病因，可散发或大流行，多见于1岁内尤其2～6个月小儿，系 RSV 等病毒引起的首次哮喘发作，中毒症状和喘憋重，易并发心衰、呼衰等，对支扩剂反应差，可资鉴别。但在特应质、病理改变及临床表现方面与哮喘相似，且有 30% 以上发展为哮喘。我们曾长期随访 RSV 毛支炎，约 70% 发展为喘支，25% ~ 50% 变为哮喘，其高危因素为：较强的过敏体质和家族过敏史，血清 IgE 升高，变应原皮试阳性，细胞免疫低下和反复呼吸道感染等。

2. 喘息性支气管炎　国外多认为喘支属于哮喘范围。其特点是：多见于 1 ~ 4 岁儿童，是有喘息表现的气道感染，有发热等表现，抗感染治疗有效，病情较轻，无明显呼吸困难，预后良好，多于 4 ~ 5 岁后发作减少，症状减轻而愈。因此与过敏性哮喘有显著区别。但在临床症状、气道高反应性、特应性及病理变化等多方面与哮喘，尤其感染性哮喘有共同之处，且有 40% 以上的患儿移行为哮喘。新近有人指出：3 岁内小儿感染后喘息，排除其他原因的喘息后，就是哮喘，是同一疾病在不同年龄阶段的表现形式。

3. 心源性哮喘　小儿较少见。常有心脏病史，除哮鸣音外，双肺大量水泡音，咳出泡沫样血痰及心脏病体征，平喘药效果差，吗啡、哌替啶治疗有效。心电图、心脏彩色多普勒超声检查有的发现心脏异常。当鉴别困难时可试用氨茶碱治疗，禁用肾上腺素和吗啡等。

4. 支气管狭窄或软化　多为先天性，常为出生后出现症状，持续存在，每于感冒后加重，喘鸣为双相性。CT、气道造影或纤支镜检查有助诊断。

5. 异物吸入　好发于幼儿或学龄前儿童，无反复喘息史，有吸入史；呛咳重，亦可无，有持续或阵发性哮喘样呼吸困难，随体位而变化，以吸气困难和吸气性喘鸣为主。多为右侧，可听到拍击音，X 线可见纵隔摆动或肺气肿、肺不张等，若阴性可行纤支镜检查确诊。

6. 先天性喉喘鸣　系喉软骨软化所致。生后 7 ~ 14 天出现症状，哭闹或呼吸道感染时加重，俯卧或抱起时可减轻或消失，随年龄增大而减轻，一般 2 岁左右消失。

7. 其他　凡由支气管内阻塞或气管外压迫致气道狭窄者，均可引起喘鸣，如支气管淋巴结核、支气管内膜结核、胃食管反流、囊性纤维性变、肺嗜酸细胞浸润症、嗜酸细胞性支气管炎、原发性纤毛运动障碍综合征、支气管肺曲菌病、肉芽肿性肺疾病、气管食管瘘、原发免疫缺陷病、纵隔或肺内肿瘤、肿大淋巴结、血管环等。可通过病史、X 线、CT 等检查予以鉴别。

四、治疗

（1）治疗目的：缓解症状，改善生活质量，保证儿童正常身心发育，防止并发症，避免治疗后的不良反应。

（2）防治原则：去除诱（病）因，控制急性发作，预防复发，防止并发症和药物不良反应以及早诊断和规范治疗等。

（3）治疗目标：①尽可能控制哮喘症状（包括夜间症状）；②使哮喘发作次数减少，甚至不发作；③维持肺功能正常或接近正常；④β_2 受体激动剂用量减至最少，乃至不用；⑤药物副作用减至最少，甚至没有；⑥能参加正常活动，包括体育锻炼；⑦预防发展为不可逆气道阻塞；⑧预防哮喘引起的死亡。因此哮喘治疗必须坚持"长期、持续、规范和个体化"原则。

（一）急性发作期的治疗

主要是抗炎治疗和控制症状。

1. 治疗目标　①尽快缓解气道阻塞；②纠正低氧血症；③合适的通气量；④恢复肺功

能，达到完全缓解；⑤预防进一步恶化和再次发作；⑥防止并发症；⑦制定长期系统的治疗方案，达到长期控制。

2. 治疗措施

（1）一般措施：①保持气道通畅，湿化气道，吸氧使 SaO_2 达 92% 以上，纠正低氧血症；②补液：糖皮质激素和 β_2 受体激动剂均可致使低钾，不能进食可致酸中毒、脱水等，是哮喘发作不缓解的重要原因，必须及时补充和纠正。

（2）迅速缓解气道痉挛：①首选氧或压缩空气驱动的雾化吸入，0.5% 万托林每次 0.5～1ml/kg（特布他林每次 $300\mu g/kg$），每次最高量可达 5mg 和 10mg。加生理盐水至 3ml，初 30min～1h 1 次，病情改善后改为 q6h。无此条件的可用定量气雾剂加储雾罐代替，每次 2 喷，每日 3～4 次。亦可用呼吸机的雾化装置。无储雾罐时可用一次性纸杯代替；②当病情危重，呼吸浅慢，甚至昏迷，呼吸心跳微弱或骤停时或雾化吸入足量 β_2 受体激动剂 + 抗胆碱能药物 + 全身用皮质激素未控制喘息时，可静滴沙丁胺醇 [0.1～$0.2\mu g$/（kg·min）]，或用异丙肾 ivdrip 代替；③全身用激素：应用指征是中、重度哮喘发作，对吸入 β_2 激动剂反应欠佳；长期吸激素患者病情恶化或有因哮喘发作致呼衰或为口服激素者，应及时、足量、短期用，一般 3～4 天，不超过 7 天，至病情稳定后以吸入激素维持；④中重度哮喘：用 β_2 激动剂 + 0.025% 的异丙托品（每次 <4 岁 0.5ml，≥4 岁 1.0ml），q4～6h；⑤氨茶碱，3～4mg/kg，每次 250mg，加入 10% 葡萄糖中缓慢静脉注射（20min），以 0.5～1mg/（kg·h）的速度维持，每天 24mg/kg，亦可将总量分 4 次，q6h，静脉注射，应注意既往用药史，最好检测血药浓度，以策安全；⑥还可用 $MgSO_4$、维生素 K_1、雾化吸入呋塞米、利多卡因、普鲁卡因、硝普钠等治疗。

（3）人工通气。

（4）其他：①抗感染药仅在有感染证据时用；②及时发现和治疗呼衰、心衰等并发症；③慎用或禁用镇静剂；④抗组胺药及祛痰药无确切疗效。

（5）中医药：可配合中医辨证论治，如射干麻黄汤、麻地定喘汤等加减或用蛤蚧定喘汤、桂龙咳喘宁等。

（二）慢性持续期的治疗

按 GINA 治疗方案进行。①首先根据病情判定患者所处的级别，选用哪级治疗；②各级均应按需吸入速效 β_2 受体激动剂；③表中 ICS 量为每日 BDP 量，与其他 ICS 的等效剂量为：BDP250μg≈BUD200μg≈FP125μg；④起始 ICS 剂量宜偏大些；⑤每级、每期都要重视避免变应原等诱因。

升级：如按某级治疗中遇变应原或呼吸道感染等原因，病情加重或恶化，经积极治疗病因，仍不见轻时，应立即升级至相应级别治疗。

降级：如按某级治疗后病情减轻达到轻的一级时要经至少 3 个月维持并评估后（一般 4～6 个月），再降为轻一级的治疗。

（三）缓解期的防治（预防发作）

1. 避免接触变应原和刺激因素　对空气和食物中的变应原和刺激因素，一旦明确应尽力避免接触，如对屋尘过敏时可认真清理环境，避开有尘土的环境，忌食某些过敏的食物。对螨过敏者除注意卫生清扫外，可用杀螨剂、防螨床罩或威他霉素喷洒居室。阿司匹林等药物过敏者可用其他药物代替。对猫、狗、鸟等宠物或花草、家具过敏的，可将其移开或异地治疗。

2. 保护性措施 患儿应生活有规律，避免过劳、精神紧张和剧烈活动，进行三浴锻炼，尤其耐寒锻炼，积极防治呼吸道感染，游泳、哮喘体操、跳绳、散步等运动有利于增强体质和哮喘的康复，但运动量以不引起咳、喘为限，循序渐进，持之以恒。

3. 提高机体免疫力 根据免疫功能检查结果选用增强细胞、体液和非特异性免疫功能的药物，如普利莫（即万适宁）、斯奇康、乌体林斯、气管炎菌苗片、静注用丙种球蛋白、转移因子、胸腺素、核酪、多抗甲素、复合蛋白锌等锌剂、胎盘脂多糖及玉屏风颗粒、黄芪颗粒、还尔金、儿康宁、固本咳喘片、组胺球蛋白（亦称抗过敏球蛋白）等。

4. 减敏疗法

（1）特异减敏疗法：旧称脱敏疗法，通过小剂量抗原反复注射而使机体对变应原的敏感性降低。需先进行皮试，根据阳性抗原种类及强度确定减敏液起始浓度。该疗法疗效肯定，但影响因素较多，且疗效长，痛苦大，有时难以坚持到底。目前已有进口皮试抗原和脱敏液，安全、有效可应用，但价格较贵。新近还从国外引进百康生物共振变应原检测治疗仪，对哮喘等过敏性疾病有良好疗效。

（2）非特异减敏疗法：所用方法不针对某些具体抗原，但起到抗炎和改善过敏体质作用，常用的如细胞膜稳定剂色甘酸钠、尼多酸钠、曲尼斯特及抗组胺药氯雷他定（开瑞坦）、西替利嗪（仙特明）、阿伐斯汀（新敏乐）等及酮替芬、赛庚啶、特非那定等。甲氨蝶呤、雷公藤多苷、环胞素A对防治哮喘亦有较好效果，但因副作用大，不常规应用。最重要和最常用的药物当属肾上腺皮质激素。主要是吸入给药。

五、预后

多数患儿经正规合理治疗可完全控制，像健康儿童一样生活。大部分婴幼儿哮喘随年龄增长逐渐减轻，至4~5岁后不再发作，其他患儿在青春期前后随着内分泌的剧烈变化，呈现一种易愈倾向，尤以男孩为著，故至成人期，两性差异不大或女多于男，因此总的预后是好的，但仍有部分患儿治疗无效或死亡。其病死率在日本为1.3%~6.5%，美国儿童哮喘的死亡率为1.1/10万（1972年），国内10年住院儿童哮喘病死率为0.13%~0.44%。山东省儿童哮喘死亡率为0.33/10万。治疗失败的原因为：①医生及家长对哮喘的严重性估计不足，缺乏有效的监测措施；②肾上腺皮质激素用量不足或应用过晚；③治疗不当，如滥用β_2受体激动剂等。因此死亡中的多数是可避免的。总之不积极治疗、等待自愈和悲观失望、放弃治疗的想法都是不可取的。

（胡湘萍）

第九章

消化系统疾病

第一节　口炎

小儿口腔黏膜的炎症，简称"口炎（stomatitis）"。好发于口腔颊黏膜、舌、齿龈及上腭等处。小儿口炎在婴幼儿较多见，可以单独发病，也可继发于腹泻、营养不良、急性感染和久病体弱等全身性疾病。根据致病因素分为感染性口炎和非感染性口炎。

一、细菌感染性口炎

（一）球菌性口炎（coccigenic stomatitis）

细菌性口炎以球菌感染多见，常以黏膜糜烂、溃疡伴假膜形成为其特征，又称膜性口炎或假膜性口炎。

1. 病因　在正常人口腔内存在一定数量的各种细菌，在一般情况下并不致病。但当内外环境发生变化，身体防御能力下降时，如感冒、发热、感染、滥用抗生素及（或）肾上腺皮质激素、化疗和放疗等，口腔内细菌增殖活跃，毒力增强，菌群关系失调，就可发病。致病菌主要包括链球菌、金黄色葡萄球菌及肺炎球菌等。

2. 临床表现及诊断　发病急骤，伴有全身反应如发热、头痛、咽痛、哭闹、烦躁、拒食及颌下淋巴结肿大等，病损可发生于口腔黏膜各处，以舌、唇内及颊黏膜多见。初起为黏膜充血水肿，继之出现大小不等的糜烂或溃疡，散在、聚集后融和均可见到表面披有灰白色假膜，易于擦去，但留下溢血的创面，不久又被假膜覆盖。实验室检查白细胞总数和中性粒细胞显著增多。

葡萄球菌性口炎发病部位以牙龈为主，覆有暗白色苔膜，易被拭去，但不引起溃疡，口腔其他部位的黏膜有不同程度的充血，全身症状轻微。涂片可见大量葡萄球菌，细菌培养可明确诊断。

链球菌口炎呈弥漫性急性齿龈口炎，在口腔黏膜急性充血的基础上，出现大小不等的黄色白苔膜，剥去假膜则留有出血糜烂面，不久又重新被假膜覆盖。全身症状明显，常并发有链球菌性咽炎。苔膜涂片或细菌培养检查发现链球菌，即可确诊。

肺炎球菌性口炎多发生于冬春季节，或气候骤变时，好发于硬腭、口底、舌下及颊黏膜。在充血水肿黏膜上出现银灰色假膜，伴有不同程度的全身症状。苔膜涂片或细菌培养检查发现肺炎双球菌而确诊。

3. 治疗　主要是控制感染，局部涂 2% 甲紫及金霉素甘油，病情较重者要给予抗生素静脉滴注或肌内注射，如青霉素及红霉素等，也可根据细菌药物敏感实验选用抗生素，则效果更好。止痛是对症处理的重要措施，常用 2% 利多卡因涂患处，外用中药养阴生肌散也能消肿止痛和促进溃疡愈合，口腔局部湿敷也必不可少。此外还要加强口腔护理，保持口腔卫生。

（二）坏死性龈口炎（necrotic gingivostomatitis）

1. 病因　主要致病菌为梭形杆菌和奋森螺旋体，这些细菌是口腔固有的，在正常情况下不致病，当机体代谢障碍、免疫功能低下、抵抗力下降或营养不良时，或口腔不卫生时，则细菌大量繁殖而致病。

2. 临床表现　发病急骤，症状显著，有发热、全身不适以及颌下淋巴结肿大。溃疡好发于牙龈和颊黏膜，形态不定，大小多在 1cm 左右，表浅，披以污秽的、灰白色苔膜，擦去此苔膜时，出现溢血的溃疡面，但不久又再被覆以同样的苔膜，周围黏膜有明显充血水肿，触痛明显，并有特别强烈的坏死组织臭味。此病确诊的依据为特殊性口臭，苔膜与小溃疡，涂片中找到大量梭形杆菌与奋森螺旋体。

3. 治疗　原则是去除病因，控制感染、消除炎症，防止病损蔓延和促进组织恢复。全身抗感染治疗可给予广谱抗生素如青霉素、红霉素及交沙霉素等。局部消炎可用 3% 过氧化氢清洗坏死组织，然后用 2% 甲紫液或 2% 碘甘油或 2% 金霉素甘油涂患处。饮食上应给予高维生素、高蛋白饮食，必要时输液以补充液体和电解质。另外，由于本病具有传染性，应做好器具的清洁消毒工作，防止交叉感染。

二、病毒感染性口炎

病毒感染性口炎中，疱疹性口炎（herpetic stomatitis）的发病率最高。终年可以发生，以 2~4 月份最多，具传染性，可群体发病。

疱疹性口炎又称疱疹性齿龈口炎，由疱疹病毒感染而引起，通过飞沫和接触传染。发热性疾病、感冒、消化障碍以及过度疲劳等均可为诱因。

多见于 1~5 岁儿童。在疱疹出现前 2~3 天（潜伏期）患儿常有烦躁、拒食、发热与局部淋巴结肿大。2~3 天后体温下降，但口腔症状加重，病损最初表现为弥漫性黏膜潮红，在 24 小时内渐次出现密集成群的针尖大小水疱，呈圆形或椭圆形，周围环绕红晕，水疱很快破溃，暴露出表浅小溃疡或溃疡相互融合成大溃疡，表面覆有黄白色分泌物。本病为自限性，1~2 周内口腔黏膜恢复正常，溃疡愈合后不留瘢痕。疱底细胞、病毒分离和血清学实验可帮助诊断。

无特效治疗，主要是对症治疗以减轻痛苦、促进愈合。一般不用抗生素，局部可用碘苷（研细涂之）或中药锡类散等。进食前为减轻疼痛可用 2% 利多卡因局部涂之。有发热者给予退热剂，患病期间应加强全身支持治疗如给予高维生素高营养流质，或静脉补充营养。口腔护理是必要的，包括保持口腔清洁、勤喂水，禁用刺激性、腐蚀性、酸性或过热的食品、饮料及药物。

三、真菌感染性口炎

鹅口疮（thrush）：念珠菌感染引起的口炎中以白色念珠菌致病力最强，儿童期感染常称之为鹅口疮。念珠菌是人体常见的寄生菌，其致病力弱，仅在一定条件下感染致病，故为条件致病菌，近年来随着抗生素及肾上腺皮质激素的广泛应用，使念珠菌感染日益增多。

病因为白色念珠菌感染。诱因有营养不良、腹泻及长期使用抗生素、肾上腺皮质激素等，这些诱因加上乳具污染，便可引起鹅口疮。

鹅口疮的特点是口腔黏膜上出现白色乳凝块样物，分布于颊黏膜、舌、齿龈和上腭表面。初起时呈小点状和小片状，渐融合成大片，不易擦去，若强行擦拭后局部潮红，可有溢血。患儿一般情况良好，无痛，不影响吃奶，偶有个别因累及消化道、呼吸道而出现呕吐、声嘶或呼吸困难。细菌涂片和培养可帮助诊断。

鹅口疮的治疗，主要是用碱性药物及制霉菌素。局部治疗，因为口腔的碱性环境可抑制白色念珠菌的生长繁殖。一般用2%碳酸氢钠清洗口腔后，局部涂抹2%甲紫或冰硼散，每日1~2次，数日后便可痊愈。若病变广泛者可用制霉菌素10万单位，加水1~2ml涂患处，每日3~4次。

四、非感染性口炎创伤性口炎

机械性或热性刺激可能是此病的主要发病条件。锐利的牙根、残冠、口腔异物，较硬橡皮奶头等机械性因素均可造成黏膜撕裂伤、出血、溃疡或糜烂；过烫的饮料、茶水或食物则引起黏膜烫伤。

病变发生于直接受损部位，多见于舌的侧缘，也可发生于唇、颊及他处黏膜，可表现为红肿、出血或溃疡，伴有局部疼痛，如继发感染，则可引起局部淋巴结肿大。去除病因后，病变通常在1~2周内痊愈。

治疗为去除病因如拔去残根，磨改锐利牙齿或边缘。冰硼散、锡类散及青黛散可局部消炎止痛。药物漱口水含漱，多喝凉开水以清洁口腔。

五、过敏性口炎

过敏性口炎亦称变态反应性口炎（allergic stomatitis），是由于个体差异，一些普通无害的东西如各种口腔药物漱口水、牙膏碘合剂或药物作为抗原刺激黏膜，使局部产生抗原抗体反应而引起的黏膜损害。接触致敏物质24~48小时或数天后才出现症状和体征。轻者仅表现为红斑，水疱；重者表现为局部组织坏死、溃疡，可伴有皮肤或其他部位的黏膜损害。致敏物质去除后，口腔炎症还要持续一段时间。主要是去除致敏物质和抗过敏治疗。抗过敏药物有盐酸苯海拉明及氯苯那敏。必要时可用泼尼松及地塞米松。对症治疗包括局部止痛和抗感染等。

（夏家敏）

第二节　胃食管反流

胃食管反流病（gastroesophageal reflux disease，GERD）是最常见的食管疾病，是因食管

下端括约肌的机能缺陷，引起胃液或胆汁从胃反流入食管，是婴幼儿顽固性呕吐和生长发育迟缓的重要原因。

一、病因及发病机制

病因与发病机制有①食管下端括约肌抗反流屏障破坏：食管下端环状肌有括约肌功能，因此能防止胃食管反流发生，其抗反流功能受神经及消化道激素的调节，如胃泌素、前列腺素等，当其抗反流因素受到破坏时，反流量增加，因此产生胃食管反流；②食管酸廓清延缓：正常情况下，食管本身具有以下防御功能——食管下端括约肌能阻止反流作用；食管的蠕动向远端清除进入食管的反流液；吞咽含碳酸氢钠的唾液、中和酸度及清洗刺激物。当上述功能受到损伤时，使酸清除延缓。

二、诊断

（一）病史采集要点

1. 婴儿　婴儿胃食管反流症有四大症状，即吐奶、体重不增、出血和肺部症状，其中以吐奶最常见。正常情况下，食管下端括约肌保持一定的张力，形成一个高压带，将胃和食管分隔开来，阻止胃内容物反流入食管，而且食管的蠕动波还能将反流物推回胃中。刚出生不久的婴儿食管下端括约肌还未发育完善，张力较低，5～7 周后才能建立起有效的抗反流屏障，并随年龄增长逐渐完善。此外，婴儿的食管下端括约肌到咽部的距离相对成人为短，卧位时间较长，哭闹时腹压升高。如果喂养不当，吞气过多，引起胃扩张，就容易发生胃食管反流。患儿出生后不久即出现反复呕吐，随年龄增大而加重，严重者甚至每次喂奶后均呕吐。呕吐多不费力，非喷射性，但也有部分为喷射性呕吐，平卧位和嗳气时更易出现。也有患儿不喂奶时也常呕吐。反复呕吐引起营养不良、体重不增或下降。由于胃食管反流，胃酸等腐蚀食管黏膜，还可造成食管炎，甚至引起食管黏膜血管破损、出血。此外，胃食管反流时，若胃内容物误入气管则可引起肺部反复感染。

（1）呕吐：新生儿及婴儿患者 85% 生后第 1 周即呕吐，逐渐成为食后呕吐，呈喷射状，吐出物为胃内容物，偶有呕血。

（2）生长发育落后：由于呕吐造成长期热量摄入不足而致营养不良、生长发育缓慢、消瘦。亦可因反流性食管炎引起痉挛与狭窄，少数病儿有贫血症状。

（3）其他：呕吐物或反流物如吸入肺部可致肺部感染，久之形成肺纤维化，产生原发性肺间质纤维化。个别患儿对酸性反流液高度敏感，可诱发支气管痉挛，引起哮喘发作。反流液刺激咽喉者，反射性喉痉挛，可造成窒息，甚至猝死。

2. 较大儿童　年长儿可诉胸骨后烧灼痛、嗳气、上腹部不适。胃灼热、反流、非心源性胸痛和吞咽困难及一些肺部症状是 GERD 的常见表现。一旦出现上述症状时应首先想到 GERD 的可能，但 GERD 有时可有完全不同的临床表现。患儿有食管症状可伴或不伴食管黏膜损害，有或未证实病理性酸反流的量；另一些患儿有食管黏膜损害但不一定伴有反流症状；还有患儿表现为各种各样食管外表现，可无或很少伴有食管症状，因而给 GERD 的诊断带来一定的困难。在较大儿童直至成人患者，胃灼热和反流是 GERD 的主要症状，这 2 个症状对于 GERD 有很高的特异性。

（1）胃灼热：胃灼热伴或不伴有胃内容物反流至口腔是最突出的症状。胃灼热典型者为胸骨后烧灼感，向咽喉或口放射，最常见于餐后，由于平躺、躯体弯曲过度或猛烈的抬举而发生，常因急剧进餐、吃柑橘、辛辣食品、高脂肪餐和饮酒而诱发。胃灼热的严重性与食管炎的严重度无关。在 Barrett's 食管或有食管外表现的 GRED 患者，胃灼热可能很轻或缺如。

（2）反流：反流是指胃内容物反流入食管，且常反流入口，应与呕吐相区别。反流常伴有胃灼热，反流物为典型的酸性物，更为重要的是反流可引起食管外表现。

（3）吞咽困难：是 GERD 的常见症状，若患者尚能吞咽肉食（肉片、牛排）、带皮的蔬菜和硬面食品等，吞咽困难的存在将被怀疑。吞咽困难可为机械性梗阻或非机械性梗阻引起。机械性梗阻可能继发于与反流有关的狭窄、癌（如 Barrett's 食管引起腺癌或鳞状上皮癌）或食管环；非机械性梗阻吞咽困难可继发于蠕动功能障碍含有低幅度收缩和传递不良，或继发于反流引起敏感性蠕动收缩和食管痉挛，糜烂性食管炎的存在和严重性也是重要的决定因素，糜烂性或溃疡性食管炎患者进硬食常有吞咽困难，给充分治疗后 GERD 可消失。

（4）非器质性上消化道症状表现：如消化不良、腹胀、嗳气或不消化，当缺乏胃灼热或酸反流主要症状时，上述症状对 GERD 无特异性，有些患者仅诉胃灼热。

（5）食管外表现：①哮喘最为常见，抗反流治疗可改善哮喘症状。虽 1/3 哮喘患者有食管功能障碍而无食管症状，但询问有关反流和胃灼热史在哮喘患者是重要的。哮喘时存在 GERD 的线索包括缺乏过敏源、哮喘开始在少年、哮喘前存在反流症状、夜间咳嗽、肥胖、哮喘发作前有胃灼热或激烈进食后胃灼热、对常用的哮喘治疗有对抗；②心绞痛样胸痛：又称为非心源性胸痛，是 GERD 的另一个突出表现。为位于胸骨下方烧灼样或压榨样痛，以下几点应考虑源于食管引起的胸痛：A. 伴有食管症状，如胃灼热、吞咽困难或反流；B. 疾病发生在餐后或仰卧位置；C. 用抗酸剂疼痛减轻；D. 疼痛持续几小时或几天而无心肺恶化。但值得注意的是不少冠心病和心源性胸痛患者常并存有食管症状，因此建议诊断食管源性胸痛时应首先排除心源性胸痛；③耳鼻喉疾病：有喉症状而缺乏典型食管症状或症状轻微的患者，内镜检查有低的食管炎检出率，少量的酸即可引起喉病理改变。牙糜烂是 GERD 最流行的口表现，牙糜烂和齿质丢失可引起颞下肌筋膜疼痛综合征，也可有口臭、口烧灼、舌过敏等表现。

3. 并发症　胃食管反流病的并发症包括食管炎、消化性食管狭窄、食管溃疡及 Barrett 化生。食管炎常可引起吞咽痛及大量出血；消化性食管狭窄可出现对固体食物的进行性吞咽困难；食管消化性溃疡可发生与胃或十二指肠溃疡同样的疼痛，但其部位常局限于剑突区或高位胸骨后区，这些溃疡愈合慢，易复发，在愈合后常遗留狭窄。

（二）体格检查要点

胃食管反流时由于酸性胃液反流，食管长期处于酸性环境中，可发生食管炎、食管溃疡、食管狭窄，反流物吸入气管可引起反复发作的支气管肺炎、肺不张，也可引起窒息、猝死综合征等。患儿常呕吐可出现体重不增、食管炎、食管糜烂或溃疡，表现为不安、激惹、拒食，重者呕血或便血，导致缺铁性贫血。反流物吸入后可有吸入症状，肺部并发症，呛咳、窒息、呼吸暂停、吸入肺炎，并伴精神运动发育迟缓。体格检查可见相应的体征。

（三）门诊资料分析

1. 食管测压　食管测压仅用于对可疑 GERD 的开始评价，不用于 GERD 的肯定诊断，反流食管炎往往伴有 LES 压力降低（正常 15 ~ 30mmHg），LES 松弛时间也较正常明显延长（正常 2 ~ 7 秒），胃食管屏降压（正常 11 ~ 19mmHg）明显降低，因此 LES 低压可作为 GERD 严重度的评价指标。

2. 放射线检查　患者垂头仰卧位所做的 X 线钡餐检查可显示钡剂从胃反流至食管，也可采取腹部加压法。但 X 线照相的方法通常不能敏感地诊断胃食管反流病。吞钡后所做的 X 线检查很容易显示食管溃疡和消化性狭窄，但对因食管炎所致的出血患者则诊断价值不大。上消化道吞钡检查可提供食管蠕动情况，并可发现憩室、裂孔疝和肿瘤等病变；气钡双重对比检查，食管炎时可见黏膜粗糙、溃疡等病变。为了评价 GERD 及其并发症，临床用食管钡造影和同位素检查，钡检查对于评价有吞咽困难的 GERD 以及准确地诊断裂孔疝、食管狭窄、食管环等极有价值。放射线检查证实黏膜呈网状改变可提出存在 Barrett's 食管。但与 pH 监测相比，钡检查对 GERD 诊断的敏感性低，居于这个原因吞钡检查用于评价 GERD 患者受到限制。

（四）进一步检查项目

1. 食管镜检查　可对伴或不伴有出血的食管炎做出准确的诊断。食管镜结合细胞刷洗和直视下活检对鉴别食管的良性消化性狭窄和癌肿是必需的。疑有 GERD 患者一般进行内镜评价，检查指征包括：

（1）患者症状不明朗或有警报症状如出血、体重下降、吞咽困难征象，目的为排除其他疾病或并发病。

（2）有长期症状的患者，目的为排除 Barrett's 食管的筛选。

（3）用于食管炎的诊断和其严重度的评估。

（4）治疗目的直接内镜治疗和预防慢性化。如果发现糜烂性食管炎或 Barrett' 食管，大部分 GERD 可通过内镜得到诊断，虽然糜烂性食管炎也可由感染或药物引起损伤所致。

内镜检查对于 GERD 的诊断缺乏可靠的敏感性，胃灼热患者内镜检查时仅 30% ~ 40% 证实有黏膜破坏，包括黏膜红斑、组织脆和柱状鳞状上皮联节损害等。内镜检查提示严重食管炎的存在可指导治疗，且有助于预报对治疗的反应、复发率和慢性化。内镜检查阴性患者食管黏膜活检病理改变有助于 GERD 的诊断。反流症状持续久的患者可通过内镜筛选 Barrett's 食管，如果看不到 Barrett's 食管化生，将来患者不再需要用内镜筛选；而内镜发现有 Barrett's 食管者建议患者首选质子泵抑制剂治疗直至症状消失、食管糜烂或溃疡改变轻微。

2. 食管测压法　是在下食管括约肌处测定压力，并显示其强度，可区分正常与闭锁功能不全的括约肌。

3.24 小时食管 pH 监测　24 小时食管 pH 监测是当前一个广为应用的研究和临床工具，对食管暴露酸量的判定、对 GERD 的认识有很大提高，可提供胃食管反流病的直接证据，了解反流的病因和异常程度，有助于肯定 GERD 诊断。24 小时 pH 监测能很好地区别正常对照组和食管炎患者，pH 监测也有助于提高诊断有食管外表现存在的 GERD 患者。pH 监测受到各种限制，所有证实食管炎患者，25% 患者 24 小时 pH 监测在正常范围内，正常对照组与有反流症状的患者也有很大的重叠。一般以 pH < 4（正常食管 pH 为 5.0 ~ 7.0）至少持续 5 ~ 10 秒作为胃食管反流发生指标。现在国内多采用便携式食管 24 小时连续 pH 监测，监测期间一般规定 pH < 4 持续 5 秒或 10 秒以上判定为有胃食管反流，一般采用 6 个参数：①总

pH <4 的时间百分率（%）（正常人为 1.2% ~5%）；②直立位 pH <4 的时间百分率（%）；③卧位 pH <4 的时间百分率（%）；④反流次数；⑤pH <4 长于 5 分钟的次数；⑥最长反流持续时间。有认为正常人 pH <4 长于 5 分钟的次数大于 3 次，而反流发作长时间大于 9 分钟即为病理性反流。24 小时 pH 监测表明，每天站立位有反流者食管炎较轻，夜间卧位有反流者食管炎较重，而白天、夜间均有反流者食管炎最重。反流和症状之间的相互关系对于决定症状由反流引起是有帮助的。相互关系是通过统计学处理得出的。此相互关系可能决定于总酸暴露时间，严格的反流和症状间隔时间是不明了，多数作者认为出现间隔时间为 2 ~5 分钟。反流和症状之间相互关系特别用于评价患者有不能解释的胸痛。

4. 双探针 pH 监测法　将一个探针（Probe）置于食管下端括约肌上 5cm 处，另一个探针置于近端食管或咽下部，此种方法有助于评价 GERD 患者的食管外表现。有各种各样耳鼻喉症状的患者食管近端 pH 监测常有异常，如喉痛、声嘶表现反流性喉炎或酸后喉炎患者，双探针 pH 监测也用于检查大多数有发作性喉痉挛的反流异常者，有些患者有反流性咽炎而远端食管总酸暴露时间正常，在评价哮喘或慢性咳嗽患者近端食管 pH 监测的重要性很少建立，研究仍有矛盾的结果。

5. Bern – stein 试验　与症状性胃食管反流的存在密切相关，灌酸可使症状迅速出现，但可被灌注盐水所缓解。

6. 食管活检　显示鳞状黏膜层变薄，基底细胞增生，这些组织学变化可见于内镜下肉眼见不到食管炎的患者。

内镜或 X 线检查的结果如何，活检或 Bernstein 试验的阳性结果与反流所致的食管炎症状具有密切关系。内镜下活检还是能连续观察 Barrett 化生柱状黏膜改变的唯一方法。

7. 试验治疗　试验治疗在 GERD 评价上是有吸引力的。OrnePrazole 试验开始用于 1992 年。英国胃肠学会资料（1999）显示其敏感性 81%，特异性 85%。尤其是对 pH 监测（－）或内镜（－）的患者若用试验治疗症状改善时也可考虑 GERD 的诊断。应当指出，单纯试验治疗也可能造成误诊，如消化性溃疡、卓－艾综合征用强酸抑制剂治疗症状也明显减轻。目前临床上普遍认为用质子泵抑制剂（PPI）试验诊断反流病准确性高，实用于临床。最近美国胃肠学会推荐凡有典型 GERD 症状的患者，在行内镜检查之前，应接受 PPI 治疗。另一些专家推荐在大多数病例中，将 PPI 试验放在 24 小时食管内 pH 监测之前进行，或者用其作为替代试验。

（五）临床类型

胃食管反流病可有典型表现（如上述）和食管外表现，其食管外表现尤应重视胃食管反流病常可伴有呼吸系统症状与疾病（如哮喘、咳嗽和纤维化），耳鼻喉科症状和体征，其他食管外症状和体征（如非心源性胸痛、牙腐蚀、鼻窦炎和睡眠呼吸暂停）等。

1. 呼吸系统表现　GERD 的食管外表现，以呼吸系统为最多见。由于反流的轻重、持续时间长短、反流物的刺激性以及个人致反流因素等具体情况不同，可有不同的表现。

（1）夜间阵咳及支气管炎：为反流物进入气道直接刺激所致。轻者，患者常于夜间或熟睡中突然出现阵咳或呛咳，需立即坐起。若长期反流、持续刺激，则可引起支气管炎，咳嗽增重，但以夜间为主。如引致气管炎的其他病因因素不明显，或抗菌治疗效果不好，要想到有 GERD 的可能。

（2）反复发作性肺炎及肺间质纤维化：反流较重、反复吸入，可导致反复发作的肺炎。

患者可有反复发作的咳嗽、咳痰、气喘，尤以夜间为著，有的伴有夜间阵发性呛咳。有的患者可有胸闷、胸痛、发热等症状。胸部 X 线检查，可提示炎症征象。虽经正规抗生素治疗，症状及、X 线表现常无明显改善，或易于复发。极少数患者可并发肺脓肿或肺不张。长期、反复吸入刺激，个别患者可进一步发展为肺间质纤维化。

（3）支气管哮喘：有学者证实，高酸反流物进入气道，可引起支气管痉挛。食管滴酸试验阳性者，也能引起支气管痉挛，食管酸刺激传入神经感觉机制触发呼吸道反应，因此在食管少量酸即可引起支气管痉挛。咽喉部存在着对酸超敏感的丰富的化学感受器，受反流酸刺激，亦能引起支气管痉挛，出现哮喘。GERD 所的致哮喘，多于夜间发作，无季节性，常伴反流症状，亦可伴咳嗽、呛咳、声嘶，咽喉酸辣等症状。但约 1/3 的患者可无反流症状或不明显。解痉剂的应用常难奏效，甚至加重。此夜间哮喘须与心源性哮喘相鉴别。反过来，支气管哮喘也易诱发 GERD，这是因为：①支气管痉挛时，肺充气过度，使膈肌下降，致 LES 功能减低，抗反流作用减弱；②哮喘发作时，胸内负压增大，腹内压增高，胸膜压差增长，更利于胃食管反流；③支气管扩张剂的应用，可降低 LES 张力。如原有 GERD 者，支气管哮喘可使其加重；④夜间睡眠呼吸暂停：反流性食管炎可能是夜间睡眠呼吸暂停的原因之一。反流物吸入的主要机制是膈和腹部呼吸肌的突发收缩，胃压突然增高，使胃内容物通过食管进入气管引起。呼吸暂停发生在睡眠时，少数发生在白天饭后 1 小时。

2. 非心源性胸痛　反流性食管炎或 GERD 是非心源性胸痛的主要原因。非心源性胸痛 80% 的患者是由胃食管反流引起。患者除了胸骨后、剑下疼痛的典型症状外，还可向胸骨两例、上胸、后背放射，甚至有的放射至颈部、耳部，个别还有表现为牙痛。易与心绞痛、胸膜炎、肺炎、肋软骨炎等相混。GERD 所致胸痛也可间歇发作，有的呈剧烈刺痛，酷似心绞痛。

3. 慢性咽喉炎　为反流物刺激咽喉所致的化学性炎症。患者常有咽喉部不适，疼痛、咳嗽、喉部异物感或堵塞感，亦可有声音嘶哑。咽部检查可见充血、肿胀、淋巴滤泡增生，偶尔可见溃疡形成。喉部检查可见喉部、声带水肿，偶见溃疡或声带结节形成，病变常限于声带后 1/3 和舌状软骨间区域。咽喉炎是夜间食管喉反流的结果。喉咽与胃液接触引起水肿和炎症。

4. 口腔表现　反流物刺激，可有唇舌烧灼感，个别患者出现口腔溃疡。有的患者可有口酸、口苦、口臭及味觉损害等。有的患者唾液分泌增多，可能是酸刺激食管，反射引起的酸清除的保护性反应。与此相关，干燥综合征时，由于唾液分泌减少，对食管酸的中和清除能力减低，易诱发或加重反流物对黏膜的损害。

5. 婴儿食管外表现　婴儿食管短，LES 尚未发育好，张力低下，且以流食为主，又多采取卧位，因而较易出现胃食管反流，也更易累及食管邻近器官，食管外表现更为突出。由于小儿不能主诉，如警惕性不高，易被忽略或误诊。常见表现为呼吸道症状，如夜间阵咳、哮喘、肺炎等。由于反流的痛苦，食管炎及食管外并发症的折磨，患儿亦可表现为哭闹、睡眠不好、拒食等。久之，可出现缺铁性贫血、营养不良及发育障碍。偶尔，患儿可出现间歇性斜颈或姿势怪异（Sandifer 综合征）。

（六）鉴别诊断要点

1. 婴儿溢奶　婴儿在吃完奶后，变动体位或刚躺下，就会马上吐奶，这种情况为溢奶，是一种生理现象。是因为婴儿的胃成水平状，一变动体位，使胃无法保持水平位置，就会发生溢奶现象。待婴儿长到 6 个月以后，会自然好转。

2. 幽门痉挛　婴儿不论躺着或抱着，每次吃奶以后 10 分钟左右就会呕吐，这种现象大多由于幽门痉挛引起。幽门痉挛使乳汁不能顺利地流入十二指肠，就会出现呕吐。

3. 先天性幽门肥厚性狭窄　婴儿每次吃完奶，马上就呕吐，而且不论是改变体位，改变饮食，还是使用药物都不能使其症状得到缓解。体格检查在婴儿胃上中部偏右处，摸到像红枣大小的硬块，则可能是先天性幽门肥厚性狭窄，必须手术治疗。

4. 其他　GERD 所致非心源性胸痛易与心绞痛、胸膜炎、肺炎、肋软骨炎等相混。食管源性心绞痛样胸痛，多与体位有关，仰卧、弯腰易发生，坐起站立可缓解；冷饮或刺激性饮料食物亦可诱发等可资鉴别。

三、治疗

（一）治疗原则

首选非手术疗法包括饮食控制、体位疗法和药物疗法，新生儿、婴儿胃食管反流经内科治疗绝大部分数月后可明显改善。若经上述治疗 6 个月后仍有吐奶或其他症状，可考虑手术治疗。

（二）治疗计划

应根据婴儿胃食管反流的不同程度采取相应措施，无并发症者的治疗包括：

1. 饮食控制　饮食宜少量多次，选择质地柔软而营养丰富的食物，避免吃过热或过冷的食物。由于胃食管反流与胃的充盈度关系较大，因此，食品应稠厚，以减少容量。

2. 体位疗法　对轻、中度的胃食管反流婴儿，喂奶时应将婴儿抱在半直立位，喂奶后维持半卧位 1 小时左右，睡眠时床头抬高 20～30 厘米，保持头高脚低位。通常在 2 周内就可使呕吐减轻。重度患儿应 24 小时持续维持体位治疗，可让患儿睡在倾斜 30°的床板上（头高脚低），取俯卧位（趴着睡），以背带固定，或抬高床头 20～30 厘米。

3. 药物治疗　目前用于胃食管反流的药物主要有两大类，一是抗酸剂，不仅能中和胃酸，还可促进幽门窦胃泌素的产生，升高血清胃泌素的浓度，从而增加食管下端括约肌的压力；另一种是 H_2 受体拮抗剂如西咪替丁，其机理是抑制胃酸分泌，减少胃酸反流至食管，从而减轻症状。具体用药包括：

（1）餐后 1 小时和临睡时予以制酸剂可中和胃酸，并可能增加食管下段括约肌张力。

（2）应用 H_2 阻滞剂以降低胃液酸度（有时合并应用其他药物）。

（3）应用胆碱能激动剂如氯贝胆碱、甲氧氯普胺餐前 30 分钟和临睡前口服。

（4）西沙比利。

（5）质子泵抑制剂：如奥美拉唑或兰索拉唑，是促进消化性食管炎快速愈合的最有效药物。研究证实有严重食管炎患者用质子泵抑制剂治疗可预防黏膜并发症尤其是狭窄的发生。奥美拉唑已被获准长期应用于腐蚀性食管炎再复发的预防。

4. 其他

（1）避免应用引起胃酸分泌的强刺激剂如咖啡、酒精。

（2）避免应用降低下食管括约肌张力的药物如抗胆碱能药物、食物（脂肪、巧克力）和吸烟（被动）。

5. 并发症的治疗 除大量出血外，由食管炎引起的出血无需紧急手术，但可复发。食管狭窄应采用积极的内科治疗，并反复扩张（如在内镜下采用气囊或探条）以达到和维持食管的畅通，若扩张恰当，不会严重影响患者的进食。奥美拉唑、兰索拉唑或抗反流手术（如 Belsey、Hill、Nissen 等）常用于有严重食管炎、出血、狭窄、溃疡或难治性症状的患者，而不管是否有裂孔疝的存在。该类手术也可应用电视辅助下的腹腔镜进行。内科或外科治疗对 Barrett 化生的效果并不一致，目前推荐内镜检查（每 1~2 年一次）以监视这种化生恶变的可能。

（三）治疗方案的选择

1. 内科治疗

（1）体位：使病儿处于 45°~60° 半坐位，有的主张至少应保持在 60°，多数病儿呕吐即可消失。对较大儿童，轻者进食后 1 小时保持直立位；严重者可用 30° 倾斜的床上俯卧位，或 50° 角仰卧。

（2）喂养：饮食以少量多餐为主，喂稠厚乳汁防止呕吐。治疗期禁食酸果汁，食物用米糊调稠喂饲。

（3）药物：药物治疗主要是应用 H_2 受体拮抗剂来抑制胃酸分泌。一般 1~2 周可缓解症状。合并有食管炎时，予西咪替丁每日 30~40mg/kg，分 4 次口服；可在食后 15~30 分钟加服抗酸药，同时用甲氧氯普胺每次 0.1mg/kg，每日 4 次。多潘立酮可使胃肠道上部的蠕动和张力恢复正常，促进胃排空，增强胃窦和十二指肠运动，协调幽门的收缩，还可增强食管的蠕动和食管下部括约肌的张力，因此对本病有较好疗效。儿童每次 0.6mg/kg，每日 3~4 次；不能口服者，可使用栓剂，6 个月以下小儿用时需密切监护。十六角蒙脱石可保护食管黏膜，促进受损上皮修复与再生，还因其对 H^+ 的缓冲作用，对胃蛋白酶的抵抗作用及对胆盐、胆酸的螯合作用等，亦可用于本病的治疗。

2. 外科治疗 经内科治疗 6~8 周无效者，有严重并发症、严重食管炎或缩窄形成的，可考虑手术治疗，一般采用胃底折叠术，效果良好。

四、预后

当没有食管炎或呼吸道并发症的胃食管反流，一般预后是良好的。抗反流手术对缓解症状以及食管黏膜损伤的愈合有效率达 85%，但长期随访发现有 10% 的复发率。抗反流手术的并发症是食管狭窄。

（夏家敏）

第三节 周期性呕吐综合征

周期性呕吐综合征（cyclic vomiting syndrome，CVS）又称再发性呕吐综合征（recurrent vomiting syndrome，RVS），是一种严重影响患儿和家长身心健康和生活质量的临床综合征。该病最早由法国的 Heberden 提出和英国的 Samuel Cee 进一步描述。近年来被明确归入功能性胃肠道疾病，目前公认的定义为 3 次或反复多次的发作性顽固的恶心和呕吐，每次发作持续数小时至数日，2 次发作间期有长达数周至数日的完全无症状间隙期。CVS 常于儿童期发病，主要在学龄前期，除胃食管反流症外，CVS 被认为是引起儿童反复呕吐的第二位常见原因。CVS 患者不存在任何代谢、神经及消化等系统的异常。

一、流行病学

CVS 可发生在各个民族和种族，但真正的流行病学和发生率尚不完全清楚。20 世纪 60 年代 Gullen 调查了 1 000 名 4 ~ 15 岁澳大利亚儿童。CVS 的发病率为 2% ~ 3%；90 年代 Abu – Arateh 等报道 CVS 在 2165 名 5 ~ 15 岁英国苏格兰儿童中发病率为 1.9%；本世纪初 Ertekin 等报道美国俄亥俄州儿童 CVS 发病率为 0.4%。CVS 通常在儿童起病，主要在学龄前期，儿童平均发病年龄是 4.8 岁，国外资料显示，多数有偏头痛家族史。男女均可发病，女稍多于男（55 : 45）。

二、病因与发病机制

CVS 的发病机制还不十分清楚，近年来的研究认为与偏头痛、线粒体、离子通道、脑肠轴、内分泌激素异常以及自主神经功能不良有关。也有认为与遗传有关。

1. 偏头痛及相关因素　早在 19 世纪就观察到，CVS 与偏头痛存在广泛的临床联系，二者的发作有惊人的相似之处，即均呈刻板、周期性发作，可持续数小时至数天，有面色苍白、嗜睡、恶心、厌食及畏寒等，均为自限性疾病。发作间期完全健康。CVS 家族成员中有较高的偏头痛发病率，部分 CVS 以后可进展为偏头痛，抗偏头痛药物普遍被推荐用于治疗 CVS，并取得很好的疗效。

2. 下丘脑 – 垂体 – 肾上腺轴和刺激应答　由下丘脑 – 垂体 – 肾上腺素轴（HPA）调节的应激反应显示对 CVS 发病起作用。感染、生理和心理因素已被鉴定为 CVS 的触发因素。研究发现 CVS 患儿发病前有过度的 HPA 激活，表现为血清促肾上腺皮质激素（CRF）、糖皮质激素水平升高及随后血清血管升压素、前列腺素 E_2 和血尿儿茶酚胺水平增加，部分患儿表现发病时有高血压及液体潴留。目前较为注意的是 CRF 在 CVS 中的发病作用。CRF 的清晨峰值也可解释 CVS 多于清晨发作的原因。

3. 自主神经功能不良　自主神经系统对 CVS 既有中枢性又有周围性的作用。CVS 发病时许多症状如苍白、发热、嗜睡、恶心、呕吐及过量流涎等都为自主神经功能紊乱症状。近年研究发现，与对照组相比 CVS 显示有明显增高的交感神经心血管张力。

三、临床表现

1. CVS 分期和分级　CVS 分为 4 个时期：①间歇期：几乎没有症状；②前驱期：有接近于发作的表现，通过药物尚能控制；③呕吐期：持续而强烈的恶心、呕吐、干呕和其他症状；④恢复期：恶心很快停止，患者恢复食欲及精神状态。

按发病严重程度不同分为 3 级：①轻度：不影响学习和生活；②中度：学习和生活有困难；③重度：不能学习，生活受到很大影响。

2. CVS 临床表现特点　CVS 以反复发生、刻板发作的剧烈恶心、呕吐为特征，持续数小时到数天。间歇期无症状，可持续数周到数月。每日发作时间比较固定，通常在晚上或凌晨。一旦发作，在最初的数小时内便达到最大强度，发作和停止却非常快速，呈一种"开，关"刻板模式。

发作时常伴有自主神经和胃肠道症状：如苍白、嗜睡、虚弱、流涎，对光、声音、气味不耐受，少数有高血压，胃肠道症状除呕吐外，腹痛、干呕、厌食及恶心是最常见症状，80%的病例存在诱发因素，包括生理、心理应激和感染。心理应激包括正面因素（生日和节日）和负面因素（家庭和学校因素），饮食因素以及体力消耗和缺乏睡眠，月经期女孩也是典型的诱发因素。

四、诊断与鉴别诊断

1. 诊断CVS需注意的问题　虽然CVS有较独特的临床表现，但因呕吐症状为非特异性，因此诊断CVS前先要求排除常见的或较易治疗的疾病和器质性疾病。详细询问病史在CVS的诊断中非常重要。文献提示：以下关键问题的答复是肯定的，则诊断CVS的可能性占70%以上："患者是否以前有过≥3次类似呕吐、间隙期完全正常，每次发作都类同，呕吐最严重时超过1次/15min，伴面色苍白、嗜睡、腹痛、厌食和恶心；有偏头痛家族史。"

2. CVS诊断标准

（1）伦敦CVS国际诊断标准

1）必需条件：①3次或以上发作性呕吐，持续数小时至数天；②发作间歇期无症状，长达数周至数月；③刻板的反复发作，有相同的发作时间和症状持续时间；④无器质疾病因素（缺少实验室或影像学证据）。

2）支持条件：①发作具有自限性；②伴随症状包括恶心、腹痛、头痛、运动病、畏光及倦怠；③相关体征有发热、苍白、脱水、过度流涎及社交不能。其中恶心和倦怠被认为具有诊断价值。

（2）罗马Ⅱ标准（1999年制定）：小儿CVS诊断标准：①3个或3个周期以上剧烈的恶心、顽固性呕吐，持续数小时到数日，间隙期持续数日到数月；②排除代谢性、胃肠道及中枢神经系统器质性疾病。

（3）罗马Ⅲ标准（2006年制定）：小儿4岁婴幼儿及儿童、青少年（4~18岁）周期性呕吐综合征诊断标准：必须符合①2次或以上发作性剧烈恶心、顽固性呕吐，持续数小时甚至数天；②间歇期为健康状态，可持续数周到数月。

3. 鉴别诊断及所需的辅助检查　CVS的诊断需排除以下三类疾病：胃肠疾病、胃肠外疾病，同时必须注意与慢性呕吐相区别（表9-1、表9-2）。

表9-1　CVS需要鉴别的疾病

消化系统	消化性损伤：食管、胃炎及胃溃疡等；畸形：旋转不良等；炎症性肠病：慢性阑尾炎；肝胆病：胆囊收缩不良等；胰腺炎：家族性自主神经功能不良及假性梗阻
神经系统	腹型偏头痛、慢性鼻窦炎、颅压增高（肿瘤）及腹型癫痫
泌尿系统	继发性于输尿管膀胱连接点梗阻的急性肾盂积水、肾石
代谢/内分泌	Addison病、糖尿病及嗜铬细胞瘤；有机酸血症：丙酸血症、脂酸氧化障碍、线粒体病、尿素循环障碍、氨基酸尿、急性间断性卟啉症及Hypothalamic surge
其他	由催吐剂引起呕吐；焦虑及抑郁

表 9 – 2　CVS 与慢性呕吐的区别

特征	CVS	慢性呕吐
女：男比例	3：1	1：1
发作时间	夜间	每天任何时候
前驱症状	常见	不常见
病因	非胃肠道因素占65%	胃肠道因素占72%
发作频率	<9 次/月（每 2 周至 3 个月）	≥9 次/月（约 36 次）
呕吐次数	>4 次/h（约 11～14 次）	<4 次/h（约 1.5 次）
血清生化异常（%）	14	2
白细胞增多（%）	3	2
偏头痛家族史（%）	40～60	11～14

五、治疗

因 CVS 的病因和发病机制尚未完全明确，目前尚无特殊治疗方法证明对 CVS 绝对有效。尽管有争议，综合的经验治疗仍是有效控制、减少及缩短发作的手段。治疗分为发作期支持治疗和预防用药治疗。

（一）急性发作期治疗

1. 支持治疗　给予舒适安静的环境，避免光及强声刺激等不良触发因素，补液，纠正水电解质紊乱和酸碱平衡，保证热量供应。

2. 药物治疗　可应用 5 – 羟色胺 3（5 – HT$_3$）受体阻滞剂静脉止吐，同时使用镇静药（如地西泮）或抗组胺药（苯海拉明）效果较好。效果不佳可联合给氯丙嗪和异丙嗪或氯丙嗪和苯海拉明。

Olden 等发现静脉滴注地西泮可改善许多患儿的症状，尤其是劳拉西泮每 0.5～1 小时静脉滴注 1～2mg。持续 24～72 小时，这可能是该药作用于肠道神经和中枢神经的 γ – 氨基酪氨酸受体减轻症状。此外，可用 H$_2$ 组胺受体拮抗剂（雷尼替丁）或质子泵抑制剂（奥美拉唑）减轻腹痛或不舒适导致的持续性干呕和呕吐。

（二）缓解预防期治疗

治疗目的是减少呕吐发作频率，如果发作频率 1 个月超过 1 次或发作延长每次持续 3～7 天时，推荐预防治疗。预防治疗药物：抗阻胺药（赛庚啶）、抗抑郁药（阿米替林）及 β 受体拮抗剂（普萘洛尔）等。国外专家比较推荐 5 岁以下儿童开始应用赛庚啶。5 岁或更大儿童推荐用抗抑郁药物如阿米替林。普萘洛尔在两个年龄组都被推荐为二线用药。

剂量：普萘洛尔 0.6～1.5mg/（kg·d），分 3 次口服，最大剂量 3mg/（kg·d），通常有效剂量为 10mg，3 次/d。禁忌证：哮喘、心衰、心脏传导阻滞及雷诺综合征。阿米替林从 0.2～0.4mg/（kg·d）开始，睡前服，剂量可每周逐渐增加 10mg 到最大剂量 1.5mg/（kg·d）。禁忌证：青光眼、癫痫发作及严重心脏病。赛庚啶 0.25～0.4mg/（kg·d），分 2～3 次口服，最大剂量 0.5mg/（kg·d）。禁忌证：哮喘、青光眼或泌尿系统梗阻。

（三）精神治疗

CVS 不仅对患儿，对整个家庭都是一种威胁。由于反复发病使他们感到沮丧和压抑。

所以除了使用药物治疗外，还应让家长了解家庭环境不良的情绪均可诱发呕吐发作，积极给予心理治疗。

六、预后

20世纪60年代小样本提示，儿童CVS发作结束于14岁前，病程中位年龄为6年，发病年越早、病程也越长，小于3岁发病，病程持续3~8年，8岁以后发病，病程分别为5.8、4.9及2.9年。近年有报道到18岁时75%患儿呕吐停止，27%发展为偏头痛。对大多数患者来说CVS是偏头痛相关疾病。

（范　辉）

第四节　急性胃炎

急性胃炎（acute gastritis）系由不同病因引起的胃黏膜急性炎症。病变严重者可累及黏膜下层与肌层，甚至深达浆膜层。临床上按病因及病理变化的不同，分为急性单纯性胃炎、急性糜烂性胃炎、急性腐蚀性胃炎及急性化脓性胃炎，其中临床上以急性单纯性胃炎最为常见，而由于抗生素广泛应用，急性化脓性胃炎已罕见。儿童中以单纯性与糜烂性多见。

一、病因

（一）微生物感染或细菌感染

进食污染微生物和细菌毒素的食物后引起的急性胃炎中，多见沙门菌属、嗜盐杆菌及某些病毒等。细菌毒素以金黄色葡萄球菌为多见，偶为肉毒杆菌毒素。近年发现幽门螺杆菌也是引起急性胃炎的一种病原菌。

（二）化学因素

（1）药物：水杨酸盐类药物如阿司匹林及吲哚美辛等。

（2）误食强酸（如硫酸、盐酸和硝酸）及强碱（如氢氧化钠和氢氧化钾）引起胃壁腐蚀性损伤。

（3）误食毒蕈、砷、灭虫药及杀鼠剂等化学毒物，均可刺激胃黏膜引起炎症。

（三）物理因素

进食过冷、过热的食品或粗糙食物均可损伤胃黏膜，引起炎症。

（四）应激状态

某些危重疾病如新生儿窒息、颅内出血、败血症、休克及大面积灼伤等使患儿处于严重的应激状态是导致急性糜烂性胃炎的主要原因。

二、发病机制

（1）外源性病因可严重破坏胃黏液屏障，导致氢离子及胃蛋白酶的逆向弥散，引起胃黏膜的损伤而发生糜烂、出血。

（2）应激状态使去甲肾上腺素和肾上腺素大量分泌，内脏血管收缩，胃血流量减少，缺血、缺氧进一步使黏膜上皮的线粒体功能降低，影响氧化磷酸化过程，使胃黏膜的糖原贮存减少。而胃黏膜缺血时，不能清除逆向弥散的氢离子；缺氧和去甲肾上腺素又使碳酸氢根离子分泌减少，前列腺素合成减少，削弱胃黏膜屏障功能，导致胃黏膜急性糜烂性炎症。

三、临床表现及分型

（一）急性单纯性胃炎

起病较急，多在进食污染食物数小时后或 24 小时发病，症状轻重不一，表现上腹部不适、疼痛，甚至剧烈的腹部绞痛。厌食、恶心、呕吐，若伴有肠炎，可有腹泻。若为药物或刺激性食物所致，症状则较轻，局限上腹部，体格检查有上腹部或脐周压痛，肠鸣音可亢进。

（二）急性糜烂性胃炎

多在机体处在严重疾病应激状态下诱发，起病急骤，常以呕血或黑粪为突出症状，大量出血可引起晕厥或休克，伴重度贫血。

（三）急性腐蚀性胃炎

误服强酸、强碱史，除口腔黏膜糜烂、水肿外，中上腹剧痛、绞窄感、恶心、呕吐、呕血和黑粪，并发胃功能紊乱，急性期过后可遗留贲门或幽门狭窄，出现呕吐等梗阻症状。

四、实验室检查

感染因素引起者其末梢血白细胞计数一般增高，中性粒细胞比例增大。腹泻者，粪便常规检查有少量黏液及红、白细胞。

五、影像学检查

（一）内镜检查

胃黏膜明显充血、水肿，黏膜表面覆盖厚的黏稠炎性渗出物，糜烂性胃炎则在上述病变上见到点、圆、片、线状或不规则形糜烂，中心为红色新鲜出血或棕红色陈旧性出血，伴白苔或黄苔，常为多发亦可为单个。做胃镜时应同时取胃黏膜做幽门螺杆菌检测。

（二）X 线检查

胃肠钡餐检查病变黏膜粗糙，局部压痛，但不能发现糜烂性病变，且不能用于急性或活动性出血患者。

六、诊断与鉴别诊断

急性胃炎无特征性临床表现，诊断主要依靠病史及内镜检查，以上腹痛为主要症状者应与下列疾病鉴别。

（一）急性胰腺炎

有突然发作的上腹部剧烈疼痛，放射至背部及腰部，血清淀粉酶升高，B 超或 CT 显示胰腺肿大，严重患者腹腔穿刺可抽出血性液体且淀粉酶增高。

（二）胆道蛔虫症

骤然发生上腹部剧烈绞痛，可放射至左、右肩部及背部，发作时辗转不安，剑突下偏右压痛明显，可伴呕吐，有时吐出蛔虫，B 超见胆总管内有虫体异物。

七、治疗

1. 单纯性胃炎 以对症治疗为主，去除病因，解痉止吐，口服黏膜保护剂，对细菌感染尤其伴有腹泻者可选用小檗碱、卡那霉素及氨苄西林等抗生素。有幽门螺杆菌者，则应做清除治疗。

2. 糜烂性胃炎 应控制出血，去除应激因素，可用 H_2 受体拮抗剂：西咪替丁 20 ~ 40mg/（kg·d），法莫替丁 0.4 ~ 0.8mg/（kg·d），或质子泵阻滞剂奥美拉唑 0.6 ~ 0.8mg/（kg·d），以及应用止血药如巴曲酶注射，凝血酶口服等。

3. 腐蚀性胃炎 应根据腐蚀剂性质给予相应中和药物，如口服镁乳氢氧化铝、牛奶和鸡蛋清等治疗强酸剂腐蚀。

（张秀英）

第五节 慢性胃炎

慢性胃炎（chronic gastritis）是指各种原因持续反复作用于胃黏膜所引起的慢性炎症。慢性胃炎发病原因尚未明了，各种饮食、药物、微生物、毒素以及胆汁反流，均可能与慢性胃炎的发病有关。近年的研究认为幽门螺杆菌的胃内感染是引起慢性胃炎最重要的因素，其产生的机制与黏膜的破坏和保护因素之间失去平衡有关。

一、病因及发病机制

（一）幽门螺杆菌

自从 1983 年澳大利亚学者 Warren 和 Marshall 首次从慢性胃炎患者的胃黏液中分离出幽门螺杆菌以来，大量的研究表明，幽门螺杆菌与慢性胃炎密切相关：在儿童中原发性胃炎幽门螺杆菌感染率高达 40%，慢性活动性胃炎高达 90% 以上，而正常胃黏膜几乎很难检出幽门螺杆菌。感染幽门螺杆菌后，胃部病理形态改变主要是胃窦黏膜小结节，小颗粒隆起，组织学显示淋巴细胞增多，淋巴滤泡形成，用药物将幽门螺杆菌清除后胃黏膜炎症明显改善，此外成人健康志愿者口服幽门螺杆菌证实可引发胃黏膜的慢性炎症，并出现上腹部痛、恶心及呕吐等症状；用幽门螺杆菌感染动物的动物模型也获得了成功，因此幽门螺杆菌是慢性胃炎的一个重要病因。

（二）化学性药物

小儿时期经常感冒和发热，反复使用非甾体类药物如阿司匹林和吲哚美辛等，使胃黏膜内源性保护物质前列腺素 E_2 减少，胃黏膜屏障功能降低，而致胃黏膜损伤。

（三）不合理的饮食习惯

食物过冷、过热、过酸、过辣、过咸，或经常暴饮暴食、饮食无规律等均可引起胃黏膜慢性炎症，食物中缺乏蛋白质及 B 族维生素也使慢性胃炎的易患性增加。

（四）细菌、病毒和（或）其毒素

鼻腔、口咽部的慢性感染病灶，如扁桃腺炎、鼻旁窦炎等细菌或其毒素吞入胃内，长期慢性刺激可引起慢性胃黏膜炎症。有报道 40% 的慢性扁桃腺炎患者其胃内有卡他性改变。急性胃炎之后胃黏膜损伤经久不愈，反复发作亦可发展为慢性胃炎。

（五）十二指肠液反流

幽门括约肌功能失调时，使十二指肠液反流入胃增加。十二指肠液中含有胆汁、肠液和胰液。胆盐可减低胃黏膜屏障对氢离子的通透性，并使胃窦部 G 细胞释放胃泌素，增加胃酸分泌，氢离子通过损伤的黏膜屏障并弥散进入胃黏膜引起炎症变化、血管扩张及炎性渗出增多，使慢性胃炎持续存在。

二、临床表现

小儿慢性胃炎的症状无特异性，多数有不同程度的消化不良症状，临床表现的轻重与胃黏膜的病变程度并非一致，且病程迁延。主要表现是反复腹痛，无明显规律性，通常在进食后加重。疼痛部位不确切，多在脐周。幼儿腹痛可仅表现不安和正常进食行为改变，年长儿症状似成人，常诉上腹痛，其次有嗳气、早饱、恶心、上腹部不适及泛酸。进食硬、冷、辛辣等食物或受凉、气温下降时可引发或加重症状。部分患儿可有食欲缺乏、乏力、消瘦及头晕，伴有胃糜烂者可出现黑便。体征多不明显，压痛部位可在中上腹或脐周，范围较广泛。

三、实验室检查

（一）胃酸测定

浅表性胃炎胃酸正常或偏低，萎缩性胃炎则明显降低，甚至缺酸。

（二）幽门螺杆菌检测

包括胃镜下取胃黏液直接涂片染色，组织切片染色找幽门螺杆菌，幽门螺杆菌培养，尿素酶检测。其次是非侵袭法利用细菌的生物特性，特别是幽门螺杆菌的尿素酶水解尿素的能力而形成的呼气试验（^{13}C – 尿素呼气）检测幽门螺杆菌。血清学幽门螺杆菌 IgG 抗体的测定，因不能提供细菌当前是否存在的依据，故不能用于目前感染的诊断，主要用于筛选或流行病学调查。以上方法中，以尿素酶法最为简便、快速，常一步完成。^{13}C – 尿素呼气试验，因此法价格昂贵，临床普及受到限制。

（三）其他检查

在 A 型萎缩性胃炎（胃体胃炎）血清中可出现壁细胞抗体、胃泌素抗体和内因子抗体等。多数萎缩性胃炎的血、尿胃蛋白醇原分泌减少，而浅表性胃炎多属正常。恶性贫血时血清维生素 B_{12} 水平明显减少。

四、X 线钡餐检查

X 线钡餐检查对慢性胃炎的诊断无多大帮助。依据国外资料，胃镜确诊为慢性胃炎者 X 线检查显示有胃黏膜炎症者仅 20% ~25%。虽然过去多数放射学者认为，胃紧张度的障碍、蠕动的改变及空腹胃内的胃液，可作为诊断胃炎的依据，但近年胃镜检查发现，这种现象系胃动力异常而并非胃炎所致。

五、胃镜检查

胃镜检查是慢性胃炎最主要的诊断方法，并可取黏膜活体组织做病理学检查。慢性胃炎在胃镜下表现为充血、水肿，反光增强，胃小凹明显，黏膜质脆易出血；黏液增多，微小结节形成，局限或大片状伴有新鲜或陈旧性出血点及糜烂。当胃黏膜有萎缩改变时，黏膜失去正常的橘红色，色泽呈灰色，皱襞变细，黏膜变薄，黏膜下血管显露。病理组织学改变，上皮细胞变性，小凹上皮细胞增生，固有膜炎症细胞浸润，腺体萎缩，炎症细胞主要是淋巴细胞及浆细胞。

六、诊断与鉴别诊断

慢性胃炎无特殊性表现，单凭临床症状诊断较为困难，对反复腹痛与消化不良症状的患儿确诊主要依靠胃镜检查与病理组织活体检查。根据有无腺体萎缩诊断为慢性浅表性胃炎或慢性萎缩性胃炎。根据炎症程度分为轻度（炎症浸润仅限于黏液的浅表 1/3）、中度（炎症累及黏膜的浅层 1/3～2/3）及重度（炎症超过黏膜浅层 2/3 以上）；若固有层内有中性粒细胞浸润则说明"活动性"。此外，常规在胃窦大弯或后壁距幽门 5cm 内取组织切片染色，快速尿素酶试验或细菌培养，或 ^{13}C – 尿素呼气试验检查幽门螺杆菌，如阳性则诊断为"幽门螺杆菌相关性胃炎"。发现幽门口收缩不良，反流增多，胆汁滞留胃内，病理切片示纤维组织增生，常提示胃炎与胆汁反流有关。

鉴别诊断：在慢性胃炎发作期时，可通过胃镜、B 超、24 小时 pH 监测综合检查，排除肝、胆、胰、消化性溃疡及反流性食管炎。在胃炎发作期，应注意与胃穿孔或阑尾炎早期鉴别。

七、预防

早期去除各种诱发或加重胃炎的原因，避免精神过度紧张、疲劳与各种刺激性饮食，注意气候变化，防止受凉，积极治疗口腔及鼻咽部慢性感染灶，少用对胃黏膜有刺激的药物。

慢性胃炎尚无特殊疗法，无症状者无需治疗。

（1）饮食：宜选择易消化无刺激性食物，少吃冷饮与调味品。

（2）根除幽门螺杆菌：对幽门螺杆菌引起的胃炎，尤为活动性胃炎，应给予抗幽门螺杆菌治疗。

（3）有腹胀、恶心、呕吐者，给予胃动力药物，如多潘立酮及西沙比利等。

（4）高酸或胃炎活动期者，可给予 H_2 受体阻滞剂：西咪替丁、雷尼替丁和法莫替丁。

（5）有胆汁反流者，给予胃达喜、熊去氧胆酸与胆汁酸结合及促进胆汁排空的药。

（夏家敏）

第六节　消化性溃疡

消化性溃疡（Peptic ulcer）是指发生在胃及十二指肠的溃疡，儿童较成人少见。近年随着诊断技术的进步，如纤维和电子内镜的广泛开展，儿童发病率有明显增加的趋势。本病可见于小儿时期任何年龄段，包括新生儿期。

一、病因及发病机制

本病的病因及发病机理尚不十分清楚。目前多认为消化性溃疡是致溃疡因素与抗溃疡因素之间不平衡，致溃疡因素超过抗溃疡因素所引起的。致溃疡因素主要为胃酸和有活性的胃蛋白酶；抗溃疡因素包括胃黏液、黏膜屏障和黏膜下血循环。胃溃疡主要由于胃黏膜抵抗力下降，十二指肠溃疡则与胃酸分泌增高有关。感染、气候、饮食习惯、情绪紧张、免疫、遗传等对本病的发生均有重要影响。幽门螺杆菌（HP）感染与本病发生有密切关系，尤其是十二指肠溃疡与 HP 感染的关系最为密切。HP 具鞭毛、易弯曲，在微氧环境中繁殖，能在黏膜上游动或侵入黏膜，主要定居在胃窦部，刺激胃窦部 G 细胞分泌更多的胃泌素，增加的胃泌素刺激壁细胞分泌更多的胃酸，因而促发本病。

二、诊断

（一）病史采集要点

（1）消化性溃疡一般病程较长，周期性发作和节律性疼痛是其特点。

（2）秋末、冬季以及变天、变节气时容易发作。

（3）主要症状：胃部（心窝部、上腹部）疼痛。胃溃疡疼痛多偏于左侧，十二指肠溃疡多偏于右侧。胃溃疡的疼痛节律是进食后半至 1 小时舒适，接着开始疼痛，而胃完全排空后（约食后 4 小时）又感舒适，即进食→舒适→疼痛→舒适。十二指肠球部溃疡的疼痛节律是进食后 1.5 小时至 4 个小时不疼痛，饥饿时（胃排空时）开始疼痛，直到下次进食才缓解，即进食→舒适→疼痛，称之为"空腹痛"。

（4）其他症状：嗳气、反酸、流涎、恶心、呕吐等。

（5）不同年龄段尚有不同特点

1）新生儿和婴儿：常为急性，以继发性多见，多因胃肠出血和穿孔就诊，且常与其他疾病同时发生，如败血症、心脏病、呼吸窘迫综合征。因症状易被原发病掩盖，故病情较复杂，较难确诊。

2）幼儿：主要症状为反复脐周疼痛，时间不固定，餐后常加重，或以反复呕吐、消化道出血为主要症状，往往伴食欲差、发育不良或消瘦。

3）年长儿：临床表现与成人相似，主要为上腹部疼痛，疼痛局限于胃或十二指肠部，有时放射至后背部和肩胛部。胃溃疡大多在进食后痛，十二指肠溃疡大多在餐前或夜间痛，进食后疼痛常可缓解。但应注意这些特点在许多小儿并不突出。有些患儿因伴有幽门痉挛，常有呕吐、嗳气。部分病例平时无腹痛，可表现为大便隐血阳性，并有贫血；亦可表现为消化道出血。当大量急性或慢性失血或溃疡穿孔时，则可引起休克、贫血、腹膜炎、胰腺炎。

（二）体格检查要点

剑突下压痛是主要的阳性体征。此外，尚有消瘦、面色苍白、慢性病容等表现。

（三）门诊资料分析

对疑诊病例应作 X 线钡餐检查，龛影是溃疡的直接证据。但一次检查阴性，不能排除本病的可能性，因有 25% 的龛影需多次检查才能发现。龛影常位于十二指肠球后壁或前壁及幽门窦部小弯侧。小儿的检出率常较成人低，胃溃疡的检出率更低，此与小儿消化性溃疡浅而小、易于愈合以及钡剂通过较快有关。球部变形是陈旧性溃疡的征象。球部痉挛、胃蠕动及张力增加、胃潴留、球部充盈不佳、黏膜粗糙、紊乱，局部压痛等，可提示溃疡，但应结合临床进行分析才能确诊。

（四）进一步检查项目

1. 胃镜检查　可确诊本病。胃镜下可见到溃疡凹陷底部有一层黄色或白色的坏死苔，周边充血水肿，甚至有渗血。如果胃溃疡的直径大于 2cm 或溃疡形态不好，基底僵硬、黏膜变脆，则可能是恶性溃疡（癌）或容易转变成溃疡型癌，需要特别注意，必须经常复查。胃镜检查能直接观察病变，了解病变的部位、形态、大小，并可取活检标本，诊断较为可靠。

年长儿多为慢性溃疡，溃疡一般为圆形或卵圆形，直径约数毫米，多为单发，偶见胃及十二指肠同时发生溃疡。溃疡可较浅表，呈糜烂状，也可深及黏膜下或肌层，甚至引起穿孔或累及血管引起出血。胃溃疡多位于胃小弯或胃窦部，十二指肠溃疡多发生于球部后壁。胃溃疡多位于胃小弯，愈近幽门处愈多见，尤多见于胃窦部。在胃底及大弯侧十分罕见。溃疡通常只一个，呈圆形或椭圆形，直径多在 2.5cm 以内。溃疡边缘整齐，状如刀切，底部通常穿越黏膜下层，深达肌层甚至浆膜层。溃疡处黏膜下层至肌层可完全被侵蚀破坏，代之以肉芽组织及瘢痕组织。十二指肠溃疡的形态与胃溃疡相似，发生部位多在十二指肠起始部（球部），以紧接幽门环的前壁或后壁最为多见。溃疡一般较胃溃疡小而浅，直径多在 1cm 以内。

新生儿及婴儿多为急性溃疡，黏膜上有出血性糜烂和小出血点，常为多发性，易愈合也易穿孔。

2. 幽门螺杆菌检查　方法很多，包括快呋塞米素酶试验、细菌培养或活检标本组织切片染色检查细菌、血清抗体检测，以及 ^{13}C 呼气试验等，均可用于 HP 感染的诊断。

3. 胃液分析　显示胃酸偏高。

4. 大便常规　活动性溃疡时，大便中常出现潜血。

（五）临床类型

可分为原发与继发两类。

1. 原发性溃疡　年长儿多见，病程多呈慢性经过。

2. 继发性溃疡　又称应激性溃疡或急性溃疡，占婴幼儿溃疡病 80% 以上，发病与应激状态及药物相关。其是指机体受到重大伤害时，如严重脑损伤、烧伤、失血性休克或其他严重疾病，胃及十二指肠黏膜发生应激性损害。应激性溃疡病多见于新生儿及 5 岁以下的小儿。本病起病急剧，溃疡常系多发，其临床表现为无痛性大量失血。X 线检查时见不到慢性炎症或龛影。颅脑损伤后的溃疡常位于胃及十二指肠的远端部位，其他疾病所致的溃疡多见于胃的近端部位。烧伤后引起的溃疡病常位于胃及十二指肠的近端部位。治疗主要采取有力措施进行止血。可用冰生理盐水洗胃止血、输血等。如内科治疗无效者可采用手术治疗结扎血管，并做迷走神经切断及幽门成形术。

（六）鉴别诊断要点

消化性溃疡的主要临床表现为腹痛、呕血和便血。

1. 腹痛　应与常见急腹症如肠痉挛、胆道蛔虫症及胆道痉挛鉴别。

2. 便血　应与肠套叠、肠重复畸形、肠息肉、回肠远端憩室出血、过敏性紫癜相鉴别。

3. 呕血　婴儿期的呕血应与维生素 K 缺乏症、食管裂孔疝鉴别；儿童期的呕血应与肝硬化时的胃及食管静脉曲张出血相鉴别。

三、治疗

（一）治疗原则

治疗目的是促进溃疡的愈合，解除疼痛，防止复发及并发症。治疗原则是有效地中和胃酸或抑制胃酸分泌，减低胃蛋白酶的活性，保护胃十二指肠黏膜，清除幽门螺杆菌及其他不良因素。

（二）治疗计划

1. 治疗分类　治疗分为抗酸、保护胃黏膜、对症治疗、抗 HP 治疗四个方面。

2. 治疗措施

（1）避免刺激性食物如酸、辣、生冷、油炸食物，避免应用损伤胃黏膜的药物，如红霉素、阿司匹林、非甾体类抗炎药（NSAID）等。牛奶、豆浆易引起胀气，应少吃。"少吃多餐"过多刺激胃酸和胃蛋白酶的分泌，对溃疡愈合不利。避免过度紧张、劳累，忌烟酒茶及汽水。

（2）对难治性溃疡者，应排除胃泌素瘤、胃癌或合并其他器质性病变，治疗上可改用抗 HP 四联疗法——质子泵抑制剂 + 铋剂 + 阿莫西林 + 甲硝唑，和/或联用不同作用环节的抑酸剂：M_1 受体阻断剂（如颠茄合剂）+ H_2 受体拮抗剂（西咪替丁）+ 胃泌素受体阻滞剂（如丙谷胺）。

（3）手术治疗：有以下情况必须考虑手术治疗①溃疡合并穿孔；②难以控制的溃疡大出血或反复出血经药物及内镜治疗不愈者；③幽门完全梗阻，经胃肠减压等保守治疗 72 小时仍无改善；④慢性难治性疼痛，影响小儿正常的生活、营养和生长发育。

（三）治疗方案的选择

1. 抗酸　H_2 受体拮抗剂在消化性溃疡的治疗中具有一定作用，但若单用，不再是主要的治疗措施，常作为抗幽门螺杆菌治疗方案中抗分泌药物。每种药物（西咪替丁、雷尼替丁、法莫替丁、尼扎替丁）虽具有不同的效力和半衰期，但都是组织胺 H_2 受体的竞争性拮抗剂。组织胺在迷走神经和胃泌素刺激的酸分泌中具有重要作用，使得 H_2 受体拮抗剂能有效抑制基础酸分泌和由食物、迷走神经和胃泌素刺激引起的酸分泌，胃液量和由组织胺引起的胃蛋白酶也相应下降。

H_2 受体拮抗剂可被胃肠道很好吸收，其生物利用度为 37% ~90%，在服药后 30 ~60 分钟可发挥作用，其峰值在 1 ~2 小时，静脉给药的效应更为迅速，其作用持续时间与剂量呈正比，范围为 6 ~20 小时，可生成几种无活性或活性较小的肝脏代谢物，但大部分以原形经肾脏被清除，用药时应根据肾功能而调节剂量。血液透析可清除 H_2 受体拮抗剂。西咪替丁具有轻微的抗肾上腺素能作用，表现为可逆性的男性乳房发育。据报道应用各种 H_2 拮抗剂可出现神志改变，腹泻、皮疹、药物热、肌痛、血小板减少症、窦性心动过缓及在快速静脉给药后可出现低血压，这可见于 <1% 的患者。西咪替丁可与 P_{450} 微粒体酶相互作用，可延迟其他药物的代谢物（如苯妥英、华法林、茶碱、安定、利多卡因）从该系统的清除，其

他 H_2 拮抗剂的这种作用较西咪替丁为小。

质子泵抑制剂是壁细胞顶端分泌膜上质子泵（酸）泵（即 $H^+/K^+ - ATP$ 酶）的强抑制剂。它能完全抑制酸分泌，而且作用时间很长。质子泵抑制剂是许多抗幽门螺杆菌治疗方案中的主要成分。在活动性十二指肠溃疡或胃溃疡抗菌治疗结束后，继续口服奥美拉唑每日 20mg 或兰索拉唑 30mg，连续 2 周，可促进溃疡愈合。当非甾体类消炎药相关的胃溃疡或十二指肠溃疡患者需继续应用非甾体类抗炎药时，质子泵抑制剂对溃疡的愈合作用比 H_2 受体拮抗剂更有效。既往曾认为长期应用质子泵抑制剂易形成胃癌，但事实并非如此。同样服用质子泵抑制剂的幽门螺杆菌感染患者可出现胃萎缩，但并不引起化生，也不增加发生胃腺癌的危险性。理论上，长期的酸抑制可引起细菌过度生长、肠道感染和维生素 B_{12} 吸收障碍，但实际中并未观察到。

2. 保护胃黏膜

（1）硫糖铝是一种蔗糖－铝复合物，可促进溃疡愈合，它对酸的分泌量和胃泌素分泌没有影响，其可能作用机制为抑制胃蛋白酶与其底物的相互作用，刺激黏膜前列腺素的合成和结合胆盐。硫糖铝对已发生溃疡的黏膜具有营养作用，这可能与其结合多种生长因子并促进其在溃疡部位集中有关。在胃的酸性环境中，硫糖铝可以分解并在溃疡基底部形成屏障，保护胃黏膜免受酸、胃蛋白酶和胆盐的损害。硫糖铝的全身吸收极少，3%～5% 的患者可发生便秘，硫糖铝可与其他药物结合，干扰其吸收。

（2）抗酸药可缓解症状，促进溃疡愈合和减少复发。它价格相对低廉，但每天需服用 5～7 次，合理抗酸药方案为餐后 1 小时，3 小时及临睡前服用。抗酸药有两种：①可吸收的抗酸药（如碳酸钠）产生快速、完全的中和作用，偶尔可短期使用以间歇性缓解症状，但因其可被吸收，持续应用可引起碱中毒；②不吸收的抗酸药（相对不溶解的弱碱）由于全身性副反应较少而常被选用，它可和盐酸相互作用，形成吸收差的盐，提高胃内 pH，当胃内 pH > 4.0 时，胃蛋白酶活性下降，胃蛋白酶可被某些制酸药所吸附。制酸药可干扰其他药物（如四环素、地高辛、铁剂）的吸收。氢氧化铝是一种相对安全的常用制酸药。由于铝在胃肠道内可结合磷酸盐，长期应用偶尔可导致磷缺乏，在酒精中毒、营养不良、肾脏疾病，包括正在接受血液透析的患者中，发生磷缺乏的可能性增加。氢氧化铝可引起便秘。氢氧化镁较氢氧化铝的作用更强，但可引起腹泻。为了限制腹泻，许多专利的制酸药中含有氢氧化铝和氢氧化镁，有的则含有氢氧化铝和三硅酸镁，后者中和胃酸的能力较弱。因为少量的镁可被吸收，所以对有肾脏疾病的患者，应慎重使用镁制剂。

（3）前列腺素：某些前列腺素（特别是米索前列醇）可抑制酸分泌和提高黏膜的防御机制。前列腺素衍生物在治疗消化性溃疡病中主要是作用于非甾体类消炎药诱发的黏膜损伤区域。对非甾体类消炎药诱发的溃疡高危患者（如过去曾发生过溃疡或溃疡并发症者，同时正在服用皮质激素者），在服用非甾体类消炎药的同时，推荐口服米索前列醇 200μg，每日 4 次（成人剂量）。米索前列醇的常见副作用是腹部痉挛和腹泻，可见于 30% 患者。

3. 抗 HP 治疗　过去对胃和十二指肠溃疡的治疗集中于中和或降低胃液酸度，而现已转向根除幽门螺杆菌。对伴有急性溃疡的所有幽门螺杆菌感染的患者和过去经内镜或钡剂检查诊断为胃溃疡或十二指肠溃疡的患者，即使无症状或正在进行长期的抗酸治疗，也应考虑进行抗菌治疗，因为根除幽门螺杆菌可预防远期并发症，尤其对过去史中有并发症（如出血、穿孔）的患者，就更为重要。对幽门螺杆菌的抗菌治疗是不断发展的，因为没有一种抗生素能够治疗绝大多数的幽门螺杆菌感染，故不主张单一用药。最初推荐以铋剂为基础的三联疗法，现在受到其他疗法的挑战。不管应用何种疗法，抗生素的耐药性、医师的建议及患者的依从性是决定治疗成功的关键。

抗幽门螺杆菌治疗方案中，铋剂、甲硝唑和四环素联用治疗幽门螺杆菌感染是第一种也是最常应用的治疗方案之一，连用 2 周可治愈 80% 的患者。现多推荐同时给予抗酸分泌的药物，连续 4 周，以促进溃疡愈合。质子泵抑制剂可抑制幽门螺杆菌感染，并可使溃疡快速愈合。由质子泵抑制剂引起的胃内 pH 升高可提高组织抗生素的浓度和效力，并可创造不利于幽门螺杆菌感染生存的环境。持续 2 周应用奥美拉唑和克拉霉素的两联疗法根除率约为 80%。有结果提示奥美拉唑或兰索拉唑加用两种抗生素的三联疗法连用 7～14 天是一种疗效高的方案，可治愈约 90% 的患者。以质子泵抑制剂为基础的三联疗法的主要优点在于治疗周期短，每日只需 2 次给药，极好的耐受性和非常高的根除率，但价格较昂贵。

4. 对症治疗和辅助治疗　腹胀、呕吐或胆汁反流者加用多潘立酮（吗叮啉）每次 0.3～0.5mg/kg、tid、西沙必利（新络纳或加斯清）每次 0.1～0.2mg/kg，tid 或铝碳酸镁（胃达喜）每次 10mg/kg，tid。胃剧痛时，可加服复方氢氧化铝 $1^{\#}$～$2^{\#}$tid，餐前服；或加服抗胆碱能药物如澳化丙胺太林（普鲁本辛），1～2mg/（kg·d），分 3 次口服。由于澳化丙胺太林减慢胃排空，而多潘立酮作为胃动力药能促进胃排空及增加食管的蠕动，故两者不能同时使用。

尚无证据表明改变膳食能促进溃疡愈合或防止复发，因此许多医师推荐只要剔除饮食中能引起患者不适的食物（如果汁、香料和脂肪食物）即可。牛奶曾作为治疗的主要食物，但不能促进溃疡愈合，实际上它可促进胃酸分泌。

5. 手术　经过现行的药物治疗，需要手术的患者明显减少。适应证包括穿孔、内科治疗无效的梗阻，不能控制或反复的出血，胃溃疡恶变可能和内科治疗不能控制的顽固性症状。急性穿孔常需紧急手术，越是延迟，预后越差。手术后症状的发生率和类型随术式而异。

胃切除术包括胃窦切除术、半胃切除术、胃部分切除术及胃次全切除术（即切除胃的远端 30%～90%，并作胃十二指肠吻合术 – Billroth I 式或胃空肠吻合术 – Billroth II 式），伴或不伴有迷走神经切除。

在胃切除术后，30% 患者可出现明显症状，包括体重减轻、消化不良、贫血、倾倒综合征、反应性低血糖、胆汁性呕吐、动力障碍和溃疡复发等。体重减轻常见于胃次全切除术后，由于早饱感（因残胃腔小），为防止倾倒综合征的发生或其他餐后症状，患者可能会限制食物摄入。因为胃腔小，即使中等量进食，患者也会出现腹胀和不适，故应鼓励少食多餐。胰胆旁路导致的消化不良和脂肪泻，特别是在 Billroth II 式吻合术后，也可引起体重减轻。常见贫血，常为缺铁所引起，偶尔可因内因子缺乏或细菌过度生长导致维生素 B_{12} 缺乏所致。另外也可发生骨软化。对全胃切除的患者，推荐每日肌注维生素 B_{12} 作补充治疗；对胃次全切除的患者，若怀疑有维生素 B_{12} 缺乏，也应作维生素 B_{12} 补充治疗。胃手术特别是切除术后可发生倾倒综合征，表现为进食后很快出现虚弱、头晕、出汗、恶心、呕吐和心悸，特别是在进食高渗食物后，这种现象被称为早期倾倒综合征，其病因学尚不清楚，但可能与自主反射、血管内容量收缩和小肠内血管活性物质的释放有关。改进膳食，包括少食多餐、低碳水化合物饮食常有帮助。反应性低血糖或晚期倾倒综合征是因为碳水化合物从胃腔内过快排空所引起。早期的血糖峰值可促进胰岛素的过多分泌，导致餐后数小时后发生症状性低血糖。患者宜摄入高蛋白、低碳水化合物和足够热量的饮食（采取少食多餐）。动力障碍包括胃轻瘫和粪石形成，可因胃运动收缩Ⅲ相降低所引起，见于胃窦部切除或迷走神经切断术后。腹泻常见于迷走神经切断术后。对十二指肠溃疡，最近推荐的术式是高选择性或壁细胞性迷走神经切断术（仅切断胃体部的传入神经，而不切断胃窦部的传入神经，使输出道功能不受限制），其死亡率低，并可预防由切除术和传统迷走神经切断术导致的疾病。高选择性迷走神经切断术的术后溃疡复发率为5%～12%，切除术术后为2%～5%。术后溃疡可为内镜检查所诊断，通常对质子泵抑制剂或 H_2 拮抗剂治疗有效。对复发性溃疡，应通过胃液分析以确定迷走神经切断的完全性，若存在幽门螺杆菌，应行抗菌治疗，并通过血清胃泌素测定以排除胃泌素瘤。

四、预后

1. 愈合　如果溃疡不再发展，渗出物及坏死组织逐渐被吸收、排除。已被破坏的肌层不能再生，底部的肉芽组织增生形成瘢痕组织充填修复，同时周围的黏膜上皮再生，覆盖溃疡面而愈合。临床表现为症状和体征完全消失。

2. 出现并发症

（1）幽门狭窄：约发生于3%的患者，经久的溃疡易形成大量瘢痕。由于瘢痕收缩可引起幽门狭窄，使胃内容通过困难，继发胃扩张，患者出现反复呕吐。

（2）穿孔：约见于5%的患者，十二指肠溃疡因肠壁较薄更易发生穿孔。穿孔后由于胃肠内容漏入腹腔而引起腹膜炎。

（3）出血：因溃疡底部毛细血管破坏，溃疡面常有少量出血。此时患者大便内常可查出潜血，重者出现黑便，有时伴有呕血。溃疡底较大血管被腐蚀破裂则引起大出血，约占患者的10%～35%。

（4）癌变：仅报道于成人，多见于胃溃疡，十二指肠溃疡几乎不发生癌变。癌变多发生于长期胃溃疡病患者，癌变率在1%或1%以下。癌变来自溃疡边缘的黏膜上皮或腺体，因不断受到破坏及反复再生，在此过程中在某种致癌因素作用下细胞发生癌变。

（徐　琳）

第七节　功能性消化不良

功能性消化不良（functional dyspepsia，FD）是指有持续存在或反复发作的上腹痛、腹胀、早饱、嗳气、厌食、胃灼热、泛酸、恶心及呕吐等消化功能障碍症状，经各项检查排除器质性疾病的一组小儿消化内科最常见的临床综合征。功能性消化不良的患儿主诉各异，又缺乏肯定的特异病理生理基础，因此，对这一部分患者，曾有许多命名，主要有功能性消化不良、非溃疡性消化不良（non ulcer dyspepsia，NUD）、特发性消化不良（idiopathic dyspepsia）、原发性消化不良（essential dyspepsia）、胀气性消化不良（flatulent dyspepsia）以及上腹不适综合征（epigastric distress syndrome）等。目前国际上多采用前三种命名，而"功能性消化不良"尤为大多数学者所接受。

一、流行病学

FD 发病十分普遍，美国东北部郊区 507 名社区青少年调查发现，5% ~10% 的受调查者具有典型的消化不良症状。西伯利亚青少年消化不良调查表明，女性患病率为 27%，男性为 16%。意大利北部校园儿童研究表明 3.5% 存在溃疡样消化不良的表现，3.7% 存在动力障碍样消化不良，但本研究中未纳入 12 岁以上的青少年，所以患病率低。一项在儿科消化专科门诊进行的研究表明，4 ~9 岁功能性胃肠病患儿中，13.5% 被诊断为消化不良，10 ~18 岁中有 10.2% 有消化不良。

在我国此病有逐年上升的趋势，以消化不良为主诉的成人患者约占普通内科门诊的 11%、占消化专科门诊的 53%。国内儿科患者中功能性消化不良的发病率尚无规范的统计。

二、病因及发病机制

FD 的病因不明，其发病机制亦不清楚。目前认为是多种因素综合作用的结果。这些因素包括了饮食和环境、胃酸分泌、幽门螺旋杆菌感染、消化道运动功能异常、心理因素以及一些其他胃肠功能紊乱性疾病，如胃食管反流性疾病（GERD）、吞气症及肠易激综合征等。

1. 饮食与环境因素　FD 患者的症状往往与饮食有关，许多患者常常主诉一些含气饮料、咖啡、柠檬或其他水果以及油炸类食物会加重消化不良。虽然双盲法食物诱发试验对食物诱因的意义提出了质疑，但许多患儿仍在避免上述食物并平衡了膳食结构后感到症状有所减轻。

2. 胃酸　部分 FD 的患者会出现溃疡样症状，如饥饿痛，在进食后渐缓解，腹部有指点压痛，当给予制酸剂或抑酸药物症状可在短期内缓解。这些都提示这类患者的发病与胃酸有关。

然而绝大多数研究证实 FD 患者基础胃酸和最大胃酸分泌量没有增加，胃酸分泌与溃疡样症状无关，症状程度与最大胃酸分泌也无相关性。所以，胃酸在功能性消化不良发病中的作用仍需进一步研究。

3. 慢性胃炎与十二指肠炎　功能性消化不良患者中大约有 30% ~50% 经组织学检查证实为胃窦胃炎，欧洲不少国家将慢性胃炎视为功能性消化不良，认为慢性胃炎可能通过神经及体液因素影响胃的运动功能，也有作者认为非糜烂性十二指肠炎也属于功能性消化不良。应当指出的是，功能性消化不良症状的轻重并不与胃黏膜炎症病变相互平行。

4. 幽门螺杆菌感染　幽门螺杆菌是一种革兰阴性细菌，一般定植于胃的黏液层表面。幽门螺杆菌感染与功能性消化不良关系的研究结果差异很大，有些研究认为幽门螺杆菌感染是 FD 的病理生理因素之一，因为在成人中，功能性消化不良患者的胃黏膜内常可发现幽门螺杆菌，检出率在 40% ~70% 之间。但大量的研究却表明：FD 患者的幽门螺杆菌感染率并不高于正常健康人，阳性幽门螺杆菌和阴性幽门螺杆菌者的胃肠运动和胃排空功能无明显差异，且幽门螺杆菌阳性的 FD 患者经根除幽门螺杆菌治疗后其消化不良症状并不一定随之消失，进一步研究证实幽门螺杆菌特异性抗原与 FD 无相关性，甚至其特异血清型 CagA 与任何消化不良症状或任何原发性功能性上腹不适症状均无关系。目前国内学者的共识意见为幽门螺杆菌感染为慢性活动性胃炎的主要病因，有消化不良症状的幽门螺杆菌感染者可归属于 FD 范畴。

5. 胃肠运动功能障碍 许多的研究都认为 FD 其实是胃肠道功能紊乱的一种。它与其他胃肠功能紊乱性疾病有着相似的发病机制。近年来随着对胃肠功能疾病在生理学（运动 - 感觉）、基础学（脑 - 肠作用）及精神社会学等方面的进一步了解，并基于其所表现的症状及解剖位置，罗马委员会制定了新的标准，即罗马Ⅲ标准。罗马Ⅲ标准不仅包括诊断标准，亦对胃肠功能紊乱的基础生理、病理、神经支配及胃肠激素、免疫系统做了详尽的叙述，同时在治疗方面也提出了指导性意见。因此罗马Ⅲ标准是目前世界各国用于功能性胃肠疾病诊断、治疗的一个共识文件。

该标准认为：胃肠道运动在消化期与消化间期有不同的形式和特点。消化间期运动的特点则是呈现周期性移行性综合运动。空腹状态下由胃至末端回肠存在一种周期性运动形式，称为消化间期移行性综合运动（MMC）。大约在正常餐后 4 ~ 6 小时，这种周期性、特征性的运动起于近端胃，并缓慢传导到整个小肠。每个 MMC 由 4 个连续时相组成：Ⅰ相为运动不活跃期；Ⅱ相的特征是间断性蠕动收缩；Ⅲ相时胃发生连续性蠕动收缩，每个慢波上伴有快速发生的动作电位（峰电位），收缩环中心闭合而幽门基础压力却不高，处于开放状态，故能清除胃内残留食物；Ⅳ相是Ⅲ相结束回到Ⅰ相的恢复期。与之相对应，在Ⅲ期还伴有胃酸分泌、胰腺和胆汁分泌。在消化间期，这种特征性运动有规则的重复出现，每一周期约 90 分钟左右。空腹状态下，十二指肠最大收缩频率为 12 次/分，从十二指肠开始 MMC 向远端移动速度为 5 ~ 10cm/min，90 分钟后达末端回肠，其作用是清除肠腔内不被消化的颗粒。

消化期的运动形式比较复杂。进餐打乱了消化间期的活动，出现一种特殊的运动类型：胃窦 - 十二指肠协调收缩。胃底出现容受性舒张，远端胃出现不规则时相性收缩，持续数分钟后进入较稳定的运动模式，即 3 次/分的节律性蠕动性收缩，并与幽门括约肌的开放和十二指肠协调运动，推动食物进入十二指肠。此时小肠出现不规则、随机的收缩运动，并根据食物的大小和性质，使得这种运动模式可维持 2.5 ~ 8 小时。此后当食物从小肠排空后，又恢复消化间期模式。

在长期的对 FD 患者的研究中发现：约 50% FD 患者存在餐后胃排空延迟，可以是液体或（和）固体排空障碍。小儿 FD 中有 61.53% 胃排空迟缓。这可能是胃运动异常的综合表现，胃近端张力减低、胃窦运动减弱以及胃电紊乱等都可以影响胃排空功能。胃内压力测定发现，25% 功能性消化不良胃窦运动功能减弱，尤其餐后明显低于健康人，甚至胃窦无收缩。儿童中，FD 患儿胃窦收缩幅度明显低于健康儿。胃容量 - 压力关系曲线和电子恒压器检查发现患者胃近端容纳舒张功能受损，胃顺应性降低，近端胃壁张力下降。

部分 FD 患者有小肠运动障碍，以近端小肠为主，胃窦 - 十二指肠测压发现胃窦 - 十二指肠运动不协调，主要是十二指肠运动紊乱，约有 1/3 的 FD 存在肠易激综合征。

6. 内脏感觉异常 许多功能性消化不良的患者对生理或轻微有害刺激的感受异常或过于敏感。一些患者对灌注酸和盐水的敏感性提高；一些患者即使在使用了 H_2 受体拮抗剂阻断酸分泌的情况下，静脉注射五肽胃泌素仍会发生疼痛。一些研究报道，球囊在近端胃膨胀时，功能性消化不良患者的疼痛往往会加重，他们疼痛发作时球囊膨胀的水平显著低于对照组。因此，内脏感觉的异常在功能性消化不良中可能起到了一定作用。但这种感觉异常的基础尚不清楚，初步研究证实功能性消化不良患者存在两种内脏传入功能障碍，一种是不被察觉的反射传入信号，另一种为感知信号。两种异常可单独存在，也可以同时出现于同一患者。当胃肠道机械感受器感受扩张刺激后，受试者会因扩张容量的逐渐增加而产生感知、不适及疼痛，从而获得不同状态的扩张容量，功能性消化不良患者感知阈明显低于正常人，表明患者感觉过敏。

7. 心理社会因素 心理学因素是否与功能性消化不良的发病有关一直存在着争议。国内有学者曾对 186 名 FD 患者的年龄、性别、生活习惯以及文化程度等进行了解，并做了焦虑及抑郁程度的评定，结果发现 FD 患者以年龄偏大的女性多见，它的发生与焦虑及抑郁有较明显的关系。但目前尚无确切的证据表明功能性消化不良症状与精神异常或慢性应激有关。功能性消化不良患者重大生活应激事件的数量也不一定高于其他人群，但很可能这些患者对应激的感受程度要更高。所以作为医生，要了解患者的疾病就需要了解患者的性格特征及生活习惯等，这可能对治疗非常重要。

8. 其他胃肠功能紊乱性疾病

（1）胃食管反流性疾病（GERD）：胃灼热和反流是胃食管反流的特异性症状，但是许多 GERD 患者并无此明显症状，有些患者主诉既有胃灼热又有消化不良。目前有许多学者已接受了以下看法：有少数 GERD 患者并无食管炎，许多 GERD 患者具有复杂的消化不良病史，而不仅是单纯胃灼热与酸反流症状。用食管 24 小时 pH 监测研究发现：约有 20% 的功能性消化不良患者和反流性疾病有关。最近 Sandlu 等报告，20 例小儿厌食中，12 例（60%）有胃食管反流。因此，有充分的理由认为胃食管反流性疾病和某些功能性消化不良的病例有关。

（2）吞气症：许多患者常下意识地吞入过量的空气，导致腹胀、饱胀和嗳气，这种情况也常继发于应激或焦虑。对于此类患者，治疗中进行适当的行为调适往往非常有效。

（3）肠易激综合征（IBS）：功能性消化不良与其他胃肠道紊乱之间常常有许多重叠。约有 1/3 的 IBS 患者有消化不良症状；功能性消化不良患者中有 IBS 症状的比例也近似。

三、临床表现及分型

临床症状主要包括上腹痛、腹胀、早饱、嗳气、厌食、胃灼热、泛酸、恶心和呕吐。病程多在 2 年内，症状可反复发作，也可在相当一段时间内无症状。可以某一症状为主，也可有多个症状的叠加。多数难以明确引起或加重病情的诱因。

1989 年，美国芝加哥 FD 专题会议将功能性消化不良分为 5 个亚型：反流样消化不良（reflux like dyspepsia）、运动障碍样消化不良（dysmotility like dyspepsia）、溃疡样消化不良（ulcer like dyspepsia）、吞气症（aerophagia）及特发性消化不良（idiopathic dyspepsia）。目前采用较多的是 4 型分类：①运动障碍样型；②反流样型；③溃疡样型；④非特异型。

1. 运动障碍样消化不良 此型患者的表现以腹胀、早饱及嗳气为主。症状多在进食后加重。过饱时会出现腹痛、恶心，甚至呕吐。动力学检查约 50% ~ 60% 患者存在胃近端和远端收缩和舒张障碍。

2. 反流样消化不良 突出的表现是胸骨后痛，胃灼热，反流。内镜检查未发现食管炎，但 24 小时 pH 监测可发现部分患者有胃食管酸反流。对于无酸反流者出现此类症状，认为与食管对酸敏感性增加有关。

3. 溃疡样消化不良 主要表现与十二指肠溃疡特点相同，夜间痛，饥饿痛，进食或服抗酸剂能缓解，可伴有反酸，少数患者伴胃灼热，症状呈慢性周期性。内镜检查未发现溃疡和糜烂性炎症。

4. 非特异型消化不良　消化不良表现不能归入上述类型者。常合并肠易激综合征。

但是，2006 年颁布的罗马Ⅲ标准对 FD 的诊断更加明确及细化：指经排除器质性疾病、反复发生上腹痛、烧灼感、餐后饱胀或早饱半年以上且近 3 个月有症状，成人根据主要症状的不同还将 FD 分为餐后不适综合征（postprandial distress syndrome，PDS，表现为餐后饱胀或早饱）和腹痛综合征（epigastric pain syndrome，EPS，表现为上腹痛或烧灼感）两个亚型。

四、诊断及鉴别诊断

（一）诊断

对于功能性消化不良的诊断，首先应排除器质性消化不良。除了仔细询问病史及全面体检外，应进行以下的器械及实验室检查：①血常规；②粪隐血试验；③上消化道内镜；④肝胆胰超声；⑤肝肾功能；⑥血糖；⑦甲状腺功能；⑧胸部 X 检查。其中①～④为第一线检查，⑤～⑧为可选择性检查，多数根据第一线检查即可基本确定功能性消化不良的诊断。此外，近年来开展的胃食管 24 小时 pH 监测、超声或放射性核素胃排空检查以及胃肠道压力测定等多种胃肠道动力检查手段，在 FD 的诊断与鉴别诊断上也起到了十分重要的作用。许多原因不明的腹痛、恶心及呕吐患者往往经胃肠道压力检查找到了病因，这些检查也逐渐开始应用于儿科患者。

（二）功能性消化不良通用的诊断标准

（1）慢性上腹痛、腹胀、早饱、嗳气、泛酸、胃灼热、恶心、呕吐、喂养困难等上消化道症状，持续至少 4 周。

（2）内镜检查未发现胃及十二指肠溃疡、糜烂和肿瘤等器质性病变，未发现食管炎，也无上述疾病史。

（3）实验室、B 超及 X 线检查排除肝、胆、胰疾病。

（4）无糖尿病、结缔组织病、肾脏疾病及精神病史。

（5）无腹部手术史。

（三）儿童功能性消化不良的罗马Ⅲ诊断标准

必须包括以下所有项：

（1）持续或反复发作的上腹部（脐上）疼痛或不适。

（2）排便后不能缓解，或症状发作与排便频率或粪便性状的改变无关（即除外肠易激综合征）。

（3）无炎症性、解剖学、代谢性或肿瘤性疾病的证据可以解释患儿的症状。

诊断前至少 2 个月内，症状出现至少每周 1 次，符合上述标准。

（四）鉴别诊断

1. 胃食管反流　胃食管反流性疾病功能性消化不良中的反流亚型与其鉴别困难。胃食管反流性疾病具有典型或不典型反流症状，内镜证实有不同程度的食管炎症改变，24 小时食管 pH 监测有酸反应，无内镜下食管炎表现的患者属于反流样消化不良或胃食管反流性疾病不易确定，但两者在治疗上是相同的。

2. 具有溃疡样症状的器质性消化不良　包括：十二指肠溃疡、十二指肠炎、幽门管溃疡、幽门前区溃疡、糜烂性胃窦炎。在诊断功能性消化不良溃疡亚型前，必须进行内镜检查以排除以上器质性病变。

3. 胃轻瘫　许多全身性的或消化道疾病均可引起胃排空功能的障碍，造成胃轻瘫。较常见的原因有糖尿病、尿毒症及结缔组织病。在诊断功能性消化不良运动障碍亚型时，应仔细排除其他原因所致的胃轻瘫。

4. 慢性难治性腹痛（CIPA）　　CIPA患者70%为女性，多有身体或心理创伤史。患者常常主诉有长期腹痛（超过6个月），且腹痛弥漫，多伴有腹部以外的症状。大多数患者经过广泛的检查而结果均为阴性。这类患者多数有严重的潜在的心理疾患，包括抑郁、焦虑和躯体形态的紊乱。他们常坚持自己有严重的疾病并要求进一步检查。对这类患者应提供多种方式的心理、行为和药物联合治疗。

五、预防

并非所有的功能性消化不良的患儿均需接受药物治疗。有些患儿根据医生诊断得知无病及检查结果亦属正常后，可通过改变生活方式与调整食物种类来预防。如建立良好的生活习惯，避免心理紧张因素和刺激性食物，避免服用非甾体类消炎药。对于无法停药者应同时应用胃黏膜保护剂或H_2受体拮抗剂。

六、治疗

（一）一般治疗

一般说来，治疗中最重要的是在医生和患者之间建立一种牢固的治疗关系。医生应通过详细询问病史和全面细致的体格检查取得患者的信赖。经过初步检查之后，应与患者讨论鉴别诊断，包括功能性消化不良的可能。应向患者推荐合理的诊断和检查步骤，并向患者解释他们所关心的问题。经过诊断性检查之后，应告诉患者功能性消化不良的诊断，同时向他们进行宣教、消除疑虑，抑制"过分检查"的趋势，将重点从寻找症状的原因转移到帮助患者克服这些症状。

医生应该探究患者的生活应激情况，包括患者与家庭、学校、人际关系及生活环境有关的事物。改变他们的生活环境是不太可能的，应指导患者减轻应激反应的措施，如体育锻炼和良好的饮食睡眠习惯。

还应了解患者近期的饮食或用药的改变。要仔细了解可能使患者症状加重的食物和药物，并停止使用。

（二）药物治疗

对于功能性消化不良，药物治疗的效果不太令人满意。目前为止没有任何一种特效的药物可以使症状完全缓解。而且，症状的改善也可能与自然病程中症状的时轻时重有关，或者是安慰剂的作用。所以治疗的重点应放在生活习惯的改变和采取积极的克服策略上，而非一味地依赖于药物。在症状加重时，药物治疗可能会有帮助，但应尽量减少用量，只有在有明确益处时才可长期使用。

下面介绍一下治疗功能性消化不良的常用药物：

1. 抗酸剂和制酸剂

（1）抗酸剂：在消化不良的治疗用药中，抗酸剂是应用最广泛的一种。在西方国家这是一种非处方药，部分患者服用抗酸剂后症状缓解，但也有报告抗酸剂与安慰剂在治疗功能性消化不良方面疗效相近。

抗酸剂（碳酸氢钠、氢氧化铝、氧化镁、三硅酸镁）：在我国常用的有碳酸钙口服液、复方氢氧化铝片及胃达。这类药物对于缓解饥饿痛、反酸及胃灼热等症状有较明显效果。但药物作用时间短，须多次服用，而长期服用易引起不良反应。

（2）抑酸剂：抑酸剂主要指 H_2 受体拮抗剂和质子泵抑制剂。

H_2 受体拮抗剂治疗功能性消化不良的报道很多，药物的疗效在统计学上显著优于安慰剂。主要有西咪替丁、雷尼替丁及法莫替丁等。它们抑制胃酸的分泌，无论对溃疡亚型和反流亚型都有明显的效果。

质子泵抑制剂奥美拉唑，可抑制壁细胞 $H^+ - K^+ - ATP$ 酶，抑制酸分泌作用强，持续时间长，适用于 H_2 受体拮抗剂治疗无效的患者。

2. 促动力药物 根据有对照组的临床验证，现已肯定甲氧氯普胺（胃复安）、多潘立酮（吗丁啉）及西沙比利对消除功能性消化不良诸症状确有疗效。儿科多潘立酮应用较多。

（1）甲氧氯普胺：有抗中枢和外周多巴胺作用，同时兴奋 $5 - HT_4$ 受体，促进内源性乙酰胆碱释放，增加胃窦－十二指肠协调运动，促进胃排空。儿童剂量每次 0.2mg/kg，3～4 次/日，餐前 15～20 分钟服用。因不良反应较多，故临床应用逐渐减少。

（2）多潘立酮：为外周多巴胺受体阻抗剂，可促进固体和液体胃排空，抑制胃容纳舒张，协调胃窦－十二指肠运动，松弛幽门，从而缓解消化不良症状。儿童剂量每次 0.3mg/kg，3～4 次/日，餐前 15～30 分钟服用。1 岁以下儿童由于血脑屏障功能发育尚未完全，故不宜服用。

（3）西沙比利：通过促进胃肠道肌层神经丛副交感神经节后纤维末梢乙酰胆碱的释放，增强食管下端括约肌张力，加强食管、胃、小肠和结肠的推进性运动。对胃的作用主要有增加胃窦收缩，改善胃窦－十二指肠协调运动。降低幽门时相性收缩频率，使胃电活动趋于正常，从而加速胃排空。儿童剂量每次 0.2mg/kg，3～4 次/日，餐前 15～30 分钟服用。临床研究发现该药能明显改善消化不良症状，但因心脏的副作用，故应用受到限制。

（4）红霉素：虽为抗生素，也是胃动素激动剂，可增加胃近端和远端收缩活力，促进胃推进性蠕动，加速空腹和餐后胃排空，可用于 FD 小儿。

3. 胃黏膜保护剂 这类药物主要有硫糖铝、米索前列醇、恩前列素及蒙脱石散等。临床上这类药物的应用主要是由于功能性消化不良的发病可能与慢性胃炎有关，患者可能存在胃黏膜屏障功能的减弱。

4.5 - HT_3 受体拮抗剂和阿片类受体激动剂这两类药物促进胃排空的作用很弱，用于治疗功能性消化不良患者的原理是调节内脏感觉阈。但此类药在儿科中尚无用药经验。

5. 抗焦虑药 国内有人使用小剂量多塞平和多潘立酮结合心理疏导治疗功能性消化不良患者，发现对上腹痛及嗳气等症状有明显的缓解作用，较之不使用多塞平的患者有明显提高。因此，在对 FD 的治疗中，利用药物对心理障碍进行治疗有一定的临床意义。

（张秀英）

第八节　泄泻的中医治疗

泄泻是以大便次数增多，粪质稀薄或如水样为特征的一种小儿常见病。本病以2岁以下的小儿最为多见。虽一年四季均可发生，但以夏秋季节发病率为高，秋冬季节发生的泄泻，容易引起流行。一般及时治疗预后良好，但重者泄下过度，易见气阴两伤，甚至阴竭阳脱。久泻迁延不愈者，则易转为疳病或出现慢惊风。由于发病率高，危害性大，目前被列为我国儿童重点防治的"四病"之一。本病包括西医学所称的小儿肠炎、消化不良、肠功能紊乱。

一、诊疗

（一）病因病机（图9-1）

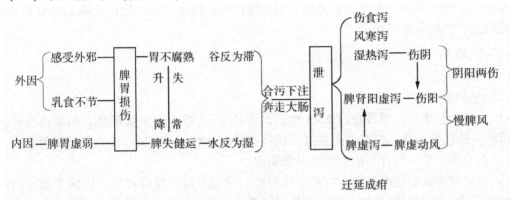

图9-1　病因病机示意

小儿泄泻发生的原因，以感受外邪、伤于饮食、脾胃虚弱为多见。其主要病变在脾胃。因胃主受纳腐熟水谷，脾主运化水湿和水谷精微，若脾胃受病，则饮食入胃之后，水谷不化，精微不布，清浊不分，合污而下，致成泄泻。故《幼幼集成·泄泻证治》说："夫泄泻之本，无不由于脾胃。盖胃为水谷之海，而脾主运化，使脾健胃和，则水谷腐化而为气血以行荣卫。若饮食失节，寒温不调，以致脾胃受伤，则水反为湿，谷反为滞，精华之气不能输化，乃致合污下降，而泄泻作矣。"

1. **感受外邪**　小儿脏腑柔嫩，肌肤薄弱，冷暖不知自调，易为外邪侵袭而发病。外感风、寒、暑、热诸邪常与湿邪相合而致泻，盖因脾喜燥而恶湿，湿困脾阳，运化失职，湿盛则濡泻，故前人有"无湿不成泻""湿多成五泻"之说。由于时令气候不同，长夏多湿，故外感泄泻以夏秋多见，其中又以湿热泻最常见，风寒致泻则四季均有。

2. **伤于饮食**　小儿脾常不足，运化力弱，饮食不知自节，若调护失宜，乳哺不当，饮食失节或不洁，过食生冷瓜果或难以消化之食物，皆能损伤脾胃，发生泄泻。如《素问·痹论》所说："饮食自倍，肠胃乃伤。"小儿易为食伤，发生伤食泻，在其他各种泄泻证候中亦常兼见伤食证候。

3. **脾胃虚弱**　小儿素体脾虚，或久病迁延不愈，脾胃虚弱，胃弱则腐熟无能，脾虚则运化失职，因而水反为湿，谷反为滞，不能分清别浊，水湿水谷合污而下，而成脾虚泄泻。亦有暴泻实证，失治误治，迁延不愈，如风寒、湿热外邪虽解而脾胃损伤，转成脾虚泄泻者。

4. 脾肾阳虚　脾虚致泻者，一般先耗脾气，继伤脾阳，日久则脾损及肾，造成脾肾阳虚。阳气不足，脾失温煦，阴寒内盛，水谷不化，并走肠间，而致澄澈清冷，洞泄而下的脾肾阳虚泻。

病机为脾胃运化失常，清浊相干，并走大肠。

病变脏腑在脾胃：无论是外感、食伤、还是正虚，其共同的病理变化，都是脾主运化的功能失常。脾胃升降失司，精华糟粕不分，清浊合污下流，是形成泄泻的基本机制。

病理因素为湿滞：外感暑热或风寒，皆夹湿；乳食内停酿生湿浊；脾胃虚弱湿自内生。脾喜燥恶湿，湿困中焦，运化失司，下泄作泻。

由于小儿稚阳未充、稚阴未长，患泄泻后较成人更易于损阴伤阳发生变证。重症泄泻患儿，泻下过度，易于伤阴耗气，出现气阴两伤，甚至阴伤及阳，导致阴竭阳脱的危重变证。若久泻不止，脾气虚弱，肝旺而生内风，可成慢惊风；脾虚失运，生化乏源，气血不足以荣养脏腑肌肤，久则可致疳病。

（二）诊断

1. 辨病

（1）诊断要点

1）大便次数增多，每日超过 3~5 次，多者达 10 次以上，呈淡黄色，如蛋花汤样，或黄绿稀溏，或色褐而臭，可有少量黏液。或伴有恶心，呕吐，腹痛，发热，口渴等症。

2）有乳食不节，饮食不洁或感受时邪病史。

3）重症腹泻及呕吐严重者，可见小便短少，体温升高，烦渴神疲，皮肤干瘪，囟门凹陷，目眶下陷，啼哭无泪等脱水征，以及口唇樱红，呼吸深长，腹胀等酸碱平衡失调和电解质紊乱的表现。

4）大便镜检可有脂肪球或少量白细胞、红细胞。

5）大便病原体检查可有致病性大肠埃希菌或病毒检查阳性等。

在正常情况下，婴儿大便次数比成人多，特别是母乳喂养的婴儿，大便呈糊状，质地稠匀，每天 2~4 次，食欲良好，精神正常，无呕吐、无发热等症状。泄泻患儿的大便次数较平常明显增多，大便质地的变化较次数的增加更为重要，如果大便次数虽然增加不明显，但大便内水分增多，质地稀薄，甚至如水样，精神萎软，亦当诊断为泄泻。

（2）鉴别诊断

1）痢疾：大便稀，有黏冻或脓血，便次增多，里急后重，腹痛明显。大便常规检查红细胞、白细胞均多，可找到吞噬细胞；大便培养有痢疾杆菌生长。

2）生理性腹泻：多见于 6 个月以下的小儿，外观虚胖，常伴湿疹，生后不久就腹泻，除大便次数增多外，食欲好，无呕吐，生长发育不受影响。添加辅食后大便逐渐转为正常。

2. 辨证

（1）辨病因：不同的病因可导致不同的证型，以及不同的大便性状。一般大便稀溏夹乳凝块或食物残渣，气味酸臭，或如败卵，多由伤乳伤食所致。大便清稀多泡沫，色淡黄，臭气不甚，多由风寒引起。水样或蛋花汤样便，量多，色黄褐，气秽臭，或见少许黏液，腹痛时作，多是湿热所致。大便稀薄或烂糊，色淡不臭，多食后作泻，是为脾虚所致。大便清稀，完谷不化，色淡无臭，多属脾肾阳虚。

（2）辨轻重：大便次数一般不超过 10 次，精神尚好，无呕吐，小便量可，属于轻证。泻下急暴，次频量多，神萎或烦躁，或有呕吐，小便短少，属于重证。若见皮肤干枯，囟门凹陷，啼哭无泪，尿少或无，面色发灰，精神萎靡等，则为泄泻的危重变证。

（3）辨虚实：泄泻病程短，泻下急暴，量多腹痛，多属实证。泄泻日久，泻下缓慢，腹胀喜按，多为虚证。迁延日久难愈，泄泻或急或缓，腹胀痛拒按者，多为虚中夹实。

（三）治则

泄泻治疗，以运脾化湿为基本法则。泄泻有虚有实，实证之湿，有寒湿、湿热之分，因此，祛除湿邪又有温化寒湿、清化湿热之别。虚证之湿，多由脾虚不能化湿，须用健脾化湿，若脾肾阳气不足者，则用温阳化湿之法。化湿必须使邪有出路，燥湿于中，选用芳香辟秽之品，使其消于无形；渗湿于下，选用淡渗利水之品，使其从小便而去。辨证时，实证以祛邪为主，根据不同的证型分别治以消食导滞，祛风散寒，清热利湿。虚证以扶正为主，分别治以健脾益气，补脾温肾。泄泻变证，分别治以益气养阴、酸甘敛阴，育阴回阳、救逆固脱。本病除内服药外，还常使用外治、推拿、针灸等法治疗。

（四）辨证论治

泄泻的治疗，以运脾化湿为基本法则。实证以祛邪为主，根据不同的证型分别治以清肠化湿、祛风散寒、消食导滞。虚证以扶正为主，分别治以健脾益气、补脾温肾。泄泻变证，总属正气大伤，分别治以益气养阴、酸甘敛阴、护阴回阳、救逆固脱。虚中夹实宜扶正祛邪，补中有消或消中有补，消补兼施。有伤阴、伤阳证者，宜养阴温阳。

1. 湿热泻

［证候］大便水样，或如蛋花汤样，泻下急迫、量多次频，气味秽臭，或见少许黏液，腹痛时作，或伴呕恶，或发热烦躁，口渴，小便短黄，舌质红，苔黄腻，脉滑数。

［治法］清肠解热，化湿止泻。

［主方］葛根黄芩黄连汤加减。

葛根 12g，黄芩 10g，黄连 3g，苍术 7g，川朴 7g，车前子 10g，火炭母草 10g，滑石 18g，薏苡仁 12g，甘草 3g。每日 1 剂，水煎服。（以 5 岁为例）。

2. 风寒泻

［证候］大便清稀，夹有泡沫，臭气不甚，或肠鸣腹痛，或伴恶寒发热，鼻流清涕，咳嗽，舌质淡，苔薄白，脉浮紧，指纹淡红。

［治法］疏风散寒，化湿和中。

［主方］藿香正气散加减。

藿香 8g（后下），苏叶 7g，陈皮 3g，苍术 7g，茯苓 10g，川朴 7g，法半夏 9g，大腹皮 10g，白芷 6g，甘草 3g。每日 1 剂，水煎服。（以 5 岁为例）。

3. 伤食泻

［证候］大便稀溏，夹有乳凝块或食物残渣，气味酸臭，或如败卵，脘腹胀满，便前腹痛，泻后痛减，腹痛拒按，嗳气酸馊，或有呕吐，不思乳食，夜卧不安，苔白厚腻，或微黄，脉滑实，指纹滞。

［治法］运脾和胃，消食化滞。

［主方］保和丸加减。

山楂 7g，神曲 7g，谷芽 10g，麦芽 10g，莱菔子 10g，陈皮 3g，茯苓 10g，法半夏 7g，连翘 10g，砂仁 4g（后下），苍术 7g，甘草 3g。每日 1 剂，水煎服。（以 5 岁为例）。

4. 脾虚泻

[证候] 大便稀溏，色淡不臭，多于食后作泻，时轻时重，面色萎黄，形体消瘦，神疲倦怠，舌淡苔白，脉缓弱，指纹淡。

[治法] 健脾益气，助运止泻。

[主方] 参苓白术散加减。

太子参 12g，茯苓 10g，白术 9g，山药 12g，扁豆 12g，莲子 10g，砂仁 6g（后下），薏苡仁 15g。每日 1 剂，水煎服。（以 5 岁为例）。

5. 脾肾阳虚泻

[证候] 久泻不止，大便清稀，澄澈清冷，完谷不化，或见脱肛，形寒肢冷，面色苍白，精神萎靡，睡时露睛，舌淡苔白，脉细弱，指纹色淡。

[治法] 温补脾肾，固涩止泻。

[主方] 附子理中汤合四神丸加减。

制附子 3g，人参 6g，白术 9g，炙甘草 3g，补骨脂 10g，肉豆蔻 6g，吴茱萸 6g，五味子 6g，大枣 6g。每日 1 剂，水煎服。（以 5 岁为例）。

6. 气阴两伤

[证候] 泻下无度，次频量多，质稀如水，精神萎靡或心烦不安，眼窝及囟门凹陷，皮肤干燥，啼哭泪少，口渴引饮，小便短少，甚至无尿，唇红面干，舌红津少，苔少或无苔，脉细数。

[治法] 健脾益气，酸甘敛阴。

[主方] 人参乌梅汤加减。

人参 5g，乌梅 6g，莲子 10g，山药 12g，甘草 3g，白术 9g，茯苓 12g。每日 1 剂，水煎服。（以 5 岁为例）。

7. 阴竭阳脱

[证候] 泻下不止，次频量多，精神萎靡，表情淡漠，面色青白或苍白，哭声微弱，啼哭无泪，尿少或无，四肢厥冷，舌淡无津，脉沉细欲绝。

[治法] 挽阴回阳，救逆固脱。

[主方] 生脉散合参附龙牡救逆汤加减。

麦冬 10g，五味子 3g，制附子 3g，人参 6g，龙骨 15g（先煎），牡蛎 15g（先煎），白芍 10g，甘草 3g，茯苓 12g，白术 10g，怀山药 12g。每日 1 剂，水煎服。（以 5 岁为例）。

（五）随证处理

1. 常证

（1）在湿热泻证型中，热重泻频加鸡苏散 10g，辣蓼 10g，马鞭草 10g；发热口渴加生石膏 10g，芦根 10g；湿重水泻加车前子 10g，苍术 10g；泛恶苔腻加藿香 5g，佩兰 5g；呕吐加竹茹 10g，半夏 5g；腹痛加木香 5g；纳差加焦山楂 10g，焦神曲 10g。

（2）在风寒泻证型中，大便质稀色淡，泡沫多，加防风炭 10g；腹痛甚，里寒重，加干姜 5g，砂仁（后下）5g，木香 5g；腹胀苔腻，加大腹皮 5g，厚朴 5g；夹有食滞者，去甘草、大枣，加焦山楂 10g，鸡内金 10g；小便短少加泽泻 10g，车前子 10g；恶寒鼻塞声重加荆芥10g，防风10g。

（3）在伤食泻证型中，腹痛加木香5g，槟榔10g；腹胀加厚朴5g，莱菔子10g；呕吐加藿香5g，生姜5g。

（4）脾虚泻中，胃纳呆滞，舌苔腻，加藿香5g，苍术10g，陈皮5g，焦山楂10g；腹胀不舒加木香5g，乌药10g；腹冷舌淡，大便夹不消化物，加炮姜5g；久泻不止，内无积滞者，加煨益智仁10g，肉豆蔻10g，石榴皮10g。

（5）在脾肾阳虚泻证型中，脱肛加炙黄芪10g，升麻10g；久泻滑脱不禁加诃子5g，石榴皮10g，赤石脂10g。

（6）小儿泄泻虽然可分风寒、伤食、湿热、脾虚、脾肾阳虚等不同证型，然各型之间常相互交织。风寒、脾虚泻易夹食，伤食泻又多外感风寒，湿热泻多伤暑，因此，治疗时要分清主次，相互兼顾。

2. 变证　在气阴两伤证型中，泻下不止加山楂炭10g，诃子5g，赤石脂10g；口渴引饮加石斛10g，玉竹10g，天花粉10g，芦根10g；大便热臭加黄连3g，辣蓼5g。

（六）预后转归

轻型腹泻无明显口干、眼窝凹陷、前囟凹陷、尿少、皮肤弹性差等脱水症状者预后较好。生理性腹泻和"秋季腹泻"一般预后良好。但应注意慢性迁延性腹泻影响婴儿对营养物质吸收，使婴儿抵抗力降低，易患各种感染性疾病，这不仅影响生长发育，还会由于并发症而发生危险。重型腹泻大便次数多，常伴频繁呕吐、精神萎靡、高热、腹胀、脱水症状等，应特别警惕。脱水、酸中毒和电解质紊乱都会对机体造成严重影响，如不及时抢救就会发生生命危险，因此应及时就医。

本病转归主要取决于素体脾胃强弱，治疗迟早得当，以及感邪轻重性质。感受暑热湿邪最易传变，其结果，或暑邪化火，内陷心包；或泻下不止，伤阴伤阳。另大泻不止，伤及脾阳，土虚水旺又可见慢脾风。

（七）预防与调护

（1）注意饮食卫生，食品应新鲜、清洁，不吃变质食品，不要暴饮暴食。饭前、便后要洗手，乳具、食具要卫生。

（2）提倡母乳喂养，不宜在夏季及小儿有病时断奶，遵照添加辅食的原则，注意科学喂养。

（3）避免长期滥用广谱抗生素，以防止难治性肠道菌群失调所致的腹泻。

（4）加强户外活动，注意气候变化，防止感受外邪，避免腹部受凉。

（5）适当控制饮食，减轻脾胃负担。对吐泻严重及伤食泄泻患儿暂时禁食，以后随着病情好转，逐渐增加饮食量。忌食油腻、生冷、污染及不易消化的食物。

（6）保持皮肤清洁干燥，勤换尿布。每次大便后，要用温水清洗臀部，扑上爽身粉，防止发生红臀。

（7）密切观察病情变化，及早发现泄泻变证。

（八）疗效评定

1. 治愈　大便成形，全身症状消失。大便镜检无异常，病原学检查阴性。

2. 好转　大便次数及水分减少，全身症状改善。大便镜检脂肪球或红、白细胞偶见。

3. 未愈 大便次数及水分未改善，或症状加重。

二、名家名方、医案

（一）罗笑容——苍蚕止泻汤治疗脾虚泄泻

组成：苍术 6g，蚕砂 6g，炒麦芽 12g，山楂炭 7g，炒扁豆 12g，云苓皮 12g，石榴皮 7g，白芍 10g，党参 10g。

主治：脾虚泄泻或久泻不愈证。症见大便溏，食后即泻，气味微腥不臭，面色萎黄，形体消瘦，神疲倦怠，舌质淡，苔白，脉缓滑。

加减：腹胀不适者，加厚朴、香附以理气止痛；腹痛甚者，加广木香（后下）以行气止痛；久泻不止者，加诃子收敛止泻；胃纳积滞、苔腻白者，加藿香、陈皮以芳香化湿、消食助运；尿少者，加泽泻利小便以实大便。

（二）秦廉泉——桃仁山楂止泻汤治疗乳食所伤泄泻

组成：桃仁 6g，山楂 10g，枳壳 6g，神曲 6g，白术 6g，茯苓 6g，陈皮 3g，鸡内金 5g。

主治：乳食所伤而酿成泄泻或完谷不化之证。症见脘腹胀满，腹痛腹泻，泻后痛减，便色黄白相兼，水谷夹杂，苔白厚腻。

（三）周慕新——加减五苓散治疗脾虚湿困泄泻

组成：茯苓 6g，猪苓 6g，泽泻 6g，白术 6g，扁豆 15g，车前子 10g，怀山药 15g。

主治：脾虚湿困泄泻。长夏季节，感受暑湿之邪，脾被湿困，饮食不能运化，水湿停蓄在内，合污下降，而成泄泻。

（四）周炳文——香葛合剂治疗湿热泄泻

组成：香薷 3g，扁豆 6g，厚朴 3g，葛根 9g，黄芩 5g，黄连 3g，木瓜 9g，甘草 3g。

主治：湿热泄泻。症见高热吐泻，其泻如倾，烦渴肛赤，肠鸣腹痛，小便短赤，舌红，苔黄，脉数，指纹浮露。

方解：葛根清热解肌升清，香薷、扁豆、厚朴除湿化浊，黄芩、黄连清热燥湿苦味坚肠，木瓜酸温而涩，兼有收敛肠道之力。

（五）张介安——家传六味止泻散随症加减治泄泻

组成：白术 10g，泽泻 10g，茯苓 10g，猪苓 10g，车前子 10g，木瓜 6g。

主治：小儿各型泄泻，但需根据病之因、性、时令不同而随症加减。

加减：腹泻兼外感风寒，加苏叶、姜夏；兼呕吐者，可加砂仁、藿香；伴有发烧、口渴者，加葛根、柴胡；若泄泻后坠胀夹白色黏液、苔厚腻者，主方胃苓汤研末泡服；如遇夏季泄泻，口渴喜饮，苔薄白，舌质淡，加鲜藿香、扁豆等；泄泻日久，便见绿色，四肢不温，脾肾阳虚，宜参苓白术散化裁。

（六）何炎燊——加味缩脾饮治湿泻

组成：葛根（湿纸裹煨）9g，扁豆炒微黄 15g，炙草 3g，草果 5g，砂仁 5g，乌梅肉 3g，白术（土炒）12g，车前子（炒）9g。

主治：脾虚湿困之泄泻，症见泄泻溏薄，黄白相兼，如蛋花样，腹满肠鸣，时有阵痛，面黄，倦怠，小便不利，口渴，多饮则呕，脉濡细或缓滞，其舌多淡，苔滑腻而薄或厚。

（七）罗笑容——加味葛根芩连汤治湿热泻

组成：葛根 10g，黄芩 7g，黄连 3g，泽泻 10g，甘草 3g，茯苓 12g，厚朴 7g。

主治：因伤风夹热积，由于喂养不当，积食生热，或再兼感暑邪，蕴结肠胃，内外相并而发为泄泻者。症见水样稀便，色黄气臭，腹痛即泻，暴注下迫，身热口渴，烦躁不安，小便短赤，舌质红苔黄腻，脉细数。

（八）钱育寿——自拟方治湿困泻

组成：藿梗 10g，苍术 10g，茯苓 10g，苏梗 10g，陈皮 6g，扁豆衣 10g，白蔻仁 6g，泽泻 10g，藕节 10g。

主治：小儿泄泻，由于小儿脏腑娇嫩，脾常不足，内湿困住脾运。

加减：若兼有外邪，发热流涕者，加鸡苏散、防风，解表祛邪；湿热相兼或热重于湿，暴注下迫，泻下如蛋花水样者，加葛根、黄芩、黄连、甘草，或用马齿苋、地锦草，以清肠止泻；兼有食积者，选加山楂、谷芽、麦芽、鸡内金、神曲，以消导助运；素体脾胃不健，中气虚弱者，加太子参，苍术改为白术；若脾阳素虚，泄泻二周不止，舌质淡嫩者，加炮姜以温脾止泻；对久泻滑脱不固者，加赤石脂或罂粟壳，以涩肠固脱；若有伤阴伤阳变证者，则宗急则治其标，综合权治。

（九）何炎燊医案——湿热夹滞，寒湿伤阳

例1：陈某，男，3岁。

初诊：患儿形神俱惫，发热（T 38.5℃），烦渴，腹满痛，1日泻下黄秽黏液便 6~7 次，小便短涩。家人谓病已 7 天，西医输液服药，中医灯燋腹部数十绕，及内服中药，热反增，泻更甚，诊其腹痛拒按，舌苔黄腻，脉滑数。

[辨证] 湿热内蕴，脾失健运，合污而下，实证。

[治法] 清热解毒利湿。

[方药] 葛根芩连汤加减。

煨葛根、神曲各 12g，黄连 7g，黄芩、金银花、车前子各 10g，滑石、焦山楂各 15g，麦芽 20g，甘草 3g。3 剂，日 1 剂，水煎服。

药后泻止，后以参苓白术散加减善后。

此例由于父母溺爱，饮食失节，初起若能损谷，可不治而愈。而一再误治，幸未传变，故用仲景治二阳合病下利之葛根芩连加金银花清热解毒，车前子、滑石利水，焦山楂消积滞，治之得法而痊愈。

例2：欧某，男，2岁。

初诊：患儿因泄泻先后在甲乙两医院就诊，经西医治疗无效。入我院后，检查：大便白细胞（++++），并有大量酵母样真菌。经西医治疗 4 天，仍一昼夜泄泻水样便达 20 次，并有呕吐，口渴，烦躁，神昏，低热，察其舌干燥如砂，脉濡细无力。

[辨证] 寒湿外袭，饮食内伤，迁延时日，脾阳大伤，运化无权。

[治法] 温阳健脾，坚肠止泻。

[方药] 连理汤加味。

党参、白术、茯苓、煨葛根各 15g，熟附子 10g，乌梅 6g，干姜、砂仁、黄连、炙甘草各 5g。

服 1 剂呕吐止缓泻，精神好转，2 剂后每日只泻 3 次，有粪便，3 剂大便成形，第 4 剂痊愈出院。

此例按中医辨证，病起于寒湿外袭，饮食内伤，迁延时日，脾阳大伤，运化无权，故泄泻无度，脾病及胃则呕，津液下夺，阴不上承，故舌燥、口渴、溺少。元气无所归着，阳浮则发热神昏。故用理中汤辛甘大温，补脾祛寒为君；熟附子补火暖土，砂仁燥湿运脾为臣；又佐以煨葛根升清，以振其敷布之权，乌梅酸敛，以缩其缓纵之势；又加少量黄连，苦味坚肠为之使；诸药配合，切中病机，而获效。

（十）董廷瑶医案——伤乳泻、热泻

陶某，女，3 个月。

初诊：积滞泄泻，日 4～5 次。腹痛胀满，矢气频多，啼哭不安，小溲尚通，舌苔厚腻。

［辨证］喂养不当，乳食杂进，恣啖生冷，停积不消。

［治法］导积消滞。

［方药］保和丸加减。

陈皮 3g，青皮 4.5g，广木香 2.4g，炒麦芽 9g，佛手 4.5g，茯苓 9g，煨葛根 6g，炒楂肉 9g，炒枳壳 4.5g。2 剂。

二诊：腹软不满，泻利转和，矢气尚有，小溲通长，舌苔属黄。拟消扶兼施：

玄参 4.5g，茯苓 9g，扁豆衣 9g，陈皮 3g，木香 2.4g，青皮 4.5g，炒楂肉 9g，焦白术 9g，荷叶 9g，炒麦芽 9g。2 剂。药后诸症均愈。

例 2：周某，男，9 个月。

初诊：泄泻 1 个月，近日发热（38.5℃），泻下溏绿酸臭，日行 6～7 次，腹软，小溲短少，舌苔黄。

［辨证］夏秋季节，暑热内扰，热邪伏中。

［治法］清热解毒。

［方药］葛根芩连汤加减。

葛根 4.5g，黄芩 4.5g，黄连 1.8g，清甘草 2.4g，荷叶 9g，扁豆衣 9g，山药 9g，车前子 9g（包），炒山楂 9g。2 剂。

二诊：热已退，便泄亦和，腹软溲通，舌苔薄净，健脾为治。

党参 45g，茯苓 9g，清甘草 3g，扁豆衣 9g，广木香 2.4g，荷叶 9g，怀山药 9g，炒山楂 9g，3 剂。药后即安。

（十一）胡肇基医案——湿热型重症腹泻伤阴，伤食型重症腹泻高热伤阴

龙某，男，6 个半月。

初诊：5 天前起发热，体温高达 39℃，入夜尤甚，腹泻水样便，呈黄褐色，量多，气味腥秽日 20 余次，伴有呕奶吐涎，肠鸣，排便时阵发啼哭，口渴频饮，饮时易吐，尿量短少，肛门潮红。连日在某市人民医院治疗，诊为中毒性消化不良（脱水）。先后补液 1 500ml，病势稍减。出院后，因仍泻出大量稀薄水液而于 22 日下午前来门诊。检查：体温 38.6℃，神志昏倦，面红气粗，烦躁不宁。前囟及眼窝深陷，腹部胀满，皮肤干燥，无汗，张口索饮，唇绛干焦，咽部潮红，舌质红，舌苔黄中带黑，指纹紫滞不显露。

［辨证］湿热型重症，腹泻夹暑伤阴。

［治法］清热解毒止泻，保液求阴。

［方药］姜蜜止呕。内服药用葛根芩连甘草合橘皮竹茹汤加羚羊角。

二诊：患儿服药后，当夜遍体微汗，热退，探之为37.5℃。夜睡稍安，仍渴思饮，未再呕吐，腹泻4次，尿量增多。停止呕药。处方：内服药同上，2剂。改用健脾渗湿止泻保液法。

三诊：热退，精神渐振，食欲增进，睡眠安静，二便正常。嘱善为调护，以轻剂异功散收功。

例2：杨某，男，17个月。

初诊：发热腹泻5天，在当地治疗未效，来市某医院急诊。诊为中毒性肠炎（消化不良）脱水。因暂无床位，乃于6月21日转来门诊治疗。体温39.6℃，神志昏倦，睡不闭目，口唇干燥，囟门凹陷，皮肤干燥，口大渴，无涕泪，昼夜腹泻10余次，呈青色水样，而伴有酸黏物，排便时成喷射状，脘腹胀满，仍有呕吐，偶因咳嗽而吐出胃内容物。口气与粪便气味秽臭异常，尿少而黄，舌苔黄白而干，指纹沉滞。

［辨证］伤食型重症腹泻。热邪积滞，互结不解，伤阴耗液。

［治法］以清热解毒，清肠导滞。

［方药］①姜蜜止呕；②内服白头翁加葛根、内金、竹茹、布渣叶、郁金；③用健胃消食止泻保液法。

二诊：服药后，呕吐止，仅泻3次，由昨天深夜至今晨来诊未再泻。小便量增，阴津渐回，夜睡较安，但仍发热38.6℃，唇红，咽部充血，扁桃体红肿，热势仍炽，守前方去葛根加滑石。

复诊：热退泻止。改用痛泻要方合异功散两剂以巩固疗效，予大补元气止泻保液法，患儿迅速康复。

（十二）周天心医案——寒湿泻

王某，女，1岁。

初诊：腹泻近半个月，经治疗无效。现在腹泻，每天4~5次，泻物稀溏，小便清长，形冷倦卧，环唇青色，口气发凉，舌苔白腻，脉沉细，指纹色紫、陷沉。

［辨证］寒湿不化，阻滞中焦，脾失健运，而致寒湿腹泻。

［治法］温化寒湿，行气和中。

［方药］苍苓汤。

苍术10g，茯苓10g，炒车前子9g，厚朴6g，干姜6g，陈皮6g，藿香9g，木香3g，砂仁6g，甘草1.5g。1剂后，大便成形，小便色黄，食欲增进，四肢温润，睡姿舒展，舌苔薄白，脉缓和。病情较前好转，原方减车前子、木香，再取1剂。煎1次，1天内分服，后病愈。

（十三）黎炳南医案——风寒夹湿泻

丁某，女，6个月。

初诊：患儿腹泻2天，日行4~5次，肠鸣则泻，大便水样带泡，色淡黄，臭味不甚。无发热，小便如常。曾外院就诊，予静滴双黄连、穿琥宁等药物治疗，症状无缓解，大便次数增多，遂转诊于黎老。患儿症见：精神疲倦，大便日解7~8次，大便水样带泡，色淡黄，臭味不甚。无发热，小便如常。舌淡，苔薄白，指纹浮红于风关。

［辨证］风寒夹湿。

［治法］祛风散寒，利湿止泻。

［方药］藿香6g，佩兰5g，苏叶3g，陈皮3g，茯苓12g，扁豆12g，薏仁12g，砂仁2g，甘草4g。

上药以水1碗，煎至半碗，分次温服，复煎。药毕腹泻缓解，日解2~3次，糊状，胃纳增。上方去苏叶，加怀山10g，复饮2剂，泻止而愈。

（十四）单方验方

（1）神曲、茯苓、焦山楂、焦麦芽各9g，炙鸡内金3g，加水100ml，煎成30ml。1日1剂，分3次服。用于伤食泻。

（2）绿茶叶3g，食盐0.5~1g，白糖20g，加水适量，煎成200ml。每日1剂，分次饮服。用于气阴两伤泻。

（3）地锦草、辣蓼草各30g，水煎服。每日1剂，分次饮服。用于湿热泄泻。

（4）苍耳草根、凤尾草各30g，水煎服。每日1剂，分次饮服。用于湿热泄泻。

（5）石榴皮9g，水煎加红糖。每日1次，用于久泻无积滞者。

（6）车前草15g，马齿苋15g，蒲公英15g，水煎服。每日1剂，分次饮服。主治湿热泻。

（7）车前子（炒）研末，每服3~6g，日服3次，用于水泻如注者。

（李香玉）

第十章

神经系统疾病

第一节 癫痫

一、概述

癫痫是由于脑功能异常所致的慢性疾病。原发性癫痫大多与遗传因素相关，其基因定位在不同染色体上；继发性癫痫大多由脑发育异常、脑血管疾病、各种原因导致的脑损伤、颅内占位性疾病及脑变性疾病引起。临床上表现为反复发作的惊厥。惊厥发作是由于脑神经元异常过度同步放电所产生的突发性、一过性的行为改变，包括意识、运动、感觉、情感和认知等方面的短暂异常，类型很多；癫痫综合征是以一组症状和体征经常集合在一起表现为特点的癫痫。

二、病因病理

（1）特发性癫痫：与遗传因素有关，常有明显的遗传异质性和基因异质性，而且有明显的年龄依赖性和不同的外显率。

（2）症状性癫痫：①常与脑发育畸形、染色体和先天性代谢病引起的脑发育障碍，脑变性病和脱髓鞘病、神经皮肤综合征、脑血管病、颅内感染性疾病脑肿瘤、脑外伤、脑水肿等有关；②窒息、休克、惊厥等各种原因导致的脑缺氧性脑损伤；各种原因导致的代谢紊乱；药物、金属、各种化学物质等中毒。

（3）当前的知识和技术水平还不能找到结构和生化方面的原因。脑神经元异常过度同步放电是癫痫发生的主要机制。

三、诊断要点

1. 临床表现

（1）部分性发作：①部分性运动性发作。杰克森（Jackson Ian seizures）发作：发作由大脑皮质运动区异常放电引起。半身抽搐，常自一侧口角、拇指或脚趾开始，依次按皮质运动区对神经肌肉支配的顺序有规律的扩展，由远端向近端蔓延至同侧上下肢，多无意识障碍。常提示大脑半球中央前回有局限性病灶。发作过后抽搐肢体常有一过性瘫痪，称为陶德

（Todd）麻痹。若放电规则的向皮层扩散，可引起全身性运动性发作，伴意识丧失。婴幼儿偏身发作：一侧半身抽搐（肢体及面肌）也可两侧交替发作。伴意识丧失，无定位意义。转侧性发作：发作时双眼球向一侧偏斜，头及躯干也转向该侧，病灶可能位于对侧额叶中部，意识多不丧失，有时也可丧失，提示异常放电扩散至脑干上部；②部分性感觉性发作：为发作性局部身体感觉或特异性感觉异常，意识存在，也可转变为部分性或全身性运动性发作；③自主神经性发作：为发作性自主神经功能障碍，常有发作性腹痛、呕吐、头痛；④精神运动性发作又称颞叶癫痫：为复杂性部分性发作，以发作性运动障碍及精神异常为特点。多数为继发性，发作时有意识障碍，精神症状表现为情绪、行为、记忆等方面的改变（如不信父母、暴怒、打人、骂人、撕衣、毁物、恐惧、躁动等）。运动性发作主要表现为自动症，即一系列重复、刻板地运动（如咀嚼、吸吮、摸索、搓手、解扣、脱衣、转圈、奔跑无意识行走等），年长儿发作前常有幻觉、恐惧等先兆。

（2）全身性发作：①强直-阵挛性发作又称大发作：临床上以意识丧失及全身抽搐为特征。发作时突然意识丧失、发出吼声、颜面发绀，四肢强直后迅速转为阵挛性抽动，可有咬舌、尿失禁及瞳孔散大，历时5~10min左右抽搐停止，抽后入睡，醒后对发作无记忆。少数患儿在意识清醒前出现精神错乱和自动行为称为癫痫后状态；②强直发作：类似强直-阵挛发作的强直期；③阵挛发作：类似强直-阵挛发作的阵挛期；④失神发作：以意识障碍为主要表现，又称小发作。不抽搐，发作时意识突然丧失，中断正在进行的活动，茫然凝视（俗称"愣神"），持续数秒，一般不超过30s，意识很快恢复，继续进行发作前的活动，对发作不能记忆。发作可伴肌阵挛及自动症；⑤肌阵挛发作：是全身肌肉或某部肌肉突然的短暂的收缩，一次或多次，多双侧对称发作，多见于幼儿期，常伴智能发育迟缓；⑥失张力发作又称站立不能发作，发作时肌张力突然减低，不能维持姿势，如果为全身肌张力丧失则猛然倒下，意识丧失极为短暂。

（3）小儿时期特有的癫痫综合征：婴儿痉挛症属于肌阵挛发作，是婴儿时期所特有的一种严重的癫痫发作形式，多在3~8个月时发病。大多有脑器质性损害，并伴有严重的智能障碍，治疗困难，预后差。本症有痉挛发作、智能障碍、脑电图高峰节律紊乱3大特点。

典型发作多表现为全身大肌肉突然强烈痉挛。头及躯干前屈，上肢先前伸而后屈曲内收如鞠躬样，下肢屈曲，眼上翻或发直，瞳孔散大，每次痉挛1~2s。迅速缓解后，经数秒的间歇又发生类似痉挛，成串发作，可重复几次、十几次、几十次，每次痉挛伴有叫声或哭声。部分患儿可有不完全的或不典型的发作如点头痉挛、不对称性痉挛、伸性痉挛等。

小儿良性癫痫：伴中央颞区棘波，起病年龄以5~10岁最多，男多于女。发作类型为简单部分性发作，表现为一侧面、唇、舌的抽动，可伴该部位的感觉异常，不能言语及流涎。一般无意识丧失，夜间发作频繁，并可发展为大发作。智力发育正常。神经系统无异常表现，常有家庭癫痫史，20岁以前发作停止者，预后良好。EEG在中央区、中颞区一侧或两侧有频率不等的高幅棘波发放，睡眠时棘波明显增多，并扩散到其他部位。

大田原综合征：在新生儿期或婴儿早期起病，表现为短时间的强直发作，也可有成串的肌阵挛发作。常伴有严重智力障碍。脑电图表现为周期性、弥漫性暴发抑制。

Lennox综合征：幼儿期起病，发作形式多样、频繁，常见有强直性、失张力性、肌阵挛和不典型失神，常伴智力低下，可有癫痫持续状态，部分病例由婴儿痉挛症演变而来。脑电图呈暴发的2~2.5次/s棘慢波或多棘慢波。

（4）癫痫持续状态分惊厥性与非惊厥性两种：惊厥性癫痫是以肌肉痉挛为主，常见有大发作、半身发作、局限性运动性发作的持续状态。大发作持续状态指一次发作持续 30min 以上或为间断发作，在间歇期意识不恢复，反复发作达 30min 以上，症状重，昏迷深者属危重症。

非惊厥性癫痫持续状态常见有失神及精神运动性发作，对此种类型的持续状态的诊断脑电图起重要作用。

2. 辅助检查

（1）脑电图是一项极为重要的检查手段，不仅可以明确诊断，还可以帮助鉴别癫痫类型。癫痫发作时可描记出癫痫发作波（如棘波、棘慢波、多棘慢波、尖波、尖慢波、高度失律等），是癫痫确诊的重要依据。癫痫发作间期癫痫波形阳性率仅为 50% ~60%，脑电图正常不能排除癫痫。有条件时应做 24h 动态脑电图，可明显提高癫痫波形的阳性率及与睡眠肌阵挛、夜惊等鉴别。

（2）病因诊断：多数癫痫是症状性的，根据病史、体征并结合 EEG、多种影像学及生化学检查可发现病因和病灶。神经影像学检查包括头部 CT、MRI、磁共振脑血造影（MRA）、正电子发射断层摄影（PET）、单光子发射计算机断层扫描（SPECT）、数字减影脑血管造影（DSA）；生化主要是查血糖、氨基酸及酶学检查等。CT、MRI 可反应脑结构有无异常，SPECT 检查可反应脑局部血流量情况。磁共振波谱（MRS）可以测活体脑组织代谢情况。

具备临床表现应高度怀疑本病，加辅助检查并排除其他疾病。即可确诊。

四、鉴别诊断

鉴别诊断：排除其他发作疾病，如维生素 D 缺乏性手足搐搦症、低镁血症、屏气发作、高热惊厥、癔症性抽搐及情感性交叉擦腿发作等。

（1）屏气发作：该病多见于婴幼儿，常在恐惧、发怒或未满足要求时发生剧烈的情感爆发，哭喊，随即呼吸暂停、青紫，重者可有意识障碍、全身强直或抽搐，持续 1~3min 缓解，脑电图正常。

（2）癔症性发作：该病发作常与精神刺激有关，发作性昏厥和四肢抽动，但意识存在，抽搐无规律，有情绪倾向，暗示疗法有效，脑电图正常。

五、治疗要点

1. 一般治疗

（1）积极治疗原发病、去除病因。

（2）进行整体和综合治疗与患儿及家属密切配合，合理安排患儿的生活、学习，开导患儿正确对待疾病消除不良心理影响，防止因发作造成的意外伤害。

2. 药物治疗 早治，确诊后即开始治疗，避免惊厥性脑损伤。根据发作类型选药见表 10-1，常用抗癫痫药物与剂量见表 10-2。

表 10 - 1　根据发作类型选药

发作类型	药物
简单部分性	苯巴比妥、卡马西平、丙戊酸钠
复杂部分性	卡马西平、丙戊酸钠
部分性发作泛化成全身性发作	卡马西平、丙戊酸钠、氯硝西泮、苯巴比妥
失神发作	丙戊酸钠、氯硝西泮
强直－阵挛发作	苯巴比妥、卡马西平、丙戊酸钠
肌阵挛发作	丙戊酸钠、氯硝西泮、促肾上腺皮质激素
失张力发作	丙戊酸钠、氯硝西泮、促肾上腺皮质激素
婴儿痉挛症	促肾上腺皮质激素、泼尼松、氯硝西泮、硝西泮、丙戊酸钠

表 10 - 2　常用抗癫痫药物与剂量

药物	剂量 [mg/ (kg·d)]	有效血浓度 (µg/ml)
丙戊酸钠	30 ~ 60	50 ~ 100
卡马西平	10 ~ 30	4 ~ 12
氯硝西泮	0.1 ~ 0.15	0.013 ~ 0.09

（1）单药治疗：原则上选用一种药物治疗，如能完全控制发作就不合用其他药物；如单一药物不能完全控制需合用其他抗癫痫药时，要注意药物间的相互作用。

（2）调整用药量应从小剂量开始，以后根据病情来调整，注意个体差异性。

（3）疗程要长，停药要慢，发作停止后维持用药 2 ~ 4 年，然后逐渐减量，在 0.5 ~ 1 年中减量完毕，停药。

（4）规律服药：每日服用，根据不同药物每日分 2 ~ 3 次，应监测药物血浓度。注意药物的毒副作用。小儿对抗癫痫药物的反应有明显的个体差异，药物代谢率不尽相同，应按体重计算药量，并测定血中药物的实际浓度。故当用一般剂量或超过一般剂量不能控制发作时或开始疗效满意而后出现原因不明的发作频繁及怀疑有药物中毒时应检查血中药浓度。

（5）癫痫持续状态的治疗。①及时迅速控制惊厥发作。地西泮：为首选药，剂量每次 0.3 ~ 0.5mg/kg，婴儿用量不超过 2mg，幼儿不超过 5mg，年长儿不超过 10mg，速度 1mg/min，不宜过快，静脉推注后 1 ~ 3min 就可生效，抽搐停止后立即停注，不一定用完全量。本药缺点为作用持续时间短，半衰期只有 15min，必要时 20min 后再重复 1 次。地西泮注射液可直接静脉推注，但注后必须用生理盐水或葡萄糖液冲净血管内药液，以免发生静脉炎，或注地西泮前将其稀释 1 ~ 2 倍再给药。苯巴比妥：每次 5 ~ 10mg/kg 肌内注射或静脉滴注，本药起效慢，注入后 20 ~ 60min 才能在脑内达高峰浓度，不能作为迅速止惊的首选药。通常在用地西泮控制惊厥后用作稳定上药的疗效，以免惊厥复发。本药作用持续时间长，是常用的抗惊厥药。水合氯醛：每次 50mg/kg，配成 5% 的溶液保留灌肠或鼻饲。氯硝西泮：静脉推注或肌内注射。静脉推注 0.02 ~ 0.04mg/kg，第 1 次用药后 20min 还不能控制发作者，可重复原剂量 1 次。苯妥英钠注射液：每次 15 ~ 20mg/kg，溶于 0.9% 生理盐水静脉滴注，速度 1mg/ (kg·min)。静脉给药后 15min 可在脑内达到药物浓度的高峰。给药时必须有心电监护，以便及时发现心律失常，12h 后给维持量，按 5mg/ (kg·d) 给药。24h 内给维持量 1 次。硫喷妥钠：如惊厥仍不能控制则给此药，将 0.25g 用 10ml 注射用水稀释，按 0.5mg/

（kg·min），缓慢静脉滴注，直到惊厥停止，而后立即停止推注，总量每次 10 ~ 20mg/kg。本药止惊效果虽好，但可引起呼吸抑制，所以每次总量不必用尽。②维持生命功能，预防和控制并发症。密切监护呼吸、血压、脉搏、体温、意识状态；使患儿平卧，头转向一侧，吸净口腔分泌物，保持呼吸道通畅，避免误吸窒息，可放牙垫，以免舌咬伤及舌后坠窒息。吸氧，必须吸湿化的氧。充分供给能量，避免低血糖，可静脉输注葡萄糖液 100 ~ 150mg/（kg·h）。使血糖维持在 8.4mmol/L。癫痫持续状态常发生脑水肿导致颅内压增高，可用甘露醇、呋塞米及地塞米松降低颅内压。病因治疗癫痫持续状态可因癫痫患儿突然停用抗癫痫药引起，也可因感染、中毒、应激反应、睡眠不足、过度疲劳诱发，也可以是癫痫首次发作。癫痫持续状态控制后要长期服药维持治疗。

（夏家敏）

第二节 小儿脑性瘫痪

一、概述

小儿脑性瘫痪是指发育中的大脑因各种遗传因素或后天性损伤所致的一组儿童神经系统综合征，临床主要表现为肌张力、姿势或运动异常。根据对功能的影响程度不同，脑性瘫痪可在生后的 1 ~ 2 岁得到诊断，轻微异常可至 2 岁后得以诊断。约 50% 病例需借助辅助器械维持活动，例如矫形器、助步器、轮椅等，2/3 可合并其他残障。脑性瘫痪的诊断必须除外了感染、缺氧缺血脑病、内分泌疾患和可能的遗传性疾病之后方能诊断。

脑性瘫痪与发育中的大脑在皮质神经网络和皮层下运动控制受损有关，不仅影响到运动功能，同时也会影响到感觉传导功能。在发达国家，脑性瘫痪的发病率为 2.5/1 000 活产儿，主要影响行走或手的运动，但也可影响语言、眼球运动、吞咽、关节畸形和认知功能，并可伴有癫痫。社会心理与疾病负担有可能影响患儿一生。

脑性瘫痪多因运动中枢、锥体束、桥脑损伤所引起，临床医生可通过临床检查，结合神经影像学和分子遗传学技术发现病因，明确诊断，并予以药物和康复干预。

脑性瘫痪患者中有 70% ~ 80% 与产前因素有关，10% 与出生后窒息有关，其中半数以上为足月儿，早产儿，特别是 26 周前早产儿，发生脑性瘫痪的危险性大大增加，遗传性疾病、早期脑发育中大脑的继发性损害、脑发育畸形等通常见于足月儿，继发于窒息和感染所致的脑室周围白质软化常见于 24 ~ 34 周早产儿，在足月儿缺氧缺血性脑病，基底核、丘脑、大脑灰质可有不同程度的影响。

已知的病因包括：大脑发育畸形，如无脑回、脑裂畸形、丹 - 沃（Dandy - Walkel 综合征）综合征、TORCH 感染等。重要的前驱病因包括：早产、低出生体重、臀先露、胎膜的炎症、血栓形成、产程异常、窒息和感染。母亲智能低下、癫痫、糖尿病、甲状腺疾病为重要的危险因素。仅 10% ~ 20% 的病例有继发性病因，如中枢神经系统感染、创伤、脑血管意外和严重的缺氧缺血脑病。

二、诊断思路

(一) 病史要点

详细的病史询问包括产前、产时和出生后的整个过程，产前因素、母亲因素、围生期病因、遗传性疾病、脑发育异常等均是重要的诊断线索和病因。孕期胎动减少是产前一个重要的因素，如果没有新生儿脑病的存在，则不考虑围生期因素，家族史有助于排除遗传性疾病的可能，同时需询问视觉、听力、喂养、大小便功能等情况以及心肺方面的问题。

(二) 查体要点

脑性瘫痪代表着反射-驱动活动缺乏皮质控制，婴儿早期运动发育落后、痉挛和姿势异常是重要的诊断线索，早期包括：原始反射持续存在、上运动神经元体征、运动姿势异常、粗大运动与精细运动发育延迟等，如不能抬头、躯干控制不佳、持续或不对称性握拳、过度伸展姿势、伸舌障碍、口部多动等。

详细的神经系统检查对脑性瘫痪的诊断十分重要，首先应明确肌张力情况，肌张力是正常、增高还是减低，张力增高又可分为痉挛、僵直或张力障碍。痉挛性肌张力增高为速度依赖性，可伴有上运动神经元体征，如肌阵挛、反射亢进、巴彬斯基征阳性、痉挛性无力或手部运动欠灵活等。僵直为非速度依赖性，为多组肌群的同时收缩所致，无固定体位或姿势。张力障碍性肌张力增高则表现为不自主地持续或间断性的肌肉收缩，从而出现扭动、重复动作和姿势异常，中枢性张力减退与周围神经肌肉病变所致的张力减退不同，前者肌力存在，而后者肌力及反射均受抑制。共济失调在脑瘫患儿中不常见，如出现应考虑遗传代谢病，如Angelman综合征等。

除此之外，还需检查患儿前倾或仰卧位姿势、头部及躯干支撑、手部灵活度等，有助于诊断。另外伴随着其他神经精神症状，如智能低下、认知障碍和行为问题。大规模临床研究显示，脑瘫患儿仅一半在1岁时得到诊断，早期详细全面体格检查有助于早期及时诊断。需要强调的是脑瘫的运动功能评估需和康复医师共同完成。

脑性瘫痪常见的合并症包括癫痫、智能低下、视觉损害和听觉损害。有75%的脑瘫患儿有以上四种合并症中的一种损害，其中近一半患儿伴有癫痫，且常在1岁以内发病，痉挛性四肢瘫和偏瘫更为常见，脑电图有助于诊断，但应注意部分患儿仅表现脑电图异常而并无癫痫发作。

半数以上可伴有不同程度的智能低下，也可出现学习障碍、注意力缺陷多动表现、听力或视觉损害、语言发育障碍可见于15%~20%的脑瘫患儿。

其他合并症还包括吞咽或喂养困难、生长延迟、口腔问题、呼吸道问题和行为情绪问题。可产生严重的胃食道反流、吸入窒息或假性延髓性麻痹。另外遗尿、尿失禁亦常见。

(三) 辅助检查

1. 常规检查　影像学技术包括头颅超声、头颅CT、MRI等，MRI在诊断脑瘫的病因方面有较高的敏感性和特异性，同时排除其他可能的引起运动障碍的疾病（如血管畸形、灰质异位等）。通过MRI技术可以发现70%~90%的病因，弥散加权成像、弥散张量成像和磁共振波谱分析等新技术的应用，对病因学的诊断更有帮助。

影像学诊断常常关系到下一步的诊断选择。例如锥体外系脑瘫，在MRI上发现有苍白球异常时，需进一步进行遗传代谢性疾病的筛查，对于 MRI 上提示有大脑发育畸形的表现，如无脑回、脑裂畸形等脑移行异常时，应进一步进行分子生物学检测，以明确病因并预测其再显危险性。

脑电图的异常率为 60% 左右，无特征性改变，主要表现为异常节律的出现，其次为慢波节律及发作波。

诱发电位分视觉诱发电位、脑干听觉诱发电位和躯体感觉诱发电位，脑干听觉诱发电位较常用，手足徐动型患儿异常率高。

所有脑瘫患儿还须进行眼科的评估，以及时发现异常。

2. 其他检查　对于可疑遗传性疾病者则应做染色体核型分析和基因检测。特别是对于锥体外系表现、张力低下和共济失调型患儿，须考虑遗传代谢性疾病，应检测尿有机酸、血氨基酸、乳酸和染色体检查。对于原发性锥体外系表现而头颅 MRI 正常的脑瘫患儿，须检测脑脊液生物蝶呤、神经递质和氨基酸代谢等。长期仔细的随访对于除外脂类代谢和糖代谢异常非常重要。

（四）鉴别诊断

需与脑瘫相鉴别的疾病很多，包括各类遗传代谢性疾病和各种继发性损伤，主要的鉴别在于严重神经遗传性疾病，常常为进展性的且早期导致死亡，如脑白质肾上腺萎缩症、异染性脑白质营养不良、神经节苷脂沉积症、神经元蜡样脂褐质症等。反复仔细的神经系统检查有助于发现这类进展性疾患，另外各类智能发育低下、未诊断的或难治性的癫痫、抗惊厥药物的不良反应亦应考虑。

三、治疗措施

临床研究显示，脑性瘫痪的各种药物及康复治疗的效果不断提高，包括肉毒杆菌毒素、巴氯芬、神经发育治疗、语言训练与康复等。近年来对治疗采用了标准化系统评估，使疗效评估更进一步。

有效的脑瘫治疗需要一组人员的共同参与，再辅以社区网络的有效支持，方能保证，包括提供必要学习和社会活动的机会。制定长期有针对性的治疗康复目标和计划，并需要家长、老师的积极配合。

运动物理治疗在儿童脑瘫的治疗中起很重要的作用，减少抑制性反射、促进粗大运动和精细运动发育、改善和提高语言功能，另外，辅以轮椅、语音电脑辅助以及各种运动辅助器材，将会大大改善患儿的社会功能和生活质量，从而树立自信，争取生活自理。

对痉挛性患者的相关畸形进行外科矫治十分必要，现已从单一、序贯治疗转向同步治疗，包括对软组织和骨骼的矫治，例如肌腱延长术、下肢、臀部、脊柱矫治术等，录像带步态分析可帮助用语确定手术方案和术后疗效评估。

肉毒杆菌毒素对于提高痉挛患者的粗大和精细运动有效且安全，疗效可持续 3~4 个月。口服药物包括地西泮、巴氯芬、丹曲林、盐酸替扎尼定等。地西泮能有效降低肌张力，但有引起流涎和镇静作用；巴氯芬作为 GABA 的拟似剂，可用于痉挛、僵直、张力障碍，缺乏认知功能方面的不良反应，但要注意突然戒断可引起幻觉和惊厥，对小婴儿有促发惊厥发作的报道。丹曲林、盐酸替扎尼定在儿童中较少应用，缺乏经验。

对于锥体外系型脑瘫，药物治疗可有效调节纹状体多巴胺的活性，例如氯硝西泮、利血平和丁苯喹嗪可用于舞蹈症，安坦、左旋多巴或卡比多巴（甲基多巴肼）等，则可用于张力低下、手足徐动症和运动徐缓。

严重的脑瘫患儿对一般干预效果欠佳，往往需要配合康复训练，加上巴氯芬注射、选择性背侧神经根切除术、深部脑刺激等联合治疗，另外有报道，选用合适病例进行针灸、推拿治疗也可取得良好效果。高压氧治疗目前无充分临床证据，疗效不定。

对并发症的处理也十分关键，包括喂养困难、精神心理发育不良等。胃造口术和胃底折叠术作为吞咽和喂养困难患儿的常用方法，从而改善营养、减少吸入、便于治疗。对患儿和家长的心理与精神疾患应定期治疗咨询。

四、预后和并发症

病因学评估对判断预后和再显危险率很重要，特别是对于遗传代谢性疾病。不能行走和带管喂养会减少预期寿命，需建立长期的医疗康复随访计划，青少年和成人脑瘫患者面临骨骼肌肉功能和生命质量低下的威胁，特别是脊柱易损、下肢关节挛缩，例如锥体外系型脑瘫，至成人可出现进行性颈椎病导致突发的四肢瘫痪。青少年脑瘫伴神经发育低下者，青春期发育也会受到很大影响。

应为脑瘫患儿提供足够的社会支持和生存环境，给予强有力的医疗康复和福利保障，利用社区医疗保障网络进行医疗康复和生活支持。

脑瘫患儿病情随年龄增大有不同程度的进步和改善，但其死亡率仍高于正常人群。

五、预防

目前大多数脑瘫患儿很难早期预测和预防，尽管产科和新生儿技术近年来发展迅速，但过去 20 年里脑性瘫痪的发生率并无明显改变，提示无论是很好的胎儿监护还是产科干预或增加剖宫产率，均不能减少脑性瘫痪的发生。近来的研究表明，减少母亲及产前各类感染将对预防和减少脑瘫的发生至关重要，母亲应用风疹疫苗、嗜血杆菌疫苗能减少由于这类感染所致的脑瘫；治疗母亲 B 族溶血性链球菌，可减少新生儿败血症和脑膜炎的发生；抗 Rhγ 球蛋白、光疗和血浆置换，可明显减少胆红素脑病的发生，从而减少锥体外系型脑瘫的发生。

（夏家敏）

第三节　重症肌无力

重症肌无力（myasthenia gravis，MG）包括三种综合征即新生儿 MG、先天性 MG 及儿童 MG，其中新生儿及儿童 MG 是一种发生在神经 - 肌肉接头处，乙酰胆碱受体（acety - choline receptor，AChR）抗体介导、细胞免疫依赖的获得性自身免疫性疾病。临床特征为骨骼肌活动后容易疲劳，休息或使用胆碱酯酶抑制剂可以缓解。肌无力通常表现为晨轻晚重，波动性明显。2/3 病例累及眼外肌，常为早期症状，10% 长期局限于眼肌，颜面肌、咽喉肌、躯干肌和肢体肌均可受累。

一、流行病学

国外流行病学调查显示 MG 年发病率为 7.4/10 万。本病可见于任何年龄，既往认为有两个高峰年龄，第一个高峰年龄为 20~40 岁，女性多见；第二个高峰年龄在 40~60 岁，以男性多见，多合并胸腺瘤。但近些年我国文献报道，患者发病年龄同期以儿童期多见，占 MG 56.4%，且发病年龄提前，多在 1~5 岁发病。我国尚无流行病学研究报道，但从国内多个成组病例资料以及我院的资料显示，儿童 MG 小年龄患病比例较高。女性患者所生新生儿，其中约 10% 经过胎盘转运获得烟碱型乙酰胆碱受体抗体（nAChRab），可暂时出现肌无力症状。少数有家族史。

二、病因与发病机制

20 世纪 70 年代由于烟碱型乙酰胆碱受体（nAChR）能够从电鱼放电器官中得到并纯化，可成功地产生实验性 MG 的模型，以及同位素标记的蛇毒 α-神经毒素放射免疫分析的应用，MG 的发病机制研究已经取得突破性的进展：MG 其发病机制与遗传因素、致病性自身抗体、细胞因子、补体参与及胸腺肌细胞等复杂因素有关。

1. 重症肌无力是横纹肌突触后膜 nAChR 自身免疫性疾病　神经肌肉接头是通过接受乙酰胆碱（ACh）及烟碱等兴奋性递质传递与肌膜受体结合，导致离子通道开放，Na^+ 内流，肌膜去极化，产生终板电位，肌丝滑行，因而引起肌肉收缩。已知 nChR 是造成 MG 自体免疫应答高度特异性的抗原。nAChR 位于神经肌肉接头部的突触后膜中。实验证明 MG 患者胸腺上皮细胞内含肌原纤维，与骨骼肌存在共同抗原（nAChR）。该抗原致敏 T 细胞，产生抗 nAChR 的抗体（nAChRab）。该抗体对骨骼肌 nAChR 产生交差免疫应答，使受体被阻滞，并加速 AChR 的降解，通过激活补体，使肌膜受到损害。电镜检查显示突触后膜 IgG 和 C3 沉积。用辣根酶标记蛇毒神经毒素电镜检测运动终板超微结构显示：MG 病理损害的特征是骨骼肌突触后膜皱襞表面面积减少，nAChR 活性降低，因此出现肌无力症状。

2. 重症肌无力是 T 细胞依赖的自身免疫疾病　体液免疫大量研究资料阐明 nAChR 作为 MG 的靶子遭到损害，是由 nAChRab 介导的；而 nAChRab 对 nAChR 免疫应答是 T 细胞依赖性的。T 细胞在 MG 自身免疫应答中起着关键作用。nAChRab 的产生必须有 nAChR 特异性 CD_4^+ T 细胞的参与。nAChR 特异 CD_4^+ T 细胞先通过其受体（TCR）对 nAChR 特异性位点的识别，然后由 T 辅助细胞（Th）将 nAChR 主要免疫原区特异性抗体提供给 B 细胞，促使 B 细胞分泌高致病性的 nAChRab。Th 细胞通过分泌细胞因子来实现对 nAChRab 分泌的调节。

3. 遗传基因和病毒感染　众所周知，重症肌无力是自身免疫应答异常，但启动自身免疫的病因尚未完全弄清。目前认为 MG 发病与人类白血病抗原（HLA）有关，其相关性与人种及地域有关，且存在性别差异。HLA-Ⅱ类抗原（包括 D 区的 DP、DQ 及 DR 等基因产物）在发生自体免疫过程中起重要作用。DQ 比 DR 等位基因对自体免疫疾病更具敏感性。采用 PCR-RFLP 技术检测发现我国非胸腺瘤 MG 与 HLA-DQA1 + 0301 基因显著相关。此外还发现与 DQB1 + 0303 及 DPD1 + 1910 基因相关显著，说明 MG 发病与多基因遗传有关。

MG 的发病除了与遗传基因有关外，还包括外在环境影响，如本病常因病毒感染而诱发或使病情加重。

胸腺为免疫中枢。不论是胸腺淋巴细胞（特别是 T 细胞），还是上皮细胞（特别是肌样细胞,含有 nAChR 特异性抗原),遭到免疫攻击,打破免疫耐受性,引起针对 nAChR 的自身免疫应答,因此使 MG 发病。

三、临床表现

临床上本病有不同的类型。

(一) 新生儿一过性重症肌无力 (transient neonatal myasthenia gravis)

仅见于母亲患 MG 所生的新生儿。患儿出生后数小时~3 天内出现肌无力,表现哭声低弱,吞咽及呼吸困难,患儿血中 nAChR – Ab 可增高,一般半个月后病情可缓解;重症者也可以死于呼吸衰竭。

(二) 先天性肌无力综合征 (congenital myasthelua syndrome)

出生后以对称、持续存在、不完全眼外肌无力为特点,血清中无 nAChR – Ab。本病与常染色体遗传有关,同胞中可有此病,但其母亲未患 MG。病程一般较长,少数患儿可自行缓解。

(三) 少年时重症肌无力 (juvenile neonatal myastheniagravis)

为后天获得性肌无力,可以查到血清中 nAChR – Ab。国外病例大多在 10 岁以后发病,以全身型为主,而国内资料与香港及日本报道发病多在幼儿时期 (2~3 岁),眼肌型为主。此为儿童 MG 最常见的类型,现重点叙述如下。

1. 临床特点 本病起病隐袭,也有急起爆发者。肌无力通常晨轻晚重,亦可多变,后期可处于不全瘫痪状态。眼外肌最常受累,常为早期症状,亦可局限于眼肌。睁眼无力、上眼睑下垂以及眼球运动受限,出现斜视和复视,甚或眼球固定不动。眼内肌一般不受影响,瞳孔反射多正常。称为眼肌型重症无力。

面肌、舌肌、咀嚼肌及咽喉肌亦易受累。闭眼不全,额纹及鼻唇沟变浅。咀嚼无力,吞咽困难,舌运动不自如,无肌束颤动。软腭肌无力,发音呈鼻音。谈话片刻后音调低沉或声嘶。称为延髓型(或球型)重症肌无力。

颈肌、躯干及四肢肌也可患病,尤其以肢体近端无力明显,表现抬头困难,用手托头。胸闷气短,洗脸及穿衣乏累,行走困难,不能久行。有的只表现两下肢无力。腱反射存在,无感觉障碍。称全身型重症肌无力。

本病主要累及骨骼肌,也可有心肌损害,但多元明显主诉,而文献报道 MG 患者尸检 25%~50% 有心肌损害。重症肌无力伴有其他疾病,如胸腺瘤,其次为甲状腺功能亢进,并少数伴类风湿关节炎、多发性肌炎、红斑狼疮以及自身溶血性贫血等。

2. MG 分型 为标明 MG 肌无力分布部位、程度及病程,一般还采用 Ossernen 改良法分为以下类型:

Ⅰ型(眼肌型)病变仅眼外肌受累,临床多见,更多见于儿童。

Ⅱ型(全身型)ⅡA 型表现眼、面和肢体肌无力;Ⅱ6 型全身无力并有咽喉肌无力,又称延髓性麻痹型。

Ⅲ型(爆发型)突发全身无力,极易发生肌无力危象。

Ⅳ型(迟缓型)病程反复 2 年以上,常由Ⅰ型或Ⅱ型发展而来。

Ⅴ型(肌萎缩型)少数患者有肌萎缩。

本病病程迁延，其间可缓解、复发或恶化。感冒、腹泻、激动、疲劳、月经、分娩或手术等常使病情加重，甚至出现危象，危及生命。

3. MG危象　是指肌无力突然加重，特别是呼吸肌（包括膈肌及肋间肌）及咽喉肌严重无力，导致呼吸困难。多在重型基础上诱发，感染是危象发生的最常见的诱发因素，伴有胸腺瘤者易发生危象。危象可分为三种①肌无力危象：为疾病本身肌无力加重所致，此时胆碱酯酶抑制剂往往剂量不足，加大药量或静脉注射腾喜龙后肌力好转。常由感冒诱发，也可发生于应用神经—肌肉阻滞作用的药剂（如链霉素）、大剂量皮质类固醇、胸腺放射治疗或手术后；②胆碱能危象：是由于胆碱酯酶抑制剂过量，使ACh免于水解，在突触积聚过多，表现胆碱能毒性反应：肌无力加重，肌束颤动（烟碱样反应，终板膜过度除极化）；瞳孔缩小（于自然光线下直径小于2mm），出汗，唾液增多（毒素碱样反应）；头痛，精神紧张（中枢神经反应）。注射腾喜龙无力症状不见好转，反而加重；③反拗性危象：对胆碱酯酶抑制剂暂时失效，加大药量无济于事。儿科无此危象的报告。

四、诊断

（一）确定是否重症肌无力

主要根据病史，典型的临床表现即受累骨骼肌活动后疲劳无力，明显具有时间上与程度上的波动性。受累肌群可分成眼外肌、颜面肌、咽喉肌、颈肌、躯干肌和肢体肌等，经休息或用胆碱酯酶抑制剂可以缓解；且无神经系统其他体征。此外可进行下列之一检查阳性而确诊。

1. 疲劳实验阳性　受累肌群连续运动后症状明显加重即为肌疲劳现象。对肌无力程度较轻、检查配合的年长儿童可选择疲劳试验。成人MG患者强调定量疲劳实验，即选择不同的受累肌群，让其持续用力收缩，测量出现病态疲劳现象所需的时间及疲劳程度，并且制定有专项的评定量表。但儿童MG以年幼儿童发病为主，检查依从性差，尚缺少年龄相关的儿童专项定量疲劳实验量表。

2. 药物实验阳性　甲基硫酸新斯的明实验：0.03～0.04mg/kg，肌注，比较注射前后半小时各受累肌群的肌力的变化，肌力明显改善者有助于MG的诊断；腾喜龙试验：腾喜龙0.2mg/kg，以注射用水稀释至1ml，静脉注射，症状迅速缓解则为阳性，持续10分钟左右又恢复原状。对疲劳实验改善不明显者、肌无力程度较重病例以及疲劳实验不合作的年幼儿童选择药物试验。

3. 肌电图　神经低频重复电刺激示复合肌肉动作电位波幅衰减10%以上为阳性；单纤维肌电图检查显示颤抖增宽，是目前敏感性及准确性最高的电生理检测手段。前者阴性不能排除MG，后者在国内，特别是儿童尚未广泛开展。

4. 血清AChRab的检测　AChRab检测是MG诊断重要的参考依据，若阳性者有助于诊断，阴性者不能排除MG。眼肌型及儿童MG病例AChRab多阴性。

（二）明确是否合并胸腺瘤

成人病例约75%胸腺增生，15%MG合并胸腺瘤；资料4%胸腺瘤，42%胸腺增生。肿瘤常位于前上纵隔，除表现肌无力，一般无占位病变的症状和体征，易漏诊。胸腺瘤多见于40岁以后男性患者，肌无力症状较重，对胆碱酯酶抑制剂疗效不佳，易发生危象。侧位或正位 X 光胸片偶可发现异常，纵隔 CT 扫描可直接显示肿瘤部位、大小、形状以及与邻近器官的关系。免疫学检查：CAEab（又称胸腺瘤相关抗体）对 MG 患者提示胸腺癌具有重要价值。MG 合并胸腺瘤 CAEab 阳性率高达 80% ~90%。诊断尚需结合临床和 CT 纵隔扫描，综合分析。

（三）明确有无其他并存症

MG 作为自身免疫疾病中一种"姐妹病"，可伴有以下夹杂症：如甲状腺功能亢进，类风湿关节炎，系统性红斑狼疮，溶血性贫血，多发性肌炎或多发性硬化等。有相关疾病的病史、症状和体征，可以查出相应的免疫生化检验异常。

（四）鉴别诊断

MG 急性肌无力应与其他急性瘫痪疾病鉴别：包括①周期性瘫痪。常在夜间发病，醒来时发现四肢无力，发病时血钾低，心电图出现 U 波，每次发病持续数日，补钾治疗有效；②急性炎症性脱髓鞘多发神经根病。病初有发热或腹泻，除肢体瘫痪外，尚有神经根牵拉痛，脑脊液有蛋白－细胞分离现象；③脊髓炎。有发热及脊髓损害的三大症状和体征（包括上运动神经元型瘫痪、横截型感觉障碍及排尿障碍）。

慢性肌无力需要和以下疾病鉴别：包括①动眼神经麻痹。麻痹侧除上睑下垂外，还可见瞳孔散大，眼球向上、下及内收运动受限，见于神经炎或颅内动脉瘤；②多发性肌炎。四肢近端肌无力，肌痛，肌酶升高，肌活体组织检查有炎症细胞浸润；③肌营养不良。缓慢进行性肢体无力，肌萎缩，儿童患者翼状肩胛，腓肠肌假肥大，血肌酶升高，有家族史；④线粒体肌病。骨骼肌极度不能耐受疲劳，症状复杂多样，血乳酸升高，肌活体组织检查可见不整红边纤维，电镜示异常线粒体；⑤糖原累积病。其中尤其以 II 型患者，酸性麦芽糖酶缺乏引起肢带肌无力，可出现呼吸肌麻痹，易误诊，肌活体组织检查 PAS 染色可见糖原积累，有家族史；⑥癌性肌无力，主要多见于年老患者小细胞肺癌，肢体无力，活动后缓解，高频反复电刺激神经肌电图示肌电位递增；⑦运动神经元病。早期仅表现舌及肢体肌无力，体征不明显，鉴别不易，若出现肌萎缩、肌纤维颤动或锥体束征则鉴别不难。

五、治疗

1. 胆碱酯酶抑制剂（AchEI）可选用溴化新斯的明，剂量每次 0.5mg/kg 日服 3 ~4 次；溴新斯的明，剂量每次 2mg/kg，日服 4 次；溴化吡啶新斯的明，每次剂量 7mg/kg，日服 3 次。总之，胆碱酯酶抑制剂作为一种有效的对症、辅助治疗药物，不宜长期单独应用。用药因人、因时而异，从小剂量开始给药，逐步加量，以能够维持患者进食和起居活动为宜。长期依赖，滥用胆碱酯酶抑制剂，有碍 AchR 修复，须避免此类药物的弊端。

辅助药物如氯化钾和麻黄碱等可加强新斯的明的作用。忌用对神经—肌肉传递阻滞的药物，如各种氨基糖苷类的抗生素、奎宁、奎宁丁、普鲁卡因胺、普萘洛尔、氯丙嗪以及各种肌肉松弛剂。

2. 免疫抑制剂

（1）皮质类固醇：为最常用的免疫治疗药物，无论是眼肌型还是全身型都可选用泼尼松，1 ~1.5mg/（kg·d）。采用剂量渐加或渐减法。或病初使用甲泼尼龙冲击疗法，儿童 20mg/（kg·d），静脉滴注，连用 3 ~5 天，起效快，适用重症或危象患者，用药方便，甚至可取代血浆交换疗法。但有一过性高血糖、高血压、继发感染及胃出血等不良反应，值得重视。病情缓解后逐渐减量改为泼尼松小剂量，隔日晨服，维持至少1年以上。大剂量类固醇可使病情加重，多发生在用药1周内，可促发危象。发生机制是直接阻抑AChR离子通道。因此应作好呼吸抢救准备。

（2）其他免疫抑制剂：可选用环磷酰胺、硫唑嘌呤或环孢素，对难治病例、发生危象病例以及胸腺切除术后疗效不佳者有效。需注意血象和肝、肾功能的变化。

3. 放射治疗　至今胸腺放射治疗还是对MG一种种确实有效的治疗方法。被称作是"非手术的手术治疗"。适用于：①MG药物疗效不明显者，最好于发病2~3年内及早放射治疗；②巨大或多个胸腺瘤，无法手术或作为术前准备治疗；③恶性肿瘤术后追加放射治疗。

4. 胸腺切除　胸腺切除仍然是MG的基本疗法。适用于：①全身型MG，药物疗效不佳，宜尽早手术。发病3~5年内中年女性患者手术疗效甚佳；②伴有胸腺瘤的各型MG患者，疗效虽较差，应尽可能手术切除病灶；③儿童眼肌型患者，手术虽有效，是否值得手术仍有争议。做好围术期的处理，防治危象，是降低死亡率的关键。手术后继续用泼尼松1年。

5. 血浆交换及血浆净化治疗　能迅速清除血浆中AChRab及免疫复合物等，用于抢救危象。可使症状迅速缓解，但作用短暂，必须接上后续治疗。由于价格昂贵，目前尚未推广应用。

6. 丙种球蛋白　用大剂量丙种球蛋，0.4g/（kg·d），静脉滴注，连用5天。治疗病情严重全身型MG患者，迅速扭转危象，或用于手术前准备，安全有效。用后需及时加用其他治疗。

7. 危象的处理　儿科病例危象发生率2.2%，病死率0.8%。一旦发生危象，呼吸肌瘫痪，应立即进行气管插管或气管切开，应用人工呼吸器辅助呼吸，同时明确何种危象，进行对症处理。在危象处理过程中保持气道护理的无菌操作、雾化吸入、保持呼吸道通畅、防止肺部感染及肺不张等并发症是抢救成功的关键。

六、预后

本病的预后，一些病例在发病后数月或数年后自行缓解；一些儿童期病例可持续到成人时期；眼肌型在青春前发病者预后较青春后发病者好；少数儿童病例病程迁延，其间可缓解、复发或恶化；多数病例经免疫抑制剂、胸腺切除及胸腺放疗等治疗可能得以治愈。

（夏家敏）

第四节　吉兰－巴雷综合征

吉兰－巴雷综合征（Guillain－Barre syndrome，GBS）又称急性感染性多发性神经根炎（acute inflamatory demyelinating polyradiculoneuropathies）也称急性炎症性脱髓鞘性多神经根病（aeute inflamatory demyelinating polyrradieuloneuropathies）。本病首先由Landry在1859年报道，1916年由Guillain和Barre又报道了2例，并指出脑脊液中蛋白细胞分离现象是本病的特征。目前认为GBS是由体液和细胞免疫共同介导的急性自身免疫性疾病，可发生于任何年龄，临床特点为急性弛缓性对称性肢体瘫痪，腱反射消失，不同程度的周围性感觉障碍，病情严重者出现延髓病变和呼吸肌麻痹。脑脊液改变为蛋白－细胞分离现象。治疗主要包括一般治疗和免疫治疗。

GBS 终年发病，可发生于任何年龄，男女均可受累，其发病率约为每年 0.6/10 万 ~ 4/10 万。

一、病因及发病机制

病因不清，但研究显示空肠弯曲杆菌（4% ~ 66%）、巨细胞病毒（5% ~ 15%）、EB 病毒（2% ~ 10%）以及肺炎支原体（1% ~ 5%），这些前驱感染与临床各亚型无特异的相关性。此外，文献报道还与单纯疱疹和带状疱疹病毒，流感 A 和 B、流行性腮腺炎、麻疹、柯萨奇、甲型和乙型肝炎病毒，天花和人类免疫缺陷病毒等感染有关。

GBS 的发病机制目前仍不十分清楚，主要有以下几种：

（一）感染

GBS 患者多数有前驱感染，但严重轴索变性多见于空肠弯曲杆菌感染后，而严重感觉受损多见于巨细胞病毒感染后。目前空肠弯曲杆菌及 GBS 的相关性引起广泛关注，空肠弯曲杆菌（CJ）是引起急性胃肠炎的主要病原，也是最常见的 GBS 的前驱感染源。通过对不同 CJ 血清型：0：1、0：2、0：4、0：10、0：19、0：23、0：36 和 0：41 的脂多糖的核心寡糖（OS）的化学分析，结果显示其结构与人体神经节苷脂 GM1、GD1a、GDa、GD3 和 GM2 相似。

微生物的某些结构与宿主的某些结构具有共同表位，感染后针对病原微生物的保护性免疫反应在神经组织引起交叉反应，破坏神经结构功能或引起功能改变，这是所谓的"分子模拟"学说。此外，微生物还可以作为多克隆激活剂刺激 B 细胞增殖，产生抗体；直接参与细胞因子释放，协同免疫反应；通过所谓"微生物超抗原"激活 T 细胞的寡克隆反应；破坏免疫活性细胞，干扰免疫调节机制，造成自身免疫反应。

GBS 的发病除了与感染源的特性有关，还与患者的免疫状况有关。

（二）抗神经节苷脂抗体

许多研究表明，GBS 各亚型中可出现相对特异的抗神经节苷脂抗体，其中最典型的是 Miller – Fisher 综合征（MFS）。90% 的 MFS 患者具有抗 GQ1b 和 GT1a 神经节苷脂抗体（IgG）；在所有 GBS 亚型中都发现存在抗 GM1 抗体（IgG 型），但是与脱髓鞘型 GBS 相比，急性运动性轴索型神经病（AMAN）和急性运动 – 感觉性轴索型神经病（AMSAN）患者中抗 GM1 抗体更常见。

抗神经节苷脂抗体是否直接参与发病机制至今尚无定论。许多实验显示抗 GM1 抗体可以导致离子通道功能异常，AMAN 的一个早期表现就是郎飞结上的补体被激活。可能的作用机制是抗神经节苷脂抗体直接作用于郎飞结或结旁的受体，通过激活补体，导致离子通道的改变。

（三）细胞免疫

T 细胞可能参与大部分或全部亚型的 GBS 发病机制。T 细胞对任何一种髓鞘蛋白 P_2、P_0 和 PMP_{22} 都有反应，并足以引发实验性自身免疫性神经炎。急性期患者的体液循环中发现有激活的 T 细胞，它能上调基质金属蛋白激酶，经血－神经屏障，与同族的抗原结合识别。对 T 细胞的这些特异性反应的研究目前仍处于初步阶段。

（四）其他

有报道疫苗接种（多为流感疫苗、肝炎疫苗以及麻疹疫苗）、遗传及微量元素代谢异常（锌、铜、铁等）参与了 GBS 的发病机制。

二、病理学

最近的研究表明 GBS 包括许多不同的亚型，主要有急性炎症性脱髓鞘型多发性神经根病（aeute inflammatory demyelinating polyradieuloneuropathy，AIDP）、急性运动性轴索型神经病（acute motor axonal neuropathy，AMAN）、急性运动－感觉性轴索型神经病（acute motor－sensory axonal neuropathy，AMSAN）和 Miller－Fishei 综合征（MFs），其中 90% 以上 GBS 患者为 AIDP 型。各亚型的临床及病理特征各异，但最主要的病理改变为周围神经中单核细胞浸润和节段性脱髓鞘。

（一）急性炎症性脱髓鞘型多发性神经根病（AIDP）

病理改变主要为炎症性脱髓鞘改变伴局灶和弥漫性淋巴细胞浸润及大量富含脂质的巨噬细胞，运动和感觉纤维均受累。该病主要累及神经根（尤其是运动神经根）以及邻近的神经丛。髓鞘神经纤维早期可见的损害是髓鞘外层的空泡样变，但是受累纤维外层以及施万细胞表面的补体激活现象更早出现。因此有学者推测，抗体通过与施万细胞膜表面的表位结合，而激活补体，随着补体的激活，触发了一系列改变，髓鞘空泡样变、崩解以及被巨噬细胞吞噬。

（二）急性运动性轴索型神经病（AMAN）

病理改变轻微，且无炎症表现。神经纤维的主要改变是运动轴索变性，累及背侧及腹侧神经根和外周神经。免疫病理及电镜研究显示 AMAN 的最初免疫损害出现在郎飞结上。

（三）急性运动

感觉性轴索型神经病（AMSAN）病理改变过程是补体激活，巨噬细胞与神经结接触，轴索周围间隙被打开，巨噬细胞游走其中；紧接着发生轴索皱缩，部分患者可发生轴索变性。郎飞结和感觉神经都有广泛损害。这些病理改变过程与 AMAN 相似。

（四）Miller Fisher 综合征（MFS）

有关其病理改变报道较少，一般认为其病理改变与 AIDP 相似。

三、临床表现

（一）急性炎症性脱髓鞘型多发性神经根病（AIDP）

90% 以上 GBS 为此型患者，可累及各年龄患者。该型症状出现较快，常在数天内发病，也可呈暴发性。最常见的表现是进行性、上升性、弛缓性瘫痪，伴轻至中度感觉障碍，或者伴有脑神经麻痹（呈下降型），严重患者可发展为延髓麻痹，并导致严重并发症；最易受累的为第Ⅶ、Ⅸ、Ⅹ对脑神经，其次为Ⅱ、Ⅴ、Ⅻ对脑神经。严重者 24～48 小时内发生呼吸肌麻痹，需立即机械通气。

感觉障碍包括麻木感、蚁行感、针刺感,以及烧灼感。通常无排尿或排便障碍。本病的自主神经系统损害常见,可有交感和副交感神经功能不全的症状,患者常有手足少汗或多汗、窦性心动过速,以及血压不稳定,可有一过性大、小便潴留或失禁。

下列指标提示临床呼吸衰竭:疾病进展较快,延髓功能障碍,双侧面肌无力,自主神经功能异常。与呼吸衰竭有关的肺功能指标为:肺活量 $< 20ml/kg$,最大吸气压 $< 30cmH_2O$,最大呼气压 $< 40cmH_2O$,或肺活量、最大吸气压及最大呼气压下降超过 30%。

(二)急性运动轴索型神经病(AMAN)

临床表现为急性瘫痪,不伴感觉障碍,恢复较慢,患者在恢复期早期常出现腱反射亢进。

(三)急性运动–感觉型轴索型神经病(AMSAN)

该型多见于成人,是一严重的轴索破坏性亚型。表现为运动和感觉功能同时受损,其恢复更慢。感觉障碍包括麻木感、蚁行感、针刺感以及烧灼感。

(四)Miller – Fisher 综合征(MFS)

临床特征为不同程度的眼外肌麻痹、共济失调及腱反射消失。MFS 是 GBS 的一个变异型,为动眼神经原发受损,在某些患者可有脑干或者小脑直接受损。一般 MFS 患者很少累及肢体肌力、自主神经功能以及除动眼神经外的脑神经。MFS 尚可有周围性和中枢性听力系统及周围性平衡系统受损,表现为听力下降,平衡功能失调。当患者出现延髓麻痹及自主神经功能异常,可能提示预后不佳。极少数患者可复发,即一次患病后,经过相当长的无症状期,再次出现 MFS,其临床表现与第一次相似,有学者认为复发可能与 $HLA - DR_2$ 有关。

小儿 GBS 特点:①前驱症状除腹泻外以不明发热多见;②肢体瘫上下肢多不对称;③脑神经麻痹少见;④感觉障碍少见;⑤早期肌萎缩少于成人;⑥病情变化快,但预后较成人佳;⑦脑脊液蛋白 – 细胞分离较成人不典型。

空肠弯曲杆菌(CJ)感染后的 GBS 主要表现为:①更严重的病情;②更大程度的轴索变性;③更不良的预后;④儿童发病率高;⑤更大比例的特定 HLA 型;⑥与抗神经节苷脂抗体更紧密的联系和发病的季节性。

四、诊断

(一)临床症状

1996 年 Nomura K 等总结了 GBS 的 7 大特征,其中前 5 条为临床特征:

(1)患者在神经系统症状出现前 1 ~ 3 周往往有前驱感染,最常见的是咽痛、鼻塞、发热或空肠弯曲杆菌感染引起的胃肠炎。

(2)呈对称性瘫痪。一般先有双下肢无力,逐渐加重和向上发展。

(3)腱反射消失。

(4)症状及体征在数天至 2 周内迅速进展,接着进入稳定期,最后逐渐恢复至正常,约需数月之久。

(5)大多数患者可恢复功能。通常在进展停止后 2 ~ 4 周,也有经过几个月后才开始恢复。

(6)脑脊液中蛋白增高,白细胞数不高,呈蛋白 – 细胞分离现象。

（7）运动神经传导速度减慢，以及 F 波消失。

（二）实验室检查

1. 脑脊液检查　蛋白－细胞分离现象是本病特征之一。患者发病数天后蛋白含量开始上升，蛋白含量最高峰约在发病后 4~6 周，多数患者细胞数正常。患者脑脊液中可发现寡克隆区带。

2. 电生理学检查

（1）AIDP：脱髓鞘性改变，神经传导速度明显减慢，F 波消失，有作者认为 H 反射消失是早期诊断 GBS 的较敏感的指标。上肢感觉神经动作电位（SNAP）振幅减弱或者消失，异常 F 波也是早期 GBS 的异常指标。

（2）AMAN：神经传导速度正常或轻微异常，复合运动动作电位（CMAP）振幅下降，提示为轴索受损，但无脱髓鞘改变。

（3）AMSAN：轴索受损同 AMAN。

（4）MFS：脱髓鞘改变同 AIDP。

3. 抗体检测　GBS 患者血清中可出现多种抗神经节苷脂 GM1、GMa、GD1a、GD1b 及 GQ1b 的抗体，一般采用 ELISA 法检测。许多学者就是否这些抗体与 GBS 亚型存在相关性做了研究。除了抗 GQ1b 抗体确定与 MFS 密切相关外，其他 GBS 临床亚型及相对应的特异性的抗体尚未完全确定。

抗体及其可能相关的 GBS 亚型。

（1）抗 GM1 抗体：约 30% AIDP 患者出现此抗体，非特异性。

（2）抗 GD1a 抗体：在中国 AMAN 患者中，此抗体具特异性，但其敏感性为 60%~70%。

（3）抗 GQ1b 抗体：90% 的 MFS 患者出现此抗体。

（4）抗 Ga1NAc－GD1a 抗体：此抗体与前驱空肠弯曲杆菌感染相关，研究表明伴有此抗体的 GBS 患者可出现快速进展，非常严重的肌无力（以远端肌群为主）。但很少有感觉消失、感觉异常以及脑神经受累。

（5）抗 G1a 及抗 GM1b 抗体：GBS 患者出现这种抗体需警惕延髓麻痹的发生。

（三）诊断标准

Asbury（1990 年）修订的新的诊断标准提出 GBS 的必要条件如下：

1. 诊断必须的特征

（1）超过一个以上的肢体进行性运动性力弱。

（2）腱反射丧失，但如果其他特征满足诊断，远端腱反射丧失而肱二头肌腱反射和膝反射减低也可诊断。

2. 高度支持诊断的特征

（1）临床特征

1）进展：症状和体征迅速出现，到 4 周时停止进展。

2）相对对称。

3）感觉症状和体征轻微。

4）脑神经受累。

5）通常在进展停止后的 2~4 周恢复，也有经过几个月后才开始恢复，大部分患者功能上恢复正常。

6）自主神经功能紊乱：心律失常，体位性低血压，高血压。

7）神经症状出现时没有发热。

8）变异型：①神经症状发生时发热；②伴有疼痛的严重的感觉障碍；③进展超过 4 周，有的患者可出现轻微的反复；④进展停止但不恢复或遗留有永久的功能缺损；⑤括约肌障碍，通常括约肌不受累，但在疾病的开始时有一过性膀胱括约肌障碍；⑥中枢神经系统受累偶尔发生。包括不能用感觉障碍解释的严重的共济失调、构音障碍、伸性足跖反射和不明确的感觉平面，如果其他症状符合，不能否定 GBS 的诊断。

（2）高度支持诊断的脑脊液特征

1）脑脊液蛋白含量在发病的第一周即可升高，以后的连续测定都有升高。

2）脑脊液白细胞数为 10×10^6/L 或以下。

3）变异型：发病后 1~10 周内无蛋白含量增高。白细胞为 11×10^6/L ~ 50×10^6/L。

（3）高度支持诊断的电生理特征：大约 80% 的患者有神经传导减慢或阻滞的证据。传导速度通常低于正常的 60%，但为斑片样受累，并非所有神经都受累。远端潜伏期延长可达正常的 3 倍。F 波是反应神经干近端和神经根传导减慢的良好指标。大约 20%，的患者传导正常。有时发病后数周才出现传导的异常。

五、治疗

治疗应采取综合性措施。

（一）一般治疗

良好的一般治疗的基本条件是仔细观察心肺功能，防止长期不能活动的并发症出现、镇痛和鼓励患者。

最重要的是观察呼吸肌的力量，最方便的床旁方法是测肺活量，对高危患者应每隔 2 小时监测一次肺活量，当肺活量下降至 15ml/kg 时，即使患者未出现低氧血症，也需进行机械通气。患者一般不给予镇静剂或神经肌肉阻滞剂。定期复查胸片至关重要，支气管肺炎是最常见的并发症。

因为 GBS 患者发生自主神经系统并发症比较多且比较严重，所有患者从诊断之日起均应给予持续心电监护和血压监测，以便及时处理。

据研究，病程最初几天如果单纯给予静脉补液，会相继出现营养衰竭及组织改变。因此对那些发病 5 天内不能吞咽的患者需给予营养支持。

对患者的护理非常重要，至少每 2 小时需给患者翻一次身。勤翻身可避免褥疮及因长期卧床导致的深静脉栓塞及肺栓塞等并发症。

疼痛是 GBS 常见的症状，可能与多种因素有关，如神经根炎及神经炎，不能活动等造成的肌肉疼痛和痛觉过敏。经皮神经刺激器治疗可能有效，偶尔有必要应用吗啡类药物。短期应用大剂量肾上腺皮质激素有时也有效。

患者可能出现情绪方面的改变，所有的医护人员都要经常鼓励患者，安慰患者恢复虽然缓慢但可以完全恢复。

患者在入院后的 1~2 天内即可进行理疗，肢体做被动锻炼，但应避免骨折。

（二）免疫治疗

由于 GBS 是急性自身免疫性疾病，因此 GBS 的主要目标是抑制这种免疫反应，以防止对周围神经的进一步损害和使髓鞘有时间再生。

1. 大剂量静脉应用免疫球蛋白　总剂量为 2g/kg，分 5 天用完，即每天 400mg/kg。据报道大剂量静注免疫球蛋白应用于重症 GBS，可以降低气管插管及机械通气的需要，缩短患者在 ICU 的时间，以及促进其功能恢复。约 10% 的早期治疗患者在治疗 10 天左右会出现反复，可再次给予初始剂量进行治疗。一般认为如果在症状出现的 3 周以后再进行免疫治疗则无效。大剂量免疫球蛋白的禁忌证为以前对免疫球蛋白过敏或存在 IgA 型抗体。

2. 血浆置换　血浆置换可在 7 天内进行，分别在第 1、3、5、7 天每次置换血浆约 50ml/kg。据报道，轻型患者 2 次血浆置换即可，而中、重度患者，4 次血浆置换较为适合。6 次血浆置换并不比 4 次有效。血浆置换的主要问题是：开放静脉通路较难，中央导管的设置、维持或感染问题以及心血管症状主要是低血压，后者常与血浆置换的过程有关。进行血浆置换的同时，宜应用大剂量肾上腺皮质激素以减少抗体的继续产生和防止疾病的反跳。血浆置换的禁忌证为严重感染、心律失常、心功能不全或有凝血系统疾病。

3. 肾上腺皮质激素治疗　肾上腺皮质激素治疗 GBS 的疗效尚有争议。有学者认为大剂量肾上腺皮质激素冲击疗效好，能抑制 B 细胞产生抗体，同时减轻神经组织水肿，方法为甲泼尼龙，开始剂量为 15mg/（kg·d），3~5 天后改为口服泼尼松，4 周后减量，总疗程为 6~7 周。有报道指出肾上腺皮质激素与静脉注射丙球蛋白联合应用疗效显著。

4. 其他治疗方法　包括电针疗法，光量子疗法，激光疗法。

总之，GBS 的治疗以综合疗法为宜。

六、预后

GBS 的患者预后较好，约 85% 的幸存者完全恢复功能，死亡率大约为 4%~15%。许多因素可造成 GBS 的预后不良，这些因素包括：存在其他严重内科疾病，GBS 发作呈暴发性及重型，CMAP 幅度明显下降，以及空肠弯曲杆菌前驱感染。

（张秀英）

第五节　脑积水

脑积水（hydrocephalus）系指脑脊液的分泌、循环或吸收过程发生障碍，导致颅内脑脊液增多，引起脑室和（或）蛛网膜下腔异常扩大的病理状态。其基本特征是过量的脑脊液产生颅内压增高，因而扩大了正常脑脊液所占有的空间。如果脑积水在颅缝闭合之前发生，则头颅增大异常显著。于出生时就存在的脑积水称为先天性脑积水，在出生后有明确病因产生的脑积水称为后天性（获得性）脑积水。小儿脑积水多为先天性和炎症性病变所致。由于各种原因引起脑实质本身先发生萎缩而后使脑室和蛛网膜下腔扩大，脑脊液容量相对增加者，不属于脑积水的范畴。

一、流行病学

先天性脑积水是最常见的先天神经系统畸形疾病之一，据 WHO 对 24 个国家的统计报告，其发病率为0.87%，男女无明显差别。我国1996—2007年31个省市自治区出生缺陷监测资料表明，先天性脑积水的发病率为0.68%，仅次于神经管畸形。由于后天性脑积水是出生后多种原因引起的一种病理结果，则其确切发病率很难统计。随着医学科学技术的进步，先天性或后天性脑积水的发病率呈降低趋势。根据我国2004—2007年出生缺陷监测网资料，全国先天性脑积水的发病率有明显下降趋势，下降幅度为6.4%，年下降速率为9%，且城市较农村下降明显。

二、病理生理

正常情况下，脑脊液在脑室系统和蛛网膜下腔内不断地循环、代谢，其分泌和吸收速度处于动态平衡，从而维持颅内脑脊液容量的相对稳定。脑脊液的产生主要来自各个脑室特别是侧脑室的脉络丛，约占80%~85%，少数由室管膜上皮渗出，在小儿每分钟产生脑脊液0.3~0.35ml（平均每小时20ml）。脑脊液在脑室生成后，以约1.47kPa（150mmH$_2$O）液体静水压循环流动。左右两侧侧脑室产生的脑脊液，经室间孔流入第三脑室，与第三脑室产生的脑脊液一起经中脑导水管（又称大脑导水管）流入第四脑室，再与第四脑室产生的脑脊液一起经正中孔和两个侧孔流出而进入蛛网膜下腔的小脑延髓池。蛛网膜下腔的脑脊液，向上循环到脑表面，最后通过蛛网膜绒毛（颗粒）被动地吸收入硬膜静脉窦（上矢状窦），这是脑脊液吸收的主要途径。一小部分的脑脊液进入脊髓蛛网膜下腔，由脊髓静脉的蛛网膜绒毛吸收入血液。另有少量脑脊液可通过脑室的室管膜上皮、蛛网膜下腔的毛细血管、脑膜的淋巴管以及颅神经出颅处的蛛网膜鞘等结构吸收。脑脊液经上述途径不断地回到静脉中去，形成了脑脊液的循环。

产生脑积水可能有三种情况：①脑脊液产生过多，这种情况极少；②脑脊液吸收发生障碍，这种情况也较少见；③脑脊液循环发生障碍，绝大多数脑积水病例属于这类。

三、分类与病因

（一）分类

临床上习惯于将脑积水分为交通性（非阻塞性）和非交通性（阻塞性）两种类型，这是根据解剖学的分类。脑室系统与蛛网膜下腔畅通，由于脑脊液的分泌亢进或吸收障碍引起的脑积水称为交通性脑积水。由于脑室系统内的循环通路阻塞引起的脑积水称为非交通性脑积水，在临床上以此型脑积水多见。

脑积水还有其他很多分类方法，目前尚不统一。按照致病原因，可分为先天性和后天性脑积水；按照发病的速度，可分为急性和慢性脑积水；按照颅内压的增高与否，分为高压力性脑积水和正常压力性脑积水；按照发生的部位不同，分为内脑积水和外脑积水。这些分类是相互交叉的，同一病例可归属于不同的类型。

（二）病因

脑积水的原因很多，主要为脑脊液循环通路的阻塞。常见原因为中脑导水管阻塞、颅内肿瘤的压迫及各种原因引起的蛛网膜粘连等。绝大多数先天性脑积水系因脑脊液循环阻塞所致的非交通性脑积水。

1. 脑室系统内的阻塞

（1）先天性畸形

1）室内孔闭锁。

2）中脑导水管狭窄、分叉、胶质增生和隔膜形成：这些先天性发育异常均可引起中脑导水管的阻塞，是先天性脑积水最常见的原因。

3）Dandy – Walker 畸形：由于第四脑室正中孔及侧孔先天性闭塞而引起脑积水。

4）Arnold – Chiari 畸形：因小脑扁桃体、延髓及第四脑室疝入椎管内，使脑脊液循环受阻引起脑积水，常并发脊柱裂及脊膜膨出。

5）扁平颅底：常合并 Amold – Chiari 畸形，阻塞第四脑室出口或环池，引起脑积水。

6）其他：无脑回畸形，软骨发育不良，脑穿通畸形，第五、六脑室囊肿等，均可发生脑积水。

（2）脑室内炎性病变：外源性或内源性微粒物质、细菌性或非细菌性病原体（包括胎儿宫内 TORCH 感染）所致的炎症造成中脑导水管等部位的阻塞。

（3）脑室内出血或其他部位血肿破入脑室，可因血块或晚期引起的粘连造成中脑导水管和第四脑室出口阻塞。

（4）脑室内或邻近部位占位性病变：如颅内肿瘤、血肿以及寄生虫等，可阻塞脑脊液循环的任何一部分。

2. 脑室系统外的阻塞

（1）出血：如蛛网膜下腔出血后引起的纤维增生。

（2）炎症：如化脓性、结核性或其他类型脑膜炎，由于增生的纤维组织引起脑底部蛛网膜粘连而阻塞脑脊液循环通路。

（3）脑膜癌。

（4）颅内手术后。

3. 脑脊液的分泌和吸收障碍

（1）脑脊液产生过多

1）脉络丛乳头状瘤。

2）维生素缺乏。

3）胚胎期毒素作用。

4）遗传性。

（2）脑脊液吸收障碍

1）静脉窦压力增高，如静脉窦血栓、颈静脉血栓及上腔静脉阻塞等。

2）先天性蛛网膜颗粒发育不良。

四、临床表现

临床症状并不一致，与脑积水病理变化出现的年龄、病情的轻重和病程的长短有关。

1. 头颅改变　主要见于婴幼儿发病者，多为先天性脑积水。头颅进行性异常增大，与全身的发育不成比例。伴囟门扩大、颅缝裂开以及颅骨变薄变软。头部叩诊呈"破壶音"（Macewen 征），重者叩诊时有颤动感。前额多向前突出，眶顶受压下陷，眼球下推，以致双眼下视，上方的巩膜外露，可见眼球下半部常落到下眼睑下方，呈现所谓的"落日（setting

sun）征"，是先天性脑积水的特有体征。婴幼儿患脑积水时行头颅透光试验可呈阳性，枕部局限性透照光圈增大提示为 Dandy – Walker 畸形，头颅广泛透光则见于严重脑积水。

2. 颅内压增高的表现　在婴幼儿，颅内压增高的一般症状多不明显，但可见囟门隆起，张力增高，头皮静脉怒张等。脑积水进展较快时，亦可出现反复呕吐。在囟门和颅缝已闭合的较大儿童脑积水，常表现为颅内压增高症（头痛、呕吐和视乳头水肿）。其中头痛常在卧床休息较久时加重，故常有早晨头痛而起床活动后消失的现象，可能是活动促使脑脊液通过狭窄部位所造成。当脑积水发展缓慢、脑室扩大和颅内压增高较慢时，可以只表现为头痛、个性和情绪的改变，或者出现展神经麻痹而使眼球内斜；但病程晚期多有颅内压增高症。

3. 神经系统功能障碍　除继发于部分颅内肿瘤者外，大多数脑积水无明显的神经系统定位体征。但随着病情的进展，婴幼儿或儿童可出现运动功能减退等。重度脑积水由于极度扩大的脑室枕角压迫枕叶皮质，或扩大的第三脑室的搏动压迫视交叉，引起视力减退，甚至失明，眼底可见原发性视神经萎缩。第四脑室扩大明显时，可出现小脑或脑干受累的表现，也可出现两眼上视障碍及锥体束损害等症状。脑积水晚期或病情严重时，则出现生长发育障碍、智力减退、肢体痉挛性瘫痪及意识障碍等，最终往往是由于营养不良、全身衰竭及合并呼吸道感染等并发症而死亡。

4. 其他　除上述种种表现外，患儿还可表现精神不振、迟钝以及易激惹等，头部因增大过重，则头颈控制力差，一般不能坐及站立，多见于婴幼儿。部分患者有抽搐发作。如第三脑室前部和下视丘、漏斗部受累，可出现各种内分泌功能紊乱，例如青春早熟或落后和生长矮小等。原发症征候，如松果体肿瘤的上视不能，小脑蚓部肿瘤的共济失调等。

五、诊断

婴幼儿脑积水，根据其头颅快速增大及其特有的外观形态等特征，可做出临床诊断，尚需进一步做神经影像学检查（头颅 CT 或 MRI）予以确定诊断。随着儿童发病年龄的增大或者由于脑积水进展缓慢，头颅改变可能不典型，则需要根据其他临床表现，并借助有关辅助检查进行诊断。并且在诊断时要注意寻找原发病因。

头颅 X 线检查可见颅腔扩大、颅骨变薄，脑回压迹加深，颅缝分离、囟门扩大，头与面比例明显增大等改变。头颅 CT 和 MRI 无创性检查是目前最常用的方法，结果最可靠，既可明确脑积水的诊断，又可进一步了解脑积水的原因、种类、阻塞部位及脑室扩大的程度，以便选择适当的治疗措施。特别是头颅 MRI 在显示脑脊液通路的阻塞和引起阻塞的原因方面，尤其是中脑导水管和第四脑室附近的畸形如 Amold – Chiari 畸形等，有着无可比拟的优越性。而头颅 B 超可用于胎儿脑积水的宫内诊断，为孕妇是否中止妊娠提供依据。

六、治疗

无论何种原因引起的脑积水均以手术治疗为主，对有进展的脑积水更应及时采取手术治疗。手术治疗可以去除病因或重建脑脊液循环通路，但目前手术效果尚未达到满意的境地。对于早期、发展缓慢或不适于手术治疗的脑积水患儿，则以药物治疗为主，可酌情选用脱水或利尿药。后天性脑积水还需同时进行原发病因的治疗。

（一）手术治疗

1. 脑脊液分流术　目的是通过重建脑脊液循环通路，以达到脑脊液分流的目的。小儿脑积水分流术的开展，不仅增加了脑积水患儿的存活率，并使 70% 的患儿保持智力基本正常。按分流的终点不同，可分为颅内分流和颅外分流两种。颅内脑脊液分流术适用于阻塞性脑积水，如侧脑室 – 小脑延髓池分流术以及第三脑室造瘘术等。近年有研究报道在神经内窥镜下行第三脑室底脚间池造瘘微创手术，是一种治疗中脑导水管狭窄性梗阻性脑积水的新方法。颅外脑脊液分流术适用于各型脑积水，方法很多，包括将脑脊液引流至心血管的手术及引流至其他脏器或体腔的手术，前者常用脑室 – 心房分流术，后者常用侧脑室 – 腹腔分流术。晚近香港大学神经外科专家创用脑室 – 上矢状窦分流术（吻合术），可避免其他分流术的缺点，交通性和非交通性脑积水病例均可采用。

分流术效果除取决于手术本身外，与术前小儿脑皮质保留之厚度及有无合并其他畸形有关。分流术后尽管头围停止过快增长而进入正常曲线，仍需用头颅 CT 或 MRI 定期观察脑室大小及脑皮质厚度，以防持续存在的轻度颅内高压压迫脑皮质而造成智力发育障碍。术后经常随访，也将有利于及时发现分流管有无不通畅、远端分流管是否足够长或有无继发感染等情况，以便给予相应处理。最近有研究发现，分流术本身造成的脑损害或术后并发症（如感染及硬脑膜下血肿等）可导致癫痫发作，2 岁内行分流术者易发生，发生率高达 20% ~50%。

2. 减少脑脊液产生的手术　主要为脉络丛切除术或电灼术。因效果不好，已很少采用。

3. 去除病因的手术　如切除颅内肿瘤及脓肿等占位性病变，恢复脑脊液循环通路。至于通过手术能解除先天发育畸形所致阻塞原因者很少，如对 Dandy – Walker 畸形可行第四脑室正中孔切开术；对 Amold – Chiari 畸形可行后颅窝及上颈段椎板切除减压术。中脑导水管阻塞性病变除先天性隔膜外，手术常造成脑干损伤，很少采用。

（二）药物治疗

目的在于暂时减少脑脊液的分泌或增加机体水分的排出（利尿），降低颅内压。主要使用乙酰唑胺（醋氮酰胺）25 ~50mg/（kg·d），通过抑制脉络膜丛上皮细胞 $Na^+ – K^+$ ATP 酶以减少脑脊液的分泌；或用脱水剂如甘露醇、利尿剂如双氢克脲噻等，以增加水分的排出。这些药物的疗效一般不显著或仅有轻度的暂时效果，且不宜长期应用。对于有蛛网膜粘连的患者，可试用地塞米松口服、肌内注射或鞘内注射治疗。有癫痫发作者，给予抗癫痫药物治疗。

七、预后

脑积水的预后差别较大，主要取决于治疗的及时与否和引起脑积水的病因及病变程度。如能及时手术根治阻塞的原因，则有可能达到临床痊愈；如阻塞原因难以解除，或合并其他先天畸形，则预后不良。部分（约1/3）脑积水患儿的病情可以自然静止，不再发展。脑积水常见的后遗症为大头畸形、精神发育迟滞、癫痫及失明等。

未经治疗的先天性脑积水患儿，虽然有大约 20% 可停止发展，脑脊液的分泌和吸收趋于平衡，称为静止性脑积水，但是约半数患儿可在一年半内死亡。剩下约半数可以继续存活的先天性脑积水患儿，仅约15% 智商接近正常，超过 2/3 有神经功能障碍，如共济失调、痉挛性瘫痪以及感知觉障碍等。

经过手术治疗的脑积水患儿，存活率至少在 90%，大约 2/3 智商正常或接近正常。当然，脑积水患儿的神经功能障碍与脑积水的严重程度成正比，如大脑皮质厚度小于 1cm，即使脑积水得到控制，也会有神经功能障碍及智力发育障碍。

有研究认为脑脊液的生化分析有助于判断脑积水的预后，如脑脊液中脂肪酸的浓度与颅内压增高可成比例升高，阻塞性脑积水解除后，脂肪酸浓度下降，如分流术后仍持续性升高，多提示预后不良。

（黄文静）

第六节 颅内出血

颅内出血（intracranial hemorrhage，ICH）又称为出血性脑血管病或出血性卒中，系因脑血管破裂使血液外溢至颅腔所致。根据出血部位的不同，ICH 可分为脑出血、蛛网膜下腔出血和硬膜下出血等。国外文献报道 15 岁以下儿童脑出血和蛛网膜下腔出血的发病率为 2.5/10 万。无论何种原因所致的小儿 ICH，其临床表现有颇多相似之处，但预后则视不同病因而有很大差异，且诊断与治疗是否及时也是直接影响预后的关键因素。

一、病因

许多血液病、脑血管发育异常及颅内外其他病变均与小儿 ICH 的发生有关，其病因可以是单一的，亦可由多种病因联合所致。

1. 脑血管畸形 脑动静脉畸形是儿童时期 ICH 的常见原因之一，可分为先天性、感染性与外伤性。先天性脑血管畸形包括血管瘤和动静脉瘘，前者系因血管壁中层发育缺陷所致，见于末梢小动脉分叉处，直径达 6～15mm 的动脉瘤易发生破裂出血；后者系因动、静脉系统间毛细血管发育缺陷使动、静脉间直接吻合而成短路，以致病区动脉扩大而成动脉瘤样畸形，并压迫其周围脑组织，易破裂出血，以 Galen 静脉畸形多见。感染性脑动静脉畸形如颅内细菌性或真菌性动脉瘤，系感染性心内膜炎的感染栓子所致；人类免疫缺陷病毒感染也可导致小儿颅内动脉瘤的发生。外伤性脑动静脉畸形较少见，仅发生于海绵窦，因颈内动脉位于此处，故外伤可致颈动脉—海绵窦瘘。

其他类型的脑血管畸形有毛细血管扩张、海绵状血管瘤、软脑膜静脉及毛细血管的畸形、脑底异常血管网（Moyamoya 病）等。

2. 血液病 血液病是小儿脑血管病的重要病因，在尸检的血液病例中有 50% 发现自发性脑出血。血友病患儿中 2.2%～7.4% 发生 ICH。小儿特发性血小板减少性紫癜病例中发生 ICH 者占 10%。其他如白血病、再生障碍性贫血、溶血性贫血、弥散性血管内凝血、凝血障碍等血液病，以及抗凝疗法的并发症，均可发生 ICH。

3. 颅内其他原因 包括颅脑外伤，颅内肿瘤，脑动脉炎，中毒性脑病等。

4. 颅外其他原因 包括维生素 K 缺乏症，维生素 C 缺乏症，肝病，高血压，感染或结缔组织病等其他各种原因所致的 ICH。

5. 新生儿颅内出血原因 新生儿颅内出血（neonatal intracranial hemorrhage，NICH）有其特殊的病因，主要发病因素为两大方面，即产伤及缺氧引起，前者正逐渐减少，后者有增加趋势。NICH 的发病率依不同的检测及统计方法不同而不同，其中在孕周 < 34 周、出生体重 < 1 500g 的未成熟儿高达 40%～50%。

6. 其他 尚有部分小儿 ICH 的原因不明。找不到病因的脑出血称为小儿特发性脑出血。

有文献报道尸检发现小儿特发性脑出血系由微小动脉瘤样血管畸形破裂所致，因此并非真正的原因不明。只是因这种动脉瘤太小，用 CT 扫描和脑血管造影等神经影像学检查不能发现而已。

二、临床表现

1. 脑出血　系指脑实质内血管破裂所致的出血。常见于大脑半球，幕下脑出血（小脑或脑干）较少见。发病前可有外伤以及过度兴奋等诱因。起病较急，常见表现有突发头痛，呕吐，偏瘫，失语，惊厥发作，视物模糊或偏盲，感觉障碍，血压、心率及呼吸改变，意识障碍等。重症患儿一般均有明显的生命体征的改变，并易伴发消化道出血、心肺功能异常以及水电解质紊乱，特别严重者可伴发脑疝死亡。血肿破入蛛网膜下腔者常有明显的脑膜刺激征。脑室出血常表现为深昏迷，四肢软瘫，早期高热，双瞳孔缩小，去脑强直样发作。

2. 原发性蛛网膜下腔出血　原发性蛛网膜下腔出血是指非外伤性原因所致的颅底或脑表面血管破裂，大量血液直接流入蛛网膜下腔；而继发性者是由于脑出血后，血流穿破脑组织而蔓延至脑室及蛛网膜下腔所致。小儿蛛网膜下腔出血比成人少见。因动脉瘤以及动静脉畸形等血管异常所致者以 6 岁以上年长儿较多见，且有随年龄增长而逐渐增多的趋势。

常起病急剧，主要表现为血液刺激或容量增加所致的脑膜刺激征和颅内高压征，如颈项强直、剧烈头痛以及喷射性呕吐等。半数以上病例出现意识障碍、面色苍白和惊厥发作。病初 2~3 日内常有发热。大脑凸面血管破裂所致的蛛网膜下腔出血，若病变部位靠近额叶及颞叶时，常可出现明显的精神症状，可表现为胡言乱语、自言自语、模仿语言和摸空动作等。可伴发血肿或脑梗死而出现局灶性神经体征，如肢体瘫痪及颅神经异常等。眼底检查可见玻璃体下出血。

3. 硬膜下出血　婴幼儿多见。通常分为小脑幕上和小脑幕下两种类型，前者最常见，多因大脑表面的细小桥静脉撕裂出血所致；后者多由于小脑幕撕裂所致。硬膜下出血所形成的血肿大多发生于大脑顶部，多数为双侧，但出血程度可不对称。临床表现差异很大。位于大脑半球凸面的硬膜下出血，若出血量很小，可无明显症状；若出血量较大，则可出现颅内压增高、意识障碍、惊厥发作或偏瘫、斜视等局灶体征，甚至继发脑疝导致死亡。幕下硬膜下血肿通常出血较多，往往迅速出现昏迷、眼球活动障碍、瞳孔不等大且对光反射消失、呼吸不整等脑干受压症状，病情进展极为迅速，多在数小时内呼吸停止而死亡。

4. NICH　主要包括脑室周围至脑室内出血、小脑出血、原发性蛛网膜下腔出血和硬膜下出血四种类型。脑室周围至脑室内出血主要发生于胎龄较小的未成熟儿，源于室管膜下的生发层毛细血管破裂所致，多于生后 24~48 小时内发病，多数起病急骤，进行性恶化，生后不久即出现深昏迷、去脑强直与惊厥，多于数小时内死亡；但少数开始时症状亦可不典型，可有意识障碍、局限性"微小型"惊厥、眼球运动障碍以及肢体功能障碍等，症状起伏，时轻时重，多能存活，但易并发脑积水。小脑出血可因压迫脑干而出现四肢瘫痪、呼吸浅表以及反复窒息发作等，均于病后 36 小时内死亡。新生儿蛛网膜下腔出血临床表现与出血量有关，轻微出血时可无任何症状与体征，仅有血性脑脊液，常见于早产儿；出血较多时，常于生后 2~3 天出现嗜睡和惊厥，可致出血后脑积水，多见于足月儿；大量出血较罕见，病情严重，生后不久即死亡。新生儿硬膜下出血临床表现与前面所谈到的硬膜下出血相类似。

三、诊断

任何小儿出现上述临床表现时均应考虑到 ICH 的可能性。如有出血性疾病史或有外伤等诱因，而无明显颅内感染表现，更应注意本病。应及时选择以下辅助检查确诊。

1. 一般检查　ICH 时可有贫血，血沉加快，周围血白细胞数增加，如为白血病所致时可见幼稚细胞。任何原因所致的脑出血，均可出现一过性蛋白尿、糖尿及高血糖等变化。

2. 颅脑 CT　是确诊 ICH 的首选检查，可精确判断出血部位及范围，并可估计出血量及查见出血后的脑积水。唯脑干的少量出血可出现假阴性。

3. 颅脑 B 超　适用于前囟未闭的婴幼儿。对 ICH 的诊断率较高，且可在床边进行，具有方便、安全、经济等优点，并可进行动态观察，以随时了解血肿及脑室大小的变化。

4. 磁共振血管成像或脑血管造影　是明确出血原因和病变部位最可靠的方法。尤其是脑血管造影即可确定诊断，还可进行介入治疗。但需搬动患者，检查时间也较长，一般于病情稳定后进行，或适用于病情危重、需急诊手术者的术前检查。

5. 脑电图　脑出血时行脑电图检查可发现出血侧有局限性慢波灶，但无特异性。

6. 脑脊液检查　适用于蛛网膜下腔出血的诊断，如发现均匀血性脑脊液，除外穿刺损伤即可明确诊断。鉴别方法可将穿出的脑脊液连续分装三个试管静置数分钟，如观察到脑脊液颜色均匀一致而无凝块，其上清液变黄，隐血试验阳性，提示腰穿前即有出血，非腰穿时损伤所致。在新生儿尚可借助脑脊液内有无含铁血黄素巨噬细胞而予以区别，若有则为新生儿蛛网膜下腔出血。血性脑脊液可持续 1 周左右，离心后上清液的黄染逐渐加重。另有脑脊液压力增高，蛋白多增多，糖正常或稍低。但如有严重颅内高压表现，或临床怀疑其他部位的 ICH，则应暂缓腰穿检查，以免诱发脑疝。

7. 硬膜下穿刺检查　适用于幕上硬膜下出血的诊断，对新生儿和前囟门尚未闭合的婴幼儿在前囟的侧角进行硬膜下穿刺即可确诊。在正常情况下，针头进入硬膜下腔，无液体流出或只能流出几滴澄清的液体。若有硬膜下血肿则可流出含有大量蛋白质的、红色或黄色的水样液体。为明确硬膜下血肿是否为双侧性，对前囟门的两侧均应穿刺。对新生儿穿刺后流出 0.5ml 以上的液体即有诊断意义。

8. 病因学检查　应结合病史与临床表现进行相应检查，如血象、凝血功能以及骨髓穿刺等，以鉴别出血原因。

四、治疗

ICH 治疗原则是迅速控制出血，适时进行外科手术治疗，预防并发症与后遗症。治疗选择通常分为三类：使病情稳定的综合治疗，尽力治疗出血本身，以及降低再出血风险的方法。

1. 稳定治疗　稳定治疗措施包括优化呼吸管理、控制体循环高血压、防治癫痫发作和针对颅内压增高的医学管理等。脑水肿的处理可用肾上腺皮质激素，如颅内压增高较明显可静脉推注脱水剂或利尿剂。ICH 急性期应绝对卧床，保持安静，不宜搬动，避免引起血压增高和颅内压增高的因素。如因特殊情况如急诊检查和手术治疗等，需要搬动患者，应保持头部固定。还应保持水电解质平衡及足够的热量供给。

另外，针对蛛网膜下腔出血患儿来说，控制血管痉挛后可能收到一定的疗效。因为蛛网膜下腔的血液和血凝块可引起脑动脉的炎症反应和脑水肿，可释放促血管痉挛物质而引起血管痉挛。

2. 手术治疗　早期手术清除血肿，适用于出血量大，有严重脑实质损害症状或出现脑疝危险症候的病例。而对于一般出血病例，需要待患者病情稳定后再实施手术治疗，包括清除血肿和对局部畸形血管的处理等，通常以发病后 2 周左右为宜。目前尚无明显证据显示幕上实质内血肿外科手术摘除术对任何年龄都有效。Mendelow 及其同事研究显示，在 1033 名非外伤性幕上出血的成人随机试验中，在血肿发生 24 小时内进行血肿取出术对患者无明显受益。另外一项小样本研究，给予了较早（小于 4 小时）血肿取出术的 11 名病例中，有 4 例因为再出血给予了暂停早期血肿清除手术。也有无对照研究证据显示，在选择人群中血肿清除可能缓解脑疝发生。这种外科手术对于小脑出血以及大脑半球较大范围出血病灶患者可能获益更多。

反复腰穿放脑脊液适用于脑室及蛛网膜下腔出血患者，可减少脑积水的发生，并可迅速缓解蛛网膜下腔出血所引起的颅内高压，减轻脑膜刺激症状。但如果患儿头痛剧烈、呕吐频繁或极度烦躁，甚至已出现脑疝的早期征象，则应禁忌腰穿，以免诱发脑疝。

硬膜下穿刺适用于硬膜下出血的治疗，前囟未闭时尤为适用。一般可每日或隔日穿刺 1 次，穿刺成功后应让液体自动流出，不应抽吸，每次引流量不宜过大，一般不超过 15ml，否则可能诱发再出血。可穿刺 10~15 次，液体量不多者逐渐延长间隔并停止穿刺。

3. 病因治疗　纠正出血的危险因素能够减少额外出血。脑血管畸形的手术处理可以防止再次破裂出血。动脉瘤和动静脉畸形（AVMs）采用外科或血管内闭塞治疗对于许多患者来说是非常有效的，但是放射外科学针对儿童 AVMs 病灶太小或很难用外科手术方法解决的病例，应用越来越多。数个较大的回顾性研究报道，放射外科学是非常安全而且对于治疗儿童 AVMs 是明显有效的。

对凝血缺陷和血液系统疾病的治疗可减少继发性出血的危险。血小板计数在 200×10^9/L 以上时脑出血很少发生。即使血小板数很低，在没有创伤的情况下，自发性颅内出血极少见。获得性同种免疫血小板减少症患者的脑出血通常伴有全身性病毒感染，可能是由于感染刺激机体产生大量的抗血小板抗体，导致血小板减少。对于血小板减少症患者应及时输注血小板或新鲜血，避免服用阿司匹林或其他抗血小板药物，或是避免可能导致头部外伤的刺激。同样，Ⅶ因子缺乏患儿通过补充Ⅶ因子可减少或预防外伤性颅内出血。对于血友病患者应输注Ⅷ因子，晚发性维生素 K 缺乏应输注维生素 K 和凝血因子复合物或新鲜血等。

4. 康复治疗　ICH 患儿在病情好转后即应进行医学康复训练，包括物理治疗、作业治疗和语言治疗等。还应辅以针灸、推拿、理疗以及高压氧等，以减轻神经损害后遗症。同时可给予心理支持和行为治疗。在康复治疗过程中，患儿和家长都应参加。

五、预后

ICH 的预后与其发病年龄、病因、出血部位及出血量大小等有关。脑动静脉畸形易反复出血，复发者病死率较高；如血液流入脑室系统与蛛网膜下腔后，易致脑脊液循环通路阻塞，吸收障碍，产生脑积水。脑动脉瘤破裂常产生脑实质内出血，80% 以上的病例于早期死亡，幸存者多留有神经系统后遗症。继发于全身性疾病的 ICH 预后与原发病、出血部位及其产生的病理反应有关。

NICH 预后与其出血类型有关。脑室周围–脑室内出血的近期预后与出血量大小有关，出血量越大，并发脑积水的发生率或病死率越高；远期随访，出血量大者多发生严重智能减退和运动功能障碍等。小脑出血预后差，出生后不久即死亡。新生儿蛛网膜下腔出血主要系静脉破裂所致，出血量较小，大多预后良好；少数也可因先天性颅内动脉瘤破裂所致，病情多危重，预后较差，病死率高达 40%。幕上硬膜下出血预后相对较好，而幕下硬膜下出血预后差。

（黄文静）

第七节　化脓性脑膜炎

化脓性脑膜炎（purulent meningitis）以下简称化脑，是由化脓菌引起的脑膜炎症。本病常为败血症的一部分或继发于败血症，但也可作为一种局部感染而存在。主要发生在儿童时期，是常见的危害生命的感染性疾病之一，迄今仍具有较高的死亡率与致残率。早期诊断以及及时合理的抗生素治疗决定患儿的预后。

一、概述

化脓性脑膜炎发病率与年龄、社会经济状况、地理分布和免疫接种状况有关。近年来由于抗生素的广泛使用，本病的发病率已有所下降。发达国家的发病率现为 4/10 万～5/10 万，而发展中国家仍高达 40/10 万～50/10 万。不同病原脑膜炎的发病随着免疫接种的实施而改变。随着新生儿加强监护技术的应用和生存率的提高，由院内感染引起的新生儿败血症和化脓性脑膜炎逐渐增多，成为其发病的主要原因。

在发达国家，新生儿化脑的主要病原菌仍是 B 群链球菌（CBS），其次为革兰阴性肠杆菌。在发展中国家，虽然革兰阴性肠杆菌及金黄色葡萄球菌仍是主要致病菌，但 CBS 脑膜炎的发病率也在逐渐增加。院内感染的细菌主要有克雷伯杆菌、沙门杆菌、肠杆菌、绿脓杆菌、黄质菌以及沙雷菌等。2006 年在复旦大学附属儿童医院进行的化脑病原学流行病学研究，最后提出肺炎链球菌、B 型流感嗜血杆菌及脑膜炎奈瑟菌仍是上海地区化脑儿童的主要病原菌。

二、病因病理

化脓性脑膜炎发病的高危因素：①有明显感染病灶，如脐炎、肺炎、肠炎、皮肤脓疱病以及中耳炎等。②围产因素如早产儿、新生儿窒息、羊水早破或污染、母亲有产时感染或发热等。③解剖异常：解剖异常及脑脊液鼻漏等。

新生儿以及低龄儿童的免疫功能尚不成熟，血脑屏障通透性大，补体浓度低，中性多形核粒细胞吞噬及趋化功能差，血液循环相对旺盛，病原菌极易通过血脑屏障。大多数脑膜炎病例是由血行播散引起。也可由脑脊膜膨出、神经管缺损、先天性窦道、胎儿头皮采血标本穿透伤或因胎内心电图监测致邻近播散所引起。另外少数是由病原菌直接侵入脑膜引起，如肺炎链球菌脑膜炎。

细菌进入脑膜。蛛网膜、软脑膜普遍受累，充血、水肿等炎性渗出。在脑组织表面和底部有脓性液体。同时可见血管炎、脑室内膜炎及脑实质炎症。因炎症后粘连，阻塞脑室孔，产生脑积水。炎症侵犯视神经、面神经及听神经，可致失明、面瘫和耳聋。

三、临床表现

一般在发热等感染症状的同时，出现神经系统受累征象时要警惕细菌性脑膜炎的可能。注意不同年龄不典型的临床表现：

新生儿化脓性脑膜炎临床表现常不典型，尤其是早产儿，一般表现包括面色苍白、反应欠佳、少哭少动、拒乳或吮乳减少、呕吐和发热或体温不升等。特殊表现有：①神志改变：烦躁易激惹、惊跳、突然尖叫和嗜睡、神萎等。②颅内压增高：前囟紧张、饱满或隆起、骨缝分离，由于新生儿颈肌发育很差，颈项强直较少见。③惊厥：表现不典型，可仅见双眼凝视、斜视、眼球上翻及眼睑抽动，面肌小抽如吸吮状，也可阵发性青紫及呼吸暂停，一侧或局部肢体抽动。④败血症的表现如黄疸、肝大、腹胀及休克等。

婴儿出现：①尖叫、烦躁、激惹、嗜睡及昏睡。②惊厥。③前囟紧张、饱满或隆起。④皮肤出现紫癜。2岁以上小儿出现：①发热、头痛。②惊厥、意识改变。③脑膜刺激征或神经局灶症状，均应考虑化脑的可能。

四、并发症

1. 硬脑膜下积液　治疗过程中脑脊液检查好转，而体温持续不退，临床症状不消失；病情好转后又出现高热、抽搐及呕吐。前囟饱满或隆起；硬脑膜下穿刺有黄色液体>1ml；颅骨透照及头颅CT有助诊断。

2. 脑室炎　年龄愈小、化脑的诊断和治疗愈延误者则发病率愈高。临床可有以下表现：化脓性脑膜炎患儿经常规治疗后，疗效和化验结果不见好转；病情危重，频繁惊厥，出现呼吸衰竭或脑疝；脑脊液培养出少见细菌（大肠杆菌、流感杆菌，以及变形杆菌等）；颅内压增高，已排除硬脑膜下积液及化脓性脑膜炎复发者。确诊必须行脑室穿刺术取脑脊液检查。

3. 脑性低血钠　由于炎症累及下丘脑和神经垂体（垂体后叶），可发生抗利尿激素不适当分泌，临床出现低钠血症及血浆渗透压降低，可使脑水肿加重而产生低钠性惊厥和意识障碍加重，甚至昏迷。

4. 脑积水　炎性渗出物阻碍脑脊液循环，可导致交通与非交通性脑积水，头颅CT扫描可以证实。

5. 脑脓肿　中毒症状与颅高压征象明显、神经系统局灶定位体征出现，神经影像学检查帮助诊断。

6. 其他　脑神经受累可产生耳聋、失明。脑实质病变可致继发性癫痫及智力发育障碍。

五、诊断

主要根据上述临床表现及辅助检查。

1. 周围血象　白细胞计数和中性粒细胞升高，严重病例白细胞降低到$4 \times 10^9/L$以下，血小板计数减少。测定血清C反应蛋白，有条件进行血清降钙素原测定，协助诊断。

2. 血培养和病灶分泌物的培养　血培养阳性率可达45%~85%，尤其是早发型败血症和疾病早期未用过抗生素治疗者较高，尿培养、皮肤或病灶分泌物的培养有时也可阳性。

3. 脑脊液检查　临床怀疑化脑，没有临床禁忌，应及早作腰椎穿刺取脑脊液检查；临床征象提示颅内压升高明显或腰穿导致脑疝可能、生命体征不稳定者，诊断性腰穿推迟：

（1）常规：外观混浊或毛玻璃样，也可血性，少数可清晰；白细胞计数婴儿 $>20\times10^6/L$，儿童 $>10\times10^6/L$，多形核细胞所占百分值 $>60\%$；压力新生儿 $>0.69\sim1.96kPa$（$70\sim200mmH_2O$），儿童潘氏实验常阳性。

（2）生化：蛋白 $>1.5g/L$，若 $>6g/L$，则脑积水的发生率高；葡萄糖 $<1.1\sim2.2mmol/L$，或低于当时血糖的 50%；氯化物 $<100mmol/L$；乳酸脱氢酶（LDH）$>1\,000U/L$，其中 LDH_4、LDH_5 升高，LDH_1、LDH_2 降低。

（3）涂片及培养：大肠埃希菌和 GBS 涂片易找到细菌，阳性率分别可达 $61\%\sim78\%$ 和 85%，培养阳性有助于确诊。

（4）免疫学检测：用已知抗体检测相应抗原，如乳胶凝集（LA）试验、对流免疫电泳（CIE），以及免疫荧光技术的应用等。

（5）聚合酶链反应（PCR）：最近有报道表明 PCR 可为新生儿化脓性脑膜炎提供较为精确的病原菌诊断依据。

4. 颅骨透照、头颅 B 超和 CT 的检查　可以帮助诊断脑室炎、硬脑膜下积液、脑脓肿，以及脑积水等。

5. 放射性核素脑扫描　对多发性脑脓肿有价值。

6. 磁共振（MRI）　对多房性及多发性小脓肿价值较大。

六、治疗

（一）抗生素治疗

遵循以下原则使用抗生素：尽早规则、静脉使用大剂量抗生素。对不同病原菌所致的脑膜炎采取不同足量疗程的抗生素治疗。致病菌不明 $10\sim14$ 天；革兰阴性杆菌及金黄色葡萄球菌脑膜炎的疗程 $21\sim28$ 天，而革兰阳性菌的脑膜炎的疗程至少 2 周。

1. 病原菌尚未明确的脑膜炎　采用经验性用药：过去常用氨苄西林［$300mg/（kg\cdot d）$］加氨基糖苷类，由于后者的有效血浓度与中毒浓度比较接近，又不易进入脑脊液，且有耳和肾毒性。根据目前国内检出病原（肺炎链球菌、脑膜炎双球菌及流感杆菌为主），首选头孢曲松或头孢噻肟，头孢曲松［$100mg/（kg\cdot d）$，分 2 次］，具有广谱、高效、半衰期长、对革兰阴性杆菌作用效果好以及使用方便等优点，已成为治疗婴幼儿化脓性脑膜炎的常用药物，但其可与胆红素竞争白蛋白，有增加核黄疸的危险，在新生儿黄疸时少用。对其过敏者，用美罗培南替代治疗。

2. 病原菌明确的脑膜炎　可参照药敏试验结合临床选用敏感的抗生素。CBS 首选氨苄西林或青霉素；葡萄球菌可选新青霉素 II 或万古霉素；耐氨苄西林的 G^- 菌可选第三代头孢菌素，如头孢噻肟或头孢三嗪；绿脓杆菌首选头孢他啶，次选头孢哌酮钠；厌氧菌可选甲硝唑和青霉素。

3. 硬脑膜下积液　明确硬脑膜下积液时，应进行硬脑膜下穿刺放液，每次不超过 15ml，穿刺无效时可考虑手术治疗。

4. 脑室膜炎　因新生动物实验表明病菌从脉络丛进入侧脑室再扩散至蛛网膜下腔。由于脑脊液循环由上至下单向流动，鞘内注射药物不易到达脑室，故现多不再甩鞘内给药，可放保留导管于侧脑室注入抗生素。较多的国内外报道显示脑室内给药可提高治愈率，减少后遗症，每次可用庆大霉素或阿米卡星 1 ~ 5mg，氨苄西林 10 ~ 50mg。

（二）降颅压

颅内压明显增高时可用呋塞米每次 1mg/kg 静推，20% 甘露醇每次 0.5 ~ 1g/kg 快速静脉滴注，两者可交替应用，但不主张多用，因多次使用易使脑脊液黏稠，增加炎症后的粘连。

（三）肾上腺皮质激素的应用

近来有研究表明，当应用抗生素治疗化脑时细菌大量溶解可刺激机体产生更多的炎性介质，而加用地塞米松治疗可抑制上述炎性介质的产生，从而减轻炎症，减少细菌性脑膜炎的后遗症和病死率。一般选用地塞米松每次 0.1 ~ 0.2mg/kg，首剂最好在开始抗生素治疗前 15 ~ 20 分钟应用，以后每 6 ~ 8 小时 1 次，维持 2 ~ 4 天。建议：①流感嗜血杆菌脑膜炎推荐使用。②大于 6 周龄的肺炎链球菌脑膜炎患儿，权衡利弊再考虑使用。③由其他病菌引起的脑膜炎，不建议常规使用高剂量地塞米松。④部分治疗后脑膜炎，耐 β 内酰胺酶的肺炎链球菌脑膜炎以及小于 6 周龄的化脑均不宜使用糖皮质激素治疗。

（四）支持疗法

1. 维持水、电解质平衡　不能进食时静脉补液，早期严格控制输液量（一般可用 70% 的维持量），因病初常因抗利尿激素分泌过多引起液体潴留而导致稀释性低钠血症，且常伴有脑水肿。

2. 新鲜血或血浆　每次 10ml/kg，根据重症病情可少量多次应用。

3. 丙种球蛋白　有资料表明静脉输注丙种球蛋白在治疗化脓性脑膜炎有一定疗效，推荐的剂量为 500mg/（kg·d），共 3 ~ 5 天。可能的作用机制如下：①提高血清和呼吸道 IgG 水平。②激活补体系统。③加强吞噬功能和 Fc 介导的黏附作用。④对细菌感染引起的免疫缺陷状态有调节作用。⑤通过调理及抗原物异性抗体，增强患儿对细菌的免疫反应。静脉输注丙种球蛋白的不良反应有皮肤潮红、恶心、呕吐、头痛以及呼吸短促等过敏反应，通常发生在输液早期，而且与静注速度有关。

（夏家敏）

第八节　脑脓肿

脑脓肿（brain abscess）是中枢神经系统局灶性化脓感染相对常见的类型之一，特别是社会经济状况欠佳的人群，仍然是一个严重问题。脑脓肿在任何年龄均可发病，以青壮年最常见。脑脓肿中 1/4 发生于儿童，发病高峰为 4 ~ 7 岁。新生儿革兰阴性菌和 B 组溶血性链球菌脑膜炎伴发脑脓肿较多见，婴幼儿脑脓肿相对少见。在某些高危群体发病率明显增加，如先天性心脏病、免疫缺陷或邻近感染者。随着影像诊断技术的进步，临床对这类局灶感染的认识越来越深入。本病治疗虽很困难，但经过及时而恰当的治疗，仍可能获得较好的预后。而诊断或治疗不当会导致严重的不良后果，甚至死亡。

一、病因

大多数微生物（如细菌、真菌或寄生虫）均可引起中枢神经系统局灶性化脓性感染。引起脑脓肿的最常见的细菌是链球菌、葡萄球菌、肠道细菌和厌氧菌。多数脑脓肿为混合性感染。链球菌和革兰阴性细菌，例如枸橼酸杆菌、沙门菌、沙雷菌属、变形杆菌、肠菌属和脆弱类杆菌属等，是引起新生儿脑脓肿的常见细菌。新生儿 B 组溶血性链球菌和枸橼酸杆菌脑膜炎时伴发脑脓肿的可能性非常高，故对于治疗不顺利的病例一定要常规进行 CT、MRI 或 B 超检查，以除外脑脓肿。在慢性中耳炎或粒细胞缺乏症的患者，绿脓杆菌感染的发病率增加。

在先天性或获得性中性粒细胞缺陷、骨髓移植术后或 HIV 感染的患者，脑脓肿的发生率明显增加，大多数由真菌引起。常见的真菌是念珠菌和曲霉菌；隐球菌通常引起脑膜炎，但也可引起脑脓肿。芽生菌、组织脑浆菌和球孢子菌等也偶可引起脑脓肿。其他可引起脑脓肿的致病微生物包括溶组织阿米巴、棘阿米巴、血吸虫、并殖吸虫和弓形体。各种蠕虫蚴体，如粪性圆线虫、旋毛虫以及豚囊虫等也偶可移行至中枢神经系统引起脑脓肿。

不同部位和类型的脑脓肿病原体有所不同。额叶脑脓肿常见病原是微需氧葡萄球菌、厌氧菌和肠杆菌。头颅创伤引起的脑脓肿常见的病原是金黄色葡萄球菌和链球菌。中耳乳突炎并发的颞叶脑脓肿，以及隐源性脑内小脓肿（直径在 1～1.5cm 以下，常见于顶叶），常见病原包括厌氧菌、需氧链球菌和肠杆菌。先天性青紫型心脏病、心内膜炎、化脓性血栓性静脉炎、败血症以及骨髓炎等血行播散引起的脑脓肿大多沿大脑中动脉分布，致病菌包括微需氧链球菌、厌氧菌及金黄色葡萄球菌等。

二、发病机制

脑脓肿的形成按其机制，可分为血行播散、邻近感染灶蔓延和隐源性感染几类。

1. 血行播散　是儿童脑脓肿的常见原因。心、肺及皮肤等部位的感染灶均可通过血循环波及脑部。青紫型先天性心脏病常伴血液浓缩，易发生血栓或脓栓，是小儿血源性脑脓肿的最常见诱因，尤以法洛四联症引起的多见。感染性心内膜炎患儿也易于发生血源性脑脓肿。慢性化脓性肺部疾病，如肺脓肿、脓胸和支气管扩张症也是重要的诱因。菌血症的严重程度和持续时间是是否发生脑脓肿的重要因素。脑脓肿可作为外周化脓性感染（如骨髓炎、牙齿、皮肤及消化道等）引起的菌血症或败血症的转移灶出现。隐源性脑脓肿找不到原发感染灶，实际上也多属于血源性。

2. 邻近组织感染灶的直接蔓延　邻近感染灶（常见如中耳、鼻窦、眼眶和头面皮肤）的蔓延是脑脓肿的第二个常见诱因。中耳、乳突炎和鼻窦感染是邻近蔓延的最常见感染部位，以耳源性脑脓肿尤为多见。大多数病例的邻近感染蔓延是通过早已存在的解剖通道蔓延，但也可通过血栓性静脉炎或骨髓炎扩散。细菌性脑膜炎患者在发生严重的组织损伤时也可能导致脑脓肿的形成。脑部手术或脑室内引流偶可并发脑脓肿。头颅穿通伤，因骨碎片或异物进入脑部可引起局部感染。

3. 隐源性感染　实质上是血源性脑脓肿的隐匿型，原发感染灶不明显，机体抵抗力弱时，脑实质内隐伏的细菌逐渐发展为脑脓肿。

成人脑脓肿以邻近组织感染灶的直接蔓延为主，尤以耳源性最多见，约占 2/3。继发于慢性化脓性中耳炎及乳突炎。脓肿多见于额叶前部或底部。血源性脑脓肿约占脑脓肿的1/4。多由于身体其他部位感染，细菌栓子经动脉血行播散到脑内而形成脑脓肿。脑脓肿多分布于大脑中动脉供应区、额叶及顶叶，有的为多发性小脓肿。外伤也是成人脑脓肿常见原因。多继发于开放性脑损伤。

脑脓肿的发生过程大致可分三期：①急性脑炎期：感染波及脑部引起局灶性化脓性脑炎，局部脑组织出现水肿、坏死或软化灶；②化脓期：炎性坏死和软化灶逐渐扩大、融合，形成较大的脓肿，脓腔外周形成不规则肉芽组织，伴大量中性粒细胞浸润，脓肿周围脑组织重度水肿；③包膜形成期：病变逐渐局限形成包膜，一般在病程 1～2 周即可初步形成，3～8 周形成较完整。在婴幼儿由于对感染的局限能力差，脓肿常较大而缺乏完整的包膜。脑脓肿如破入脑室则形成化脓性脑室炎，引起病情突然恶化，高热、昏迷，甚至死亡。

三、临床表现

脑脓肿临床症状受许多因素影响。脓肿的部位不同可出现不同的症状和体征。通常额叶或顶叶脓肿可长时间无症状，只有在脓肿增大产生明显占位效应或波及关键脑功能区（如感觉及运动皮质）时才会出现症状和体征。致病菌的致病力和宿主机体的免疫状态也可影响脑脓肿临床表现的急缓和轻重。脑脓肿的临床表现主要包括感染中毒表现、颅内压增高症状和局灶体征。在急性脑炎期主要表现为感染中毒症状，常见高热、头痛、呕吐、烦躁、易激惹和惊厥发作。如并发脑膜炎则症状尤著，并有典型脑膜刺激征。化脓期和包膜形成期主要表现为颅内压增高症候或局灶体征，体温正常或有低热。常见剧烈或持续性头痛、喷射性呕吐、意识障碍、血压升高、心率增快、视盘水肿、头围增大或前囟膨隆以及局灶性惊厥发作等。局灶体征与脓肿部位有密切关系。额叶脓肿常见情感异常、淡漠或性格改变、失语；额顶叶脓肿可有对侧偏瘫或感觉障碍，局灶性惊厥发作常见；小脑脓肿可见共济失调、眼球震颤、眩晕以及肌张力低下等。

脑内小脓肿，即直径在 1～1.5cm 以下的脑脓肿，常见于顶叶，临床表现大多轻微。多数病例以局灶性感觉或运动性癫痫发作起病，个别可有颅内压增高表现，局灶性体征少见。

四、辅助检查

1. 常规检查　血常规检查对中枢神经系统局灶性化脓性感染的诊断通常无特殊意义。大约50%的脑脓肿患儿外周血白细胞轻度增多，伴发脑膜炎的患者白细胞明显增高（>20×10^9/L），可有核左移（杆状核超过7%）。C 反应蛋白对于鉴别颅内化脓性疾病（如脑脓肿）和非感染性疾病（如肿瘤）有一定的价值。C 反应蛋白升高较白细胞增多或血沉加快对颅内脓肿的提示更敏感，但无特异性。血培养阳性率较低（约10%），但如阳性则对诊断有特异性意义。

2. 脑脊液检查　稳定期脑脓肿脑脊液多无明显异常，可有蛋白轻度升高，白细胞稍高或正常，糖轻度降低，压力多数升高。在病程早期，特别是并发脑膜炎症明显者，脑脊液可有显著异常。由于脑脓肿大多并发颅内压增高，腰椎穿刺引起的并发症明显增加；因此不应将腰椎穿刺列为脑脓肿的常规检查。如临床怀疑脑脓肿，应首先行神经影像学检查确诊。在除外颅内压增高之前，禁忌腰椎穿刺。脑脊液培养阳性率不高，在同时存在脑膜炎或脑脓肿破溃至蛛网膜下腔时培养的阳性率增高。

3. 神经影像学检查　CT 和 MRI 是诊断脑脓肿的首选检查。可使病变早期诊断，准确定位，并直接用于指导治疗。随着 CT 和 MRI 的应用，脑脓肿的死亡率下降了90%。一般脑脓肿的典型 CT 表现是：①脓腔呈圆形或类圆形低密度区；②脓肿壁可呈等密度或稍高密度环状影，增强扫描呈环状强化，壁厚一般 5～6mm；③脓肿周围脑组织水肿，呈广泛低密度区，多表现为不规则指状或树叶状；④脓肿较大者见占位效应。脓肿直径一般为 2～5cm。值得注意的是尽管上述表现可高度怀疑脑脓肿，但其他病变（如肿瘤、肉芽肿，吸收中的血肿或梗死）也可有类似的 CT 表现。此外，CT 异常一般在出现临床症状后数天表现，病初 CT 正常并不能排除脑脓肿，对高度怀疑者应复查。

MRI 比 CT 更敏感，更特异，病变可更早被检出，有些 CT 检测不到的微小病灶 MRI 亦可清晰显示，并可准确地鉴别脑脊液和脓液，可协助判断脓肿破裂。因此 MRI 被认为是鉴别颅内化脓性感染的首选诊断性检查。此外，MRI 对随诊治疗效果也能提供帮助，获得脑脓肿治疗是否有效的 CT 信息需 1 年时间，而 MRI 的变化在 2 个月内即可确定。

五、诊断与鉴别诊断

如患儿有外周化脓性病灶，特别是中耳炎、乳突炎、皮肤感染或败血症，或有青紫型先天性心脏病或感染性心内膜炎，或有开放性颅脑损伤等病史，一旦出现中枢神经系统症状，即应考虑脑脓肿的可能性，及时进行 CT 或 MRI 检查可明确诊断。隐源性脑脓肿由于缺少上述外周感染史，临床诊断较为困难，确诊仍依赖神经影像学检查。

脑内小脓肿多表现为局灶性癫痫发作，因此对于原因不明的局灶性癫痫患儿，应常规进行增强 CT 扫描，有条件者行 MRI 检查，以排除脑内小脓肿的可能性。脑内小脓肿的诊断要点是：①隐匿起病，多无明确感染史；②无明显感染中毒症状；③以局灶性癫痫发作为首发及主要症状，常无明显局灶体征；④脑脊液化验多属正常，或仅有压力或蛋白轻度升高；⑤CT平扫脓腔显示不清，脓腔与周围脑水肿界限模糊，表现为 2～5cm 大小的不规则低密度区，CT 值 5～27H。增强扫描后呈团块状强化，少数呈环状，强化影直径 <1.5cm，多数居于低密度区周边；⑥多数位于幕上近皮层区，以顶叶最为多见，大多为单发。

需要与脑脓肿鉴别的疾病很多，包括感染性和非感染性两类疾病。许多颅内感染性疾病的临床和实验室表现与脑脓肿相似，例如脑膜炎、脑炎（大多由病毒引起）、脑外脓肿、（如硬膜下或硬膜外脓肿）以及颅内静脉窦感染。颅骨骨髓炎的症状和体征也可与脑脓肿相似。结核性脑膜炎、结核瘤或结核性脓肿。中枢神经系统内多发性结核瘤可无症状，也可仅表现为局灶性癫痫发作，与脑内小脓肿相似。偶见结核瘤液化形成脓肿，此时很难与脑脓肿鉴别。单发或多发团块状病变的另一病因是脑囊虫病，酷似脑脓肿或小脓肿，应予鉴别。应与脑脓肿鉴别的非感染性疾病包括脑血管意外、静脉窦血栓以及中枢神经系统肿瘤等。

六、治疗

脑脓肿的治疗包括内科或外科疗法，确诊后应尽快决定治疗方案。多数病例需行内、外科联合的治疗方法。

1. 内科治疗　单纯内科治疗的适应证包括：①病情稳定，无严重颅压增高的体征；②脓肿大小在 2～3cm 以内；③病程在 2 周以内，CT 或 MRI 检查提示脓肿包膜尚未形成；④多发性脓肿；⑤有手术禁忌证，如脓肿深在或位于危险区，或患儿身体状况不适合手术等。

内科治疗系指以抗生素应用为核心，包括对症治疗、支持治疗和病情监护等措施在内的综合性疗法。治疗原则与其他类型的中枢神经系统感染相同，以下重点介绍抗生素的应用。

治疗脑脓肿的抗生素选择主要依据可能的致病菌及其对所采用的抗生素是否敏感，以及抗生素在感染部位是否能达到有效浓度等因素。既往青霉素（或氨苄西林）加氯霉素或甲硝唑常用于治疗与青紫型先天性心脏病、中耳炎及鼻窦炎有关的脑脓肿。近年临床经验表明，头孢三嗪或头孢噻肟加甲硝唑可能是治疗与中耳炎、乳突炎、鼻窦炎或青紫型先天性心脏病有关的脑脓肿的最好的经验性联合用药。如果怀疑葡萄球菌（如头颅穿透伤、脑室腹膜分流术以及瓣膜修复术并发心内膜炎引起的脑脓肿），主张选用万古霉素加第三代头孢菌素（也可用甲硝唑）。对于证实有绿脓杆菌感染或有免疫功能缺陷的患者，建议使用头孢噻甲羧肟加万古霉素作为初始的经验治疗。如果原发病是脑膜炎，由于抗青霉素的肺炎球菌的增多，一般使用万古霉素加头孢三嗪治疗。

在新生儿，由于肺炎球菌感染很少见，建议首选头孢三嗪加氨苄西林。

抗生素治疗的疗程个体差异很大。如为单发性脓肿，经外科完全切除或引流效果较好，大多数病例经 3~4 周治疗即可。如果临床和放射学检查示病情改善较慢，建议全身应用抗生素至少 4~6 周。

2. 外科治疗　对不符合上述单纯内科治疗标准的患者应进行外科治疗以取得尽可能好的结果。外科治疗常用两种方法：脑立体定向穿刺抽脓或脓肿切除。在 CT 引导下穿刺抽脓一般安全、准确、快速且有效，并发症和死亡率低。引流脓液病原学检查可快速明确致病菌并进行药敏试验，从而避免经验选用抗生素的潜在危险。缺点是某些病例需要反复吸脓，这样会造成更多的组织损伤和出血。手术切除脑脓肿的适应证如下：①真菌或蠕虫脓肿，患者对药物治疗无效；②后颅窝脓肿；③多腔性脓肿；④穿刺吸脓效果不佳。

虽然脑脓肿最经典的治疗是单纯的抗生素治疗或外科手术切除，但临床有很多选择，应根据脓肿的部位、大小、分期、囊壁厚度及全身情况等综合考虑，确定最适宜的治疗方案。在外科治疗方面，多数专家认为手术切除治疗较穿刺和引流术的平均死亡率和并发症（尤其是继发性癫痫）明显降低。对于一般状况良好，能安全地度过脑脓肿的脑炎期、化脓期和包膜形成早期者，主张行显微外科切除术，包括那些位于功能区和多发的脑脓肿患儿。综合评价，定位准确，选择适当的手术入路，精细操作，能安全、完全的切除病灶，达到治愈的目的。

七、预后

由于早期诊断和治疗水平的提高，儿童脑脓肿的死亡率由既往的 30% 下降至 5%~15%。大约 2/3 的脑脓肿患者可完全恢复而不留后遗症，存活者中 10%~30% 并发癫痫发作。其他神经后遗症包括偏瘫、脑神经麻痹（5%~10%）、脑积水、智力或行为异常等。

（朱浩宇）

第十一章

循环系统疾病

第一节 房间隔缺损

一、概述

房间隔缺损（atrial septal defect ASD）在成人先天性心脏病中位居首位，在儿科中占所有先天性心脏病的 6%～10%，女性发病率多于男性，约为 2：1。可以单独存在，也可合并其他畸形如肺静脉异常连接、肺动脉瓣狭窄及二尖瓣裂缺等。房间隔缺损有原发孔型和继发孔型，以继发孔型多见。本文讲述继发孔型。继发孔房间隔缺损可分为四个类型：

1. 卵圆孔型或中央型缺损　为临床上最常见的类型，占 75%。缺损呈椭圆形，长约 2～4cm，位于冠状窦的后上方，周围有良好的边缘，缺损距离传导系统较远，容易缝合。个别病例的缺损呈筛孔形。

2. 下腔静脉型缺损　占 2%。缺损位于卵圆窝的后下方右心房与下腔静脉连接处，位置较低，下缘缺如。

3. 上腔静脉型缺损　位于卵圆窝的后上方，右心房与上腔静脉的交界处。缺损一般不大，约为 1.5～1.75cm，其下缘为明显的新月形房间隔，上界缺如，常和上腔静脉连通，使上腔静脉血流至左、右两侧心房。这类病例几乎都伴有右上肺静脉异常回流。

4. 混合型　兼有上述两种以上的缺损，较少见。

房间隔缺损分流量除与缺损大小有关外，主要取决于左、右心室的相对顺应性和体肺循环的相对阻力。右室壁薄，顺应性比左室好，充盈阻力小，因此舒张期及收缩早期在房间隔缺损部位均有左向右分流。新生儿及婴儿早期，由于左、右两侧心室充盈压相似，通过房间隔缺损的分流量受到限制；随着体循环阻力增加，肺阻力和右心室压力的降低，心房水平左向右的分流增加，引起右心房、右心室和肺动脉扩大，左心房、左心室和主动脉则较小。大型房间隔缺损心房水平存在大量左向右分流，右心房同时接受腔静脉回流血和左心房分流血，导致右心室容量负荷过重，肺循环血流量可为体循环的 2～4 倍；肺循环血流量增加可导致肺小动脉发生痉挛，内膜和中层逐渐增生、增厚，管腔变窄，使肺动脉压力增高。当右心压力增高超过肺血管容量限度时，右心房内的部分血液可逆流入左心房，形成右向左分流，临床上产生青紫现象。

二、诊断思路

（一）病史要点

症状出现的早晚及轻重与缺损大小和分流量有关。缺损小，分流量小者，可长期没有症状，常在入幼儿园或上学体检体格检查时始被发现。一般到了成年期后，大多在 21～40 岁之间开始出现症状。缺损大，分流量大者，症状出现较早，易患呼吸道感染；因体循环血量不足影响生长发育，患儿体格瘦小、乏力、多汗、活动后气急，并因肺循环充血而易患支气管炎、肺炎。当哭闹、患肺炎或心力衰竭时，右心房压力可以超过左心房，出现暂时性右向左分流呈现青紫。在成人可继发肺动脉高压发生持续发绀和右心衰竭。

（二）查体要点

房间隔缺损属左向右分流的先天性心脏病，肺血增多，小儿易患呼吸道感染，生长发育因体循环血流量减少而缓慢。杂音在胸骨左缘最响。缺损小、分流量少者，症状可不明显。小型房间隔缺损患儿生长发育多正常；大型缺损者生长发育可受限，婴幼儿可出现体重不增、气急等，年长儿身材多瘦小。

心脏检查：右心室扩大，心前区较饱满，扪诊可有抬举性搏动，叩诊心浊音界扩大。随着年龄的增长，可使邻近的胸骨和左侧肋骨轮廓显示膨隆饱满，特别在左胸第 2、3 肋间因肺动脉扩张而更加明显。听诊肺动脉瓣区收缩期喷射性柔和杂音和肺动脉第二音固定分裂，对诊断有重要意义。收缩期杂音通常在婴幼儿期较轻或无，年龄越大越明显。杂音的响度多为 II～III 级，在左侧第 2、3 肋间靠近胸骨边缘处为最响亮，一般不伴有震颤。收缩期杂音的产生并非血流通过缺损所产生，而是由于大量的血液经过肺动脉，引起肺动脉瓣口相对狭窄所引起。肺动脉第二音（P_2）的分裂，系右心室大量血液进入肺动脉使肺动脉瓣关闭迟所形成。分流量大者，大量血液经三尖瓣口进入右心室，可在三尖瓣听诊区闻及相对狭窄产生的舒张期隆隆样杂音。肺动脉高压形成后；肺动脉瓣区收缩期杂音可减轻，但第二音更加响亮，而第二音分裂变窄或消失。晚期病例发生右心衰竭时，可有颈静脉怒张、肝大等体征。

（三）辅助检查

1. 常规检查

（1）胸部 X 线检查：主要表现为：①心脏扩大，右前斜位显示右心房和右心室扩大。②肺动脉段突出肺门阴影粗大，肺野充血，在透视下有时可见肺门舞蹈征。③主动脉结缩小。

（2）心电图检查：大部分病例可有电轴右偏、右心室肥大和（或）不完全性右束支传导阻滞，为 rsR' 型，P-R 间期可延长，为室上嵴肥厚和右心室扩大所致。伴有肺动脉高压者可有右心室劳损。少数可有 P 波高尖。如有电轴左偏，提示原发孔型房间隔缺损。

2. 其他检查　心导管检查：大多数单纯房间隔缺损经超声心动图检查后可明确诊断，而不必进行心导管检查。但对可疑诊断房间隔缺损或考虑伴有严重肺动脉高压时，需要进行心导管检查。采用右心导管造影检查。行导管检查时，需要注意心导管的行程有无异常，心导管由右心房直接插入左心房时，即可明确诊断；同时还要测定各部位的压力和收集各部位的血液，检查其氧含量，从而推算有无分流存在及分流量多少、肺循环压力和阻力的情况，并估计缺损的大小。

（四）诊断标准

房间隔缺损的诊断一般不难。根据临床症状、心脏杂音、X线胸片和心电图检查，往往可以得出初步结论。超声心动图检查一般明确诊断。部分患者需行心导管检查明确诊断、了解合并畸形。

（五）鉴别诊断

1. 原发孔型房间隔缺损 原发孔型房间隔缺损症状出现较早且较严重。心电图除右束支传导阻滞外，因室结向后下移和右心房扩大，常有Ⅰ度房室传导阻滞，P-R间期延长超过0.20s，电轴左偏，常在0°～-120°之间。超声心动图检查除了右心房、右心室和肺动脉内径增宽，室间隔与左心室后壁呈同向运动以及三尖瓣活动幅度增大外，尚可见二尖瓣波形异常，二尖瓣根部与缺损之间的残端较短，缺损与心房后壁之间的残端则较长。

2. 房间隔缺损伴肺动脉瓣狭窄 房间隔缺损时肺动脉瓣口相对狭窄，产生收缩期杂音，应注意与肺动脉瓣狭窄鉴别，前者肺动脉瓣第二音增强、分裂，后者则减弱；如果房间隔缺损伴有肺动脉瓣狭窄，则收缩期杂音更加响亮而粗糙，并常能扪及收缩期震颤，但肺动脉第二音反而减弱，甚至消失。超声心动图对鉴别诊断有重要价值。

3. 肺静脉异常连接 均有房间隔缺损存在，多于新生儿期或生后1个月左右出现症状，表现为呼吸急促、喂养困难，且常合并心力衰竭，患儿多于3～4个月内死亡。有肺静脉梗阻者，生后不久即有青紫。超声心动图显示肺静脉部分或完全不与左房连接，而直接或借道体静脉间接回流入右房。

（六）诊断注意点

由于继发孔型房间隔缺损者早期多无症状，因此对心脏听诊有肺动脉第二音分裂者和心电图检查有不完全右束支传导阻滞者，应考虑进一步行超声心动图检查。临床症状重、年龄小、有青紫者应注意有无肺静脉异常连接的存在。

三、治疗措施

单纯性房间隔缺损有明显症状或无症状但肺循环血流量为体循环血流量的1倍以上者，均应在2～6岁实施手术或介入治疗。婴幼儿症状明显并有心力衰竭者可早期手术治疗。手术或介入治疗疗效是肯定的。

四、预后

多数患者治疗后，症状消失，肺动脉瓣区收缩期杂音明显减轻或消失，胸片和心电图明显改善。患者日常活动多能恢复正常。

一般说来，继发孔型房间隔缺损预后较其他先天性心脏病为佳，其自然病程大致为：幼年或少年期活动多如常，青年期渐有活动后气急，至中年有呼吸困难、心房扑动、心房颤动和心力衰竭。平均寿命约为35岁。部分患者1岁内有自然关闭可能。

（徐　琳）

第二节 室间隔缺损

一、概述

室间隔缺损（ventricular septal defect，VSI）是小儿先天性心脏病常见的类型之一，约占20%～57%。可单独存在，亦可与其他心脏畸形并存，如法洛四联症、大动脉转位、完全性房室隔缺损、三尖瓣闭锁和主动脉弓离断等。本文仅叙述单纯性室间隔缺损。

室间隔各部分的胚胎发育来源不同。在胚胎发育第4周时，心管即有房、室之分。第5～7周时，在房间隔形成的同时，心室底部出现原始室间隔肌部，部分地将左、右心室分开，所留未分隔部分称为室间孔；第7周末伸长的圆锥间隔、背侧的心内膜垫以及原始室间隔肌部发育相互融合将室间孔关闭，形成室间隔的膜部，此时，左、右心室完全隔开。若各部位室间隔在胚胎期发育不全或融合不好则出现相应部位的室间隔缺损。

室间隔缺损的分类方法较多，迄今尚无统一。临床多依据室间隔缺损的部位、大小及其与邻近重要组织结构如传导束、三尖瓣和主动脉瓣的关系等分类，这对手术或介入治疗等有很好的指导意义。

1. 膜周部室间隔缺损　最多见，约占60%～70%。缺损常超过膜部室间隔范围延及邻近圆锥间隔和小梁部间隔之间。缺损的产生原因既有交界融合不全，又有该部间隔本身的缺损，根据缺损延伸部位可分为：

（1）膜周流入道型：膜部缺损向流入道部室间隔延伸。缺损的后缘为二尖瓣与三尖瓣连接部；前下缘为肌部室间隔嵴；上缘为圆锥间隔。

（2）膜周小梁部型：膜部缺损向心尖方向小梁部室间隔延伸，缺损的后缘为二尖瓣与三尖瓣连接部；下缘为流入道室间隔；前缘为小梁部室间隔；上缘为圆锥部室间隔。

（3）膜周流出道型：膜部室间隔缺损向流出道室间隔延伸。缺损的后缘为二尖瓣与三尖瓣连接部；前缘上部为圆锥部室间隔；前缘下部为小梁部室间隔。

2. 肌部室间隔缺损　缺损的边缘均为室间隔的肌肉，膜部室间隔完整。约占15%～25%。依据与邻近结构的关系分为：

（1）肌小梁部型缺损：可在小梁部室间隔的任何部位，单个或多个，也可合并膜周型缺损。

（2）肌部流入道型缺损：位于流入道部室间隔肌部。

（3）肌部流出道型缺损：位于流出道室间隔肌部，有部分肌肉与肺动脉分隔。

3. 双动脉瓣下型室间隔缺损　缺损位于流出道，缺损的上缘为主动脉瓣环与肺动脉瓣环连接处，无肌肉组织。此类缺损的发生主要是由于漏斗部间隔各部融合不全所致，故缺损均位于融合线上。面积较大的主动脉瓣下缺损，可产生主动脉右冠瓣叶脱垂，造成主动脉关闭不全。该型约占3%～6%，但东方人发生率较高。

血流动力学改变主要取决于缺损的分流量、右室的顺应性及肺循环阻力的改变。分流量的多少与缺损大小有关：小型缺损左向右分流量小，肺循环和体循环的血流比值小于1.5：1。中等型缺损左向右分流量大，肺循环和体循环的血流比值约为2：1～3：1。大型缺损左向右分流量大，肺循环和体循环的血流比值大于或等于3：1～5：1。分流产生继发的血流动力学改变：由于右心室壁薄，呈圆形，其顺应性较左心室大，为低压容量腔，对容量负荷（前负荷）增加的耐受性好，但对压力负荷（后负荷）增加的耐受性差；左心室壁厚，为圆锥形，其顺应性远较右心室差，为高压腔，对压力负荷耐受性好，但对容量负荷的耐受性很差。因此，室间隔缺损左向右分流首先导致左心室扩大，只有在肺动脉压力（右心室后负荷）增高后才出现右心室肥大。

小型缺损者，因分流量小，所引起的肺血管继发性改变不明显。大型缺损分流量大，肺血流量远较体循环为多，早期肺血管痉挛，阻力增加，肺动脉压可升高至体循环水平；久之，肺动脉管壁的肌层逐渐肥厚，内膜纤维化，管腔变窄导致梗阻性肺动脉高压，出现双向分流、甚至右向左分流，临床出现发绀，称之为艾森门格综合征。大型缺损者，可能 2~3 岁时就出现严重肺动脉高压。

10%左右的婴幼儿可由于大量左向右分流发生充血性心力衰竭；部分患者由于血流冲击致心内膜受损，细菌等病原微生物滞留在受损处而产生感染性心内膜炎。膜部缺损边缘的心内膜可发生继发性纤维化，压迫邻近传导束，产生完全性或不完全性传导阻滞。

二、诊断思路

（一）病史要点

小型缺损分流量较少，一般无明显症状；缺损较大，分流量较多者，可有生长发育迟缓，活动耐力差、气急，反复出现呼吸道感染，10%的患者出现充血性心力衰竭。如果病情发展出现肺动脉阻力增高使分流量减小，肺部感染等发生次数减少，但气急、心悸、活动受限更为明显，并可出现发绀；这些患者往往在新生儿后期和婴儿期即可出现症状，如喂养困难，进乳时气急、苍白、多汗，体重不增，反复呼吸道感染，出生后半年内常出现充血性心力衰竭。

（二）查体要点

小型缺损生长发育多正常；大型缺损生长发育落后。出现动力型肺动脉高压时，哭闹后口唇发绀，严重肺动脉高压安静时即有明显发绀。分流量较大肺动脉高压者，扩大的右心室将胸骨推向前方致胸廓呈鸡胸样。杂音通常于出生后 1 周内发现，少数于出生 2~3 周时才出现。通常在胸骨左缘第三、四肋间闻及全收缩期Ⅲ~Ⅳ级杂音，可向心前区传导，亦可在左肩胛与脊柱间闻及。高位室间隔缺损杂音最响部位在胸骨左缘第二、三肋间。此外，尚可在心尖部听到相对性二尖瓣狭窄所致的舒张期隆隆样杂音。有肺动脉高压者收缩期杂音减轻或者消失，肺动脉瓣区可听到第二心音亢进、分裂。

（三）辅助检查

1. 常规检查

（1）X 线检查：缺损小者，心脏和大血管的形态正常。缺损中等、分流量大者，左心室示轻度到显著扩大，主动脉结小，肺动脉段突出，肺血纹理增粗。缺损较大、分流量大者，则肺动脉段明显扩张，肺充血明显，可见肺门舞蹈征，左、右心室均扩大，左房亦可增大。艾森门格综合征者，原来扩大的心影缩小，而肺动脉段显著扩张，肺门血管影亦随扩大，但周围肺血管纹理减少。

（2）心电图检查：小型缺损者，心电图多正常，可有左侧心前区导联 R 波电压增高、T

波高耸，表示左心室的负荷轻度增加；右心室有轻度负荷增加时，则 V1 呈 rSR′型。缺损较大、肺血管阻力升高者，右侧心前区导联显示高 R 波；当左、右心室峰压相等时，右侧心前区导联 R 波的上升支有切迹，S 波可加深，同时 P 波增宽、有切迹，表示左心房肥大。艾森门格综合征患者，心电图以右心室肥大和劳损为主，右侧心前区导联 R 波高大、有切迹，左侧心前区导联没有过度负荷，相反 R 波低于正常，Q 波消失，而 S 波很深。

（3）超声心动图检查：二维超声可见室间隔回声中断，左心室扩大，室间隔和左心室后壁运动幅度增大，二尖瓣开放幅度和舒张关闭斜率增大等。二维彩色多普勒可显示分流及分流量的大小，估测肺动脉压力等。

2. 其他检查　心导管检查：心导管检查适合有重度肺动脉高压、主动脉瓣脱垂、继发型漏斗部狭窄等。一般按肺动脉压与体动脉压的比值判断肺动脉压升高程度：小于 40% 为轻度；40% ~70% 之间为中度，超过 70% 为重度。根据肺动脉压和心排指数换算出肺血管的阻力，肺小动脉压正常小于 16kPa·s/L，肺血管总阻力小于 24kPa·s/L。肺循环血流量的多少，能反映出分流量的大小和肺、体循环阻力的差异，比值大于 2.0 者为高分流量，介于 1.3 ~2.0 之间者为中等分流量，小于 1.3 者为低分流量。血氧含量测定右室高于右房。一般不需要心血管造影，当有重度肺动脉高压需与合并动脉导管未闭鉴别、明确有无多个室间隔缺损、或需要了解主动脉瓣脱垂情况时可以进行选择性造影检查。

（四）诊断标准
根据病史、心脏杂音、X 线胸片和心电图检查，再结合超声心电图检查一般可明确室间隔缺损诊断。少数病例需要心导管检查和心血管造影加以明确。

（五）鉴别诊断
1. 肺动脉狭窄　小型室间隔缺损位于室上嵴和肺动脉瓣之间或肺动脉瓣下者，杂音容易与肺动脉狭窄混淆，但后者肺动脉瓣区第二心音减弱。X 片胸片显示肺血减少。

2. 继发孔房间隔缺损　收缩期吹风样杂音较柔软，部位在胸骨左缘第 2 肋间，多半无震颤。心电图示不完全右束支传导阻滞或右心室肥大，而无左心室肥大，可与高位室间隔缺损鉴别。

3. 动脉导管未闭　高位室间隔缺损合并主动脉瓣脱垂和关闭不全者，易与典型动脉导管未闭混淆。前者杂音为双期，后者为连续性；前者 X 线胸片主动脉结不明显，后者增大。另一种情况是，动脉导管未闭伴有肺动脉高压时，仅有收缩期震颤和杂音者，与高位室间隔缺损鉴别较为困难。前者杂音位置较高，X 线胸片主动脉结显著。较可靠的鉴别方法是超声心动图检查或逆行主动脉造影。

4. 其他　室间隔缺损伴重度肺动脉高压时，应与其他发绀型先心病如法洛四联症、大动脉转位伴有室间隔缺损等先天性畸形相鉴别。超声心动图检查一般可以鉴别，必要时行心导管检查和心血管造影检查。

（六）诊断注意点
大型室间隔缺损在新生儿及婴儿期就容易出现充血性心力衰竭，同时伴有肺部感染，此时杂音很轻或听不到，容易漏诊。故对新生儿及婴儿经抗感染治疗肺部湿性啰音吸收不佳者，应考虑室间隔缺损的可能，行超声心动图检查以明确诊断。

三、治疗措施

1. **内科治疗** 主要是对室间隔缺损并发症的防治和手术前的准备。对大型室间隔缺损伴分流量大、反复肺部感染和心力衰竭者，积极控制肺部感染的同时，用洋地黄类药物、利尿剂及扩血管药物改善心功能。对有龋齿、扁桃体炎等的患者应清除可能诱发心内膜炎的一切因素，对病情严重者，创造条件进行手术治疗。

2. **手术治疗** 小型缺损而无症状或缺损有自然闭合倾向，症状逐渐减轻者，暂不手术，进行观察。缺损小到中等大小，症状轻，无肺动脉高压，而肺循环与体循环血流比值在2：1左右，随访中心脏杂音、心电图和胸片变化不大者，可等到学龄前施行手术；如在观察期间，肺动脉压升高，心脏杂音变短，心尖区舒张期杂音变低或消失者，应提早手术。大型缺损的新生儿或婴幼儿，分流量大，有反复呼吸道感染，严重充血性心力衰竭，药物不易控制者，应创造条件进行手术。室上嵴型室间隔缺损，主张早期治疗。肌部缺损单发者随着生长发育和肌束肥厚，有可能自行愈合，一般不主张手术。预后与手术年龄、有无肺动脉高压和肺血管阻力，病期早晚、围术期处理等有关。在术前就有严重肺动脉高压，而在术后持续不降甚至加重者，常在术后3~10年死亡。年龄愈小，肺血管阻力愈低，则预后相对好。

四、预后

大型室间隔缺损者，在出生后2~3周内可因肺循环血量增加，肺充血加重，导致急性左心衰竭、肺瘀血水肿而死亡。也有出生后肺血管阻力就严重升高丧失手术机会。部分存活至年长期，肺血管阻力严重升高，右向左分流，形成艾森门格综合征而失去手术机会。对于缺损较小患儿，随着年龄的增长和心脏的发育，缺损相对地变小，再加上缺损边缘部分为瓣膜所覆盖或纤维化，左向右分流逐渐减少，终身无症状或症状不明显。此外有40%左右的膜周部或肌部室间隔缺损可能自行闭合，6岁以上闭合的机会较少。

（徐　琳）

第三节　动脉导管未闭

一、概述

动脉导管未闭（patent ductus arteriosus，PDA）为小儿先天性心脏病常见类型之一，占15%。女性较男性多见，男女之比约为1：2，约10%伴有其他心脏畸形如室间隔缺损、房间隔缺损、二尖瓣关闭不全、肺动脉狭窄、肺动脉闭锁、法洛四联症、主动脉瓣狭窄、主动脉弓离断等。早产儿发生动脉导管未闭者较多见，体重低于1 200g者发病率可高达80%，高原地区发生率相对较平原地区高30倍。

胎儿动脉导管从第六鳃弓背部发育而来，构成胎儿血循环主动脉、肺动脉间的生理性通道。胎儿期肺泡全部萎陷，不含空气，且无呼吸活动，因而肺血管阻力很大，故右心室排出的静脉血，大都不能进入肺循环进行氧合。由于肺动脉压力高于主动脉，因此，进入肺动脉的大部分血液经动脉导管流入主动脉再经脐动脉而达胎盘，在胎盘内与母体血液进行代谢交换，然后纳入脐静脉回流入胎儿血循环。出生后，动脉导管的闭合分为两期。第一期为功能闭合期，婴儿出生啼哭后肺泡膨胀，肺血管阻力随之下降，肺动脉血流直接进入肺脏，建立正常的肺循环，血氧含量升高，结果促使导管平滑肌环形收缩，管壁黏性物质凝固，内膜突入管腔，导管发生功能上闭合，一般在出生后 10~15h 内完成，但在 7~8 天内有潜在性再开放的可能。第二期为解剖性闭合期。动脉导管管腔内膜垫弥漫性纤维增生，最后管腔完全封闭，形成纤维化导管韧带，8 周内约 88% 的婴儿完成解剖性闭合。

前列腺素是动脉导管启闭的重要因素。研究发现动脉导管平滑肌对前列腺素的敏感性随孕期的增加而降低，足月儿在出生后对前列腺素的反应即消失。另一方面，胎儿时期动脉导管的血氧分压低，成熟胎儿出生后呼吸建立氧分压升高，则促使导管收缩。随胎龄增高，对血氧增高的动脉导管收缩程度增加，引起动脉导管收缩所要求的血氧分压降低。前列腺素在胎盘内合成，在肺内失活。因此，出生后前列腺素浓度迅速下降促使导管关闭。这种变化在未成熟婴儿则显著不同，与早产儿动脉导管开放有关。

动脉导管通常位于降主动脉近端距左锁骨下动脉起始部 2~10mm 处，靠近肺总动脉分叉或左肺动脉起始处，其上缘与降主动脉连接成锐角（<45°）。导管的长度一般为 5~10mm，直径则由数毫米至 1~2cm。其主动脉端开口往往大于肺动脉端开口，形状各异，大致可分为 5 型：①管状：外形如圆管或圆柱，最为常见。②漏斗状：导管的主动脉侧往往粗大，而肺动脉侧则较狭细，因而呈漏斗状，也较多见。③窗状：管腔较粗大但缺乏长度，酷似主肺动脉吻合口，较少见。④哑铃状：导管中段细，主、肺动脉两侧扩大，外形像哑铃，很少见。⑤动脉瘤状：导管本身呈瘤状膨大，壁薄而脆，张力高，容易破裂，极少见。

动脉导管血流分流量的多少取决于导管的粗细、肺血管阻力的大小以及主、肺动脉压力阶差。导管越粗，动脉压力阶差越大则分流量越大；反之则分流量越小。出生后肺循环阻力和肺动脉压力下降，而主动脉压力无论收缩期还是舒张期均高于肺动脉，故血流方向由压力高的主动脉流向压力较低的肺动脉。由于肺动脉同时接受来自右心和动脉导管分流来的血液，因而肺血流量增加，从肺静脉回流入左心房和左心室的血流也相应增多，容量负荷增大，使左心房、左心室扩大。肺动脉压力正常时，动脉导管分流不增加右心室负荷。导管粗大分流量大者，肺循环血量增加后将使肺血管阻力增大，右心排血的阻力也随之增大，右心室压力负荷加重亦可导致右心肥大增厚。当肺动脉压升高至降主动脉压力，则分流仅发生在收缩期。若肺动脉压升高超过主动脉压时，左向右分流遂消失，产生逆向分流，临床上出差异性发绀：下半身青紫，左上肢轻度青紫，右上肢正常。分流量大者，左心房血量大量增加，流经二尖瓣口的血量过多可产生相对性二尖瓣功能性狭窄。

二、诊断思路

（一）病史要点

动脉导管未闭的症状取决于导管的粗细、分流量的大小、肺血管阻力的高低、患者年龄以及合并的心内畸形。导管细小者，临床可无症状，直至 20 多岁剧烈活动后才出现气急、心悸等心功能失代偿症状。导管粗大者，患婴症状往往在出生后 2~3 个月肺血管阻力下降后才出现，可产生左心衰竭。发育欠佳，身材瘦小，在劳累后易感到疲乏、心悸。早产儿由于肺小动脉平滑肌较少，血管阻力较早下降，故于第一周即可有症状，往往出现气促、心动过速和呼吸困难等，于哺乳时更为明显，且易患上呼吸道感染、肺炎等。有明显肺动脉高压者，出现头晕、气促、咯血，差异性发绀。若并发感染性心内膜炎，则有发热、食欲不振、出汗等全身症状。心内膜炎在儿童期很少发生，而以青年期多见。

（二）查体要点

导管细小者患儿生长发育多正常；粗大者，生长发育可受限。

心脏检查：分流量大的患者，左侧胸廓隆起，心尖搏动增强。胸骨左缘第2、3肋间扪及局限性震颤，同时可闻及响亮的连续性机器样杂音，杂音向左锁骨下、左颈部和背部传导。舒张期杂音成分的响度随着肺动脉压的升高而递减，严重肺动脉高压时仅留有收缩期杂音，伴随震颤而见减弱，甚至消失。此外，分流量大者，在心尖区尚可听到相对性二尖瓣狭窄产生的柔和舒张期杂音。肺动脉高压者肺动脉瓣区第二心音亢进，但常被机器样杂音所掩盖。肺动脉高压使肺动脉扩张引起关闭不全者，尚可在胸骨左缘上方听到肺动脉瓣反流的叹息样杂音。婴幼儿期因肺动脉压力较高，主肺动脉压力差在舒张期不显著，往往仅有收缩期杂音；合并肺动脉高压和心力衰竭时，多仅有收缩期杂音。

分流量大者因舒张压下降，脉压增大，可出现周围血管征：脉搏洪大、颈动脉搏动增强、水冲脉、指甲床或皮肤内有毛细血管搏动现象，并可听到枪击音。

（三）辅助检查

1. 常规检查

（1）胸部X线检查：导管细小者心影在正常范围。分流量大者，后前位胸片可示心脏阴影轻至中度扩大，左心缘向下、向左外侧延长，左房可轻度增大。主动脉结突出可呈漏斗状或逗号形。肺血增多，肺动脉段突出、肺门血管影增粗。肺动脉高压时，右心室有扩大征象。

（2）心电图检查：分流量不大者电轴可以正常或左偏，分流量大者则左心室高电压或左心室肥大，偶有左心房肥大。明显肺动脉高压者则示左、右心室肥大，严重者，仅有右心室肥大。

（3）超声心动图检查：二维超声心动图可以直接显示沟通主、肺动脉的未闭动脉导管，脉冲多普勒在动脉导管开口处也可探及到典型的连续性湍流频谱。叠加彩色多普勒可见红色流柱出自降主动脉，通过未闭动脉导管沿肺动脉外侧壁向前延伸；重度肺动脉高压超过主动脉压时，可见蓝色流柱自肺动脉经未闭导管进入降主动脉。

2. 其他检查　心导管检查：绝大多数动脉导管未闭经超声心动图检查后可明确诊断。但肺动脉高压、肺血管阻力增加或怀疑有其他合并畸形时仍有必要进行心导管检查。检查发现肺动脉血含氧量如高于右心室0.6%～1.0%以上者，有诊断意义，提示肺动脉有自左向右分流，且血氧含量差异越大，分流量越大。如右心导管由右室进入肺动脉继而进入降主动脉可明确诊断。逆行主动脉造影检查对复杂病例的诊断有重要价值。在主动脉根部注入造影剂可见主动脉与肺动脉同时显影，未闭动脉导管也显影。

（四）诊断标准

凡在胸骨左缘第2、3肋间听到响亮的连续性机器样杂音伴局限性震颤，向左胸外侧、颈部或锁骨下传导，心电图示电轴左偏，左心室高电压或肥大，胸片示心影向左向下轻中度扩大，肺部充血，一般即可做出动脉导管未闭的初步诊断；彩色多普勒超声心动图检查加以证实。对可疑病例需行升主动脉造影和心导管检查。导管检查还可测定肺血管阻力判别动力性或梗阻性肺动脉高压，这对选择手术方案有决定性作用。

（五）鉴别诊断

有许多左向右分流心内畸形在胸骨左缘可听到同样的连续性机器样杂音或接近连续的双期心脏杂音，在建立动脉导管未闭诊断前必须予以鉴别。

1. 高位室间隔缺损合并主动脉瓣脱垂　动脉导管粗大合并心力衰竭或肺动脉高压时，患者可仅有收缩期杂音。而高位室间隔缺损收缩期杂音在胸骨左缘第 2～3 肋间处最响。若高位室间隔缺损伴有主动脉瓣脱垂，致主动脉瓣关闭不全，在胸骨左缘第 2～3 肋间还可听到双期杂音，舒张期为泼水样，不向上传导，但有时与连续性杂音相仿，难以区分。彩色多普勒超声心动图可进一步明确诊断，必要时可施行逆行主动脉和左心室造影，前者可示升主动脉造影剂反流入左心室，后者则示左心室造影剂通过室间隔缺损分流入右心室和肺动脉。据此不难做出鉴别诊断。

2. 主动脉窦瘤破裂　主动脉窦瘤破裂杂音性质为连续性，但部位和传导方向稍有差异；破入右心室者偏下偏外，向心尖传导；破入右心房者偏向右侧传导。主动脉窦瘤破时有突发的休克样症状。彩色多普勒超声心动图显示主动脉窦畸形以及其向室腔和肺动脉或房腔分流即可判明。再加上逆行性升主动脉造影更可确立诊断。

3. 冠状动脉瘘　可听到与动脉导管未闭相同的连续性杂音伴震颤，但部位较低，且偏向内侧。彩色多普勒超声心动图能显示动脉瘘口位置及其沟通的房室腔。逆行性升主动脉造影更能显示扩大的冠状动脉主支或分支的走向和瘘。

4. 主－肺动脉隔缺损　常与动脉导管未闭同时存在，且有相同的连续性杂音和周围血管特征，但杂音部位偏低偏内侧。超声心动图检查可发现其分流部位在升主动脉根部。逆行性升主动脉造影可进一步证实。

5. 冠状动脉开口异位　冠状动脉起源于肺动脉是比较罕见的先天性心脏病。其心脏杂音亦为连续性，但较轻且较表浅。多普勒超声心动图检查有助于鉴别诊断。逆行性升主动脉造影连续摄片显示冠状动脉异常开口和走向以及迂回曲张的侧支循环，可明确诊断。

6. 静脉杂音　颈静脉回锁骨下静脉的流向急转，可产生连续性的呜呜声，但头颈的转动、体位和呼吸均可有影响，压迫颈静脉和平卧可使杂音消失。

（六）诊断注意点

临床从杂音性质考虑有动脉导管未闭时，要进一步行超声心动图检查有无其他合并畸形。如有肺动脉狭窄和闭锁，其肺循环和体循环血源完全要依靠动脉导管供血。在此情况下，动脉导管成了患儿的生命线，不但不可切断，即使吸氧也要慎重考虑。此外合并法洛四联症、主动脉狭窄、主动脉弓离断等，这一通道在功能上起着宛如肺血少的先天性心脏病采用体－肺分流术的效果。动脉导管未闭者，临床如有较长时间发热，要警惕感染性心内膜炎的可能。床上心杂音很轻或消失，静止状态下血氧饱和度低于 90%，右心导管检查肺血管阻力大于 10wood 单位，则不宜手术。

早产儿动脉导管未闭：纠正贫血、增加血液携氧能力，同时采用非甾体类抗炎药物吲哚美辛抑制环氧合酶阻止前列腺素合成，以抵消其扩张动脉导管的作用，促使导管收缩闭合；虽然可能再开放，70% 以上的动脉导管最终可得到闭合。目前，在用药的时机、剂量和疗程等方面尚无统一的意见。出生当天不必给药，因有自行关闭的可能。如体重不足 1 000g。出生后 72h 即有症状者，应立即进行治疗。吲哚美辛最好在出生后 10 天内给药。一般首次剂量为 0.2mg/kg，静脉滴注或口服均可，隔 24h 再给药一次，共三次，亦可减少剂量，每天 0.1mg/kg，为期 7 天。一次投药，即可能使导管闭合，但可能再开放，需再度服药。超过 8 天则需加大剂量至 0.25 ~ 0.3mg/kg，共 3 剂，疗效也较差。总的有效率在 70% 以上。如对吲哚美辛治疗 48 ~ 72h 心力衰竭不控制，则需行结扎手术。吲哚美辛的副作用有肾功能不全、低钠血症、血小板功能不全、胃肠道出血、左心室舒张功能受损以致肺水肿等。

三、预后

早产儿动脉导管未闭者，常同时伴有呼吸窘迫综合征、坏死性小肠结肠炎、颅内出血、肾功能不全等，动脉导管的存在可进一步加重病情，故往往发生左心衰竭，内科治疗很难奏效，死亡率甚高。足月儿动脉导管未闭，如分流量大，未经治疗第一年有 30% 死于左心衰竭。过了婴儿期，心功能获得代偿，死亡率剧减。能存活至成人者有可能发生充血性心力衰竭、肺动脉高压，严重者可有艾森门格综合征。年长儿分流量不大，可无症状，但未治疗的患者亦有 40% 在 45 岁前死亡。

（黄文静）

第四节　肺动脉狭窄

一、概述

肺动脉狭窄（pulmonary stenosis，PS）指右心室漏斗部、肺动脉瓣或肺动脉总干及其分支等处的狭窄，它可单独存在或作为其他心脏畸形的组成部分，如法洛四联症等。其发病率约占先天性心脏病的 8% ~ 10%，以肺动脉瓣狭窄最为常见，约占 90%，其次为漏斗部狭窄，肺动脉干及其分支狭窄则很少见。本病男女之比约为 3：2。

不同部位肺动脉狭窄其胚胎发育障碍原因不一，在胚胎发育第 6 ~ 9 周，动脉干开始分隔成为主动脉与肺动脉，在肺动脉腔内膜开始形成三个瓣膜的原始结节，并向腔内生长，继而吸收变薄形成三个肺动脉瓣，如瓣膜发育过程发生障碍，可导致三个瓣叶交界融合，形成肺动脉瓣狭窄。在肺动脉瓣发育的同时，心球的圆锥部被吸收成为右心室流出道（即漏斗部），如发育障碍形成流出道环状肌肉肥厚或肥大肌束横跨室壁与间隔，即形成右心室流出道漏斗型狭窄。另外，胚胎发育过程中，第 6 对鳃弓发育成为左、右肺动脉，其远端与肺小动脉相连接，近端与肺动脉主干相连，如发育障碍即形成肺动脉分支或肺动脉狭窄。

肺动脉瓣狭窄：三个瓣叶交界融合成圆顶状增厚的隔膜，瓣孔呈鱼嘴状，可位于中心或偏向一侧，小者瓣孔仅 2 ~ 3mm，一般瓣孔在 5 ~ 12mm 左右。大多数三个瓣叶互相融合，少数为双瓣叶融合，瓣缘常增厚，有疣状小结节，偶可形成钙化斑，肺动脉瓣环可有不同程度的狭窄。右心室因血流向肺动脉流出受阻，可产生继发性右心室流出道肥厚、右室扩大及三尖瓣相对性关闭不全。肺动脉总干可呈现狭窄后梭形扩张，常可延伸至左肺动脉，肺动脉主干明显大于主动脉。

漏斗部狭窄：呈纤维性、肌性和纤维肌性改变，有两种类型，第一类为环状狭窄，梗阻纤维肌束位于右心室主腔与漏斗部近侧结合处，形成环状狭窄，把右心室分隔成为大小不一的两个腔，其上方壁薄稍为膨大的漏斗部称为第三心室，下方为肌肉肥厚的右心室。第二类为管状狭窄，主要表现为右心室流出道壁层弥漫性肥厚，形成一个较长的狭窄通道，常伴有肺动脉瓣环和肺动脉总干发育不良，故无肺动脉狭窄后扩张。

二、诊断思路

（一）病史要点

肺动脉狭窄程度越重，症状也越重。轻度肺动脉狭窄临床上无症状，生长发育可正常，只在体检时被发现。轻至中度患者，随着年龄的增大症状逐渐显现，表现为活动耐力差、乏力、心悸、气急等。长期的右心室严重梗阻，导致右心衰竭，表现为颈静脉怒张、肝脏肿大和下肢浮肿等。重度狭窄者可有头晕或昏厥发作，可因合并房间隔缺损或卵圆孔未闭，出现口唇或末梢指（趾）端发绀和杵状指（趾）。重度或极重度肺动脉狭窄常在婴儿期出现明显症状，如不及时治疗常可在幼儿期死亡。

（二）查体要点

狭窄严重者发育落后。当心房内血流出现右向左分流时，患者出现发绀。心脏检查可见因右心室肥厚心前区隆起，胸骨左缘下方搏动较强，且在上缘可触及收缩期震颤。特征性杂音是在肺动脉瓣区胸骨左缘第 2~3 肋间听到 Ⅲ~Ⅳ级响亮粗糙的喷射性收缩期杂音，向左颈部或左锁骨下区传导。极重度狭窄杂音反而减轻。肺动脉瓣区第 2 音常减弱、分裂。杂音部位与狭窄类型有关：瓣膜型以第二肋间最响；漏斗部狭窄的杂音与震颤部位一般在左第 3 或第 4 肋间处，强度较轻，肺动脉瓣区第 2 心音可能不减轻，有时呈现分裂。重度肺动脉狭窄患者，三尖瓣区因三尖瓣相对性关闭不全，在该处可听到吹风样收缩期杂音。

（三）辅助检查

1. 常规检查

（1）胸部 X 线检查：轻度肺动脉狭窄胸部 X 线检查可无异常表现；中、重度狭窄病例则显示心影轻度或中度扩大，以右室和右房肥大为主，心尖因右室肥大呈球形向上抬起。肺门血管阴影减少，肺野血管细小，尤以肺野外围 1/3 区域为甚，故肺野清晰。肺动脉瓣狭窄者可见狭窄后肺动脉及左肺动脉扩张，扩大的肺动脉段呈圆隆状向外突出。而漏斗部狭窄患者该段则呈平坦甚至凹陷。

（2）心电图检查：心电图改变视狭窄程度而异。轻度肺动脉狭窄患者心电图在正常范围；中度狭窄以上则示电轴右偏、右心室肥大伴劳损，T 波倒置，ST 段压低；重度狭窄者可出现心房肥大的高尖 P 波。

（3）超声心动图检查：二维超声心动图结合连续波多普勒技术可以评估梗阻的部位及严重程度。右心房、右心室内径可增宽，右心室前游离壁及室间隔增厚，肺动脉瓣增厚，瓣叶开放受限制，瓣叶呈圆顶形突起，瓣口狭小。严重者可见肺动脉瓣于收缩期提前开放，漏斗部狭窄还可见右心室流出道狭小。尚能测量肺动脉及其左右分支内径，根据肺动脉血流速度估测跨瓣压差，三尖瓣反流压差估测右心室压力。

2. 其他检查 心导管检查及选择性右心室造影：大多数患者经临床检查及超声心动图可明确诊断，只有少数情况下需行右心导管检查和心血管造影。心导管检查根据右心室收缩压和跨肺动脉瓣压力阶差进行分级。正常右心室收缩压为 2.0~4.0kPa（15~30mmHg），舒张压为 0~0.7kPa（0~5mmHg），肺动脉收缩压与右心室收缩压相一致。如存在跨瓣压力差，阶差为 1.33 ~ 3.99kPa（10 ~ 30mmHg）示轻度狭窄；压力阶差为 3.99 ~ 7.89kPa（30 ~ 60mmHg）为中度狭窄；压力阶差大于 7.89kPa（60mmtk）以上为重度狭窄，由此确切评估狭窄程度。此外，右心导管从肺动脉拉出至右心室过程中，进行连续记录压力，根据压力曲线图形变化和有无出现第三种类型曲线，可判断肺动脉狭窄系单纯肺动脉瓣狭窄或漏斗部狭窄或二者兼有的混合型狭窄。右心室造影于心室内注入造影剂，在肺动脉瓣部位造影剂排出受阻，瓣膜融合呈圆顶状突入肺动脉腔内，造影剂经狭小的瓣口喷射入肺动脉后呈扇状散开，漏斗部狭窄则可在右心室流出道呈现狭长的造影剂影像，据此判断有无漏斗部狭窄，观察肺动脉干及其分支的变化，并发现合并畸形等。

（四）诊断标准

根据心脏杂音、心电图、X 线胸片以及超声心动图检查，一般不难对肺动脉狭窄做出诊断。但对无症状的轻、中度肺动脉瓣狭窄需与轻度主动脉瓣狭窄、房间隔缺损等心脏杂音进行鉴别。

（五）鉴别诊断

1. 室间隔缺损　肺血量增多而不像肺动脉狭窄肺血量减少，室缺的杂音占全收缩期。在心音图上呈一贯形，肺动脉狭窄的杂音为喷射性，在心音图上呈菱形，心导管检查可协助鉴别。

2. 房间隔缺损　杂音相对柔和，P_2 增强且呈固定分裂，心电图表现右心室舒张期负荷增大，X 线胸片示肺血增多。

3. 原发性肺动脉扩张　X 线胸片提示肺血不减少，且超声心动图及心电图均无右心室增大表现。

三、治疗措施

治疗的目的是解除狭窄。包括内科介入治疗及手术治疗。目前，经皮球囊扩张肺动脉瓣成形术已逐渐替代了外科手术治疗，中、重度狭窄者大多数首选介入经皮球囊扩张肺动脉瓣成形术，但当肺动脉瓣增厚或合并有其他心脏结构异常时宜采用外科手术治疗。有心力衰竭者需应用洋地黄和利尿剂等常规治疗，但如狭窄不解除，心力衰竭难以控制，遇此情况不必久等内科治疗发挥作用，而应采用经皮球囊扩张肺动脉瓣成形术或外科瓣膜切开手术治疗。

四、预后

肺动脉瓣狭窄是一种进展性疾病。预后及进展速度与狭窄程度密切关联。轻度肺动脉瓣狭窄很少出现症状，病情进展慢，寿命可延续至青壮年。新生儿重度肺动脉瓣狭窄可表现为进行性加重的低氧血症、酸中毒和心力衰竭。约 15% 在出生后 1 个月内死亡。肺动脉瓣轻度狭窄者，需定期随访和预防心内膜炎发生。

（黄文静）

第五节　法洛四联症

一、概述

法洛四联症（tetralogy of Fallot，TOF）是 1 岁以后小儿最常见的发绀型先天性心脏病，占 12% ~14%。1888 年，Fallot 对此症的四种病理特征作了全面的描述。近年来，随着对法洛四联症的病理解剖、病理生理的深入研究，以及心血管外科技术的迅速发展，目前从婴儿到成人均可对该病进行手术治疗，手术死亡率已降至 5% 以下，晚期死亡率为 2% ~6%；长期效果满意和良好者的比例达 80% ~90%。

法洛四联症是属于圆锥动脉干畸形，在胚胎 5~6 周时圆锥动脉干的旋转不充分，结果主动脉瓣未能完全与左心室连接，而骑跨在室间隔之上，与左、右心室均相通。由于圆锥隔未能与膜部室间隔和肌部室间隔共同闭合室间孔，而残留主动脉瓣下室间隔缺损。其病理改变包括：右心室流出道狭窄、室间隔缺损、主动脉骑跨和右心室肥厚。最基本的改变是漏斗隔向前、向右移位，导致右心室流出道狭窄或者同时并发肺动脉瓣狭窄，也可能并发肺动脉主干或分支狭窄，程度轻重不一。肺动脉瓣口可闭锁，肺血依靠动脉导管或主动脉侧支，供应。室间隔缺损属于对合不良型，膜周部缺损约占 80%，为大型、非限制性缺损。多发性室间隔缺损约占 3% ~4%。主动脉骑跨：主动脉起源于左、右心室，骑跨于室间隔缺损之上。右心室肥厚是肺动脉狭窄的后果，呈进行性改变。在婴幼儿右心室肥厚较轻；年龄愈大肥厚愈重，甚至超过左心室厚度；在成人右心室肥厚严重，常因长期缺氧和供血不足而变硬和纤维化，造成心内修复手术的困难。

法洛四联症常见的并发畸形为房间隔缺损和卵圆孔未闭，其次为右位主动脉弓和永存左上腔静脉，少数并发动脉导管未闭、右位心、完全性房室隔缺损、冠状动静脉瘘等。

因严重低氧血症红细胞增多，血液黏滞度增加，并发症多有脑血栓形成、脑栓塞、脑脓肿，也可出现感染性心内膜炎。

二、诊断思路

（一）病史要点

大多数病例于 1 岁以内出现发绀。多见于毛细血管丰富的浅表部位，如唇、指（趾）甲床、球结膜部等。因血氧含量下降，活动耐力差，稍一活动，如哭闹、情绪激动、体力劳动、寒冷等，即可出现气急及青紫加重。肺动脉流出道狭窄或闭锁者，早期即可发生低氧血症。运动后有蹲踞症状，下肢屈曲使静脉回心血流减少，减轻心脏负荷；同时下肢动脉受压，体循环阻力增加，使右向左分流减少，从而使缺氧症状暂时得以缓解。婴儿则喜欢蜷曲体位。2~9 个月婴儿可发生缺氧发作，甚至出现晕厥、抽搐等。这是由于肺动脉漏斗部突然发生痉挛，引起一过性肺动脉梗阻。发作频繁时期为生后 6~18 个月，之后发作减少，可能与侧支循环建立有关。此外，因红细胞增多、血黏稠度高、血流变慢，引起脑血栓，若为细菌性血栓易形成脑脓肿。一般而言，法洛四联症很少发生心力衰竭，如有发生多见于婴儿期伴有轻度肺动脉狭窄并且心室分流主要为左向右分流。

（二）查体要点

1. 生长和发育　严重肺动脉狭窄的患者生长发育缓慢，身高体重低于同龄儿，但智力往往正常。

2. 青紫、杵状指（趾）　典型患者全身皮肤发绀，眼结膜充血，咽部及口腔黏膜青紫，牙釉质钙化不良。缺氧持续 6 个月以上，指（趾）端毛细血管扩张与增生，局部软组织增生、肥大，出现杵状指（趾），呈棒槌状，逐渐加重。严重程度与低氧血症有关。

3. 心脏检查 大多数患者无心前区隆起，胸骨左缘扣诊有肥厚右心室的抬举性搏动。听诊肺动脉动脉瓣第二心音的成分往往延长、减弱，甚至听不清楚。如果肺动脉第二心音增强或呈单音者，是主动脉瓣第二心音的成分，在胸骨左缘第 3 肋间听得最响。而右心室流出道梗阻引起的典型收缩期射血性杂音，常在胸骨左缘第 3~4 肋间闻及。通常杂音的高低与肺动脉狭窄的严重程度有关。杂音越长、越响，说明狭窄越轻，右室到肺动脉的血流也越多，发绀越轻。如在胸前部或背部听到传导广泛的连续性杂音时，说明有丰富的侧支循环血管。

（三）辅助检查

1. 常规检查

（1）实验室检查：法洛四联症往往有红细胞计数、血红蛋白和血细胞比容升高，并与发绀轻重成比例。血细胞比容可增加在 60%~70% 之间，血红蛋白可达 170~230g/L；体循环动脉血氧饱和度下降为 60%~80%。有严重发绀的患者，血小板计数和全血纤维蛋白原明显减少，血块收缩能力差，有时凝血和凝血酶原时间延长。但以上凝血检查的异常大多不影响手术治疗。尿蛋白可阳性，+~+++++，多见于成人，特别是有高血压者。

（2）X 线检查：典型者心影大小一般正常，右房可增大，上纵隔影由于扩大的主动脉弓可以增宽。中重度患者，胸部后前摄片显示肺部血管影细小，右心室肥厚使心尖上翘、圆钝，肺动脉段内凹使心影轮廓呈"靴形"。肺动脉段内凹愈深和肺部血管纹理愈细，提示肺动脉狭窄越重。若双侧肺血管影不对称，提示左、右肺动脉狭窄程度不一致。两肺内有丰富的侧支循环血管所构成的网状结构，说明周围肺动脉发育差。

（3）心电图检查：法洛四联症的心电图特点为电轴右偏和右心室肥厚，且这种改变可以多年无进展，此点与单纯性肺动脉狭窄有所不同。典型法洛四联症的肺部血流减少，左心室腔小，因此左心前区导联显示无 Q 波。轻型患者有双向等量分流者，肺部血流、左心室腔正常，所以左心前区导联常有小的 Q 波或接近正常的 R 波。无发绀者肺部血流和左心室血流增多，以及左心室腔较大，则左心前区导联出现高的 R 波和 T 波直立高峰。右房大在婴幼儿少见，但 2/3 可在较大儿童出现。

（4）超声心动图检查：二维超声心动图可显示右心室流出道狭窄，肺动脉及其分支发育不良。大型室间隔缺损一般位于三尖瓣下和主动脉瓣下。彩色多普勒血流显像可见室间隔水平双向分流，右心室将血流直接注入骑跨的主动脉。此外，还可以显示右心房和右心室增大，而左心室小。

（5）心导管术和选择性右心室造影检查：心导管术和选择性右心室造影检查是诊断法洛四联症的重要方法，不仅能确定诊断，而且可了解右室流出道狭窄的部位、程度，特别是肺动脉狭窄的部位和严重程度以及周围肺动脉发育情况，计算出心内分流部位及分流量。这对制定手术计划、术后估计等都具有重要意义。

选择性右心室造影可显示右心室流出道的病理解剖、室间隔缺损的位置和大小、主动脉骑跨的程度、肺动脉发育情况、冠状动脉畸形和肺部侧支循环等。

2. 其他检查 超高速 CT 和 MRI 检查能对肺动脉干和左、右肺动脉内径进行准确测量，并可直接观察肺动脉的形态及其与主动脉的关系。

（四）诊断标准

根据以下情况一般可以做出诊断：出生后数月出现青紫伴有缺氧发作、蹲踞等；胸骨左缘有收缩期射血性杂音和肺动脉区第二心音减弱；心电图电轴右偏和右心室肥厚；胸片心脏呈靴状影，肺部血管纹理细小；红细胞计数、血红蛋白和血细胞比容升高；动脉血氧饱和度降低；超声心动图显示有肺动脉狭窄、主动脉骑跨和室间隔缺损等。

（五）鉴别诊断

1. 完全性大动脉换位　出生后即出现严重青紫，1~2周内有心力衰竭，胸片多示肺部血管增多、心影扩大有时呈蛋形。

2. 三尖瓣闭锁　有特征性心电图，电轴左偏 -30°以上和左心室肥厚。

3. 右心室双出口合并肺动脉狭窄　症状与法洛四联症极相似，但较少蹲踞，胸片示心影大，但本病与法洛四联症可同时存在。上述病变行超声心动图或心导管造影可进一步明确。

（六）诊断注意点

判断肺血管发育情况，包括肺动脉干及其分支、冠状动脉起源及走行等是法洛四联症诊断中的重要组成部分，应给予重视，这对选择手术治疗方案以及手术近期和远期预后估计都十分重要。

三、治疗措施

严重法洛四联症患者，新生儿期就需要内、外科治疗，包括纠正代谢性酸中毒，用前列腺素保持动脉导管的开放。另外，由于患者血黏度高，在夏天或有吐泻、高热等情况，应注意防止脱水。有感染时及时抗感染治疗，以防感染性心内膜炎发生。有缺氧发作时，即置小儿于胸膝位，并吸氧，发作严重者可皮下或静脉注射吗啡 0.1~0.2mg/kg，或普萘洛尔 0.05~0.1mg/kg，缓解或解除缺氧发作。

婴儿时期施行一期或二期心内修复手术迄今尚有争论。随着体外循环的装置和灌注技术的完善，以及心肌保护方法和手术技巧的改进，愈来愈多的单位主张对有症状的婴儿施行一期心内修复手术。其理由为：①早期手术的结果能保存正常数量的肺泡和促进肺动脉及其周围肺血管正常生长。②随着年龄的增长，右心室纤维组织迅速增生，可导致心律失常和心室功能障碍。③在婴儿进行心内修复可减少室性心律失常的发生率。④晚期室性心律与手术早晚较与手术本身和残留血流动力学的关系更加密切，心肌内纤维组织可产生微折返环，瘢痕组织产生大折返环。一般认为反映肺动脉远端狭窄程度的 McGoon 比值 >1.2 和肺动脉指数即 Nakata 指数 $\geq 150 mm^2/m^2$ 时以可以考虑一期手术。如两侧肺动脉细小，周围肺动脉纤细并伴有丰富的侧支循环，则应作姑息性手术。

在国内外开展法洛四联症矫正性手术的初期，手术死亡率极高。经过不断提高认识和长期实践，目前手术死亡率已明显下降，疗效明显提高，再较先进的心脏中心法洛四联症手术死亡率仅为 1% 左右。

四、预后

未治疗的法洛四联症患者预后差，25% 死于 1 岁以内，40% 死于 3 岁以内，70% 死于 10 岁以内；合并肺动脉闭锁或无肺动脉瓣者有 50% 死于 1 岁以内，这就要求早期在婴儿施行手术。可选择姑息性体—肺分流术增加肺血流量等治疗。

（黄文静）

第六节　完全性大动脉转位

一、概述

完全性大动脉转位（transposition of the greateries，TGA）是新生儿期最常见的发绀型先天性心脏病，约占5%，男性约为女性的2倍。重要畸形特点是心房与心室连接顺序一致，而心室与大动脉连接顺序不一致，即主动脉发自解剖右心室，而肺动脉发自解剖左心室。通常合并房间隔缺损、室间隔缺损、动脉导管未闭、肺动脉瓣狭窄、右心室流出道狭窄、主动脉缩窄、左心发育不良、冠状动脉起源及走行异常等畸形等。本病如不及时治疗，30%死于生后1周，90%死于1岁以内。

大动脉转位是一种圆锥干畸形。在胚胎发育的5~7周，动脉干被一纵隔分成主动脉和肺动脉，随后纵隔的近端发生螺旋形扭转，使主动脉与左心室连接，肺动脉与右心室连接。若扭转不全或未呈螺旋形扭转，则形成主、肺动脉转位。主动脉干位于右前方，与右心室连接；肺动脉干位于左后方，与左心室连接。这样体、肺循环各自呈两个独立平行的循环，出生后两个循环之间必有交通方能生存，2/3病例有动脉导管未闭，1/2伴有室间隔缺损，几乎所有病例存在心房内交通。

动脉血氧饱和度主要取决于两个循环之间分流量的大小。不论体、肺循环之间何处存在分流，血液的聚集总是偏于一侧。如左向右分流血流仍回到左心，右向左分流回到右心，使该侧心腔容量增大，压力增高，而当压力增高后，血液分流方向又发生变化，血液又逐渐集聚于另一侧。这样周而复始，临床上发生左、右心周期性扩大和缩小现象，引起两心室的扩张及肥厚，终因缺氧和心力衰竭而死亡。

二、诊断思路

（一）病史要点

本病的诊断取决于组织缺氧程度、心室功能、伴随畸形和肺血管发育情况。患儿出生体重往往大于正常。出生后即有发绀、气急、进行性低氧血症以及充血性心力衰竭。吸氧也不能减轻青紫，哭闹后反而加重。如伴有房间隔缺损、室间隔缺损或动脉导管未闭，血液混合较好，青紫可在出生后1个月内出现。若伴有大的室间隔缺损或粗大的动脉导管未闭，发绀较轻，而心力衰竭较明显。青紫分布一般为全身性，但如有动脉导管未闭时，左室动脉血经肺动脉通过动脉导管入降主动脉，因此下肢青紫较上肢为轻。

（二）查体要点

30%~50%的完全性大动脉转位及室间隔完整的患者，听不到心脏杂音。仅有半数以下大型动脉导管未闭者，可闻及连续性杂音。伴有大型室间隔缺损者，在出生后1~10天内通常有全收缩期杂音，第二心音单一。新生儿完全型大动脉转位伴有肺动脉或右室流出道狭窄时，临床表现颇似法洛四联症，有明显发绀，但一般情况及心功能均较法洛四联症差。如合并其他心血管畸形，如主动脉弓中断、主动脉缩窄等也会出现更为复杂的症状及体征。

（三）辅助检查

1. 常规检查

（1）胸部 X 线检查：典型者心影呈蛋形，上纵隔变窄，右心室扩大，肺门血管影增多，若有肺动脉狭窄肺血管影可减少。出生后第一天如室间隔完整，胸片可以正常。

（2）心电图检查：多为窦性心律，电轴右偏，右心房增大，右心室增大、肥厚。随着年龄增长，伴有大型室间隔缺损者左、右心室均增大，ST 段和 T 波呈现缺血改变。

（3）超声心动图检查：二维超声心动图对本病的诊断具有重要价值。大动脉短轴观可见两条大血管呈两个圆形结构，主动脉瓣位于肺动脉瓣的右前或正前方。大动脉长轴观可见两条血管并行排列，主动脉与右心室相连，肺动脉与左心室相连，二者有纤维联系。

2. 其他检查　心导管检查及心血管造影：由于右心导管和左心导管检查和心血管造影损伤大，目前新生儿大动脉转位心导管检查很少应用。多数在紧急情况下需施行球囊房隔造口术、扩大心房间的交通时使用心导管术。

（四）诊断标准

本病多在出生后即有发绀，吸氧后发绀无明显改善，早期易有心力衰竭表现，结合 X 线胸片、超声心动图检查等可以明确诊断。

（五）鉴别诊断

1. 法洛四联症　多在出生后 3~6 个月出现发绀，X 线检查心影呈"靴形"，心影增大不明显，肺血减少。

2. 永存动脉干　两种疾病临床表现相似，鉴别诊断较困难，可借助彩色多普勒超声心动图、心导管检查及选择性心血管造影来鉴别。

3. 完全型肺静脉异位连接　两者临床症状相似，患儿发育差，均有不同程度发绀。胸部摄片时，完全型肺静脉异位连接的患者呈现"8"字征；超声显示肺静脉形成共同静脉干，与左心房不连接。常并有房间隔缺损。

三、治疗措施

手术目的是矫正异常的血流通道，纠治血流动力学异常，将左心房内的血引入主动脉，右心房内的血导入肺动脉。若室间隔完整，发绀重，心力衰竭严重，不易生存，可先行减症状性手术。术前准备包括纠正缺氧、酸中毒等；如果房间隔缺损较小，需要用前列腺素保持动脉导管开放，如果血氧饱和度经处理后仍低于 60%，则可行房间隔造口术。一般来说，大动脉置换术在室间隔完整的患者需在 2 周内进行，如伴有足够大的室间隔缺损时可延至出生后 2~3 个月内。如果伴有室间隔缺损及明显的肺动脉瓣或瓣下狭窄，则不能进行大动脉置换术。可先行 Mustard 或 Rastelli 手术。手术成功率令人鼓舞，围术期死亡率低于 5%。

四、预后

完全性大动脉转位生后 24h 就可明确诊断，如未及时治疗，30% 因严重缺氧、酸中毒、充血性心力衰竭死于生后 1 周，90% 死于 1 岁以内。

（朱浩宇）

第七节　病毒性心肌炎

一、概述

病毒性心肌炎（viral myocarditis，VMC）系指病毒侵犯心肌，引起心肌细胞变性、坏死和间质炎症，导致不同程度的心功能障碍和周身症状的病毒感染性疾病。引起心肌炎的病毒中以柯萨奇病毒 B 组最重要，其次为柯萨奇病毒 A 组。其他有 ECHO 病毒、脊髓灰质炎病毒、腺病毒、肝炎病毒、流感和副流感病毒、麻疹病毒、单纯疱疹病毒及流行性腮腺炎病毒等。本病的发病机制尚不完全清楚。一般认为在疾病早期病毒及其毒素可经血液循环直接侵犯心肌细胞产生变化，此外还有变态反应或自身免疫参与。

二、诊断思路

（一）病史要点

1. 现病史　询问患儿最近 2～4 周内有无上呼吸道感染或腹泻等病毒感染症状，询问患儿有无心前区不适、胸闷、气短、晕厥、乏力、恶心、呕吐、腹痛、肌痛、呼吸困难、多汗、皮肤湿冷等症状，有无烦躁不安、面色苍白或发绀现象。

2. 过去史　询问平时体质如何，既往有无风湿病史，有无先天性心脏病史。

3. 个人史　询问曾接受哪些预防接种。

4. 家族史　询问家属中有无病毒感染患者，有无类似心脏病患者。

（二）查体要点

1. 一般表现　一般患者面色欠佳。血压正常，心源性休克者面色苍白、血压下降、皮肤湿冷、呼吸困难、脉搏细弱。严重心律失常时可晕厥。合并心力衰竭者端坐呼吸、面色苍白或发绀，两肺可出现湿啰音及肝脏增大，病程迁延者可有水肿。

2. 心脏检查　心界可扩大，心尖部第一心音低钝，心动过速或过缓，心律失常，部分有奔马律，可听到心包摩擦音，心尖部轻度收缩期杂音。

（三）辅助检查

1. 常规检查

（1）心肌酶谱：血清门冬氨酸氨基转移酶（AST）升高，血清肌酸激酶（CK）增高，其中主要是同工酶 CK－MB 增高为主。乳酸脱氢酶（LDH）升高，其中主要是同工酶 LDH1 增高。α羟丁酸脱氢酶（αHBDH）升高。

（2）肌钙蛋白 I（CTnI）和肌钙蛋白 T（CTnT）早期增高。

（3）少数患儿抗心肌抗体阳性。

（4）病毒检测：疾病早期可从咽拭子、咽冲洗液、粪便、血液中分离出病毒，但需结合血清抗体测定才更有意义。采用病毒中和试验、血凝抑制试验或 ELISA 法，如恢复期血清同型病毒抗体滴度比急性期血清升高或下降 4 倍以上有诊断意义；应用免疫荧光技术及免疫电子显微镜检查等方法证实心肌标本中确有某一病毒的存在；应用 PCR 或病毒核酸探针原位杂交法，可从患儿血中查到病毒核酸。

2. 其他检查　心电图表现 ST 段及 T 波改变，QRS 波群低电压，严重者可出现 Q‑T 间期延长。窦性心动过速，各种心律失常其中以室性早搏最多见；胸片可见心胸比例增大；超声心动图可见心脏扩大。

（四）诊断标准

1. 临床诊断依据

（1）心功能不全、心源性休克或心脑综合征。

（2）心脏扩大（X 线、超声心动图检查具有表现之一）。

（3）心电图改变出现以 R 波为主的 2 个或 2 个以上主要导联（Ⅰ、Ⅱ、aVF、V₅）的 ST‑T 改变，持续 4 天以上伴动态变化、窦房传导阻滞、房室传导阻滞、完全性右或左束支传导阻滞，成联律、多形、多源、成对或并行性前期收缩，非房室结及房室折返引起的异位性心动过速，低电压（新生儿除外）及异常 Q 波。

（4）血清肌酸激酶同工酶（CK‑MB）或心肌肌钙蛋白（CTnI 或 CTnT）增高。

2. 病原学诊断依据

（1）确诊指标：从患儿心内膜、心肌、心包（活检、病理）或心包穿刺液检查，发现以下情况之一者可确诊心肌炎由病毒引起：①分离到病毒。②用病毒核酸探针查到病毒核酸。③特异性病毒抗体阳性。

（2）参考依据：有以下情况之一者，结合临床表现可考虑心肌炎由病毒引起：①从患儿粪便、咽拭子或血液中分离到病毒，且恢复期血清同型抗体滴度较第一份血清升高或降低 4 倍以上。②病程早期患儿血液中特异性病毒 IgM 抗体阳性。③用病毒核酸探针从患儿血液中查到病毒核酸。

3. 确诊依据

（1）具备上述临床诊断依据 2 项，可临床诊断为心肌炎。发病同时或发病前 1~3 周有病毒感染的证据支持诊断。

（2）同时具备上述病原学诊断依据之一，可确诊为病毒性心肌炎；具备病原学参考依据之一，可临床诊断为病毒性心肌炎。

（3）凡不具备上述确诊依据者，应给予必要的治疗和随诊，根据病情变化，确诊或排除心肌炎。

（4）应除外风湿性心肌炎、中毒性心肌炎、先天性心脏病、结缔组织病以及代谢性疾病的心肌损害、甲状腺功能亢进症、原发性心肌病、原发性心内膜弹力纤维增生症、先天性房室传导阻滞、心脏自主神经功能异常、β 受体功能亢进及药物引起的心电图改变。

4. 分期诊断

（1）急性期：新发病，症状及检查阳性发现明显并且多变，一般病程在半年以内。

（2）迁延期：临床症状反复出现，客观检查指标迁延不愈，病程多在半年以上。

（3）慢性期：进行性心脏扩大，反复心力衰竭或心律失常，病情时轻时重，病程在 1 年以上。

（五）诊断步骤

诊断步骤见图 11‑1。

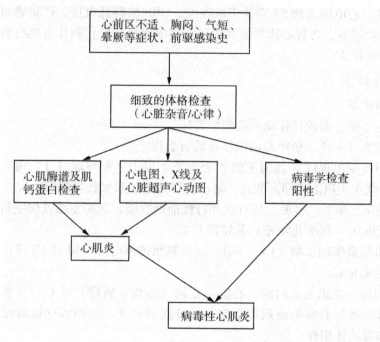

图 11 -1 病毒性心肌炎诊断流程图

（六）鉴别诊断

1. 风湿性心肌炎 病毒性心肌炎与风湿性心肌炎的鉴别见表 11 - 1。

表 11 -1 病毒性心肌炎与风湿性心肌炎的鉴别

	病毒性心肌炎	风湿性心肌炎
病史	病毒感染	链球菌感染
风湿症状	无	可有
发热	无热或低热，短期	热度较高，时间较长
心率	多在正常范围，过快较少	增快明显
心律失常	多见	少见
心脏杂音	多不显著	杂音显著
心电图异常	出现早，持续时间长，与心脏大小不相称	不一定出现，好转快，与心脏损害相平行
血沉	常不增快或稍增快	增快明显（活动期）
ASO	正常	增高
病原学检查	病毒分离，PcR 等可阳性	咽部链球菌培养阳性
并发心包炎	极少见	多见

2. 先天性心脏病 多有心脏病史，心脏杂音一般较明显，X 线、心电图及超声心动图有特异表现，必要时可做心导管检查。

3. 心内膜弹力纤维增生症 重症多见于 6 个月以下的小婴儿，以反复及难以纠正的心衰为主要表现，也可发生心源性休克，心脏明显扩大，心电图及超声心动图均显示左室肥厚。

4. 其他　近年来门诊常见以"喜出长气"、"常叹气"而就诊的患儿，可有胸闷、心悸、气短等症状，但常伴有易激动、头晕、失眠、多梦等，多见于性格内向、自尊心较强的儿童，学习压力大，考试成绩不理想或与他人关系冲突是发作的诱因。心电图有窦性心动过速，ST－T 改变，心肌酶谱正常，排除器质性心脏病、甲状腺功能亢进症，多为心脏神经官能症，即 β 受体功能亢进症。区别不清可进行普萘洛尔（心得安）试验，口服 0.5～1mg/kg，最大量＜20mg，服药后 1～2 小时心电图恢复正常为 β 受体功能亢进症。

三、治疗措施

（一）经典治疗

1. 一般治疗　急性期至少应卧床休息至热退 3～4 周，有心功能不全或心脏扩大者，更应强调绝对卧床休息，以减轻心脏负荷及减少心肌耗氧量。恢复期仍应限制活动，待病情稳定后再缓慢增加活动量。

2. 药物治疗

（1）大剂量维生素 C：一般患者可静脉滴注，每次 100～200mg/kg，每日 1 次。重症病例缓慢静脉推注，每次 100～200mg/kg，溶于葡萄糖溶液 20～50ml 中，每日 1 次，疗程 3～4 周；抢救心源性休克时，第 1 日可用 3～4 次。

（2）营养心肌药物：应用能量合剂，三磷腺苷 20mg、辅酶 A 50～100U、10% 氯化钾 6～8ml、胰岛素 4～6U 联合静脉滴注，每日 1 次。辅酶 Q_{10} 每日 1mg/kg，分 2 次口服，连用 3 个月以上。1，6－二磷酸果糖（FDP）有保护心肌的作用，减轻心肌所致的组织损伤，剂量为每日 100～250mg/kg 静脉滴注，静注速度 10ml/min。每日 1 次，疗程 2 周。也可用其他营养心肌的药物，如丹参、黄芪、维生素 E 等。

（3）免疫球蛋白：用于重症急性患者，2g/kg，单剂在 24 小时中缓慢静脉滴注。心力衰竭者慎用，并注意心力衰竭症状是否恶化，以及有无过敏反应。

3. 严重病例治疗

（1）心源性休克

1）糖皮质激素：可提高心肌糖原含量，促进酶的活力，改善心肌功能，抑制炎症反应，减轻心肌细胞水肿，抗过敏及抑制自身免疫反应等作用。轻症及急性期 18 个月内多不主张应用，应用指证为心源性休克、严重心律失常及心力衰竭经洋地黄等治疗未能控制者。常用泼尼松，日服剂量为 1～1.5mg/kg，共 2～3 周，症状缓解后逐渐减量。对急症抢救病例可应用地塞米松静脉滴注，每日 0.2～0.4mg/kg，或氢化可的松每日 5～10mg/kg。

2）及时应用调节血管紧张度药物：如多巴胺、异丙肾上腺素和间羟胺（阿拉明）等，加强心肌收缩能力，维持血压及改善微循环。近年来应用血管扩张剂硝普钠取得良好疗效，常用剂量为 5～10mg，溶于 5% 葡萄糖溶液 100ml 中，开始按每分钟 0.2μg/kg，直到获得疗效或血压降低。最大量不超过每分钟 4～5μg/kg。也可应用酚妥拉明，剂量为每分钟 1～20μg/kg，主要扩张小动脉，可加强心肌收缩力。

（2）心力衰竭：心肌炎时，心肌对洋地黄制剂敏感性高，洋地黄药物一般比常用剂量减少 1/3～1/2。重症加用利尿剂，烦躁不安者给予苯巴比妥、地西泮（安定）等镇静剂。

4. 其他　抗病毒治疗（病毒感染后第 1 周，病毒对心肌可造成直接损伤，因此应早期应用抗病毒药物如：利巴韦林、α－干扰素等）以及可应用调节细胞免疫功能的药物，如干扰素、胸腺素、转移因子等。

（二）治疗步骤

治疗步骤见图 11 - 2。

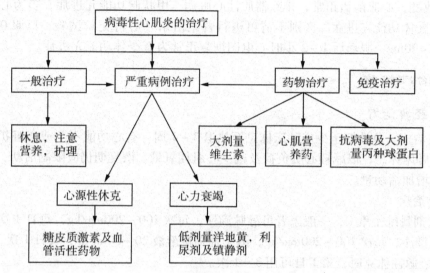

图 11 - 2　病毒性心肌炎治疗流程图

四、预后

治疗有效时临床症状消失，心功能正常，血清心肌酶谱、CTnI 正常，心电图及 X 线检查正常，轻症者随访 1 年仍正常者为基本治愈，重症者病情可迁延数年。本病目前尚无特殊治疗，轻症预后好，重症由于心肌损害而预后差，可发生猝死。少数心肌炎可发展演变为扩张性心肌病。

五、预防

本病发生前多有前驱感染史，多为肠道病毒或 ECHO 病毒、腺病毒、流感和副流感病毒感染所致，故增强体质，积极预防感冒，注意休息为主要预防措施，对易反复呼吸道感染者可适当应用免疫增强剂。一旦感染后应积极尽早，足疗程治疗。

（朱浩宇）

第八节　感染性心内膜炎

一、概述

感染性心内膜炎（infective endocarditis，IE）是由于致病微生物直接侵袭心内膜而引起的炎症性疾病，在心瓣膜表面形成的赘生物中含有病原微生物。引起心内膜感染的因素有：①病原菌侵入血流，引起菌血症、败血症或脓毒血症，并侵袭心内膜。②先天性或后天性心脏病患儿，尤其在心脏手术后，有人工瓣膜和心内膜补片者，有利于病原菌的寄居繁殖。

③免疫功能低下如应用免疫抑制剂、器官移植应用细胞毒性药物者易发病。致病微生物主要为细菌，偶见霉菌、病毒、立克次体。近 20 年来，本病在小儿有显著增多的趋势。根据起病缓急和病情程度，本病可分 2 类：①急性感染性心内膜炎：原无心脏病，发生于败血症时，细菌毒力强，病程 <6 周。②亚急性感染性心内膜炎：在原有心脏病的基础上感染毒力较弱的细菌，病程 >6 周。随着抗生素的广泛应用和病原微生物的变化，前者已大为减少。

二、诊断思路

（一）病史要点

1. 现病史　询问患儿有无发热、乏力、食欲低下、全身不适、盗汗、关节痛、肌痛、皮肤瘀点、腹痛、恶心、呕吐、腰痛、血尿、便血、头痛、偏瘫、失语、抽搐、昏迷等。发病前有无扁桃体炎、龋齿、皮肤感染、败血症、拔牙等小手术、静脉插管、心内手术等。

2. 过去史　询问有无室间隔缺损、动脉导管未闭等先天性心脏病及后天性心脏病病史，有无心脏手术、人工瓣膜或心内膜补片等病史，询问患儿有无外伤史。

3. 个人史　询问出生时喂养及生长发育情况。

4. 家族史　询问家属中有无心脏病患者。

（二）查体要点

1. 一般表现　注意有无体温升高、苍白、精神不振。寻找各器官有无栓塞表现，如指、趾尖有无红色疼痛性 Osler 结，手、脚掌有无出血性红斑（Janeway 斑），有无指甲下条纹状出血，眼结膜出血，有无脾肿大及压痛等。有无杵状指、趾。有无肾区叩击痛、脑膜刺激征、偏瘫。视网膜有无卵圆形出血红斑。有无心力衰竭表现如肝大、水肿等。

2. 心脏检查　对原有先天性心脏病或风湿性心脏病等患者，听诊时注意心脏有无出现新杂音或心脏杂音性质改变。原有杂音可变响变粗，原无杂音者可出现乐鸣性杂音且易多变。

（三）辅助检查

1. 常规检查

（1）外周血象表现为白细胞增多、中性粒细胞升高、进行性贫血，可有血小板减少。

（2）血沉增快，CRP 升高。

（3）血培养阳性。

（4）特殊检查：原有心脏病者心电图、X 线胸片等有相应异常。超声心动图检查可确定赘生物的大小、数量、位置及心瓣膜损坏情况。

2. 其他检查　尿常规中可出现蛋白及红细胞。血清球蛋白、γ 球蛋白可升高，循环免疫复合物、类风湿因子、抗心内膜抗体、抗核抗体可升高。

（四）诊断标准

1. 临床指标（2001 年中华儿科学会心血管组制定）

（1）主要指标

1）血培养阳性：分别 2 次血培养有相同的感染性心内膜炎常见的致病菌（如草绿色链球菌、金黄色葡萄球菌、肠球菌等）。

2）心内膜受累证据：应用超声心动图检查有心内膜受累证据（有以下征象之一）：

①附着于心脏瓣膜或瓣膜装置、心脏、大血管内膜、置入人工材料上的赘生物。②心内脓肿。③瓣膜穿孔、人工瓣膜或缺损补片有新的部分裂开。

3）血管征象：重要动脉栓塞，脓毒性肺梗死或感染性动脉瘤。

（2）次要指标

1）易感染条件：基础心脏疾病、心脏手术、心导管术或中心静脉内插管。

2）症状：较长时间的发热（≥38℃），伴贫血。

3）心脏检查：原有心脏杂音加重，出现新的反流杂音或心功能不全。

4）血管征象：瘀斑、脾肿大、颅内出血、结膜出血，镜下血尿或 Janeway 斑（手掌和足底有直径 1~4mm 的出血红斑）。

5）免疫学征象：肾小球肾炎，Osler 结（指和趾尖豌豆大的红或紫色痛性结节），Roth 斑（视网膜的卵圆形出血红斑，中心呈白色），或类风湿因子阳性。

6）微生物学证据：血培养阳性，但未符合主要指标中的要求。

2. 病理学指标

（1）赘生物（包括已形成的栓塞）或心内脓肿经培养或镜检发现微生物。

（2）存在赘生物或心内脓肿，并经病理检查证实伴活动性心内膜炎。

3. 诊断依据

（1）具备以下①~⑤项中任何之一者可确诊为感染性心内膜炎：①符合临床指标中主要指标 2 项。②符合临床主要指标 1 项和次要指标 3 项。③有心内膜受累证据并符合临床次要指标 2 项。④符合临床次要指标 5 项。⑤符合病理学指标 1 项。

（2）有以下情况时可排除感染性心内膜炎诊断：①有明确的其他诊断可解释临床表现。②经抗生素治疗≤4 天临床表现消除。③抗生素治疗≤4 天，手术或尸检无感染性心内膜炎的病理证据。

（3）临床考虑感染性心内膜炎，但不具备确诊依据时仍应进行治疗，根据临床观察及进一步的检查结果确诊或排除感染性心内膜炎。

（五）诊断步骤

诊断步骤见图 11-3。

（六）鉴别诊断

（1）本病如以发热为主要表现者须与伤寒、败血症、结核、风湿热和系统性红斑狼疮等鉴别。

（2）本病如以心力衰竭为主要表现者须与伴有低热者的先天性或后天性心脏病并发心力衰竭者相鉴别。

（3）与活动性风湿性心肌炎的鉴别比较困难，但感染性心内膜炎有栓塞、脾大、杵状指及血培养阳性，特别是二维超声心动图检查发现较大赘生物等均可与上述诸病相鉴别。

（4）手术后感染性心内膜炎须与心包切开综合征及术后灌注综合征鉴别，后二者均为自限性疾病，经休息、服用阿司匹林或糖皮质激素治疗后可痊愈。

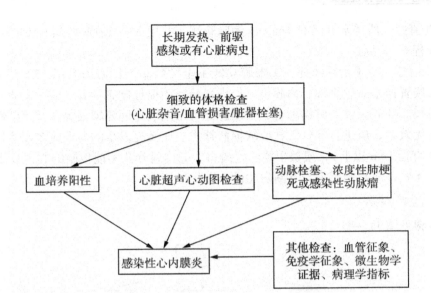

图 11-3　感染性心内膜炎诊断流程图

三、治疗措施

（一）经典治疗

1. 一般治疗　卧床休息，加强营养，维持水、电解质平衡，补充维生素及铁剂，对病情严重或一般情况较差者可输血、血浆及静脉滴注免疫球蛋白等支持治疗。

2. 药物治疗　应尽早、足量、足疗程、联合、静脉应用具有杀菌作用的抗生素，然后再根据血培养结果及药物敏感情况改用敏感而有效的抗生素，最好选用药物敏感试验阳性的两种抗生素，疗程至少 4~6 周。对伴有严重并发症或病情顽固者疗程可达 8 周。

（1）致病菌不明者：青霉素与苯唑西林及奈替米星三者联用，前二者剂量、疗程见下述，奈替米星每日 6~7.5mg/kg. 每日静脉滴注 1 次，疗程为 6~8 周。根据卫生部医政司建议，<6 岁不用氨基糖苷类抗生素，≥6 岁者应用时须监测听力或测定血药浓度。

（2）草绿色链球菌：青霉素与氨基糖苷类抗生素如奈替米星等联用，青霉素每日 30 万 U/kg，每 4 小时静脉推注或静脉滴注 1 次，疗程 4~6 周。也可选用头孢菌素如头孢呋辛、头孢曲松。对青霉素耐药者应用万古霉素（或去甲万古霉素），但有较大副作用，万古霉素剂量为每日 40mg/kg，分 2~4 次静脉滴注。替考拉宁（壁霉素）副作用少，每次 12mg/kg，第 1 日每 12 小时 1 次，以后每次 6mg/kg，每日 1 次。

（3）葡萄球菌：对青霉素敏感者用青霉素与利福平联用，青霉素剂量、疗程同前，利福平每日 10mg/kg，分 2 次口服，疗程 6~8 周。对青霉素耐药者选用苯唑西林（新青霉素Ⅱ）或奈夫西林（新青霉素Ⅲ），均为每日 200mg/kg，分 4~6 次静脉推注或静脉滴注，疗程 4~6 周。耐甲氧西林金黄色葡萄球菌（MRSA）感染者可用万古霉素或去甲万古霉素、替考拉宁，与利福平联用。

（4）肠球菌：可应用青霉素、氨苄西林＋舒巴坦，对青霉素耐药者选用头孢匹罗、亚胺培南、万古霉素，可与氨基糖苷类抗生素如奈替米星等联用。疗程 4~6 周。耐万古霉素肠球菌（VRE）感染者可用替考拉宁。

（5）真菌：二性霉素 B 每日 1mg/kg 静脉滴注，并用 5 - 氟胞嘧啶每日 150mg/kg，分 4 次口服，疗程 6 ~ 8 周。

3. 其他治疗　手术治疗指征：①瓣膜功能不全导致难治性心力衰竭。②主动脉瓣或二尖瓣人造瓣膜置换术后感染性心内膜炎，经内科治疗不能控制感染者，应手术切除感染的人造组织或瓣膜。③先天性心脏病患者，如动脉导管未闭、室间隔缺损等合并感染性心内膜炎经内科治疗无效者，应进行导管结扎或缺损修补术。④反复发生的严重或多发性栓塞，或巨大赘生物（直径 1cm 以上），或赘生物阻塞瓣口。⑤内科疗法不能控制的心力衰竭，或最佳抗生素治疗无效，或霉菌感染。⑥新发生的心脏传导阻滞。

（二）治疗步骤

治疗步骤见图 11 - 4。

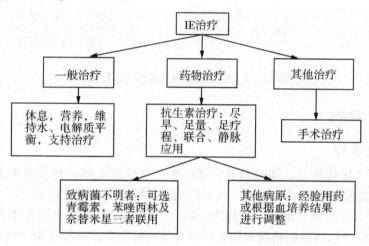

图 11 - 4　感染性心内膜炎治疗流程图

四、预后

本病小儿的病死率约为 20% ~ 40%。预后取决于下列因素：①治疗的早晚，治疗越早，治愈率越高。②致病菌的毒性及破坏性，金黄色葡萄球菌及真菌性心内膜炎的预后较差。③免疫功能低下或经治疗后免疫复合物滴度不下降者预后差。④抗生素治疗后赘生物不消失者预后差。治愈者由于心内膜瘢痕形成而造成严重的瓣膜变形和腱索增粗、缩短，可导致瓣膜狭窄和（或）关闭不全。

用药后体温逐渐降至正常，心脏杂音减弱甚至消失，栓塞征减轻或消失，血沉常在治疗后 1 个月或疗程结束时恢复正常，停药后血培养 3 次均无菌生长，临床上即达到治愈标准可给予出院，定期随访。

五、预防

本病复发率达 10%，复发与下列情况有关：①治疗前病程长。②对抗生素不敏感或疗程不足。③有严重肺、脑或心内膜的损害。复发病例再治疗时应联合用药，加大剂量和延长疗程。故需积极治疗原发病，疗程要足。必要时使用长效青霉素预防性治疗。

（朱浩宇）

第九节 期前收缩

一、概述

期前收缩又称过早搏动（prematurebeat），简称早搏，由心脏异位兴奋灶发放的冲动所引起，为小儿时期最常见的心律失常。根据异位起搏点的部位不同可分为房性、房室交界性及室性期前收缩。期前收缩常见于无器质性心脏病的小儿，可由疲劳、精神紧张、自主神经功能不稳定等引起，也可发生于先天性心脏病、心肌炎。此外，药物及毒物中毒、电解质紊乱、心导管检查等均可引起期前收缩。健康学龄儿童约有1%~2%有期前收缩。

二、诊断思路

（一）病史要点

小儿症状较轻，常缺乏主诉。个别年长儿可述心悸、胸闷、胸部不适。既往可有发作病史。

（二）查体要点

扪测脉搏或心脏听诊可检测到早搏，早搏次数因人而异，同一患儿在不同时间亦可有较大出入。某些患儿于运动后心率增快时早搏减少，但也有反而增多者。后者提示可能同时有器质性心脏病存在的可能。

（三）辅助检查

1. 常规检查

（1）常规12导心电图：在发作时检查能确诊。

（2）24h动态心电图：监测一天内的心律，诊断阳性率及意义较大。

2. 其他检查

（1）窦房结心电图：可进一步明确房性/交界性早搏及窦房结功能。

（2）二维超声心动图：了解有无心内结构异常或器质性病变。

（四）诊断标准

1. 诊断依据

（1）心脏听诊可听到提前的心搏之后有较长的间隙。

（2）心电图特点

1）房性早搏：①P′波提前，可与前一心动的T波重叠，形态与窦性P波稍有差异，但方向一致。②P′-R>0.10s。③早搏之后代偿间隙不完全。④P′波之后的QRS波形态与窦性相同，如发生室内差异性传导，则QRS波可呈宽大畸形；P′波之后如无QRS波，称为阻滞性早搏。

2）交界性早搏：①QRS-T波提前，形态、时限正常，亦可出现室内差异性传导。②提前的QRS波前或后有逆行P′波，P′-R<0.10s，R-P′<0.20s，P′有时可与QRS波重叠。③代偿间隙不完全。

3）室性早搏：①QRS波提前，形态异常、宽大，QRS波>0.10s，T波与主波方向相反。②代偿间隙完全。③有时在同一导联出现形态不一，配对时间不等的室性早搏，称为多源性早搏。

（五）鉴别诊断

根据室性早搏发生的基础，临床上又将室性早搏分为功能性早搏（良性早搏）和病理性早搏（器质性早搏）两类。

1. 功能性早搏　其特点是：①多为偶发性。②无器质性心脏病，即通过查体和 X 线检查、超声心动图及有关的化验均未发现其他异常。③运动后早搏减少或消失，休息或卧床时早搏可增加。④心电图除有早搏外，无其他异常。⑤早搏多起源于右室，QRS 波呈左束支传导阻滞图形。。

2. 病理性早搏　其特点是：①心电图上 QRS 波形态宽大畸形特别明显，其时限可 >0.16s。②早搏频发（≥8 次/min），心电图上在同一导联其形态多变，呈多源性或多形性，多呈二联律、三联律或四联律。③联律间期不等或甚短或并行心律性早搏。④有时提前出现的 QRS 波落在 T 波上，此称 R－on－T 现象，可致室性心动过速或心室颤动。⑤早搏后常继以 ST 段或 T 波的改变。⑥运动后早搏增加。⑦心电图上有 QRS 波低电压或几种类型的早搏同时存在。⑧早搏伴 Q－T 间期延长或 P－R 间期改变。⑨早搏多起源于左室，QRS 波呈右束支传导阻滞图形。⑩通过查体、X 线检查、超声心动图或有关化验检查，多发现有心脏病的基础。应用洋地黄类药物出现早搏时，应考虑药物中毒，应予停药。

三、治疗措施

（一）经典治疗

1. 一般治疗　生活规律，睡眠充足，避免过累或紧张，停用可疑药物，避免接触毒物。必须针对基本病因治疗原发病。

2. 基本药物治疗

（1）室上性（房性及交界性）早搏：大多数发生于无明显其他症状的小儿，一般不须治疗。如果有以下情况则须进行治疗：①器质性心脏病伴室上性早搏增多。②虽无器质性心脏病但有较重自觉症状。③室上性早搏触发室上性心动过速。治疗可选用以下药物之一：①普罗帕酮（心律平）：用于心功能正常者，每日 8～15mg/kg，分 3 次口服。②β₁ 受体阻滞剂：适用于活动、情绪激动或窦性心律增加时易发的早搏。普萘洛尔（心得安），每日 1mg/kg，分 3 次口服。③上述药物疗效不佳者，可口服地高辛，或地高辛与普萘洛尔联合用药，亦可选用维罗帕米（异搏定）、奎尼丁、胺碘酮等。

（2）室性早搏：无明显其他症状、无器质性心脏病者一般不需治疗。如果以下两种情况并存，有可能发生室速与室颤而须用药物治疗：①有器质性心脏病（风湿性心脏病、心肌炎）证据。②出现复杂的室性早搏，如多源、成对或起始于 T 波或 U 波上的早搏。③早搏次数 >10 次/min，有自觉症状。常用药物有普萘洛尔，每日 1mg/kg，分 3 次口服；普罗帕酮每日 8～15mg/kg，分 3 次口服，也可选用美西律（慢心律），每日 10mg/kg，分 3 次口服；胺碘酮每日 10mg/kg，7～10 天后减为每日 5mg/kg；莫雷西嗪（乙吗噻嗪）每次 2～6mg/kg，每 8h 一次口服。如为洋地黄中毒者，除停用洋地黄外，首选苯妥英钠，每次 3～5mg/kg，每日 3 次口服；并口服氯化钾每日 75～100mg/kg。心脏手术后发生的室性早搏也可用苯妥英钠。Q－T 间期延长综合征发生的室性早搏需长期服较大剂量的普萘洛尔，并避免用延长 Q－T 间期的药物如胺碘酮、奎尼丁。

四、预后

本病预后取决于原发疾病。有些无器质性心脏病的患儿早搏可持续多年，不少患儿早搏最终消失，个别患儿可发展为更严重的心律失常，如室性心动过速等。应该指出，小儿时期绝大多数早搏预后是良好的。

五、预防

避免诱发因素，如疲劳、紧张；对可能引起早博的心脏病，如风湿性心脏病、心肌炎要积极治疗和预防，注意电解质紊乱或药物的影响。

（徐　琳）

第十节　阵发性室上性心动过速

一、概述

阵发性室上性心动过速（paroxysmal supraventricular tachycardia）简称室上速，是由心房或房室交界处异位兴奋灶快速释放冲动所产生的快速心律失常。可发生于任何年龄，但初次发作多见于 1 岁以内的婴儿，有反复发作倾向，是对药物反应良好的儿科急症之一，若不及时治疗易致心力衰竭。该心律失常多发生于无器质性心脏病的小儿，可由疲劳、精神紧张、过度换气、呼吸道感染等诱发，但也见于器质性心脏病的患儿，如先天性心脏病、心内膜弹力纤维增生症、预激综合征、病毒性心肌炎、扩张型心肌病、风湿性心瓣膜病等，也见于心脏手术时和手术后及心导管检查等。

二、诊断思路

（一）病史要点

1. 现病史　询问患儿有无发作性烦躁不安、面色青灰、皮肤湿冷、呼吸增快、脉搏细弱现象。询问在上述发作时有无伴发干咳或呕吐现象。对年长儿询问有无心悸、心前区不适、头晕等症状，并注意询问是否有突然发作和突然停止特点，每次治疗后发作持续时间多久。发作前有无疲劳、精神紧张、过度换气等。

2. 过去史　询问有无先天性心脏病、心内膜弹力纤维增生症、预激综合征、病毒性心肌炎、扩张型心肌病、风湿性心瓣膜病、洋地黄中毒、呼吸道感染、心脏手术、心导管检查等病史。

3. 个人史　询问出生时是否是早产儿，询问自幼是否有喂养困难现象。

4. 家族史　询问直系亲属中有无类似心动过速发作史，有无心脏病史。

（二）查体要点

1. 一般表现　发作时患儿突然表现烦躁不安，面色青灰，口唇发绀，皮肤湿冷、多汗，呼吸增快，脉搏细弱。

2. 心脏检查　室上性心动过速以阵发性、突发突停、心率加速、心律绝对匀齐为特点。

心率突然增快在 160～300 次/min，第一心音强度完全一致。每次发作可持续数秒至数日。发作停止时心率突然恢复正常，如发作时间超过 24h，可查见肝大等心力衰竭体征。

（三）辅助检查

1. 常规检查　常规 12 导心电图或 24h 动态心电图，心电图特点见下述，在室上性心动过速发作间歇期部分患儿可有预激综合征的心电图表现。

2. 其他检查

（1）X 线胸片及二维超声心动图（2－DE）检查取决于原来有无器质性心脏病变和心力衰竭。透视及 2－DE 下可见心脏搏动减弱。

（2）原发病为病毒性心肌炎、先天性心脏病、心内膜弹力纤维增生症、风湿性心瓣膜病、感染时各有相应的实验室检查表现。

（四）诊断标准

1. 临床表现　心动过速突发突止。发作时患儿突然出现面色苍白、烦躁不安、口唇发绀、呼吸急促；儿童心率 >160 次/min，婴儿心率 >230 次/min，心音强弱一致，心律绝对规则。每次发作时持续数秒、数分或数小时，然后突然终止。

2. 心电图表现

（1）P－R 间期绝对匀齐，心室率婴儿 230～325 次/min，儿童 160～220 次/min。

（2）QRS 波形态同窦性，若伴有室内差异性传导则呈右束支阻滞型。

（3）P 波常与前一心动的 T 波重叠，无法分辨。若 P 波出现，房性心动过速 P－R 间期 >0.10，交界性心动过速 P 波呈逆行性，P Ⅱ、P Ⅲ、PavF 倒置，PavR 直立，P′－R 间期 <0.10s。

（4）发作时间较久者可有暂时性 ST－T 波改变，发作终止后仍可持续 1～2 周。

（五）鉴别诊断

1. 窦性心动过速　与室上性心动过速的鉴别见表 11－2。

表 11－2　室上性心动过速与窦性心动过速鉴别

项别	室上性心动过速	窦性心动过速
病史	既往有反复发作史	多由哭闹、发热、运动、缺氧引起
心率	心率快而匀齐，心率多在 200 次/分左右	心率快，有时有窦性心律不齐，心率 <160～180 次/min
刺激迷走神经	可使发作突然终止	仅使心率减慢
心电图	P 波显示不清或形态变异，R－R 间期均匀	正常窦性 P 波，R－R 间期不均匀

2. 室性心动过速　与室上性心动过速的鉴别见表 11－3。

表 11－3　室上性心动过速与室性心动过速鉴别

项别	室上性心动过速	室性心动过速
病史	常有反复发作，多无器质性心脏病史	较少反复发作，多在严重心脏病的基础上发生
查体	心率快而匀齐，心音强度一致，颈静脉搏动与心率一致	心率多 <230 次/分，不匀齐，心音不一致，颈静脉搏动与心率不一致
刺激迷走神经	有效	无效
心电图	P－R 间期正常，QRS 波正常 P 波形态异常，发作开始可先有房性或交界性早搏	QRS 波宽大畸形，P 波消失或呈房室分离

三、治疗措施

1. 一般治疗

（1）潜水反射法：可提高迷走神经张力。用4℃~5℃的湿毛巾敷患儿面部，每次10~15s，隔3~5min可重复再用，一般不超过3次，此法适用于新生儿、小婴儿。对年长儿可令其吸气后屏气，再将面部浸入5℃冷水中，未终止者可停数分钟后重复1次。

（2）压迫颈动脉窦法：用于年长儿，可提高迷走神经张力。患者仰卧，头略后仰、侧颈。在甲状软骨水平触到右侧颈动脉搏动后，用大拇指向颈椎横突方向压迫，以按摩为主，每次5~10s，一旦转律，立即停止，如无效，再试压左侧，禁忌两侧同时压迫。

（3）刺激咽部：以压舌板或手指刺激患儿咽部，使之产生恶心、呕吐。

（4）屏气法：用于较大儿童，让患儿深吸气后屏气10~20s。

2. 药物治疗

（1）洋地黄类药物：平均复律时间2h。用于发作>24h、病情较重或合并心力衰竭者。禁忌证：①室性心动过速或洋地黄中毒引起的室上性心动过速者。②逆传型房室折返性心动过速。低血钾、心肌炎、伴房室传导阻滞者慎用。一般采用快速饱和法。毛花苷C（西地兰）饱和量，<2岁者0.03~0.04mg/kg，>2岁者0.02~0.03mg/kg；地高辛饱和量，<2岁者0.05~0.06mg/kg，>2岁者0.03~0.05mg/kg，总量不超过1.5mg/kg。均先以半量静脉推注，余量每6~8h后分2次静脉推注。12h内完成饱和量。

（2）普罗帕酮（心律平）：平均复律时间8min。剂量为每次1~1.5mg/kg，溶于10ml葡萄糖溶液中，静脉缓慢推注10~15min。无效者可于10~20min后重复1~2次。有效时可改为口服，剂量每次5mg/kg，每6~8小时1次。有心力衰竭、房室传导阻滞者禁用。

（3）β₁受体阻滞剂：可用于预激综合征或自律性室上性心动过速。常用普萘洛尔，小儿静脉注射剂量为每次0.05~0.2mg/kg，以5%葡萄糖溶液稀释后缓慢静脉推注，时间5~10min，可每6~8小时重复一次。重度房室传导阻滞，伴有哮喘症及心力衰竭者禁用。

（4）维拉帕米（异搏定）：剂量为每次0.1mg/kg，静脉滴注或缓慢静脉推注，每分钟不超过1mg，最大量<3mg。有心力衰竭、低血压、逆传型房室折返性心动过速、新生儿和3个月以下的婴儿禁用。

（5）三磷酸腺苷（ATP）：平均复律时间20s。有房室传导阻滞及窦房结功能不全者慎用。剂量0.1mg/kg，在3~5s内快速静脉推注，如无效，3min后可重复第2剂，每次按0.05~0.1mg/kg递增，直至最大量0.25~0.3mg/kg。副作用有面色潮红、恶心呕吐、头痛、窦性心动过缓、房室传导阻滞等，多持续数秒钟消失。若心动过缓不消失，可用氨茶碱解救，剂量5~6mg/kg，静脉推注。

（6）奎尼丁或普鲁卡因胺：奎尼丁口服剂量开始为每日30mg/kg，分4~5次，每2~3小时口服1次，转律后改用维持量。普鲁卡因胺口服剂量为每日50mg/kg，分4~6次口服；肌内注射用量为每次6mg/kg，每6小时一次，至心动过速停止或出现中毒反应为止。

（7）胺碘酮：主要用于顽固性病例，尤其是用普罗帕酮治疗无效者或疗效较差者。1mg/kg，用5%的葡萄糖稀释后静脉推注，或每分钟5~10μg/kg静脉滴注，注意避光。口服每日10mg/kg，分3次口服，7天后减量为每日5mg/kg，分2次口服，每周服5天，停2天。注意甲亢或甲减、心动过缓、低血压等。

3. 其他治疗 对药物疗效不佳者可考虑用同步直流电击复律，或心房调搏治疗。近年来对发作频繁、药物难以满意控制的室上性心动过速、房室旁道折返心动过速采用射频消融术治疗取得成功。

四、预后

阵发性室上性心动过速属于对药物反应好、可以完全治愈的儿科急症之一，若不及时治疗易致心力衰竭。本病急性发作期，经治疗终止发作，发作终止后口服药物预防复发，对反复发作或并发心力衰竭者，发作终止后可口服地高辛维持量 6~12 个月。对预激综合征患者奎尼丁或普萘洛尔预防复发的效果较好，可持续用半年至 1 年。部分患儿随年龄增长而自愈。如治疗效果不理想，应注意导致室上性心动过速的原因，改用确切药物治疗。对反复发作患儿而且确诊为房室旁道折返所致，应进行射频消融术治疗。经射频消融术治疗后随访 3 年无复发且无器质性心脏病者为治愈。

五、预防

避免诱发因素，如疲劳、精神紧张、过度换气、呼吸道感染等，对可能引起发作的器质性心脏病如先天性心脏病、预激综合征、病毒性心肌炎、风湿性心瓣膜病等，应积极治疗，对心脏手术时和手术后、心导管检查中可能引起的发作也应积极处理。

（徐 琳）

第十一节 阵发性室性心动过速

一、概述

阵发性室性心动过速（paroxysmal ventricular tachycardia）简称室速，是由心室异位兴奋灶快速释放冲动所产生的以连续发生 3 个或 3 个以上的室性早搏为特征的快速心律失常。室速可导致严重的心排血量不足，也可为室颤的前奏。多发生于器质性心脏病如心肌炎、扩张型心肌病、先天性心脏病、心肌浦肯野细胞瘤等，也见于心脏手术、心导管检查、药物中毒、抗心律失常药的作用、酸中毒、感染、缺氧、电解质紊乱等患儿，小儿时期较少见。

二、诊断思路

（一）病史要点

1. 现病史 询问患儿在发作前有无诱因，如有无感染、缺氧及电解质紊乱等。询问患儿发作时有无烦躁不安、面色苍白、呼吸急促等。对年长儿询问有无心悸、心前区痛、胸闷，有无晕厥、休克及心力衰竭等表现。

2. 过去史 有无心肌炎、先天性心脏病、扩张型心肌病、心肌浦肯野细胞瘤病史，有无接受心脏手术、心导管检查病史。有无接受抗心律失常药治疗。

3. 个人史 询问患儿出生时及生长发育时有无心率过快或过慢现象。

4. 家族史 询问患儿父母及其他亲属中有无类似发作史，有无心脏病史。

（二）查体要点

1. 一般表现　注意患儿有无面色苍白、气促、烦躁不安等情况。注意有无原发病的表现。

2. 心脏检查　听诊时注意在患儿体温正常及安静时心率是否增快，常 > 150 次/min，节律整齐或稍有不齐，心音可有强弱不等。对发作持续 24h 以上者注意有无肝脏肿大等心力衰竭体征。

（三）辅助检查

1. 常规检查　常规 12 导心电图或 24h 动态心电图，心电图特点见下述。

2. 其他检查

（1）X 线胸片及二维超声心动图：（2 - DE）检查取决于原来有无器质性心脏病变和心力衰竭。透视及 2 - DE 下可见心脏搏动减弱。

（2）原发病为病毒性心肌炎、先天性心脏病、扩张型心肌病、酸中毒、感染、缺氧、电解质紊乱时各有相应的实验室检查表现。

（四）诊断标准

1. 临床表现　起病快，在原有心脏病的基础上突然烦躁、心悸、气促、胸闷、头晕，严重者可引起心力衰竭、心源性脑缺血综合征（阿 - 斯综合征），甚至猝死。心率 150 ~ 250 次/分，婴儿可达 300 次/min，稍有心律不齐，第一心音强弱不等。

2. 心电图表现

（1）QRS 波畸形宽大，时间 >0.10s，T 波与 QRS 波主波方向相反。

（2）心室率 150 ~ 250 次/min，R - R 间期略不齐。

（3）P 波频率较 QRS 波为慢，P 波与 QRS 波之间无固定关系。

（4）可出现心室夺获及室性融合波。

（五）鉴别诊断

1. 室上性心动过速伴室内差异性传导　常发生于无明显器质性心脏病患儿，一般情况相对较好，有反复发作史，刺激迷走神经可终止发作。心电图 T 波中可发现 P 波，QRS 呈右束支阻滞型，R - R 匀齐，心率多 >200 次/min。

2. 非阵发性室性心动过速　心室率 100 次/min 左右，心室率与窦性心律相近或稍快，无症状。

三、治疗措施

1. 一般治疗　立即卧床休息，吸氧。针对病因治疗原发病。

2. 药物治疗　注意分析室速病因，选用恰当药物治疗，以免发展为室颤，如治疗后仍有反复发作者可在治疗原发病同时试用射频消融治疗。

（1）利多卡因：为首选药物，用于无血流动力学障碍者。剂量为 1mg/kg 静脉滴注或缓慢静脉推注。必要时可每 10 ~ 15min 重复，总量不超过 5mg/kg。控制心动过速后，以每分钟 20 ~ 50μg/kg 静脉滴注。该药剂量过大能引起惊厥、传导阻滞等毒性反应，少数患者对此药有过敏现象。

（2）美西律（慢心律）：1 ~ 2mg/kg 加入 5% 葡萄糖溶液 20ml 静脉推注。必要时 20 分钟后重复使用，不超过 3 次。见效后改为每分钟 5 ~ 10μg/kg 静脉滴注或口服。对心肌疾病及心功能不全者亦较安全。有严重心动过缓及传导阻滞者禁用。

（3）苯妥英钠：3 ~ 5mg/kg 溶于生理盐水 20ml 缓慢静脉推注，一次量不宜超过 150mg。有效后改为口服。对洋地黄中毒引起的室性心律失常治疗效果较佳。该药为强碱性，不可溢出静脉外。

（4）普罗帕酮：1 ~ 1.5mg/kg 溶于 5% 葡萄糖 20ml 静脉推注，数分钟起作用，必要时 20min 可再用。有效后改口服。有心功能不全者联合应用地高辛。

（5）普萘洛尔：0.1 ~ 0.15mg/kg 加入 5% 葡萄糖 10 ~ 20ml，于 10min 缓慢静脉推注，一次量不超过 3mg。注射后 2 ~ 5min 起作用，必要时 6 ~ 8h 可重复注射。有效后改为口服。此药对 Q – T 间期延长综合征及二尖瓣脱垂引起的室性心律失常治疗效果好。

（6）异丙肾上腺素：0.5 ~ 1mg 溶于 5% 葡萄糖 200ml 静脉滴注，每分钟 0.1 ~ 0.25μg/kg，用于 Q – T 间期延期综合征并发的尖端扭转型室性心动过速。

（7）胺碘酮：2.5 ~ 5mg/kg 加入 5% 葡萄糖溶液 20ml 静脉推注。可重复 2 ~ 3 次。

3. 其他治疗

（1）同步直流电击复律：对急性重症病例、有血流动力学障碍者、药物治疗无效者可应用同步直流电击复律。禁用于洋地黄中毒者。术前静脉推注地西泮（安定）0.2 ~ 0.5mg/kg，或氯胺酮 0.7 ~ 1.0mg/kg，再用利多卡因 1mg/kg 静脉滴注。开始放电，电能量 2J/kg，无效时隔 20 ~ 30min 重复电击，不宜超过 3 次。个别患儿采用射频消融治疗获得痊愈。

（2）手术治疗：心肌浦肯野细胞瘤须手术切除。

四、预后

本病的预后比室上性心动过速严重，同时有心脏病存在者病死率可达 50% 以上，原先无心脏病者可发展为心室颤动，甚至死亡。所以必须及时诊断，予以适当处理。对重症病例首选同步直流电复律。药物治疗首选利多卡因。室性心动过速经治疗消失后，如随访 3 年无复发且无器质性心脏病者为治愈。肥厚型心肌病者可服用普萘洛尔或维拉帕米（异搏定）预防复发。心肌炎、扩张型心肌病及缺血性心肌病可口服普罗帕酮、莫雷西嗪、胺碘酮、美西律预防复发。先天性心脏病者可口服苯妥英钠、胺碘酮预防复发。

五、预防

对可能引起发作的器质性心脏病如心肌炎、扩张型心肌病、先天性心脏病、心肌浦肯野细胞瘤等，应积极治疗，对心脏手术时和手术后、心导管检查中可能引起的发作也应积极处理。

（黄文静）

第十二节　房室传导阻滞

一、概述

房室传导阻滞（atrioventricular conduction block）是由于房室传导系统某部位的不应期

异常延长，致使激动传导延缓或部分甚至全部不能下传所发生的缓慢性心律失常。按其阻滞程度不同，在心电图上分三度：第Ⅰ度：全部激动能下传到心室，但速度减慢；第Ⅱ度：部分激动不能下传到心室；第Ⅲ度，全部激动不能达到心室，又称完全性房室传导阻滞。常见的病因有：①药物作用：以洋地黄作用最为常见，过量的奎尼丁或普鲁卡因酰胺也可产生Ⅰ度或Ⅱ度阻滞。②各种感染：以风湿性心脏炎最为常见。病毒性或原因不明的心肌炎、急性感染也可引起房室传导阻滞。③先天性心脏病：房间隔或室间隔缺损最常见。④原因不明的心肌病，特别是扩张型心肌病。⑤其他：迷走神经张力过高、心脏手术对传导系统的创伤，先天性完全性房室传导阻滞可见于母亲患系统性红斑狼疮的婴儿。

二、诊断思路

（一）病史要点

1. 现病史　询问患儿有无乏力、气短、胸闷、心悸、眩晕和晕厥，甚至发生阿—斯综合征现象，可突然意识丧失、抽搐。询问婴儿有无嗜睡、拒奶、无力。询问有无发热、关节疼痛、环形红斑、舞蹈病等风湿热表现及病毒性心肌炎表现。询问是否在服用强心药或某些抗心律失常药物。

2. 过去史　询问自幼患儿体质如何，有无先天性心脏病、风湿性心肌炎、心肌炎、心肌病、心内膜弹力纤维增生症、低血钙、酸中毒、白喉病史。是否接受过心脏手术。

3. 个人史　询问患儿有无按时接受预防接种。

4. 家族史　询问家属中有无类似患者。询问母亲在妊娠早期有无先兆流产、感染、接触放射线等病史。母亲有无系统性红斑狼疮或其他自身免疫性疾病病史。

（二）查体要点

1. 一般表现　注意有无意识改变、血压改变，有无心力衰竭表现如肝大、水肿等。

2. 心脏检查　注意有无心界扩大。注意有无第一心音低钝、强弱不齐，有无第三或第四心音，有无心律不齐、搏动脱漏。心底部是否有喷射性收缩期杂音。先天性完全性房室传导阻滞者生后心率缓慢，有时心房与心室同时收缩使第一心音增强呈"大炮音"，心脏多无畸形。

（三）辅助检查

1. 常规检查　常规12导心电图或24h动态心电图，心电图特点见下述。

2. 其他检查

（1）X线胸片及二维超声心动图（2－DE）检查取决于原来有无器质性心脏病变和心力衰竭。

（2）可有原发病的表现如血沉增快、ASO或心肌酶谱升高等。

（四）诊断标准

1. 临床表现

（1）Ⅰ度房室传导阻滞：多无自觉症状，仅第一心音较低钝。

（2）Ⅱ度房室传导阻滞：亦可无症状，有时有头晕、乏力、心悸，剧烈运动时可由Ⅱ度转为Ⅲ度房室传导阻滞而引起心源性脑缺血综合征。

（3）Ⅲ度房室传导阻滞：有头晕、乏力、心悸、气急，亦可无症状，剧烈运动诱发心源性脑缺血综合征时，有休克表现。心率慢而规则，心率多在 40 次/min 左右，第一心音强弱不一，有时可闻及第三心音或第四心音。大部分患儿在心底部可听到Ⅰ～Ⅱ级喷射性杂音。

2. 心电图表现

（1）Ⅰ度房室传导阻滞：P-R 间期延长超过正常最高值，小儿 >0.18s，成人 >0.20s。每个 P 波后面均有 QRS 波。

（2）Ⅱ度房室传导阻滞：①Ⅱ度一型（莫氏一型，又称文氏现象）：P-R 间期逐渐延长，R-R 间期逐渐缩短，直至发生 1 次心室漏搏。脱漏前后两个 R 波距离小于最短 R-R 间期的 2 倍。②Ⅱ度二型（莫氏二型）：P-R 间期正常或延长而固定，P 波规律出现，部分 P 波后无 QRS 波，房室阻滞的比例为 2∶1 或 3∶1。脱漏前后两个 R 波距离为 R-R 间期的简单倍数。

（3）Ⅲ度房室传导阻滞：P 波与 QRS 波之间无固定关系，P-P 间隔与 R-R 间隔各有其固定的规律，心房率比心室率快，心室心律为交界性或心室自身节律。

（五）鉴别诊断

1. 迷走神经张力过高　小儿无任何自觉症状，一般在静卧后、按压颈动脉或眼球后 P-R 间期延长，但在直立或运动后 P-R 间期常缩短至正常。

2. Ⅱ度窦房传导阻滞　Ⅱ度房室传导阻滞中，心室漏搏中无 QRS 但仍有 P 波，Ⅱ度窦房传导阻滞的漏搏中无 QRS 也无 P 波。

三、治疗措施

1. 一般治疗　对病因明确者应积极治疗病因。根据原发病及临床症状给予对症处理。

2. 药物治疗

（1）Ⅰ度和Ⅱ度一型房室传导阻滞：无须特殊治疗。

（2）Ⅱ度二型房室传导阻滞：心动过缓者（<60 次/min）可试用阿托品，每次 0.01～0.03mg/kg，每日 3～4 次口服或皮下注射。也可用山莨菪碱，或小剂量异丙肾上腺素 5～10mg，每日 2～3 次，舌下含化。如症状明显或发生阿-斯综合征，可静脉滴注异丙肾上腺素，每分钟 0.1～0.25μg/kg，同时吸氧、纠正酸中毒。

（3）Ⅲ度房室传导阻滞：先天性无症状者，一般不需使用药物治疗，但应跟踪随访，每年复查动态心电图。发生阿-斯综合征或心力衰竭可静脉滴注异丙肾上腺素、吸氧、纠正酸中毒。后天性如重症心肌炎患儿，应使用糖皮质激素、异丙肾上腺素、阿托品等药物，如效果仍不佳时应装临时起搏器，直至炎症被控制、阻滞减轻或消失后停用。

3. 其他治疗　安置人工起搏器适应证如下：①阿-斯综合征或心力衰竭。②伴频发或多源性室性早搏或室性心动过速。③房室传导阻滞在房室束以下，QRS 波畸形宽大。④中度或重度活动受限。⑤婴儿心室率持续 <55 次/min，1 岁以上低于 40 次/min；合并先天性心脏病者 <60 次/min。⑥急性心肌炎或心内手术后发生严重完全性房室传导阻滞。⑦新生儿期伴有呼吸窘迫综合征。可先装临时起搏器，如 2 周内仍未恢复，则安置永久起搏器。

四、预后

本病预后不一，非手术引起的获得性者，可能完全恢复，手术引起者预后较差。先天性

Ⅲ度房室传导阻滞，尤其是不伴有其他先天性心脏病者预后较好；Ⅰ、Ⅱ度房室传导阻滞经治疗去除病因及诱发因素，心室率正常，无低心排血量症状或心源性脑缺氧综合征，心电图正常，随访3年无复发且无器质性心脏病者为治愈。

五、预防

对可能引起发作的器质性心脏病、感染以及药物影响，应积极监测和治疗，对心脏手术时应尽量减少对房室传导区的创伤。

（黄文静）

第十二章

泌尿系统疾病

第一节　急性肾小球肾炎

急性肾小球肾炎是由细菌或病毒等多种病因引起的免疫性疾病。尤以 A 组 β 溶血性链球菌至肾炎菌株引起者多。该菌的 M 蛋白内链球菌素或该菌产生的一种阳离子蛋白使人体 B 细胞产生相应的抗体，通过循环免疫复合物或原位免疫复合物在补体参与下使肾小球产生弥漫性炎症，主要是毛细血管内皮细胞和系膜细胞增生，肾小球内多核及单核细胞浸润，严重者可至毛细血管阻塞，从而使肾小球微循环障碍，影响肾小球的滤过膜的功能和器质性异常。临床上以水肿、血尿、高血压少尿为主要临床表现。

一、病因

（1）感染因素：主要与 A 组 β 溶血性链球菌至肾炎菌株感染有关。该菌的所有致肾炎菌株均有共同的致肾炎抗原性，包括菌壁上的 M 蛋白内链球菌素和肾炎菌株协同蛋白，使人体 B 细胞产生相应的抗体，通过循环免疫复合物使肾小球产生弥漫性炎症，主要是毛细血管内皮细胞和系膜细胞增生，肾小球内多核及单核细胞浸润，严重者可至毛细血管阻塞，从而使肾小球微循环障碍，影响肾小球的滤过膜的功能和器质性异常。此外，某些链球菌株通过神经氨酸苷酶的作用或产物与机体免疫球蛋白（IgG）结合，改变其抗原性，产生自身抗体和免疫复合物而致病；还有人认为链球菌抗原与肾小球基膜糖蛋白间具有交叉抗原性可使少数病例呈抗肾抗体型肾炎。其他如绿色链球菌、金黄色葡萄球菌、伤寒杆菌、流感杆菌，柯萨奇病毒 B_4 型、ECHO 病毒 9 型、EB 病毒、麻疹病毒、腮腺炎病毒、乙型肝炎病毒、疟原虫、弓型虫等寄生虫、钩端螺旋体、肺炎支原体等感染也可引起肾炎。

（2）非感染因素：某些全身性疾病如系统性红斑狼疮、过敏性紫癜等也可通过免疫反应导致急性肾小球肾炎。

二、诊断

1. 临床表现

（1）发病年龄 5～10 岁为多，发病前 1～4 周有猩红热、扁桃体炎、脓疱疮等链球菌感染病史；亦可有病毒或其他微生物感染史。

（2）水肿及少尿水肿呈轻、中度，多在眼睑、面部及下肢，呈非凹陷性，水肿时伴少尿，严重时无尿；如有胸水、腹水或阴部水肿为高度水肿。

（3）血尿几乎每例均有血尿，肉眼血尿约为30%，余为镜下血尿。如尿呈酸性时则呈棕色或暗黑色。

（4）高血压血压升高是肾炎早期征象，以轻、中度高血压居多，血压超过相应年龄正常血压的2.66kPa。

（5）严重病例在起病1周内表现下列并发症：①循环充血状态：因水钠潴留，细胞外液容量增大所致。临床表现为气促，平卧呼吸困难，心率增快，收缩期杂音和（或）奔马律，肺底湿啰音，肝脏增大，少数可出现急性肺水肿表现，一般1~2周内上述症状消退。②高血压脑病：一般认为在全身性高血压基础上，脑血管痉挛，导致脑缺氧、脑水肿，出现剧烈头痛、惊厥，甚至昏迷等神经系统症状，持续1~2周可完全缓解。③急性肾功能不全：少尿时可出现暂时性氮质血症，持续少尿可发生肾功能不全，此时出现电解质紊乱、酸中毒、血尿素氮（BUN）及肌酐（SCr）升高。呕吐、恶心、抽搐或昏迷等症状。

2. 辅助检查

（1）尿常规镜检：红细胞增多，可见管型；尿蛋白+~++；病初1~2周内可见少量白细胞，但找不到细菌。

（2）血液检查：白细胞轻度上升，可有轻度贫血；血沉增快，一般2~3个月恢复正常。

（3）链球菌感染的免疫检查：抗链球菌DNA酶B抗体阳性率可达90%以上；二磷酸吡啶核苷酸酶抗体在咽部感染时阳性率较高；透明质酸酶抗体则在皮肤感染时阳性率较高。抗链球菌溶血素"O"（ASO）增高，因皮肤感染发病者可不高，C_3下降，一般1~2个月恢复正常。

（4）血清补体：测定IgG及IgA增高。

（5）肾功能检查：肾小球滤过率（GFR）均有所下降，但BUN及SCr不一定升高。

链球菌感染经1~3周无症状间歇期，有高血压、血尿或水肿，伴有C_3动态变化即可诊断急性肾小球肾炎，病程不超过0.5年，应除外慢性肾炎急性发作及继发性肾炎等。

3. 鉴别诊断

（1）IgA肾病：该病以血尿为主要症状，表现为反复发作性肉眼血尿，无水肿、高血压、血C_3正常，多在上呼吸道感染后24~48小时出现血尿；确诊靠肾活检免疫病理诊断。

（2）特发性肾病综合征：具有肾病综合征表现的急性肾炎易与特发性肾病综合征混淆，前者有后者的表现，但患儿起病急，有明确的链球菌感染的证据，血清C_3降低，肾活检为毛细血管内增生性肾炎。

三、治疗

1. 一般治疗

（1）休息：严重病例应卧床休息1~2周。

（2）饮食：少尿、水肿时应限制水、钠摄入。

2. 药物治疗

（1）抗生素：选用青霉素或头孢氨苄静脉注射，用1~2周。

（2）利尿剂：轻症患儿不用，如少尿，水肿明显者，给予呋塞米每次 1～2mg/kg。

（3）循环充血状态：硝普钠循环充血伴有高血压者首选。硝普钠 10～20mg 加入 5% 葡萄糖 100ml，以 1～2μg/（kg·min）静脉滴注，最大不超过 8μg/（kg·min）（注意避光）。一般连用 3～5 日。还可选用酚妥拉明每次 0.1～0.2mg/kg 加入 5% 葡萄糖 10～20ml，10 分钟内缓慢静注；烦躁者，给予地西泮；心衰时给予强心药。

（4）高血压及高血压脑病治疗：①降血压：卡托普利每次 0.5～1mg/kg，每日 2～3 次口服，血压正常后 3 日停药；高血压脑病首选药物，利血平 0.02～0.04mg/（kg·d），分 3 次口服，或每次 0.02～0.07mg/kg 肌内注射，最大量不超过 1.5mg，二氮嗪（低压唑）3～5mg/kg 静脉滴注；心痛定片（硝苯地平）每次 5～10mg，每日 3 次口服，一般疗程 2～3 周；特拉唑嗪初始剂量 1mg 晚睡前服，以后渐增每日 1～5mg，清晨服。注意测血压，预防体位性低血压，血压正常后停药；硫酸镁每次 0.1～0.15g/kg，配成 5%～10% 液体静脉滴注，注意血压、呼吸、脉搏、神经反射变化。备钙剂 1 支急用。上述药可任选 1～2 种。②抗惊厥：应给予苯巴比妥钠肌内注射，每次 5～10mg/kg，最大量不超过 200mg 或 10% 水合氯醛灌肠，每次 0.5～1ml/kg，最大量不超过 10ml。③降颅压：呋塞米每次 1～2mg/kg 静脉滴注；20% 甘露醇 0.5～1g/kg 快速静脉滴注，必要时 4～6 小时可重复。

（5）急性肾功能不全的处理：控制水、钠的入量。合理饮食，蛋白质应限制在 0.5～0.75g/（kg·d）。应用改善微循环的药物。控制高血钾：根据患儿情况和条件可以进行直肠、腹膜及血透析。控制氮质血症合理饮食：氧化淀粉是淀粉与碘酸钠的一种聚合物，在肠内溶解无毒性。1g 可以结合尿素约 50mg。抗凝疗法：无论是肾炎还是肾病，有高凝倾向时或急进性肾炎病情较重，均可试用抗凝疗法。

（张秀英）

第二节　肾病综合征

肾病综合征（NS）是由多种原因诱发的肾小球基膜通透性增高，导致血浆内大量蛋白从尿中丢失的临床综合征的一种免疫性疾病。临床主要表现为水肿、蛋白尿、高脂血症和低蛋白血症。本节重点叙述原发性肾病综合征、单纯性肾病，肾炎性肾病。

一、病因

原发性肾病病因目前尚不明确，今年研究已证实下列事实。

（1）球毛细血管壁结构或电化学的改变可导致蛋白尿。

（2）非微小病变型常见免疫球蛋白和/或补体成分沉积，局部免疫病理过程可损伤滤过膜正常屏障作用而发生蛋白尿。

（3）微小病变型肾小球未见以上沉积，其滤过膜的电屏障损伤原因可能与细胞免疫失调有关。

（4）T 淋巴细胞异常参与本病的发病。

二、诊断

(一)单纯性肾病

1. 临床表现

(1) 多见于 3~7 岁小儿,起病多较缓慢,面色苍白,精神萎靡,食欲不振。

(2) 高度浮肿,呈凹陷性水肿,与体位有关,可伴有胸水、腹水、阴部水肿。

2. 辅助检查

(1) 尿蛋白定性 +++ ~ ++++;24 小时尿蛋白总量 >0.05~0.1g/kg;血清总蛋白及白蛋白降低,后者可 <30g/L,血清蛋白电泳白蛋白降低,α_2 球蛋白增高,γ 球蛋白降低。

(2) 血浆胆固醇增高 >5~7mmol/L。

(3) 血沉增快,IgG 降低,肌酐清除率及尿素氮正常。具备临床表现高度怀疑本病,加尿及血脂改变可确诊。

(二)肾炎性肾病

1. 临床表现

(1) 具备单纯性肾病表现。

(2) 反复出现高血压,学龄儿童 >17.33kPa/12.00kPa,学龄前儿童,血压 >16.00kPa/10.67kPa,并排除糖皮质激素因素所致。

2. 辅助检查

(1) 持续性氮质血症 BUN >10.7mmol/L,并排除血容量不足所致者。

(2) 持续性低补体血症 C_3 或血总补体(CH_{50})下降。

(3) 持续血尿,尿 RBC >10 个/HP,超过 0.5 个月。

具备单纯性肾病表现加血压及辅助检查中任 1 条或多条即可确诊。

3. 鉴别诊断

(1) 肾炎性肾病:该病属急性肾小球肾炎的一个类型,虽然有肾病综合征的表现,但多见于溶血型链球菌感染后,有非指凹性水肿、高血压。

(2) 狼疮性肾炎:该病可有肾病综合征的表现,但主要表现为浮肿、蛋白尿、血尿及氮质血症,常伴有发热、皮疹、关节痛、贫血,血清抗核抗体抗双链 DNA 抗体阳性。

三、治疗

1. 一般治疗

(1) 注意休息,无须卧床,以防血管栓塞。

(2) 水肿严重时低盐饮食,一般不限制盐、水。本病不宜高蛋白饮食。

(3) 积极预防和控制感染。

(4) 利尿剂用双氢克尿噻 1mg/kg,每日 2~3 次口服,若 2 日内水肿不消可增至 2mg/kg,并加用螺内酯,如仍无效可改用呋塞米等强利尿剂;对利尿剂无效且血浆蛋白过低者以低分子右旋糖酐 5~10ml/kg 先扩容,内加多巴胺 2~3μg/(kg·min),滴后再给呋塞米 1~1.5mg/kg,重度水肿可用 5~10 日,每日 1 次;白蛋白仅在利尿措施无效及血白蛋白 <15g/

L 时给予，并随后予以呋塞米。

（5）输血浆每次 5 ~ 10ml/kg。

2. 泼尼松治疗

（1）泼尼松短程疗法：全疗程 8 ~ 10 周，国内很少采用。

（2）泼尼松中、长程疗法：泼尼松 2mg/（kg·d），分 3 ~ 4 次口服，若 4 周内尿蛋白转阴，自转阴日起，改隔日 2mg/kg，晨顿服 4 周，之后每 2 ~ 4 周减量 1 次，至停药。若开始治疗后 4 周内尿蛋白未转阴，继续服至尿蛋白转阴后 2 周，一般不超过 10 周，再改隔日 2mg/kg，顿服，4 ~ 6 个月后均匀递减，直至停药。总疗程 6 个月为中疗程，9 个月为长疗程。

（3）对复发和反复病例的治疗方案

1）复发病例：尿蛋白已转阴，停用激素 4 周以上，尿蛋白又 + + 以上即为复发。泼尼松短程或中长程疗法初次复发或多次非频繁发作，可重新试用中长程疗法；经正规中长程疗法治疗后，发生频繁复发和治疗中频繁反复者，可考虑使用免疫抑制剂。

2）反复病例：反复指在治疗过程中尿蛋白转阴后又出现蛋白尿。在中、长程治疗过程中反复的病例，要查找原因，在除外感染后，可适当增加泼尼松剂量或暂时改为多次口服，待尿蛋白转阴后酌情减量，也可将疗程延长。如尿蛋白持续在 2 ~ 3 周内未好转或尿蛋白量增加，甚至出现血生化改变，即应重新开始另一中、长程治疗。在治疗中频繁反复或呈现激素耐药情况，可考虑加用免疫抑制剂联合治疗。中、长程治疗过程中，隔日顿服逐渐减量时呈现激素依赖者，也可找出维持缓解的最小隔日量长期服用。

（4）泼尼松的副作用及观察每周测体重 1 次；每周测血压 2 次；口服维生素 D_2 3 万 ~ 10 万单位/周，口服，防止肾性骨病发生；用药前及以后每 0.5 个月查血清钙、血磷、碱性磷酸酶。用药前及改隔日口服时，测骨质密度或摄右手、右前臂、右半侧骨盆正位像。

3. 免疫抑制剂治疗　适用于对泼尼松初治有效，复发后再治无效或初治即无效病例；对频繁反复或复发者及对激素依赖者等难治性肾病应用免疫抑制剂。

（1）雷公藤多苷片剂量 1 ~ 1.5mg/（kg·d），分 3 次口服，疗程 2 ~ 4 个月，每周查白细胞 1 次。

（2）环磷酰胺（CTX）剂量 2mg/（kg·d），分 3 次口服，疗程 2 ~ 3 个月，累积量不超过 300mg/kg。副作用有恶心、呕吐，血白细胞下降，脱发，出血性膀胱炎，性腺损伤。

（3）苯丁酸氮芥（瘤可宁）剂量 0.2mg/（kg·d），分 3 次口服，剂量不超过 0.3mg/（kg·d），疗程不超过 12 周。

（4）左旋咪唑剂量 2.5mg/（kg·d），隔日 1 次口服连用 1 ~ 1.5 年。

（张秀英）

第三节　IgA 肾病

IgA 肾病是由于感染及免疫功能紊乱使肾组织系膜区有较多的 IgA 沉积及少量 IgG、C_3 沉积所致的一种肾小球疾病。临床主要表现为反复发作性血尿，多数不伴水肿、高血压、大量蛋白尿及肾衰竭，近期预后良好，少数预后不良。

一、病因

该病病因机制目前尚不清楚，多数学者认为本病是含有 IgA 的循环免疫复合物在肾内沉积所致。复合物中的抗原可能与呼吸道或胃肠道黏膜处感染的病毒、细菌或食物中的某些成分有关；近年研究发现 IgA 肾病患者循环中 IgA 较正常血清 IgA 呈阴性电荷，与系膜有更强的亲和力；还有患者 IgA 本身有糖基化异常；此外，本病中还有免疫调节功能异常和细胞免疫的参与。

二、诊断

1. 临床表现

（1）较多见于年长儿，有前驱感染史，一般只有 24～72 小时。

（2）主要表现为反复发作性血尿，亦可有不同程度的蛋白尿，多数无水肿和高血压。

2. 辅助检查　血清 IgA 可能升高；A/G、胆固醇在肾病综合征时，有典型改变；血清蛋白电泳在肾病型则有 α_2 球蛋白升高。

具备临床表现可以高度怀疑；加辅助检查结果可以临床诊断，确诊还要肾组织活检免疫荧光检查结果。

三、治疗

（1）大量蛋白尿类似于肾病综合征者，可用糖皮质激素治疗。

（2）类似于急进性肾炎者，可用甲基泼尼松龙冲击疗法剂量为 15～30mg/kg（总量不大于 1 000mg），以 5%～10% 葡萄糖液 100～200ml 稀释后静脉滴注 1～2 小时，每日或隔日 1 次，3 次 1 疗程，必要时 1 周后重复。冲击后 48 小时，继以激素隔日口服。辅以抗凝和免疫抑制剂疗法。

（3）有人试用苯妥英钠治疗，可降低血清 IgA 水平。

（4）有人试用色甘酸钠治疗，每日 1 200mg，疗程 16 周，可降低尿蛋白。

（张秀英）

第四节　小儿遗尿症

遗尿症（enuresis）又称非器质性遗尿症或功能性遗尿症，通常系指儿童 5 岁后仍不自主地排尿而尿湿了裤子或床铺；但无明显的器质性病因。

遗尿症有两种分类的方法。第一种分类是根据遗尿发生的时间而定，当儿童遗尿发生在睡眠中（包括夜间睡眠和午睡），但白天能控制排尿，而且膀胱功能正常，则称为单一症状的夜间遗尿，而当小儿白天清醒时有遗尿，但无神经系统的病变诸如脊柱裂、脊柱损伤等，则称为白日遗尿。第二种分类法将其称为原发性和继发性遗尿。所谓原发性是指小儿从小至就诊时一直有遗尿，而继发性是指小儿曾经停止遗尿至少 6 个月，以后又发生遗尿。

一、流行病学

遗尿病占儿童尿失禁中的 95%，其中 80% 为夜间遗尿，5% 为日间遗尿，15% 为昼夜均有遗尿。据国外报道，5 岁儿童中约 10% 有遗尿，8 岁儿童约 7%，以后每岁减少 1%。男孩遗尿多于女孩，但在 5~6 岁儿童中，女孩多于男孩，随着年龄的增长，男女之比逐渐增加，到 11 岁男女之比为 2：1。

二、临床表现

据报道，原发性遗尿占大多数，其中尤以夜间遗尿最常见，以男孩多见，夜间遗尿者约有半数每晚尿床，甚至每晚遗尿 2~3 次，白天过度活动、兴奋、疲劳或躯体疾病后往往遗尿次数增多，日间遗尿较少见。遗尿患儿常常伴夜惊、梦游、多动或其他行为障碍。

三、诊断

1. 患儿和家庭的评估　在评估的过程中，取得患儿和家庭的信任，这是遗尿症治疗的一个前提。

2. 病史　应当详细地采集病史，包括遗尿开始发生的时间，发生的频度，是白天遗尿还是夜间遗尿，是原发性的还是继发性的以及尿量的多少。如果是夜间遗尿，每晚遗尿的次数等。家长携患儿就诊的理由及何时开始就诊等。

病史中需了解有关社会心理方面的问题，例如患儿对遗尿的感觉如何；家庭中，父母及患儿，谁对此最为烦恼；父母是否因遗尿而惩罚患儿；患儿是否要求治疗，家庭中最近或经常有无情绪冲突；遗尿对儿童生活有无影响；患儿是否因为遗尿而不能参加集体活动如夏令营、春游等；父母对遗尿的了解程度以及他们对患儿的要求是否合理。

病史中还要包括家族史及以往治疗的情况。父母或近亲是否有遗尿史，如有，何时消失；以前治疗的日期，持续的时间及疗效；治疗方法包括服药或其他措施。此外，还应询问患儿每天清醒时排尿的次数，有无尿急、尿流细等现象，以排除泌尿系统的器质性病变。还应了解患儿的大便情况，有无便秘或遗粪情况；在睡眠方面，要了解患儿在睡眠中是否易被唤醒。其他如食物过敏与遗尿的关系也需要考虑。

3. 体格检查　体格检查的重点是腹部的触诊、生殖器的检查，以及神经系统的检查，另外应观察脊柱下端外观有无小凹及皮肤异常。如病史中有排尿时的异常，还需观察儿童排尿情况。大多数遗尿症儿童在体格检查中无异常发现。

4. 实验室检查　应进行尿常规或尿培养检查以排除尿路感染、慢性肾脏疾病等。尿比重测定排除因血管加压素缺乏所致的遗尿。大多数遗尿症儿童的病因并不复杂，但也有少数病例需要作详细的检查。

四、鉴别诊断

1. 神经系统疾患　遗尿也见于骶部发育不良及脊膜膨出患者中。一般鉴别上无困难，但对一些隐性患者，常易忽略。这类患儿除表现遗尿外，常有下肢无力等表现。骶部 X 线摄片、神经系统检查常可明确诊断。

2. 尿路感染　尿路感染可诱发遗尿。若经过治疗后，尿路症状消失，遗尿现象也随之消失。

3. 尿失禁　尿失禁常为器质性因素或泌尿系统的结构异常所致，如包茎、尿道口狭窄、糖尿病等。持续性尿失禁可见于膀胱外翻、尿道下裂以及异位输尿管开口。异位输尿管开口多见于女孩，其开口可能在尿道远端及阴道内。

4. 尿路梗阻 尿路梗阻最常见部位为后尿道瓣膜处，其占男性新生儿尿路梗阻的50%，常伴有膀胱逼尿肌无抑制性收缩，其中25%患儿有尿失禁。临床上常见的症状是尿流变细，从婴儿时期出现滴尿，后期可出现上尿路功能损害，尿道造影及膀胱检查常可做出诊断。

五、治疗

遗尿症应强调综合性的治疗，其内容包括：

1. 心理支持和健康教育 首先，要对患儿及其家庭提供适当的心理支持和健康教育，寻找家庭环境中的紧张因素，询问患儿对遗尿的想法，向家庭和患儿解释遗尿的原因，进行对症治疗，并掌握患儿遗尿的规律，设法使患儿在觉醒状态下排尿。对夜间遗尿的患儿，晚餐后应限制液体摄入量，并在睡前将膀胱排空。遗尿患儿白天应避免过分紧张和疲劳。

2. 排尿功能训练 白天做膀胱扩张训练，具体方法是：让患儿尽量多饮水，白天当患儿欲排尿时，嘱其延缓排尿，直至不能耐受为止。在排尿时让患儿突然停止一会儿，然后再继续排尿。这样的训练方法使那些膀胱容量小，二次排尿间隔时间短的遗尿症患儿体会到膀胱胀满的感觉，并延长排尿的间隔时间。对于年长的遗尿儿童，还可作括约肌的训练，以帮助患儿控制排尿。对小儿来说，难以作直接的括约肌训练，故训练中采用的是间接的方法。括约肌训练可分作两个步骤，先是让患儿交替紧闭双眼，然后睁大眼睛，每天做3~5分钟，持续1周。接着教患儿在仰卧位时，双足交替背屈和跖屈。

3. 行为疗法 该方法安全可靠，有比较确切的疗效，包括下述一系列措施。

(1) 制日程表：记录影响遗尿的可能因素，如睡眠时间、傍晚液体摄入量、白天活动情况、情绪等。

(2) 强化：当患儿未出现尿床时，在日程表上贴红星以表示表扬，增强患儿控制遗尿的信心和能力；当患儿出现尿床时，则在次日要求其与家长一起清洁床铺和衣物。

(3) 逐步延迟夜间唤醒时间：当患儿能在闹钟唤醒后排尿时，采用逐渐延迟闹钟唤醒的时间，使患儿睡眠时间逐渐延长的同时，增加膀胱的容量，一般需6~8周。

(4) 报警器的使用：让患儿睡在一个特别的床垫上，床垫内放着分别用纱布包好的两个电极，电极的一端与电铃或报警器连接，另一端与电池连接，当患儿遗尿时，少量尿液使纱布潮湿而导电，并使电路连通，由此发出警报声而唤醒患儿起床排尿，经反复应用和适当奖赏后，患儿睡眠中尿床的尿渍会逐渐减小，最后当膀胱充盈时会自动起床排尿。

报警器使用过程中应记录每晚报警叫唤的次数，描述尿渍的大小，从遗尿次数的减少或尿渍变小反映改善的情况，当患儿连续两周无遗尿时，则进入下一阶段的治疗，即在睡前给患儿饮450~900ml的液量，患儿如果膀胱容量较小，液体宜逐渐增多，每次增加60ml左右，夜间仍使用报警器，尽管在下一阶段开始时可使患儿再度出现遗尿，但经过数周后，遗尿现象可消失，当患儿又有连续2周无遗尿，则可停止使用报警器，而且睡前无须再饮水。据报道经过这样的治疗，遗尿复发率可减少到10%~15%。

4. 药物治疗

(1) 丙米嗪：此药能减少夜间遗尿，主要作用机制为减轻睡眠深度，使遗尿儿童能觉察到膀胱的胀满。丙米嗪6岁以下儿童不宜应用，6岁以上儿童一般在晚上睡前1小时口服，剂量范围为每次1.0~1.5mg/kg。丙米嗪不良反应为头昏、便秘、心悸、口干和眼花。

如药物过量，可引起不良反应，症状为抽搐、室性心动过速和意识丧失。此药不宜在那些家庭环境不稳定的遗尿儿童中应用。用药过程中，当遗尿纠正后，药物应维持 6 个月，然后逐渐减量至停药。

（2）醋酸去胺加压素：这是一种合成的垂体后叶激素，主要用于因血管加压素缺乏的遗尿儿童，这些患儿的膀胱容量正常，常有夜间和（和或）白天遗尿，夜间尿量增多，晨尿比重低，首量为睡前口服 0.2mg，如疗效不显著可增至 0.4mg，连续使用 3 个月后停用至少 1 周，以便评估是否需要继续治疗。治疗期间需限水，一般在服药前 1 小时到服药后 8 小时内限制饮水量。此药对少数儿童可引起头痛、恶心、胃痛或鼻出血。

5. 中医治疗　祖国医学认为遗尿系肾气不足，膀胱不能制约小便之故。常用各种方剂作补肾治疗如六味地黄丸、桑螵蛸散方加减治之。亦可用针刺关元、气海、三阴交、膀胱俞、肾俞等穴，每天针 1 次，对遗尿有一定的帮助。

6. 饮食治疗　遗尿同时有便秘的患儿，应指导家长给予患儿富含纤维素的食物。对有明显食物过敏史的儿童，如牛奶、巧克力或其他食品，应避免摄入这些过敏食品。

六、预防

应从小为儿童建立良好的作息制度和卫生习惯，掌握夜间排尿规律，定时唤醒或使用闹钟，使儿童逐渐形成时间性的条件反射，并培养儿童生活自理能力。此外，应提供良好的生活环境，避免不良的环境刺激所造成的遗尿。当儿童面临挫折和意外时，家长应善于疏导，帮助儿童消除心理紧张，当儿童出现遗尿后，不应责备或体罚，应寻找原因，对症治疗。

在训练儿童排尿时，要先让其懂得"尿意"后有排尿的意愿，在尿湿后有不快的感觉。儿童的排尿训练要与其发育水平相协调，指导父母注意儿童对排尿训练的反应，如儿童据绝，父母不要强制性地干预，应适当推迟训练时间。

遗尿症可能导致儿童各种不良的行为如自尊心低下、情绪问题、学习问题等。正是由于这些问题，因此遗尿症既不能忽视，也不能带有责备的处理。应采取积极有效的措施，并仔细随访，避免由此而产生的各种不良后果。

（徐　琳）

第五节　尿路感染

尿路感染（UTI）是小儿最常见的疾病之一，它是小儿内外科医师经常遇到的问题，也是泌尿系内部结构异常的最常见表现。在小儿感染性疾患中，泌尿系感染仅次于呼吸系感染而居第二位。约 2/3 男孩和 1/3 女孩在泌尿系结构异常的基础上并发感染，3/4 以上女孩患泌尿系感染后复发。感染可累及尿道、膀胱、肾盂及肾实质。婴幼儿症状多不典型、诊断困难，而且在不同的性别、不同的年龄，其发病率不同。尽管抗生素的发展迅速，品种繁多，但是这种非特异性尿路感染发病率仍然很高，而且时常反复发作。小儿尿路感染对肾脏的损害重于成人，反复感染可致肾瘢痕形成，造成不可逆性肾脏损害。因此积极治疗尿路感染以及防止对肾脏的损害更为重要。

一、病因

小儿尿路感染分为梗阻性和非梗阻性两大类。前者在小儿尿路感染中占有重要地位。完全正常的泌尿系固然可以发生感染，但更重要的是须注意局部有无尿路畸形的解剖基础，如先天性尿路梗阻、反流等。忽视这一点，尿路感染就很难治愈，即使感染暂时得到控制也常再发。

在小儿出生后最初几周内，无论男孩或女孩其尿道周围都有很多嗜氧菌，尤其是大肠杆菌等，又因其本身的免疫力极低，而易发生尿路感染。随年龄的增长，这些细菌则逐渐减少，到5岁以后，尿路感染的发生也逐渐减少。即使细菌入侵尿路，也不都发生尿路感染。大多数是由于某些原因使机体的防御机制受损时，细菌方可在尿路中生长繁殖，而发生尿路感染。导致小儿尿路感染的易感因素如下。

（1）小儿生理解剖特点：小儿输尿管长，且弯曲，管壁弹力纤维发育不全，易于扩张及尿潴留，易患尿路感染；尿道内或尿道外口周围异常，如小儿包茎、包皮过长、包皮粘连等均可使尿道内及尿道外口周围隐藏大量细菌而增加尿路感染的机会。1982年Ginsberg等首先报道尿路感染中男性儿童95%是未行包皮环切者。因为大肠杆菌能黏附于包皮表面未角化的鳞状黏膜，在尿路感染中的男孩未作包皮环切者是已作包皮环切者的10倍。Craig等研究表明包皮环切术可减少学龄儿童症状性尿路感染的发生率；女孩尿道短而宽，外阴污染机会多，亦易发生上行感染。

（2）泌尿系畸形、尿路梗阻：尿路梗阻、扩张，允许细菌通过尿道外口并移行进入泌尿道，另一方面由于梗阻、扩张使其泌尿道腔内压增高，导致黏膜缺血，破坏了抵抗细菌入侵的屏障，诱发尿路感染的危险性升高。常见疾病有肾积水、巨输尿管症、输尿管囊肿、输尿管异位开口、尿道瓣膜、尿道憩室、结石、异物、损伤、瘢痕尿道狭窄、神经源性膀胱等。

（3）原发性膀胱输尿管反流正常情况下，膀胱输尿管交界部的功能是在排尿时完全阻止膀胱内尿液上行反流至肾脏。而当存在膀胱输尿管反流时，尿流从膀胱反流入输尿管、肾盂及肾盏，这可能使输尿管口扩张，并向外移位，同时造成膀胱动力不完全，使有菌尿液经输尿管达肾脏而引起感染。有文献报道约半数尿路感染患儿存在膀胱、输尿管反流（VUR）。因为VUR为细菌进入肾脏提供了有效的通路，且低毒力的菌株也可造成肾内感染。

（4）排尿功能异常：Gordon等关于膀胱充盈和排空的数学模型表明：细菌倍增时间少于50分钟的菌株不需黏附于尿路上皮即可在尿流中保持较高的浓度。排尿功能异常的患儿（如尿道狭窄或神经元性膀胱等）排尿时间延长，膀胱内压增高或残余尿量增多均有利于细菌稳定增殖，甚至可导致非尿路致病菌引起严重的尿路感染。

（5）便秘和大便失禁：便秘和大便失禁均可使肠道共生菌滞留于尿道外口时间延长，大肠杆菌黏附于尿道口时使尿道上皮受内毒素作用，尿道张力下降，蠕动能力减弱，尿液潴留易发生逆行感染。有研究表明控制便秘可降低复发性尿路感染的发生率。

（6）医疗器械：在行导尿或尿道扩张时可能把细菌带入后尿道和膀胱，同时可能造成不同程度的尿路黏膜损伤，而易发尿路感染。有文献报道留置导尿管一天，感染率约50%，3天以上则可达90%以上。在进行膀胱镜检查、逆行尿路造影或排尿性膀胱、尿道造影时，同样易引起尿路感染，应严格掌握其适应证。

另外全身抵抗力下降，如小儿营养不良，恶性肿瘤进行化疗或应用免疫抑制剂及激素的病儿，也易发生尿路感染。

二、病原菌

任何入侵尿路致病菌均可引起尿路感染。但是最常见的仍然是革兰阴性杆菌，其中以大肠杆菌最为常见，约占急性尿路感染的80%，其次为副大肠杆菌、变形杆菌、克雷伯杆菌、产气杆菌和绿脓杆菌。约10%尿路感染是由革兰阳性细菌引起的，如葡萄球菌或粪链球菌。大肠杆菌感染最常见于无症状性菌尿或是首次发生的尿路感染。在住院期的尿路感染、反复性尿路感染或经尿路器械检查后发生的尿路感染，多为粪链球菌、变形杆菌、克雷伯杆菌和绿脓杆菌所引起，其中器械检查之后绿脓杆菌的发生率最高，变形杆菌常伴有尿路结石者，金黄色葡萄球菌则多见于血源性引起。长期留置尿管、长期大量应用广谱抗生素时或是抵抗力低下及应用免疫抑制剂的患儿，应注意有无真菌的感染（多为念珠菌和酵母菌）。

病原菌特点：无泌尿系畸形的肾炎患儿体内分离的菌株与肠道共生菌不同，而伴有畸形者（如梗阻、反流等），其菌株与肠道共生菌相同，且更易发生肾损害。

三、感染途径

（1）上行性感染：尿路感染中绝大多数是上行性感染，即是致病菌，多为肠道细菌先于会阴部定居、繁殖、污染尿道外口，经尿道上行至膀胱，甚至达肾盂及肾实质，而引起的感染。一旦细菌进入膀胱后，约有1%的可侵入输尿管达肾盂，这多是由于存在各种原因所致膀胱输尿管反流。

（2）血行感染：较上行感染少见，是致病菌从体内的感染灶侵入血流，然后达肾脏至尿路而引起感染。临床上常见的仅为新生儿或是金黄色葡萄球菌败血症所致血源性尿路感染。或因肿瘤放化疗后存在免疫抑制者血行感染的机会增加。其他肾实质的多发脓肿、肾周脓肿也多继发于身体其他部位感染灶。

（3）淋巴道感染：腹腔内肠道、盆腔与泌尿系统之间有淋巴通路，肠道感染时或患急性阑尾炎时，细菌通过淋巴道进入泌尿道，有发生尿路感染之可能，但临床上极少报道。

（4）直接感染：邻近组织的化脓性感染，如腹膜后炎症、肾周围炎等直接波及泌尿道引起的感染。

四、发病机制

尿路感染主要是由细菌所致，在致病菌中许多属于条件致病菌。尿道是与外界相通的腔道，健康成年女性尿道前端1cm和男性的前尿道3～4cm处都有相当数量的细菌寄居。由于尿道具防御能力，从而使尿道与细菌、细菌与细菌之间保持平衡状态，通常不引起尿路感染。当人体的防御功能被破坏，或细菌的致病力很强时，就容易发生尿路的上行性感染。一般认为，尿路感染的发生取决于细菌的致病力和机体的防御功能两个方面。在疾病的进程中，又与机体的免疫反应有关。

（1）病原菌的致病力：在尿路感染中，最常见的病菌为大肠杆菌。近年来对大肠杆菌及其致病力的研究也较多，认为大肠杆菌的表面抗原特征与其致病力有关，特别是细胞壁O

抗原，已知 O 血清型者，如 O_1、O_2、O_4、O_6、O_7、O_{75} 与小儿尿路感染有关。也有的学者发现，从无症状菌尿者分离出大肠杆菌与粪便中的大肠杆菌相同，而来自有症状菌尿大肠杆菌株与粪便中分离出来的不同，因此提示大肠杆菌 O 抗原的血清型与其致病力有关。细菌入侵尿路能否引起感染，与细菌黏附于尿路黏膜的能力有关。致病菌的这种黏着能力是靠菌毛来完成。大多数革兰阴性杆菌均有菌毛。菌毛尖端为糖被膜，其产生黏附素与上皮细胞受体结合。根据受体对黏附素蛋白的特异性，菌毛分为 I 型及 P 型。Vaisanen 等报道在小儿肾盂肾炎发作时分离出 32 株中，81% 为 P 型菌毛，Kallenius 等在 97 个尿路感染小儿和 82 个健康小儿粪便中分离出的大肠杆菌。他们发现有 P 菌毛者分别为：引起急性肾盂肾炎的大肠杆菌中为 90%，引起急性膀胱炎者中为 19%，引起无症状菌尿者为 14%，而健康儿中仅为 7%。上述数据表明，有 P 型菌毛的大肠杆菌是肾盂肾炎的主要致病菌。另外，具有黏附能力的带菌毛的细菌，还能产生溶血素，抗血清等，这些都是细菌毒力的表现。

下尿路感染通常为 I 型菌毛细菌所引起，在有利于细菌的条件下可引起肾盂肾炎，有 P 型菌毛的大肠杆菌则为肾盂肾炎的主要致病菌。细菌一旦黏着于尿路黏膜后即可定居、繁殖，继而侵袭组织而形成感染。

除上述菌毛作为细菌的毒力因素之外，机体尿路上皮细胞受体密度多少亦为发病的重要环节，在感染多次反复发作的患者菌毛受体的密度皆较高。具有黏附能力的带菌毛的细菌，往往能产生溶血素、抗血清等，这些皆为细菌毒力的表现。

在肾盂肾炎发病过程中，尚有一因素值得提出，即细菌侵入输尿管后，输尿管的蠕动即受到影响，因为带有 P 型及抗甘露糖菌毛的细菌常有含脂肪聚糖的内毒素，有抑制蠕动的作用。输尿管蠕动减低，于是发生功能性梗阻，这种情况，肾盂内压力即使不如有机械性梗阻时那样高亦可使肾盂乳头变形，细菌即可通过肾内逆流而侵入肾小管上皮。用超显微镜观察肾小管，还可见带菌毛的细菌黏附于肾小管细胞膜上，并可见到菌毛的受体。

（2）机体的防御功能：细菌进入膀胱后，大多数是不能发生尿路感染的。是否发生尿路感染，则与机体的防御能力及细菌的致病力有关。健康人的膀胱尿液是无菌的，尽管前尿道及尿道口有大量的细菌寄居，且可上行至膀胱，但上行至膀胱的细菌能很快被消除。留置导尿 4 日，90% 以上的患者可发生菌尿，但拔掉导尿管后多能自行灭菌。由此说明，膀胱具有抑制细菌繁殖的功能。一般认为，尿路的防御功能主要有如下几个方面。①排尿，在无尿路梗阻时，排尿可清除绝大部分细菌，膀胱能够完全排空，则细菌也难于在尿路中停留，尿路各部分的正常的神经支配、协调和有效的排尿活动具有重要的防止感染作用。肾脏不停地分泌尿液，由输尿管流入膀胱，在膀胱中起到冲洗和稀释细菌的作用。通过膀胱周期性排尿的生理活动，可将接种于尿路的细菌机械性地"冲洗"出去，从而防止或减少感染的机会。动物实验观察结果认为这是一相当有效的机制。②较为重要的防御机制是尿路黏膜具有抵制细菌黏附的能力。动物实验表明：尿路上皮细胞可能分泌黏蛋白，如氨基葡萄糖聚糖、糖蛋白、黏多糖等，皆有抗细菌黏着作用。扫描电镜观察：尿路上皮细胞上有一层白色黏胶样物质，可见细菌附着在这层物质上。在排尿时，这些黏蛋白如能被排出，则入侵细菌亦随之而排出。若用稀释的盐酸涂于膀胱黏膜仅 1 分钟，细菌黏着率即可增高，因稀释盐酸可破坏黏蛋白而为细菌入侵提供条件。于 24 小时后，细菌黏附率可恢复到盐酸处理前状态。在稀释盐酸破坏黏蛋白层之后，若在膀胱内灌注外源性的黏多糖如合成的戊聚糖多硫酸盐等，则抗细菌黏着功能即可恢复。③也有动物实验证明：膀胱黏膜具有杀菌能力，膀胱可分泌抑制致病菌的有机酸、IgG、IgA 等，并通过吞噬细胞的作用来杀菌。④尿 pH 低、含高浓度尿素和有机酸、尿液过分低张和高张等因素均不利于细菌的生长。⑤如果细菌仍不能被清除，膀胱黏膜可分泌抗体，以对抗细菌入侵。

（3）免疫反应：在尿路感染的病程中，一旦细菌侵入尿路，机体即有免疫反应。无论是局部的或是全身的，这些反应与身体其他部位的免疫反应相同。尿内经常可以发现免疫球蛋白 IgG 及 IgA。有症状的患者尿中 IgG 较低，而无症状的菌尿患者尿中 IgG 则较高。IgG 是由膀胱及尿道壁的浆细胞分泌的免疫球蛋白，能使光滑型菌族转变为粗糙型，后者毒力较低。此外，补体的激活可使细菌溶解。上述非特异性免疫反应皆为细菌黏着造成障碍。若感染时期较长，患者机体则可产生特异性免疫蛋白。球蛋白及补体的活动皆可促进巨噬细胞及中性白细胞的调理素作用及吞噬功能。但吞噬过程中，吞噬细胞释放的过氧化物对四周组织有毒性作用，所以，吞噬细胞肃清细菌的过程亦对机体有伤害作用，尤其是对肾组织的损害。在动物实验性肾盂肾炎中，过氧化物催化酶能保护肾组织不致有过氧化物中毒。

有关实验研究表明，人体这种免疫反应对细菌的血行性和上行性感染有防御作用。

五、诊断

小儿反复尿路感染多伴有先天性泌尿系异常，对反复尿路感染，药物治疗效果不佳的病儿，应行必要的检查明确诊断以便及时正确的治疗。

（一）临床表现

小儿尿路感染临床表若按尿路感染部位分为上尿路感染和下尿路感染，但因小儿尿路感染很少局限于某一固定部位，年龄愈小，定位愈难；按症状的有无分为症状性尿路感染和无症状性菌尿；按病程的缓急分为急性和慢性尿路感染。另外依小儿年龄特点，尿路感染的症状常不典型，随年龄的不同临床表现不一。急性尿路感染，其分为急性膀胱炎和急性肾盂肾炎。

（1）急性膀胱炎：是只局限于下尿路的感染。临床上表现为膀胱刺激症状，即尿频、尿急、尿痛、排尿困难，尿液混浊，偶见肉眼终末血尿。伴有下腹部和膀胱区的不适与疼痛，偶有低热，多无明显的全身症状。年长儿症状更明显些。

（2）急性肾盂肾炎各期表现不同：新生儿期可能为血行感染所致，症状轻重不等，多以全身症状为主，如发热、惊厥、嗜睡、吃奶差、呕吐、腹胀、腹泻、烦躁、面色苍白等非特异性表现。很少出现尿频等尿路感染症状，往往被误诊为上呼吸道感染、婴儿腹泻，甚至颅内感染等。60% 病儿可有生长发育迟缓、体重增加缓慢。严重的有抽搐、嗜睡、黄疸等。新生儿期急性肾盂肾炎常伴有败血症，约 1/3 病例血、尿培养其致病菌一致。

婴幼儿期症状也不典型，仍以全身症状为主，常以发烧最为突出。尿频、尿急、尿痛等排尿症状随年龄增长逐渐明显，排尿时其他症状与新生儿期类似。但仔细观察可发现患儿有排尿时哭闹，尿流有臭味或有顽固性尿布疹。随年龄的增长，膀胱刺激症状逐渐明显。哭闹、尿频或有顽固性尿布疹仍以全身症状为主，应想到泌尿系感染的可能。

儿童期其症状与成人相近，在发烧寒战、下腹部疼痛的同时，常伴有腰区疼痛，输尿管区压痛，肾区的压痛与叩痛。多有典型的尿频、尿急、尿痛、排尿困难等膀胱刺激症状。急性肾盂肾炎大多是上行感染所致，所以常伴膀胱炎。根据患儿的临床表现来判断是肾盂肾炎或膀胱炎是不可靠的。尤其是小儿，以全身症状为主，小婴儿膀胱刺激症状不明显，有的发烧即是其第一主诉。因此对原因不明的发烧患儿，尽早做尿常规及进一步尿培养检查十分必要。

（二）实验室检查

（1）送尿常规检查和取中段尿送细菌培养：尿常规检查在尿路感染的诊断中必不可少，肉眼观察，尿色可清或混浊，可有腐败气味。急性尿路感染中约40%～60%有镜下血尿，细胞数为2～10/HPF。对尿路感染诊断最有意义的为白细胞尿，亦称为脓尿，尿沉渣镜下白细胞 >5/HPF，即可初步诊断。国内有人用血细胞计数盘检查不离心尿，以 $\geq 8/mm^3$ 为脓尿。无论哪种检查方法，脓尿对尿路感染的诊断有着它的特异性和敏感性。虽然临床上目前仍以。Kass 提出的每毫升尿液有 10^3 以上的菌落单位称之为菌尿（10^3～10^4 为可疑菌尿，10^3 以下为污染标本）的标准来对尿路感染进行诊断，但目前有人提出少量细菌也可以引起明显的感染，尤其在小儿，由于尿液稀释，有时菌落数达不到 10^5。

菌尿和脓尿是否有意义，小儿尿液标本的采集过程十分重要。首先彻底清洁外阴部，对婴幼儿可用尿袋留取。其中已接受包皮环切的男孩或大女孩中段尿的检查可信度较高，而未接受包皮环切的男孩或小女孩尿液易被包皮内或尿道外口周围污染的可能性较大，因此取中段尿较为可信。在进行导尿留尿标本时，亦应弃去最初的尿液，留取后部分尿液。经耻骨联合上膀胱穿刺获取的尿液最可靠，此时检查为菌尿（不论菌数多少），均可明确诊断尿路感染。

（2）肾功能检查：反复或慢性尿路感染时，肾小管功能首先受损，出现浓缩功能障碍，晚期肾功能全面受损。可作血尿素氮和肌酐测定、尿浓缩功能试验、酚红排泄率试验检查。近年来提出尿抗体包裹细菌检查、致病菌特异抗体测定、C反应蛋白测定、尿酶测定、血清铜蓝蛋白测定协助区别上、下尿路感染。

（三）特殊检查

（1）超声波检查：方便、安全、无损伤，在小儿应作为首选的方法。B超可测定肾脏的大小、肾区肿物的部位，性质，了解有无肾盂、肾盏扩张、重复畸形、巨输尿管；测定膀胱的残余尿量、膀胱的形态、大小、膀胱壁有无异常增厚、膀胱内有无肿瘤、异物、憩室、囊肿等，同时还可以了解肾、输尿管、膀胱内有无结石。

（2）排尿性膀胱尿道造影：在小儿尿路感染中是重要的检查手段之一。其方法是将造影剂经导尿管或耻骨上膀胱穿刺注入膀胱内，也可在静脉肾盂造影时，待肾盂、输尿管内造影剂已排空，而膀胱仍积集大量造影剂时，嘱病儿排尿，在电视荧光屏上动态观察。可了解：①膀胱的位置、形态、大小、其黏膜是否光滑，膀胱内有无真性或假性憩室、囊肿、肿瘤、结石，异物等；②有无膀胱输尿管反流及其反流程度，③膀胱出口以下有无梗阻，如尿道瓣膜、憩室，尿道狭窄等。

（3）静脉尿路造影：由于小儿尿路感染与泌尿生殖系异常有密切关系，而静脉尿路造影检查除可了解双肾功能外，对先天性尿路畸形、梗阻、结石、肿瘤、肾积水等疾病有重要的诊断价值，故应列为常规的检查方法。其临床指征为：①凡尿路感染经用抗生素4～6周而症状持续存在者；②男孩第一次发生尿路感染者；③女孩反复尿路感染者；④上腹肿块可疑来自肾脏者。

（4）核素肾图检查：核素肾图在国内已广泛使用，其方法简便、安全、无创伤，不仅有助于疾病的诊断，而且适用于疗效评价，监测和随访。据需要选用合适的放射性药物，可以获得：①肾、输尿管、膀胱大体形态结构，②肾脏的血供情况，③计算出分侧肾功能、肾小球滤过率和有效肾血流量；④尿路引流情况，从而做出尿路梗阻的定位诊断，⑤了解有无膀胱、输尿管反流及膀胱残余尿量等情况。

（5）磁共振尿路造影（MRU）：通过三维系统成像可获得清晰的全尿路立体水图像。MRU 是无创伤性水成像技术，能显示无功能性肾脏的集合系统，并兼有无 X 线辐射、无需造影剂等优点。在儿童先天性泌尿系畸形辅助检查中有着十分重要的作用。尤其适用于婴幼儿、碘过敏和肾功能不良者。

六、治疗

小儿尿路感染的治疗原则是控制感染、解除梗阻、保持尿流通畅和预防复发。

（1）对症处理：在诊断急性尿路感染后注意休息，多饮水冲洗尿路，促进细菌及其毒素的排出，不利于细菌的生长繁殖。鼓励患儿多进食，以增强机体抵抗力。对中毒症状重，高热、消化道症状明显者，可静脉补液和给予解热镇痛药；对尿路刺激症状明显的，可给予阿托品、654－2 等抗胆碱能药物，以减轻症状，另外使用碳酸氢钠碱化尿液，除能减轻尿路刺激症状外，还可调节尿液酸碱度，有利于抗生素药物发挥作用。在对症处理的同时对疑有泌尿系梗阻或畸形者，要抓紧时间进行必要的辅助检查，尽快确诊，及时手术矫治，以防因泌尿系感染对肾脏的损害。

（2）抗生素的应用：小儿尿路感染治疗的主要问题是抗生素的选用和使用方法。抗生素的选择要以副作用小，尿液中药物浓度高，细菌耐药发生率低。一般应遵循以下原则：①由于小儿尿路感染的病原菌大多数（80％以上）为大肠杆菌或其他革兰阴性杆菌，而革兰阳性菌仅占10％以下，因此，在未查出何种细菌以前，最好选用革兰阴性杆菌有效的药物；②上尿路感染选择血浓度高的药物，而下尿路感染则用尿浓度高的药物；③针对尿细菌培养和药敏试验结果而定；④不良反应少，对肾毒性小的药物，当存在肾功能不全时，则更应谨慎用药，如氨基糖苷类及多黏菌素类均有不同程度的肾脏损害作用；⑤联合用药，可以产生协同作用，不仅可以提高疗效，减少耐药菌株的出现，减少不良反应，同时可以避免浪费，减轻患儿家属的经济负担。对复杂和（或）严重的泌尿系感染尤为重要。⑥口服易吸收；⑦新生儿及婴儿一般症状较重，致病菌毒性强，应静脉内给予抗生素；⑧一般静脉内给予抗生素7～10天，待体温正常，尿路刺激症状消失，可改口服抗生素，疗程需2～3周。

关于疗程，大多数人认为7～10天为宜，不管感染是否累及肾脏，均可获得满意疗效。但近年有一些学者支持1～5天的短程治疗，若为下尿路感染可给予单次大剂量治疗，其效果与7～10天疗程相同，且副作用小，费用低，用药方便。如膀胱炎患者，用单剂治疗可使尿中抗生素迅速达到高浓度，且尿中短时间有高浓度的抗生素比长期低浓度更为有效。而对上尿路感染（如肾盂肾炎）则仍认为应常规使用抗生素10～14天或更长。

（3）手术治疗：小儿尿路感染，尤其是反复发作的泌尿系感染，约半数以上同时合并泌尿系畸形。若经检查明确存在有尿路梗阻，在感染急性期药物不能控制感染时，应引流尿液（如肾造瘘或膀胱造瘘），待感染控制后再据病变部位及性质选择外科根治手术。

（4）原发性膀胱输尿管反流的处理：2 岁以下的病儿经药物控制感染后，80％的反流可望消失，对严重的反流（Ⅳ、Ⅴ度）或经药物治疗久治不愈反而加重者，应考虑手术矫正。

七、预后

急性尿路感染治愈后，预后良好，不会遗留肾脏瘢痕形成和肾功能受损。若治疗不及时、不彻底，反复尿路感染者，可造成不可逆转性肾功能损害。在成人尿毒症患者中，不少起源于小儿期的尿路感染。

八、尿路感染并发症

（一）反流性肾病

小儿的病灶性肾瘢痕多与膀胱输尿管反流及菌尿联合作用有关，由于膀胱输尿管反流与菌尿的联合作用，则发生局灶性肾瘢痕，称之为反流性肾病，而区别于其他原因所致瘢痕。肾瘢痕的形成与肾内反流、反流压力、宿主抗感染的免疫力及个体差异有关。若反流越重，发生肾瘢痕及相应肾功能障碍的机会越多。其发病机制目前仍未完全阐明，尿液反流引起的肾损害可能与下列因素有关：

（1）菌尿：膀胱输尿管反流可能是导致瘢痕形成的重要因素，肾内反流使得致病微生物得以进入肾实质引起炎症反应。动物实验证明在无菌条件下，膀胱输尿管反流对肾脏的生长及肾功能无影响，故认为膀胱输尿管反流及肾内反流必须有菌尿才会产生肾瘢痕。

（2）尿流动力改变：膀胱输尿管反流并不一定有肾内反流，只有严重膀胱输尿管反流在膀胱充盈或排尿时，肾盏、肾盂及输尿管腔内液压与膀胱一样，可达 5.3kPa，结果才引起肾内反流。有动物实验证明无菌尿高压反流可产生肾损害，故提出只要有尿流动力学改变，就可产生肾内反流及肾损害。

（3）免疫损害：有人认为反流使尿液逆流至肾盂、肾盏，产生高压而致肾小管破裂、尿液外溢，结果产生 Tamm – Hosfall（THP，糖蛋白）进入肾间质造成免疫反应或化学刺激，引起间质性肾炎。临床上有部分病例只有一侧反流，但对侧肾也发生病变，从而证明免疫反应参与反流性肾病。

（4）血管性病变：有人发现在反流性肾盂肾炎的初级阶段，感染所累及的部位由于广泛间质水肿的机械性压迫，致肾间质血管闭塞，尤其肾小管旁的小血管，提示由于血管闭塞所致的局部缺血在反流性肾病中致肾损害起重要作用。

（二）肾瘢痕形成的高危因素

（1）随着尿路感染发作次数增多，肾瘢痕的危险呈指数增长。

（2）尿路感染被延误诊断与治疗，动物实验证明，在感染早期（7天内）迅速有效的治疗可预防瘢痕形成，反之则增加了肾瘢痕形成。

（3）年龄因素，尿路感染在幼儿期更常见，年龄愈小愈易发生肾瘢痕。

（4）梗阻性疾病，存在尿路梗阻时感染可引起快速肾脏损害和瘢痕形成。

（5）膀胱输尿管反流和肾内反流。

（6）排空功能紊乱，排空功能紊乱与 UTI 的关系是近年来的研究热点，有人用膀胱测压研究患有 UTI 的病儿，发现 2/3 的病例存在不稳定性膀胱，表现为排空压力高而膀胱容量低。

（7）宿主因素，宿主对 UTI 反应在引起肾瘢痕中的作用是另一研究热点，急性肾盂肾炎小儿尿中炎症细胞因子如白细胞介素-8、6、1升高，尤其新生儿和首次UTI时更高。此外肾瘢痕与血管紧张素转换酶（ACE）基因多肽性有关，ACE使血管紧张素Ⅰ转换为血管紧张素Ⅱ，后者通过引起局部血管收缩并刺激转化生长因子β（TGFβ）产生和刺激胶原合成引起间质纤维化和肾小球硬化。

（徐 琳）

第六节 狼疮性肾炎

一、概述

系统性红斑狼疮（systemic lupus erythematosus，SLE）是由于外界环境因素作用于有遗传易感性的个体，激发机体免疫功能紊乱及免疫调节障碍从而累及全身多个系统和脏器的自身免疫性疾病。青年女性发病率高，在儿科多见于7岁以上女孩，男女比例1：7~1：9。病变可累及皮肤、肌肉、关节、各内脏器官和神经系统，约40%~70%的SLE患儿有狼疮性肾炎（lupus nephritis，LN）的表现，而一般病理检查发现肾脏病变者达90%。与成人相比，儿童LN患者病变较重，难治病例更多。

二、诊断思路

（一）既往史特点

1. 易感人群　SLE有家族聚集倾向，同卵双生子SLE发病一致率为25%~70%，异卵双生子为2%~5%，12%的SLE患儿的近亲中患有同类疾病，近亲中其他自身免疫性疾病的发病率高于人群总发病率。

2. 环境与感染因素　紫外线是触发SLE的病因之一，磺胺类、四环素可促进SLE患者对光的过敏。普鲁卡因胺、肼屈嗪等可诱发自身抗体的产生。某些香料、染料、染发水、烟火熏烤食品、菌类可诱发SLE。感染也可诱发SLE，人类免疫缺陷病毒感染者可发生SLE，单纯性疱疹病毒感染者的血清Sm抗原浓度升高，SLE患者的血清中常见到多种病毒（如风疹、EB病毒、流感、麻疹等）的抗体滴度增加，尤其是C型RNA病毒。

（二）病史要点

儿童初发症状主要是不明原因的发热、皮疹、关节痛、体重减轻和不适，亦可以是某一脏器损害症状为首发，尤其以肾损害较常见。

询问患儿有无发热，询问热型、持续时间，发热同时有无全身不适、食欲不振、虚弱和体重减轻。询问患儿有无皮肤损害，如在鼻梁及两颊部呈"蝴蝶"状红斑，或身体其他部位结节性红斑、紫癜等。询问寒冷时有无手指、足趾疼痛及苍白再转紫红色。询问患儿有无关节疼痛、肌痛及水肿，有无外周血白细胞或血小板减少。有无记忆力减退、认知障碍及癫痫发作情况。有无恶心、呕吐、腹痛、腹胀、咳嗽、呼吸困难、胸闷、头晕、头痛、血尿等症状。

询问有无自身免疫性溶血性贫血、血小板减少性紫癜、关节炎、肝炎、肾炎、高血压、心内膜炎、肺炎、胸膜炎、肺出血、日光性皮炎、癫痫、精神障碍等病史。询问家庭中有无

SLE、舍格伦综合征（干燥综合征）、贫血或其他结缔组织病患者。

（三）查体要点

注意有无皮肤黏膜损害，有无面部蝶形红斑、脱发、颜面红斑、手足掌面和甲周红斑、网状青斑、雷诺现象等。注意有无口腔溃疡、糜烂等。有无高血压、水肿、心脏扩大、心音遥远、心音减弱、心律失常及心功能不全征象。注意有无肺部啰音、浆膜腔积液体征、肝脾淋巴结肿大、腹部压痛、巩膜炎、虹膜炎、贫血貌、皮肤出血点、紫癜等。有无定向力障碍、脑神经麻痹、精神障碍、意识障碍等。

皮疹见于 80%～85% 的患儿，特征性的面部蝶形红斑见于 30%～50% 的患儿，表现为面颊部、鼻梁部紫红色斑，常为水肿性、对称性。另一特征性皮疹表现为手足部尤其甲周的多形红斑性皮疹，如伴硬腭的血管炎更具诊断价值。内脏损害以肾损害最常见，其次是肺部受累，包括胸膜炎、胸膜腔积液、气胸、肺炎、慢性限制性肺病和肺出血。中枢神经系统损害可表现为精神病、突发性人格改变、癫痫、舞蹈症、横贯性脊髓炎、周围神经病和假性脑瘤。消化道损害表现为肝损害、食欲缺乏、恶心呕吐、腹痛、腹泻、口腔溃疡、消化道出血、腹胀。心脏损害以心包炎最常见，其次是心肌炎、心内膜炎和心律失常。

（四）辅助检查

1. 常规检查

（1）血常规：可示正细胞正色素性贫血，白细胞、淋巴细胞或血小板减少，可有网织红细胞增多。

（2）尿常规：可有红细胞、白细胞、管型、蛋白尿。

（3）血尿素、肌酐等可升高。

（4）血清蛋白电泳：示白蛋白降低，γ 球蛋白、β 球蛋白、CRP、IgG、IgM、IgA 均可增高。

（5）血沉增快，补体降低：血液补体 C3、C4、CH50 水平与 SLE 活动呈现负相关性，补体水平低下提示 SLE 病情进展。

（6）Coombs 试验阳性。

（7）血结合珠蛋白降低。

2. 其他检查

（1）抗核抗体：是 SLE 的筛选试验，滴度≥1∶20 有意义。

（2）抗双链 DNA（dsDNA）抗体是 SLE 的特异性抗体，抗 Sm 抗体、抗核蛋白体核糖核蛋白（RibRNP）抗体是 SLE 的标记性抗体。

（3）其他自身抗体也可阳性：如抗脱氧核糖核蛋白（DNP）、抗 U1 核糖核蛋白（UIRNP）、抗单链 DNA（ssDNA）、抗 Ro/SSA、抗 La/SSB、抗心磷脂、抗组蛋白、抗红细胞、抗血小板、抗平滑肌、抗甲状球蛋白、抗微粒体、抗中性粒细胞胞浆抗体（ANCA）等。

（4）皮肤狼疮带试验：免疫荧光染色可见表皮与真皮连接处有免疫球蛋白和补体沉积，在皮疹部位活检阳性率近 100%，皮肤狼疮带试验对 SLE 诊断特异性高。

（五）诊断标准

1. SLE 诊断标准 1982 年美国风湿病学会制定的 SLE 诊断标准为：

（1）面部蝶形红斑：两颊部高出皮肤的固定性红斑，常累及鼻唇沟。

（2）盘形红斑：暴露的皮肤有隆起的红斑，覆盖角质性鳞屑。

（3）日光过敏：日光照射引起皮肤过敏。

（4）口腔溃疡：口腔或鼻咽部无痛性溃疡。

（5）关节炎：累及≥2 个关节的非畸形关节炎。

（6）浆膜炎：①胸膜炎；②心包炎。

（7）肾脏损害：①持续性蛋白尿，每日尿蛋白≥0.5g 或≥+++；②尿有管型。

（8）神经系统病变：①癫痫发作；②精神症状。均非药物或代谢紊乱所致。

（9）血液学异常：①溶血性贫血，网织红细胞增多，Coombs 试验阳性；②白细胞减少，<4×10^9/L；③淋巴细胞减少，<1.5×10^9/L；④血小板减少，<100×10^9/L。均非药物所致。

（10）免疫学异常：①狼疮细胞阳性；②抗 dsDNA 抗体阳性；③抗 Sm 抗体阳性；④梅毒血清试验假阳性。均持续≥6 个月。

（11）抗核抗体阳性。

符合 4 项或 4 项以上即可诊断 SLE。我国风湿学会 1987 年在此基础上增加了两项：

（12）皮肤狼疮带试验或肾活检阳性。

（13）C3 补体降低。

符合 13 项中 4 项或 4 项以上即可诊断 SLE。

2. 病情活动判断 SLE 病情活动性指数（SLE disease activity index，SLEDAI）总分达 10～15 分为病情活动：抽搐 8 分，精神症状 8 分，器质性脑病综合征 8 分，视觉障碍 8 分，中枢神经系统病变 8 分，狼疮性头痛 8 分，脑血管意外 8 分，血管炎 8 分，关节炎 4 分，肌炎 4 分，管型尿 4 分，血尿 4 分，蛋白尿 4 分，脓尿 4 分，新的皮疹 2 分，脱发 2 分，黏膜溃疡 2 分，胸膜炎 2 分，心包炎 2 分，低补体 2 分，抗 dsDNA 抗体升高 2 分，发热 1 分，血小板减少 1 分，白细胞减少 1 分。

3. 病情分型判断

（1）轻型：①盘状狼疮；②皮疹、黏膜症状；③关节炎、肌病；④雷诺现象；⑤浆膜炎（少量积液）；⑥尿沉渣异常，间歇性蛋白尿。

（2）中型：①持续性蛋白尿；②溶血性贫血；③血小板减少性紫癜；④中枢神经系统狼疮（脑神经障碍、脊髓障碍、脑膜炎、功能性精神症状）；⑤心肌炎；⑥浆膜炎（大量积液）。

（3）重型：①肾病综合征；②肾功能不全；③中枢神经系统狼疮（反复痉挛、意识消失、器质性精神症状）；④间质性肺炎；⑤肺动脉高压；⑥全身性血管炎、血栓症。

4. 狼疮性肾炎诊断依据 在诊断 SLE 的基础上，根据 2001 年中华医学会儿科学分会肾脏病学组（珠海会议）制定的下列标准判断是否为狼疮性肾炎：

（1）24 小时尿蛋白定量＞0.15g，或每小时＞4mg/kg。

（2）离心尿红细胞＞5 个/高倍视野。

（3）肾小球和（或）肾小管功能异常。

（4）肾活检病理检查异常。

SLE 患者有上述任一项肾脏受累表现者即可诊断为狼疮性肾炎。

5. 狼疮性肾炎临床分型诊断

（1）孤立性血尿和（或）蛋白尿型：仅有上述诊断依据第（1）和（或）第（2）项，无其他异常。

（2）急性肾炎型：有上述诊断依据第（1）和第（2）项，并有不同程度的水肿与高血压，肾功能一般正常。

（3）肾病综合征型：符合肾病综合征的诊断依据：大量蛋白尿、低蛋白血症、高脂血症和浮肿。

（4）急进性肾炎型：起病急，有急性肾炎型表现，并有持续性少尿或无尿、进行性肾功能减退。

（5）慢性肾炎型：起病缓慢，持续性血尿和蛋白尿，部分患者有水肿、高血压及不同程度的肾功能减退，病程 >1 年。

（6）肾小管间质损害型：可表现为肾小管性酸中毒、肾性糖尿、肾性尿崩症、慢性间质性肾炎。

（7）亚临床型：离心尿红细胞 1~5 个/高倍视野，24 小时尿蛋白定量 0.1~0.15g，无其他异常。

6. 狼疮性肾炎病理分型诊断（国际肾脏病学会/肾脏病理学会，2003 年）

（1）Ⅰ型：轻度系膜性狼疮性肾炎，光镜下肾小球正常，但免疫荧光和（或）电镜显示免疫复合物存在。

（2）Ⅱ型：系膜增生性狼疮性肾炎，光镜下可见单纯系膜细胞不同程度增生或伴有系膜基质增宽及系膜区免疫复合物沉积。免疫荧光和电镜下可有少量的上皮下或内皮下免疫复合物沉积。

（3）Ⅲ型：局灶性狼疮性肾炎。活动性或非活动性病变呈局灶性及节段性或球性的肾小球毛细血管增生、膜增生和中重度系膜增生，或有新月体形成，典型的局灶性内皮下免疫复合物沉积伴或无系膜病变。

（4）Ⅳ型：弥漫性狼疮性肾炎。活动性或非活动性病变呈弥漫性、节段性或球性的肾小球毛细血管增生、膜增生和中重度系膜增生，或呈新月体性狼疮性肾炎，典型的弥漫性内皮下免疫复合物沉积伴或无系膜病变。

（5）Ⅴ型：膜性狼疮性肾炎。肾小球基膜弥漫性增厚，可见球性或节段性上皮下免疫复合物沉积。伴有或无系膜病变。

（6）Ⅵ型：严重硬化性狼疮性肾炎。超过90%的肾小球呈现球性硬化，不再有活动性病变。

（六）鉴别诊断

1. 类狼疮综合征　其中最常见者为药物引起的系统性红斑狼疮。可见类似 SLE 的症状、体征及实验室检查异常。但一般有服用有关药物史，如肼屈嗪、异烟肼、保泰松、卡马西平、丙戊酸钠、青霉胺、甲基多巴等。性别差异不明显，临床症状轻，可有内脏受累、肾脏病变、蝶形红斑、口腔溃疡及白细胞和血小板减少，低补体血症少见，抗 Sm 抗体阴性。最主要的是停药后症状消失，实验室资料恢复正常。一般预后较好。

2. 新生儿狼疮综合征 见于由患 SLE 母亲所生的 6 个月以下婴儿。由于母亲的自身抗体进入胎儿所致。大部分患儿无症状。少数出生后即有症状，主要表现为先天性心脏病、先天性完全性房室传导阻滞、狼疮样皮炎、自身溶血性贫血，白细胞及血小板降低，肝大、黄疸，SLE 的各种自身抗体可阳性。先天性完全性房室传导阻滞者血抗 Ro/SSA、La/SSB 抗体阳性。本病常为自限性疾病，血液异常多在 6 周内消失，皮损可于 6 个月内消失。

3. 硬皮病 发病初期常表现为系统性红斑狼疮样变化，随后出现泛发性皮肤硬化，患者张口和吞咽困难，并出现肺纤维化等而引起胸部憋闷、呼吸困难等临床症状。此种患者大多伴发雷诺现象，但面部很少出现红斑，尿液检查中也很少出现管型。血清 γ 球蛋白和免疫球蛋白增高，抗核抗体多为阳性且效价较高。其主要成分为 ENA 抗体，而抗 DNA 抗体较少且效价较低，狼疮细胞检查多为阳性。

4. 皮肌炎 除具有系统性红斑狼疮症状外，常见四肢近端肌力低下，出现肌萎缩。眼睑紫红色水肿性红斑。周围血中白细胞减少，血清 Mi-1、Mi-2 抗体阳性，呈高 γ 球蛋白血症，补体低于正常水平，血清肌酸激酶、醛缩酶等增高，较少累及肾脏，24 小时尿肌酸排出增高。

5. 幼年特发性关节炎 除有系统性红斑狼疮症状外，多见类风湿结节、关节炎和关节畸形。血清检查有高效价的类风湿因子，白细胞增多，补体多正常，较少累及肾脏。

6. 混合结缔组织病 同时或先后出现 SLE、皮肌炎、硬皮病的表现。抗 RNP 抗体阳性，滴度 >1 : 1 000，抗 Sm 抗体阴性。补体多不降低，较少累及肾脏。

三、治疗措施

（一）一般治疗

急性期、活动期、重症强调休息，给予高维生素饮食，预防和及时控制感染，避免日光照射、受寒及精神刺激，服用免疫抑制剂期间尽量不到公共场所，避免疫苗接种和外科手术，慎用或忌用可诱发或加重 SLE 的药物，如磺胺类、肼屈嗪、普鲁卡因胺、对氨基水杨酸、青霉素和氨基糖苷类药物。

（二）药物治疗

1. 轻型 有发热、关节病、肌痛，未累及内脏者可用非甾体类抗炎药等对症治疗。有肾损害者不用。必要时也可用激素、免疫抑制剂等治疗。硫唑嘌呤每日 2mg/kg，疗程 3～6 个月，对控制关节症状、皮疹等有效。

2. 中重型 即已累及内脏者。分两阶段治疗。

（1）诱导缓解期：泼尼松每日 0.5～1mg/kg，口服 6～8 周后减量。重者可用环磷酰胺冲击疗法，0.5～1g/m² 静脉滴注，每月 1 次，6～8 个月后进入巩固阶段，以后可改为每隔 3 个月 1 次，用 1～3 年，可根据病情灵活掌握。硫唑嘌呤每日 2mg/kg 口服，疗程 3～6 个月。甲氨蝶呤剂量为每次 5～10g/m²，每周 1 次。硫唑嘌呤与甲氨蝶呤可分别与泼尼松合用。

（2）巩固治疗期：防止病情复发，泼尼松每次 5～10mg，隔日顿服，维持 1～2 年后可试停药，重症可用环磷酰胺冲击每 3 个月 1 次，巩固维持数年。

3. 狼疮危象 出现严重多系统损害危及生命，此时治疗为保护受累器官、防止后遗症。

可用甲泼尼龙冲击疗法，每次 15 ~ 30mg/kg，最大量 < 1g，每日 1 次或隔日 1 次静脉滴注，3 次为 1 疗程，如病情不见好转，可再重复，可用 3 个疗程。此疗法对狼疮危象效果确切，亦常用于有严重中枢神经系统或肾脏损害者。也可进行环磷酰胺冲击疗法、血浆置换。

4. 大剂量免疫球蛋白 用于重型 SLE、常规治疗无效、并发严重感染或顽固性血小板减少者。每日 400mg/kg 静脉滴注，连用 3 ~ 5 日为 l 疗程，1 个月后可重复。

5. 他克莫司（tacrolimus，FK506） 日服剂量每日 0.2 ~ 0.3mg/kg，静脉注射剂量每日 0.05 ~ 0.1mg/kg，可以试用于对常用疗法无效的狼疮性肾炎患者。有报道用激素加他克莫司每日 0.1mg/kg，治疗 2 个月后用每日 0.06mg/kg 维持 6 个月。治疗后患者的尿蛋白、人血白蛋白、血红蛋白、补体 C3 水平得到了很大改善，且耐受性良好，治疗的 9 例狼疮性肾炎患者中只有 2 位患者出现一过性的高血糖。

6. 抗凝药物 重型 SLE，尤其是有肾血管病变的患儿，单用免疫抑制剂疗效欠佳，加用肝素或抗血小板药物可获得疗效。近年来用低分子肝素取代了普通肝素进行治疗，低分子肝素应用中出血危险小，不需要监测凝血时间，用量为每次 60 ~ 80U/kg，皮下注射，每日 1 次，疗程 2 周，继以华法林（苄丙酮香豆素）口服 4 ~ 6 个月，每日 0.1mg/kg，分 3 次口服。

7. 根据肾脏病理分型治疗

（1）Ⅰ、Ⅱ型：按 SLE 的常规治疗。当每日尿蛋白 > 1g 时，给予泼尼松治疗，并按 SLE 的临床活动程度调整剂量和疗程。

（2）Ⅲ、Ⅳ型：糖皮质激素与免疫抑制剂联合治疗。

1）糖皮质激素：泼尼松每日 1.5 ~ 2mg/kg，口服 6 ~ 8 周后，根据治疗反应缓慢减量或改为隔日服用，至相当于每日 0.5mg/kg 时持续应用至少 2 年。初发患者或疾病暴发时应用甲泼尼龙冲击疗法，每日 15 ~ 30mg/kg，连用 3 日为 1 疗程，根据病情可间隔 3 ~ 5 日重复 1 ~ 3 疗程。

2）环磷酰胺冲击疗法：有两种：①每次 750mg/m^2，每月 1 次静脉滴注，共 6 次，然后每 2 ~ 3 个月 1 次，至完全缓解后 1 年，总治疗时间不超过 3 年；②每日 8 ~ 12mg/kg，每周连用 2 日静脉滴注，总量达到 150mg/kg 时逐渐减少为每 3 个月连用 2 日，至完全缓解，再每 6 个月连用 2 日，巩固 1 年。除环磷酰胺冲击疗法外，也可应用环磷酰胺口服治疗。

环磷酰胺冲击疗法是减少肾脏纤维化、防止肾功能衰竭的有效方法，如近 2 周有严重感染者不宜使用。当肌酐清除率 < 20ml/分时，可先用甲泼尼龙冲击获得缓解，再进行环磷酰胺冲击疗法，治疗后尿蛋白转阴可应用硫唑嘌呤口服维持。

3）环孢素（CsA）：每日 5mg/kg，分 3 次口服，维持血浓度 100 ~ 200ng/ml，如 3 个月有效可减量至每日 2.5 ~ 4mg/kg 口服，总疗程 12 个月。如 3 个月无效则停药。副作用主要有肾损害，须定期检测肾功能。如血肌酐升高 30% 则每日减少 0.5 ~ 1mg/kg。其他副作用有高血压、高尿酸血症、高钾和低镁血症、钠潴留、多毛、牙龈增生等。

4）霉酚酸酯（MMF）：抑制嘌呤代谢途径中的次黄嘌呤核苷酸脱氢酶而抑制细胞增殖。每日 15 ~ 20mg/kg 口服，可与泼尼松合用，在泼尼松减量至每日 5 ~ 7.5mg 时加用 MMF。MMF 疗程 6 ~ 12 个月。副作用有诱发感染、胃肠道反应、白细胞减少、皮疹、AST、ALT 升高等。

5）雷公藤多苷：每日 2mg/kg，分 3 次口服，4 周减量为每日 1.5mg/kg，再 4 周后减量为每日 1mg/kg 维持，疗程 4 ~ 6 个月。

6）硫唑嘌呤：每日 2mg/kg，疗程 6 ~ 12 个月。以上药物按 SLE 的临床活动程度调整剂量和疗程。

（3）Ⅴ型：泼尼松每日 1～1.5mg/kg，6～8 周后逐渐减量或改为隔日服用，减至相当于每日 0.25～0.5mg/kg 时持续应用至少 1～2 年。增生明显者按病理Ⅲ、Ⅳ型治疗。有报道 CsA 和 FK506 对于甲泼尼龙和 CTX 疗效不佳的 Ⅴ型狼疮性肾炎具有良好疗效。

（4）Ⅵ型：有明显肾功能不全者，予以透析疗法或肾移植；如同时伴有活动性病变，应予以泼尼松和免疫抑制剂治疗。

8. 根据肾脏病变临床分型治疗

（1）孤立性血尿和（或）蛋白尿：参照病理Ⅱ型或Ⅲ型轻度给予治疗。

（2）急性肾炎型、肾病综合征型：参照病理Ⅲ型、Ⅳ型或Ⅴ型给予治疗。

（3）急进性肾炎型：先进行甲泼尼龙冲击疗法，再参照病理Ⅳ型给予治疗。也可进行血浆置换疗法。

（4）慢性肾炎型：参照病理Ⅵ型给予治疗。

（5）肾小管间质损害型、亚临床型：参照病理Ⅰ型或Ⅱ型给予治疗。

（三）其他治疗

1. 血浆置换　适用于免疫球蛋白高的狼疮危象，每周 2～3 次，连续 2～3 周，能缓解急性期症状，不能持久，必须与环磷酰胺冲击疗法配合使用。

2. 肾替代治疗　小部分狼疮肾炎最终进入肾功能衰竭期，可做透析治疗。效果不佳时可考虑肾脏移植。

3. 干细胞移植　自体或脐血干细胞移植，用于重型患者。

四、预后评价

儿童 SLE 预后比成人 SLE 差，5 年存活率约为 80%。以下因素影响预后：①肾脏病理类型：Ⅰ型预后最好，5 年存活率 80%～90%；Ⅴ型预后较好，5 年存活率 80%～85%；Ⅱ型、Ⅲ型肾脏病变大都不发展，少部分可转变为其他类型，预后次之，5 年存活率 70%～80%；Ⅵ型预后最差，5 年存活率约为 40%～70%；②诊断与治疗：早期诊断、早期治疗、坚持治疗者可控制病变活动及进展，预后较好；③继发感染：SLE 死亡原因中第一位是尿毒症，第二位是感染。在长期应用激素及免疫抑制剂的过程中易继发感染，因此，积极防治感染是减少患者死亡的重要环节。

（黄文静）

第七节　乙型肝炎病毒相关肾炎

一、概述

乙型肝炎病毒相关肾炎（hepatitis B virus associated glomenllonephritis，HBV‑GN）是指乙型肝炎病毒（HBV）通过形成免疫复合物或直接侵袭肾组织引起的肾小球肾炎，其发病率与地区 HBV 感染率有关。本病是儿童时期常见的一种继发性肾炎，90% 患儿在 6 岁以下发病，男女性别之比为（3～4）：1。其临床表现为蛋白尿、血尿和肾病综合征，大多数患儿无肝炎病史和肝炎的临床表现。主要病理类型为膜性肾病，其次为膜增生性肾炎、系膜增生性肾炎。

二、诊断思路

（一）病史要点

继往有乙型肝炎病史，或家属中有乙型肝炎患者或病毒携带者。近来出现血尿。

（二）查体要点

注意有无水肿、高血压，有无肝脏肿大。

（三）辅助检查

1. 常规检查

（1）尿常规可有不同程度的血尿和（或）蛋白尿，偶可见管型。

（2）血清 HBV 感染标志的检测为阳性。

（3）血补体 C_3、C_4 降低或正常。

（4）肾功能一般都正常。

（5）半数患者肝功能异常。

（6）肾组织病理切片中可检出肾小球 HBV 抗原成分或 HBV – DNA。

（7）肾组织病理为膜性肾病。

2. 其他检查

（1）肾脏 B 超一般无明显异常。

（2）肝脏 B 超肝脏肿大。

（四）诊断标准

1. 诊断依据（2001 年中华儿科学会肾脏病学组制定）

（1）血清乙肝病毒（HBV）标志物阳性。

（2）表现为肾小球肾炎，并可除外狼疮性肾炎、过敏性紫癜性肾炎等继发性肾炎，除外急性链球菌感染后肾小球肾炎。

（3）肾组织病理切片中可检出肾小球 HBV 抗原成分或 HBV – DNA。

（4）肾组织病理为膜性肾病。

2. 说明

（1）符合上述（1）~（3）项即可确诊为乙型肝炎病毒相关肾炎，不论其肾组织病理为何。

（2）符合上述第（1）、（2）项，并且肾活检病理类型为膜性肾病，尽管肾组织切片中未查到 HBV 抗原或 HBV – DNA，可拟诊为乙型肝炎病毒相关肾炎。

（3）我国为 HBV 感染高发地区，如肾小球疾病患儿同时有 HBV 抗原血症，尚不足以作为乙型肝炎病毒相关肾炎的依据。

（五）鉴别诊断

1. 过敏性紫癜性肾炎　但有皮肤紫癜、关节肿痛等其他表现病史。

2. 狼疮性肾炎　有皮肤、关节病变及多脏器损害，血清抗 DNA 抗体、抗 Sm 抗体阳性。

3. 急性链球菌感染后肾小球肾炎　有链球菌感染史，临床主要特征是血尿、少尿、水肿受高血压。

三、治疗措施

（一）经典治疗

1. 一般治疗　注意休息，适当增加饮食中蛋白质，补充维生素，进行降压利尿等对症处理。

2. 基本药物治疗

（1）抗病毒治疗

1）α干扰素：重组人类α干扰素每次300万 U/m²，肌内注射，每周3次，4个月后改为每周2次，总疗程6个月至1年。副作用有发热、恶心、食欲减退、头痛、寒战、关节痛、肌痛、疲倦、失眠等，可随用药次数增加而减轻。

2）阿糖腺苷与胸腺素仪联合治疗：用单磷酸阿糖腺苷15mg/kg加入葡萄糖溶液，于12～16小时内缓慢静脉滴注，每日1次，连用2周；然后用胸腺素α每次2mg/kg，每日1次肌内注射，连用6月。阿糖腺苷主要副作用为恶心、食欲减退、乏力、头晕，在快速静脉滴注时易于发生，骨髓抑制作用较轻。阿糖腺苷也可与α干扰素联合治疗；胸腺素α也可与α干扰素联合治疗。

3）拉米夫定（lamivudine）：可有力地抑制HBV的复制。每日1～3mg/kg，每日一次，疗程6～12个月。对不适于应用α干扰素或应用后没有取得疗效的患者，可考虑用拉米夫定治疗。拉米夫定副作用较少。

（2）糖皮质激素与细胞毒药物：有人认为对表现为肾病综合征的病例尤其是膜性肾病者，可应用糖皮质激素诱导缓解，疗程不超过3个月。有人认为可在用α干扰素前先用3个月糖皮质激素。现认为糖皮质激素与细胞毒药物可抑制免疫功能及干扰素产生，促进病毒复制，使病程迁延，甚至引起成人期的肝硬化，故不宜使用。

（3）血管紧张素转换酶抑制剂（ACEI）　可减少尿蛋白，减轻肾损伤。卡托普利每次0.5～1mg/kg，每日2～3次；依那普利每次2.5～5mg/kg，每日1次。疗程6个月以上。

（4）抗凝治疗　膜增生性肾炎者可加用抗凝剂。

（5）保肝药物　对肝功能异常者可应用保肝降酶药物。

（二）治疗流程

治疗流程见图12-1。

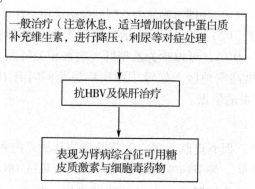

图12-1　乙型肝炎病毒相关肾炎治疗流程图

四、预后

本病预后较好，病理类型为膜性肾病者 50% 可自然缓解，病理类型为膜增生性肾炎者预后较差。60% 患者在 1 年左右缓解，7% 发生肾功能不全，2% 发展为终末期肾病。

（黄文静）

第十三章

血液系统疾病

第一节　急性白血病

一、诊断步骤

（一）病史采集要点

1. 起病年龄　多数患儿于 2～5 岁发病。起病年龄与预后有密切关系，婴儿期起病者预后差。

2. 临床表现　急性白血病一般呈急性起病，多数具有发热、贫血、出血、骨关节疼痛等症状的一项或多项。对发热的患儿，需注意有无局部感染如呼吸道、消化道、皮肤等处感染的症状。

3. 其他病史　虽然白血病的病因尚未完全明了，但已明确的是化学毒物、放射辐照与之有关。病史询问需问及有无长期服用某些药物史和家庭装修、新家具购置等，以及居住环境的污染情况。

（二）体格检查要点

1. 皮肤黏膜　多数有皮肤黏膜苍白和皮下出血点、瘀斑，需注意有无皮肤疮疖、鹅口疮等表浅感染灶。少数患儿可有淡紫色小丘疹（白血病疹）。

2. 肝脾、淋巴结　ALL 患儿常有肝脾、淋巴结肿大，部分 AML 患儿也可有肝脾肿大。

3. 骨关节浸润　虽然部分患儿有骨关节疼痛等症状，但一般关节无肿胀。胸骨的浸润可导致胸骨压痛，少数患儿骨骼局部浸润表现为无痛性肿块，尤其常见于眶周、颅骨等处。椎体的浸润偶尔造成压缩性骨折引起腰背疼痛甚至瘫痪。

4. 口腔浸润　多见于急性单核细胞白血病和急性粒单白血病，表现为齿龈增生肿胀，甚至包埋牙齿。

5. 神经系统浸润　白血病细胞中枢神经系统浸润（CNSL）可导致颅内高压、颅神经受损等表现，浸润至脊髓可引起截瘫和大小便失禁。

6. 睾丸浸润　对所有男性患儿均需认真检查并记录双侧睾丸的大小和质地，注意与性发育鉴别。

（三）门诊资料分析

血常规：患儿就诊时外周血象一般已有明显的改变。多数患儿白细胞计数明显升高、分类异常，可见幼稚细胞。血红蛋白常降低，血小板计数减少。少数患儿白细胞计数正常或减少，此时单从血常规难与再生障碍性贫血鉴别。

（四）进一步检查项目

1. 血常规和血型　完成门诊未做的血常规。患儿需查血型，以备化疗骨髓抑制期的支持治疗所用。

2. 外周血涂片检查　在瑞氏染色下可见有较多原始或幼稚的白细胞，血小板少见。

3. 骨髓涂片检查　这是确诊急性白血病的最重要依据。骨髓增生极度活跃，分类以某一系的原始及幼稚（或早幼）细胞为主，其他系的造血细胞明显减少。急性白血病按形态学可分为 ALL 和 AML 前者又进一步分为 L_1、L_2、L_3 三型，后者包括 $M_0 \sim M_7$ 共 8 种。有时普通的瑞氏染色难以鉴别细胞的类型，可加用其他组织化学染色。髓过氧化酶染色可鉴别淋巴细胞和髓细胞，氟化钠抑制试验有助于鉴定单核细胞。但单靠细胞形态也可能出现误诊，如 $AML - M_0$ 和 M_7 有时就难与 ALL 区分。

4. 白血病细胞免疫分型　免疫分型是以白血病细胞表面的白细胞分化抗原（CD）来鉴定细胞，在急性白血病的诊断、治疗方案的选择和预后判断方面有很大的意义。临床上 ALL 免疫分型常用的检测项目有 HLA - DR、TdT、CD_{10}、CD_{19}、CD_{20}、Cyu、SmIg 和 CD_2、CD_3、CD_4、CD_5、CD_7、CD_8 等等，前一组阳性者为 B 淋巴细胞，又分 $ALL - B \text{I} \sim B \text{VI}$ 共 6 种亚型，也可分为早前 B、普通 B、前 B 及成熟 B 四种亚型；后一组为 T 淋巴细胞的标记，又分 $ALL - T \text{I} \sim T \text{III}$ 三种亚型。相对 ALL 来说，AML 细胞免疫学诊断的意义没有那么大，但也可对形态学诊断做出一些修正，尤其是形态学上难以与 ALL 区分时。与 AML 相关的免疫标记有 HLA - DR、CD_{34}、CD_{33}、CD_{11}、CD_{13}、CD_{14}、CD_{15}、$Gp \text{IIb}/\text{IIIa}/\text{Ib}$ 等。

5. 白血病融合基因检测　融合基因检测主要用来判断预后，有时也可作为分型不明时的诊断参考。根据临床实际情况，对某一种白血病常常进行某一两项融合基因检测。普通的 ALL 患者一般检测 BCR - ABL，1 岁以下的 ALL 婴儿检测 $MLL - AF_4$，$AML - M_2$ 的患者检测 AML - ETO，$AML - M_3$ 的患者检测 PML - RARa，AML - M4eo 的患者检测 CBFB - MYHII。检查何种融合基因除依据白血病的类型以外，尚取决于各医疗单位具体的检验条件。

6. 肝肾功能检查　主要是了解患者的状态能否承受强化疗以及化疗药物剂量的调整。其中作为恶性肿瘤的非特异性指标，乳酸脱氢酶（LDH）常常明显升高。

7. 凝血功能检查　$AML - M_3$ 常伴 DIC，对本型急性白血病需进行有关的凝血功能检查，如凝血三项（PT、TT、APTT）、纤维蛋白原（FIB）、D - 二聚体，以及早发现异常和处理。

8. 细菌培养及药敏检测　白血病患儿免疫力低下，对出现感染尤其是发热的患儿，进行血或分泌物标本细菌培养是十分重要的。

9. 血源感染病毒学检查　输注血制品前，应常规了解患者有无感染 HBV、HCV、HIV、CMV 等病毒，这些病毒也是主要的输血传播病原体，先行检查对日后鉴别是否经输血感染有帮助。

10. G - 6PD 活性检测　化疗后患儿常需使用 SMZCO 来预防卡氏肺囊虫感染，故此有必要进行此项检查以避免发生严重的急性溶血。

11. PPD 皮试　用以排除结核感染。

12. 胸部 X 光照片　主要目的为了解纵隔淋巴结有无肿大，以及排除肺结核。

13. 心电图　化疗往往需要用到蒽环类或蒽醌类药物，此类药物对心脏有一定的毒性。

二、诊断对策

（一）诊断要点

急性白血病的完整诊断包括四方面：①形态学诊断；②免疫学诊断；③细胞遗传学诊断；④分子生物学诊断。临床上以形态学诊断为基础，一般根据骨髓涂片检查可以做出诊断，如有条件，应附有肿瘤细胞的免疫分型、染色体检查以及融合基因检测结果。急性白血病最终的诊断尚包括预后判断（低危、中危、高危），需要综合以上各项检查以及对治疗的反应来判定。

（二）鉴别诊断要点

1. 再生障碍性贫血（AA）　少数白血病患儿就诊时外周血象表现为"三少"，需要与 AA 鉴别。一般而言，多数白血病患儿有肝脾肿大，而 AA 患儿肝脾一般无肿大；作为恶性肿瘤，白血病患儿血清 LDH 显著升高，而 AA 患儿无明显升高；白血病患儿可有关节疼痛而 AA 患儿一般无关节疼痛。骨髓涂片检查是鉴别白血病与 AA 的最有效手段。

2. 骨髓增生异常综合征（MDS）　本病为一种源于造血干/祖细胞水平损伤产生的克隆性疾病，临床常表现为贫血和出血，也可有肝脾淋巴结肿大。骨髓检查是本病与急性白血病鉴别的重要手段，可见二系或三系血细胞病态造血，红系表现为巨幼变、环状铁粒幼红细胞，粒系表现为核浆发育不平衡，有 Pelger-Huet 畸形和环形核细胞等，巨核系表现为小圆形巨核细胞。

3. 儿童型类风湿病　本病可表现为发热、关节肿痛甚至肝脾肿大，外周血白细胞增多，需与急性白血病患儿鉴别。本病一般血小板无减少，即使存在贫血也仅为轻度，白细胞分类以中性粒细胞为主常伴核左移和中毒颗粒，骨髓涂片检查容易与白血病鉴别。

4. 传染性单核细胞增多症　本病为病毒感染引起的发热、肝脾淋巴结肿大，外周血白细胞常增多，分类异常，以淋巴细胞和单核细胞为主，临床表现与 ALL 相似。除极少数患者外，本病一般不伴有贫血和血小板减少，外周血涂片检查可见异形淋巴细胞而没有原始、幼稚淋巴细胞。对难以明确者，需进行骨髓涂片检查。

（三）临床类型

1. 根据形态学分型

（1）急性淋巴细胞白血病，又分以下三型：①ALL-L_1：以小细胞为主，核形规则，胞浆少；②ALL-L_2：以大细胞为主，核形不规则，胞浆较多。形态学介于 L_1 和 L_3 之间；③ALL-L_3：以大细胞为主，大小较一致，核形规则，胞浆多且含较多空泡。

（2）急性髓细胞性白血病，又分以下类型。

1）AML-M_0（未分化型）：原始细胞为主，形态类似 ALL-L_2，髓过氧化酶及苏丹黑B 染色 <3%，在光镜下无法与 ALL 鉴别，但电镜下髓过氧化酶阳性，免疫学 CD_{33}、CD_{13} 可阳性。

2）AML-M_1（未分化型）：骨髓中原粒细胞90%以上。

3）AML–M$_2$（部分分化型）：有两种亚型：①M$_{2a}$：以原粒细胞为主（30%～90%），单核细胞<20%；②M$_{2b}$：骨髓中原始及早幼粒细胞明显增多，以异常的中性中幼粒细胞增生为主（>30%），胞核常有核仁，有明显的核浆发育不平衡。

4）AML–M$_3$（早幼粒细胞白血病，APL）：骨髓中异常早幼粒细胞增多达30%以上，其胞核大小不一，胞浆中颗粒增多。又分嗜苯胺蓝颗粒粗大密集的粗颗粒型（M$_{3a}$）和颗粒细小密集的细颗粒型（M$_{3b}$）两种亚型。

5）AML–M$_4$（急性粒–单细胞白血病）：依原粒和单核细胞系形态不同又分为：①M$_{4a}$：原始和早幼粒细胞增多为主，单核系细胞>20%；②M$_{4b}$：原、幼单核细胞为主，原始和早幼粒细胞>20%；③M4c：原始细胞同时具有粒系和单核系的形态特征占30%；④M$_4$eo：除上述特点外，有粗大圆形、嗜酸颗粒着色较深的嗜酸细胞，占5%～30%。

6）AML–M$_5$（急性单核细胞白血病）：又分为原始单核细胞占80%以上的未分化型（M$_{5a}$）和原始单核细胞<80%、但骨髓中原始和幼稚细胞>30%的部分分化型（M$_{5b}$）两种亚型。

7）AML–M$_6$（红白血病）：骨髓中红系>50%并常有形态学异常，非红系原粒（或原单+幼单）>30%。

8）AML–M$_7$（巨核细胞白血病）：外周血中有原巨核（小巨核）细胞，骨髓中原巨核细胞占30%以上。

2. 根据免疫学分型 利用流式细胞仪和单克隆抗体技术检定白血病细胞的免疫标志，可用于ALL的进一步分型，在AML则主要用来确定形态学分型的诊断。少数患者可以同时或先后表达两种或以上系列的特征，称混合性白血病（mixed lineage leukemia，MAL）。

ALL的免疫分型包括：

（1）T–ALLCyCD$_3$、CD$_5$、CD$_7$阳性，又进一步分为：①幼稚胸腺细胞型（Ⅰ型）：CD$_3$、CD$_4$、CD$_8$均阴性；②普通胸腺细胞型（Ⅱ型）：CD$_3$阴性而CD$_4$、CD$_8$阳性；③成熟胸腺细胞型（Ⅲ型）：CD$_3$阳性。

（2）非T–ALL HLA–DR、CD$_{19}$阳性，又分为：①早前B型：CD$_{10}$、Cyu、SmIg均阴性；②普通型：CD$_{10}$阳性而Cyu、SmIg阴性；③前B型：CD$_{10}$、Cyu阳性而SmIg阴性；④B细胞型：CD$_{10}$和SmIg均阳性。

3. 根据细胞遗传学分型 包括染色体数量异常和结构异常。依前者可分为超二倍体、假二倍体和亚二倍体。后者主要为利用基因探针技术，检测相关的一种或多种基因，用以判断预后。

4. 根据临床预后分型 根据预后可分为标危、高危或标危、中危和高危，用于分型的依据随各化疗协作组方案有所不同，多数包括年龄、诊断时外周血白细胞计数、泼尼松诱导试验结果等。

三、治疗对策

（一）治疗原则

（1）按型选择方案，努力做到个体化化疗。
（2）尽可能采用强烈的诱导化疗方案。
（3）联合、足量、间歇、交替、长期的化疗。

（4）努力防治感染。

（5）合理的支持治疗。

（二）治疗计划（化疗药物的选择）

1. 糖皮质激素　主要应用于 ALL。泼尼松常用于敏感试验，地塞米松常用于诱导化疗，其杀淋巴细胞的效应强于前者。糖皮质激素的副作用主要为胃黏膜损伤，以及增加感染的风险，长期使用也可引起高血压及精神症状。

2. 长春新碱（VCR）　抑制细胞有丝分裂，主要用于 ALL。常用剂量为 $1.5mg/m^2$（最大剂量 2mg），静脉缓慢推注或滴注。副作用少见，主要为神经毒性，表现为肢端麻木、肌肉无力，也可出现声嘶、面瘫等，偶可致惊厥。注射时如渗漏到血管外，可引起局部组织坏死。

3. 柔红霉素（DNR）　作用机理为嵌入 DNA 链中，抑制 DNA 合成。可用于 ALL 和 AML。常用剂量为 $30mg/m^2$，静脉滴注。除骨髓抑制外，其副作用还包括心脏毒性，可出现急性心律失常和慢性蓄积性心脏损害。DNR 的慢性心脏毒性与累积剂量有关，目前认为其安全累积剂量为 $300mg/m^2$，同时使用辅酶 Q_{10}、维生素 E、维生素 C 等可减轻其心脏毒性。

4. 米托蒽醌（NVT）　作用机理与 DNR 相似，但与 DNR 无交叉耐药，常用于 AML 和高危或难治性 ALL。副作用为骨髓抑制和心脏毒性，安全累积剂量为 $170mg/m^2$。

5. 左旋门冬酰胺酶（Lasp，Aase）　分解血中门冬酰胺，使不能自行合成门冬酰胺的白血病细胞无法正常合成蛋白。静脉滴注，主要用于 ALL，也可用于某些 AML。主要副作用为过敏反应，尤其是连续使用超过 15 次或停药 2 周后再用时容易发生，严重者可出现过敏性休克。少见的副作用还包括继发性糖尿病及胰腺炎，后者往往缺乏典型的胰腺炎表现，且一旦出现，病情常危重，死亡率较高。此外，Lasp 也常引起低蛋白血症，并可能与其疗效有关。

6. 甲氨蝶呤（MTX）　抑制四氢叶酸合成，影响核酸代谢。用于 ALL 的维持化疗，以及在四氢叶酸解救的配合下大剂量用于髓外（中枢神经系统、睾丸）白血病的防治。MTX 的骨髓抑制相对较轻，其副作用主要为黏膜组织的损伤，常见口腔溃疡、胃肠黏膜损伤，在大剂量使用发生中毒时甚至可出现皮肤烫伤样损害和肾衰竭。

7. 6-巯基嘌呤（6-MP）　作用机理为干扰嘌呤的代谢，常用于 ALL 化疗。主要副作用为骨髓抑制和肝功能损伤，晚上睡前空腹口服有利于减轻其副作用。

8. 阿糖胞苷（AraC）　主要抑制 DNA 合成，小剂量常用于 ALL，大剂量用于 AML 或高危 ALL。副作用主要为骨髓抑制，大剂量使用可出现发热等药物反应，也有引起脑损害的报道。

9. 鬼臼乙叉甙（VP 16）　作用手 DNA 拓扑异构酶 Ⅱ，诱导染色体断裂，可用于 AML 及 ALL。VP16 骨髓抑制较轻，副作用包括周围神经炎和静脉炎，远期副作用为增加恶性肿瘤的风险。

10. 环磷酰胺（CTX，Cy）　为一种烷化剂，影响 DNA 复制或使其断裂。CTX 的毒副作用主要有骨髓抑制、免疫抑制及出血性膀胱炎等，大剂量使用还可于用药后 4~8h 出现严重的水潴留及低钠血症。

（三）治疗方案的选择

总体而言，儿童急性白血病以化疗为主，仅少数需要造血干细胞移植。

对不同类型的急性白血病，选用不同的化疗方案；对同一类型的白血病，不同协作组制定的化疗方案也略有不同。从治疗效果的角度来看，化疗强度越大，白血病治愈的机会越大，但化疗的并发症也越多，化疗相关死亡率越高，因此，化疗方案或强度的选择需全面权衡。

四、预后

儿童急性白血病的预后总体而言较成人好。儿童急性白血病化疗完全缓解率已接近100%，但与成人白血病治疗的理念有所不同，儿童白血病治疗追求的是治愈率的提高。儿童 ALL 化疗总治愈率达 70% 以上，多数不需要骨髓移植；AML 化疗治愈率为 50% 左右，不同的分类治愈率差别很大，其中 AML – M_3 治愈率接近 90%。随着化疗技术的进步，相信儿童急性白血病化疗治愈率将有更大的提高。少数高危 ALL 及部分 AML 需要进行骨髓移植，总体治愈率为 50% ~60%。

五、随访

（1）出院带药。
（2）定期检查血常规、肝肾功能。
（3）定期门诊随诊治疗，坚持按医嘱用药。
（4）避免外伤，注意卫生，防治感染。

（夏家敏）

第二节　出血性疾病

【粒细胞减少症】

中性粒细胞减少症（粒细胞减少症）是指外周血中性粒细胞绝对计数减少（<1.5×10^9/L，生后 2 周至 1 岁婴儿 <1×10^9/L）从而使感染的风险增加的一组综合征。引起外周血粒细胞减少的原因可为先天性或获得性，这些原因导致粒细胞的生成、增殖、破坏等环节异常而使体内粒细胞总量减少，或由于粒细胞分布异常而产生假性减少。中性粒细胞计数在 0.5~1.5×10^9/L 时，患儿发生细菌感染的机会并无明显增加，但一旦发生，中性粒细胞可因额外消耗而进一步降低，使感染扩散加重。中性粒细胞 <0.5×10^9/L 时，细菌和真菌感染明显增多。嗜酸性粒细胞和嗜碱性粒细胞减少较少见且临床意义不大，嗜酸性粒细胞减少可见于伤寒急性期。

一、诊断步骤

（一）病史采集要点

1. 发病年龄　起病年龄对粒细胞减少症的原因分析有帮助。新生儿期起病者多数为感染（尤其是败血症）、同种免疫和母亲用药所致，或为先天性粒细胞减少症。婴幼儿以后起病者除感染（尤其是病毒感染）、用药所致外，有可能为周期性粒细胞减少症或造血系统的恶性肿瘤。

2. 母亲孕期疾病和用药史　新生儿期起病者需仔细询问母亲怀孕期间患病情况和用药史。母亲孕期患自身免疫性疾病、妊高征等的新生儿中性粒细胞可有暂时性减少，母亲孕后期服用的药物如解热镇痛类也可影响胎儿导致新生儿期粒细胞减少。

3. 主要临床表现　粒细胞减少症本身并无症状，主要的临床表现为由此引发的反复或严重的感染。重点应询问有无反复发热和局部感染如皮肤疮疖、呼吸道感染、消化道感染、泌尿道感染的表现。

4. 发病规律　先天性粒细胞减少症外周血粒细胞计数多数呈持续性降低，周期性粒细胞减少症则有明显的周期性发作的规律；继发于感染者于感染控制后粒细胞计数逐步恢复正常。

5. 其他症状　注意询问除粒细胞减少和合并的细菌感染外，有无继发粒细胞减少的因素如系统性红斑狼疮、肝脏门脉系统病变导致的脾脏肿大、肿瘤骨髓浸润等的表现。

6. 其他病史　先天性粒细胞减少症可有阳性家族史，此外，还应询问患儿有无接触放射线和使用药物尤其是化疗药。

（二）体格检查要点

1. 一般情况　因反复感染可有生长落后。多伴有低热、乏力等症状。

2. 肝脾、淋巴结　多数有浅表淋巴结肿大。继发于脾功能亢进的患儿脾脏可明显增大。

3. 局部感染的体征　注意皮肤黏膜有无化脓性和真菌性感染如皮肤疖肿、鹅口疮等，有无呼吸道、肝胆胃肠道、泌尿道等处感染的体征。合并严重感染时要注意有无感染休克的表现。

（三）门诊资料分析

1. 血常规　中性粒细胞计数不同程度减少，继发于严重细菌感染者粒细胞胞浆中可见中毒颗粒以及核左移。周期性粒细胞减少症在间歇期粒细胞计数可正常。作为代偿的反应，多数患儿单核细胞计数增多。淋巴细胞、红细胞和血小板计数一般正常，在小婴儿严重感染时血小板计数可降低，有脾功能亢进者红细胞和血小板可减少。

2. 其他常规检查　如合并泌尿道感染，尿常规中白细胞可增多；合并肠道感染，大便常规中白细胞也可增多。

（四）进一步检查项目

1. 补充门诊未做的血、尿、大便常规检查　血常规项目必须包括白细胞计数和分类，并应反复检查。怀疑周期性粒细胞减少症者需每周进行 1~2 次血常规检查，直至确诊。

2. 外周血涂片检查　主要进行白细胞的详细分类，了解粒细胞的形态以及有无中毒颗粒、有无巨大的嗜苯胺蓝颗粒等。

3. 骨髓涂片检查　骨髓中粒系细胞多数表现为增生可低下，或有成熟障碍。骨髓检查还可以排除再障、肿瘤浸润等疾病。

4. 免疫球蛋白分析　某些患儿粒细胞减少可伴有免疫球蛋白异常，表现为 IgA 和 IgG 缺乏。

5. 中性粒细胞抗体检测　对诊断免疫所致的中性粒细胞减少症有帮助。

6. 尿溶菌酶测定　溶菌酶增高提示粒细胞破坏增多。

7. 血清乳铁蛋白测定　升高提示粒细胞破坏增多。

8. ANA 和抗 dS－DNA 抗体检测　阳性提示可能为系统性红斑狼疮。

二、诊断对策

（一）诊断要点

粒细胞减少症的诊断条件是：外周血中性粒细胞绝对计数减少，1 岁以上 < 1.5 × 10^9/L、生后 2 周至 1 岁 < 1 × 10^9/L、1 周以内新生儿 < 3.5 × 10^9/L，红细胞和血小板正常，伴或不伴细菌、真菌感染。粒细胞减少为一组临床综合征，需要进一步明确诊断或查找继发的原因。

（二）鉴别诊断要点

粒细胞减少症首先要与假性粒细胞减少症鉴别，还需排除继发于自身免疫性疾病、脾功能亢进、恶性肿瘤等疾病。

1. 假性粒细胞减少症　为粒细胞分布异常所致，粒细胞附着于血管壁增多，患儿感染的风险并未增加。注射肾上腺素后再作检查，粒细胞可升至正常或增加 1～2 倍，可以确诊。

2. 系统性红斑狼疮　极少数患儿以粒细胞减少起病，积极查找其他线索如 ANA、抗 ds－DNA 抗体、补体等有助于早期确诊。

3. Felty's 综合征　为类风湿性关节炎表现为粒细胞减少和脾脏肿大，有时关节炎症状不明显而易误诊。

4. 脾功能亢进　粒细胞在增大的脾脏滞留和破坏，外周血粒细胞减少。因有明显的脾脏增大和肝硬化等其他表现，鉴别容易。

5. 败血症　在婴幼儿期，严重的细菌感染也可使白细胞计数减少，同时伴中性粒细胞核左移和胞浆中出现中毒颗粒。患儿有明显的感染中毒症状和体征，血培养可阳性。但在小婴儿，难与先天性粒细胞减少症合并严重感染鉴别，需待感染控制后复查以了解是否仍持续降低。

（三）临床类型

1. 干细胞缺陷引起的粒细胞减少症

（1）网状组织发育不全症：患儿生后即发病，全身淋巴组织发育不良，常于婴儿期死于严重的细菌或病毒感染。外周血淋巴细胞、粒细胞均低下，单核细胞也缺乏。骨髓象粒系和单核系原始细胞缺如，红细胞与血小板正常。

（2）周期性粒细胞减少症：部分患儿为常染色体显性遗传，多于婴儿期或儿童期起病。可能由于对造血因子反馈机制的缺陷，本病呈周期性（3～4 周）发作：粒细胞减少持续 1 周，继而单核细胞反应性增多，粒细胞逐渐恢复。是否合并感染取决于发作期粒细胞和单核细胞计数，间歇期一般不发生感染。发作初期的骨髓象表现为粒细胞增生低下和成熟停滞，间歇期则正常。随年龄增长，发作的周期性逐渐消失。

2. 粒细胞成熟障碍引起的粒细胞减少症

（1）Kostmann 综合征：（婴儿致死性粒细胞减少症）常染色体隐性遗传，新生儿期发病，反复发生细菌感染，最终多死于肺炎。外周血中性粒细胞明显减少，单核细胞和嗜酸粒细胞代偿性增生。骨髓象中性粒细胞分化停滞于中幼粒以前，淋巴细胞和浆细胞增多，红系和巨核系正常。

（2）伴免疫缺陷的粒细胞减少症：部分患儿为性连锁遗传，生后即可发病。临床表现轻重不一，均有反复细菌感染，多于数年内死亡。外周血粒细胞中至重度减少，多数有单核细胞代偿性增多。粒细胞减少多为持续性，少数呈间歇性或周期性。骨髓象中性粒细胞系停滞于中幼粒以前。血 IgA 和 IgG 缺乏，IgM 正常或升高。

（3）慢性家族性粒细胞减少症：多见于非洲人及犹太人。多数无症状，或有反复皮肤疖肿、牙龈炎等，预后良好。外周血粒细胞轻度减少，单核细胞增多。

3. 中性粒细胞破坏过多引起的粒细胞减少症

（1）Chediak - Higashi（契 - 东）综合征：常染色体隐性遗传，主要为中性粒细胞在骨髓内破坏过多并有催化、脱颗粒等方面的功能缺陷。患儿可伴局部白化病及进展性神经系统受累，多数在儿童期死于感染或淋巴瘤样综合征。外周血中性粒细胞中度减少，白细胞胞浆中含有巨大的嗜苯胺颗粒是其特征性表现。

（2）新生儿免疫性粒细胞减少症：发病机制与新生儿血型不合溶血病类似，母亲多次妊娠的新生儿发病的可能性较大。外周血粒细胞减少可持续 2 周至 4 个月，在此期间可无症状，也可合并严重的细菌感染。

（3）儿童慢性良性中性粒细胞减少症：中性粒细胞减少与其自身免疫性破坏有关。患儿于生后 6 个月到 2 岁起病，感染较轻，多数在 1 年左右自然恢复。外周血中粒细胞减少，分类以杆状核为主，分叶核极少，多数伴单核细胞代偿性增多。

（4）病毒感染相关的粒细胞减少症：多种病毒如肝炎病毒、EB 病毒、风疹病毒、流感病毒等感染可合并粒细胞减少，可能与病毒的直接作用或诱导自身抗体产生有关，也可能为粒细胞附着于血管壁增多所致。外周血粒细胞在急性期出现减少，可同时出现异常淋巴细胞，一般 2 周左右自然恢复，极少因此合并细菌感染。

（5）药物免疫性粒细胞减少症：以药物为半抗原引起抗中性粒细胞抗体的产生。常见的药物包括氨基比林、保泰松、磺胺类等，这些药物常用于感染发热的患儿，有时难以与病毒感染所致者鉴别。

三、治疗对策

（一）治疗原则

（1）尽早明确诊断，制定合理的诊疗计划。

（2）监测血常规，了解粒细胞计数的动态变化。

（3）去除病因，停用可疑导致粒细胞减少的药物。

（4）注意卫生、隔离，预防感染。

（5）严密观察病情，及早发现和治疗严重的细菌感染。

（6）某些类型的粒细胞减少症可用针对性的药物治疗。

（二）治疗计划

1. 一般治疗　注意患儿的卫生，增强营养，预防感染。

2. 抗感染治疗　出现感染的患儿，应积极采用广谱、有效的抗生素，在用抗生素前尽量留取血液或分泌物作细菌培养。避免预防性使用抗生素，以免诱导细菌耐药。对比较严重的患儿，也可使用丙种球蛋白加强抗感染。

3. 提升粒细胞计数的治疗

（1）糖皮质激素：儿童慢性良性中性粒细胞减少症及其他与粒细胞免疫性破坏增加引起粒细胞减少的患儿，可试用糖皮质激素。

（2）粒细胞集落刺激因子（G－CSF）和粒－单细胞集落刺激因子（GM－CSF）：周期性粒细胞减少症患儿以 G－CSF 2~5μg/kg·d－1 皮下注射，使中性粒细胞维持在 1.5×10^9/L 以上，可明显减少反复感染的发生。对其他原因如放、化疗或 HIV 感染引起的粒细胞减少，也适宜用 G－CSF。

（3）粒细胞输注：由于明显的副作用及输入粒细胞作用短暂，目前粒细胞输注仅限用于已应用强力抗生素及造血因子而细菌或真菌感染仍进行性加重、威胁患儿生命的情况下。小婴儿每次输注粒细胞 $1~2 \times 10^9$ 个，较大的患儿 1×10^{10} 个，青春期（5~8）$\times 10^{10}$ 个，每天一次直至感染控制或粒细胞恢复至 0.5×10^9/L。

（三）治疗方案的选择

免疫所致的粒细胞减少症可选用糖皮质激素治疗，先天遗传缺陷所致的粒细胞减少症多数没有特效的治疗手段，粒细胞生成减少可选用 G－CSF 治疗，但费用昂贵。所有粒细胞减少症的治疗最主要的是防治细菌和真菌感染。

四、预后

粒细胞减少症的预后取决于其发生的原因和粒细胞减少的程度。严重、持续性的粒细胞缺乏症预后很差，轻度或周期性发作的粒细胞减少症的病情较轻，预后往往较好。重组造血因子的应用给严重粒细胞减少症患儿带来了希望，但在部分患儿又因继发的恶性肿瘤影响了预后。

五、随访

（1）出院带药。

（2）定期检查血常规（每周 1 次到每月 1 饮）。

（3）定期门诊随诊。

（4）注意卫生，预防感染。

（5）如有发热及感染，及时就诊治疗。

【血友病】

血友病是一组由遗传性凝血因子缺乏引起的出血性疾病，包括血友病甲（Ⅷ因子缺乏）、血友病乙（Ⅸ因子缺乏）和血友病丙（Ⅺ因子缺乏）三种。血友病的共同表现为内源性凝血途径缺陷导致的内脏出血或外伤后出血不止，实验室检查表现为凝血酶原时间正常而部分凝血活酶时间延长。血友病的发病率约 5/10 万~10/10 万，其中以血友病甲最常见占 85%，血友病乙占 10%~15%。

一、诊断步骤

（一）病史采集要点

1. 性别 血友病甲和血友病乙一般为 X－连锁隐性遗传，因此患儿为男性，女性多为携带者无症状。血友病丙为常染色体遗传，男女均可发病。

2. 主要症状　血友病的主要症状为出血。最常见的是关节尤其是膝关节出血，表现为局部肿胀、疼痛；其次为颅内出血，表现为头痛、抽搐和神志改变。出血可为自发性，也可为外伤所致，且反复出血往往发生于同一部位。血肿可自行吸收消退，颅内严重出血有时可致命。仔细询问可发现患儿多数有外伤后或肌肉注射后出血难止的病史。

3. 其他病史　多数患儿有阳性家族史。血友病甲和血友病乙患儿母系男性亲属中可有类似出血病史的患者。

（二）体格检查要点

1. 一般情况　除非有颅内出血，患儿一般情况良好。

2. 皮肤黏膜　可有皮下软组织血肿造成的局部瘀肿，有触痛，多数分布于四肢等易受外力作用处。一般没有皮肤出血点、瘀点等常见于血小板减少的表现。大量出血者可因失血过多有皮肤黏膜苍白等贫血表现。

3. 肝脾、淋巴结　患儿一般无肝脾、淋巴结肿大。

4. 其他表现　反复的关节出血可导致受累关节肿胀畸形以及活动受限，严重颅内出血可有神经系统后遗症表现。

（三）门诊资料分析

1. 血常规　白细胞、红细胞、血小板计数均无异常。出血量大时可伴失血性贫血，血红蛋白降低并有网织红细胞计数增加。

2. 出、凝血检查　出血时间正常；凝血时间延长，轻症患儿凝血时间可正常；血块退缩不良。

3. 其他常规检查　伴肾脏挫伤时尿常规可见红细胞。血友病伴消化道出血者少见，大便常规潜血阳性常常为口腔出血咽下所致。

（四）进一步检查项目

（1）补充门诊未做的血常规和出凝血检查。

（2）凝血功能检查：活化部分凝血活酶时间（APTT）延长，重症者常达正常上限的2~3倍，但轻症者可仅较对照延长数秒。凝血酶原时间（PT）、凝血酶时间（TT）均正常。

（3）凝血功能纠正试验：无条件检测凝血因子活性的单位可用凝血功能纠正试验来判断属于何种类型的血友病：正常血浆经硫酸钡吸附后含因子Ⅷ和Ⅺ，不含Ⅸ；正常血清则含因子Ⅸ和Ⅺ，不含Ⅷ；如患者凝血功能试验异常被硫酸钡吸附后的正常血浆纠正而不被正常血清纠正，为血友病甲；如被正常血清纠正而不被硫酸钡吸附后的正常血浆纠正，为血友病乙；两者均可纠正，则为血友病丙。

（4）凝血因子活性测定：直接测定相应的凝血因子活性是确诊血友病最可靠的方法，正常参考范围为60%~150%（0.6~1.5U/ml）。

（5）von Willebrand 因子（vWF）：vWF 为Ⅷ因子的载体，其血浓度降低（vonWillebrand病，vWD）也影响到Ⅷ因子水平。测定 vWF 有助于鉴别 vWD 与轻型或亚临床型血友病甲。

二、诊断对策

（一）诊断要点

根据患儿出血的特征，结合阳性家族史，即可考虑为血友病。实验室检查 PT 正常而 APTT 延长支持血友病的诊断，分型则需要进行凝血功能纠正试验。直接测定凝血因子活性不但能确诊并分型，还可以判断病情严重程度。

（二）鉴别诊断要点

1. 血管性假血友病（von Willebrand 病，vWD）　本病也是遗传性出血性疾病，也有Ⅷ因子活性减低、凝血时间延长，易误诊为血友病甲。但本病为常染色体显性遗传，男女均可发病，其出血机制主要为血小板功能的异常，表现为皮肤黏膜出血，其出血时间延长、束臂试验阳性和阿司匹林试验阳性，测定 vWF 水平有助于与血友病鉴别。

2. 晚发性维生素 K 缺乏症　主要见于 1~2 个月的小婴儿，需与此年龄段发生出血的血友病鉴别。除男女均可发病外，患儿有 PT 延长及用维生素 K 可迅速纠正是其最有力的证据。

3. 血小板减少性紫癜　严重的血小板减少性紫癜也可合并内脏出血及出血不止，但其皮肤黏膜出血更显著，血常规血小板计数减少，易与血友病鉴别。

4. 血小板功能异常　包括多种疾病引起的血小板功能异常也可引起严重的出血，且血小板计数正常。同样，血小板功能异常引起的出血以皮肤黏膜出血为主，有出血时间延长、束臂试验阳性等，血小板功能检测可以明确。

5. 关节炎　血友病患儿反复关节出血可导致关节的畸形和肿胀，需与各种原因引起的关节炎鉴别。关节炎患儿既往无出血性疾病病史，往往有发热及其他关节炎的表现，APTT 正常。

（三）临床类型

1. 根据缺乏的凝血因子分类

（1）血友病甲（Ⅷ因子缺乏）：X - 连锁隐性遗传，男性发病、女性为携带者；1/3 患儿为自发突变，主要为卵子突变，突变的基因可稳定遗传。

（2）血友病乙（Ⅸ因子缺乏）：X - 连锁隐性遗传，男性发病、女性为携带者。有一种少见的基因突变（FⅨ Leyden）可引起儿童期血友病乙，青春期后缓解。

（3）血友病丙（Ⅺ因子缺乏）：常染色体遗传，部分为显性遗传，部分为隐性遗传。

2. 根据疾病严重程度分类

（1）重型：凝血因子活性 <1%，常见儿童期反复自发出血。

（2）中型：凝血因子活性 1%~5%，多于手术、外伤时有异常出血，自发关节出血和血肿的可能性小。

（3）轻型：凝血因子活性 5%~20%，于大手术时可出血过多。

（4）亚临床型：凝血因子活性 20%~50%，平时常无出血症状，也见于女性携带者。

一般来说，血友病甲出血症状较严重；血友病乙Ⅸ因子活性多为轻、中度缺乏，出血症状较轻；血友病丙出血症状更轻，且与Ⅺ因子水平相关性不大。

三、治疗对策

（一）治疗原则

（1）尽早明确诊断，减少出血损伤。

（2）适当限制活动，防止外伤出血。

（3）避免肌肉注射，避免使用干扰凝血功能的药物。

（4）有出血时，补充凝血因子。

（二）治疗计划

1. 一般治疗

（1）注意日常活动，既要避免受伤又不能过分限制以免影响正常的生长发育，需要向患儿及其监护人进行耐心宣教，使患儿养成安静的生活习惯，成人后选择适当的职业。

（2）在其他疾病的治疗中尽量不采用注射尤其是肌肉注射，避免使用阿司匹林等干扰凝血功能的药物，在拔牙、手术前可能需要预防性输注凝血因子。

（3）发生关节出血时，需限制该关节活动并将其置于功能位置，局部可以冷敷。

（4）发生颅内出血时，在输注凝血因子基础上脱水降颅内压，必要时穿刺或切开引流积血以抢救生命。

2. 凝血因子替代治疗　这是重度血友病并出血时最根本的治疗措施。

（1）纯化Ⅷ因子鼻衄或早期轻度出血每次用 10～15U/kg，每 12 小时静脉滴注 1 次，用 1～3 次或至出血停止；关节血肿形成或轻度创伤活动性出血每次用 20～25U/kg，每 12 小时 1 次共 3～4 天或至止血、伤口愈合；危及生命的出血如颅内出血、体腔出血、骨折等每次 50U/kg，每 8 小时 1 次，用 10～14 天或至伤势痊愈；以上情况首剂均需加倍量。

（2）冷沉淀：无纯化Ⅷ因子时可用冷沉淀，每单位（袋）20～30ml，含Ⅷ因子 80～100U 以及丰富的纤维蛋白原。用量同上。

（3）纯化Ⅸ因子：血友病乙可用纯化Ⅸ因子，或含Ⅸ因子的凝血酶原复合物。用法用量与前述大致相仿，但Ⅸ因子的半衰期长，每天仅需用 1 次。

（4）凝血酶原复合物：含因子Ⅱ、Ⅶ、Ⅸ、Ⅹ，用于血友病乙或血友病甲出现凝血因子抑制物时。应注意使用时有发生 DIC 和栓塞的危险，一旦出现，需要停药或减量使用。

（5）新鲜冰冻血浆（FFP）b：含多种凝血因子包括Ⅷ、Ⅸ、Ⅺ。由于输注容量的限制，FFP 不能用于严重的血友病甲和乙，仅用于血友病丙、轻症血友病乙及诊断未明需要紧急处理时。每次 10～15ml/kg，每天 1 次。

3. 其他止血药物

（1）脱氧 -8 -精氨酸加压素（DDAVP）：可促使内皮细胞迅速释放 vWF，使轻症血友病甲患者循环中Ⅷ因子水平升高 2～10 倍，减轻其出血症状，但对重症患者无效。剂量为每次 0.2～0.3μg/kg，加入 NS 中缓慢静注，或皮下注射，也可经滴鼻给药。如有必要，12～24h 后可重复使用，但要注意心血管反应和低渗性水中毒等副作用。

（2）6 -氨基己酸（EACA）：轻症血友病患者尤其是在牙科小手术时也可用抗纤溶药物如 EACA 等预防或治疗出血，肾脏出血禁用。剂量为每次 0.08～0.12 g/kg，静脉滴注，用 5～7 天。

（3）糖皮质激素：可减轻出血和炎症，只适用于肾脏出血和关节出血，一般连用 3 天。

（三）治疗方案的选择

（1）没有出血症状的患儿，无需凝血因子替代治疗，只需注意日常活动防止外伤。

（2）表浅部位的出血可用局部压迫的方法止血。

（3）轻型患儿在口腔出血时可单用 EACA 等抗纤溶药物，其中轻型血友病甲还可选用 DDAVP。

（4）重型患儿合并出血时应及时使用凝血因子替代治疗。

四、预后

患儿预后与病情程度有关，病情越重，发病年龄越早；而年龄越小，患儿发生意外损伤的机会越大。轻型和亚临床型患儿多无症状，中型者预后也较好，重型预后较差：可有反复出血造成的器官损伤和关节畸形，以及反复输注凝血因子引起的血源性病毒感染，可死于严重的大出血或颅内出血。本病的预防主要依靠产前检查。家族史阳性的女性亲属应进行携带者检查，包括遗传学推断、Ⅷ/Ⅸ活性测定以及 DNA 片段多态性检测，确定为携带者则需作产前检查，如胎儿为血友病男性，可终止妊娠。

五、随访

（1）出院带药。

（2）适当限制活动，防止外伤出血。

（3）避免肌肉注射，避免使用干扰凝血功能的药物如阿司匹林等。

（4）有出血时，需及时就诊，补充凝血因子。

【血小板减少性紫癜】

血小板减少性紫癜是由于血小板数量的减少而导致的出血性疾病，主要表现为皮肤出血点、紫癜或瘀斑，常伴鼻腔和口腔黏膜出血，严重者可出现内脏器官出血而威胁患儿生命。其中特发性血小板减少量紫癜（ITP）是小儿最常见的出血性疾病，其发病与免疫机制有关。

一、诊断步骤

（一）病史采集要点

1. 发病年龄　急性 ITP 多于婴幼儿期发病，7 岁以后明显减少；慢性 ITP 发病年龄相对偏大，多在学龄期以后起病。巨大血管瘤合并的血小板减少多数在小婴儿或新生儿期发病，新生儿期起病的血小板减少性紫癜还应注意母亲有无自身免疫性疾病尤其是慢性 ITP 等。

2. 起病情况　急性 ITP 多数为急性起病，病前往往有上呼吸道感染的病史；慢性 ITP 多数起病隐潜，出血症状相对较轻。

3. 主要临床表现　血小板 $<5 \times 10^9$/L 时，可见皮肤黏膜出血，也可有大量鼻衄或齿龈出血以及由此引起的"呕血"和黑便，青春期女孩也可表现为月经过多。严重病例可合并内脏器官出血，需仔细询问有无头痛、抽搐以及血尿等症状。

4. 其他症状　ITP 除出血外一般没有其他症状，继发性血小板减少性紫癜患儿则可伴有原发病的表现。应询问有无发热、贫血、黄疸、关节痛等，有无湿疹，有无中枢神经系统症状和肾脏受累的表现。

（二）体格检查要点

1. 一般情况　ITP 患儿一般精神良好，继发性者可因原发病有发热、乏力等症状。

2. 皮肤黏膜　可出现散在皮肤出血点、紫癜或瘀斑，常有球结膜下出血，合并大量出血者可有皮肤黏膜苍白，继发性血小板减少的患儿部分有黄疸等溶血表现。

3. 其他部位出血　合并颅内出血者有神经系统的体征，合并胸腹腔、关节出血者可有相应的局部表现。

4. 肝脾、淋巴结　少数急性 ITP 患儿可有轻度脾肿大，部分继发性者可因原发病而有不同程度的肝脾、淋巴结肿大。

5. 特殊的临床表现　Kasabach – Metritt 综合征的小婴儿可于四肢或躯干发现血管瘤肿块，伴有湿疹的男婴则需注意 Wiskortt – Aldrich 综合征。血栓性血小板减少性紫癜患儿可因肾脏受累而出现水肿。

（三）门诊资料分析

1. 血常规　ITP 患儿血小板计数不同程度减少，平均血小板容积（MPV）多数增加。白细胞和红细胞一般正常，合并大量出血者可有红细胞、血红蛋白下降，网织红细胞增多。

2. 出凝血功能检查　出血时间延长，凝血时间正常，血块收缩不良；凝血酶原时间和部分凝血活酶时间正常。血小板极度减少时，凝血时间也可延长。

3. 其他常规检查　尿常规检查一般无异常，极度血小板减少时也可出现血尿。大便潜血可阳性，但需注意消化道出血与口鼻腔出血咽下后所致的黑便鉴别。

（四）进一步检查项目

（1）补充门诊未做的血常规及大小便常规检查，动态监测血小板计数。尤其应注意 MPV 大小：血小板破坏增多时 MPV 增加，血小板产生减少所致者 MPV 多数正常，Wiskott – Aldrich 综合征患儿 MPV 则多数降低。

（2）骨髓涂片检查：ITP 的骨髓象主要表现为巨核细胞正常或增多，幼稚巨核细胞比例增加，产板巨核细胞少见。这种骨髓象仅反映了血小板的消耗增多，也可见于其他破坏增多引起的血小板减少症。骨髓涂片检查的主要目的为排除其他疾病如再生障碍性贫血或白血病等。

（3）血小板抗体检测：血小板表面抗体或血清血小板抗体阳性提示存在血小板的免疫性破坏。考虑到其敏感性及特异性，急性 ITP 患者并不依赖于血小板抗体检查。

（4）血小板同位素检查：输入同位素 ^{51}Cr 或 ^{111}In 的血小板，可以测定血小板寿命及其滞留和破坏的部位（脾、肝、肺、骨髓）。ITP 患儿血小板寿命常明显缩短。

（5）ANA 与抗 ds – DNA：ANA 与抗 ds – DNA 阳性有助于系统性红斑狼疮的诊断，在青春期的患儿，ANA 阳性同时也是 ITP 向慢性发展的一个预测因子。

（6）纤维蛋白降解产物（FDP）与 D – 二聚体：以 D – 二聚体的特异性最高。这是体内存在血栓形成的证据，反映了凝血性血小板消耗，见于 DIC、血栓性血小板减少性紫癜及巨大血管瘤引起的血小板减少。

（7）抗人球蛋白试验（Coomb's 试验）：血小板减少伴溶血性贫血的患儿应做此项检查，

Coomb's 试验阳性提示 Evans 综合征。

（8）免疫功能检测：Wiskott – Aldrich 综合征患儿同时存在免疫缺陷，血 IgA 和 IgE 升高、IgM 降低，CD_{43} 阳性淋巴细胞减少。

（9）病毒学检查：ITP 的发病常与病毒感染有关，某些病毒感染也可使病情顽固难治。常规的病毒学检查应包括巨细胞病毒、EB 病毒、HIV、肝炎病毒、风疹病毒等。

二、诊断对策

（一）诊断要点

根据皮肤黏膜出血的表现以及外周血中血小板计数减少，即可做出血小板减少性紫癜的诊断。ITP 的诊断需要排除其他引起血小板减少的疾病，并不要求血小板抗体阳性，骨髓检查的目的主要为排除其他疾病而非诊断 ITP 的支持依据。

（二）鉴别诊断要点

诊断 ITP 需要与以下疾病鉴别：

1. 再生障碍性贫血　以发热、贫血、出血为主要表现，外周血呈全血细胞减少。ITP 合并失血性贫血时需与再障鉴别，后者除血小板减少和贫血外，尚有白细胞减少和网织红细胞计数减少。早期的再障也可仅有血小板减少，极易误诊为 ITP，但骨髓检查可见巨核细胞数减少而不是增加。

2. 骨髓增生异常综合征（MDS）　也可表现为血小板减少，但常伴肝脾、淋巴结肿大，骨髓象呈病态造血（巨幼样变，成熟障碍，淋巴样小巨核细胞等），部分有原始细胞增多或环状铁粒幼红细胞。

3. 急性白血病　可有皮肤黏膜出血和血小板减少，但多有肝脾肿大及白细胞异常，骨髓检查容易与 ITP 鉴别。

4. Evans 综合征　同时有自身免疫性血小板减少与溶血性贫血，需与 ITP 合并失血性贫血时鉴别。前者 Coomb's 试验常阳性，并有黄疸、LDH 升高、网织红细胞计数增加等溶血的表现。

5. 血栓性血小板减少性紫癜（TTP）　本病少见于婴幼儿，有溶血、血小板减少、脑损害等症状，常伴发热、肾功能不全等，血 D – 二聚体与血、尿 FDP 升高。

6. 溶血尿毒综合征　也有前驱感染史及血小板减少，但同时有溶血及尿毒症的表现，可有肝脾肿大、Coomb's 试验阳性，多数有大肠杆菌 O_{157} 感染的证据。

7. 系统性红斑狼疮　早期也可仅表现为血小板减少，女性 ITP 患儿尤其需要与之鉴别。

8. Wiskott – Aldrich 综合征　患儿为男性，同时存在血小板减少与免疫缺陷，全身有广泛湿疹，免疫功能检查异常。与 ITP 时 MPV 增大不同，本病 MPV 较小。

9. 脾功能亢进　血小板一般为轻到中度减少，皮肤黏膜出血不明显，有脾脏明显肿大和肝硬化等原发病的表现。

10. 先天性被动免疫性血小板减少性紫癜　母亲孕期患 ITP 或其他自身免疫性疾病时，婴儿可于生后出现血小板减少，至从母体获取的抗体消失后可自然恢复。母亲的病史是最重要的鉴别要点。

11. Kasabach – Meritt 综合征　巨大血管瘤常见于四肢或躯干，也有位于内脏器官的报道。患有本病的小婴儿，血 D – 二聚体常明显升高。

12. 伴桡骨缺失的血小板减少症　在新生儿期发病，血小板减少随年龄增长可减轻，体检可发现患儿桡骨缺失。

13. 先天性无巨核细胞性血小板减少症　在生后早期即可出现皮肤黏膜出血症状，骨髓中巨核细胞缺乏，患儿常进一步发展为再生障碍性贫血、MDS 或白血病。

14. 血小板功能异常　常表现为皮肤黏膜出血，但血常规可见血小板计数正常而易于鉴别，血小板功能检测可发现异常。

15. 过敏性紫癜　主要表现为皮肤出血点，有对称性分布于四肢尤其是下肢的特点，可伴腹痛、关节痛等症状，血小板计数正常。

（三）临床类型

1. 急性 ITP　为小儿 ITP 最常见的类型，起病较急，多数有明确的前驱感染史，6 个月以内恢复。

2. 慢性 ITP　在小儿相对少见，发病年龄一般较大，多数起病隐潜，病程超过 6 个月，血小板持续或反复减少。

国外对经过正规激素治疗和切脾手术后血小板计数仍过低或有严重的出血情况需要进一步治疗的，定义为难治性 ITP；国内则将经激素、切脾与一般免疫抑制剂如环磷酰胺、硫唑嘌呤或长春新碱等治疗无效者定义为顽固性 ITP，一般多见于慢性 ITP。

三、治疗对策

（一）治疗原则

（1）避免外伤和使用抗凝药物，预防出血。

（2）血小板严重减少者输注血小板，防止严重大出血。

（3）治疗原发病，尽快有效提升血小板数量。

（4）对慢性 ITP 患儿的治疗，需注意药物的副作用，权衡治疗方案的利弊。

（二）治疗计划

1. 一般疗法

（1）根据血小板减少的程度，适当限制活动，防止外伤，避免使用抗凝药物，预防出血。

（2）表浅部位出血的处理对口腔、鼻腔黏膜出血，可采用局部压迫的办法止血，也可使用促凝血的药物如止血敏、EACA 等（后者禁用于凝血消耗引起的血小板减少）。

（3）血小板输注血小板低于 $20 \times 10^9/L$ 并有活动性出血时需要输注血小板，合并感染发热时血小板消耗增加，输血小板的指征要放宽。由于抗体的存在，输入的血小板容易被破坏，因此免疫性血小板减少患儿一般不主张输注血小板，适应证仅限于并发内脏出血或需要手术时才应急输注。

2. ITP 的特殊治疗

（1）糖皮质激素：糖皮质激素可以减少血小板的破坏和降低毛细血管通透性，从而减轻出血症状。泼尼松每天剂量 1.5 ~ 2mg/kg，疗程 2 ~ 4 周或用至血小板计数超过 $20 \times 10^9/L$，然后快速减量至停用。在治疗慢性 ITP 时如果泼尼松有效则应缓慢减量以维持血小板数于安全的水平（无出血症状、$20 \times 10^9/L$ 以上）。也可用甲基泼尼松龙冲击疗法，15 ~ 30mg/（kg·d），连用 3 天后改口服。糖皮质激素治疗的主要目的是使患儿安全度过出血危险期，并不能影响 ITP 的自然病程，且副作用也很明显，因此不应长期使用；停药后如有复发，可临时再用。用糖皮质激素之前应先作骨髓检查排除其他疾病尤其是急性淋巴细胞白血病，因治疗后可干扰后者的诊断。

（2）大剂量静脉注射丙种球蛋白（IVIG）：大剂量 IVIG 可以通过封闭受体避免血小板被吞噬细胞破坏，并可抑制免疫反应使血小板抗体减少。剂量为每次 1g/kg，每天 1 次，用 1 ~ 2 天。95% 患者有效，1 天内血小板数可回升，维持数天至数周，但对急性 ITP 和慢性 ITP 的急性出血期来说已足够。副作用少见，偶有头痛、呕吐等无菌性脑膜炎症状。IVIG 也可用于其他原因引起的免疫性血小板减少性紫癜，且不影响排除其他血液病的骨髓检查。

（3）抗 Rh – D 抗体：抗 Rh – D 免疫球蛋白可封闭网状内皮细胞的 Fc 受体从而干扰了血小板的破坏，起效较 IVIG 治疗稍慢，但持续时间较长。适用于 Rh – D（+）的难治病例，多数患者有效。因慢性 ITP 患儿有部分可自行缓解，在起病 1 年内使用抗 Rh – D 免疫球蛋白，有可能避免脾切除。副反应包括一过性的发热、头痛，以及轻度溶血和 Coombs 反应阳性。

（4）抗 CD_{20}：抗 CD_{20} 单克隆抗体（rituximab，美罗华）清除 B 淋巴细胞以减少血小板抗体的产生，可用于难治性 ITP，约一半患者有效。

（5）免疫抑制剂：对顽固难治病例，可试用长春新碱 1.5 ~ 2mg/m²（每次最大量不超 2mg），加入生理盐水中缓慢静脉滴注，每周一次共 6 次，2/3 患者有效，一般 1 周后血小板计数可明显升高，停药后可复发。或硫唑嘌呤口服 1 ~ 3mg/（kg·d），起效慢（1 ~ 4 个月），半数患者血小板可升高，有效者用至 18 个月，停药后可复发。也可用环磷酰胺、环孢素 A 等，这些药物副作用较大，疗效不一，因此仅限用于慢性难治的病例。

（6）脾切除：约 72% 患者脾切除后血小板计数可恢复。主要适用于慢性 ITP 经内科正规治疗，血小板计数持续低于 $20 \times 10^9/L$ 并有反复出血症状者，以及急性 ITP 伴威胁生命的内脏出血而经激素、IVIG 及输注血小板仍不能迅速提升血小板数的患者。考虑到严重感染的风险以及儿童患者有自行缓解的可能性，年龄越小的患儿，切脾越应慎重。目前对 ITP 患儿切脾的指征仍有不同的看法，总体而言，国内的态度相对保守而国外则相对积极些。切脾手术有开放式切脾和经腹腔镜切脾两种，以后者损伤少为首选。切脾前必须排除其他疾病引起的继发性血小板减少如 SLE 等，并应接种嗜血流感杆菌 B、肺炎双球菌和脑膜炎双球菌疫苗，术后要注意预防细菌感染，对怀疑细菌感染的发热患者要积极使用抗生素。

（三）治疗方案的选择

1. 急性 ITP　首选大剂量 IVIG，也可选用糖皮质激素治疗。血小板 $50 \times 10^9/L$、没有出血症状时，可以观察，不必治疗。

2. 慢性 ITP　没有出血症状、血小板 $> 30 \times 10^9/L$ 时不必治疗，主要为监测血小板变化并适当限制活动、防止外伤。血小板低于 $10 \times 10^9/L$ 或有出血症状时，可临时使用大剂量 IVIG，或用糖皮质激素，血小板上升后激素减量停用。对病情频繁反复或血小板持续明显降低者，可考虑切脾。

3. 难治性/顽固性 ITP　除 IVIG 和糖皮质激素外，可试用免疫抑制剂，疗效差者可考虑切脾。

四、预后

（1）急性 ITP 患儿多数预后良好，约 80% 在 6 个月内痊愈，其中年龄小、起病急、有明确的前驱感染者转为慢性的可能性更低；慢性 ITP 患儿总体预后也较好，多数病情反复波动或血小板维持于较低的水平，少数患儿可于数年后自然痊愈。

（2）继发性血小板减少性紫癜患儿的预后取决于原发的疾病。

（3）无论何种原因导致的血小板减少，如出现内脏大出血尤其是颅内出血，则有生命危险。

五、随访

（1）出院带药。

（2）定期门诊随诊治疗，坚持按医嘱用药。

（3）定期检查血常规。

（4）适当限制活动，避免外伤。

（夏家敏）

第三节 骨髓增生异常综合征

骨髓增生异常综合征（myelodysplastic syndrome，MDS）是一组临床表现为难治性贫血、感染和出血，外周血象表现为血细胞减少，骨髓为活跃或明显活跃增生，三系有病态造血，或原始细胞和早期细胞增多的综合征。各年龄组均可发病。1953 年 Block 等首先称之为白血病前期（preleukemia），简称"白前"。但并非所有的"白前"均转化为白血病，"白前"的诊断仅合适于已转化为白血病的回顾性诊断，因此 1976 年巴黎会议建议将这一组疾病称之为骨髓增生异常综合征，并渐被广泛接受。

Hasle 等报告丹麦 1980—1991 年 < 15 岁的儿童 MDS 年发病率为 4/100 万，婴幼儿 MDS 的年发病率显著高于年长儿童，近 1/3 患儿伴发先天性或遗传性异常。

一、分类

2003 年 Hasle 等参照成人 MDS 的 WHO 诊断分型标准提出了一个儿童 MDS 的 WHO 分型标准（表 13 - 1），并提出了儿童 MDS 的最低诊断标准，认为至少符合以下四项中的任何两项方可诊断为 MDS：

（1）持续性不能解释的血细胞减少（中性粒细胞减少、血小板减少或贫血）。

（2）至少二系有发育异常的形态学特征。

（3）造血细胞存在获得性克隆性细胞遗传学异常。

（4）原始细胞增高（≥5%）。

表 13 -1　儿童骨髓增生异常和骨髓增殖性疾病的诊断分类

Ⅰ骨髓增生异常/骨髓增殖性疾病
 ·幼年型粒单核细胞白血病（JMML）
 ·慢性粒单核细胞白血病（CMML）（仅为继发性）
 ·BCR - ABL 阴性慢性粒细胞白血病（Ph - CML）
Ⅱ Down 综合征（DS）疾病
 ·短暂性异常髓系造血（TAM）
 ·DS 髓系白血病
Ⅲ骨髓增生异常综合征（MDS）
 ·难治性血细胞减少（RC）（外周血原始细胞 <2%，骨髓原始细胞 <5%）
 ·难治性贫血伴原始细胞过多（RAEB）（外周血原始细胞 2% ~19%，骨髓原始细胞 5% ~19%）
 ·转化中的 RAEB（RAEB - T）（外周血或骨髓原始细胞 20% ~29%）

　　按 FAB 标准诊断的儿童难治性贫血（RA）患儿与成人 RA 患者相比具有以下几点主要区别：①外周血贫血（Hb < 100g/L）所占比例较低（46%），主要表现为中性粒细胞绝对值（ANC）减少（其中 ANC < 0.5 × 10^9/L 比例为 27%）和/或血小板数减低（ < 150 × 10^9/L 比例为 75%）；②骨髓增生减低比例较高（43%）；③粒细胞系统和巨核细胞系统发育异常的细胞形态学改变与疾病演进和预后无相关性。

　　因此，采用难治性血细胞减少（RC）的定义而非 RA。RC 的确诊，特别是无克隆性染色体核型异常患儿，有时显得较困难。首先需能除外感染、代谢性疾病、营养缺乏症、药物。

二、临床表现

（一）MDS 的临床表现

　　通常起病隐匿，症状轻重取决于贫血、白细胞和血小板减少的程度和速度。有头晕、乏力、衰弱、食欲减退和长达数月至数年的贫血症，部分病例体重减轻。并发症以出血和感染多见，在未转变为急性白血病的病例中，大多死于这两个原因，两者的发生率约分别为 20% 和 39%。出血常表现为皮肤黏膜瘀点和瘀斑，重者反复鼻衄、牙龈渗血、血尿、消化道出血，甚至颅内出血，有出血表现者约占 MDS 患者的 60% ~80%。感染中以下呼吸道感染为多见，约占 60% ~70%，其他可表现为肛门、会阴部感染，脓疱症和败血症等。肝、脾大者较多见，但淋巴结肿大者不多，约 5% ~20%。还可有四肢骨关节酸痛。MDS 的病程长短不一，最短者 2 个月，较长者 8 ~10 年，个别可达 20 年，但大多在 2 年以下。

（二）儿童 MDS FAB 亚型的特异表现

　　儿童 MDS 与成人不同，以外周血细胞减少的增生低下型 MDS 多见，幼稚细胞增多向白细胞转化的 MDS 相对少见。幼年型慢性粒单核细胞白血病（juvenile myelomonocytic leukemia, JMML）是儿童特有的 MDS 亚类。MDS 有原发和继发于治疗相关 MDS 之分，儿童原发性 MDS 可进一步分为难治性血细胞减少症（RC）、难治性贫血伴幼稚细胞增多（RAEB）、难治性贫血伴幼稚细胞增多向白细胞转化（RAEBT）。新的 WHO MDS 分型是否适合于儿童患者一直受到质疑。

1. JMML 也称 JCMML 在临床血液学、细胞生物学和分子学等方面与成人慢性髓系白血病（CML）明显不同。JMML 主要发生在 4 岁以下的婴幼儿，男性较女性多见。皮肤损害症状明显，特别是面部皮疹是常见而重要的体征之一，多数患儿脾大，部分患儿肝脏和淋巴结增大。外周血中白细胞计数及单核细胞绝对数增多，贫血、血小板减少，血液中胎儿血红蛋白（HbF）持续性的明显增高，常 >10%，骨髓增生明显活跃，原始细胞及单核细胞增多，巨核细胞减少，病态造血的特征常不明显，6%~24% 的患儿表现有 7 号染色体单体（-7），体外培养 CFU-GM 呈自发性生长，对 GM-CSF 刺激敏感性增高，患儿对化疗反应不敏感，生存期短，但急性白血病转化率相对较低，多数患儿死于骨髓衰竭并发症。

2. 7 号染色体单体 是儿童 MDS 较多见的染色体异常变化。占原发性儿童 MDS 的 40%，伴发先天性或遗传异常的儿童 MDS 常出现 7 号染色体单体（-7）。男孩多见，男女比为 4.7：1。外周血白细胞和单核细胞增多，贫血，血小板减少，常见幼稚红细胞和幼稚粒细胞，骨髓呈增生性特征。患儿经常发生感染，肝、脾、淋巴结增大，多很快转化为 AML。7 号染色体单体（-7）在 MDS 发病中的作用机制尚不明。

3. 约 1/3 儿童 MDS 存在先天或遗传异常 如 Down 综合征、Fanconi 综合征、神经纤维瘤Ⅰ型（NF-1）、Bloom 综合征、先天性中性粒细胞减少、血小板储存池病、家族性-7 综合征、线粒体细胞病、非特异性免疫缺陷以及不能分类的其他先天性异常等，这些患儿发病年龄大多大于 2 岁，AML 的转化率较原发性儿童 MDS 为低。

成人 WHO MDS 诊断分型标准中按骨髓原始粒细胞比例将 RAEB 再分为 RAEB-Ⅰ（骨髓原始细胞 5%~9%）和 RAEB-Ⅱ（骨髓原始细胞 10%~19%）两型，此外，将 MDS 和 AML 骨髓原始细胞的分界降低为 0.20，取消了 RAEB-t 亚型，但现有资料表明这并不适合儿童 MDS。如果患者有原发性 AML 特有的染色体及其融合基因异常，如 t（8；21）/AML1-ETO，t（15；17）/PML-RARa，Inv（16）/CBFβ-MYH11，t（9；11）/MLL-AF9 等，不管原始细胞比例是多少均应诊断 AML。对于那些骨髓原始细胞比例在 20%~30% 的患儿，如无临床和儿童 MDS 特征性 7 号染色单体异常或前述原发性 AML 特征性染色体核型异常，应在几周后重复骨髓检查，如果骨髓原始细胞比例超过 30% 则诊断为 AML，如果骨髓原始细胞比例保持稳定则诊断为 RAEB-t。

三、诊断

1. 外周血象 常表现为一系或一系以上血细胞减少，部分患儿网织红细胞百分率有增高。贫血一般呈正细胞、正色素性，红细胞大小不一，可见单个核或多核有核红细胞及卵形大红细胞。粒系形态变化较明显，核浆发育不平衡，可出现 Pelgen-Huet 畸形（分叶减少的中性粒细胞），也可伴分叶过多畸形，或中性粒细胞胞质中颗粒减少，或无颗粒以及其他的形态异常表现。单核细胞常可见增多。血小板及其颗粒常减少，可见大型血小板或形态异常，电镜下可呈空泡形成，糖原减少，微小管缺乏，小管系统扩张等变化。有些患儿血小板计数可正常，但有出血倾向，血小板对胶原、ADP 等诱导的聚集作用异常，黏附性降低。

2. 骨髓涂片 MDS 的骨髓象呈现病态造血的现象。1/2~3/4 患儿骨髓有核细胞增生亢进或正常，约 1/4 左右患儿骨髓增生减低，尤其是继发性 MDS 骨髓增生常低下，而骨髓增生活跃时常伴有纤维化，因此常出现骨髓不易抽出（"干抽"现象）。红系病态造血表现为，红系增生过多（>60%）或过少（<5%），多数患儿的幼红细胞有巨幼样改变，出现环状

铁粒幼红细胞、多核红细胞、核分裂、核凹陷以至核分叶、胞质染色不均匀、多嗜性红细胞及点彩红细胞，尤其 MDS 转变为白血病前，上述变化为较突出的表现。粒系病态造血表现为，颗粒减少或缺如或过大，成熟粒细胞胞质仍嗜碱，呈核浆发育不平衡表现，细胞核分叶过少（Pelger–Huet 异常）或过多。巨核系病态造血表现为巨核细胞减少，出现小巨核细胞、大单个核巨核细胞、多核巨核细胞、胞质中颗粒加大或形态异常。小型巨核细胞及巨大血小板偶尔出现在外周血中。

3. 骨髓活检　除了观察骨髓中细胞学改变之外，还可见到下列主要的组织学变化红系前体细胞成熟过程障碍，常形成分化在同一阶段的幼红细胞岛，伴有早幼红细胞增多，骨髓中原粒细胞和早幼粒细胞离开骨小梁附近呈中心性簇生，这些异位的原粒和早幼粒细胞形成聚集（>5 个粒系前体细胞）或小簇（3~5 个粒系前体细胞），称为异位的不成熟前体细胞（abnormal localization of immature precursor，ALIP），巨核细胞形态异常，表现为体积有显著的大小不一，细胞核呈低分叶的鹿角样和不规则的过多分叶，小型巨核细胞（体积仅为正常的1/6）普遍多见。骨髓组织内细胞增生活跃者（造血组织 >50%）约 60% ~70%，部分患者增生正常（造血组织 30% ~50%），少数患者骨髓造血细胞增生减低（<30%）。还可见骨髓组织中硬蛋白纤维增多的现象，但没有胶原纤维增多。上述变化中，尤其是 ALIP 不仅有诊断价值，而且对估计 MDS 的预后有价值，有 ALIP 的患儿约有 40% 可发展成急性粒细胞白血病，平均生存期约 16 个月，无 ALIP 的 MDS 患儿仅 10% 发展成急性粒细胞白血病，平均生存期为 33 个月。

4. 细胞遗传学　较常见的染色体异常有 5q–，–7，+8，+21，7q–，假二倍体，亚二倍体，超二倍体，21–4 体及 –5 等。极少数可出现 ph 染色体。5q–综合征患儿均有第 5 号染色体长臂缺失（其断裂点位置常在 2 区或 3 区）。细胞遗传学改变对 MDS 预后方面有以下共同特点：①正常核型者比异常核型者好；②单一异常者比多种异常者好（–7 或 7q–例外）；③核型稳定者比核型演变者好。

5. 造血干细胞培养　一般采用 Pike 和 Robinson 建立的造血干细胞培养技术。MDS 时有明显的粒细胞，单核细胞集落形成单位（CFU–GM）形成障碍。凡在琼脂中生长形成 3~20 个细胞的细胞团称为小簇，形成 21~40 个细胞者称为大簇，形成 41 个以上细胞者称为集落。正常人 CFU–GM 体外培养形成中性粒细胞、单核、巨噬细胞或粒细胞性混合集落，细胞分化和形态均正常。MDS 的 CFU–GM 体外培养结果往往集落数低下，细胞集落和细胞簇中细胞成熟度及两者间比例显著低于正常对照组，为急性白血病相似的集落形成和细胞分化障碍。

6. MDS 患者机体免疫功能　有多种变化，有体液免疫异常和细胞免疫异常的各种表现，但无特异性，提示有免疫功能紊乱，主要以体液免疫和细胞免疫功能降低为主。

四、治疗

支持疗法是 MDS 最基本的治疗措施，贫血严重者输血或少浆红细胞，感染时用相应的抗生素。造血干细胞移植是目前唯一可以根治 MDS 的治疗方法。

1. 造血干细胞移植　因造血干细胞移植唯一能使 MDS 治愈，如患儿一般情况好，应积极考虑作造血干细胞移植治疗，争取治愈。

大约 50% 的患者可以通过造血干细胞移植得到治愈，但不同的 MDS 亚型移植时机是不一样的，伴有幼稚细胞增多的 MDS 因为随时可能向白血病转化，且一旦转化成白血病治疗难度是很大的，所以应该尽早移植。不伴有幼稚细胞增高的 MDS 一般病情进展缓慢，有较长的稳定期，研究发现早移植与晚移植的疗效是没有差别的，所以一般不需要马上移植，只有当病情进展到反复输血依赖时才需要尽早移植。对于伴有 -7 染色体异常的 MDS，因为其病情进展比较快，所以也应该尽早移植。

作为儿童 MDS 的特有亚型 - JMML，造血干细胞移植前患者往往伴有明显肝脾大，对于巨大的脾脏是否移植前需要切脾有一定的争议，虽然切脾有助于植入、有助于减少血小板的输注，但来自欧洲 EWOG - MDS 100 例儿童 JMML 移植资料提示切脾并不能提高疗效，所以推荐移植前不必要切脾。

RAEBT 患者移植前是否需要化疗就有很大争议，临床实践中往往从两个方面可以帮助我们做出决定，第一我们可以看看这些患者有否非随机的染色体异常，如：t（8，21）或 inv16，如果伴有这样的染色体异常，即使幼稚细胞比例没有达到 30%，也已经是经典的 AML 了，也可以在严密观察下随访等待看幼稚细胞是否马上升高。第二就是看 RAEB、RAEBT 患者移植前化疗是否有助于提高疗效，来自欧美的研究并未发现这些患者在移植前接受化疗能提高疗效。因此目前一般认为伴有幼稚细胞增高的 MDS 患者不必要接受化疗，应该直接移植。

因为移植治疗是 MDS 患者获得治愈的唯一希望，其移植指针应该比任何类型的白血病还要强，所以一旦诊断明确，应积极寻找供体准备移植，为了防止病情变化，RAEB、RAEBT 患者不能花更多时间在选择供体上，即使是配型条件较差的非血缘相关供体甚至半相合供体都应积极考虑，以争取时间。

2. 化学治疗

（1）小剂量阿糖胞苷：剂量为 $10 \sim 20mg/m^2$，每日 1～2 次，皮下注射 10 日至 10 月，完全缓解者约 30%，部分缓解者约 30%，似乎延长存活期。

（2）小剂量三尖杉酯碱：0.5～1mg 静滴，每日或隔日 1 次，10～15 次为一疗程，休息5～10 日，再接下一疗程。副作用是骨髓抑制。

（3）联合化疗：常用联合化疗方案有 HOAP、HA、VP - 16 + Arc - C、COAP、DA 等。但联合化疗后骨髓抑制持续的时间比急性白血病化疗后骨髓抑制时间长，且不易恢复，病态造血也难以纠正，容易并发致死性的严重感染，故宜慎重。

3. 其他　包括免疫抑制药（环孢霉素、ATG）和 DNA 甲基化酶抑制药 [5 - 氮杂胞苷（azacytidine，5AC）和地西他滨（decitabine，DAC）]，除有 ATG 治疗儿童 MDS 的小系列报道外，其他药物极少有用于儿童 MDS 的研究报道。全反式维 A 酸对 MDS 剂量为每日 20～$60mg/m^2$，疗程 1～9 个月。不良反应为皮肤黏膜干燥，ALT 增高，颅压增高等。

（张秀英）

第四节　缺铁性贫血

缺铁性贫血（iron deficiency anemia，IDA）是婴幼儿时期最常见的一种贫血。我国 2 岁以下小儿的发病率为 10%～48%。其发生的根本病因是体内铁缺乏致使血红蛋白合成减少而发生的一种小细胞低色素性贫血。临床上除可出现贫血外，还可因缺铁而降低许多含铁酶的生物活性，进而影响细胞代谢功能，使机体出现消化道功能紊乱、循环功能障碍、免疫功能低下、精神神经症状以及皮肤黏膜病变等一系列非血液系统的表现。

一、铁的代谢

1. 铁在体内的分布　体内大部分铁主要分布在血红蛋白中，少量存在于肌红蛋白中，两者占体内铁总量的 60%～70%。细胞色素、过氧化氢酶及血浆中运输状态中的铁，仅占极小部分。其余约 30%～40% 的铁则以铁蛋白和含铁血黄素的形式贮存于骨髓、肝、脾、淋巴结等网状内皮系统中。

2. 铁的来源　可分为外源性和内源性两种。外源性铁主要来自食物，含铁较多的食物有动物的肝、动物的血、海带、发菜、紫菜、木耳、香菇等，其次为各种肉类、蛋黄、肾脏、菠菜、高粱、小米等。内源性铁主要来自更新破坏的红细胞。这种衰老红细胞经机体网状内皮系统消化降解的铁可被重新利用。

3. 铁的需要量　初生新生儿体内铁的总量大约为 0.5g，而成人大约是 5g。为了满足小儿的正常发育，需要每天吸收 0.8mg 的铁。此外，小儿在正常发育过程中，还可以通过消化道、皮肤、泌尿生殖道黏膜上皮细胞脱落而丢失一部分铁。因此，一个 15 岁以内的小儿每天从食物中吸收的铁至少需要 1mg 才能满足铁的正平衡。对于一个已有正常月经来潮的女孩来说，每天的铁摄入量尚需适当增加。

4. 铁的吸收　通过食物摄入的铁是满足小儿正常生长发育需要的重要来源。通常，小儿每天食物中所含的铁量约 8～10mg，大约仅 10%（约 1mg）的食物铁可被吸收。铁吸收的主要部位在十二指肠及空肠上段，部分借助于位于十二指肠中的几种辅助铁吸收蛋白。低价铁（二价铁）较高价铁（三价铁）容易吸收。食物中的铁一般为三价铁。适量胃酸的存在对铁的吸收颇为重要，它们能将食物中的三价铁转化成二价铁；维生素 C 能将三价铁还原成二价铁而有助于铁的吸收。由于人体铁极少排泄，因此，铁吸收的调节是维持体内铁平衡的主要机制。肠黏膜上皮细胞具有控制铁吸收的能力，它们可根据体内铁的需要程度来增减铁的吸收量。铁的吸收效率因食物种类不同而异，大多数素食中的铁吸收效率较差，平均仅 5% 左右（1.7%～7.9%），而黄豆、肉类和血红蛋白中铁的吸收效率可高达 15%～20%。

从食物中所吸收的铁有两种去向，其中一部分铁吸收后进入肠黏膜上皮细胞内，与其中的去铁蛋白（apoferritin）结合而形成铁蛋白；大部分吸收铁直接进入血液循环，并与血浆中的转铁蛋白（transferrin）结合而被转运。

5. 铁的转运　被吸收的二价铁进入血液循环后又被氧化成三价铁，并与转铁蛋白结合。通常，二分子 Fe^{3+} 需一分子的转铁蛋白。与转铁蛋白相结合的铁称为血清铁（serum iron，SI）。SI 被转运至骨髓幼红细胞和网织红细胞胞质内，约 80%～90% 进入幼红细胞的铁被线粒体摄取，并与原卟啉IX结合形成血红素，血红素再与珠蛋白结合而成血红蛋白。

转铁蛋白存在于血浆 β 球蛋白组分中，是一种糖蛋白，主要在肝脏中合成，在 465nm 波长处有最大吸收峰。转铁蛋白分子的表面有许多铁结合位点，在正常情况下，仅 1/3 的转铁蛋白铁结合位点被铁结合，换言之，转铁蛋白铁结合的饱和度仅 33.3%。转铁蛋白的主要功能是为骨髓造红细胞提供原料。它们将所结合的铁通过位于幼红细胞膜上转铁蛋白受体（TfR）的协助下转入幼红细胞和网织红细胞内后，在胞质低 pH（5.5）条件下，转铁蛋白迅速释放出铁，而转铁蛋白本身又回到血浆中重新执行运铁的功能，如此循环往复，周而复始。转铁蛋白的血浆半寿期平均为9（8~10.4）天。

血清中转铁蛋白能结合 SI 的总量称为总铁结合力（totaliron binding capacity，TIBC），未被铁结合的转铁蛋白铁结合能力称为未饱和铁结合力（unbound iron binding capacity，UIBC）。因此，这三者之间的关系可用一个公式（TIBC = SI + UIBC）来表示。

幼红细胞中未被利用的铁以小粒的形式存在于胞质中，亚铁氰化钾可将其染成蓝色。在缺铁情况下，幼红细胞中的铁小粒显著减少甚至消失，而在体内贮存铁增多时，幼红细胞中铁小粒也增多。含有铁粒的幼红细胞称为铁粒幼细胞。

6. 铁的贮存　铁主要贮存于肝、脾与骨髓中。贮存的主要形式为铁蛋白与含铁血黄素。铁蛋白中含铁可高达23%。含铁血黄素为颗粒状物质，含铁37%，见于铁蛋白含量最高的组织中。

7. 铁的排泄　正常小儿铁的排泄量极微，主要排泄途径为胆汁、尿、粪、汗、脱落的毛发及剥落的皮肤、黏膜细胞。

二、病因及发病机制

在正常情况下，铁吸收和排泄基本是平衡的。如果铁的消耗超过体内所能供给的量，就会发生缺铁。引起缺铁的可能因素有：

1. 贮存铁不足　早产儿、母亲怀孕期严重缺铁、胎儿宫内失血等均可出现贮存铁不足。

2. 饮食中铁含量不足　以牛乳、米、面粉等为主的食物进行人工喂养的婴儿，由于食物中含铁较少，不足以适应生长的需要，故易发生缺铁或缺铁性贫血，早产儿尤易如此。

3. 吸收障碍　消化系统的疾病如长期慢性腹泻、脂肪泻等均可影响铁的吸收。

4. 需要量增加　婴幼儿尤其是早产儿生长发育快，青春期前后发育也快，如饮食中无足够的铁供应，即可发生缺铁性贫血。女孩在月经来后，由于月经的损失，缺铁问题可更严重。

5. 失血　长期慢性失血见于消化性溃疡、钩虫病、多发性肠息肉、血管瘤、梅克尔憩室炎或者炎症性肠病等，急性失血见于外伤、鼻出血等。

上述病因可单独存在，也可有两种或两种以上同时存在而导致缺铁。铁是血红蛋白的必要组成成分。当体内缺铁或铁的利用发生障碍时，血红素合成不足，因而血红蛋白合成减少，形成小细胞低色素性贫血。同时细胞色素、过氧化氢酶等也因缺铁而活性降低，细胞呼吸发生障碍。贫血发生后，含铁酶活性的降低和长期携氧不足而影响消化、呼吸、循环、神经和免疫等系统的功能。

值得提出的是体内刚出现缺铁时并非立刻出现贫血。当体内已经有缺铁存在但尚无血红蛋白降低者称为缺铁（iron deficiency，ID）；只有当缺铁同时伴有血红蛋白下降者才称为缺铁性贫血（iron deficiency anerma，IDA）。

缺铁与贫血之间是一个循序渐进的过程，当体内出现缺铁时，最早出现的表现是贮存铁的下降，如缺铁持续存在，即可出现铁蛋白下降，此时仍可无血红蛋白下降，临床上也无贫血的表现。如缺铁进一步加重，铁蛋白几近耗竭时，血红蛋白才开始下降，临床上出现明显的贫血表现。

三、临床表现

IDA 的发病高峰年龄在 6 个月 ~ 3 周岁，患儿常有皮肤和黏膜苍白，软弱无力，心悸、气急、食欲差、不愿活动，精神不振，对环境不感兴趣，易烦躁、哭闹。年长儿可诉头晕、眼前发黑、耳鸣等。肝、脾、淋巴结可轻度增大，主要原因为髓外造血。可见口角炎、舌乳头萎缩、肛门皮肤发炎、反甲、皮肤干枯、毛发脆易断、失去光泽等。严重者出现异食癖。新生儿或小婴儿可有屏气发作，也称呼吸暂停症（breathholding spell，BHS）。有时有腹泻或呕吐，皮肤微肿，脉搏加速，心前区可有吹风样收缩期杂音。贫血严重时可有心脏扩大和心功能不全。IDA 患儿还可以出现免疫功能低下，容易合并感染。

四、诊断与鉴别诊断

1. 病史及临床表现　IDA 的诊断应结合喂养史、出生体重、发病年龄及临床症状和体征等综合判断。

2. 血象改变　血液学检查对鉴别诊断和确定诊断十分重要。患儿血红蛋白量比红细胞数降低明显，红细胞体积较小、中空、色淡，$MCV < 80\mu m^3$（fl），$MCH < 26pg$，$MCHC < 320g/L$，红细胞平均直径 $6.5\mu m$。网织红细胞在治疗前通常在正常范围或稍高，但治疗后 7 ~ 10 天可出现明显升高，但极少超过 10%。偶尔外周血中可出现有核红细胞。单纯 IDA 时，白细胞通常在正常范围或稍低。伴有钩虫病患儿可有嗜酸性粒细胞增多。血小板计数大多在正常范围，但也可以出现血小板增多，甚至高达 $(600 ~ 1\,000) \times 10^9/L$，贫血较重者血小板可减少。血小板计数的改变机制不明，可能为缺铁的直接结果。

3. 骨髓象　有核红细胞增生活跃，严重患儿也可增生低下。轻度至中度红系细胞增多，幼红细胞比例增多，重度贫血患儿幼红细胞胞质较少，体积较小，边缘不整齐，胞质着色偏蓝，出现核、浆发育不平衡的表现：胞质发育落后于胞核。早幼红细胞和中幼红细胞比例增高，而晚幼红细胞减少。骨髓涂片铁染色示细胞内、外铁均明显减少或缺如，铁粒幼细胞减少或不见。白细胞和巨核细胞系统正常。

4. 大便隐血试验　约有 1/3 的患儿可有大便隐血试验阳性。

5. 血生化指标改变　SI 明显降低，常低于 $350\mu g/L$。TIBC 增加，往往高于 $6\,700\mu g/L$。血清铁饱和度明显降低，常在 15% 以下。血清铁蛋白耗竭。血清游离 TfR 增加。血清 TfR/铁蛋白对数比值是诊断 IDA 的敏感指标，该比值明显增加时有利于 IDA 的诊断。红细胞内游离原卟啉可明显增高，可高达 $1\,000 ~ 6\,000\mu g/L$（正常值为 $420 \pm 180\mu g/L$）。

6. 含铁酶的变化　在发生缺铁性贫血以后，含铁酶细胞色素 C、琥珀酸脱氢酶、单氨氧化酶等活性均可明显下降。

典型 IDA 的诊断并不困难，但轻型病例和无贫血缺铁状态的诊断，须进行血清铁、铁结合力、骨髓细胞外铁染色检查及红细胞内游离原卟啉的测定方能作出明确诊断。IDA 主要与小细胞低色素性贫血鉴别，包括铅中毒、β-地中海贫血、α-地中海贫血、慢性感染引起的贫血等。

五、治疗

IDA 的治疗除应加强护理、去除病因、防止感染外，重点应包括以下几方面：

1. 改善饮食　尤其原来喂养不当者。根据年龄对营养的需要，安排好饮食品种，注意添加辅食，并根据患儿的消化能力多食一些含铁丰富的食物如肝末、蛋黄、肉类、血类等。

2. 铁剂治疗　铁剂是治疗 IDA 的特效药物。二价铁较三价铁易于吸收。维生素 C、稀盐酸同时与铁剂服用可增加治疗功效。常用的制剂有硫酸亚铁、葡萄糖酸亚铁、富马酸亚铁等。根据元素铁来计算剂量，通常每天 6mg/kg，分三次口服即可有效刺激造血。由于牛奶含磷较多，可影响铁的吸收，故口服铁剂时不宜饮用牛奶。注射铁剂疗效并不比口服好，且易出现毒性反应，因此仅在那些不宜口服治疗如伴有吸收不良的患儿才考虑使用；通常的制剂为右旋糖酐铁。铁剂服量过大可产生中毒现象，患儿可出现恶心、呕吐、不安，严重者可发生昏迷、肝坏死、胃肠道出血或末梢循环衰竭。铁剂治疗的效果可利用网织红细胞百分数作为观察指标，通常治疗后 3 天网织红细胞开始上升，第 7～10 天达高峰。一周内红细胞和血红蛋白逐渐上升，连续治疗 3～4 周，血红蛋白可恢复正常。此时，铁剂治疗不能立刻停止，而仍需继续治疗 2～3 月，以补充贮存铁。

3. 输血　轻度贫血无需输血。重度贫血致组织缺氧甚至危及心脏功能者应给予少量多次输血，通常每次给予 5～7ml/kg，千万不可操之过急，一次大量输血可造成急性心功能衰竭而危及患儿生命。

六、预防

IDA 是可以预防的疾病。应积极做好地区保健工作和卫生宣传工作，加强家庭和集体儿童机构的营养指导。对容易发生 IDA 的小儿，应尽早预防：对婴儿要及时添加适当的辅助食品，对未成熟儿早给铁剂。对易感儿，应给予预防量铁剂预防。铁的预防量，按元素铁计算是每日 1mg/kg。在钩虫病流行地区，要大力开展消灭寄生虫病的卫生防疫工作，防止患儿重复感染，同时需给予口服铁剂，以预防或治疗贫血。

（张秀英）

第五节　营养性巨幼红细胞性贫血

营养性巨幼红细胞性贫血（nutritional megaloblasticanemia）又称大细胞性贫血，主要由叶酸或（和）维生素 B$_{12}$ 直接或间接缺乏所致，大多因摄入不足而导致直接缺乏引起。其血细胞形态学特点是红细胞体积较大，中性粒细胞核分叶过多，骨髓中巨幼红细胞增生。

一、叶酸与维生素 B$_{12}$ 的代谢

1. 叶酸的代谢和利用　食物中的叶酸（蝶酰谷氨酸）摄入后，与位于小肠黏膜上皮细胞上的叶酸结合蛋白结合而被吸收。蝶酰单谷氨酸较蝶酰多谷氨酸容易吸收。而位于刷状缘的蝶酰谷氨酸羟化酶具有促进蝶酰多谷氨酸向蝶酰单谷氨酸转化，从而有利于叶酸的吸收。叶酸具有肠肝循环。血浆中大多数叶酸与血清清蛋白结合，叶酸本身并无生物学活性，必须在二氢叶酸还原酶的作用下还原成四氢叶酸，而后被转运入组织细胞内。正常成人的叶酸需要量为每日 100μg，怀孕期母亲可增至每日 350μg，以千克体重计算，婴幼儿的叶酸需要量比成人为高。

2. 维生素 B$_{12}$ 的代谢和利用　维生素 B$_{12}$ 来源于动物性食物中的钴胺素（cobalamin），人

类不能合成维生素 B_{12}，但肠道细菌却能合成并能供人体使用。食物中的钴胺素在胃酸的作用下释放出来，并立即与 R 蛋白及内因子结合后通过十二指肠，其中的 R 蛋白被胰腺蛋白酶水解，残余的维生素 B_{12} 内因子复合物在回肠末端借助于一种位于回肠末端黏膜上皮细胞上的钴胺素内因子复合物的特殊受体而吸收。此外，当给予大剂量维生素 B_{12} 时，也可在口腔和小肠黏膜通过梯度弥散机制而吸收。血浆中的维生素 B_{12} 与转钴胺素蛋白（transcobalamin，TC）Ⅰ、Ⅱ、Ⅲ结合，其中 TCⅡ 尤为重要。TCⅡ 钴胺素通过特殊的受体介导内吞作用进入细胞内，然后钴胺素被转化成甲基钴胺素和腺苷钴胺素，后两者为活性形式，参与转甲基作用和合成 DNA。

二、叶酸、维生素 B_{12} 缺乏的原因

1. **喂养不当** 叶酸主要存在于绿叶蔬菜中，其他如酵母、肝、肾等食物中也较多。而维生素 B_{12} 则主要位于动物肝、肌肉和肾中。当单纯母乳喂养而未及时添加辅食、人工喂养不当及严重偏食的小儿，其饮食中缺乏肉类、动物肝、肾及蔬菜，常常可以引起维生素 B_{12} 和叶酸的缺乏。羊奶中所含叶酸甚微，因此，单纯以羊奶喂养者，容易出现叶酸的缺乏。

2. **需要量增加** 6~18 月的婴幼儿，由于生长发育迅速，往往因辅食添加不及时而易发病。

3. **疾病因素** 叶酸的主要吸收部位是小肠上段，而维生素 B_{12} 的主要吸收部位则位于回肠末端。因此，任何原因导致小肠病变均可使叶酸和维生素 B_{12} 的吸收障碍，从而导致两者的缺乏，如慢性腹泻可严重影响叶酸、维生素 B_{12} 的吸收。空肠外科切除可引起叶酸缺乏，而回肠切除则可引起维生素 B_{12} 的缺乏。此外，肝脏病变可影响叶酸的正常代谢，使叶酸的生物转化发生障碍而致病。

4. **先天性缺陷**

（1）小肠先天性叶酸吸收缺陷：是一种常染色体隐性遗传性疾病，可导致叶酸的吸收障碍。

（2）幼年型恶性贫血：该病罕见，属于常染色体隐性遗传。病因为胃壁细胞不能分泌内因子（IF）而使维生素 B_{12} 吸收障碍所致。

（3）先天性转钴胺蛋白缺陷：转钴胺蛋白Ⅱ（TCⅡ）是维生素 B_{12} 的主要转运蛋白，先天性转钴胺蛋白缺陷可以导致维生素 B_{12} 转运障碍，从而出现维生素 B_{12} 的间接缺陷。该病属于常染色体隐性遗传。

三、发病机制

叶酸和维生素 B_{12} 是脱氧核糖核酸（DNA）合成过程中重要的辅酶，主要起转甲基作用。缺乏时，尿嘧啶脱氧核苷酸不能甲基化，从而阻碍了合成 DNA 的重要原料胸腺嘧啶脱氧核苷酸的合成，进而影响 DNA 的合成。在正常情况下，当细胞内 DNA 增加到两倍（4n）时才发生细胞分裂。叶酸和维生素 B_{12} 缺乏时，DNA 合成发生障碍，幼红细胞分裂延迟，而血红蛋白则仍然在继续合成，这样，幼红细胞血红蛋白合成越来越多，体积越来越大，而 DNA 含量却始终未能达到细胞分裂所必需的要求，使幼红细胞发生巨幼变。这种巨幼红细胞很容易在骨髓内破坏，造成无效造血。从而引起巨幼红细胞性贫血。叶酸和维生素 B_{12} 缺乏对细胞分裂的影响不仅见于红系，也见于粒系和巨核细胞系。晚幼粒和杆状核粒细胞体积

大、核肿胀、结构疏松，核分叶过多，可多至 5 叶以上。由于粒细胞生存期短，故这种变化先于红系，可作为叶酸或维生素 B_{12} 缺乏早期诊断的依据。巨核细胞的体积也增大，核分叶过多，血小板生成障碍，可见巨大血小板。

维生素 B_{12} 缺乏时，除可出现血液系统改变外，尚可影响神经精神系统。这是由于维生素 B_{12} 缺乏可引起神经系统有鞘神经纤维脂质代谢障碍。有鞘神经纤维的鞘中含有丰富的鞘磷脂，脂质代谢过程中的中间代谢产物为甲基丙二酸，后者在维生素 B_{12} 的参与下，转变成琥珀酸进而进入三羧酸循环。维生素 B_{12} 缺乏时，甲基丙二酸不能转变成琥珀酸而使甲基丙二酸在神经鞘中堆积，破坏了神经鞘的形成，从而出现神经精神症状。

四、临床表现

本病发病缓慢常不被家长注意。全身症状轻重和贫血程度不一定成正比。肤色可苍黄，口唇、睑结膜、甲床苍白，头发黄、细、干、稀疏，面水肿。常有舌面光滑、厌食、恶心、呕吐、腹泻，偶有吞咽困难、声音嘶哑。患儿可出现烦躁不安、疲乏无力、表情呆滞、反应迟钝、两眼直视、食欲差、嗜睡等症。心前区可闻及吹风样收缩期杂音。由于髓外造血的关系，肝、脾可出现不同程度的肿大，与发病年龄有关，年龄越小，肝、脾大就越明显。血小板严重降低时，皮肤可出现瘀点、瘀斑。白细胞减少者易患细菌性感染。

维生素 B_{12} 缺乏时，除也有上述表现外，尚可出现明显的神经精神症状。可出现动作缓慢、手足无意识运动、头部及肢体颤动。震颤初见于手、唇、舌，因反复震颤而舌系带可出现溃疡；继而上肢、头部、甚至全身。经刺激后可使颤动加剧。重症病例可见四肢屈曲，踝阵挛。长期缺乏未予补充者，可出现智力障碍。

五、实验室检查

1. 外周血象　红细胞数较血红蛋白量降低得更明显。早期血红蛋白尚在正常范围时，红细胞数就可已经明显减少。红细胞体积增大，可有轻度大小不等，以大细胞为主。红细胞内血红蛋白充盈度良好，中央淡染区缩小。平均红细胞体积（MCV）及平均红细胞血红蛋白含量（MCH）均大于正常，但平均红细胞血红蛋白浓度（MCHC）则在正常范围，说明此种贫血为单纯大细胞性贫血。粒细胞体积增大、数量减少、核染色质疏松，核分叶较多，多者可达 5 叶以上，如核分叶 5 叶以上的细胞超过 5% 则有诊断价值。血小板数可减少、体积增大，出血时间延长。

2. 骨髓象　骨髓细胞大多代偿性增生旺盛，也有增生正常或增生低下者，但均有红细胞巨幼变，胞体大、核染色质松、胞质嗜酸性强，核、浆发育不平衡，胞核的发育落后于胞质。粒细胞体大、核分叶多、核右移，巨核细胞核分叶过多、胞质中颗粒减少，骨髓中血小板也较大。

3. 血浆叶酸及维生素 B_{12} 定量测定　叶酸或维生素 B_{12} 减少或两者皆减少。当血浆叶酸含量 $<3\mu g/L$（67nmol/L）和（或）血浆维生素 B_{12} 含量 $<100ng/L$ 时有助于确诊。

4. 胃酸测定　患儿胃酸常降低，经治疗后可恢复。

六、诊断及鉴别诊断

应根据临床表现、喂养史以及实验室检查来综合判断，而实验室检查结果是确诊本病的主要依据。为鉴别维生素 B_{12} 缺乏抑或内因子缺乏，可采用 ^{51}Cr 标记的维生素 B_{12} 进行 Schilling 试验。巨幼红细胞性贫血应与红白血病、先天性脑发育不全症鉴别，红白血病时恶性巨幼红细胞中糖原染色（PAS）呈现巨大 PAS 阳性颗粒，而巨幼红细胞性贫血时却无此种表现；先天性脑发育不全的智力障碍发生于出生时，而巨幼红细胞性贫血者的智力下降是继发的，出生时智力正常，不难鉴别。

七、治疗

首先应去除病因。如喂养不当应予以纠正，慢性腹泻应予以治疗。对于不能根治的先天性缺陷，只能采用补充或替代疗法。

叶酸不能改善维生素 B_{12} 缺乏引起的神经症状，故在无明显神经症状的巨幼红细胞性贫血可用叶酸进行治疗。每日口服叶酸 5 ~ 15mg，维生素 C 300mg；后者可加强前者的疗效。

营养因素引起的维生素 B_{12} 缺乏者，可给予维生素 B_{12} 每 3 日肌肉注射 0.1mg，共 2 ~ 3 周。其他原因引起或病情严重者可每月 1 次，每次 1mg，待血象正常后，减量维持。为改善神经系统症状，可适当加用维生素 B_6。治疗期间要适当加服铁剂以供造红细胞所需。严重贫血已引起心功能不全者，应小量多次输血，以减少慢性缺氧。输血时点滴速度要缓慢。如有原发病应积极治疗。一般的营养也应加强。严重巨幼红细胞贫血患儿在治疗开始48小时，血钾可突然下降，加之心肌因慢性缺氧，可发生突然死亡，严重巨幼红细胞性贫血患儿，治疗时应同时补充钾盐。

（徐 琳）

第六节 再生障碍性贫血

再生障碍性贫血（aplastic anenua，AA，简称再障）是一种由于多种原因引起的骨髓造血功能代偿不全，临床上出现全血细胞减少而肝、脾、淋巴结不增大的一组综合病征。在美国及欧洲，儿童再障的发病率为 0.2/10 万 ~ 0.6/10 万。国内尚缺乏儿童再障发病率的资料。根据 1987 年宝鸡再障会议全国调查资料报告，我国（成人与儿童）再障的发病率为 0.72/10 万，其中急性再障为 0.11/10 万，慢性再障为 0.60/10 万。

一、病因

1. 原发性　原因不明，多见于青壮年。

2. 继发性

（1）药物及化学因素：已有几十种药物引起再障的报告，但其中以氯霉素为最多。药物引起再障机制可能是由于：①毒性反应，这与剂量大小有关，多数可逆；②个体特敏性，其与药物剂量相关性差，常不可逆。接触化学因素如苯、油漆、汽油、农药等也与再障发生有关。

（2）物理因素：各种电离辐射。

（3）感染因素：急、慢性感染，包括细菌（伤寒等）、病毒（肝炎、EBV、CMV、微小病毒 B_{19} 等病毒）、寄生虫（疟原虫等）。

（4）遗传因素：如 Fanconi 贫血，纯红再障等，再障亦可见于双胎。

（5）其他：阵发性睡眠性血红蛋白尿、骨髓增生异常综合征等。

二、发病机制

1. 多能造血干细胞缺乏或缺陷 患儿 CD34$^+$细胞数量明显减少，造血干细胞增殖能力下降。动物实验和患者骨髓干细胞培养发现，90% 以上的培养集落形成单位（CFU - C）低于正常值，红系爆式集落形成单位（BFU - E）和（CFU - E）亦低于正常。并发现 CFU - C 形成的细胞丛/集落比值升高，提示 CFU - C 的自我更新和增殖能力受损。进一步研究发现，再障患儿的造血干细胞对造血生长因子（HGFs）反应性降低。

2. 造血微环境缺陷 造血微环境包括骨髓的微循环和基质。正常骨髓微环境是维持正常造血的必要条件。实验证明当骨髓微循环遭到破坏，即使输入干细胞亦不能生长，只有在微循环重建后才能见到干细胞的再生。基质细胞可分泌许多生长因子，如干细胞因子（SCF）、Flt3（为一种造血细胞刺激因子配体）、IL - 3、IL - 11 等，它们能刺激造血细胞增殖、分化等功能。

3. 免疫紊乱 细胞免疫和体液免疫紊乱导致造血细胞增殖调节异常。实验资料提示为数不少的再障患者常有抑制性 T（CD3$^+$、CD8$^+$）淋巴细胞增多，辅助性 T（CD3$^+$、CD4$^+$）淋巴细胞减少，CD4$^+$/CD8$^+$比值倒置（正常范围因年龄、性别而有所区别）。IL - 2 活力亢进，NK 细胞和干扰素等具有抑制造血干细胞增殖分化作用的细胞及因子活性增加。体液免疫紊乱也可引起再障的发生，部分再障患儿血浆中可有抗造血细胞抗体存在。

上述发病机制在同一个患儿身上可同时存在，也可单独存在，也可几种因素同时在不同程度上存在。因此，临床疗效易受到多种因素的影响。

三、临床表现、分型和诊断标准

本病主要以进行性贫血、皮肤黏膜及（或）内脏出血和反复感染为特点，而多无肝、脾及淋巴结增大。小儿再障分为：

（一）先天性（体质性）或遗传性

（1）Fanconi 贫血。

（2）先天性角化不良症（dyskeratosis congenita）。

（3）Shwachman - Diamond 综合征本征为伴有胰腺功能不良的先天性再障。

（4）网状组织增生不良症（reticular dysgenesis）。

（5）无巨核细胞性血小板减少症（amegakaryocytic thrombocytopenia）。

（6）家族性再障（familial aplastic anemia）。

（7）白血病前期，骨髓增生异常综合征，7 号染色体单体。

（8）非血液学综合征如 Down，Dubowitz，Seckel 综合征等。

（二）获得性

1. 特发性 原因不明。

2. 继发性 继发于物理、化学、生物因素等。药物、毒物、感染、肝炎等。

（1）电离辐射。

（2）药物及化学品：①可意料者：细胞毒性药物，苯等；②特异体质性：氯霉素，消炎止痛药，抗癫痫药，金制剂等。

（3）病毒：①疱疹病毒、EB病毒和巨细胞包涵体病毒；②肝炎病毒：乙型肝炎病毒（HBV）和丙型肝炎病毒（HCV）；③微小病毒 B_{19}；④人类免疫缺陷病毒（HIV）。

（4）免疫性疾病：①嗜酸性细胞增生性筋膜炎（eosinophilic fascitis）；②低丙种球蛋白血症；③胸腺瘤。

（5）怀孕。

（6）阵发性睡眠性血红蛋白尿（PNH）。

（7）白血病前期。

四、诊断标准

（一）急性再障（亦称重型再障 I 型，SAA – I）

1. 临床表现　发病急，病程短（1~7个月），贫血呈进行性加剧，常伴严重感染，皮肤、黏膜广泛出血或内脏出血。约1/3患儿肝可有轻度大（肋下2cm以内），但脾及淋巴结却不大。

2. 血象　除血红蛋白下降较快外，须具备以下3项目中之2项：①网织红细胞<1%，绝对值<0.015×10^{12}/L；②白细胞总数明显减少，中性粒细胞绝对值<0.5×10^9/L；③血小板<20×10^9/L。

3. 骨髓象　①多部位增生减低，三系有核细胞明显减少，非造血细胞增多；②骨髓小粒空虚，非造血细胞如浆细胞、组织嗜碱细胞及脂肪细胞增多。

（二）慢性再障

1. 临床表现　起病缓慢，病程长（1年以上），贫血、出血、感染较轻。

2. 血象　血红蛋白下降速度较慢，网织红细胞、白细胞、中性粒细胞及血小板值常较急性再障为高。

3. 骨髓象　①三系或两系细胞减少，至少一个部位增生不良。如局灶增生良好，则红系常见晚幼红比例增多，巨核细胞明显减少；②骨髓小粒中脂肪细胞及非造血细胞增加。

4. 重型再障　当慢性再障在病程中病情恶化临床表现、血象及骨髓象与急性再障相同时，称为重型再障 II 型（SAA – II）。

此外，尚有依据骨髓造血祖细胞培养的结果将再障分为4型：①造血干细胞缺陷（约占50%~60%）；②T抑制细胞增加（约占21.4%~33%）；③患者血清中抑制因子增加（约21.4%）；④造血微环境缺陷（约占7.1%）。

五、实验室检查

（1）血象：外周血三系细胞减少，急性再障者大多呈正细胞、正色素性贫血，但慢性再障者通常为大细胞性正色素性贫血。网织红细胞<1%；白细胞总数大多降低，但也有正常者，此时常出现淋巴细胞相对值增高。

（2）骨髓象：急性型者为增生低下或重度低下，慢性型者多呈增生不良，可见灶性增生。巨核细胞明显减少，非造血细胞增多，骨髓小粒中淋巴细胞加非造血细胞常>50%。骨髓增生程度可分为：

1）增生极度减低型：多部位骨髓未发现或仅见少许造血细胞，多为网状细胞、浆细胞、组织嗜碱细胞、淋巴细胞及脂肪细胞。

2）增生减退型：多部位或部分骨髓原始或幼稚细胞缺如，仅见少量造血细胞，以成熟型为主，非造血细胞增多。

3）增生（正常）型：骨髓增生正常，巨核细胞数减少，非造血细胞增多。

4）增生活跃型：红系或粒系较正常多见，原始及幼稚细胞也可见，巨核细胞少见，非造血细胞不多见。该型应除外溶血性贫血。

儿童再障以后两型多见。

（3）血清铁、镁、锌升高。

（4）血清 EPO、游离红细胞原卟啉（FEP）增加。

（5）Ts 淋巴细胞功能异常，急性型 T、B 淋巴细胞严重受累，NK 细胞及 $CD4^+/CD8^+$ 比值明显低于慢性型。

（6）造血干/祖细胞培养：CFU - E，GM - CFU 均减少。

六、鉴别诊断

再障须与白血病、骨髓增生异常综合征、骨髓纤维化、阵发性睡眠性血红蛋白尿（PNH）、严重缺铁性贫血、巨幼红细胞性贫血、脾功能亢进、骨髓转移瘤、噬血细胞综合征、恶性组织细胞病、恶性淋巴瘤等鉴别。鉴别的主要依据为骨髓涂片、骨髓活检及相应的细胞和分子生物学检查。

七、治疗

由于再障的发病原因与发病机制复杂，每种类型又无特异性实验指标可用于指导临床选药，因此，再障的治疗目前仍然主要采用临床经验进行选药，给治疗带来一定的盲目性。近年来，有关研究再障的新技术不断涌现，如 T 淋巴细胞亚群（包括 T 辅助/抑制细胞、自然杀伤细胞、细胞毒 T 细胞、树突状细胞、B 细胞等）、单核/巨噬细胞、$CD34^+$ 造血干/祖细胞及其亚群的流式细胞仪（FCM）分析，造血祖细胞集落培养等，有望使再障的治疗更具实验依据。

（一）急性再障（重型再障）的治疗

1. 去除病因　对一切可疑的致病因素，均应立即停止接触、应用。

2. 防治感染　急性再障预后凶险，病死率可高达 80% 以上，死亡的主要原因之一是严重感染。因此，积极预防和治疗感染是降低死亡率的重要措施。患者应隔离保护，输注新鲜血浆、丙种球蛋白或白细胞悬液，以增加患儿对感染的抵抗力。一旦出现感染，应及早使用强力有效的抗生素。在没有明确病原体感染之前，通常需要广谱抗生素、抗真菌药及抗病毒药联合应用。一旦证实了感染的病原体及其敏感药物，则可根据对病原体敏感的药物进行合理选药。

3. 防止出血　颅内出血或其他脏器严重出血是本病致死的另一重要原因。当血小板计数下降至 $20 \times 10^9/L$ 时，出血的机会则大大增加，应积极输注足量的血小板或新鲜全血，要求使血小板数量至少达到 $20 \times 10^9/L$ 以上。血小板成分输注，从正常人 1 单位（400～500ml）全血中可提取 1 个单位血小板血浆，平均含 10^{11} 个血小板，输入 1 个单位血小板/M^2 能增加 1.2 万/μl 血小板数。肾上腺皮质激素虽然不能增加血小板的数量，但它们具有改善血管脆性的作用，从而有利于减少出血的机会。

4. 纠正贫血 当病情进展迅速，血红蛋白<40g/L时，有可能出现贫血性心功能衰竭和组织缺氧的表现，应尽快输血，但输血速度宜缓慢，以防促进心功能衰竭。

5. 免疫抑制剂治疗 目前常用的有以下几种药物。

(1) 抗胸腺细胞球蛋白（ATG）或抗淋巴细胞球蛋白（ALG）。

作用机制：杀伤抑制性T细胞，促进CD4$^+$/CD8$^+$比值恢复正常；具有丝裂原作用，刺激淋巴细胞分泌IL-3及CSF，促进造血干细胞增殖；可直接与造血干细胞表面受体结合，促使造血恢复。

ATG、ALG用法：①马-ATG（H-ATG）每日10mg/kg，或猪ATG（P-ATG）15~20mg/（kg·d）或兔ATG（R-ATG）3~4mg/（kg·d）静滴，连用5日，或ALG 40mg/（kg·d），持续静滴12小时，连用4日。并加用甲基泼尼松龙2mg/（kg·d），静脉滴注；②ALG 20mg/（kg·d），持续静滴4~6小时，连用8日，继给泼尼松1.5mg/（kg·d），连服5日。后者能克服ALG的不良反应。通常经治疗1~3月临床症状及血象改善，有效率达60%~80%，复发率约10%左右。上述方案主要用于急性或重型再障的治疗。

本制剂适用于血小板>10×10^9/L的病例。首次应用前应作过敏试验，用1/10瓶ALG溶于100ml生理盐水内静滴1小时，滴注过程中医务人员必须在场，床旁备有地塞米松、氢化可的松、肾上腺素、异丙嗪等急救药品。过敏反应表现为口周及四肢麻刺感、唇及喉肿胀、支气管痉挛、声门水肿、低血压等。出现过敏反应后立即停止静脉滴注ALG，并加入地塞米松2~4mg，必要时给予氢化可的松静脉点滴；出现声门水肿立即给予1:1 000肾上腺素0.1ml皮下或静脉注射。一旦发生过敏反应，以后绝对禁止再用本品。在首次给药12小时前用异丙嗪1次，静滴ALG前静脉推注地塞米松4mg，勿用同一输液瓶滴注其他液体及血制品。

用药一周末至两周内可发生血清病，出现发热、皮疹（荨麻疹、麻疹样或猩红热样）、淋巴结增大、关节酸痛，严重表现有面部及四肢水肿、少尿、喉头水肿、哮喘、末梢神经炎、头痛、谵妄，甚至惊厥。一旦出现上述任何表现者均应严密监护，仅有皮疹者则可给予异丙嗪、止痒洗剂等对症处理，较重表现者则可给予甲基泼尼松龙10mg/（kg·d）一次静注，连用3~4日。

已知对上述制剂过敏者及存在急性病毒感染者禁用。

(2) 环孢霉素A（cyclosporinA，CSA）：适用于ATG（或ALC）不宜应用者。

作用机制：抑制T淋巴细胞的活化与增殖，抑制IL-2和γ-干扰素的合成；封闭T细胞表面受体，抑制CD8$^+$细胞活性及增殖。

用法：开始时5mg/（kg·d），分2次口服，q12h，连服2周，随后根据血浆药物浓度进行调整，使CSA血浓度谷值保持在200~400ng/L。服药时可将CSA溶液掺入牛奶或果汁等饮料内摇匀后服用，以减少其对胃肠道的刺激作用。用药期间应避免高钾食物、含钾药物及保钾利尿剂，以防高血钾的发生。单用有效率约30%。

不良反应：主要是肾脏毒性，其次是肝脏损害。其他如多毛、皮肤色素沉着、牙龈肿胀、水钠潴留、手足烧灼感、震颤、肌肉痉挛及抽搐（可能与低镁有关），可出现良性乳腺增生及因肾性高血压引起头痛等。此外，也可因细胞毒T淋巴细胞下降而易发生卡氏肺囊虫感染。血药浓度的监测可防止严重不良反应的发生。

当患儿合并真菌感染使用抗真菌药如伏立康唑等，可以发生药物间相互作用，此时，CSA 浓度可异常增高而可诱发严重的中毒症状，如高血压、急性肾衰竭、抽搐、昏迷等。需及时根据血药浓度而及时调整 CSA 给药剂量。

（3）大剂量甲基泼尼松龙。

作用机制：可明显抑制 CD8$^+$ 细胞活化和增殖，去除 NK 细胞对骨髓的抑制作用。适用于中性粒细胞绝对值 $>0.5 \times 10^9$/L。

用法：$20 \sim 50$mg/（kg·d），静滴 3 日，然后每周减半量，直至 2mg/（kg·d）后，逐渐改为口服制剂减量维持直至停药。适用于重型再障，有效率约 25% 左右。

副作用：主要是感染和高血压，其他可有胃炎、心律失常、高血糖、情绪改变、柯兴氏征、股骨头无菌性坏死等。

（4）抗 T 淋巴细胞单克隆抗体（单抗）。

作用机制：杀伤对骨髓有抑制作用的 CD8$^+$T 淋巴细胞。

用法：CD4/CD8 正常者，CD3 单抗 10mg，地塞米松 $3 \sim 5$mg 加入生理盐水 300ml 中静滴，每日一次，连用 $5 \sim 10$ 次；CD4/CD8 倒置者，先用 CD3 单抗每次 $5 \sim 10$mg，每日二次，连用 $3 \sim 5$ 次，改用 CD8 单抗每次 $5 \sim 10$mg，连用 $3 \sim 5$ 次。用前肌注异丙嗪。

（5）大剂量丙种球蛋白。

作用机制：杀伤抑制骨髓造血的淋巴细胞，清除骨髓中可能与再障有关的病毒感染，与干扰素类细胞因子结合，去除其骨髓抑制活性。

用法：一般每次 1g/kg，静脉滴，每 4 周一次，1 次 ~ 2 次有效者，可连用 6 次，不良反应少。用药后疗效反应时间不一，约 30% 发生于治疗后 3 个月，70% 发生于治疗后 6 个月。在无效病例中，仍有 25% 可对第二疗程治疗发生反应。与其他免疫抑制剂联合治疗可提高疗效达 50% $\sim 70\%$。

（6）异基因造血干细胞移植：适用于重型再障，病程早期进行移植成活率极高。最好采用 HLA 完全匹配的同胞兄弟/姊妹或非亲缘相关供者，CMV 阴性的骨髓或 G - CSF 动员的外周血干细胞或脐带血。只要患儿无严重器官功能障碍或难治的感染存在时，应尽早（确诊后 2 周 ~ 3 周）进行移植。异基因骨髓移植的治愈率可达 70%（已输过血者）至 85%（尚未输血者）。移植成功后再障复发者较少见。

（二）慢性再障治疗

慢性再障的发病机制以造血微循环的缺陷为主，其中一部分发展成重型再障（SAA - Ⅱ型），则与免疫紊乱抑制造血功能有关。慢性再障治疗与急性再障治疗有所区别，急性再障以免疫抑制剂为主，而慢性再障则以雄性激素为主的综合疗法。

1. 雄性激素作用机制　①直接刺激骨髓多能造血干细胞，促进蛋白同化作用；②还原物中 5α 双氢睾酮具有增加促红细胞生成素（EPO）的产生；③5β 双氢睾酮能提高造血干细胞对促红细胞生成素的效应，促使 G_0 期细胞进入增殖周期。雄激素治疗作用需要较长的治疗时间，故必须坚持应用 $2 \sim 4$ 月以上才能作出评价，有时要在治疗 6 个月后才出现疗效，病情缓解后仍应继续用药 $3 \sim 6$ 月再减量，维持 $1 \sim 2$ 年。

不良反应：男性化、儿童骨成熟增速、骨骺融合提前（合用糖皮质激素可防止）、水钠潴留及肝脏损害。要定期检查肝功能，并口服保肝药，若肝损害时应减量或暂停或改用丙酸类代替甲基类。有效率约 35% $\sim 80\%$，复发率 23%。

2. 改善造血微环境药物　包括神经刺激剂和血管扩张剂。其可能作用机制是通过兴奋骨髓神经、扩张骨髓血管，改善骨髓造血微循环，从而刺激和滋养残存造血祖细胞的增殖。

（1）硝酸士的宁

1）20日疗法：即每日 2~6mg，肌注，连用 20 日，间隔 5 日。

2）10日疗法：1mg 连用 2 日，2mg 连用 5 日，3mg 连用 3 日，肌注，休 10 日。

3）5日疗法：即 1mg、1mg、2mg、2mg、3mg，肌注，每天 1 次，间歇 2 日。

以上疗法均反复使用，疗程 3~6 月。有效率 53%。不良反应为失眠、肌颤、四肢不自主动作等。

（2）一叶秋碱：每日 8mg/kg，肌注，连用 1.5~2 月，疗程不少于 4 个月。有效率 47%，与康力龙合用疗效可提高到 80%。不良反应同硝酸士的宁。

（3）山莨菪碱（654-2）：0.5~2mg/（kg·d），静滴，或 10~40mg/（kg·d），睡前口服或 0.2~0.5mg/kg，肌注，每日 1~2 次。连用 30 日，休 7 日，重复使用，观察 3 个月。

（4）莨菪浸膏片：每次 10mg，每日 3 次，口服，每日递增 10~20mg 至每次 240~300mg，30 日为一疗程，休 7 日后重复。不良反应：口干、视力模糊、排尿困难。疗效尚难肯定。

3. 促进造血功能的细胞因子　重组人粒-巨噬细胞集落刺激因子（rhGM-CSF）及粒细胞集落刺激因子（G-CSF）：5~10μg/（kg·d），刺激造血干细胞而增加外周血的血细胞数，可与 IL-3（每日 1mg/m²）联合应用于骨髓移植或免疫抑制疗法过程中。疗效尚未充分肯定。

4. 免疫增强调节剂　目的是提高免疫，增强抗感染能力。常用的有左旋咪唑每日 2mg/kg，一周服 2 日，连用 2 月~2 年；胸腺肽：可刺激 $CD4^+$ 细胞的增殖，纠正 $CD4^+/CD8^+$ 比例倒置现象。2mg/kg，静滴，每天 1 次，连用 3 个月以上，有效率约 50% 左右。此外还有转移因子、植物血凝素（PHA）等均有有效报道。

5. 糖皮质激素　可减少出血倾向。一般应用泼尼松 0.5~1mg/（kg·d），分 2~3 次口服，多与雄激素合用。

6. 中药中西医结合可提高疗效　辨证施治或成药。①阴虚型：滋阴补肾，方剂有大菟丝子饮、当归首乌汤、三胶汤（阿胶、龟板胶、鹿角胶）等；②阳虚型：补肾助阳，方剂有河车大造丸、十四味建中汤等；③阴阳两虚型：大菟丝子饮加助阳药，气血两虚者八珍汤、归脾汤或参芪四物汤加减。成药有全鹿丸、龟鹿二仙胶等。

经中药治疗后可见到：①贫血、出血、感染症状改善，输血减少，随后出现网织红细胞反应，血红蛋白升高，白细胞恢复，血小板逐渐增加；②骨髓红系改善，接着粒系改善，最后巨核细胞系恢复。

八、预后

一般年幼者，无出血感染等症，中性粒细胞 $>0.5×10^9$/L，血小板数 $>20×10^9$/L，骨髓增生型预后较佳。急性再障预后甚差，如未能得到有效治疗者，绝大多数一年内死亡，有的甚至 2~3 月内死亡。慢性再障经过治疗后大多数能长期存活，约 1/3 治愈或缓解，1/3 明显进步，1/3 仍迁延不愈，少数患者死亡。死亡原因有脑出血或败血症，有的合并继发性含铁血黄素沉着症，死于肝脏功能衰竭、心力衰竭或糖尿病。

（徐　琳）

第十四章

小儿腹部外科疾病

第一节 胰腺肿瘤

一、胰母细胞瘤

胰母细胞瘤（pancreaticoblastoma）为一种少见的儿童胰腺恶性肿瘤。迄今为止，世界文献报道的儿童胰母细胞瘤约50例，国内报道21例。北京儿童医院42年来手术及病理诊断胰母细胞瘤14例，占外检标本的3.2/万，占恶性肿瘤的0.4%。

1932年Stout报告首例胰母细胞瘤，1957年Becker首先描述胰母细胞瘤的鳞状结构，1971年Fable进行了最早的组织病理研究，称之为"婴儿型胰腺癌"，1975年Kissane首先使用胰母细胞瘤这个术语。1977年Horie等鉴于其组织学图像与胚胎期胰腺相似，可与肾母细胞瘤、肝母细胞瘤相比拟，提出胰母细胞瘤之名。

（一）临床表现

有作者总结文献报道的67例儿童胰母细胞瘤显示男性稍多于女性。所有患者发病均小于10岁，平均年龄为3.8岁。曾有死产和新生儿患此病的报道，成人偶见。临床表现无特异性，包括腹胀、腹痛、腹部包块、黄疸、腹泻等。多以上腹部包块为主要症状。肿物中等硬度，境界不清。文献报道新生儿可伴发脐疝，巨舌－巨体并高发恶性实体瘤（Beckwith Wiede－mann）综合征。

据文献报道，34%的病例出现甲胎蛋白增高，血清中甲胎蛋白水平及免疫组织化学均出现甲胎蛋白增高。值得注意的是，甲胎蛋白增高并不是特异的。

（二）诊断

1. B超　上腹部胰腺区可探及形态不规则的中等偏强回声肿物，内部回声不均匀，有时可见颗粒状钙化声影，并可观察肿物对周围血管的压迫及包裹血管的情况。肿瘤较小可探及其来源于胰腺，并可与正常胰腺组织区分。如病变位于胰头颈部，可见病灶远侧体尾部胰管扩张。肿瘤较大则探及不到正常胰腺，根据肿瘤位于脾静脉的前方可推断为胰母细胞瘤。

2. CT扫描　能明确肿瘤的部位和范围，有助于临床分期。细小钙化的发现优于超声及MRI。可见胰腺不同程度增大变形，甚至与肿物融合失去正常形态。肿瘤多为实性，呈单发巨块，不规则分叶状，边界不清。密度与胰腺相近或略低，且不均匀，可见大小不等低度囊性变及坏死区，可见散在或聚集的不同程度钙化或骨化。增强后瘤周围轻度不均匀强化并有分叶，系小叶间有纤维隔之故。小叶内部有细胞巢间隙扩张的毛细血管窦，可能与组织强化有关，中心坏死区无强化。脾静脉常后移。肿瘤向周围侵犯时包膜不完整，脏器间脂肪间隙消失。胰头肿瘤可致肝内外胆管、胆囊扩张。肝脾转移者可见肝脾内单发或多发大小不一的低密度灶，无明显强化。

胰母细胞瘤多以腹部包块为首发症状，应与腹膜后神经母细胞瘤、畸胎瘤及恶性淋巴瘤鉴别。

（1）腹膜后神经母细胞瘤：多发生于婴幼儿，5岁以前发病率高，转移早，很多初诊患儿以转移症状为首发症状，如骨、骨髓、脑转移导致的贫血、发热及下肢疼痛等临床表现。CT及B超检查显示肿瘤不规则，70%散在颗粒状钙化，肿瘤压迫邻近脏器，部分瘤体包绕血管。儿茶酚胺增高，骨穿可找到瘤细胞。

（2）腹膜后畸胎瘤：多发生于婴幼儿，腹部肿块边界清楚，有一定活动性。CT、B超检查为密度不一致的、囊实相间的肿物，可有坏死钙化或骨髓、牙齿影。恶性畸胎瘤甲胎蛋白增高。

（3）上腹部淋巴瘤：多发生于学龄儿或学龄前儿童，临床可有发热、贫血及腹痛，早期出现腹水，化疗后肿瘤很快消失，易发生骨髓转移而转成淋巴肉瘤白血病。

（三）治疗

胰母细胞瘤以手术切除为主，应争取完整彻底切除。目前公认化疗有效，北京儿童医院的化疗方案为：Ⅰ期患者给予长春新碱、环磷酰胺、阿霉素方案，疗程半年。Ⅲ、Ⅳ期患者加用顺铂、足叶乙甙，疗程1.5~2年。对于手术难以一期切除的病例，诊断明确后化疗，再行二期手术。

（四）预后

胰母细胞瘤是恶性实体瘤，发病缓慢，转移较晚，因此多数肿瘤能完整切除。发生远处转移预后差，生存率只有11%。胰母细胞瘤的转移率为37%，最常发生的转移部位是肝、脾、肺和局部淋巴结。北京儿童医院资料中生存最长者达16年。不容置疑，小儿胰母细胞瘤比成人胰腺癌预后好。

二、小儿胰腺囊性实性乳头状瘤

胰腺囊性实性乳头状瘤（solid cystic papillary tumor，SCPT）是罕见的儿童胰腺肿瘤。1959年，Frantz描述的3例乳头结构的罕见胰腺肿瘤被认为是此病的最初报道。20世纪80年代以来，相关的报告逐渐增加，迄今为止，英文文献发表有关胰腺囊性实性乳头状瘤的报道约450例。1997年，北京儿童医院何乐健等首先报告3例胰腺囊性实性肿瘤。既往该肿瘤曾被误诊为胰腺癌、非功能性胰岛细胞瘤、囊腺瘤、乳头状囊腺癌、幼稚型胰癌等。基于病理学特征该肿瘤又有不同的命名，如乳头状上皮瘤、乳头状囊性瘤、乳头状实性瘤、乳头状囊性上皮瘤、实性乳头状瘤、囊实性腺泡细胞肿瘤、低分化乳头状瘤、Frantz瘤等。不同的命名造成了概念上的混乱。目前国际上尚无统一的名称。多数学者认为，囊性实性乳头状瘤是最能代表肿瘤的病理特征的名称。错误分类导致该肿瘤近年来才被承认为实体瘤，胰腺囊性实性乳头状瘤已成为一独立的临床疾患，并引起人们的重视。

（一）临床表现

1. 性别特点　胰腺囊性实性乳头状瘤好发于年轻女性，几乎所有的作者报道女性罹患胰腺囊性实性乳头状瘤超过90%。Lam 2000 年大宗病例（452 例）统计结果表明，女性占93.4%，男性占6.6%，女性与男性之比为14：1。我们复习78 例儿童病例中，16 岁以下的女孩占85.9%，男孩占14.1%，男女之比为6：1。在儿童男女性别的差异远不如成人突出。

2. 年龄分布　根据国际上文献报道，胰腺囊性实性乳头状瘤年龄分布跨度极大，范围从2～74 岁，平均年龄为26 岁。其中1/5 的患者为儿童。在16 岁以下的儿童中，发病年龄为7～16 岁，平均年龄13 岁。只有19.2%的患儿小于10 岁，2.6%的患儿小于7 岁。女孩的平均年龄13 岁，男孩12 岁。

3. 临床特点　2/3 患者表现为腹部包块，1/3 患者诉说腹部不适。有些患者无明显症状，体检或因其他疾病进行影像学检查偶然发现。尽管瘤体较大，却很少引起胆道梗阻而发生黄疸。文献中，仅有2 例合并梗阻性黄疸。偶有肿瘤破裂、出血、感染的报道。没有内分泌及外分泌紊乱症状。

4. 实验室检查　综合文献报道，87%的患者的肝功能、碱性磷酸酶、甲胎蛋白、碱性磷酸酶、淀粉酶、24 小时 VMA 在正常范围内。

5. 影像检查　①腹部平片：胰腺囊性实性乳头状瘤可显示与其他胰腺肿瘤类似的钙化灶；②B 超检查：肿瘤为边界清晰的低回声占位性病变，内部回声不均；③腹部 CT：显示肿瘤边界清晰，内部密度不均，形成囊实相间的改变，偶发现钙化灶；④MRI：在 T_1 加权像上，肿瘤内出血性的坏死或破坏病灶呈现高强度的信号。肿瘤由纤维组织的被膜及残存的胰腺组织组成的边缘呈低强度信号。在 T_2 加权像上，肿瘤信号从极低信号到高强度信号。

血管造影示肿瘤极少或无血供。

（二）诊断

由于缺乏特异性的实验室检查和影像学检查方法，术前难以做出胰腺囊性实性乳头状瘤的诊断。统计文献报道78 例儿童肿瘤，仅3 例术前正确诊断为胰腺囊性实性乳头状瘤。

细针抽吸细胞学检查有助于术前正确诊断。自从 Bondeson 和他的同事首先描述在超声指引下行细针抽吸细胞学检查诊断肿瘤以来，术前细针抽吸检查法已广泛应用成人。复习儿科病例，11 例患儿术前进行细针抽吸检查，只有2 例明确诊断。因此，我们并不推荐细针抽吸检查用于儿童。当肿瘤不能完整切除或术前必须行化疗放疗时，可考虑进行肿瘤活检。

应与无功能性胰岛细胞瘤、胰母细胞瘤及假性胰腺囊肿相鉴别。当他们合并出血坏死或含浆液及黏蛋白分泌时，均可呈现囊性区。

1. 无功能性胰岛细胞瘤　无功能性胰岛细胞瘤病情隐匿，生长缓慢，故多在中年发病，发病年龄明显高于胰腺囊性实性乳头状瘤，男女的发病率大致相同，无性别差异。组织学上，无功能性胰岛细胞瘤缺乏胰腺囊性实性乳头状瘤中所见的假乳头排列。该肿瘤属于神经内分泌系统，对神经元特异性烯醇化酶、突触泡蛋白及铬粒粒蛋白 A 皆呈阳性反应。

2. 胰母细胞瘤　胰母细胞瘤是小儿特有疾病，多发生于生后头10 年的小儿（平均年龄4.1 岁）。男孩多于女孩。肿瘤恶性度高，预后差。放射检查显示轮廓分明、圆形或小叶状的肿块，囊性变少见。特征性改变是出现鳞状小体。胰母细胞瘤也可出现坏死，但缺乏纤维血管轴心和假乳头样排列。

3. 假性胰腺囊肿（pseudocyst of pancreas） 合并出血及间隔的存在易与胰腺囊性实性乳头状瘤相混淆。临床上急性胰腺炎和胰腺损伤的病史有助于正确诊断。B 超和 CT 多能确诊。

（三）治疗

手术切除是主要的治疗方法。根据肿瘤部位选择不同术式，包括局部切除术，胰体尾切除术，胰头十二指肠切除术。统计小儿胰腺囊性实性乳头状瘤 78 例中，全部施行手术切除。儿童治疗原则与成人不同，儿童选择局部切除术（25.6%）明显高于成人（15.0%）。手术不应过度的清扫，远端胰切除术应尽可能的保留脾脏以维持其免疫活性。胰头十二指肠切除术中力争保留幽门，避免发生倾倒综合征和腹泻。Fried 等采用放疗治疗未能切除的胰腺囊性实性乳头状瘤，收到一定的效果。多数报道不主张术后化疗及放疗，综合文献报道的 78 例小儿胰腺囊性实性乳头状瘤，只有 2 例术后进行化疗和放疗。雌激素受体阻断剂对肿瘤的效果尚有待观察。

（四）预后

胰腺囊性实性乳头状瘤是一良性肿瘤或低度恶性肿瘤。绝大多数肿瘤自然病程较长，手术切除后多可获得根治性疗效。与成人比较，小儿胰腺囊性实性乳头状瘤的预后良好，极少数病例发生局部复发及转移。Wang 回顾了 83 例 20 岁以下的患者，未发生转移或死亡。而 20 岁以上 255 例患者中，40 例（16%）有转移，3 例（12%）死亡。作者总结的 78 例儿童中，1 例因肿瘤转移而死亡，6 例复发，死亡率为 13%，复发率为 77%。目前为止，北京儿童医院治疗的 10 例中，全部生存，生存最长超过 15 年。即使局部复发或远处转移的肿瘤再次手术，远期效果也很好。

（王耀光）

第二节　胆道闭锁

胆道闭锁（biliary atresia）并不是一种少见的疾病，其发病率在亚洲地区较高，约 10 000 个新生儿中有 1 至 2 例，女婴较男婴发病率为高，女：男为 3：2，是危及病儿生命的严重疾病，50 年代前病死率很高。近年来，国内外对本病的病因、病理进行了深入的研究，对过去认为"不能手术型"的病儿开展葛西肝门空肠吻合术以来，疗效明显提高。早期手术病儿日渐增多，是提高疗效的关键之一。目前，对胆道闭锁的治疗首选肝门空肠吻合术。对胆道闭锁的治疗，应强调早期诊断，早期治疗。术后配合中药消炎利胆治疗。

欧美许多学者认为，胆道闭锁是肝脏进行性不可逆性疾病，肝门部肝肠吻合术难以达到治愈，应积极采取肝移植。由于肝移植的手术技术及抗排斥方面的不断改善，胆道闭锁行肝移植的术后成活率不断提高。对于行葛西肝门部肝肠吻合术后胆汁引流不畅，或术后黄疸再发引起进行性肝硬化、保守治疗无效者，可采用肝移植术。

一、病因

病因仍不清楚，有先天性胆道发育不良、病毒感染、胰胆管合流异常、胆汁酸代谢障碍等学说。

1. 先天性发育异常　本病以往多认为是一种先天性胆管发育异常。胆道系统是由前肠发育而来，其发育过程与十二指肠相同，在胚胎早期，肝外胆道已形成，以后由于正常胆管内上皮细胞增生形成实体，继之出现空泡，空泡互相融合使胆道再次形成管腔，如发育异常即可形成胆道闭锁。近年来，经病理及临床研究认为这一学说并非完全可靠，学者们注意到，临床上常见的先天畸形，如肛门闭锁、肠闭锁、食管闭锁等，常伴发其它畸形，而胆道闭锁则少有伴发畸形；在胎儿尸解中，亦从未发现胆道闭锁畸形。本病的临床症状有时在生后数周后才开始出现，或在生理性黄疸消退后再现黄疸。奥平等人在作胆道闭锁手术时，探查肝门部，即使在所谓"不能手术型"中也能见到细小的索条状胆道残迹，组织切片可见胆管内腔、胆管上皮、残存的胆色素及炎性细胞浸润等。进一步说明胆道闭锁并不是一种先天性发育畸形，而是在出生前后出现的一种疾病。

2. 感染因素　有人提出胆道闭锁和新生儿肝炎属同一病变。肝脏及胆道经病毒感染以后，肝脏呈巨细胞性变，胆管上皮损坏，导致宫腔阻塞，形成胆道闭锁。胆管周围纤维性变和进行性胆管闭塞。病原学研究提示胆道闭锁病儿中发现有呼吸道 3 型病毒（Rec – 3）、EB 病毒、巨细胞病毒。因此有人建议将此病称为"婴儿阻塞性胆管病"

3. 先天性胰管胆管合流异常　胰管胆管合流异常是指在胚胎期胰管和胆管不在十二指肠壁内汇合而在壁外汇合的先天畸形，它不仅是先天性胆总管囊肿、胆管结石、胰腺结石、胰腺炎、胆管癌、胰腺癌的重要病因之一，亦有报告胰管胆管合流异常亦可导致胆道闭锁。

二、病理

1. 病理分型　肝外胆管的形态及闭锁部位各异因而依形态分型较复杂。葛西分类法将胆道闭锁分为三个基本型：Ⅰ型为胆总管闭锁；Ⅱ型为肝管闭锁；Ⅲ型为肝门部肝管闭锁。Ⅰ和Ⅱ型为可能吻合型（10% ~ 15%）、Ⅲ型为所谓不可能吻合的肝门闭锁型（85% ~ 90%）。并根据胆总管远端的形态和肝管的形态分为各种亚型，特别对肝门部胆管的形态分为 6 型：①肝管扩张型。②微小胆管型。③肝门部表现为含胆泥沙样的小囊，并与肝内胆管有肉眼可见的连接。④索状肝管型，肝门部肝管为结缔组织所取代。⑤块状结缔组织肝管型，为块状结缔组织与胆总管相连，肝管分支不清楚。⑥肝管缺如型。对胆总管远端的形态分为四亚型：①胆总管开放。②胆总管索状闭锁。③胆总管缺如。④特殊型。

2. 病理组织学改变　在具有内腔的胆总管中，则见不到上述炎症性改变，组织学上结构正常，其内衬圆柱上皮。闭锁的胆管在组织学上符合炎性改变，由少许细胞浸润的结缔组织组成，在含有胆泥样物质的小囊泡壁内覆盖肉芽组织，在肉芽组织可见到很多圆形细胞浸润和吞噬色素的组织细胞。

肝脏病变与病期成正比，晚期病例肝脏外观显著肿大，质地硬韧呈灰暗色，切面为暗绿色，随着月龄的增长，肝脏硬度逐渐增加，肝脏体积增大 1 ~ 2 倍，表面呈结节状，浆膜下小静脉发生网状怒张，在生后 2 ~ 3 个月后多可出现胆汁淤积性肝硬化，生后 5 ~ 6 个月后，多数小叶间胆管破坏消失，新生胆管明显减少，在门脉区几乎见不到胆管。肝脏主要是汇管区面积增大，汇管区内胆管增生和纤维组织严重增生，肝内胆小管增生，宫内多见血栓，肝细胞及毛细胆管内郁胆。

病理组织学上发现，肝细胞线粒体的琥珀脱氢酶（SDH）及三磷酸腺苷酶（AIPase）

与胆道闭锁肝脏及胆管系统的组织变化有关，胆道闭锁根治术时，肝脏胆汁淤积，SDH 活性明显降低，肝肠吻合术后，胆汁排出良好时，SDH 活性趋于正常。在肝小叶边缘的纤维上皮及肝细胞内均能见到 ArlPase。这些变化较临床检测 GOT、GPT 及血清胆红质含量，更有力地反映了肝细胞破坏及其恢复重建的程度。胆道闭锁肝脏病理改变的特点是小叶间胆管增生，且肝内增殖胆管的细胞膜及细胞质亦均有改变。胆道闭锁电子显微镜的观察研究指出，由于电镜与光镜所观察的视野不同，对超微结构的了解能解释光镜所不能解释的现象。如在电镜中所观察到的高密度物质 EDM，可以明确胆汁淤积疾病时，肝细胞内 EDM 增高，与新生儿肝炎比较有显著性差异，而当行肝门部肝肠吻合术后胆汁引流良好时，肝细胞内即未发现 EDM 物质，因此如在术前行肝穿活检及术后关闭造瘘时再次行肝脏活检，同时行光镜和电镜的对比观察，对诊断、术式选择及愈后评定有重要的实用价值。

三、临床表现

大多数患儿出生后数日无异常表现，粪便色泽正常。一般在生后一、二周开始逐渐出现黄疸为主要症状。少数病例要到三或四周后才开始，但亦有在第一周内出现黄疸的病例。粪便在黄疸出现的同时变成淡黄色或灰色，逐渐更趋黄白色，或成陶土样灰白色，但是在病程进行中，有时又可转变为黄白色，有报告胆道闭锁病儿有 15% 在生后一个月才排白色便。到晚期，由于胆色素在血液和其它器官内浓度增高，少量胆色素能经过肠腺而排入肠腔，使部分大便呈淡黄色。相反，尿的颜色随着黄疸的加重而变深，有如红茶色，将尿布染色成黄色。黄疸出现后，通常即不消退，且日益加深，皮肤变成金黄色甚至褐色，粘膜、巩膜亦显著发黄，至晚期甚至泪液及唾液也呈黄色。皮肤可因搔痒而有抓痕。腹部异常膨隆，肝脏肿大显著，可比正常大 1~2 倍，尤其肝右叶，其下缘可超过脐平线达右髂窝，病程越长（4~5个月或更长者）肝脏亦越大，边缘非常清晰，扣诊时肝质地坚硬。几乎所有病例脾脏均有肿大，边缘在肋缘水平或以下数厘米。腹壁静脉均显露。极晚期病例，腹腔内可有一定量的腹水，以致叩诊有移动性浊音。说明胆汁性肝硬化已很严重。

全身情况：病儿的营养发育一般在 3~4 个月内尚无多大变化，进奶好，无恶心、呕吐等消化道症状。身高、体重与正常婴儿无甚差别，偶而小儿精神倦怠，动作及反应较健康婴儿稍为迟钝；病程到 5~6 个月者，外表虽可能尚好，但体格发育已开始变慢，精神萎靡。由于血清中凝血酶原减少的结果，有些病例表现有出血倾向、皮肤瘀斑、鼻衄等。各种脂溶性维生素缺乏的现象均可表现出来；维生素 A 缺乏时，出现干眼病和身体其它部分的上皮角质变化；维生素 D 缺乏可伴发佝偻病或其它后遗症。胆道闭锁病儿大多数在 1 岁左右，因肝硬化、门脉高压、肝昏迷而死亡。

四、实验室检查

1. 血常规　胆道闭锁病儿血常规检查一般无明显变化，有时有轻度贫血。
2. 血清胆红素测定　血清胆红素升高，特别是直接胆红素显著升高。血清胆红素达 85~340umol/L（5~20mg/dl），动态观察可持续升高。
3. 肝功能测定　生后 3 个月作硫酸锌浊度试验（ZnTT）和麝香草酚浊度试验（TTT），多数呈阳性。脑磷脂絮状试验比 znTT、TTT 较晚呈阳性。谷丙转氨酶及谷草转氨酶多数显示轻度或中等度升高，很少超过 500U。乳酸脱氢酶及亮氨酸氨基酞酶多为正常或轻度升高。

碱性磷酸酶在出生 3 个月后，全部病例均升高，一般在 20U（金氏）以上，超过 40U（金氏）即有诊断意义，并随着月龄的增加而增高。

4. 尿胆素、尿胆原测定　粪便尿胆素及粪胆素反应阴性，尿中亦不含尿胆红素及粪胆素。后期部分血清胆红素可通过肠壁渗入肠腔内，并生成少量尿胆原及粪胆原，氧化后变为尿胆素及粪胆素。

5. 血清 5'-核苷酸酶测定　此酶浓度与胆管增生有关，肝外胆管阻塞时 5'-核苷酸酶浓度增高，在胆道闭锁解除后浓度降低。新生儿肝炎缺乏胆管增生的病理改变，此酶值较低。5'-核苷酸酶是一种碱性单磷酸脂酶，能专一水解核苷酸。它仅能作用于 5'-核磷酸腺苷，生成腺苷和无机磷。用测定无机磷的方法使其显色，判定 5'-核苷酸酶的活性。5'-核苷酸酶存在于肝脏及其它组织中，血中活性增高主要见于肝脏疾病与骨病无关，多数人认为 5'-核苷酸酶增高是胆道梗阻的特征性改变。测定 5'-核苷酸酶，有助于胆道闭锁的早期诊断。

6. 血清胆酸测定　胆道闭锁病儿血清中胆酸明显增高，动态观察有助于与新生儿肝炎的鉴别诊断。

7. 血清甲胎蛋白（a-FP）测定　a-FP 为正常胎儿肝脏所制造，出生 1 个月后自然消退。胆道闭锁主要为胆管上皮增生，无肝细胞增生，不能合成 a-FP，定性试验为阴性，偶为阳性，其平均值很低，新生儿肝炎时肝细胞增生，a-FP 的合成增加，血中 a-FP 增高。用放射免疫扩散法，连续定量测定，高峰大于 4mg/dl 可诊断为新生儿肝炎。

8. 血浆低密度脂蛋白（LP-x）试验　LP-x 是阻塞性黄疸病人血清中的一种正常的低比重脂蛋白，在胆道闭锁时胆汁在肝内淤滞，血清中 IP-x 明显增高。

9. 红细胞过氧化氨溶血酶试验　在胆道梗阻时脂溶性维生素 E 缺乏，红细胞膜缺乏维生素 E 时，失去维生素 E 的氧化作用，不能防止 H_2O_2 所诱发的溶血。如果溶血率增高，间接证明维生素 E 缺乏的程度，说明梗阻的程度。正常婴儿溶血 < 20%，若溶血在 80% 以上者则为阳性。

五、辅助检查

1. B 型超声检查　多不能探查到肝外胆道，胆囊多不显像或显著瘦小，动态观察胆囊进食前后的变化，更有助于诊断。进食前、后胆囊大小变化，有人认为胆囊收缩率达 50% 以上者，可排除胆道闭锁。

2. 十二指肠引流液中胆红素测定　本方法是利用胆道闭锁病儿胆汁不能进入消化道，十二指肠液中不含胆色素这一原理来进行检查。采用带金属头的新生儿十二指肠引流管，经鼻腔（或口腔）插入胃内，抽尽胃液，置病儿于右侧卧位，髋部略垫高，注入清水 20ml 以刺激胃蠕动。在 X 线荧光屏下继续插管，使金属头进入十二指肠第二段。抽取十二指肠液，在抽完第一管后（胆汁装入试管），从引流管注入 33% 硫酸镁 2~5ml/kg，随后每隔 15 分钟抽取十二指肠液，分别装入"甲"、"乙"、"丙"管，检查 pH 值、白细胞和胆红素。此法可获 90% 确诊率。有助于胆道闭锁的早期诊断。

3. 肝胆核素动态检查　① ^{131}I 标记玫瑰红（^{131}I-RB）排泄试验：正常 ^{131}I-静脉注射后为肝脏多角细胞摄取，并通过胆汁排泄到肠腔，不被肠道再吸收。胆道闭锁病儿的玫瑰红不能进入肠道而滞留在肝内。因此测定粪便中 ^{131}I 的含量可了解胆道阻塞的情况。一般按 2ug/

kg 作静脉注射，72 小时后测定粪便中的含量。90% 以上的胆道闭锁[131]I 随粪便的排泄量在 5% 以下，新生儿肝炎几乎全部都在 10% 以上。此项检查需历数日，且女孩常被尿液污染。因此，可根据[131]I – RB 玫瑰红的肝摄取率的衰减曲线来鉴别。②[99m]Tc 肝胆显象：现认为[99m]Tc标记各种亚氨基乙酸衍生物肝胆显像是鉴别胆道闭锁和肝炎较可靠方法，比[131]I – RB 排泄试验敏感，[99m]Tc – IDA 显像剂具有迅速通过肝脏、胆汁中浓度高、血高胆红素水平时，胆道系统仍可显像等优点，此检查方法的诊断根据是胆道闭锁因胆道完全阻塞，肝外胆道和肠道内始终无放射性 Tc 出现，但由于 IDA 显像剂与胆红素一样，均经阴离子转输机制进入肝细胞，因此血清胆红素对 IDA 被肝细胞摄取有竞争抑制作用，使肝炎病儿肝外胆道和肠道也无放射性 Tc 出现，苯巴比妥可加强胆红素及[99m]Tc – IDh 经胆汁排出，故应在检查前 5 天，口服苯巴比妥 5mg/（kSd）。有报告在 26 例胆道闭锁病儿中 24 例行肝胆核素检查，全部肝外胆道和肠道均无放射性 Tc 出现，诊断为胆道闭锁，无 1 例漏诊。

4. 肝脏穿刺检查 经皮肝穿活检由于穿刺针及操作技术的改进，少有出血及胆汁漏等并发症，可有效的诊断本病，诊断率达 60% ~ 92%。但由于胆道闭锁肝脏病理组织学的诊断标准尚不统一，多数学者较为一致的意见是：胆道闭锁汇管区面积增大，汇管区内胆管增生明显，应作为与新生儿肝炎相鉴别的主要依据。而肝细胞变性、坏死和炎性细胞浸润较肝炎轻，可作为参考指标。是一种较为简便、安全、实用的方法，有临床应用价值。

5. 经皮肝穿胆管造影（PTC） 病儿在全麻下平卧，插入十二指肠管作为标记，用长 10cm、外径22G、针尖斜面30′的可屈套管针，从腋后线第 8 肋间对准第 10 胸椎下缘斜向刺入，方向与十二指肠管标记间距为 2.5 ~ 3.5cm。用 60% ~ 76% 泛影葡胺（urogra – fin）一边缓缓注入，一边缓慢向外退针，直到胆管显影。应严格掌握指征，本检查有一定的创伤性，且可并发胆汁漏性腹膜炎、腹腔内出血、高热及气胸。

6. 腹腔镜检查 在麻醉下做人工气腹后，经腹壁小切口插入腹腔镜，观察腹腔器官及组织，在检查上腹部时，应安置胃管吸空胃内容。腹腔镜对鉴别新生儿肝炎与胆道闭锁有一定意义。可观察肝脏的颜色、大小及形态结构。找不到胆囊或胆囊苍白瘪小时，多可确诊为胆道闭锁。若尚未见到胆囊，可用一细针穿刺行胆管造影术，亦可用细针或细塑料管经过腹壁肝脏及胆囊床插入胆囊腔内行造影，从而获悉胆道情况。若造影显示肝外胆管开放，并有造影剂流注十二指肠者，可排除肝外胆道闭锁，亦可在腹腔镜下取肝组织活检。

7. 经纤维内镜逆行性胰管、胆管造影检查（ERCP） 该项检查不仅能对胆道闭锁、胆道发育不良及新生儿肝炎作出诊断（即胆道未显影者应考虑胆道闭锁），并可显示胰管的形态及走行，为有无胰管、胆管合流异常提供影像特征。

六、诊断

早期诊断的重要依据：①新生儿于生后持续黄疸，进行性加重，白便，尿色深黄，肝、脾肿大，即应想到本病。黄疸可表现为出生时生理性黄疸消退后，于生后 20 日左右又复出现，也可表现为生理性黄疸持续加重。随着病程的进展，胆色素在体液、组织液中浓度增高，巩膜及周身皮肤深黄，眼泪及唾液亦呈黄色，尿深黄而染尿布，粪色为陶土样。②应及时动态检测肝功能和血中胆红素含量，肝功能轻度或中度增高，而胆红素含量则明显增高，直接胆素增高为主。③酶学检查中，5′核苷酸酶明显增高，超过 501U 以上有重要的诊断价值。④B 超检查显示胆囊及肝外胆道发育不良或缺如。以上检查多为必须检查的项目，如已确诊即可手术治疗，如很难排除肝炎可按具体条件，选用以下各项。⑤十二指肠液中无胆红素。⑥核素检查，胆道及肠道内未见放射性^{99m}Tc。⑦经皮肝穿胆道造影（PTC）、逆行性胰管、胆管造影（ERCP）、腹腔镜检查均可提供诊断的客观指标。

七、鉴别诊断

本病应与新生儿、小婴儿黄疸性疾病鉴别。如败血症、半乳糖血症、溶血性贫血、中毒性肝炎及巨细胞包涵体疾病等疾病相鉴别：

1. 新生儿肝炎　本病与新生儿肝炎的鉴别最困难。约20%的新生儿肝炎在疾病发展过程中，胆道有完全性阻塞阶段，有阻塞性黄疸的表现。除黄疸不退外，也可有尿色加深，灰白色粪便，极似胆道闭锁。多数新生儿肝炎经4~5个月后，由于胆汁疏通排泄，黄疸逐渐诚退，所以通过长时间的临床观察，可作出鉴别诊断。但是胆道闭锁于生后2个月内，若能接受胆道重建手术治疗，一般可以获得良好的胆汁引流效果。而超过2个月行手术时，胆汁性肝硬化常已造成不可逆的肝脏损害，尽管可以重建胆道，但预后不佳。

胆道闭锁与新生儿肝炎临床鉴别的要点：①性别：肝炎男婴比女婴多，而胆道闭锁女婴较男婴多。②黄疸：肝炎一般较轻，黄疸有波动性改变，胆道闭锁的黄疸为持续性加重，无间歇期。③粪便：肝炎多为黄色大便，胆道闭锁较早出现白陶土色便且持续时间较久。④体征：肝炎者肝大不及胆道闭锁，胆道闭锁者肝常在肋下4cm以上，质坚韧，边缘钝，常伴脾肿大。⑤病程：新生儿肝炎于生后半年，多能逐渐好转、痊愈，而胆道闭锁少有超过一年存活。

2. 新生儿溶血症　在我国主要病因是ABO血型不合，而Rh血型不合者少见。上海国际妇婴保健院统计，近10年内血胆红素值≥204μmol/L（12mg/L）的新生儿共272例，其中39.6%属于ABO血型不合，而Rh血型不合者仅占2.2%。在ABO血型不合中，多为抗A型，即母亲O型，新生儿A型，胎儿的A型红细胞进入母体，母亲产生免疫性抗A抗体，再经胎盘进入胎儿体内发生溶血。母亲也因预防注射等因素在孕前体内已存在抗A抗体，抗体进入胎儿体内，发生溶血。此症早期表现与胆道闭锁相似，有黄疸、肝脾肿大等，但其特点是在出生时，婴儿皮肤呈金黄色，有显著贫血表现，肌张力松弛及神经系统症状，产生核黄疸可危及生命。末梢血象检查有大量有核红细胞，随着病儿长大，血象多自行或在输血后恢复正常，黄疸逐渐减轻，粪便色泽正常。本病在我国少见，当血清胆红素浓度过高时，胆道可能产生胆色素沉积，即形成所谓"浓缩胆栓综合征"，而致胆道阻塞，严重时需行手术冲洗，疏通胆道。

3. 哺乳性黄疸　约200个母乳喂养的新生儿中发生1例。病因是葡萄糖醛酸基转移酶的活力受到母乳中某物质的抑制。一般在生后4~7天黄疸明显加重，2~3周黄疸逐渐减轻，维持低水平3~12周，停止哺乳2~4日后，高胆红素血症迅速消退，哺乳停止后6~9天黄疸消失，本病临床上无肝脾肿大及灰白色粪便。

4. 先天性胆总管扩张症　本病亦可在新生儿时期出现黄疸，多为囊肿型，常以腹胀或上腹部包块而就诊，B型超声可见胆总管囊性扩张。当囊肿较小而不易扪及时，临床上有误诊为胆道闭锁者。

5. 其他阻塞性黄疸　肝外胆管附近的肿物或胆总管下端旁淋巴结肿大，可以压迫胆道而发生阻塞性黄疸。先天性十二指肠闭锁，环状胰腺及先天性肥厚性幽门狭窄等可以并发黄疸。

除上述黄疸病儿外，亦应与感染性黄疸及酶代谢异常所引起的黄疸进行鉴别。

八、治疗

胆道闭锁胆道重建是唯一的治疗方法，凡确定诊断或未能排除本病均应及早行手术治疗。有报告在生后60天以内手术者其黄疸消退率在90%以上，而在生后90~120天以上手术者，黄疸消退率在30%以下，即使手术做到良好的胆汁引流，也难免术后死于肝功衰竭，故胆道闭锁手术的时间，最好在生后6~10周，不宜超过生后90天。

手术前准备非常必要，但准备时间不宜过长，一般应在3~5天内完成。为预防术后逆行性胆管炎，术前3天口服或经静脉滴入广谱抗生素。胆道闭锁病儿，肝、肾功能均有不同程度受损，维生素代谢障碍、凝血机制异常等，应补给葡萄糖、维生素B、C、K，术前如有贫血，低蛋白血症时，及时输全血、血浆或白蛋白，争取血红蛋白在10g/L及血浆白蛋白3.0g/L以上时手术为宜。

术式选择及手术步骤：在气管插管麻醉下进行，采取右上腹横切口，开腹后首先探查肝脏、脾脏的大小及其硬度、探查胆道、肝十二指肠韧带及肝门部。如术中发现肝外胆道无异常，说明黄疸为胆汁黏稠阻塞胆管引起，应行胆道冲洗，如发现胆道梗阻系因肿物或肿大的淋巴结压迫所致，可将肿大的淋巴结摘除。如发现为胆道闭锁可按病理分型选择术式。①胆总管或肝管闭锁的Kasai I 型和 II 型者，行胆总管（肝管）十二指肠吻合术或胆总管（肝管）空肠Roux-Y吻合术。②胆总管闭锁、胆囊管、胆囊及肝总管发育正常时，应行胆囊十二指肠吻合术。③肝门部肝管闭锁的KasaiⅢ型，应采用肝门空肠Roux-Y吻合术，肝门部微细胆管最大直径在200um以上者，术后胆汁排出率较高，而直径在200um以下者，胆汁排出率则低。④胆道闭锁KasaⅢ型的a型，即胆囊管、胆总管相通，只肝门部胆管闭锁时，应采用肝门部肝胆囊吻合术，亦可行肝内胆管、空肠吻合术。⑤晚期病例、以及肝内胆管闭锁者应行肝移植或部分肝移植手术。肝门部空肠吻合：多数采用肝门空肠Roux-Y吻合术，将空肠距trize韧带15~20cm处切断，远端空肠端经横结肠系膜提至肝门部，将肠管切开后与肝门部结缔组织块的切缘用可吸收的3~4个0的缝合线行结节缝合或连续缝合。并将空肠与空肠作端侧吻合，空肠胆支一般为35~40cm左右，亦可加用防反流瓣，完成肝门空肠Roux-Y吻合术。

肝门部胆管极其细微，为了术后及时观察有无胆汁排出，以及预防逆行性胆管炎，人们对Kasai的原始手术方法作了不少的改进，加用各种肠造瘘术，使术后胆汁引流到体外，以便观察胆汁排出的情况。常用的有以下几种造瘘术：肝门部肝空肠双Roux-Y吻合造瘘术（Kasai法），肝门部肝空肠Roux-Y吻合、空肠胆支造瘘术（骏河Ⅱ法）及肝门部肝空肠吻合、空肠胆支造瘘术等。

目前较多采用的是肝门部肝肠Roux-Y吻合空肠胆支造瘘术（骏河Ⅱ法）。其优点：①能防止肠内容物反流到肝门，防止逆行性胆管炎。②能观察术后胆汁引流情况。③对胆汁排出障碍的病儿，可经造瘘口置入内窥镜检查，清洗或钳夹肝门部的脓苔和疤痕组织。④当患儿肝门部肝管梗阻而需要再次手术时，常因粘连造成手术困难，可通过近端瘘口置入导尿管，指引手术进路，直接进入肝门吻合口处，进行肝门疤痕切除和肝门肝肠再吻合术，缩短手术时间，减少创伤。⑤能通过近端造瘘口向局部注入抗生素，预防和治疗胆管炎。本术式的缺点有二：可致大量胆汁丢失，使病儿出现水、电解质紊乱，应及时将胆汁注入远端瘘口或消毒后口服；其二是造瘘后可形成较严重的肠粘连，增加日后肝移植的难度，因此对于是否在肝门部肝空肠 Roux - Y 吻合术后再加肠造瘘术尚有争议。

术后处理及术后并发症的防治是手术成功的关键。胆道闭锁手术的效果取决于手术年龄、病理类型、术式选择、术中正确的剥离肝门部及严格的术后管理，特别是术后合理使用抗生素及利胆剂。故术后应常规应用广谱抗生素，并应根据胆汁细菌培养结果选用有效的抗生素，持续 2 ~ 4 周，以后改为口服抗生素。对于利胆剂的应用于术后即应开始，静脉给以脱氧胆酸（CDCA）、肾上腺皮质激素或前列腺素制剂（PGE_2），可同时并用中药。

对于行肝门部肝空肠 Roux - Y 吻合空肠胆支造瘘术的闭瘘应分期进行，当术后 3 个月黄疸消退，无逆行性胆管炎即可将肝门部皮肤外瘘闭合，使胆汁不再引流于体外。

再手术：如术后 10 ~ 14 天，黄疸仍不见消退、高热、空肠胆支造瘘口无胆汁排出，应考虑再次手术或创造条件准备肝移植术。

九、术后并发症

可分为近期并发症及远期并发症，近期并发症主要有：

1. 急性肝功能衰竭　胆道闭锁病儿，尤其生后 3 个月以上手术的晚期病儿，术后常因肝功能损害严重，可出现肝昏迷、腹水、消化道出血。防治的措施是严格掌握手术适应证，细致地解剖肝门部减少术中出血，术后注意保肝治疗及预防感染。

2. 切口裂开　多发生在术后 5 ~ 7 日内，由于腹胀、哭闹不安、病儿营养状态不佳及切口感染所致，应及时缝合。

3. 逆行性胆管炎　是术后常见的并发症，也是造成手术失败的重要原因之一。多数术后胆汁引流不畅的病例容易发生逆行性胆管炎，由于胆汁瘘细微，当发生胆管炎时，管壁因炎性肿胀，使胆汁引流阻塞。本病术后约 40% ~ 60% 并发胆管炎，术后一过性良好的胆汁引流，最后又失败的病例，约 80% 以上是逆行性胆管炎所致，逆行性胆管炎的致病菌多为需氧菌和厌氧菌混合感染，亦有报道真菌感染也是致病菌之一。国内采用中药有明显的消炎利胆作用。晚期并发症主要是门静脉高压和肝硬化。报告门静脉高压症的发生率约为 40% ~ 60%，合并黄疸不退和逆行性胆管炎者其发生率更高。约 70% 左右在术后 5 年内发生，因此术后 2 ~ 3 年内建立长期观察的制度十分重要。

胆道闭锁术后门脉高压症的治疗，随着胆道闭锁术后长期存活病例的增加，自 70 年代以来对门脉高压症的治疗主要以简便、安全、疗效佳的内窥镜下硬化疗法（endoscopic injection sclerotherapyEIS）及内窥镜下食管静脉结扎术（endoscopic varceal ligation - EVL）为主，而采用脾切除加分流术或脾切除加断流术者日渐减少。即使门脉高压伴脾功亢进时，也以考虑脾部分栓塞（partialsplenic embolization，PSE）为宜，如 PSE 后再次出血者，可考虑 EIS 并用。有报告术后反复出现胆管炎的晚期并发症除门静脉高压症、脾功亢进及肝硬化以外还有部分病儿出现肝内胆管扩张症，根据肝内胆管扩张的类型，采用肝门部再吻合或肝移植术。

胆道闭锁术后长期存活的病儿，营养维持亦不可忽视，易引起脂肪、脂溶性维生素缺乏，应定期检查适当补给。

肝移植治疗胆道闭锁：1963 年 3 月 1 日世界肝脏移植的先驱者和奠基人 Starzl 在美国丹

佛市首先为一胆道闭锁的三岁患儿实施了原位肝移植，同年，他又做了四例同样手术，虽然术后短期内患儿死亡，但初步开启了人类肝移植的历史。在国外经历了60年代的试用阶段和应用阶段后，进入80年代后，由于新一代的免疫移植剂的相继问世，以及各项技术的提高，肝移植以前所未有的速度出现了大踏步的发展，并取得了鼓舞人心的成就。目前即有人认为胆道闭锁行肝移植术是唯一的治疗方法。近年来，随着肝移植新术式的应用，抗排斥药物的不断更新，儿童肝移植一年存活率达到85%～90%。日本自1989年为胆道闭锁行肝移植成功以后，开辟了肝移植治疗胆道闭锁的新时代，日本京都大学免疫移植中心对197例胆道闭锁行肝移植，其中一次Kasai肝门部肝空肠吻合术后失败行肝移植的生存率为91.8%，二次Kasai手术后行肝移植的生存率为73.1%。近来一次Kasai手术失败再次手术的病例日益减少，胆道闭锁行肝移植的手术适应证为晚期病例及肝门部肝肠吻合术，术后失败的病例。大约1/3的胆道闭锁Kasai手术患儿可以长期存活，其余2/3仍需肝移植。活体肝移植自1989年7月澳大利亚医师成功开展以来，世界各地开展此手术总例数已逾千例，供肝由病儿的双亲提供；术后应用免疫抑制剂，很少出现抗排斥反应。

目前对胆道闭锁的治疗方法，尽管有肝门肝肠吻合术和肝移植两种方法，肝移植有长足的进展，无论在我国还是在国外，仍是一种复杂、昂贵和死亡率较高的治疗手段，应强调早期诊断早期行Kasai手术，当Kasai手术失败或就诊较晚的病例考虑肝移植，这样将会使胆道闭锁的疗效有更大的提高。

十、预后

对胆道闭锁行Kasai肝门肝肠吻合术以来，目前亚洲各地已广泛开展此手术，如在生后60天以内手术，胆汁排出率可达90%以上，黄疸消退后的生存率达50%。有报告对肝门肝肠吻合术后20年以上存活病例进行随访观察，在获随访的30例中22例（73%）优良，日常生活正常，6例有各种并发症，2例较差。其中4例已婚女性，有2例各生1名婴儿。

（王耀光）

第三节　先天性胆总管囊肿

先天性胆总管囊肿又称先天性胆管扩张症，是小儿胆管最常见的畸形，文献报告我国和日本的发病率较欧美高，约为1/15 000～1/30 000。2/3在婴幼儿及童年时期发病，1/3见于青年，男性发病比女性低，约为1：（4～5）。

一、病因

本病是一种先天性发育畸形，病因仍不十分清楚，目前认为有以下几种学说。

1. 胰胆管合流异常　文献证实75%～85%的胆总管囊肿由胰胆管合流异常而引起。由于胚胎发育时期，胆总管、胰管未能正常分离，使胆总管与胰管汇合后的共同通道过长超过5mm，有的达到20～35mm，十二指肠乳头部胆管口括约肌（oddi括约肌）失去正常作用，胰液和胆汁在十二指肠壁外产生相互混合与逆流，导致胆管及胰腺的各种病理改变。正常胰管内压力较胆管内压力高，胰液容易发生反流至胆总管，使胆管上皮受损，继而损害胆管壁上的弹力纤维，使管壁失去张力变薄弱而致胆总管扩张。

2. 胆管腔化过程障碍 原始胆管胚胎发育的空泡化过程中，胆总管上皮增值不平衡，出现某部分增值，某部分过度空泡化，尤其少见的憩室型。

3. 胆管的神经发育异常 通过对切除的标本检查发现，胆总管囊肿远端管壁神经节细胞数目减少或完全缺如，可能导致该处痉挛狭窄，近端胆道继发性扩张。

4. 其他 如先天性胆总管壁弹力纤维缺乏，oddi 括约肌功能异常，病毒感染（如乙肝病毒外，巨细胞病毒、轮状病毒及腺病毒）使胆管壁上皮破坏以及胆管内的反复炎性增生等都可能是本病的发病原因。

二、临床表现

腹痛、肿块和黄疸为本病三个典型症状，但并非所有病人在就诊时都同时表现出典型的"三主症"，文献报告就诊病人中 20% ~ 30% 具有"三主症"，临床大多数仅以其中一个或二个表现。

1. 腹痛 腹痛者占本病的 60% ~ 80%，且多局限于上腹中部或右上腹，疼痛性质和程度不一，多为间歇性发作，以胀痛和牵拉痛为主，绞痛者较少，剧烈绞痛时多是继发感染的表现，此时临床上常伴发热、恶心和呕吐。

2. 肿块 临床上 90% 患者以腹部肿块就诊，肿块位于右上腹，肝缘下方，巨大者可占全右腹。肿块表面光滑，囊性感，也可因液体充盈紧张呈坚实感，似肿瘤。小的胆总管囊肿，由于位置深，不易扪及。在感染、疼痛、黄疸发作期肿块增大，好转后肿块又可略缩小。

3. 黄疸 约 51% ~ 70% 病例可出现黄疸，黄疸的深度与胆道梗阻的程度有关，年长儿可出现间歇性黄疸，黄疸出现并加重说明胆总管远端狭窄加重或伴胆道感染。

4. 其他

（1）发热和呕吐疼痛发作时可出现体温上升，达 38℃ ~ 39℃，同时还可发生反应性的恶心、呕吐。

（2）粪便和尿黄疸加重时可出现大便颜色变浅，甚至陶土样便，同时尿颜色加深。

（3）囊肿穿孔感染加重可出现严重的并发症发生囊肿破裂穿孔，导致胆汁性腹膜炎。

三、诊断

1. 临床表现 如果出现右上腹疼痛，包块和黄疸即可考虑为本病，但婴幼儿往往缺乏主诉，多因家属发现腹部肿块和黄疸就诊，故需借助影像学检查而确定诊断。

2. 实验室检查 肝功能和血、尿淀粉酶检查，主要了解肝、胆、胰的功能状态以及明确黄疸的类型。血白细胞检查了解胆道系统有无感染及程度。

3. B 型超声检查 简单、方便、无痛性检查，可反复动态观察，特别是对发热、腹痛而囊性扩张不重、肿块小而扪及不易确诊病例较为可靠，故应作为小儿胆总管囊肿的首选检查方法。

4. X 线检查

（1）腹部平片：右上腹可见密度均匀、境界较清楚的软组织阴影，大者可见胃和结肠被推移，少数病例有时见肿块内的钙化和结石影像。

（2）钡餐检查：囊肿较大时，正位片见胃受压向左移位，十二指肠前后变薄，肠框扩大，呈弧形压迹；侧位片见胃、十二指肠受压、向前移位。

（3）胆道造影：①静脉胆道造影由于造影剂在囊肿内被稀释，多不能显示囊肿、但有时可显示肝内的胆管囊肿，此项目前已基本弃用。②经皮肝穿胆道造影（PTC），可显示胆管扩张的部位、程度、胰胆管合流的状态及囊肿远端开口狭窄状态，因此为创伤性检查，小儿基本不用。③内窥镜逆行胰胆管造影（ERCP），同样可显示胰胆管合流的形态类型，胰管、胆管的直径等，但因操作技术条件的要求，目前在小儿开展还不普遍。④术中胆道造影，术中操作方便、准确、显示胰胆管合流的部位及异常情况，有利于手术操作安全，应提倡。

（4）放射性核素扫描：常用^{99m}Tc – HIDA 作显像剂，可观察肝胆系统的形态与功能，了解胆总管囊肿的大小、形态及排泄状态。

（5）电子计算机 X 射线体层扫描（CT）：明确胆总管囊肿的大小及远端狭窄的情况，肝内胆管是否扩张，以便作好术式选择。

（6）核磁共振胆管水成像（MRCP）：较清楚显示胰胆管合流的形态，可替代创伤性的 PTC 检查。

四、鉴别诊断

小儿胆总管囊肿根据临床表现和体检，再结合 B 超检查和其他一些辅助检查诊断比较容易，有时也要注意与以下几种疾病相鉴别。

1. 胆道闭锁　起病较早，出生后黄疸持续性加重，大便白陶土色，肝脏肿大，一般首先考虑胆道闭锁或新生儿肝炎。体检时肝下无包块，B 型超声波和 X 线检查，MRCP 检查有助于明确诊断。

2. 肝包虫囊肿　本病与胆总管囊肿相似在于肝脏部位可触及囊性肿块，局部有轻压痛或不适，感染时可出现黄疸。但肝包虫囊肿多见于畜牧区，其他地区少见，且病程缓慢，B型超声和 MRCP 检查肿块位于肝内，肝外胆道无扩张，必要时作肝包虫囊液皮内试验和血清补体结合试验可确定并与胆总管囊肿鉴别。

3. 假性胰腺囊肿　肿块位于左上腹，多可有明确的腹部外伤史，黄疸少见，B 型超声显示肿块与胰腺关系密切，肝外胆道正常。

4. 腹部肿瘤　特别是位于上腹部囊性畸胎瘤，其次是右肾母细胞瘤和神经母细胞瘤，这些肿瘤可借助 B 型超声检查，CT 和 MRI 检以及静脉肾盂造影和尿 VMA 等进行诊断和鉴别。

五、治疗

先天性胆总管囊肿一经确诊，均应尽早手术治疗，耽误太久，不但增加患儿的痛苦，也可因胆道感染和梗阻性黄疸进一步加重肝脏的损害。

1. 囊肿外引流术　本术式主要适应于患儿一般情况较差，囊肿大且因急性化脓性胆管炎、阻塞性黄疸、肝功能受损严重、高热不能控制的应急性手术。外引流术包括 B 超引导下套管针穿刺囊肿引流和小剖腹囊肿内置管外引流。根据外引流术后病人身体状况及改善程度，少则半个月多则三个月左右即可考虑作彻底的根治性手术 – 胆总管囊肿切除、胆道重建术。

2. 囊肿内引流术

（1）囊肿十二指肠引流术：本术式简单易操作，手术打击小，几乎无风险和死亡率，但手术后易发上行性胆管炎、且囊肿未切除，容易发生囊肿癌变，目前基本废弃。

（2）囊肿空肠 Roux－y 吻合术：本术式利用空肠游离度较大特点，行囊肿空肠吻合后无张力，且"y"形胆支段一定长度可减少反流的机会，大多数文献报告一般胆支段 35cm 较适宜。虽然此术式上行性胆管炎发生率有减少，但囊肿未切除其癌变的隐患仍存在，故目前也已很少采用。

（3）囊肿切除、胆道重建术：目前认为这是治疗胆总管囊肿的理想方法，其意义在于：①切除了囊肿，消除了囊肿这一感染病灶及胆汁潴留场地。②切除了囊肿，解决了胰胆管合流异常的病理状态，使胰胆得到了分流，达到了病因治疗。③囊肿切除、胰胆分流，消除了癌变的基础和隐患。④胆道重建，使胆汁顺畅流入肠道并尽量防止和减少消化液向胆道的反流。

（4）腹腔镜下胆总管囊肿切除、胆道重建术：1995 年 Farello 首次报道腹腔镜下胆总管囊肿切除、肝管空肠 Roux－y 吻合术，自此国内外先后均有相似文献报告，我国目前有文献统计已成功开展 60 余例。但对于既往已行囊肿内引流者、虽然未行内引流术但有反复囊肿感染病史者以及胆管有恶变的可能，在目前不适宜行腹腔镜手术。目前手术多行四孔法，即脐窝内纵行切开腹壁 5mm 或 10mm 切口，也可手术行脐缘下弧形切口，开放式置入 Trocar，形成 10～12mmHg 腹压，然后分别于右上腹腋前线的肋缘下、右脐旁腹直肌外缘处和左上腹直肌旁置入 3 个 Smm Trocar，术中可以从各个 Trocar 置入镜头，从不同角度观察胆总管与周围组织的关系，且根据病情可行囊肿穿刺注入 38% 泛影葡胺，透视下行胆道造影，准确了解胆管系统和胰管系统的解剖关系以利指导手术和操作。

腹腔镜手术注意事项：①切除囊肿时为了避免损伤周围组织，应先切开囊肿前壁，吸出胆汁，敞开囊腔以直视下游离囊壁，囊肿中部用电凝直视下逐渐横断囊肿后壁，遇与囊肿壁附着的纤维毛细血管束，电凝贴囊壁切断。②游离囊肿远端变细与胰管汇合处，用 4 号丝线结扎胆总管远端，再去除远侧囊壁，防止胰漏。③肝管空肠 Roux－y 吻合与常规开放手术要求相同，但可根据术者的操作熟练程度，为缩短手术时间，有的可在腹腔镜引导下，采用经脐部空肠脱出，按开腹手术吻合肠管，吻合稳妥后仍在腹腔镜引导下放回腹腔。④肝管肠吻合时，肝管修剪要留有足够的长度，口径要尽量大，至少在 1cm 左右，缝线粗细要适宜，过粗对组织损伤大，过细容易断裂，4－0 可吸收缝线较适宜。⑤巨大囊肿切除后有时渗血创面较大，可叠加缝合几次以减少出血，但需特别谨慎防止叠加缝合进针过深损伤门静脉。⑥手术结束前要关闭各个系膜孔，防止术后内疝。⑦关腹前先冲洗腹腔，观察各创面有否活动性出血，从右侧腹 Trocar 孔导入一根引流管于 Winslow 孔。⑧最后关腹时逐渐减低腹腔压力，无出血后再全部放出腹腔气体，去除 Trocar，根据切口情况可缝合或粘合腹壁创口。

（王耀光）

第十五章

小儿泌尿外科疾病

第一节　输尿管开口异位

输尿管开口异位于正常输尿管开口之外，约80%病例合并重复畸形，类型很多，以一侧重肾伴上肾部输尿管开口异位多见，女性为主，常开口于膀胱颈远端的尿道，前庭和阴道等处。表现为尿滴沥，感染。另外也有发育异常的小肾脏。

（一）临床表现

尿滴沥，女性表现为正常排尿之外持续滴尿，湿裤。

尿路感染；因异位输尿管开口常狭小，引流不畅，造成反复尿路感染。男性还会出现复发性附睾炎，精囊炎等。

（二）辅助检查

1. 局部检查　女性外阴及股内侧潮红，尿疹及糜烂，仔细耐心，在外阴部寻找，可见尿液自外阴，阴道口间断溢出。

2. 逆行输尿管造影　若能找到异位开口，从开口插入导管逆行造影，显示相应扩张的输尿管及发育不良的肾脏，以利做肾切除。

3. 静脉尿路造影　由于异位开口伴随的重肾，小肾发育差，往往显影不良。膀胱显影差表示双侧单一输尿管均异位开口。

4. 超声检查　能探及到发育不良的重肾或异位的小肾，或膀胱后扩张的输尿管。

（三）治疗

手术治疗方式需根据患肾功能而定。

1. 肾切除　适用于单一输尿管异位开口伴肾无功能的病例。

2. 重肾，输尿管切除术　并发一侧重肾，上半肾积水无功能，作重肾，输尿管切除。

3. 膀胱输尿管再植术　患肾有相当功能，或患肾为孤立肾，作抗反流的输尿管再植术。

4. 上输尿管与下肾盂或下输尿管吻合术后易引起积水，感染，应慎用。

5. 输尿管再植及膀胱颈重建　双侧单一输尿管均异位开口作输尿管膀胱再植的同时作扩大膀胱及膀胱颈重建术。因常有尿失禁，可考虑尿流改道。

（王耀光）

第二节　包茎

包茎是指包皮狭窄不能上翻显露阴茎头。包皮与阴茎头之间有生理性粘连，在婴儿期属正常现象，随着年龄的增长，阴茎的发育，粘连逐渐分离吸收，包皮可自行向上退缩。17岁以后仅有不足1%的包茎。包皮过长是指包皮覆盖阴茎头，但能上翻显露阴茎头'在小儿也是正常现象。嵌顿性包茎指包皮被翻至阴茎头上部后，包皮环紧扼于冠状沟处，导致静脉和淋巴回流障碍，引起阴茎头水肿，使包皮不能复原。

一、诊断

（一）临床表现

（1）包皮口狭小，可引起不同程度的排尿困难，排尿时包皮膨起。

（2）包皮下积聚包皮垢，呈白色小块，可引起阴茎头包皮炎，急性炎症时包皮口红肿，有脓性分泌物。

（3）嵌顿包茎疼痛剧烈，包皮水肿，时间过长嵌顿包皮可发生坏死。

（二）检查

（1）观察包皮口大小，将包皮试行上翻，便可作出判断。检查后应将包皮推下以免嵌顿。

（2）嵌顿包茎时，水肿的包皮翻在阴茎头冠状沟处，其上缘可见狭窄环，阴茎头水肿呈暗紫色。

二、治疗原则

1. 包茎

（1）对于5岁以下无排尿困难，无感染的包茎不必处理。

（2）有症状者可先试行反复手法护大包皮口。大多数小儿经此治疗，随年龄增长可治愈。

（3）包皮环切术适用于：①包皮口有纤维性狭窄环；②反复发作阴茎头包皮炎；③5岁以后包皮口重度狭窄者。

（4）阴茎头包皮炎急性期应用抗生素，局部以3%硼酸液浸泡。

（5）消退后可试行手法分离包皮，无效时行包皮环切。

（6）嵌顿包茎在阴茎头冠状沟处涂液体石蜡，紧握阴茎头并逐渐加压，用两拇指压挤阴茎头，两手的食指和中指将包皮退下来。有时可用粗针头多处穿刺包皮，挤出水液，有助于复位。如复位失败，急做包皮背侧切开术。

2. 包皮过长　要经常上翻清洗，保持局部清洁，无须手术。如家长要求手术，则可进行。

（王耀光）

第三节　膀胱外翻、泄殖腔外翻与尿道上裂及尿道下裂

一、膀胱外翻

（一）概述

约每1万～5万名出生儿中有1例膀胱外翻，男性较女性多两倍。它包括腹壁、脐、耻骨、膀胱及生殖器畸形，如不治疗，约50%于10岁左右死亡，2/3病例于20岁前死亡，死于肾积水及尿路感染。本症多伴发其他畸形如肛门、直肠畸形、脊柱裂、马蹄形肾、腹股沟斜疝。

临床上分为完全性与不完全性膀胱外翻，以前者较为多见。完全性膀胱外翻由于下腹壁、膀胱前壁及尿道背壁缺如，故从腹壁上可见外翻的膀胱黏膜及喷尿的输尿管口。脐位置低，常于外翻膀胱黏膜上缘形成瘢痕。腹下部、会阴和大腿内侧皮肤受尿浸渍而潮红。因骨盆发育异常、耻骨联合分离，两侧股骨外旋，患儿有摇摆步态。不完全性膀胱外翻，腹壁缺损较小，膀胱黏膜突出不多，耻骨在中线正常联合。

这种小儿不分男女，多伴尿道上裂和外生殖器畸形。在男性，阴茎短而扁阔向上翘，尿道背壁缺如，形成一浅沟，膀胱括约肌不全。阴囊小，有时对裂，约40%病例合并隐睾。女性除有尿道上裂外，伴有阴蒂对裂，小阴唇远离，露出阴道，多有阴道口狭窄。

诊断须注意伴发畸形，做静脉尿路造影了解上尿路情况。

（二）治疗

由于膀胱黏膜长期暴露有水肿及慢性炎症，导致膀胱壁纤维化，故宜于生后72小时内，作单纯性膀胱内翻缝合，1～2岁时修复尿道上裂及矫正阴茎上翘，3～5岁时再修复膀胱颈及做抗反流输尿管膀胱再吻合。手术成功率包括控制排尿，可望达70%以上。如小儿就诊较晚，已是生后第2年或更迟，手术可分期或一期完成，包括髂骨截骨术，膀胱内翻缝合，Leadbetter膀胱颈缩紧、尿道延长，输尿管口上移的防反流输尿管膀胱再吻合术及尿道上裂成形术。近年手术成功率达50%以上，如手术后仍不能控制排尿或反复尿路感染、肾积水则仍须作尿路改流术。

如能于生后72小时以内，将膀胱内翻缝合，修复腹壁最好，以后易于有合适的膀胱容量及控制排尿；如耻骨联合分离过宽，再加髂骨截骨术，则第一期手术宜推迟7～10天。Lapor及Jeffs（1983）报告22例经功能性修复后，19例（88%）能控制排尿。Grady等于1989—1997年共做新生儿及小婴儿膀胱外翻与尿道上裂一期修复18例，日后再做输尿管膀胱再吻合，提高了控尿效果。

术后须随诊上尿路情况，有无反流、梗阻及尿排空情况。

如膀胱小，或手术时小儿年龄大，术后仍不能控制排尿，须考虑膀胱扩大术或可控性尿路改流术。

膀胱外翻的其他类型尚有假性膀胱外翻（pseudoexstrophy），即有膀胱外翻的骨、肌肉缺陷，但尿路是正常的；膀胱上裂（superior vesical fissure），有典型膀胱外翻的骨、肌肉缺陷，但仅在脐下有少量的膀胱壁外翻，外生殖器正常，无尿失禁；重复外翻，即有一外翻的

膀胱由一小管道与其内正常膀胱相连。

二、泄殖腔外翻

约 200 000 出生儿中有一例泄殖腔外翻（cloacal extrophy，vesico – intestinal fissure）。患儿常早产。在外胞组织中，中间是肠黏膜，两侧是膀胱黏膜，其上缘相连如马蹄形，并有各自的输尿管，外翻的肠管似盲肠。本症最常合并脊柱裂及双腔静脉。

三、尿道上裂

（一）概述

尿道上裂是尿道背壁部分或全部缺失，常与膀胱外翻并发。尿道上裂作为单独畸形时，约每 95 000 出生婴儿中有 1 例，男比女多 4 倍。

男性尿道上裂分为阴茎头型、阴茎体型及完全型三种。阴茎体短、宽，上翘，阴茎头扁平。自尿道口至阴茎头有一浅沟，被覆黏膜，包皮悬垂于阴茎的腹侧：完全性尿道上裂尿道口位于膀胱颈呈漏斗状，有尿失禁，并伴有某种程度的膀胱外翻和耻骨联合分离。

女性尿道上裂分为阴蒂型、耻骨联合下型和完全型三种。临床上表现为阴蒂对裂、阴唇广阔分开、耻骨分离和尿失禁。

（二）治疗

对没有尿失禁的男性尿道上裂，应从耻骨支上松解上翘的阴茎脚以矫正阴茎上翘及延长阴茎体，一期完成尿道成型。对有尿失禁的女性尿道上裂是重建尿道控制排尿。可用 Leadbetter 术式作膀胱颈紧缩，延长尿道。由于 90% 的小儿于术后都发生膀胱输尿管反流，故于缩紧膀胱颈的同时作防反流的输尿管膀胱再吻合术。

四、尿道下裂

尿道下裂绝大多数发生于男性，女性罕见。病因为尿道发育过程中，各种原因使尿道沟融合不全，从而造成尿道开口于正常尿道口的近端。形成临床上各种类型的尿道下裂。根据尿道口的位置可分为阴茎头型，阴茎体型，阴茎阴囊型和会阴型。此外，尚有单纯阴茎下弯而无尿道下裂者。

（一）诊断

1. 临床表现尿道下裂系先天性外生殖器畸形，一望即知。

（1）尿道开口异常。

（2）阴茎下弯。

（3）背侧帽状包皮和包皮系带缺如。

（4）阴茎阴囊型和会阴型尿道下裂，阴茎弯曲较严重，故不能站立排尿，合并尿道口狭窄者，有排尿困难。

2. 辅助检查

（1）外生殖器检查。

（2）重度尿道下裂合并隐睾的患儿应于两性畸形鉴别。

（3）对重度尿道下裂应做排尿性膀胱尿道造影除外前列腺囊。

（二）治疗原则

尿道下裂的治疗应达到以下三个标准：①正位尿道口。②阴茎下弯充分矫正。③阴茎外观接近正常，可站立排尿，使成年后能有正常的性生活。手术年龄一般在 1 岁以后。手术方法很多，可根据尿道下裂病变程度，术者的经验条件而定。按有无阴茎下弯手术方法分为：

1. 无或轻度下弯

（1）阴茎头型可采用前移阴茎头成型（MAGPI）。

（2）冠状沟阴茎体前型尿道口基底翻转皮瓣法（Mathieu）。

（3）阴茎体型 onlay island flap 法（加盖岛状包皮瓣）及 Duckett 带蒂岛状包皮瓣法均常用。

近几年欧美及国内流行 snodrass 法，即局部尿道板纵切卷管尿道成型术，提高了一期手术的成功率。笔者也将此技术应用于手术失败取材困难的长段尿道瘘的修补，亦取得满意疗效。

2. 合并阴茎下弯的病例多选择 Duckett 带蒂岛状包皮瓣法，重度尿道下裂应用 Duckett + Dupaly 法。

3. 重度尿道下裂　现代分期手术治疗重度尿道下裂，包括一期阴茎矫直利用包皮或口腔粘膜重建尿道板，二期尿道成形。

（王耀光）

第四节　隐睾症

隐睾症是指睾丸未能按正常发育过程从腹膜后下降到阴囊底部，停留在腹腔，腹股沟区，阴囊入口或其他部位。是常见的先天性泌尿生殖系统畸形。隐睾症包括：睾丸下降不全；睾丸异位；睾丸缺如。

一、诊断

1. 临床表现　患儿多无自觉症状，主要表现为阴囊发育不良，阴囊空虚，睾丸缺如。

2. 辅助检查

（1）查体

1）因寒冷刺激，紧张姿势可使提睾肌收缩造成睾丸未降的假象，故要求保暖，取立位，卧位，下蹲等不同体位检查，明确睾丸位置及大小。

2）睾丸回缩是由于提睾肌过度收缩所致，睾丸在一定时间内停留于阴囊上方或，股沟，体检时睾丸可推入阴囊，并停留片刻，一般不需治疗。待至青春期可自行降入阴囊。

3）睾丸异位是睾丸下降经腹股沟管后，离开正常径路，停留于股内侧，会阴部或阴茎根部等异常部位。需手术治疗。

（2）B 超，CT，或 MRI 对未触及型进行定位，但结果不确切。

（3）腹腔镜检查用于未触及型隐睾的检查，诊断准确率达 95% 以上。

（4）激素试验：绒毛膜促性素（HCG）试验，主要用于双侧不能扪及型。先测定血浆睾酮基础值，肌注 HCG 后复查睾酮，如浓度上升，提示存在功能性睾丸，再做定位性检查。

二、治疗原则

1. 激素治疗 出生后 10 月仍为隐睾者，应开始激素治疗，目的是促进睾丸发育及下降。

（1）HCC 疗法剂量每次 1 000 ~ 1 500U，每周肌注两次，共 10 次，总量 10 000 ~ 15 000U。

（2）LHRH 疗法促黄体生成激素释放激素（LHRH），或称促性腺激素释放激素（Gn-RH），采用鼻黏膜喷雾给药。

2. 手术治疗

（1）睾丸固定术手术应在 1 岁以后，2 岁以前进行。

（2）位置高的睾丸下降不全可用分期睾丸固定术；睾丸自家移植；保留引带和输精管血运，切断精索的 Fowler – stephens 手术。

（王耀光）

第五节 阴囊急症

小儿阴囊急症主要包括睾丸附件扭转，睾丸扭转和附睾炎。发病率以睾丸附件扭转最高。

一、睾丸附件扭转

睾丸附件是副中肾管或中肾管发育过程中的残留结构，直径 0. 1 ~ 0. 5cm。多位于睾丸上极，附睾头，附睾体或精索远端近睾丸处。

（一）诊断

1. 临床表现 患侧阴囊疼痛，逐渐局部红肿。早期阴囊红肿不著时，睾丸上可触及痛性小结透过阴囊皮肤可见该处有蓝色斑点即"蓝斑征"，此为睾丸附件扭转所特有。

2. 辅助检查

（1）多普勒超声检查患侧睾丸血供正常。

（2）超声测量患侧睾丸无明显肿胀。

（二）治疗原则

睾丸附件是胚胎残留组织，无生理功能，扭转坏死后无明显不良后果，可不手术。如病史在 10 小时以内并且与睾丸扭转不能鉴别时可手术探查，以明确诊断，同时切除扭转的附件。

二、睾丸扭转

睾丸扭转发病率很低。因睾丸的缺血耐受力差，发生扭转后易坏死应引起重视。睾丸扭转分为两种类型。鞘膜外型也称精索扭转，多见于新生儿。精索内型多见于青少年。下降不全的睾丸发生扭转的机会较正常位置的睾丸高 20 ~ 40 倍。

（一）诊断

1. 临床表现

（1）突然患侧阴囊疼痛，逐渐加重。

（2）局部肿胀，触痛明显，精索亦可肿胀有触痛。患侧提睾反射减弱。

（3）下降不全的睾丸扭转表现为患侧阴囊内无睾丸，腹股沟肿物似嵌顿疝但不能还纳入腹腔。

2. 辅助检查

（1）多普勒超声检查患侧睾丸肿大，动脉灌注消失。

（2）核素扫描血管期示踪剂减低，实质期减低或消失。

（二）治疗原则

手术探查：复位扭转的睾丸并做固定术。5 小时以内复位睾丸获救率达 80%，10 小时以上获救率仅约 20%，48 小时以上获救率极低。

三、急性附睾炎

急性附睾炎较少发生于学龄前，随着年龄增长，发病率逐渐上升。患有尿道狭窄或前列腺囊的患儿易有尿道精道反流，发病率较高。

（一）诊断

1. 临床表现　患侧阴囊肿痛，可有发热或尿路刺激症状。早期局部肿胀不严重时，可触及附睾肿大及触痛。

2. 辅助检查　多普勒超声检查或核素扫描显示患侧睾丸血供增加。

（二）治疗原则

（1）抗生素治疗。

（2）如与睾丸扭转不能鉴别，病史较短特别是 10 小时以内应手术探查。

（王耀光）

第六节　青少年精索静脉曲张

精索静脉曲张（varicocele）是指精索的蔓状静脉扩张和迂曲。青少年精索静脉曲张是很常见的，其发病率可高达 19%～26%，因不育就诊的男性中 40% 有精索静脉曲张。临床上被检出的年龄是 10～15 岁，一旦出现，不会自行消失。如青少年期没有精索静脉曲张，成年后一般也不会出现精索静脉曲张。开始于青少年期的阴囊内静脉扩张，随时间推移，对睾丸有进行性损害，因为它的严重程度和发展速度不同，不育不是必然结果。实际上，有精索静脉曲张的成人中约 85% 是有生育力的，但如果等待成人后因不育再去处理精索静脉曲张，病人似乎仍然不育。

一、诊断

青少年精索静脉曲张多无症状，常因体检被检出。临床上分为三度：

（1）1 度：触诊不明显，病人屏气增加腹压（Valsalva 法）时，才能摸到曲张静脉。

（2）2度：触诊即可摸到曲张静脉，但外观正常。

（3）3度：曲张静脉如成团蚯蚓，视诊及触诊均显而易见。

精索静脉曲张在平卧时可完全消失，如不消失应考虑为症状性或继发性病变。

精液检查虽然对不育的判断很重要，但难从青少年病人得到精液，并且成人的正常值不一定适用于青少年。

二、治疗

（1）1度青少年精索静脉曲张，睾丸体积正常不需治疗。

（2）2度者如睾丸体积正常，可随诊观察睾丸变化。

（3）3度者以治疗为好。因为精索静脉曲张病人多可生育，但待至成人不育时再处理精索静脉曲张，往往无效，所以需权衡治疗的利弊来处理。

精索静脉曲张的治疗方法有精索内静脉栓塞术和精索血管结扎术。

精索内静脉栓塞术须在放射线下进行，费时，至少有15%栓塞不全。

经腹腔镜做精索内静脉结扎须用气管内插管麻醉，膀胱内留置导尿管并可有腹腔并发症，故 Barthold 及 Kass（2002，2001）都认为 Palomo（1949）经腹膜后高位同时结扎睾丸动静脉效果最好。Kass 已做 Palomo 术 250 例以上，术后仅 1% 病人仍有精索静脉曲张。虽然睾丸动脉已被结扎，因有侧支循环故未见睾丸萎缩，相反睾丸增长速度并不亚于保留睾丸动脉的术式。术后潜在的问题是鞘膜积液，但鞘膜积液没有症状，也不威胁将来的不育，或许保留一支淋巴管能防止发生鞘膜积液。

（王耀光）

第七节　梨状腹综合征

梨状腹综合征（prune belly syndrome，PBS）又称 Eagle – Barrett 三联征及间质发育异常综合征，主要包括三个病理畸形，腹壁肌肉缺陷或缺如，输尿管、膀胱及尿道的各样畸形主要是显著扩张，及双侧睾丸未降。其他并发畸形有骨骼肌肉系统、肺及心脏方面。发病率为 35 000 ~ 50 000 出生儿中有 1 例，主要见于男孩，仅 3% ~ 5% 发生于女孩。

一、诊断及治疗

1. 新生儿期　首先观察除外影响生命的心、肺问题。腹壁薄而松弛，易于检查腹腔内及腹膜后脏器。测血清肌酐水平。用手压膀胱引出逼尿肌反应，观察排尿情况。做超声检查，观察肾脏及膀胱排空情况。如肾功能不良，须做排尿性膀胱尿道造影及 DMSA 肾扫描了解肾瘢痕情况。

根据病情严重程度可分为三组：

（1）包括死产或产后不久死于羊水少，有肺发育不全。严重肾发育不良者可有尿道闭锁及脐尿管瘘，Potter 面容。少数病例如有机会存活，唯一治疗是引流尿路，如膀胱造口，肾盂、输尿管造瘘；

（2）有全尿路扩张：可有生长、发育迟滞及腹膨隆。多是随诊观察，如合并感染或肾功能恶化，除药物外，须考虑尿路重建（裁剪输尿管，抗反流及减低尿滞留），同期修复腹壁及做睾丸固定术；

（3）相对轻症、尿滞留轻、肾实质较好，尿路须重建的范围少，但如有尿路感染，则上尿路可受损。这组病儿须长期随访。须用抗感染药物预防，如新生儿期用阿莫西林，其后可用呋喃妥因。睾丸固定术可延期至须做尿路重建术时或 6 个月龄时进行。

2. 儿童期　主要是膀胱引流问题，可致肾功能恶化，如小儿排尿力弱并有剩余尿，须做尿流动力学检查。

有些病例用内腔镜做伪瓣膜内切开，可能减少膀胱出口阻力。裁剪输尿管做抗反流输尿管再植，由于输尿管及膀胱条件差，效果常不满意。膀胱排空不全行清洁间歇导尿，因为小儿尿道感觉正常，常不易执行，必要时可考虑可控性尿路改流术。

二、预后

婴儿期如有轻度肾功能受损日后可因反流性肾病、慢性肾盂肾炎导致肾功能不全，可接受肾移植术。多数病儿因膀胱排空不好须做自家清洁间歇导尿。对于腹内睾丸来说，病人虽不育但有恶变问题，在婴儿期做睾丸固定比较容易，或可日后改变不育情况。做睾丸固定术的同时修腹壁。对轻症病例可观察其发展。

也有报道于新生儿期就做腹壁成形、膀胱缩小及睾丸固定术者。新生儿期的高位隐睾做睾丸固定术，较大孩子易于成功。

（王耀光）

第八节　两性畸形

性别异常常见的有染色体异常致异常性腺分化如真两性畸形，混合性腺发育不全等，本节主要介绍最常见的女性假两性畸形和真两性畸形。

一、女性假两性畸形

女性假两性畸形又称肾上腺性征异常，是常染色体隐性遗传疾病。由于皮质激素合成过程中一种或几种酶（包括 21 - 羟化酶，11B - 羟化酶）的先天性缺陷，引起各种皮质醇的前驱物增加。这些前驱物导致雄激素产生过多使小儿男性化。

（一）诊断

1. 临床表现

（1）21 - 羟化酶的缺乏所致的肾上腺性征异常即女性男化占 95%。表现为外表粗壮，嗓音粗。重者有肾功能不全表现，如厌食，呕吐，脱水，如不处理则出现循环障碍。

（2）11B - 羟化酶缺乏可引起水潴留及高血压。

（3）查体可见患儿肌肉发达，外阴见阴蒂肥大如阴茎，部分令并尿生殖窦残留，未见阴道口。

2. 辅助检查

（1）B 超可见子宫及附件。

（2）染色体 46，XX。

（3）X 线检查骨骼摄片可见骨龄增大，对尿生殖窦畸形行造影检查。

（4）内镜检查尿生殖窦畸形可做膀胱镜确定有无阴道，尿道开口。

（5）内分泌检查尿 17 - 羟，17 - 酮，17 - 羟孕酮增高。

（二）治疗原则

（1）补充所缺乏的皮质醇，抑制 ACTH 分泌，制止肾上腺皮质增生，减少雄激素的过量分泌，以解除或缓解男性化征。

（2）对失盐型可适当加大剂量并纠正电解质失衡。定期监测尿内类固醇值。

（3）手术做阴蒂短缩术及尿生殖窦切开，阴道成型术。

二、真两性畸形

真两性畸形是人体内有两种性别的性腺，但外生殖器非男非女。可有 3 种类型：

（1）双侧型：双侧均为卵睾（睾丸和卵巢在同一性腺内）。

（2）单侧型：一侧是卵睾，另一侧是睾丸或卵巢。

（3）片侧型：一侧是卵巢，另一侧是睾丸。

（一）诊断标准

1. 临床表现　外生殖器可有从男到女的各种表现。3/4 的患儿有足够的男性化表现，为尿道下裂合并双侧隐睾，也有单侧隐睾。卵巢通常在正常位置，但睾丸或卵巢可位于睾丸下降途径中任何部位，常并发腹股沟斜疝，卵睾也可下降进入阴唇阴囊皱襞内。查体卵睾触摸表面不光滑，质地不均。

2. 辅助检查

（1）染色体：46，XX；46，XY 或嵌合体。

（2）B 超：多数有一个或半个子宫。

排尿性膀胱尿道造影或内镜检查检查有无阴道。

（二）治疗原则

应在 2 岁以前定性别。可根据术中性腺探查结果及外生殖器发育定性别。当然，以家长抚养的社会性别及家长的意见为主。

如做男性，切除卵巢部分，保留睾丸，按尿道下裂做尿道成型术。

做女性，切除睾丸部分，保留卵巢，做阴蒂缩短术。有条件做尿生殖窦、阴道成形术。

（王耀光）

第九节　小儿泌尿生殖系创伤

创伤是小儿致病及致死的主要原因，比其他疾病联合所致死亡数更多，在小儿多发性创伤中，泌尿系创伤的发生率仅次于神经系统即颅脑创伤，居第 2 位。约半数泌尿系创伤患儿合并其他脏器创伤。泌尿系创伤可分为开放性（穿透伤）和闭合性（钝性伤）两大类，小儿多为闭合性创伤。在创伤部位中又以肾创伤最多见，尿道创伤次之，输尿管创伤虽很少见，但常因延误诊治，以致失去患肾。在现代社会中造成泌尿生殖系创伤最多见的是车祸。病史对泌尿生殖系创伤的评估虽然重要，由于年龄、小儿常说不清楚，只能从父、母或其他小儿中获得创伤情况。泌尿科医师在病儿情况平稳、不必急于抢救时的首要任务是：①确定有无泌尿生殖系创伤、范围如何，是否急于处理；②恰当处理尿液引流。

创伤小儿须做全身体格检查，注意腹、腰、会阴及外生殖器有无擦伤或钝伤。如腰部有淤血，须注意有无腹膜后血肿。会阴部呈蝴蝶样淤血，表示盆腔或生殖器创伤造成会阴浅筋膜（Colles fascia）内出血。阴囊或大阴唇水肿、血肿，可能因盆腔或外生殖器创伤造成血、尿外渗所致。尿道口或其周围出血，说明有泌尿系创伤。阴道或处女膜出血，可能有阴道或尿道撕裂伤。

腹腔内积血积尿，可致腹部弥漫性膨隆。腹部触诊有无肿物如肾周血肿、盆腔血肿或胀大的膀胱。腹部弥漫性压痛或反跳痛是腹部创伤后腹膜炎的表现。腹部听诊检查有无肠音及血管杂音。最后做肛诊可发现盆腔血肿，或检出尿道、前列腺及膀胱位置是否正常。

泌尿系创伤的影像检查宜从下向上，即用逆行尿道造影证明有无尿道创伤，这在男性骨盆骨折疑有尿道创伤时尤为重要。只有尿道无创伤时，才能插导管入膀胱、做膀胱造影除外膀胱创伤。最后做静脉尿路造影，了解肾及输尿管情况。

病儿有多发创伤时，首先处理中枢神经系创伤，心、血管创伤，肺创伤，以及腹腔内脏创伤。因为泌尿生殖系创伤罕有危及生命者，故泌尿科医师的任务是恰当处理尿液引流，明确泌尿生殖系创伤情况，待小儿病情稳定再处理，或病儿接受腹部探查时如需要，可同期检查及处理泌尿系创伤。

一、肾创伤

肾创伤在小儿腹部钝伤中约占8%~12%，而在小儿泌尿系创伤中最多见，占50%。北京儿童医院1968—2001年的33年中共有住院治疗的肾创伤186例，均为闭合性创伤。小儿肾创伤发病率较成人高的原因有：①小儿肾脏的体积相对较成人大；②10岁前小儿腰部肌肉较薄弱，肾周筋膜发育差，肾周脂肪薄；③11肋及12肋骨化核在25岁前未闭合；④腹壁薄弱。上述各点削弱了小儿肾脏对外力的防卫。此外，因先天异常等导致小儿肾脏增大的概率较成人高，如先天性肾积水、肾肿瘤等。小儿约有10%的肾脏异常是因常规检查腹部创伤时才被发现。

（一）诊断

多数肾创伤仅根据外伤史及血尿即可做出初步诊断，但确切情况尚需影像学检查。

1. 病史　除家长陈述外，最好能询问患儿本人，有时小儿因恐惧责骂而否认创伤史。或因婴幼儿由别人看管，不能详述受伤情况。有时阳性体征不多，但肾创伤可能很严重。

（二）治疗

肾创伤治疗目的是最大限度保存有功能的肾组织。肾脏血运丰富，代偿及修复力强，在出血停止后常可自愈。

闭合性肾创伤治疗方法的选择，除根据临床表现和有无合并伤外，主要参考影像学检查，以确定创伤程度及范围。上述186例肾创伤中，保守治疗150例（81%），手术36例（19%），包括肾缝合7例，肾盂输尿管交界处切除再吻合8例（肾盂输尿管吻合5例，肾下盏输尿管吻合3例），肾部分切除1例，肾切除7例（其中肾母细胞瘤破裂3例，肾碎裂伤1例，另1例因并发肾及肾周严重感染行延期肾切除，肾萎缩3例），肾血管修补2例，腹膜后血肿清除3例等。Javadpour、Morse等也提出小儿肾创伤病人中的70%~80%可用保守治疗，20%～30%须手术，其中5%～7%需做肾切除。绝大部分Ⅰ、Ⅱ、Ⅲ度肾创伤适于保守治疗，需手术治疗者仅约4%。Ⅳ度肾全层裂伤多可保守治疗，肾碎裂伤手术探查肾切除比例较高，有作者认为在病人没有休克、影像学检查除外肾蒂创伤情况下保守治疗，可以减少住院时间，减少输血量和肾切除率。亦有作者认为肾碎裂伤保守治疗约50%发生合并症，包括延期出血、持续性尿外渗及血肿感染。作延期手术时，被迫作肾切除的概率高，晚期尚可并发高血压。上述186例中有1例肾碎裂伤因并发肺创伤而保守治疗，发生肾内及肾周严重感染，最终做了肾切除术。肾蒂创伤及肾碎裂伤需尽早手术修复，否则明显增加失肾率。

综上所述，轻度肾创伤，宜用保守治疗，包括：绝对卧床休息直至镜下血尿消失，广谱抗生素预防感染，注意腹部情况尤其腰部肿块有无增大，压痛有无加重，循环系统监测和血细胞比容测定，注意肾功能变化。也可用超声监测，必要时输血。离院前须复查静脉尿路造影。

1. 手术适应证

（1）肾蒂血管创伤。

（2）肾盂输尿管交界处断裂。

（3）肾区肿块逐渐增大。

（4）持续严重肉眼血尿。

（5）持续严重尿外渗。

（6）肾组织不能存活，如多次静脉尿路造影或肾核素扫描，一部分肾实质持续不显影者。

2. 手术治疗　肾创伤的手术治疗包括：切开引流、肾缝合、肾部分切除、血管修复、肾自体移植和肾造瘘术，严重肾碎裂伤或肾蒂伤无法修复而对侧肾正常，可行肾切除术。

单纯肾缝合或仅切开引流，可经上腹横切口，腹膜外入路。

重度肾创伤或有腹腔内脏合并伤，宜采用经腹切口，上自胸骨剑突，下至脐下正中直切口。在空肠起始部左侧结扎切断肠系膜下静脉，切开后腹膜显露腹主动脉，易于找到左、右肾动脉。先用动脉钳控制伤侧肾动脉，在良好控制出血情况下，再打开肾周筋膜，探查肾创伤情况，进行相应处理。

肾上极或下极创伤，不能修补时，可做肾部分切除，应注意保留肾包膜以覆盖肾创面。

肾血管创伤，用5-0 Prolene线修复，如手术显露困难，可做肾自体移植术。Cass等证明肾动脉栓塞后，肾功能恢复与肾缺血时间有直接关系。在12小时内肾保存率达80%，至18小时，肾保存率降为57%。Lokes证明，如超过20小时失肾率为100%。Maggio和Stable还证明用非手术治疗肾功能未恢复者，远期高血压发生率分别为57%及50%。上述186例中2例肾静脉破裂修复治愈，肾动脉栓塞5例肾功能均丧失。肾蒂创伤可合并严重肾碎裂伤，如对侧肾正常应做肾切除。

肾裂伤可用合成可吸收缝线或肠线做间断褥式缝合，多处裂伤在止血缝合后，可用带蒂大网膜包裹肾脏。

（三）并发症

肾创伤的早期合并症有继发性出血、尿外渗、脓肿形成及肾衰竭，多并发于严重肾创伤经保守治疗者。

晚期合并症有高血压、结石、肾囊性变、钙化、肾盂肾炎、局限性肾盏扩张、肾动静脉瘘（引起高血压或血尿）、肾萎缩（阶段性或全肾）等。

对晚期合并症的治疗视具体情况而定。有高血压时随访最少1年，如为瘢痕肾引起，以肾切除疗效最好；肾动脉狭窄者，可经皮行腔内动脉扩张术、其他治疗还有血运重建或肾自体移植术。

二、输尿管创伤

小儿输尿管创伤不常见，多同时合并其他内脏创伤，易被漏诊，以致失去救治肾脏的机会，甚至危及生命。如能在伤后3日内得到及时修复，肾功能多能完全恢复。

小儿输尿管细小，为肌肉和黏膜组织构成的管形器官，外有完整的筋膜，即输尿管鞘。输尿管位于腹膜后间隙，有一定的活动范围，前内侧有腹膜、腹腔内容物和脊柱，后外侧有腰肌群，故不易受创伤。

（一）诊断

输尿管创伤的诊断应首选CT扫描。在抢救休克过程中，待一般情况稳定后即做CT检查，可了解肾实质的损害及合并其他腹腔脏器创伤。加用造影剂的增强CT可了解有无尿外渗，有时可通过观察输尿管的显影情况判断输尿管是否断裂。如无CT设备，在急症情况下可做静脉尿路造影，同样可显示肾功能及尿外渗，如输尿管清晰显影可除外输尿管创伤。一般不宜做逆行肾盂造影检查，因患儿病情危重，而膀胱镜须在麻醉下进行，并有导致感染的危险。B型超声检查对泌尿系病变的辨认很有帮助，但对危重患儿不如CT和静脉尿路造影。此外如疑术中损伤输尿管，在术后或其他创伤后出现腹膜后积液。可经静脉注入靛胭脂，若穿刺液有蓝染则说明有尿外渗。

（二）治疗

如能及时检出输尿管创伤，应即行修复手术。对已被延误诊断的患儿，应对症治疗。包括抗感染及支持疗法，改善一般情况。如不能做修复术，应行经皮肾穿刺造瘘，争取日后进一步诊断及治疗。不能仅做肾周尿囊引流，因仅做局限性积尿引流，输尿管断端逐渐闭锁，引流尿液日渐减少、消失，会被误以为自愈，实际上肾功能丧失，肾萎缩。上述钝伤中1例虽于伤后20小时入院，仅处理横膈破裂。伤后5天出现左腰局限性积尿，经引流月余后积尿消失，患肾萎缩；另1例在伤后月余肾造瘘，但1个月后肾造瘘管脱落，未及时处理、最终导致肾萎缩、感染、功能丧失。

对盆腔手术损伤下段输尿管者，如创伤段长，不能做端端吻合，可游离伤侧膀胱，采用腰肌膀胱悬吊术或利用管状膀胱瓣行输尿管成形术。若上段输尿管缺损过长，则可将肾脏游离、下移，以利吻合。如缺损输尿管过多，不能采用上述各术式时，尚可用一段游离回肠代输尿管。

三、膀胱创伤

小儿膀胱是腹腔器官、大部分被腹膜覆盖，故当腹部创伤时膀胱受伤机会也多，国外有报道称肾创伤患儿中约3%并发膀胱创伤。

（一）诊断

1. 临床表现　膀胱创伤可以并发其他内脏创伤，因休克或骨折而被忽略。患儿可有腹胀、弥漫性腹痛、耻骨上疼痛（有或无肿块）、压痛、肌紧张及肠麻痹。膀胱挫伤及小裂伤的主要症状是痛性肉眼或镜下血尿。膀胱破裂口大时常不能排尿，大量血、尿外渗，在腹膜外沿输尿管上行，偶有经腹股沟管、闭孔及坐骨大孔积存于阴囊（大阴唇）、下腹、股部及臀筋膜深面。直肠指诊可触及软、有波动及压痛的肿块。

外渗的血、尿形成尿性腹水，初时尚可耐受，继之腹胀、呼吸窘迫、严重肠麻痹以及腹膜自行透析产生低钠、高钾及氮质血症，最终发生严重脓毒症。临床表现既不能分辨并存的内脏创伤，也不能区分是腹腔内还是腹膜外破裂。更有甚者很多小儿虽有血尿或不能排尿，但无严重的膀胱创伤；反之，有些严重创伤患儿能排出清尿。

2. 影像学检查

（1）X线平片：可检出骨折、耻骨联合分离或异物。

（2）静脉尿路造影：可检测泌尿系的完整性，发现膀胱移位、充盈缺损及尿外渗。

在严格无菌操作下，用静脉造影剂做排尿性膀胱尿道造影是最重要的检查。膀胱要充盈到最大的耐受容量。摄取排尿前后正位及双侧斜位片。如有腹腔内破裂，则造影剂可逸至横膈下及肠曲间；如为腹膜外破裂，可见膀胱受盆腔血肿的压迫呈倒泪珠样，常可见膀胱前及其周围尿外渗。可并存腹腔内及腹膜外破裂。如系穿透伤，可同时有肠或阴道的创伤。

（二）治疗

小的腹膜外膀胱裂伤可留置导尿管10天。几乎所有膀胱破裂均须手术探查。绝大多数腹腔内膀胱破裂位于膀胱底部或后壁；腹膜外破裂则位于膀胱前壁或侧壁。穿透伤时常并发内脏创伤、输尿管下端创伤以及腹膜内外膀胱破裂。由于腹壁下动脉耻骨支破裂（偶也直接来自髂外动脉）以及耻骨上行支后侧的闭孔动脉分支破裂，可有大量膀胱周围出血。

小心探查膀胱腔，包括膀胱顶部，用3-0或2-0肠线分两层在腹膜外修补膀胱破裂部分。在腹膜外的膀胱顶部，留置蘑菇头引尿管。除腹腔有严重污染外，一般不放腹腔引流。如有输尿管下端创伤，须同期做输尿管膀胱吻合，修复后留置输尿管支架管。膀胱前间隙留置皮片引流48小时。

如术后恢复顺利，则于术后第10天经膀胱造瘘管注入造影剂。拍摄排尿前后的前、后及斜位X线片。没有尿外渗时可夹闭膀胱造瘘管，嘱小儿经尿道排尿，观察24小时。小儿无不适可拔除膀胱造瘘管。

（三）并发症

并发症包括脓毒症、延期血尿、膀胱结石及膀胱瘘。延期血尿及膀胱瘘常并发于较长期经尿道留置导尿管的病儿。合并感染应积极治疗，一旦感染控制，须在一段时间内持续应用抗感染药物。

四、阴茎创伤

有些创伤仅见于小儿，例如毛发或线缠绕阴茎时间长可造成阴茎水肿、红斑，如未被发现、再久则毛发或线嵌入尿道、海绵体或损伤神经血管束。治疗为解除异物，处理创面。偶见未经包皮环切的男童因急于向上拉裤子将阴茎嵌入拉链间。治疗为拉开未锁住的拉链，如时间长、不能松解阴茎则须做包皮环切术。

（王耀光）

第十六章

儿科疾病护理

第一节　新生儿黄疸

新生儿黄疸又称高胆红素血症，是由于新生儿时期血清胆红素浓度升高而引起皮肤、巩膜等黄染的临床现象。分生理性黄疸及病理性黄疸两大类。严重者非结合胆红素进入脑部可引起胆红素脑病（核黄疸），危及生命或导致中枢神经系统永久性损害而留下智力落后、听力障碍等后遗症。

一、临床特点

1. 生理性黄疸　主要由于新生儿肝葡萄糖醛酸转移酶活力不足引起。黄疸一般生后 2~3d 开始出现，4~5d 达高峰，10~14d 消退，早产儿可延迟到 3~4 周。血清胆红素足月儿 $<221\mu mol/L$（12.9mg/dl），早产儿 $<256.5\mu mol/L$（15mg/dl）。一般情况良好，以血中非结合胆红素升高为主。

2. 病理性黄疸

（1）一般特点：①黄疸出现早，一般在生后 24h 内出现。②黄疸程度重，血清胆红素足月儿 $>221\mu mol/L$（12.9mg/dl），早产儿 $>256.5\mu mol/L$（15mg/dl）。③黄疸进展快，血清胆红素每日上升 $>85\mu mol/L$（5mg/dl）。④黄疸持续时间长，足月儿超过 2 周或早产儿超过 4 周黄疸仍不退或退而复现。⑤血清结合胆红素 $>26\mu mol/L$（1.5mg/dl）。⑥重者可引起胆红素脑病，又称核黄疸，是由于血中游离非结合胆红素通过血脑屏障引起脑组织的病理性损害。胆红素脑病一般发生在生后 2~7d，早产儿更易发生。临床分警告期、痉挛期、恢复期、后遗症期。警告期表现：嗜睡、吸吮力减弱、肌张力低下，持续 12~24h。痉挛期表现：发热、两眼凝视、肌张力增高、抽搐、两手握拳、双臂伸直内旋、角弓反张，多数因呼吸衰竭或肺出血死亡，持续 12~48h。恢复期表现：抽搐减少或消失，恢复吸吮能力，反应好转，此期约持续 2 周。后遗症期于生后 2 个月或更晚时出现，表现为手足徐动、眼球运动障碍、听力障碍、牙釉质发育不良、智力障碍等。

（2）不同病因引起病理性黄疸的特点

1）胆红素来源增多引起病理性黄疸：以非结合胆红素增高为主。

Ⅰ. 新生儿溶血

a. 同族免疫性溶血如新生儿 ABO 或 Rh 溶血症或其他血型不合溶血。ABO 或 Rh 溶血症往往于生后 24h 内出现黄疸，并迅速加重，可有进行性贫血。ABO 溶血病可呈轻中度贫血或无明显贫血；Rh 溶血病贫血出现早且重，严重者死胎或出生时已有严重贫血、心力衰竭，部分患儿因抗体持续存在，可于生后 3~6 周发生晚期贫血。全身水肿，主要见于 Rh 溶血病；肝脾肿大，髓外造血活跃所致；低血糖，见于重症 Rh 溶血病大量溶血时造成还原型谷胱甘肽增高刺激胰岛素释放所致；重症者可有皮肤瘀点、瘀斑、肺出血等出血倾向；容易发生胆红素脑病。血型鉴定母婴 Rh 或 ABO 血型不合；血中有致敏红细胞及免疫性抗体，改良直接抗人球蛋白试验阳性，抗体释放试验阳性，游离抗体试验阳性。

b. 红细胞酶缺陷溶血如葡萄糖 6 - 磷酸脱氢酶（G - 6 - PD）缺乏症，往往生理性黄疸持续不退或进行性加重、贫血、易发生胆红素脑病、高铁血红蛋白还原率下降。

c. 红细胞形态异常如遗传性球形或椭圆形、口形红细胞增多症等。球形红细胞增多症可早期出现溶血性贫血，外周血直径较小的球形红细胞增多，红细胞脆性试验阳性，有家族史。

d. 血红蛋白病如地中海贫血，可引起胎儿水肿综合征、低色素小细胞性贫血、黄疸、肝脾肿大。

Ⅱ. 体内出血：头颅血肿、颅内出血、内脏出血等逸至血管外红细胞寿命会缩短而出现黄疸，有相应部位出血的表现。

Ⅲ. 红细胞增多症：常见于宫内缺氧、胎 - 胎输血、脐带结扎延迟等。一般在生后 48h 出现黄疸加深，病儿有多血貌或青紫，呼吸暂停，静脉血红细胞 $>6 \times 10^{12}$/L，血红蛋白 $>220g$/L，血细胞比容 $>65\%$。

Ⅳ. 肠肝循环增加

a. 开奶延迟，吃奶少，大便排出延迟、排出少或不排（如肠闭锁等消化道畸形）使胆红素重吸收增加而出现黄疸。以非结合胆红素升高为主。

b. 母乳性黄疸，见于母乳喂养儿，可能与母乳中 β - 葡萄糖醛酸苷酶活性高使胆红素重吸收增加有关。黄疸于生后 3~8d 出现，1~3 周达高峰，6~12 周消退，停喂母乳 3~5d 黄疸明显减轻或消退，如重新母乳喂养黄疸可稍加重，患儿一般情况良好。

Ⅴ. 其他：维生素 E 缺乏、低锌血症可影响红细胞膜功能；孕母分娩前静滴催产素（$>5U$）和不含电解质的葡萄糖溶液使胎儿处于低渗状态导致红细胞通透性及脆性增加而溶血，母亲有分娩前用药史。以非结合胆红素升高为主。

2）肝摄取结合胆红素减少：以非结合胆红素升高为主。

Ⅰ. 葡萄糖醛酸转移酶受抑制：家族性、窒息、缺氧、低体温、低血糖、使用水合氯醛、婴儿室应用酚类清洁剂可抑制肝酶活力。患儿有血糖及体温异常、窒息、用药等相应病史，以非结合胆红素升高为主。

Ⅱ. 先天性葡萄糖醛酸转移酶缺乏症（Crigler - Najjar 综合征）：分两型。Crigler - Najjar Ⅰ 型为葡萄糖醛酸转移酶完全缺乏，常染色体隐性遗传病，多于生后 3d 内出现明显黄疸，并持续终身，黄疸不能被光疗所控制，需换血再行光疗方能奏效，如不换血大多发生胆红素脑病，酶诱导剂无效。Crigler - Najjar Ⅱ 型为葡萄糖醛酸转移酶部分缺乏，常染色体显性遗传病，酶诱导剂有效，个别发生胆红素脑病。

Ⅲ. 家族性暂时性新生儿高胆红素血症（Lucey – Driscoll 综合征）：为母孕中、后期血清中一种能通过胎盘到达胎儿体内的孕激素抑制了葡萄糖醛酸转移酶所致。有明显家族史，多于生后 48h 内出现严重黄疸，如不及时换血可发生胆红素脑病，生后 2 周内黄疸逐渐消退。

Ⅳ. 先天性非溶血性黄疸（Gilbert 综合征）：常染色体显性遗传病。肝细胞摄取胆红素功能障碍，也可伴有葡萄糖醛酸转移酶活性部分减低。一般黄疸轻，呈慢性或间歇性。

Ⅴ. 酸中毒、低蛋白血症：影响非结合胆红素与白蛋白结合。血气分析 pH 降低或血白蛋白低。

Ⅵ. 药物：磺胺类、水杨酸盐、维生素 K_3、吲哚美辛、毛花苷丙与胆红素竞争 Y、Z 蛋白结合位点；噻嗪类利尿剂可使胆红素与白蛋白分离等。患儿有用药史。

Ⅶ. 其他：甲状腺功能低下、脑垂体功能低下、先天愚型等常伴血胆红素升高或生理性黄疸消退延迟。甲状腺功能低下表现为少哭、喂奶困难、吸吮无力、肌张力低、腹膨大、便秘、生理性黄疸持续不退，血清 T_3、T_4 降低，TSH 增高。

3）胆红素排泄障碍：引起结合胆红素增高或混合性高胆红素血症。

Ⅰ. 肝细胞对胆红素的排泄障碍

a. 新生儿肝炎综合征如 TORCH（T：弓形虫；R：风疹病毒；C：巨细胞病毒；H：单纯疱疹病毒；O：其他如乙肝病毒、梅毒螺旋体、EB 病毒等感染）引起，以巨细胞病毒感染最常见。感染可经胎盘传给胎儿或在通过产道时被感染，常在生后 1～3 周或更晚时出现黄疸，粪便色浅或灰白，尿色深黄，可有厌食、呕吐、肝脏肿大、肝功能异常；血清巨细胞病毒、疱疹病毒、风疹病毒、弓形虫 IgM 抗体阳性；巨细胞病毒（CMV）感染者还可有 CMV 特异性结构蛋白 PP65 阳性、尿 CMV – DNA 阳性；梅毒患儿梅毒螺旋体间接血凝试验（TPHA）及快速血浆反应素试验（RPR）阳性。

b. 先天性代谢缺陷病：如半乳糖血症，患儿进食乳类后出现黄疸、呕吐、体重不增、白内障、低血糖和氨基酸尿，红细胞 1 - 磷酸半乳糖尿苷转移酶活性低，血半乳糖升高。

c. 先天性遗传性疾病如家族性进行性胆汁瘀积、先天性非溶血性黄疸（结合胆红素增高型）等。以结合胆红素升高为主。家族性进行性胆汁瘀积初为间歇性黄疸，常诱发于感染，以后转变为慢性进行性胆汁瘀积，肝硬化。

Ⅱ. 胆管胆红素的排泄障碍

a. 新生儿先天性胆道闭锁，生后 1～3 周出现黄疸并逐渐加重，大便生后不久即呈灰白色，皮肤呈深黄绿色，肝脏明显增大，质硬，大多于 3～4 个月后发展为胆汁性肝硬化，以结合胆红素增高为主，腹部 B 超检查可发现异常。

b. 先天性胆总管囊肿：呈间歇性黄疸、腹部肿块、呕吐、无黄色大便，超声检查可确诊。

c. 胆汁黏稠综合征：严重新生儿溶血病时大量溶血造成胆总管被黏液或浓缩胆汁所阻塞。皮肤呈深黄绿色，大便呈灰白色，尿色深黄，以结合胆红素升高为主。

d. 肝和胆道肿瘤、胆道周围淋巴结病压迫胆总管引起黄疸，以结合胆红素升高为主。腹部 B 超或 CT 协助诊断。

4）混合性：如新生儿败血症，感染的病原体或病原体产生毒素破坏红细胞及抑制肝酶活性引起黄疸。常表现为生理性黄疸持续不退或退而复现或进行性加重，有全身中毒症状，有时可见感染灶，早期以非结合胆红素升高为主或两者均高，晚期有的以结合胆红素升高为主，血培养可阳性，白细胞总数、C反应蛋白增高。

3. 辅助检查

（1）血常规：溶血者红细胞和血红蛋白降低（早期新生儿小于145g/L），网织红细胞显著增高（大于6%），有核红细胞增高（大于10/100个白细胞）。

（2）血清总胆红素增高，结合和（或）非结合胆红素升高。

二、护理评估

1. 健康史　了解母亲妊娠史（胎次、有无不明原因的流产、早产及死胎、死产史和输血史，妊娠并发症，产前有无感染和羊膜早破）；有无黄疸家族史；患儿的兄、姐有无在新生儿期死亡或者明确有新生儿溶血病；询问父母血型、母婴用药史；了解患儿喂养方式（母乳或人工喂养）、喂养量和大小便颜色、量；了解患儿有无接触樟脑丸、萘；询问黄疸出现时间及动态变化。

2. 症状、体征　评估黄疸程度、范围；有无皮肤黏膜苍白、水肿、肝脾肿大；评估患儿有无心率快等心力衰竭表现及嗜睡、角弓反张、抽搐等胆红素脑病的表现；检查有无头颅血肿；注意有无脓疱疹、脐部红肿等感染灶；注意大小便颜色及大便次数、量。

3. 社会、心理　评估家长对黄疸病因、预后、治疗、护理的认识程度；了解家长心理状态。有无认识不足和焦虑。

4. 辅助检查　了解母子血型，血红蛋白、网织红细胞、血清胆红素值尤其是非结合胆红素是否升高，抗人球蛋白试验、红细胞抗体释放试验等是否阳性。了解红细胞脆性试验、肝功能检查是否异常。高铁血红蛋白还原率是否小于75%。了解血培养是否阳性、白细胞总数、C反应蛋白是否增高。了解血、宫内感染病原学检查结果及腹部B超等检查结果。

三、常见护理问题

1. 合作性问题　胆红素脑病。
2. 有体液不足的危险　与光照使失水增加有关。
3. 皮肤完整性受损　与光照疗法引起结膜炎、皮疹、腹泻致尿布疹有关。
4. 有感染的危险　与机体免疫功能低下有关。
5. 知识缺乏　家长缺乏黄疸的护理知识。

四、护理措施

1. 密切观察病情

（1）观察黄疸的进展和消退情况：监测胆红素值；观察皮肤黄染程度、范围及其变化；注意大小便色泽。

（2）注意有无拒食、嗜睡、肌张力减退等胆红素脑病的早期表现。

（3）观察贫血进展情况：严密监测患儿贫血的实验室检查结果。观察患儿面色、呼吸、心率、尿量、水肿、肝脏大小等情况，判断有无心力衰竭。

2. 减少胆红素产生，促进胆红素代谢，预防胆红素脑病

（1）做好蓝光疗法和换血疗法准备工作与护理工作：需做换血疗法者用无菌生理盐水持续湿敷脐带残端保持新鲜，防止脐血管干燥闭合，为脐动脉插管做准备。

（2）遵医嘱给予血浆、白蛋白和肝酶诱导剂：非结合胆红素增高明显者遵医嘱尽早使用血浆、白蛋白以降低胆红素脑病的危险。白蛋白一般稀释至5%静脉输注。溶血症者遵医嘱正确输注丙种球蛋白以抑制溶血。

（3）杜绝一切能加重黄疸、诱发胆红素脑病的因素：避免发生低温、低血糖、窒息、缺氧、酸中毒、感染，避免不恰当使用药物等。①做好保暖工作，监测体温，维持体温正常。②供给足够的热量和水分，如病情允许及早、足量的喂养，不能进食者由静脉补充液体和热量。监测血糖，及时处理低血糖。③监测血气分析、电解质，缺氧时给予吸氧，及时纠正酸中毒。④避免使用影响胆红素代谢的药物如磺胺类、吲哚美辛等。⑤防止感染：加强皮肤、黏膜、脐带、臀部护理，接触患儿前洗手。⑥保持大便通畅，必要时开塞露灌肠，促进胆红素排泄。⑦避免快速输入高渗性药液，以免血脑屏障暂时开放而使胆红素进入脑组织。

3. 减轻心脏负担，防止心力衰竭

（1）保持患儿安静，减少不必要的刺激，各项治疗护理操作尽量集中进行。

（2）白蛋白静脉输注4h左右，必要时在输注后遵医嘱预防性使用呋塞米以减轻心脏负荷。

（3）心力衰竭时输液速度5ml/（kg·h）左右。遵医嘱给予利尿剂和洋地黄类药物，并密切观察药物反应，防止中毒。

五、出院指导

1. 用药　出院时若黄疸程度较轻，日龄已大，可不必再服用退黄药物。出院时黄疸仍明显，可能需要服用苯巴比妥与尼可刹米联合制剂（酶诱导剂）3～6d。贫血者强调铁剂的补充。G－6－PD缺陷者，可因某些药物如维生素K₃、磺胺类、解热镇痛药及新生霉素等引起溶血和黄疸，乳母和小儿都应避免应用。肝炎综合征病程较长，一般需4～6个月，出院后常需要服用保肝药，如葡醛内酯、胆酸钠等，同时小儿要加强脂溶性维生素A、D、E、K的补充。

2. 复查　疑有胆红素脑病或已确诊胆红素脑病，应加强神经系统方面的随访，以便尽早做康复治疗。新生儿溶血病的小儿，一般在生后2～3个月内每1～2周复查一次血红蛋白，若血红蛋白降至80g/L以下，应输血以纠正贫血。患肝炎综合征的小儿，应每隔1～2个月复查肝功能，直至完全康复。

3. 就诊　孩子出现下列情况如小儿黄疸持续时间较长，足月儿大于2周，早产儿大于4周，黄疸消退或减轻后又再出现或加重，更换尿布时发现大便颜色淡黄或发白甚至呈陶土色，尿色变深黄或呈茶色，或者皮肤出现瘀斑、瘀点、大便变黑等，家长要引起重视，及时就诊。

4. 喂养　母乳营养高、吸收快、无菌且含有多种免疫活性物质，即使是新生儿溶血病仍提倡母乳喂养，可按需喂养。若为G－6－PD缺陷者，乳母和小儿忌食蚕豆及其制品。母乳性黄疸，若黄疸较深可暂停或减少母乳喂养，改喂其他乳制品，2～4d后黄疸会减退，再喂母乳时黄疸再现，但较前为轻且会逐渐消退，所以不必因黄疸而放弃母乳喂养。

5. 促进孩子康复的措施　婴儿和产妇的房间应该空气清新，阳光充足。抱孩子适当户外活动，多晒太阳。保持大便通畅，如大便秘结及时用开塞露灌肠排出大便减少胆红素吸收。由于低温、低血糖会加重黄疸，应避免受寒和饥饿。C－6－PD 缺陷者衣服保管时勿放樟脑丸。

6. 溶血症患儿母亲如再次妊娠，需做好产前监测与处理　孕期监测抗体滴度，不断增高者，可采用反复血浆置换术。胎儿水肿，或胎儿 Hb 低于 80g/L，而肺尚未成熟者，可行宫内输血；重症 Rh 阴性孕妇既往有死胎、流产史，再次妊娠中 Rh 抗体效价升高，羊水中胆红素增高，且羊水中磷脂酰胆碱/鞘磷脂比值大于 2，可提前分娩，减轻胎儿受累。胎儿娩出后及时送新生儿科诊治。

（王　方）

第二节　新生儿肺炎

新生儿肺炎是一种常见病。按病因不同可分为吸入性肺炎和感染性肺炎两大类。

一、临床特点

（一）吸入性肺炎

主要指胎儿或新生儿吸入羊水、胎粪、乳汁等引起的肺部炎症。胎儿在宫内或娩出时吸入羊水所致肺炎称羊水吸入性肺炎；吸入被胎粪污染的羊水引起的肺炎称胎粪吸入性肺炎；出生后因喂养不当、吞咽功能不全、反流或呕吐、食管闭锁和唇裂、腭裂等引起乳汁吸入而致肺炎称乳汁吸入性肺炎。其中以胎粪吸入性肺炎最为严重，病死率最高。

（1）羊水、胎粪吸入者多有宫内窘迫和（或）产时的窒息史

1）羊水吸入量少者可无症状或仅轻度呼吸困难，吸入量多者常在窒息复苏后出现呼吸窘迫、青紫，口腔流出液体或泡沫，肺部可闻及粗湿啰音。

2）胎粪吸入者症状常较重，分娩时可见羊水混胎粪，患儿皮肤、脐窝、指（趾）甲胎粪污染，口鼻腔、气管内吸引物中含胎粪。窒息复苏后很快出现呼吸急促、鼻翼扇动、三凹征、呼气呻吟及发绀、甚至呼吸衰竭。双肺可闻及干湿性啰音。可并发肺不张、肺气肿、纵隔气肿或气胸、持续肺动脉高压、ARDS 等。

（2）乳汁吸入者常有喂奶时或喂奶后呛咳，乳汁从口、鼻腔流出或涌出；症状与吸入程度有关。患儿可有咳嗽、喘憋、气促、发绀、肺部啰音等。严重者可导致窒息。

（3）辅助检查

1）血气分析：常有低氧血症或高碳酸血症，pH 降低。

2）胸部 X 线检查：双肺纹理增粗，常伴肺气肿或肺不张，可见结节状阴影或不规则斑片状影。胎粪吸入性肺炎双肺可有广泛粗颗粒阴影或斑片状云絮影，常伴气漏。

（二）感染性肺炎

感染性肺炎是指出生前、出生时或出生后感染细菌、病毒、原虫等微生物引起的肺炎。宫内和分娩过程中感染以大肠埃希菌、B 族链球菌、巨细胞病毒为主；生后感染以金黄色葡萄球菌、大肠埃希菌为主，近年来条件致病菌如克雷白菌、表皮葡萄球菌、厌氧菌、真菌等

亦可引起。新生儿感染性肺炎多数为产后感染性肺炎，可由上呼吸道炎症向下蔓延引起，也可为败血症并发。

1. 症状与体征　主要有发绀、呻吟、口吐泡沫、呼吸急促、鼻翼扇动、点头样呼吸、三凹征、体温异常、反应差、吃奶差。早产儿可见呼吸暂停，日龄大的新生儿可有咳嗽。双肺可闻及干湿性啰音。严重者可出现呼吸衰竭、心力衰竭。金黄色葡萄球菌肺炎易并发气胸、脓胸、脓气胸，病情常较严重。

2. 辅助检查

（1）外周血象：白细胞总数细菌感染大多增高；病毒感染正常或降低。

（2）宫内感染脐血或出生早期血 IgM >200mg/L。

（3）血气分析和电解质测定：常有低氧血症或高碳酸血症，pH 降低，可伴有电解质紊乱。

（4）病原学检查：采集深部气道分泌物或支气管肺泡灌洗液作细菌培养，必要时作病毒学及支原体、衣原体、解脲脲原体检测可呈阳性。

（5）胸部 X 线摄片：产前感染者常以肺间质病变为主；产时 B 族链球菌感染，胸片与肺透明膜病相似，后期呈大片毛玻璃影；产后感染者多见两肺散在斑片状阴影，可伴大片融合或肺不张、肺气肿等。

二、护理评估

1. 健康史　询问母亲孕期尤其是孕后期有无感染病史如巨细胞病毒或弓形虫等感染；有无羊膜早破；询问羊水颜色、性质，有无宫内窘迫或产时窒息；了解 Apgar 评分；了解生后新生儿有无脐部或皮肤等感染病史及呼吸道感染性疾病接触史；有无长期住院、气管插管等医源性感染的因素。

2. 症状、体征　注意评估患儿是否反应差、发热或体温不升，注意呼吸频率、节律、深浅度，观察有无发绀、呻吟、口吐白沫、呼吸急促、吸气性三凹征、胸腹式呼吸、咳嗽、呼吸暂停等。

3. 社会、心理　新生儿肺炎多数预后良好，痊愈出院。少数早产儿肺炎、胎粪吸入性肺炎、呼吸机肺炎等病情较重、病死率高或病程迁延者应注意评估家长有无焦虑与恐惧。

4. 辅助检查　了解痰、血化验、胸部 X 线片检查结果，尤其应注意了解血气分析结果，以指导氧疗。

三、常见护理问题

1. 不能有效清理呼吸道　与炎症使呼吸道分泌物增多、咳嗽无力等有关。

2. 气体交换功能受损　与吸入羊水、胎粪、奶汁及肺部炎症有关。

3. 喂养困难　与呼吸困难、反应差、拒奶、呛奶等有关。

4. 体温异常　与肺部感染有关。

5. 合作性问题　心力衰竭、气胸、脓胸或纵隔气肿。

四、护理措施

1. 保持呼吸道畅通，改善肺部血液循环，改善通气和换气功能

（1）胎头娩出后立即吸尽口、咽、鼻黏液，无呼吸及疑有分泌物堵塞气道者，立即进

行气管插管，并通过气管内导管将黏液吸出，再吸氧或人工呼吸。

（2）室内空气宜新鲜，保持湿度在60%左右。分泌物黏稠者可行雾化吸入，湿化气道分泌物，使之易排出。雾化液可用生理盐水，也可加入抗感染、平喘、化痰药物，雾化吸入每次不超过15min，以免引起肺水肿。

（3）胸部物理疗法促进血液循环，利于肺部炎症吸收。①头高位或半卧位以利呼吸，肺不张者取健侧卧位。经常翻身、有条件多怀抱。②拍背：由下而上，由外周向肺门用弓状手掌拍击，使小气道分泌物松动易于进入大气道。③吸痰：吸痰负压75～100mmHg。有下呼吸道分泌物黏稠，造成局部阻塞引起肺不张、肺气肿者可用纤维支气管镜术吸痰。④根据病情和胸片中病变的部位选用适当的体位引流，以利呼吸道分泌物或胎粪的清除；⑤病程迁延者可行胸部超短波或红外线理疗。

2. 合理用氧　轻、中度缺氧采用鼻导管给氧，氧流量为0.5～1L/min或面罩给氧，氧流量为2～3L/min。重度缺氧可用头罩给氧，氧流量为5～8L/min。并根据动脉血氧分压及时调节吸入氧浓度，使PaO_2维持在50～80mmHg至青紫消失为止。如青紫无改善，PaO_2持续低于50mmHg或$PaCO_2$持续高于60mmHg，并发生呼吸衰竭时，可气管内插管进行机械通气。给氧浓度不宜过高，时间不宜太长，以免发生早产儿视网膜病、支气管肺发育不良等并发症。

3. 维持正常体温　置患儿于中性环境温度中。患新生儿肺炎时，体温可能升高也可能降低，应根据病情不同，采取相应方法维持正常体温。

4. 耐心喂养，保证营养供给　患儿易呛奶，能喂奶时应将头部抬高或抱起，并少量多餐耐心间隙喂奶，不宜过饱，以免影响呼吸和引起呕吐、吸入。呛奶严重或呼吸困难明显者可行鼻饲。进食少者根据不同日龄、体重、对液量的具体要求给予静脉补液，重症肺炎补液时适当控制输液速度避免诱发心力衰竭。

5. 密切观察病情　及时发现异常并积极处理监测体温、心率、呼吸、血压、经皮氧饱和度、动脉血气，记录出入液量。并注意观察：

（1）呼吸系统表现是否改善，如青紫、呼吸困难、咳嗽有无改善。

（2）全身症状是否好转如反应、体温、进奶量等。

（3）观察有无并发症，如面色苍白或发绀加重、烦躁、短期内呼吸明显加快，心率加快，肝脏增大，提示并发心力衰竭，应配合做好给氧、镇静、强心、利尿等处理。如烦躁不安、突然呼吸困难伴青紫加重、一侧胸廓饱满及呼吸音降低可能合并气胸，应立即做好胸腔穿刺或胸腔闭锁引流准备。如出现烦躁、前囟隆起、惊厥、昏迷，则可能并发中毒性脑病，遵医嘱止痉、脱水等治疗。如腹胀明显，可能存在中毒性肠麻痹或低血钾，予禁食、胃肠减压、肛管排气，低血钾根据血钾报告补钾。

五、出院指导

1. 孩子出院后的环境　选择阳光充足、空气流通的朝南房间为佳。室温要求在22℃～24℃，夏冬季可借助空调或取暖器调节。相对湿度55%～65%为宜，气候干燥时可在室内放一盆水。保持室内空气新鲜，无层流或新风系统病室应定时通风，冬天可每日通风2次，每次30min，避免对流风。

2. 用药　病愈出院后，一般不需要用药。如需服用药物要根据医嘱，不可随意增减。

请勿在小儿哭闹时喂药，以免误吸入气管。

3. 喂养　喂养要有耐心，以少量多餐为宜。奶头孔大小要适宜。喂好后将小儿竖直，头伏于母亲肩上，轻拍其背以排出咽下的空气避免溢乳和呕吐，待打嗝后再取右侧卧位数分钟。容易吐奶的小儿可同时抬高肩背部，以促进胃排空减少吐奶的发生。当小儿发生呕吐时，迅速将小儿的头侧向一边，轻拍其背部，并及时清除口鼻腔内的奶汁防止奶汁吸入。

4. 日常护理　多怀抱小儿，如肺炎未愈出院或肺炎恢复期可在脊柱两侧由下而上，由外向内用弓状手掌拍其背部。经常检查鼻孔是否通畅，清除鼻孔内的分泌物。卧位一般取右侧卧位，如仰卧时要避免颈部前屈或过度后伸。洗澡时，要求室温 26℃～30℃左右，水温 38℃～40℃左右，关好门窗，动作轻快，及时擦干，注意保暖避免着凉。根据季节及气候及时增减衣服，防止过热或着凉，衣着以小儿的手足温暖而不出汗为宜。少去公共场所，减少探视，避免接触呼吸道感染者。

（王　方）

第三节　支气管哮喘

支气管哮喘简称哮喘，是由多种炎症细胞（如嗜酸性粒细胞、肥大细胞、T 淋巴细胞、嗜中性粒细胞、气道上皮细胞等）和细胞组分参与的气道慢性炎症性疾病。这种慢性炎症导致气道高反应性的增加，并引起反复发作性的喘息、气急、胸闷或咳嗽等症状，常在夜间和（或）清晨发作、加剧，通常出现广泛多变的可逆性气流受限，多数患儿可自行缓解或经治疗缓解。哮喘是当今世界威胁公共健康最常见的慢性肺部疾病。

一、临床特点

1. 症状

（1）起病较急，反复发作咳嗽和喘息，有过敏性鼻炎者发作前可先有鼻痒、打喷嚏、干咳，然后出现喘憋、气急、胸闷。

（2）根据临床表现哮喘可分为急性发作期、慢性持续期和临床缓解期。

1）哮喘急性发作期：喘息、气促、咳嗽、胸闷等症状突然发生，或原有症状急剧加重，常有呼吸困难，常因接触变应原、刺激物或呼吸道感染诱发。其程度轻重不一，病情加重可在数小时或数天内出现，偶尔可在数分钟内即危及生命。

2）慢性持续期：每周不同频度和（或）不同程度地出现症状（喘息、气急、胸闷、咳嗽等）。

3）临床缓解期：症状、体征消失，肺功能恢复到急性发作前水平，并维持 3 个月以上。

（3）哮喘发作以夜间更为严重，一般可自行或用平喘药物后缓解。若哮喘急性严重发作，经合理应用拟交感神经药物仍不能缓解，称作哮喘持续状态。

（4）患儿在呼吸极度困难时，哮喘最主要体征——喘息可以不存在。年幼儿常伴有腹痛。

2. 体征

（1）中重度哮喘发作时胸廓饱满呈吸气状，颈静脉怒张。严重呼吸困难时呼吸音反而减弱，哮鸣音消失。叩诊两肺呈鼓音，心浊音界缩小，提示已发生肺气肿，并有膈下移，致使可触及肝脾。

（2）听诊全肺布满哮鸣音，可闻及干啰音。

（3）严重持续哮喘气道阻塞可出现桶状胸。无并发症时较少有杵状指。

3. 分类　根据1998年全国儿科哮喘协作组制定的儿童哮喘防治常规将儿童哮喘分为婴幼儿哮喘和儿童哮喘、咳嗽变异性哮喘。

（1）儿童哮喘：3岁以上哮喘反复发作，平喘药有明显疗效，发作时肺部闻及哮鸣音。

（2）婴幼儿哮喘：3岁以下，有其他过敏史，哮喘发作≥3次，发作时肺部闻及哮鸣音，父母有哮喘病史。

（3）咳嗽变异性哮喘：又称隐性哮喘。咳嗽反复或持续一个月以上，常在夜间和（或）清晨发作，运动后加重，痰少，临床无感染征象，或经长期抗生素治疗无效而平喘药可使咳嗽发作缓解，有个人或家族过敏史，变态原测试阳性。

4. 辅助检查

（1）痰液嗜酸性粒细胞（EOS）上升，血清免疫球蛋白IgE上升。

（2）胸部X线检查多数患儿在发病期呈单纯过度充气及血管阴影增加。

（3）支气管舒张试验阳性，可助哮喘诊断。

二、护理评估

1. 健康史　询问发病史，有无过敏源接触史，有无呼吸道感染现象，家庭成员有无呼吸道疾病，一、二级亲属中有无过敏性鼻炎、荨麻疹、哮喘等变态反应疾病史，以及患儿的以往发病史（有无湿疹史）。

2. 症状、体征　检查患儿，评估呼吸困难的症状、体征和严重程度。

3. 社会、心理　评估患儿及家长对本病的认识程度及有无焦虑和恐惧，评估家庭社会支持系统。

4. 辅助检查　了解外周血白细胞、血气分析、肺功能、过敏源测定等检查结果。

三、常见护理问题

1. 低效性呼吸形态　与气道狭窄、阻力增加有关。

2. 清理呼吸道无效　与气道水分丢失、分泌物黏稠有关。

3. 焦虑、恐惧　与疾病的痛苦、环境的改变有关。

4. 有体液失衡的危险　与进食少、出汗多、呼吸快有关。

5. 合作性问题　呼吸衰竭。

四、护理措施

1. 消除呼吸窘迫，维持气道通畅。

（1）用药护理：支气管扩张剂（如拟肾上腺素类，茶碱类及抗胆碱药物）可采用吸入疗法、口服、皮下注射或静脉滴注等方式给药，其中吸入治疗具有用量少、起效快、不良反应小等优点，是首选的药物治疗方法。使用吸入疗法时可嘱患儿在按压喷药于咽喉部的同时深吸气，然后屏气10秒钟。目前常用的拟肾上腺素类药物有硫酸沙丁胺醇气雾剂、硫酸特布他林气雾剂等。拟肾上腺素类药物的副作用主要是心动过速、血压升高、虚弱、恶心、过敏反应及反常的支气管痉挛，每周用药不能超过 10ml。常用茶碱类药物有氨茶碱，注射剂一般用于哮喘发作严重时，每日用量不超过 1.2～1.5g 为宜，一般不静脉推注，以免引起心律失常，其不良反应主要有胃部不适、恶心、呕吐、头晕、头痛、心悸及心律不齐等。另外由于氨茶碱的有效浓度与中毒浓度很接近，故宜做血药浓度监测，使之维持在 10～15μg/ml 的最佳血药浓度。如和拟肾上腺素类药物联合应用时，两药均应适当减量，因两药合用易诱发心律失常。发热、患有肝脏疾病、心脏功能或肾功能障碍及甲状腺功能亢进者尤需慎用。合用西咪替丁、喹诺酮、大环内酯类药物等可影响氨茶碱代谢而排泄缓慢，应减少用量。正确使用糖皮质激素 布地奈德是一种非卤代化糖皮质激素，它具有很强的局部抗炎作用，雾化吸入后可以以较高浓度快速到达靶器官，直接作用于支气管的固有细胞，如上皮细胞、内皮细胞、平滑肌细胞和分泌腺细胞等，以及局部炎性细胞，抑制炎症损伤，从而降低气道高反应性，减少腺体分泌，改善呼吸功能，缓解哮喘症状。

（2）吸氧：哮喘时大多有缺氧现象，故应给予氧气，以减少无氧代谢，预防酸中毒。氧气浓度以 40% 为宜。哮喘严重时常并发呼吸性酸中毒，应给予持续低流量吸氧，同时密切观察患儿呼吸频率、节律、深浅度的变化及缺氧改善情况和生命体征、神志变化，并密切监测动脉血气分析值。严重呼吸困难、呼吸音降低甚至哮鸣音消失，吸氧后仍有发绀，血气分析 $PaCO_2$ 大于 8.65kPa（65mmHg）应考虑机械通气。

（3）体位：采取使肺部扩张的体位，可取半坐卧位或坐位。

（4）呼吸道护理：补充足够的水分，定时翻身拍背，雾化吸入，湿化气道，稀释痰液，防止痰栓形成，病情许可时采用体位引流，痰多、无力咳嗽者及时吸痰。

2. 保证休息 过度的呼吸运动、低氧血症使患儿感到极度的疲倦，给患儿提供一个安静、舒适的环境利于休息，病房内空气流通、新鲜，无灰尘、煤气、油雾、油漆味及其他一切刺激性物质及花鸟等过敏源。护理操作应尽可能地集中进行。采取措施缓解恐惧心理，确保安全，促使患儿放松。

3. 心理护理 进行耐心的解释，指出哮喘是完全可以控制的，同时请哮喘控制较好的患儿现身说法，树立战胜疾病的信心。对容易接受消极暗示的人，应给予积极暗示，保持情绪稳定、心情愉快，必要时可帮助患儿转移注意力。家庭成员应尽力创造和谐、温馨的环境，不要过于关心或疏忽患儿。

4. 提高活动耐力 协助日常生活，指导患儿活动，尽量避免情绪激动及紧张的活动。活动前后，监测其呼吸和心率情况，活动时如有气促、心率加快可给予吸氧并给予休息。依病情而定，逐渐增加活动量。

5. 密切监测病情 观察哮喘发作情况，当呼吸困难加重时有无呼吸音及哮鸣音的减弱或消失、心率加快等。另外应密切监测患儿是否有烦躁不安、气喘加剧、心率加快、神志模糊等情况。警惕呼吸衰竭及呼吸骤停等并发症的发生，同时还应警惕哮喘持续状态的发生。

6. 哮喘持续状态的护理

（1）给予半坐卧位或端坐卧位：保持病室安静，避免有害气体及强光刺激。

（2）改善缺氧，保持呼吸道通畅：温湿化面罩给氧，浓度以 40% 为宜，流量约 4～5L/min，使 PaO_2 保持在 70mmHg（9.3kPa）以上，及时清除呼吸道分泌物，必要时做好机械通气准备。

（3）遵医嘱应用支气管扩张剂和抗感染药物，并观察药物疗效。

（4）镇静：极度烦躁时酌情应用镇静剂，如10%水合氯醛灌肠。禁用吗啡与盐酸哌替啶（度冷丁）和氯丙嗪（冬眠灵）。

（5）守护并安抚患儿，教会患儿作深而慢的呼吸运动。

（6）维持水和电解质平衡，保持静脉通路。

7. 健康教育

（1）饮食指导：尽量避免食入会激发哮喘发作的食物如蛋、牛奶、肉、鲜鱼、虾、蟹。但也不要过分小心谨慎，在忌食方面，婴幼儿应警惕异体蛋白，儿童应少吃生痰的食物，如鸡蛋、肥肉、花生、油腻食品等。在哮喘发作期，应注意多补充水分，进清淡流质，避免脱水或痰稠难以咳出而加重呼吸困难。

（2）指导呼吸运动：呼吸运动可以强化横膈肌，在进行呼吸运动前，应先清除患儿鼻通道的分泌物。避免在寒冷干湿的环境中运动。

1）腹部呼吸：①平躺，双手平放在身体两侧，膝弯曲，脚平放。②用鼻连续吸气，但胸部不扩张。③缩紧双唇，慢慢吐气直到吐完，重复以上动作10次。

2）向前弯曲运动：①坐在椅上，背伸直，头前倾，双手放在膝上。②由鼻吸气，扩张上腹部，胸部保持直立不动，由口将气慢慢吹出。

3）侧扩张运动：①坐在椅上，将手掌放在左右两侧的最下肋骨上；②吸气，扩张下肋骨，然后由嘴吐气，收缩上胸部和下肋骨。③用手掌下压肋骨，可将肺底部的空气排出。

4）重复以上动作10次。

（3）介绍有关用药及防病知识告诫患儿必须严格遵守医嘱用药，不能突然停药，以免引起疾病复发。

五、出院指导

（1）协助患儿及家长确认导致哮喘发作的因素，评估家庭及生活环境中的变态原，避免接触变态原，去除各种诱发因素，如避免患儿暴露在寒冷空气中，避免与呼吸道感染的人接触，不养宠物，不种花草，不接触烟尘，被褥保持清洁干燥，禁用阿司匹林、普萘洛尔、吲哚美辛等药物。

（2）使患儿及家长能辨认哮喘发作的早期征象（如鼻痒、咳嗽、打喷嚏等）及适当的处理方法。

（3）提供出院后用药资料，不能自行停药或减药。

（4）教会患儿在运动前使用支气管扩张剂（预防性药物）预防哮喘发作。

（5）介绍呼吸治疗仪的使用和清洁。

（6）出院后适当参加体育锻炼，多晒太阳，增强机体抗病能力。

（7）指导心理卫生，保持良好的心境，正确对待疾病，不宜过分的轻视或重视，并积极与其交流沟通。避免过度劳累和情绪激动，消除不良刺激。

（王　方）

第四节 急性肾小球肾炎

急性肾小球肾炎是一组不同病因所致的感染后免疫反应引起的急性弥漫性肾小球炎性病变，以链球菌感染后急性肾炎最为常见。肾小球以毛细血管内皮细胞增生为主，病程多在1年内。本病一般预后良好，发展为慢性肾炎者罕见。少数严重病例起病2周内可出现高血压脑病、严重循环充血、急性肾功能不全的严重表现。

一、临床特点

1. 典型症状

（1）前驱症状：急性起病，多数病例病前1~2周有呼吸道或皮肤感染史。

（2）水肿、少尿：早期常有水肿，先见于眼睑，严重时迅速延及全身。水肿时尿量减少。

（3）血尿：常为起病的首发症状，多为镜下血尿，其中30%~50%患儿有肉眼血尿。

2. 体征

（1）水肿：程度不等，呈非凹陷性，严重病例可有少量胸腔积液或腹水。

（2）高血压：约1/2患儿有高血压，学龄儿童 > 130/90mmHg，学龄前儿童 > 120/80mmHg。

3. 严重表现

（1）高血压脑病：多发生于急性肾炎病程早期，起病一般较急，表现为剧烈头痛、频繁恶心呕吐，继之视力障碍、眼花、复视、暂时性黑矇，并有嗜睡或烦躁，如不及时治疗则发生惊厥、昏迷，少数暂时偏瘫、失语，严重时发生脑疝。

（2）严重循环充血：临床表现为气急、不能平卧，胸闷，咳嗽，口吐粉红色血性泡沫，听诊肺底湿啰音、心跳呈奔马律，肝大压痛等左右心衰竭症状。危重者可因肺水肿于数小时内死亡。

（3）急性肾功能不全：临床表现为少尿或无尿，血尿素氮、血肌酐升高，高血钾，代谢性酸中毒。

4. 辅助检查

（1）尿常规：以红细胞为主，可伴有蛋白尿、白细胞尿、管型尿。

（2）血沉：早期一般增快，提示病情处于活动阶段。

（3）抗"O"：大部分患儿升高，可持续6个月。

（4）补体 C_3：血补体 C_3 于6~8周内一过性低下，是链球菌感染后肾炎的首要确诊条件。

（5）肾功能：常有一过性氮质血症，血肌酐及尿素氮轻度升高，经利尿数日后，氮质血症即可恢复正常。

（6）腹部B超：多数患儿肾脏有肿胀，结构模糊，呈弥漫性病变。

二、护理评估

1. 健康史 询问发病前有无上呼吸道感染或皮肤感染史，水肿及其发生发展过程，以往有无类似疾病发生。

2. 症状、体征　评估患儿有无水肿及水肿的部位、性质和程度；尿量是否减少，尿色是否呈茶色、烟灰水样、鲜红色或洗肉水样；血压有否升高；有无心悸、气短，不能平卧等循环充血表现。

3. 社会、心理　了解患儿的心态，家长对本病的了解程度及对患儿健康的需求。

4. 辅助检查　了解患儿尿常规、肾功能、补体 C_3 等检查结果。

三、常见护理问题

1. 体液过多　与肾小球滤过率下降有关。

2. 活动无耐力　与水钠潴留、血压升高有关。

3. 合作性问题　高血压脑病、严重循环充血、急性肾功能不全。

4. 有感染的危险　与机体抵抗力下降有关。

四、护理措施

1. 环境　要求病室阳光充足，空气新鲜，室温保持在 18℃～20℃。减少病室的探访人数及次数，以防交叉感染。

2. 休息　起病 2 周内患儿应卧床休息，待水肿消退、血压降至正常、肉眼血尿消失，可下床轻微活动。

3. 饮食　有水肿及高血压的患儿应限制钠盐摄入，每日钠盐量 1～2g；有氮质血症时限制蛋白质的入量，每日 0.5g/kg；供给高糖饮食以满足患儿热量需要；除非严重少尿或循环充血，一般不必严格限水。在尿量增加，水肿消退，血压正常后可恢复正常饮食，以保证患儿生长发育的需要。

4. 皮肤护理　加强全身皮肤黏膜清洁工作，注意保护水肿部位的皮肤，以免损伤而引起感染。注意腰部保暖，可促进血液循环，增加肾血流量，增加尿量，减轻水肿。

5. 观察病情变化

（1）观察尿量、尿色，准确记录 24h 出入液量，每日晨测体重 1 次。患儿尿量增加，肉眼血尿消失，提示病情好转。如尿量持续减少，出现头痛、恶心、呕吐等，要警惕急性肾功能不全的发生，此时应嘱患儿绝对卧床休息，精确记录出入液量，严格控制液体量，给无盐、低优质蛋白、高碳水化合物饮食，并做好透析前的准备工作。

（2）每 8h 一次监测血压，血压显著增高者，酌情增加测量次数。若出现血压突然升高，剧烈头痛、眼花、呕吐等，提示高血压脑病可能，立即绝对卧床休息，抬高头肩 15°～30°，吸氧，并遵医嘱予镇静、降压、利尿处理。

（3）密切观察患儿有无烦躁不安、不能平卧、胸闷、心率增快、尿少、肝脏肿大，发现上述症状立即予以吸氧、半卧位、严格控制液体摄入，并通知主管医生。

6. 观察药物治疗的效果和副作用　应用降压药后应定时测量血压，评价降压效果，并观察有无不良反应。如应用利血平后可有鼻塞、面红、嗜睡等副作用；应用硝苯地平降压的患儿避免突然起立，以防直立性低血压的发生；应用利尿剂，尤其静脉注射呋塞米后，要注意有无利尿过度，导致脱水、电解质紊乱等。

7. 健康教育

（1）告知患儿及家长本病是一种自限性疾病，无特异治疗，主要是休息，对症处理，加强护理。本病预后良好，发展为慢性肾炎者少见。

（2）认真向患儿及家长讲解休息的重要性，以及疾病不同阶段对饮食的特殊要求，取得患儿及家长的配合。

（3）指导家长正确留取尿标本。

五、出院指导

1. 休息　出院后可在室内适当活动，至第 2 个月，如病情恢复顺利，血沉正常，可以上学，但要免体育课，避免剧烈运动。一般在病情稳定 3 个月后，可逐渐恢复体力活动。

2. 饮食　宜清淡、少刺激、易消化的食物。多吃新鲜蔬菜和去皮水果，忌吃罐头食品。如血压正常，水肿消退，可给予普通饮食，不必忌口，以免影响小儿的生长发育。

3. 预防感染　向患儿及家长说明预防呼吸道及皮肤感染的重要性。患儿居室内要保持空气新鲜，不要门窗紧闭。应尽量谢绝亲友探视，特别是患感冒的人，以预防呼吸道感染。同时应经常洗澡，保持皮肤清洁，夏秋季节要预防蚊虫叮咬。衣服要常洗晒，以预防皮肤感染。

4. 每周化验尿常规 1 次　待尿蛋白阴性，尿中红细胞偶见或消失，就可以每 2 ~ 4 周化验 1 次。送化验盛尿的容器要清洁，容器内如有其他物质，会影响化验结果。尿标本以留取晨起第一次尿较好。

（王　方）

第五节　先天性心脏病

先天性心脏病简称"先心病"，是胎儿时期心脏血管发育异常而致的畸形，是小儿时期最常见的心脏病。根据左右心腔或大血管间有无直接分流和临床有无青紫，可将先心病分为三大类。

1. 左向右分流型（潜伏青紫型）　常见有室间隔缺损、房间隔缺损、动脉导管未闭。

2. 右向左分流型（青紫型）　常见有法洛四联症和大动脉错位。

3. 无分流型（无青紫型）　常见有主动脉缩窄和肺动脉狭窄。

小儿先天性心脏病中最常见的是室间隔缺损、房间隔缺损、动脉导管未闭、肺动脉狭窄、法洛四联症和大动脉错位。

一、临床特点

（一）室间隔缺损

室间隔缺损为小儿最常见的先天性心脏病，缺损可单独存在，亦可为其他畸形的一部分。按缺损部位可分为室上嵴上方、室上嵴下方、三尖瓣后方、室间隔肌部四种类型。临床症状与缺损大小及肺血管阻力有关。大型 VSD（缺损 1 ~ 3cm 者）可继发肺动脉高压，当肺动脉压超过主动脉压时，造成右向左分流而产生发绀，称为艾森曼格综合征。

1. 症状　小型室间隔缺损可无症状；中型室间隔缺损易患呼吸道感染，或在剧烈运动时发生呼吸急促，生长发育多为正常，偶有心力衰竭；大型室间隔缺损在婴幼儿时期由于缺损较大，左向右分流量多超过肺循环量的50%，使体循环内血量显著减少，而肺循环内明显充血，可于生后1~3个月即发生充血性心力衰竭，平时反复呼吸道感染、肺炎、哭声嘶哑、喂养困难、乏力、多汗等，并有生长发育迟缓。

2. 体征　心前区隆起；胸骨左缘3~4肋间可闻及Ⅲ~Ⅳ/6级全收缩期杂音，在心前区广泛传导；肺动脉第二心音显著增强或亢进。

3. 辅助检查

（1）X线检查：肺充血，心脏左室或左右室大；肺动脉段突出，主动脉结缩小。

（2）心电图：小型室间隔缺损，心电图多数正常；中等大小室间隔缺损示左心室增大或左右心室增大；大型室间隔缺损或有肺动脉高压时，心电图示左右心室增大。

（3）超声心动图：室间隔回声中断征象，左右心室增大。

（二）房间隔缺损

房间隔缺损按病理解剖分为继发孔（第二孔）缺损和原发孔（第一孔）缺损，以继发孔缺损为多见。继发孔缺损为较常见的先天性心脏病之一，以女性较多见，缺损位于房间隔中部卵圆窝处，血流动力学特点为右心室舒张期负荷过重。原发孔缺损位于房间隔下端，是心内膜垫发育障碍未能与第一房间隔融合，常合并二尖瓣裂缺。

1. 症状　在出生后及婴儿期大多无症状，偶有暂时性青紫。年龄稍大，症状渐渐明显，患儿发育迟缓，体格瘦小，易反复呼吸道感染，活动耐力减低，有劳累后气促、咳嗽等症状。左胸部常隆起，一般无青紫或杵状指（趾）。

2. 体征　胸骨左缘第2~3肋间闻及柔和的喷射性收缩期杂音，肺动脉瓣区第二心音可增强或亢进、固定分裂。

3. 辅助检查

（1）X线检查：右心房、右心室扩大，主动脉结缩小，肺动脉段突出，肺血管纹理增多，肺门舞蹈。

（2）心电图：电轴右偏，完全性或不完全性右束支传导阻滞，右心房、右心室增大；原发孔ASD常见电轴左偏及心室肥大。

（3）超声心动图：右心房右心室增大，右心室流出道增宽，室间隔与左心室后壁呈同向运动。二维切面可显示房间隔缺损的位置及大小。

（三）动脉导管未闭

动脉导管未闭是临床较常见的先天性心脏病，女性多于男性。开放的动脉导管位于肺总动脉分叉与主动脉之间，有管型、漏斗型和窗型，以漏斗型为多见。

1. 症状　导管较细时，临床无症状。导管较粗时临床表现为反复呼吸道感染、肺炎、发育迟缓，早期即可发生心力衰竭。重症病例常有呼吸急促、心悸。临床无青紫，但若合并肺动脉高压，即出现青紫。

2. 体征　胸骨左缘第2肋间可闻及粗糙、响亮、机器样的连续性杂音，向心前区、颈部及左肩部传导，肺动脉第二音亢进。脉压增宽，出现股动脉枪击音、毛细血管搏动和水冲脉。

3. 辅助检查

（1）X线检查：分流量小者，心影正常；分流量大者，多见左心房、左心室增大，主动脉结增宽，可有漏斗征，肺动脉段突出，肺血增多，重症病例左右心室均肥大。

（2）心电图：左心房、左心室增大或双心室肥大。

（3）超声心动图：左心房、左心室大，肺动脉与降主动脉之间有交通。

（四）法洛四联症

法洛四联症是临床上最常见的发绀型先天性心脏病，病变包括肺动脉狭窄、室间隔缺损、主动脉骑跨及右心室肥大，其中肺动脉狭窄程度是决定病情严重程度的主要因素。主动脉骑跨及室间隔缺损存在使体循环血液中混有静脉血，临床上出现发绀与缺氧，并代偿性引起红细胞增多现象。

1. 症状　发绀是主要症状，它出现的时间早、晚和程度与肺动脉狭窄程度有关，多见于毛细血管丰富的浅表部位，如唇、指（趾）甲床、球结膜等。患儿活动后有气促、易疲劳、蹲踞等；并常有缺氧发作，表现为呼吸加快、加深，烦躁不安，发绀加重，持续数分钟至数小时，严重者可表现为神志不清、惊厥或偏瘫、死亡。发作多在清晨、哭闹、吸乳或用力后诱发，发绀严重者常有鼻出血和咯血。

2. 体征　生长发育落后，全身发绀，眼结膜充血，杵状指（趾）；多有行走不远自动蹲踞姿势或膝胸位。胸骨左缘第2~4肋间闻及粗糙收缩期杂音；肺动脉第二心音减弱。

3. 辅助检查

（1）X线检查：心影呈靴形，上纵隔增宽，肺动脉段凹陷，心尖上翘，肺纹理减少，右心房、右心室肥厚。

（2）心电图：电轴右偏，右心房、右心室肥大。

（3）超声心动图：显示主动脉骑跨及室间隔缺损，右心室流出道、肺动脉狭窄，右心室内径增大，左心室内径缩小。

（4）血常规：血红细胞增多，一般在 $5.0~9.0×10^{12}/L$，血红蛋白 $170~200g/L$，红细胞容积 $60\%~80\%$。当有相对性贫血时，血红蛋白低于 $150g/L$。

二、护理评估

1. 健康史　了解母亲妊娠史，在孕期最初3个月内有无病毒感染、放射线接触和服用过影响胎儿发育的药物，孕母是否有代谢性疾病。患儿出生有无缺氧、心脏杂音，出生后各阶段的生长发育状况。是否有下列常见表现：喂养困难，哭声嘶哑，易气促、咳嗽，青紫，蹲踞现象，突发性晕厥。

2. 症状、体征　评估患儿的一般情况，生长发育是否正常，皮肤发绀程度，有无气急、缺氧、杵状指（趾），有无哭声嘶哑，有无蹲踞现象，胸廓有无畸形。听诊心脏杂音位置、性质、程度，尤其要注意肺动脉第二心音的变化。评估有无肺部啰音及心力衰竭的表现。

3. 社会、心理　评估家长对疾病的认知程度和对治疗的信心。

4. 辅助检查　了解并分析X线、心电图、超声心动图、血液等检查结果。较复杂的畸形者还应了解心导管检查和心血管造影的结果。

三、常见护理问题

1. 活动无耐力　与氧的供需失调有关。

2. 有感染的危险　与机体免疫力低下有关。

3. 营养失调：低于机体需要量　与缺氧使胃肠功能障碍、喂养困难有关。

4. 焦虑　与疾病严重，花费大，预后难以估计有关。

5. 合作性问题　脑血栓、脑脓肿、心力衰竭、感染性心内膜炎、晕厥。

四、护理措施

1. 休息　制定适合患儿活动的生活制度，轻症无症状者与正常儿童一样生活，但要避免剧烈活动；有症状患儿应限制活动，避免情绪激动和剧烈哭闹；重症患儿应卧床休息，给予妥善的生活照顾。

2. 饮食护理　给予高蛋白、高热量、高维生素饮食，适当限制食盐摄入，并给予适量的蔬菜类粗纤维食品，以保证大便通畅。重症患儿喂养困难，应有耐心，少量多餐，以免导致呛咳、气促、呼吸困难等，必要时从静脉补充营养。

3. 预防感染　病室空气清新，穿着衣服冷热要适中，防止受凉，应避免与感染性疾病患儿接触。

4. 青紫型先天性心脏病患儿　由于血液黏稠度高，暑天、发热、吐泻时体液量减少，加重血液浓缩，易形成血栓，有造成重要器官栓塞的危险，因此应注意多饮水，必要时静脉输液。

5. 做好心理护理　关心患儿，建立良好护患关系，充分理解家长及患儿对检查、治疗、预后的期望心理，介绍疾病的有关知识、诊疗计划、检查过程、病室环境，消除恐惧心理。

6. 健康教育

（1）向家长讲述疾病的相关护理知识和各种检查的必要性，以取得配合。

（2）指导患儿及家长掌握活动种类和强度。

（3）告知家长如何观察病情变化，一旦发现异常（婴儿哭声无力，呕吐，不肯进食，手脚发软，皮肤出现花纹，较大患儿自诉头晕等），应立即呼叫。

（4）向患儿及家长讲述重要药物如地高辛的作用及注意事项。

五、出院指导

1. 饮食　宜高营养、易消化、少量多餐。人工喂养儿用柔软的奶头孔稍大的奶嘴，每次喂奶时间不宜过长。

2. 休息　根据耐受力确立适宜的活动，以不出现乏力、气短为度，重者应卧床休息。

3. 避免感染　居室空气新鲜，经常通风，不去公共场所、人群集中的地方。注意气候变化及时添减衣服，预防感冒。按时预防接种。

4. 补液　发热、出汗时要给足水分，呕吐、腹泻时应到医院就诊补液，以免血液黏稠而发生脑血栓。

5. 保证休息，避免哭闹　减少外界刺激以预防晕厥的发生。当患儿在吃奶、哭闹或活动后出现气急、青紫加重或年长儿诉头痛、头晕时应立即将患儿取胸膝卧位并送医院。

（王　方）

第六节　小儿惊厥

惊厥是小儿时期的常见急诊，由于多种原因使大脑细胞神经元过量放电所致的大脑功能暂时性紊乱，表现为突然发作的全身性或局部肌肉抽搐，多数伴有意识障碍，若惊厥持续时间超过30min，或频繁惊厥中间无清醒者，称为惊厥持续状态。小儿惊厥的发病率很高，多见于婴幼儿。惊厥反复发作可致脑组织缺氧，遗留严重的后遗症，影响小儿智力发育和健康。

一、病因和发病机制

小儿惊厥由各种病因引起，可为感染性和非感染性两大类，病变部位可为颅内病变或颅外病变。

1. 感染性疾病　多数伴有发热，严重感染可以不发热。感染性又分为颅内感染和颅外感染。

（1）颅内感染：细菌、病毒、原虫、寄生虫、真菌等引起的脑膜炎和脑炎等，如脑脓肿、颅内静脉窦炎、脑性疟疾及脑囊虫病等。

（2）颅外感染：有呼吸道感染、消化道感染、泌尿道感染、全身性感染或其他传染病引起的中毒性脑病和破伤风等，其中高热是小儿惊厥最常见的原因。

2. 非感染性疾病　非感染性疾病的惊厥多为无热惊厥，但非感染性惊厥亦可为发热诱发。

（1）颅内疾病：各型癫痫、颅内出血、颅脑损伤、先天性发育异常、中枢神经系统畸形、颅内占位病变，如肿瘤、囊肿、血肿、脑退行性病和接种后脑炎等。

（2）颅外疾病：可为系统性疾病、遗传代谢病、代谢性疾病，或水、电解质紊乱，以及缺氧、中毒性脑病等。

惊厥是一种神经功能暂时紊乱，它不是一个疾病，而是一组临床综合征。由于小儿大脑皮质功能发育未完善，神经髓鞘未完全形成，即使较弱的刺激也能在大脑皮质形成强烈兴奋灶并迅速扩散，导致神经细胞突然大量异常发电。高热惊厥可能与遗传有关，大多数有家族史。

二、临床表现

1. 惊厥发作　对于任何突然发生的发作，形式刻板，伴有意识障碍，都应想到惊厥发作的可能。发作前可有先兆，但多数患儿突然发生全身性或局部肌群的强直性或阵挛性抽动，双眼凝视、斜视或上翻，常伴有不同程度改变。发作大多在数秒钟或几分钟内自行停止，严重者可持续数十分钟或反复发作，抽搐停止后多入睡。根据抽搐发作持续时间、间隙时间、部位不同可分为全身性抽搐和局限性抽搐。

（1）全身性抽搐

1）强直阵挛性抽搐：躯干及四肢对称性抽动，眼球上斜固定，呼吸暂停，面色苍白或紫绀，意识丧失。

2）强直性抽搐：表现为全身及四肢张力增高，上下肢伸直，前臂旋前，足跖曲，有时呈角弓反张状。多见于破伤风、脑炎或脑病后遗症。

（2）局限性抽搐：表现为一侧眼轮匝肌面肌或口轮匝肌抽动，或一侧肢体，或趾、指抽动，局部以面部（特别是眼睑、口唇）和拇指抽搐为突出，双眼球常有凝视、发直或上翻，瞳孔扩大，同时有不同程度的意识障碍。以上抽搐多见于新生儿或幼小婴儿。

2. 高热惊厥　小儿时期特殊类型的癫痫，是婴幼儿最常见的惊厥，多为急性病毒性上呼吸道感染引起。其特点如下：

（1）典型病例最常见于4个月至3岁的小儿，5岁以后较少见。

（2）先发热后惊厥，急骤高热（39℃～40℃），惊厥发作多在初热体温骤升期的24h内。

（3）惊厥发作时间短暂，惊厥持续10min内，不超过15min，在一次发热性疾病中，很少连续发作多次，发作后清醒如常，没有神经系统异常体征。

（4）多伴有呼吸道、消化道感染，而无中枢神经系统感染及其他脑损伤。

（5）惊厥发作后2周脑电图正常。

（6）如果一次发热过程中惊厥发作频繁，发作后昏睡、有椎体束征，38℃以下即可引起惊厥，脑电图持续异常，有癫痫家族史者，多数可转变为癫痫。

3. 惊厥持续状态　当惊厥发作持续30min以上，或两次发作间隙期意识不能恢复者称惊厥持续状态。此时可引起机体氧消耗增多，脑组织缺氧可导致脑水肿及脑损伤，出现颅内压增高及脑损伤的表现。

三、辅助检查

根据病史、体检及病情需要选择性地进行实验室及其他辅助检查。

1. 血、尿、粪常规检查　周围血象中白细胞显著增多，中性粒细胞百分数增高常提示细菌性感染。

2. 血液生化检查　血糖、血钙、血镁、血钠、尿素氮及肌酐等测定，有助于寻找惊厥的原因。

3. 脑脊液检查　主要鉴别有无颅内感染。可作脑脊液常规、生化检查，必要时作涂片染色和培养。

4. 心电图与脑电图检查　有助于诊断。脑电图检查有利于预后推测（主要用于癫痫）。

5. 眼底检查　有视网膜下出血提示颅内出血；视乳头水肿提示颅内高压。

6. 其他检查　脑血管造型、头颅CT等检查，有助于鉴别诊断。

四、治疗要点和预后

惊厥急症处理的目的是防止惊厥性脑损伤，减少后遗症，解除长时间惊厥引起的颅内高压、代谢性和生理性紊乱。治疗原则是：①维持生命功能。②药物控制惊厥发作。③寻找并治疗引起惊厥的病因。④预防惊厥发作。

1. 一般处理

（1）保持环境安静，将患儿平放在床上，头侧向一边，减少刺激。

（2）保持呼吸道通畅，有紫绀者给予氧气吸入，窒息时进行人工呼吸。

（3）使用药物或物理降温方法控制高热。

（4）注意心、肺功能。

（5）维持营养和体液平衡：新生儿和婴幼儿，以及低血糖和低血钙是无热惊厥的常见原因，可先用适量25%葡萄糖溶液与10%葡萄糖酸钙5~10ml，缓慢静脉注射。如有可能，应在注射前先检查血钙和血糖。

（6）持续惊厥者，为避免发生脑水肿，输入液量及钠量不可过多，一般总液量控制在60~80ml/（kg·d）、钠2mmol/d、钾1.5mmol/d。

（7）密切观察病情变化，特别是颅内压增高等神经系统体征。

2. 抗惊厥药物的应用

（1）止惊剂

1）地西泮（安定）：为首选药物，静脉注射后数秒钟进入脑组织，数分钟内于血和脑组织达到峰值，但作用短暂，其剂量为0.25~0.5mg/kg（最大剂量10mg，每分钟1~2mg），必要时15min后重复。也可以通过直肠和口服给药，肌内注射吸收不佳。芬拉西泮的效果也较好，为惊厥持续状态首选药。

2）苯巴比妥：苯巴比妥的止惊效果好，维持时间长，不良反应少，是新生儿惊厥的首选药。首次静脉注射负荷剂量15~20mg/kg，一般负荷剂量不超过250~300mg。给予负荷剂量后12h可给维持剂量每天4~5mg/kg。新生儿破伤风仍应首选地西泮。

3）10%水合氯醛：每次0.5ml/kg，1次最大剂量不超过10ml，加等量生理盐水保留灌肠。以上措施无效时，可选用苯妥英钠或硫喷妥钠。

（2）针刺法：针刺人中、百会、涌泉、十宣、合谷、内关等，在2~3min内不能止惊时，应迅速选用止惊药物。

3. 对症治疗

（1）降温：高热者应用物理方法及药物等降温处理。

（2）治疗脑水肿：对于严重而反复惊厥者常有脑水肿，可静脉注射20%甘露醇、地塞米松和50%葡萄糖溶液。必要时可同时选用，增强脱水效果。

4. 病因治疗　在应用抗惊厥药物积极控制惊厥发作的同时，必须及时查明引起惊厥的原因，以进行去因治疗。如有其他危重症状，也应及时对症处理。

五、常见护理诊断及问题

1. 有窒息的危险　惊厥发生时意识障碍，咳嗽反射、呕吐反射减弱和喉肌痉挛不能及时清除呼吸道分泌物或造成误吸而发生窒息。

2. 有外伤的危险　有意识丧失，可发生跌倒摔伤或抽搐时损伤。

3. 体温过高　与感染或持续惊厥状态有关。

4. 潜在并发症　惊厥发作时间长可造成机体缺氧，脑组织缺氧而引起脑水肿。

5. 恐惧（家长）　与患儿惊厥发作有关。

6. 知识缺乏　家长缺乏有关惊厥的急救和护理知识。

六、护理措施

1. 迅速止惊，防止窒息

（1）惊厥发作时不要搬动，应就地抢救，立即松解患儿衣扣，取侧卧位或让患儿去枕仰卧位，头偏向一侧，以防衣服对颈、胸部产生束缚而影响呼吸，并使呕吐物误吸而发生窒息。

（2）将舌头轻轻向外牵拉，防止舌后坠阻塞呼吸道引起呼吸不畅，及时清除口鼻分泌物及呕吐物，保持呼吸道通畅，防止误吸而引起窒息。

（3）遵医嘱迅速应用止惊药物，如地西泮、苯巴比妥等以解除肌肉痉挛。给予氧气吸入，改善缺氧，观察患儿用药的反应并记录。

2. 注意安全，防止外伤

（1）对有可能发生皮肤损伤的患儿应剪短指甲，将纱布放于患儿的手中或腋下，防止皮肤摩擦受损；已出牙的患儿应在上下磨牙之间放置牙垫，防止舌咬伤。

（2）在床边设置防护床档，防止坠地摔伤；若患儿发作时倒在地上，应就地抢救，及时移开可能伤害患儿的一切物品，切勿用力强行牵拉或按压患儿肢体，以免骨折或脱臼。

（3）对可能发生惊厥的患儿要有专人守护，以防患儿发作时受伤。

3. 密切观察病情变化

（1）观察惊厥时的变化，惊厥持续时间长、发作频繁时，应警惕有无脑水肿、颅内压增高的表现，如发现患儿伴有意识障碍、收缩压升高、脉率减慢、呼吸节律不齐、瞳孔散大等，提示颅内压增高，应及时通知医生，采取相应的措施。

（2）密切监测体温变化，采取正确的降温措施如物理降温和药物降温等。及时更换汗湿的衣服，保持口腔和皮肤清洁。

（3）加强巡视，随时观察生命体征、瞳孔及神志等变化，发现异常，及时通知医生，并积极配合紧急抢救。

4. 心理护理　关心体贴患儿，操作熟练、准确，取得患儿和家属的信任，消除恐惧心理。解释说明各项检查的目的和意义，使患儿和家长能主动配合。

七、健康教育

（1）根据患儿和家属的接受能力选择适当的方法讲解疾病的过程、转归及护理要点，以消除家属对患儿疾病的恐惧心理，并取得家长对治疗、护理的配合。

（2）患儿出院时向家长讲解惊厥的预防及急救处理原则，高热惊厥的患儿应向家长介绍物理降温方法，以预防惊厥再次发作。

（3）指导家长观察患儿惊厥发生之前的征兆，以便尽早发现和预防惊厥的发生，指导家长尽可能地避免惊厥的诱发因素。

（4）保持室内适宜的温湿度，尽可能为患儿提供一个舒适的环境。指导家长加强生活护理，注意患儿衣着松软；鼓励患儿多参加户外活动，增强体质，积极防治可能引起小儿惊厥的常见病，如上呼吸道感染、佝偻病、小儿腹泻、低钙血症、低镁血症等。

（5）癫痫患儿出院后应坚持长期服药，不能随便停药，以免诱发惊厥，病情如有变化，应随时来院诊治。

（6）对惊厥和惊厥持续状态所致的脑损伤和肢体功能障碍的患儿，应指导家属继续为患儿康复治疗，将疾病所致的损伤降低到最低程度。

（王　方）

第七节　急性颅内压增高

急性颅内压增高是指由于多种原因引起脑实质及其液体增加所致的脑容积和重量增多所造成颅内压力增高的一种严重临床综合征。重者可迅速发展成脑疝而危及生命，是儿科的常见急症之一。

一、病因和发病机制

不同年龄阶段的小儿，颅内压增高的原因各异。新生儿主要由于缺氧缺血性脑病、产伤、颅内出血等所致；婴幼儿主要由于颅内感染、颅内出血和脑积水等所致。

1. 急性感染　感染后24h之内可出现脑水肿致颅内压增高表现。

2. 脑缺氧　严重缺氧数小时之内即可出现脑水肿，常见原因有颅脑损伤、窒息、心跳骤停、休克、心力衰竭和呼吸衰竭、肺性脑病、癫痫持续状态、严重贫血、溺水等均可引起。

3. 颅内出血　常见于颅内畸形血管或动脉瘤破裂、蛛网膜下隙出血、婴儿维生素 K 缺乏症、血友病和白血病等，偶见颅内血管炎引起的血管破溃出血。

4. 各种中毒　一氧化碳或氰化物中毒、重金属中毒、农药中毒、食物和酒精中毒等。

5. 水、电解质平衡紊乱　急性低钠血症、水中毒，以及各种原因所致酸中毒等。

6. 颅内占位病变　脑肿瘤、颅内血肿、脑血管畸形和寄生虫病等。

7. 其他　如高血压脑病、瑞氏综合征、各种代谢性疾病等。

二、病理变化

脑水肿的病理改变主要是充血和水肿。

1. 大体标本　可见脑肿胀、脑组织变嫩，似有流动感。脑膜充血、脑沟回浅平、切面灰质与白质分界不清，白质明显肿胀，灰质受压，侧脑室体积减小或呈裂隙状。

2. 组织学改变

（1）细胞外水肿：细胞和微血管周围间隙明显增宽，HE 染色可见粉红色的水肿液，白质含水量增加呈海绵状。

（2）细胞内水肿：灰质及白质细胞肿胀，尤以星状胶质细胞最明显，核淡染，胞质内出现空泡，有时核呈固缩状态。神经纤维髓鞘肿胀、变形或断裂。微血管扩张，内皮细胞肿胀甚至坏死。

（3）脑疝形成：当肿胀的脑组织容积和重量继续增加，颅内压力不断增高，迫使较易位的脑组织被挤压到较低空间或空隙中去，形成脑疝，导致中枢性呼吸衰竭，甚至呼吸骤停危及生命。小儿囟门或颅缝未闭合时，对颅内结构扩张有一定的缓冲作用，可暂时避免颅内高压对脑的损伤，容易掩盖病情。

三、临床表现

1. 头痛　颅内压增高使脑膜、血管及颅神经受到牵拉及炎性变化刺激神经而致头痛。开始时为阵发性头痛，以后转为持续性，部位以前额及双颞侧为主，轻重不等。常于咳嗽、打喷嚏、用力大便、弯腰或起立时加重。婴幼儿变得烦躁不安、尖叫、拍打头部。

2. 喷射性呕吐 颅高压刺激第四脑室底部及延髓的呕吐中枢而引起喷射性呕吐，与进食无关，多无恶心症状，清晨较重，呕吐后头痛症状减轻。

3. 头部体征 1岁以内小儿测量头围有诊断价值，婴幼儿可见前囟紧张隆起，失去正常搏动，前囟迟闭可与头围增长过快并存，同时可有颅骨骨缝裂开。

4. 意识障碍 颅内高压引起大脑皮质的广泛损害及脑干上行网状结构损伤，使患儿发生不同程度的意识障碍。如早期有性格改变、表情淡漠、嗜睡或不安、兴奋，以后可致昏迷。

5. 眼部体征 眼部改变多提示中脑受压。主要有：①眼球突出。②复视。③视野变化。④眼底检查：慢性颅内压增高可表现出视乳头水肿的症状，急性脑水肿时很少见，在婴幼儿更为罕见。

6. 生命体征改变 血压升高、脉压增大、呼吸障碍、体温升高等。

7. 脑疝表现

（1）小脑幕切迹疝：表现为瞳孔忽大忽小，双侧大小不等，对光反射迟钝或消失，单侧或双侧眼睑下垂，斜视或凝视；呼吸异常有双吸气、叹气样呼吸、抽泣样呼吸、下颌呼吸、呼吸暂停。

（2）枕骨大孔疝：多继发于小脑幕切迹疝，表现为昏迷迅速加深，瞳孔缩小后散大，对光反射消失，眼球固定，可因中枢性呼吸衰竭而致呼吸骤停。

（3）脑死亡：颅内压升高到颅内平均动脉水平时，可出现脑血流阻断状态，称为"脑填塞"。此时脑循环停止，若短时间内得不到纠正，脑细胞则发生不可逆损害，常伴有临床脑死亡。

四、辅助检查

1. 腰椎穿刺 颅内压测定，颅内压 1.47~2.67kPa（11~20mmHg）为轻度增高，2.80~5.33kPa（21~40mmHg）为中度增高，>5.33kPa（40mmHg）为重度增高。

2. X线检查 颅缝增宽可见于婴儿和10岁以下的儿童。

3. 头部CT检查 有脑组织丰满、脑沟回变浅、脑室受压缩小、中线结构移位等表现。

4. 影像学检查 头部B超、脑电图、脑MRI、脑MRA等影像学检查。

五、治疗要点和预后

治疗小儿颅高压应采取综合性措施，必须严密守护，密切观察病情变化，在积极治疗原发病的同时，及时合理地控制脑水肿，以预防脑疝形成。因小儿颅高压最常见的原因为脑水肿，故主要针对脑水肿进行治疗，治疗小儿急性脑水肿的一线药物目前公认为甘露醇、地塞米松和呋塞米（速尿）。

1. 病因治疗 去除病因，制止病变发展是治疗本病的根本措施。如抗感染、纠正休克与缺氧、改善通气状况、防治二氧化碳潴留、清除颅内占位性病变等。

2. 急诊处理 意识障碍严重，疑有脑疝危险时，需行气管插管，保持气道通畅，以气囊通气或呼吸机控制呼吸，监测血气。快速静脉注入20%甘露醇0.5~1g/kg，有脑疝表现时可2h给药1次；有脑干受压体征和症状者，行颅骨钻孔减压术，也可做脑室内或脑膜下穿刺，以降低和监测颅内压。

3. 降低颅内压

（1）20%甘露醇：一般用量为每次 0.5～1.0g/kg，4～8h 1 次，严重的颅高压或脑疝时，每次剂量 1.5～2.0g/kg，2～4h 1 次。甘露醇无明确禁忌证，但对心功能减退的患儿应慎用，这是因用药后血容量突然增加，有引发心力衰竭的可能。久用或剂量过大可导致水、电解质紊乱。

（2）利尿剂：重症或脑疝者可合并使用利尿剂如呋噻米（速尿），静脉注射每次 0.5～1mg/kg（用 20ml 的液体稀释），15～25min 开始利尿，2h 作用最强，持续 6～8h，可在两次应用高渗脱水剂之间或与高渗脱水剂同时使用。

（3）肾上腺皮质激素：有降低颅内压的作用，对血管源性脑水肿疗效较好。地塞米松的抗炎作用较强。对水、钠潴留作用甚微，故可首选。开始剂量为每次 0.5～1mg/kg，每 4 小时静脉注射，用 2～3 次后改 0.1～0.5mg/kg，每天 3～4 次，连用 2～7d。

（4）巴比妥类药物：可减少脑血流，降低脑有氧和无氧代谢率。以戊巴比妥钠和硫喷妥钠较常用。硫喷妥钠首次剂量 15mg/kg，以后每小时 4～6mg/kg 静脉滴注，血液浓度不宜超过 5mg/L。戊巴比妥钠首次剂量为 3～6mg/kg，以后 2～3.5mg/kg 静脉滴注，血液浓度不宜超过 4mg/L，最好维持 72h 以上。

（5）中药：山莨菪碱（654－2），每次 1.0～2.0mg/kg 静脉注射可缓解脑血管痉挛，改善脑微循环，从而增加脑供氧，减轻脑水肿；大黄可用于感染性脑水肿，有通便泻下、促进毒素排泄作用。

4. 液体疗法　液体入量每天 1 000ml/m^2，量出为入，入量应略少于出量，用 3～5（10% 葡萄糖）：1（生理盐水）的含钾液。如同时有循环障碍，应按"边补边脱"原则给予低分子右旋糖酐等扩容；有酸中毒者按血气测定逐步给予纠正。

5. 其他措施

（1）气管切开和人工呼吸机的应用：对严重颅内高压的患儿，如因深昏迷及频繁惊厥，呼吸道内痰液阻塞，导致明显缺氧紫绀，经一般吸痰和供氧不能缓解者，应作气管插管或切开术以利排痰和供氧，力争缩短脑缺氧的时间。

（2）应用冬眠药物和物理降温：对过高热或难以控制的高热、伴有频繁惊厥的患儿，经用一般退热止惊的方法无效时，可用冬眠药物和物理降温。

六、常见护理诊断及问题

1. 调节颅内压能力下降　与脑实质体积增大或颅内液体量增加有关。

2. 舒适度的改变　与头痛、呕吐和颅内压增高有关。

3. 潜在并发症

（1）脑疝：与颅内压增高有关。

（2）窒息：与呼吸道分泌或呕吐物吸入有关。

（3）受伤：与抽搐有关。

4. 体温异常　与感染和体温调节中枢受压有关。

5. 知识缺乏　家长缺乏有关颅内压增高的护理和预后知识。

七、护理措施

（1）保持环境安静，严密观察病情变化。定时监测生命体征，检查瞳孔、肌张力及有无惊厥、意识状态改变等。有脑疝前驱症状者，检查或治疗时不可猛力转头、翻身，护理操作宜集中进行，减少对患儿的刺激。

（2）患儿卧床时将床头抬高15°～30°，以利颅内血液回流。但当有脑疝前驱症状时，则以平卧位为宜。

（3）遵医嘱应用20%甘露醇脱水，15～30min快速滴注，注射时避免药物外漏。

（4）氧气吸入，保持呼吸道通畅，昏迷抽搐患儿头偏向一侧。及时清除呼吸道分泌物，必要时做好气管插管和气管切开准备。

（5）做好生活护理，防止压疮的发生，定时翻身，受压部位可放置气垫，对于昏迷患儿注意眼、口、鼻及皮肤护理，防止暴露性角膜炎、中耳炎、口腔炎、吸入性肺炎，加强口腔护理。

（6）体温过高时给予物理降温。体温每下降1℃，颅内压可下降5.5%。头部用冰帽降温。

（7）及时止惊，在应用止惊药过程中，注意是否发生呼吸及心血管功能抑制。

八、健康教育

（1）根据家长文化程度和接受能力选择适当方式向家长讲解疾病的发病原因及预后，安慰和鼓励他们树立信心战胜疾病，与医务人员配合。

（2）解释保持安静的重要性及保证患儿头肩抬高位的意义。

（3）应向高热患儿的家长介绍物理降温方法，以预防惊厥再次发作。

（4）指导家长在日常生活中注意观察患儿有无肢体活动障碍、智力低下等神经系统后遗症，定期到医院进行复查。

（王　方）

第八节　急性呼吸衰竭

急性呼吸衰竭（acute respiratory failure，ARF）简称呼衰，是小儿时期常见急症之一。由于直接或间接原因导致的呼吸功能异常，使肺脏不能满足机体代谢的气体交换需要，造成动脉血氧下降和（或）二氧化碳潴留，并由此引起一系列生理功能和代谢紊乱的临床综合征。

一、病因和发病机制

急性呼吸衰竭是由多种疾病发展到一定阶段而出现的一种呼吸系统并发症。小儿急性呼吸衰竭以呼吸系统疾病为主，中枢神经系统疾病次之。小儿急性呼吸衰竭的常见病因有：

1. 气道病变引起的阻塞性通气功能障碍　重症支气管肺炎，哮喘发作，喉炎及气管异物。

2. 肺泡损害及肺泡面积下降引起的换气功能障碍　广泛肺泡炎症、ARDS、肺水肿、肺不张、气胸或胸腔积液、弥漫性肺间质纤维化等。

3. **胸廓活动减弱或呼吸衰竭引起的限制性通气功能障碍** 胸廓严重畸形、严重脊柱后侧突、广泛胸膜增厚、大量胸腔积液或气胸等引起胸廓活动受限制；脊髓灰质炎、多发性神经根炎、重症肌无力、呼吸肌负荷加重等引起呼吸肌活动减弱，均可使肺扩张受到影响，导致肺通气量减少。

4. **脑部病变引起的呼吸中枢功能障碍** 脑部炎症、血管病变、肿瘤、外伤、代谢性酸中毒和药物中毒等，均可直接或间接损害呼吸中枢，导致呼吸功能抑制、通气功能减弱。

急性呼吸衰竭分为中枢性和周围性两大类。中枢性呼吸衰竭因呼吸中枢的病变，呼吸运动发生障碍，通气量明显减少；周围性呼吸衰竭由呼吸器官或呼吸肌病变所致，可同时发生通气与换气功能障碍。

二、病理变化

急性呼吸衰竭时机体的基本改变为缺氧、二氧化碳潴留和呼吸性酸中毒，脑细胞渗透性发生改变，出现脑水肿。呼吸中枢受损，通气量减少，其结果又加重呼吸性酸中毒和缺氧，则形成恶性循环。严重的呼吸性酸中毒则影响心肌收缩力，心搏出量减少，血压下降，肾血流量减少，肾小球滤过率降低，导致肾功能不全，产生代谢性酸中毒，使呼吸性酸中毒难于代偿，酸中毒程度加重，血红蛋白与氧结合能力减低，血氧饱和度逐渐下降，形成又一个恶性循环。

三、临床表现

1. **呼吸系统的症状** 呼吸困难是呼吸衰竭最早出现的症状。

（1）中枢性呼吸衰竭：主要表现为呼吸节律的改变，可呈各种异常呼吸，如潮式呼吸、叹息样呼吸、双吸气及下颌式呼吸等，严重者可有呼吸暂停。

（2）周围性呼吸衰竭：主要表现为呼吸节律不规则，早期呼吸加快加深，三凹征及鼻翼扇动明显，严重时呼吸变慢变浅，呈点头、张口呼吸。

2. **缺氧与二氧化碳潴留**

（1）早期缺氧的重要表现：心率增快、缺氧开始时血压可升高，继而下降。此外可有面色发青或苍白。急性严重缺氧开始时烦躁不安，进一步发展可出现甚至昏迷、惊厥。当 $PaO_2 < 5.3kPa$（40mmHg），$SaO_2 < 0.75$ 时出现紫绀，脑、心、肾等重要脏器供氧不足，严重威胁生命。

（2）二氧化碳潴留的常见症状：有出汗、烦躁不安、意识障碍等。由于体表毛细血管扩张，可有皮肤潮红、嘴唇暗红、眼结膜充血。早期或轻症则心率快、血压升高，严重时血压下降，年长儿可伴有肌肉震颤等，但小婴儿并不多见。二氧化碳潴留的确切诊断要靠血液气体检查，一般认为 $PaCO_2$ 升高到 10.6kPa（80mmHg）左右，临床可有嗜睡或谵妄，重者出现昏迷，其影响意识的程度与 $PaCO_2$ 升高的速度有关。

3. **呼吸衰竭时其他系统的变化**

（1）神经系统：烦躁不安是缺氧的早期表现，年长儿可有头痛。动脉 pH 值下降，CO_2 潴留和低氧血症严重者均可影响意识，甚至昏迷、抽搐，症状轻重与呼吸衰竭发生速度有关。因肺部疾患引起的呼吸衰竭可导致脑水肿，而发生中枢性呼吸衰竭。

（2）循环系统：早期表现为心率增快、血压升高。严重时常出现心律失常，并可致心力衰竭或心源性休克等。

（3）消化系统：常有腹胀、肠麻痹。少数发生消化道溃疡及出血。

（4）肾功能障碍：尿中可出现蛋白、红细胞、白细胞及管型等。尿少或无尿，严重缺氧可引起急性肾衰竭。

（5）水和电解质平衡：呼吸衰竭时血钾偏高，血钠改变不大，部分患儿有水、钠潴留倾向，有时发生水肿，呼吸衰竭持续数天者，为代偿性呼吸性酸中毒。

四、辅助检查

1. 血气分析　呼吸衰竭早期及轻症者，PaO_2 降低，$PaCO_2$ 正常（Ⅰ型呼衰，即低氧血症呼衰）；晚期及重症者，PaO_2 降低，$PaCO_2$ 增高（Ⅱ型呼衰，即高碳酸血症呼衰）。在海平面、休息状态、呼吸室内空气的情况下，$PaO_2 \leqslant 6.65kPa$（50mmHg），$PaCO_2 \geqslant 6.65kPa$（50mmHg），$SaO_2 \leqslant 0.85$，可诊断为呼吸衰竭。

2. 根据病因做相应的检查　如胸部 X 线片、头颅 CT 等。

五、治疗要点和预后

治疗原则是治疗原发病及防治感染；纠正酸碱失衡及水、电解质紊乱；改善呼吸功能；维持各系统的功能；及时进行辅助呼吸。

1. 病因治疗　根据病史、体检及实验室检查结果，及时处理。选用对患儿敏感的抗生素防治感染。

2. 保持呼吸道通畅　呼吸道通畅对改善通气功能有重要作用。由积痰引起的呼吸道梗阻常是造成或加重呼吸衰竭的重要原因，因此在采用其他治疗方法前要清除呼吸道分泌物及其他可能引起呼吸道梗阻的因素，以保持呼吸道通畅。

3. 给氧　紫绀和呼吸困难都是给氧的临床指征。心率快和烦躁不安是早期缺氧的重要表现。在排除缺氧以外的其他原因后，可作为给氧的指征。应根据病情选用适当的给氧方式，以提高氧分压，缓解组织缺氧，减轻心肌负荷。常用的给氧方式有鼻导管吸氧、面罩给氧、氧气头罩和持续气道正压给氧（CPAP）。

4. 控制感染　呼吸道感染常是引起呼吸衰竭的原发病或诱因，也是呼吸衰竭治疗过程中的重要并发症。抗生素治疗目前仍是控制呼吸道感染的主要手段，同时应增加患儿机体的免疫力。此外，还要尽量减少患儿重复感染的机会，吸痰时应注意无菌操作，并在条件许可时尽早拔出气管插管。

5. 支持疗法　适当的营养支持有利于患儿肺组织的修复，可增加机体免疫能力，减轻呼吸肌疲劳。

6. 药物治疗

（1）呼吸兴奋剂：直接兴奋呼吸中枢，增加通气量和呼吸频率。适用于呼吸道通畅而呼吸表浅的早期呼吸衰竭患儿。常用药物有洛贝林和尼可刹米等。

（2）纠正酸中毒药物的应用：呼吸衰竭时以呼吸性酸中毒最常见，纠正呼吸性酸中毒应从改善通气功能入手，若同时伴有代谢性酸中毒，血液 pH 值 <7.20 时，应在改善通气的同时适当补充碱性药物，常用 5% 碳酸氢钠溶液，用量为每次 2~5ml/kg。

（3）强心剂及扩血管药物：并发心力衰竭时，及时使用洋地黄制剂如地高辛、毛花苷C，以增强心肌收缩力，减慢心率，减少心肌耗氧。

（4）其他：肾上腺皮质激素的应用可减少炎症渗出，增加应激功能，缓解支气管痉挛，改善通气。有脑水肿时可加用脱水剂；急性心功能不全有肾功能不全或尿少时，可选用利尿剂。

7. 人工呼吸器的应用　由于各种原因引起的呼吸衰竭、呼吸减弱或消失、呼吸肌麻痹、中枢功能障碍，经加压给氧及对因治疗后，仍有明显缺氧和二氧化碳潴留，血气分析$PaCO_2 \geq$ 8kPa（60mmHg）时即用人工呼吸器。

六、常见护理诊断及问题

1. 气体交换受损　与肺通气或换气障碍及肺循环障碍有关。
2. 清理呼吸道无效　与呼吸系统疾病导致呼吸道分泌物增多或排痰困难有关。
3. 不能维持自主呼吸　与呼吸肌麻痹及呼吸中枢功能障碍有关。
4. 恐惧（家长）　与患儿病情危重、家长担心疾病预后有关。
5. 知识缺乏　家长缺乏对本病的相关知识及护理。

七、护理措施

1. 注意环境　保持环境安静，病室每天开窗通风换气 2~3 次，每次 15~20min，注意保暖，室温保持20℃~22℃，湿度60%左右，以减少水分从呼吸道散失。

2. 充分休息　急性期患儿卧床休息，取半卧位或坐位休息，以利膈肌活动，使肺活量增加。保证患儿衣服宽松，被褥松软、轻、暖，以减轻对呼吸运动的限制，增加舒适感。

3. 保持呼吸道通畅　根据病情定时翻身、拍背，使痰液易于排出。遵医嘱给予超声雾化吸入，每天 3~4 次，湿化气道，同时可加用解痉、化痰、消炎等药物，有利于痰液排出。

4. 合理用氧　根据血氧饱和度调整给氧浓度，一般采用鼻导管、面罩、头罩给氧，通常应低流量（1~2L/min）、低浓度（25%~30%）持续给氧。病情严重时可适当提高氧浓度，但持续时间不超过 4~6h。氧疗期间应定期做血气分析。

5. 密切观察病情　监测呼吸系统和循环系统，包括呼吸频率、节律与心率、心律、血压及血气分析。注意观察患儿的全身情况、神志、面色、指趾端末梢循环及应用呼吸兴奋剂后的反应。保证患儿足够的营养和液体供给，对昏迷患儿应给予鼻饲或静脉高营养，准确记录24h出入量。

6. 器械护理　做好人工辅助呼吸器的护理。

八、健康教育

（1）针对患儿及家属的焦虑，热情接待家属，鼓励他们说出关心和需询问的问题，并耐心解答。

（2）关心体贴患儿，及时向家长介绍患儿病情变化，在治疗和护理前应做好充分的说明解释，减轻患儿及家长的恐惧心理。

（3）对病情危重患儿的家长给予同情和安慰，病情缓解后针对不同的原发病进行相应的健康指导。

（务永勤）

第九节　急性心力衰竭

急性心力衰竭是指由于多种原因，心肌收缩力短期内明显降低和（或）心室负荷明显增加，导致心排血量急剧下降甚至丧失排血功能，体循环或肺循环压力急剧上升，临床出现血循环急性瘀血的临床综合征。一般为原代偿阶段的心脏由某种诱发因素突然诱发形成，以左心衰竭为主。

一、病因

1. 原发性心肌舒缩功能障碍

（1）心肌病变：主要见于心肌病、心肌炎、心内膜弹力纤维增生症等。

（2）心肌代谢障碍：见于高原病、休克、严重贫血，新生儿重度窒息和呼吸窘迫综合征等。

2. 心脏负荷过重

（1）压力负荷过重：又称后负荷过重，指心脏在收缩时承受的阻抗负荷增加。

造成左心室压力负荷过重的原因有：主动脉流出道梗阻、主动脉瓣狭窄、主动脉缩窄、左心发育不良综合征、高血压等。

造成右心室压力负荷过重的原因有：肺动脉瓣狭窄、肺动脉高压、新生儿持续性肺动脉高压等。

（2）容量负荷过重：又称前负荷过重。

左心室容量负荷过重见于：动脉导管未闭、室间隔缺损、主动脉瓣或二尖瓣关闭不全等。

右心室容量负荷过重见于：房间隔缺损、完全性肺静脉异位引流、三尖瓣或肺动脉瓣关闭不全等。严重贫血、甲状腺功能亢进、肾脏疾病等常引起双心室容量负荷过重。

3. 心脏舒张受限　常见于心室舒张期顺应性降低：肥厚型心肌病、限制型心肌病、心包疾病（缩窄或填塞）。二尖瓣狭窄和三尖瓣狭窄可使心室充盈受限，导致心房衰竭。

但新生儿和婴儿心衰的病因与年长儿不同。

二、诱发因素

1. 感染　感染是诱发心衰的常见诱因，其中以呼吸道感染占首位，其次为风湿热。

2. 心律失常　尤其是快速型心律失常，既可诱发心衰又可加重心衰。心动过缓虽然每搏量减少，但可使心排血量降低，也可诱发心衰。

3. 输血或输液　输血或输液过多或过快。

4. 出血与贫血

5. 活动过多

6. 电解质紊乱和酸碱平衡失调　酸中毒是诱发心衰的常见诱因。电解质紊乱诱发心衰常见于低血钾、低血镁和低血钙。

三、发病机制

1. **心脏代偿机制**　在心力衰竭发生前或发生过程中，心功能由心肌纤维伸长、心肌肥厚及心率增快等机制进行代偿。

（1）心肌纤维伸长：心肌纤维的收缩力和收缩速度在一定范围内随着心肌纤维的伸长而增强和变快，但超出此范围，心肌收缩反而减弱、减慢。

（2）心肌肥厚：心肌肥厚随心肌纤维伸长而发生，这需要较长时间。心肌纤维不能增殖，只能靠肥厚来增加其收缩力，但若心肌肥厚超过一定范围，即可出现心力衰竭。

（3）心率增快：心房张力增高产生交感神经反射使心率增快，以代偿性地增加每分钟排血量。但心率增快可增加心肌耗氧量，且当心率超过 160 次/分时，心脏舒张期缩短，心室充盈量减少，心排血量反而下降，从而加重心力衰竭。

2. **体循环的反应**　心力衰竭时体循环的反应主要是由低心排血量所引起的一系列反应，主要表现为心排血量及心排血指数下降，动静脉血氧阶差增加，血液在脑、肾和肝等器官内的血流量减少，但冠状循环的流量变化不大。

3. **肺循环的反应**　在心力衰竭时，随着心肌收缩力的减弱、心室容量的增加和心肌纤维伸长度的受限，左室舒张期末压升高，左房压肺静脉压力亦随之升高，导致肺充血。

4. **内分泌反应**　主要有交感神经的应急反应，尿钠排泄系统的激活以及继发尿钠排泄因子的刺激反应。

四、临床表现

临床上根据病变的心腔和瘀血部位，可分为左心、右心和全心衰竭，其中以左心衰竭开始较多见，以后再发展为右心衰竭。

1. **左心衰竭**　主要表现为肺瘀血。患儿在起初活动后才有气急，以后休息时也有气急。婴幼儿表现为呼吸浅速。其他症状有干咳、苍白多汗、四肢厥冷、喂养困难等。急性左心衰竭最严重的表现为急性肺水肿，患儿出现极度呼吸困难、端坐呼吸、烦躁不安、皮肤湿冷，并有喘鸣音。年长儿可咳出粉红色泡沫痰，并可出现紫绀。肺部可听到湿啰音和哮鸣音，心脏听诊可有舒张期奔马律。

2. **右心衰竭**　主要由体循环静脉回流障碍导致器官瘀血、功能障碍引起。临床体征为肝肿大和颈静脉饱满。婴儿因颈静脉不易观察，故肝脏大成了右心衰竭的首要表现，很少引起下肢凹陷性水肿。年长儿右心衰竭的表现与成人相同，肝肿大和水肿为突出表现。水肿多见于下肢、面部等，随体位而定，颈静脉可见明显饱胀。

3. **全心衰竭**　患儿同时具有左、右心衰竭的临床表现，或以某一侧心力衰竭表现为主。当左心衰竭逐渐发展而导致右心也发生衰竭时，右心衰竭的出现常使左心衰竭的肺瘀血表现得以减轻。

五、诊断

1. **心功能分级**　为了评价患儿的心功能状况，美国纽约心脏病协会制定了心功能分级标准，它将心功能分为以下四级。

Ⅰ级：仅有心脏病体征（如杂音），但体力活动不受限。

Ⅱ级：一般体力活动无症状，但较重的劳动后可引起易疲劳、心悸及呼吸急促。

Ⅲ级：能耐受较轻的体力活动，仅能短程行走，当步行时间稍长、快步或登楼时有呼吸困难、心悸等。

Ⅳ级：体力活动能力完全丧失，休息时仍有心衰的症状和体征，如呼吸困难、水肿及肝脏肿大等，活动时症状加剧。

婴儿的心功能分级，拟定如下：

Ⅰ级：无症状，吮乳和活动与正常儿无异。

Ⅱ级：婴幼儿吮乳时有轻度呼吸急促或多汗，年长儿活动时有气促，但生长发育正常。

Ⅲ级：吮乳和活动有明显呼吸急促，吃奶时间延长，生长发育落后。

Ⅳ级：休息时亦有症状，呼吸急促，有三凹征、呻吟和多汗。

2. 心力衰竭的诊断标准　具备以下 4 项考虑心衰。

（1）呼吸急促：婴儿 >60 次/分，幼儿 >50 次/分，儿童 >40 次/分。

（2）心动过速：婴儿 >160 次/分，儿童 >120 次/分。

（3）心脏扩大：体格检查、X 线检查和超声心动图检查证实心脏扩大。

（4）烦躁、喂养困难、体重增长过速、尿少、水肿、多汗、紫绀、喘咳、阵发性呼吸困难。

上述四项加下列一项或上述两项可确诊：①肝脏肿大，婴幼儿肋下 ≥3cm，儿童 >1cm，进行性肝肿大或伴触痛更有意义。②肺水肿。③奔马律。

六、辅助检查

1. X 线检查　心力衰竭患儿可出现左心、右心心影增大，左心衰竭患儿有肺门阴影增大、肺纹理增粗的表现。

2. 实验室检查　①临床常用测量中心静脉压的升高来判断病情。②血清胆红素和谷丙转氨酶可略增高。③尿液检查发生改变。

3. 心电图检查　可提示左、右心室的肥厚、扩大。

4. 超声心动图检查　对心力衰竭的病因诊断及心力衰竭的严重程度的判断有重要价值。

5. 其他　有创血流动力学监测、放射性核素扫描和收缩时间间期测定等方法。

七、治疗要点和预后

1. 病因治疗　是解除心衰原因的重要措施。

2. 一般治疗

（1）卧床休息，保持安静。

（2）吸氧：对气急和紫绀的患儿应及时给予吸氧，1～2L/min 低流量持续吸氧可增加血氧饱和度。

（3）镇静：烦躁、哭闹可增加新陈代谢和耗氧量，使心衰加重，可适当给予镇静剂。

（4）纠正代谢紊乱：心衰时易发生酸中毒、低血糖和电解质紊乱，必须及时纠正。

（5）限制钠盐和液体入量。

3. 药物治疗

（1）洋地黄制剂的应用：洋地黄能增加心肌的收缩力、减慢心率，从而增加心排血量，改善体、肺循环。小儿一般用地高辛，其作用时间与排泄速度均较快，口服 1h 后浓度达最高水平，5~6h 后心肌组织和血清内地高辛浓度呈恒定比例关系。急性心衰也可静注毛花苷 C（西地兰），每次剂量 0.01~0.015mg/kg，必要时隔 3~4h 重复，一般应用 1~2 次后改用地高辛在 24h 内洋地黄化。

小儿心力衰竭多急而重，故多采用首先达到洋地黄化的方法，然后根据病情需要继续用维持量。病情较重或不能口服者可选择地高辛静脉注射，首次给洋地黄化总量的 1/2，余量分 2~3 次，每隔 6~8h 静脉注射 1 次，多数患儿可于 12~24h 内达到洋地黄化。能口服的患儿，开始给予口服地高辛，首次给洋地黄化总量的 1/3 或 1/2，余量分为 2 次，每隔 6~8h 给予。洋地黄化后 12h 可开始给予维持量。维持量每天为洋地黄化总量的 1/5，分 2 次给予。

（2）利尿剂的应用：利尿剂能使潴留的水、钠排出，减轻心脏负荷，以利心功能的改善。对心力衰竭急重病例或肺水肿患儿，可选用快速强力利尿剂，一般应用呋噻米（速尿）。

（3）其他药物治疗：小动脉和静脉的扩张可使心室前后负荷降低，从而增加心搏出量，使心室充盈量下降、肺部充血的症状得到缓解。常用药物有硝普钠等。

八、常见护理诊断及问题

1. 心排血量减少 与心肌收缩力降低有关。
2. 活动无耐力 与心排血量减少致组织缺氧有关。
3. 体液过多 与心功能下降、微循环瘀血、肾灌注不足、排尿减少有关。
4. 气体交换受损 与肺循环瘀血有关。
5. 潜在并发症 药物不良反应、肺水肿。
6. 知识缺乏 患儿家长缺乏有关急性心力衰竭的护理及预防知识。
7. 焦虑 与疾病的痛苦、危重程度及住院环境改变有关。

九、护理措施

1. 减轻心脏负担，增强心肌功能
（1）休息：患儿可取半卧位，各项护理操作应集中，减少刺激，避免引起婴幼儿哭闹，鼓励年长患儿保持情绪稳定。根据心衰的不同程度安排不同的休息，心功能不全Ⅰ度，应增加休息时间，但可起床，并在室内做轻微体力活动；Ⅱ度心功能不全应限制活动，增加卧床时间；Ⅲ度心功能不全应绝对卧床休息。随着心功能的恢复，逐步增加活动量。

（2）保持大便通畅，避免排便用力。鼓励患儿食用纤维较多的蔬菜、水果等。必要时给予甘油栓或开塞露通便。

（3）控制水、盐摄入：心力衰竭伴水肿的患儿应限制钠盐和水分的摄入，饮食宜清淡，宜用低钠、低脂肪、富含维生素、易于消化的低热量饮食，以降低基础代谢率，减轻心脏负担。婴儿喂奶也要少量多次，所用奶头孔宜稍大，但需注意防止呛咳。吸吮困难者采用滴管，必要时可用鼻饲。水肿严重时应限制入量，静脉补液时滴速不可过快，以防加重心衰。

2. 氧疗 患儿呼吸困难和有紫绀时应给予氧气吸入，有急性肺水肿如咳粉红色泡沫痰时，可用 20%~30% 乙醇湿化氧气，以降低肺泡内泡沫的表面张力使之破裂，增加气体与肺泡壁的接触面积，改善气体交换。

3. 密切观察病情　注意观察生命体征，对患儿进行有效心电监护，详细记录出入量，定时测量体重，了解水肿增减情况。

4. 合理用药　观察药物作用。

（1）应用洋地黄制剂时要注意给药方法，仔细核对剂量、密切观察洋地黄的中毒症状。

1）每次注射前应测量脉搏，必要时听心率，须测 1min。婴儿脉率＜90 次/分，年长儿＜70 次/分时或脉律不齐，应及时与医生联系决定是否继续用药。

2）注意按时按量服药。为了保证洋地黄剂量准确，应单独服用，勿与其他药物同时应用。如患儿服药后呕吐，要与医生联系，及时补服或从其他途径给药。

3）患儿如出现心率过慢、心律失常、恶心呕吐、食欲减退；色视、视力模糊、嗜睡、头晕等毒性反应，应先停服洋地黄，并与医生联系及时采取相应措施。

（2）应用利尿剂时注意用药时间和剂量、开始利尿的时间和尿量，以及患儿的反应等。用药期间须给患儿进食含钾丰富的食物，如牛奶、香蕉、橘子等，或按医嘱给氯化钾溶液，以免出现低血钾症和增加洋地黄的毒性反应，同时应观察低钾表现，如四肢无力、腹胀、心音低钝、心律失常等，一经发现，应及时处理。

（3）应用血管扩张剂时，应密切观察心率和血压的变化，避免血压过度下降，给药时避免药液外渗，以防局部组织坏死。硝普钠遇光可降解，故使用或保存时应避光，药要随时随配，防止溶液变色。

十、健康教育

（1）向患儿及家属介绍心力衰竭的病因、诱因、护理要点及防治措施，根据病情指导并制订合理的生活作息制度和饮食方案，避免不良刺激。

（2）示范日常生活护理操作，特别强调不能让患儿用力，如翻身、进食及大便时要给予及时的帮助，以免加重心脏负担。病情好转后酌情指导患儿逐渐增加活动量，不能过度劳累。

（3）教会年长儿自我检测脉搏的方法，教会家长掌握出院后的一般用药和家庭护理的方法。

（务永勤）

第十节　急性肾功能衰竭

急性肾功能衰竭（acute renal failure, ARF）简称急性肾衰，是指由于肾本身或肾外因素引起急性肾功能减退，伴有明显的代谢紊乱和氮质血症，多伴有少尿或无尿而言。

一、病因

急性肾功能衰竭可有很多原因引起。按病因和肾脏的关系可分为肾前性、肾性和肾后性。

1. 肾前性　任何原因引起的血容量减少，如严重脱水、失血、休克等都可导致肾血流量下降，出现少尿或无尿。脱水、呕吐、腹泻、外科手术大出血、烧伤等情况下，此时肾实质并无器质性病变，故又称肾前性氮质血症、肾前性少尿。

2. 肾性 是儿科最常见肾衰原因，由肾实质损害所致。各种原因引起的肾小球疾病如急性肾小球肾炎、急进性肾炎；肾小管疾病如各种肾毒性抗生素、生物毒素以及败血症所产生的内毒素均可直接引起肾小管上皮细胞坏死，严重的间质水肿、炎症可使肾血流量减少，以致肾功能衰竭。

3. 肾后性 任何原因引起的肾脏以下的尿路梗阻致肾盂积水、肾实质损伤，如尿路结石、先天性尿路畸形、膀胱输尿管反流等都可继发肾盂肾炎、积脓、肾乳头坏死等，最终导致肾功能衰竭。

二、发病机制

急性肾衰引起少尿的发病机制尚不十分清楚，可能为多种因素综合作用的结果；不同病因、不同机制、不同病情，其发病机制亦不同。新生儿期以围产期缺氧、败血症、严重溶血或出血较常见；婴儿期以严重腹泻脱水、重症感染及先天性畸形引起为多见；年长儿则常因各型肾炎、各型休克引起。目前尚无一种学说能圆满解释急性肾衰的发病机制。

1. 肾血流减少学说 任何原因引起血管内有效循环量减少，使肾血流减少，均可引起急性肾衰，导致少尿。

2. 肾小管损伤学说 肾缺血或中毒均可引起肾小管损伤，使肾小管上皮细胞变性、坏死、基膜断裂。肾小管内液反漏入间质，造成肾间质水肿。

3. 缺血再灌注性肾损伤学说 肾缺血后当肾血流再通时，反而可见细胞的损伤继续加重称为缺血再灌注性肾损伤。目前认为细胞内钙超负荷和氧自由基在急性肾缺血再灌注性损伤中起重要作用。

三、病理变化

由于肾缺血造成的肾损害可见轻度灶性坏死占据整个肾单位，肾小管部分（皮质和髓质连接处）更为显著；肾毒性物质造成的肾损害为呈现一种特有弥漫的远曲小管坏死，肾小管基膜无改变。肾脏组织病理改变与肾功能指标间常无相关关系。

四、临床表现

1. 少尿性肾衰 一般分为3期：少尿期、多尿期和恢复期。

（1）少尿期：尿量<400ml/d，或每天<250ml/m^2，少尿可突然发生或逐渐加重。持续时间与受损程度及病因有关。一般持续10d左右，持续2周以上或在病程中少尿与无尿间断出现者预后不良，大部分患儿死于少尿期。此期主要表现为：

1）水潴留：表现为全身水肿，严重者可发生心力衰竭，常为此期死亡的重要原因。

2）电解质紊乱：常表现为"三高三低"，即：高钾、高磷、高镁和低钠、低钙、低氯血症，其中以高钾血症多见，是最危险的电解质紊乱，可引起死亡。

3）代谢性酸中毒：尿少时机体的酸性代谢产物排不出，蓄积体内引起酸中毒。表现为呼吸深长、面色灰、口唇樱桃红，可伴心律不齐。

4）氮质血症：首先出现消化系统症状，中枢神经系统受累可出现意识障碍、躁动、谵语、抽搐、昏迷等尿毒症脑病症状。

5）心力衰竭，肺水肿：主要表现为呼吸困难、不能平卧、心率加快、肺底出现湿性啰音、下肢水肿等。

6）高血压：长期少尿患儿可出现不同程度高血压，严重者可出现高血压脑病。

7）易合并感染：70%左右的肾衰患儿可合并严重感染，以呼吸道及泌尿道感染为常见，约1/3急性肾衰患儿死于感染。

（2）多尿期：尿量逐渐增多，5~6d可达利尿高峰，表明肾功能有所好转，排出体内积存水分，但也可能是肾小管回收原尿的量有所减少而发生利尿，因此不能放松警惕。多尿持续时间不等，一般为5~10d，部分患儿可长达1~2个月。此期主要表现为：

1）低钠血症及脱水：由于大量水和钠由尿中丢失，必要时应注意补钠。

2）低钾血症：当每天尿量增加至500~1 000ml以上时，大量钾从尿中排出，可出现低钾血症，此期应注意钾的补充。

3）抵抗力低而易感染：可加强支持疗法，必要时输血或白蛋白。

（3）恢复期：多尿期后肾功能逐渐恢复，血尿素氮及肌酐浓度逐渐恢复正常。一般肾小球滤过功能恢复较快，尿毒症的症状逐渐消失，体质恢复多需数月。

2. 非少尿性肾衰　非少尿性肾衰是指无少尿或无尿表现，每天平均尿量仍可达600~800ml。

五、辅助检查

1. 尿液检查　尿沉渣，镜下可见红细胞、白细胞、上皮细胞和管型。尿蛋白+~++。尿比重<1.010。肾衰指数（RFI）常>2。

$$肾衰指数 = \frac{尿钠浓度（mmol/L）\times 血肌酐浓度（mg/dl）}{尿肌酐浓度（mg/dl）}$$

2. 血液检查　血尿素氮升高；血浆二氧化碳结合力下降；电解质紊乱。血常规检查多提示贫血、白细胞增多、血细胞比容下降。

3. B型超声波检查　B超显示双肾增大，肾动脉阻力指数（RI）明显增高，见于部分病例。

六、治疗要点和预后

1. 少尿期治疗

（1）严格控制水分入量：每天进入液量=尿量+不显性失+异常损失水分（食物代谢和组织分解所产生的内生水）。不显性失水按400ml/（$m^2 \cdot d$）或婴儿20 ml/（kg·d）、幼儿15ml/（kg·d）、儿童10ml/（kg·d）计算，体温每升高1℃增加水75ml/（$g^2 \cdot d$）。内生水按100ml/（$g^2 \cdot d$）计算。

每天应注意评估患儿含水状态，临床有无脱水或水肿；每天测体重，如入量控制合适，每天应减少10~20mg/kg。血钠不低于130mmol/L以下，血压稳定。

（2）热量和蛋白质入量：早期只给碳水化合物，供给葡萄糖3~5mg/（kg·d）静脉点滴，可减少机体自身蛋白质分解和酮体产生。饮食可给予低蛋白、低盐、低钾和低磷食物。蛋白质应限制在0.5~1.0mg/（kg·d）为宜，且应以优质蛋白为主，如鸡蛋、肉类、奶类蛋白为佳。

（3）高钾血症的治疗：血钾 >6.5mmol/L 为危险界限，应积极处理。

1）重碳酸盐：用 5% 碳酸氢钠 2ml/kg 静脉注射，在 5min 内完成。如未恢复正常，15min 后可重复 1 次。

2）葡萄糖酸钙：钙可以拮抗钾对心肌的毒性作用，10% 葡萄糖酸钙 10ml 静滴，5min 开始起作用，可持续 1~2h。

3）高渗葡萄糖和胰岛素：促进钾进入细胞内，每 3~4mg 葡萄糖配 1 单位胰岛素，每次用 1.5mg/kg 糖可暂时降低血钾 1~2mmol/L，15min 开始起应用，可持续 12h 或更长，必要时可重复。以上三种疗法在高钾急救时可单独或联合应用，有一定疗效，但不能持久。因此在治疗的同时可开始准备透析。

4）透析：血透及腹透均有效，前者作用更快。

（4）低钠血症：应区分是稀释性或低钠性。在少尿期前者多见，严格控制水分入量多可纠正，一般不用高渗盐进行纠正，如用则会引起容量过大而导致心衰。低钠性者当血钠 120mmol/L，且又出现低钠综合征时，可适当补充 3% NaCl 1.2ml/kg，能提高血钠 1mmol/L，可先给前者 3~6ml/kg，能提高后者 2.5~5mmol/L。

（5）代谢性酸中毒的处理：轻症多不需治疗。当 HCO_3^- < 12mmol/L 时，应给予碳酸氢钠。

（6）高血压、心力衰竭及肺水肿的治疗：治疗应严格限制水分入量、限盐、利尿及降压等，必要时透析。

2. 多尿期治疗

（1）低钾血症的矫治：尿量增多，钾从尿中排出易致低钾，可给 2~3mmol/（kg·d）口服，如低钾明显可静脉补充，其浓度一般不超过 0.3%。

（2）水钠的补充：由于利尿水分大量丢失可致脱水和丧失钠盐，应注意补充，补充后尿量可能过多，故又应适当限制水分。

3. 控制感染 约 1/3 患儿死于感染，应积极控制。可选择敏感抗生素，但应注意保护肾脏功能。

4. 透析治疗 早期透析可降低死亡率，根据具体情况选用血透或腹透。

七、常见护理诊断及问题

1. 潜在并发症 心力衰竭，以及水、电解质紊乱。
2. 营养失调：低于机体需要量 与摄入不足及丢失过多有关。
3. 有感染危险 与免疫力低下有关。
4. 焦虑，恐惧 与本病预后不良有关。
5. 知识缺乏 与家长缺乏本病的相关知识有关。

八、护理措施

1. 密切观察病情，维持体液平衡

（1）密切观察病情变化，注意体温、呼吸、脉搏、心率、血压等变化。急性肾衰常以心力衰竭、心律失常、感染，以及水、电解质紊乱等为主要死亡原因，应及时发现其早期表现，并随时与医生联系。

（2）少尿期护理：此期应严格控制液体入量，宁少勿多，保持液体的相对平衡；使用利尿剂、多巴胺等促进排尿，加强尿的监测，包括尿的量、颜色、性状、比重和渗透压的监测。加强内环境的监测，防止电解质和酸碱平衡紊乱。积极应用防治肾衰的药物。

（3）多尿期的护理：此期以维持水、电解质和酸碱平衡为重点，由于肾功能尚未恢复，需要继续控制补液量。同时注意观察患儿是否存在脱水的情况，如皮肤干燥、口渴等，防止因体内液体缺失而引起循环和代谢方面的不良后果；继续治疗氮质血症，包括透析。要严密监测，防止并发症。

（4）根据病情控制液体的入量，准确记录 24h 出入量，包括口服和静脉进入的液量、尿量和异常丢失量，如呕吐、胃肠引流液、腹泻时粪便内水分等都需要准确测量；每天定时测体重。

2. 一般护理　保证患儿卧床休息，休息时应视病情而定，一般少尿期、多尿期均应卧床休息，恢复期逐渐增加适当活动。做好心理护理，给予患儿和家长精神支持。

3. 加强营养支持　少尿期应限制水、盐、钾、磷和蛋白质的摄入量，供给足够的热量，以减少蛋白质的分解；不能进食者从静脉中补充葡萄糖、氨基酸、脂肪乳剂等。胃肠功能正常的患儿应尽早开始胃肠营养支持，可通过口服或鼻饲的方式摄入，给予高热量、高维生素、低蛋白质、易消化的食物。

4. 预防感染

（1）保持病室的清洁和空气净化，定期开窗通风。

（2）严格执行无菌操作，尽量避免不必要的介入性操作。

（3）加强皮肤护理及口腔护理，保持皮肤清洁、干燥。

（4）定时翻身、拍背，保持呼吸道通畅。

（5）合理应用抗生素，但要注意避免产生耐药性与合并真菌感染。

九、健康教育

（1）急性肾衰是危重病之一，患儿及家属有恐惧感，应教育患儿及家长积极配合医生治疗，并解释患儿实行早期透析的目的及重要性，以取得家长的支持和理解。

（2）告诉家长对本病并发症的观察，定期进行复查。

（王　方）

第十一节　溶血性贫血

溶血性贫血是由于红细胞破坏增多、增快，超过造血代偿能力所发生的一组贫血。按发病机制可分为葡萄糖-6-磷酸脱氢酶缺陷症、免疫性溶血性贫血等。

一、临床特点

（一）葡萄糖-6-磷酸脱氢酶缺陷症

葡萄糖-6-磷酸脱氢酶（G-6-PD）缺陷症是一种伴不完全显性遗传性疾病，因缺乏 G-6-PD 致红细胞膜脆性增加而发生红细胞破坏，男性多于女性。临床上可分为无诱因的溶血性贫血，蚕豆病，药物诱发和感染诱发等溶血性贫血以及新生儿黄疸五种类型。此病在我国广西壮族自治区、海南岛黎族、云南省傣族为最多。

1. 症状和体征　发病年龄越小，症状越重。患儿常有畏寒、发热、恶心、呕吐、腹痛和背痛等，同时出现血红蛋白尿，尿呈酱油色、浓茶色或暗红色。血红蛋白迅速下降，多有黄疸。极重者甚至出现惊厥、休克、急性肾衰竭和脾脏肿大，如不及时抢救可于 1～2d 内死亡。

2. 辅助检查

（1）血象：溶血发作时红细胞与血红蛋白迅速下降，白细胞可增高，血小板正常或偏高。

（2）骨髓象：粒系、红系均增生，粒系增生程度与发病年龄呈负相关。

（3）尿常规：尿隐血试验60%～70%呈阳性。严重时可导致肾功能损害，出现蛋白尿、红细胞尿及管型尿，尿胆原和尿胆红素增加。

（4）血清游离血红蛋白增加，结合珠蛋白降低，Coombs 试验阴性，高铁血红蛋白还原率降低。

（二）免疫性溶血性贫血

由于免疫因素如抗体、补体等导致红细胞损伤、寿命缩短而过早地破坏，产生溶血和贫血症状者称为免疫性溶血性贫血。常见为自身免疫性溶血性贫血。

1. 症状和体征　多见于 2～12 岁的儿童，男多于女，常继发于感染尤其是上呼吸道感染后，起病大多急骤，伴有虚脱、苍白、黄疸、发热、血红蛋白尿等。病程呈自限性，通常 2 周内自行停止，最长不超过 6 个月。溶血严重者可发生急性肾功能不全。

2. 辅助检查

（1）血象：大多数病例贫血严重，血红蛋白 <60g/L，网织红细胞可高达50%。慢性迁延型者严重时可发生溶血危象或再生障碍性贫血危象。可出现类白血病反应。

（2）红细胞脆性试验：病情进展时红细胞脆性增加，症状缓解时脆性正常。

（3）Coombs 试验：大多数直接试验强阳性，间接试验阴性或阳性。

二、护理评估

1. 健康史　询问家族中有无类似患儿；有无可疑药物、食物接触史，如注射维生素 K 或接触樟脑丸或食用过蚕豆及其蚕豆制品；最近有无上呼吸道感染史；发病季节。

2. 症状、体征　评估患儿有无畏寒、发热、面色苍白、黄疸、茶色尿和腹痛、背痛及其程度与性质，有无脏器衰竭的表现。

3. 社会、心理　评估患儿家长对本病的了解程度，家庭经济状况及社会支持系统。

4. 辅助检查　了解血红蛋白、红细胞、网织细胞数量、骨髓化验结果、尿常规等。

三、常见护理问题

1. 活动无耐力　与贫血致组织缺氧有关。

2. 体温过高　与感染、溶血有关。

3. 有肾脏受损危险　与血红蛋白尿有关。

4. 焦虑　与病情急、重有关。

5. 知识缺乏　家长及患儿缺乏该疾病相关知识。

6. 自我形象紊乱　与长期应用大剂量糖皮质激素，引起库欣貌有关。

四、护理措施

（1）急性期卧床休息，保持室内空气新鲜，避免受凉，血红蛋白低于 $70g/L$ 者应绝对卧床休息，减少耗氧量。

（2）明确疾病诊断及发病原因后，G-6-PD 缺陷者应避免该病可能的诱发因素如感染，服用某些具有氧化作用的药物、蚕豆等。

（3）溶血严重时要密切观察生命体征、尿量、尿色的变化并记录。若每日尿量少于 $250ml/m^2$，或学龄儿童每日 <400ml，学龄前儿童 <300ml，婴幼儿 <200ml，应警惕急性肾衰竭的可能，要控制水的入量（必要时记 24h 出入液量），注意水、电解质紊乱，防止高钾血症，遵医嘱纠正酸中毒，及时碱化尿液以防急性肾衰竭。

（4）自身免疫性溶血性贫血患儿应遵嘱及时应用免疫抑制剂，并观察免疫抑制剂如糖皮质激素、环孢酶素 A（CsA）、环磷酰胺（CTX）等药物的副作用。

（5）溶血严重时应立即抽取血交叉，遵嘱输洗涤红细胞并做好输血相关护理。

（6）行脾切除的患儿应做好术前术后的护理。

（7）健康教育

1）疾病确诊后应向家长讲解引起溶血性贫血的各种可能因素，尽可能找到致病原因，避免感染，G-6-PD 缺乏患儿应避免服用氧化类药物、蚕豆，避免接触樟脑丸等，以免引起疾病复发。

2）告知家长该病的相关症状及干预措施，如血红蛋白低时应绝对卧床休息，出现腹痛、腰酸、背痛、尿色变化时应及时告知医务人员。

3）做好各种治疗、用药知识的宣教，向家长详细说明使用激素及其他免疫抑制剂等药物可能会出现的各种并发症及应对措施，以减轻患儿及家长的顾虑，积极配合治疗。

4）做好脾切除的术前术后健康宣教。

五、出院指导

（1）饮食指导：给以营养丰富，富含造血物质的食品。G-6-PD 缺陷患儿（蚕豆黄）应避免食用蚕豆及其制品，避免应用氧化类的药物（磺胺类、呋喃类、奎宁、解热镇痛类、维生素 K 等），小婴儿要暂停母乳喂养（疾病由母亲食用蚕豆后引起者），防止接触樟脑丸。

（2）脾大的患儿平时生活中要注意安全，防止外伤引起脾破裂。脾切除患儿免疫功能较低，应注意冷暖，做好自身防护，避免交叉感染。

（3）定期检查血常规（包括网织细胞计数），如发现面色发黄、血红蛋白低于 $70g/L$ 应来院复诊，必要时输血治疗。

（4）G-6-PD 缺陷症的患儿要随身携带禁忌药物卡。

（5）自身免疫性溶血病患儿要按医嘱继续正确用药，注意激素药物的不良反应（高血压、高血糖、精神兴奋、库欣貌、水肿等）。告知家长，服药后引起的容貌改变是暂时的，不能擅自停药或减药，以免病情反复或出现其他症状；如出现发热及严重药物不良反应应及时来院就诊。

（王　方）

第十二节　急性中毒

急性中毒是儿科常见的急症之一，指具有毒性作用的物质，通过不同途径进入人体，损害组织和器官的生理功能或组织结构，从而产生一系列症状和体征，甚至危及生命。

一、临床特点

（1）有误服、吸入或接触毒物史。

（2）健康儿童突然起病，病史不明，且症状体征不能用一种疾病解释。

（3）家中或儿童集体机构可能有数人同时或先后发病，症状相似。

（4）临床表现因毒物而不同，有呕吐、腹痛、腹泻、肤色青紫或潮红、多汗、狂躁、昏迷、抽搐、发热等症状，可有瞳孔变化、呼吸及心律的改变，又不能为其他疾病所解释。

二、护理评估

1. 健康史　详细询问发病经过，摄入或接触毒物的时间、毒物名称等。了解家长的职业。当毒物摄入或吸入史不明确时，注意收集现场有无药物或毒性物品如灭虫药、农药、家中常备药等。询问近日饮食情况，收集现场有无变质食物、呕吐物、排泄物。了解家中、集体儿童机构是否有数人同时患病。患儿为年长儿应向其家长、教师、同学了解患儿近来生活、学习有否异常表现，情绪有无变化等。了解居住环境有无污染、高温、低温、电离辐射等。如已明确为何种毒物中毒，须了解服用时间、剂量、发病时间、主要表现及经过何种处理。

2. 症状、体征　重点注意肤色、瞳孔、气味、口腔黏膜等有诊断意义的中毒特征，同时检查衣服或皮肤上以及口袋中是否留有毒物，测量脉搏、心率、心律、血压，呼吸是否规则、呼出气味有无异常。观察神志是否清醒，对外界反应情况，有无震颤、麻痹及病理反射等。检查皮肤黏膜有无发绀、黄疸、潮红、口腔有无腐蚀现象。瞳孔大小及对光反射是否灵敏等。

3. 社会、心理　评估家长对中毒后果的了解程度，了解患儿及家长的心理状态，有无恐惧和焦虑；家长角色是否称职；是否具有一定的安全防护知识；家庭经济及环境状况等。年长儿应向其家长、教师、同学了解患儿近期来生活、学习是否有异常表现，情绪有无变化等。

4. 辅助检查　收集患儿呕吐物（或胃内洗出液）、血、尿、大便等标本进行化验。

三、常见护理问题

1. 意识障碍（昏迷）　与毒物作用于中枢神经系统有关。

2. 体液不足　与严重呕吐、腹泻、体液丢失过多有关。

3. 组织灌注量改变　与出血、体内液体不足及血管扩张有关。

4. 气体交换受损　与呼吸道分泌物过多、碳氧血红蛋白血症有关。

5. 低效性呼吸型态　与毒物、药物抑制呼吸中枢有关。

6. 恐惧　与病情危重有关。

7. 自伤的危险　与曾有自伤史有关。

8. 知识缺乏　患儿及家长缺乏安全防护知识。

四、护理措施

急性中毒的处理原则：抢救分秒必争，诊断未明以前积极进行一般急救处理，抢救过程包括4个方面：①迅速清除未被吸收的毒物，防止毒物进一步吸收。②促使已吸收毒物的排泄。③解除毒物的毒性。④对症支持治疗。诊断一旦明确，尽快应用特效解毒剂及对症治疗。

（一）急救处理

1. 迅速去除毒物

（1）清洁皮肤：立即脱去已污染的衣物，将其用塑料袋密封起来。用清水反复彻底清洗污染的皮肤、毛发、指甲易残留毒物处。强酸、强碱接触者可先用干布轻拭后再冲洗。对不溶于水的毒物可用适当溶剂冲洗，也可用适当的拮抗剂或解毒剂清洗。强酸可用3% ~ 5%碳酸氢钠或淡肥皂水冲洗，强碱可用3% ~ 5%醋酸或食用单醋冲洗，有机磷可用肥皂水（敌百虫除外）或清水冲洗。皮肤、黏膜糜烂溃疡者用消炎药粉或药膏防治感染。

（2）毒物溅入眼内：立刻用清水或生理盐水冲洗眼睛至少5min，忌用拮抗剂，然后送眼科处理。

（3）对口服毒物中毒者：可采用催吐、洗胃、导泻、洗肠等方法，将毒物从消化道清除。

1）催吐：适用于食入毒物在4 ~ 6h内，患儿神志清楚、年龄较大且合作者。一般口服温开水或生理盐水，每次100 ~ 200ml，然后用手指或压舌板压迫舌根或刺激咽后壁致吐，反复进行多次，直至呕吐物变清无味为止。但婴幼儿、神志不清或持续惊厥者、强酸或强碱中毒、油剂中毒或严重心脏病者、食管静脉曲张者禁用。

2）洗胃：应尽早进行，一般在服入毒物4 ~ 6h内洗胃有效，但不应受时间限制。服强腐蚀性毒物者一般禁忌洗胃，油剂中毒或昏迷患儿应设法防止洗出物吸入肺内。一般采用Y型管回流洗胃。洗胃时应注意：①患儿取侧卧头低位。②胃管应确实置于胃内。③每次灌入量不超过胃容量的1/2，回流液体尽可能抽出。④根据毒物性质选择合适的洗胃液，如情况不明或无理想洗胃液时，除复合汞中毒外，均可用温盐水或温水洗胃。⑤使回流液达到清澈无味为止。⑥拔出胃管前应将泻剂或解毒剂由胃管注入。

3）导泻：一般在催吐或洗胃后进行，以选择对胃肠道黏膜无刺激而又能减少毒物吸收的药物为原则。常用硫酸镁或硫酸钠，一般剂量为250mg/kg，加水稀释成20%的溶液口服。除石碳酸中毒外，一般不用油剂导泻。石碳酸中毒时，应先服蓖麻油30 ~ 120ml，然后再服硫酸钠。服用2h后未排便可用高渗盐水灌肠。

4）灌肠：中毒4h以上者，可用0.9%温盐水或1%肥皂水进行灌肠。最好肛管连接Y型管，作高位回流灌肠，小儿灌肠液总量约1 500 ~ 3 000ml，直至洗出液变清为止。

（4）吸入中毒：立即将患儿撤离现场，吸入新鲜空气或氧气，保持呼吸道通畅。

（5）及时留取标本做毒物鉴定：并送检血及尿液等标本。

2. 促进已吸收毒物的排泄　鼓励患儿多饮水以增加尿量；静脉滴注葡萄糖以稀释毒物在血液中的浓度和增加尿量，必要时可用利尿剂加速毒物排泄。某些危重急性中毒伴有肾功能不全者，可采用透析疗法；对中毒不久，血液中毒物浓度极高者，有条件可采用血液或血浆置换，加速毒物排出。

3. 解除毒物的毒性

（1）使用特效解毒剂：一旦中毒原因明确，应立即遵医嘱使用特效解毒剂，如亚硝酸盐中毒可用亚甲蓝（美蓝）；有机磷中毒应用阿托品的同时，还应使用解磷定或氯磷定。

（2）阻滞毒物吸收：牛奶、蛋清、豆浆、浓茶能分别与不同毒物发生沉淀作用，从而延缓其吸收；活性炭也可吸附毒物。

4. 严密观察病情并及时处理

（1）观察患儿的一般情况，特别是神志、呼吸和循环状态，监测生命体征，记录体温、呼吸、脉搏、血压、瞳孔及神志等变化，记录中心静脉压及出入液量等。观察应用解毒剂后患儿的反应及其可能产生的副作用。

（2）保持呼吸道通畅，及时清除呼吸道分泌物，给予氧气吸入，必要时气管插管等。

（3）做好心脏监护，及早发现心脏损害，及时进行处理。

（4）维持水及电解质平衡迅速建立静脉通路，根据医嘱进行静脉输液，注意观察患儿皮肤、黏膜的弹性，呕吐、腹泻情况，观察尿量的变化。

（二）一般护理

1. 饮食　病情许可时，尽量鼓励患儿进食，饮食应为高蛋白、高碳水化合物、高维生素的无渣食物，腐蚀性毒物中毒者应早期给乳类等流质。

2. 口腔护理　吞服腐蚀性毒物者应特别注意口腔护理，密切观察口腔黏膜的变化。

3. 皮肤护理　昏迷患儿要做好皮肤护理，防止压疮发生；如有皮肤溃疡及破损应及时处理，预防感染。

4. 对症护理　高热者采用物理降温等措施；体温低者注意保暖；留置导尿者，按其护理常规进行护理等。

5. 心理护理　了解引起中毒的具体原因，根据不同心理特点给予心理指导。如为自杀患儿，应去除厌世情绪，提供情感上的支持，同时做好家长、老师、同学及其他亲人的工作，以消除患儿的后顾之忧。加强安全护理，清醒患儿不可独居一室，室内锐利器械均需严格保管，以防再次自杀。

6. 加强安全教育，提高防范意识　家庭中一切药品应妥善存放，不让小儿随便取到，切勿擅自给小儿用药，更不可把成人药随便给小儿吃。不要将外用药物装入内服药瓶中，农村或家庭日常用的灭虫、灭蚊、灭鼠剧毒药物，更要妥善处理，避免小儿接触；讲解预防中毒的知识，不吃有毒或变质的食品，提高家长的饮食卫生意识，防止食物中毒。

7. 普及防毒知识　结合不同地区居民实际易于中毒的情况进行指导，如我国北方初冬应预防煤气中毒；农村使用农药季节宣传预防农药中毒；我国南方农村、山区、沿海一带，夏秋季毒蛇咬伤的情况较多，在毒蛇分布地区，夜间外出要穿厚长裤、长袜及鞋子，头戴帽子，手拿木棒和手电筒。指导小儿急性中毒后简单有效的救治方法，如煤气中毒应立即开窗通风吸入新鲜空气，皮肤接触有机磷农药中毒时，应立即用肥皂水清洗皮肤和毛发。

（王　方）

第十三节 溺水

溺水（drowning）是小儿在游泳或失足落水时发生的意外伤害，呼吸道被水、泥沙、杂草等杂质堵塞，引起通气换气功能障碍，反射性使喉头痉挛而缺氧、窒息造成血流动力学及血液生化改变的状态。严重者危及生命或遗留永久性脑损伤。

一、临床特点

（1）有溺水史。

（2）因淹溺时间长短、溺水量的多少而出现轻重程度不等的窒息：一般表现为面部青紫肿胀、双眼充血，四肢厥冷、寒战等。其他各系统可有如下表现。

1）呼吸系统：呼吸浅快或不规则或呼吸停止，剧烈咳嗽、胸痛、淡水淹溺者多见咳粉红色泡沫痰、呼吸困难、发绀，两肺湿啰音、肺部叩诊浊音。

2）循环系统：脉弱、心律不齐、心音低钝、血压不稳定、心力衰竭、危重者出现心房纤颤甚至心室停搏。

3）神经系统：烦躁不安或昏迷，可伴有抽搐、肌张力增加、牙关紧闭，可出现异常反射。

4）消化系统：上腹饱胀，胃内充满水，呈胃扩张状态。海水淹溺者口渴明显。

5）泌尿系统：尿液混浊呈橘红色，可出现少尿或无尿，严重者肾功能不全。

6）运动系统：少数患儿合并骨折或其他外伤。

（3）辅助检查：外周血白细胞总数和中性粒细胞增多。红细胞和血红蛋白因血液浓缩或稀释情况不同而变化不同。淡水淹溺者血液被稀释，血浆钠、钙、氯和蛋白质的浓度都减低；海水淹溺者血钠、血氯增高。

二、护理评估

1. 健康史 了解溺水的时间、地点、水源性质（淡水、海水、粪水等），获救时意识状态，有无自主呼吸。

2. 症状、体征 评估神志、有无自主呼吸、脉搏、血压、瞳孔大小、对光反射、体温、皮肤、黏膜等情况。注意头部、心脏、肺部、腹部及四肢情况。

3. 社会、心理 评估家长的心理承受能力，家长对疾病发生、发展及预后的认识。

4. 辅助检查 了解血气分析及电解质的变化。

三、常见护理问题

1. 气体交换受损 与肺通气受损、肺水肿等有关。

2. 组织灌注量改变 与淹溺造成血容量增加或血液浓缩有关。

3. 营养失调：低于机体需要量 与摄入不足有关。

4. 恐惧 与病情危重有关。

5. 合作性问题 脑水肿、肺部感染、电解质紊乱等。

四、护理措施

（一）急救处理

1. 现场抢救　患儿被救出上岸应立即清除呼吸道积水，迅速恢复自主呼吸和心跳。清除积水时，抢救者可取单腿跪式，将患儿腹部置于大腿上，背向上，头足下垂并不时颠颤或压背抬胸，以倾出呼吸道积水，也可将其俯卧于抢救者肩上来回跑动；或将其俯卧于斜坡上，头低脚高，注意在清除积水的同时应进行人工呼吸及清除口鼻腔中的泥沙、杂草等，决不因倾水而延误心肺复苏的时间。

2. 医院内救护　经现场初步处理后应迅速转送至附近医院进一步救治，并注意在转送途中仍需继续监护和救治。

（1）迅速将患儿安置于抢救室，换下湿衣裤，盖被子保暖。

（2）维持呼吸功能：保持呼吸道通畅，对呼吸未恢复者，继续进行有效的人工通气，及时行血气监测。对使用皮囊加压呼吸无效者应行气管内插管进行正压通气，必要时给予气管切开，机械辅助呼吸。污水淹溺者除进行常规抢救外，应尽早实施经支气管镜下灌洗。

（3）维持循环功能：对无心跳者，继续胸外心脏按压，可静脉及气管内给予肾上腺素。心跳已恢复者，做好心电、血压、脉搏、呼吸等监测，观察有无心室颤动存在，如有心室纤颤，可采用电除颤或药物除颤。按医嘱给血管活性药物，以维持血压稳定。

（4）对症治疗：①纠正血容量：海水淹溺者，静脉滴注5%葡萄糖溶液或输入血浆，以稀释被浓缩的血液和增加血容量。注意不宜注射盐水。淡水淹溺者，静脉滴注2%~3%氯化钠或输入全血或红细胞，以纠正血液稀释和阻止红细胞溶解，减轻血容量剧增所导致的肺水肿与心力衰竭。淡水淹溺者如血液稀释严重应限制给水。②肺水肿处理：在采取给氧同时，可在氧气湿化瓶内放20%~30%乙醇以去除泡沫。③防止脑水肿：有脑水肿者按医嘱应用20%甘露醇液快速静脉滴注，同时头部应用冰帽降温。有抽搐者及时给予地西泮（安定）、苯巴比妥（鲁米那）、水合氯醛等止痉。④纠正酸中毒及水电解质紊乱。⑤防止感染。⑥注意其他并发症如骨折等的及时处理。

3. 密切观察病情变化

（1）严密观察患儿的神志、呼吸频率、深度、判断呼吸困难程度。观察有无咳痰，注意痰的颜色、性质，听诊肺部啰音及心率、心律情况，测量血压、脉搏、经皮血氧饱和度。观察瞳孔反射，角膜反射及肌张力的变化，如有异常及时报告医生。

（2）注意监测尿的颜色、量、性质，准确记录尿量，了解血气分析及电解质报告。

（3）严格准确执行医嘱，正确控制输液滴速，观察药物的作用及不良反应。

（二）一般护理

1. 心理支持　向患儿及家长解释治疗措施和目的，使其能积极配合治疗。对自杀淹溺的患儿应尊重患儿的隐私权，注意引导其正确对待人生、他人。同时做好其家长、同学等的思想工作，以协助护理人员帮助患儿消除自杀念头。

2. 加强安全教育　提高小儿及家长对意外伤害的认识。在夏秋季，尽量避免去江河、湖泊玩耍。游泳时要做好安全措施，如在大人监护下游泳，不要空腹下水，不要直接入水，下水前做适量的运动，备好应急的物品，如救生圈等。

（王　方）

第十四节　异物

异物可以是任何物质，只要其体积大小适当，均可被小儿吞入消化道，吸入呼吸道，塞入耳道、鼻腔、直肠、膀胱或阴道内。按异物的位置、梗阻的程度、异物性质能引起的组织反应而产生各种症状。临床上时常表现为梗阻、穿孔和刺激征。常需急诊取除异物，特别是呼吸道异物，是小儿常见危重急症。多见于 5 岁以内小儿，病情程度取决于异物性质和气道阻塞程度。重者可造成窒息，甚至死亡。

一、临床特点

往往有异物吸入、吞入或放入病史。不同部位的异物存留，往往有特定的临床表现，详细的检查有助于诊断。

1. 外耳道异物　可有耳痛、耳鸣或听力障碍。耳镜检查可发现。

2. 鼻腔异物　多有一侧性鼻塞、鼻涕带血含脓、有臭气。做耐心细致的鼻腔检查常可见异物。多嵌于下鼻甲与鼻中隔之间。

3. 咽、食管异物　颈部可有肿胀压痛，可有咽痛、吞咽困难、唾液外溢等。存留较大异物时可出现呼吸困难。

4. 气管异物　可出现刺激性咳嗽、吸气性呼吸困难、声音嘶哑及气喘喉鸣等，可听到"拍击音"或突然发生窒息，可直接做喉镜或支气管镜检查。

5. 支气管异物　常表现为阵发性痉挛性咳嗽。若含脂酸的植物性异物存留于支气管内，可刺激气管黏膜，产生高热、咳嗽、咳痰等炎症症状，容易误诊为肺部炎症。

6. 胃肠道异物　大多不引起任何症状，能顺利地由肠道经肛门排出。少数带有棱角或尖刺的异物可引起腹痛、肠道出血等。但很少发生胃肠穿孔，因此临床常无腹膜炎症状。

7. 直肠异物　可发生便秘症状，肠壁损伤可引起直肠出血，进行直肠指检可以发现异物，检查者有时可用手指将其挖出。

8. 软组织异物　可有触痛或压迫症状，位置表浅者可扪及。

9. 辅助检查

（1）X 线检查：X 线透视和摄片可见不透 X 线异物的位置和形状。如胃肠道异物为透 X 线物质，钡餐检查可提示异物停留部位。如透 X 线的气管支气管异物胸透或拍片可发现肺不张、肺气肿、纵隔气肿、纵隔摆动等。

（2）内镜检查：可明确有无异物，同时可顺便取出异物。

二、急救处理

（一）外耳道异物

（1）细小的异物，用生理盐水将其冲洗出来。

（2）圆球形的异物，用小钩从异物后钩出。切勿用镊子夹取，以免将异物推向深部。

（3）昆虫先在黑暗处将电筒放在耳边，使虫子见光爬出。无效时用乙醇滴入耳内，使其溺死，再用耳镊取出。

（二）鼻腔异物

用手指压紧无异物的鼻孔，用力擤鼻。无效时：

（1）平卧头低位。

（2）0.1%肾上腺素溶液滴入患侧鼻腔。

（3）圆形质硬异物，用一弯钩自前鼻孔伸入，经异物上方伸至异物后面，然后向前钩出。也可用回形针拉开，将小回开口处捏合，手持大回，以小回伸入鼻腔钩取异物。

（4）有黏膜肿胀和溃疡的取异物后用1%呋麻滴鼻剂滴鼻腔。

（三）咽异物

（1）咽部喷1%地卡因作表面麻醉。

（2）喉镜下用长弯钳钳取。

（3）尖锐的异物钳取后应用抗生素。

（四）喉、气管、支气管异物突发窒息的紧急处理

（1）叩背胸部挤压法，适用于<1岁的患儿，分四步。

1）患儿背部朝上，头低于肩胛线，注意不应呈倒立位。用右手掌跟部冲击患儿肩胛骨之间4~5次，方向向前、向下。

2）患儿面部朝上，用右手示指、中指冲击患儿胸骨下段4~5次，方向同上。

3）清除患儿口鼻部的异物或分泌物。

4）如患儿无呼吸，立即给予复苏（面罩加压吸氧）。

上述四步循环4~5次后，若无效，则给予复苏皮囊加压吸氧。

（2）Heimlich手法：即横膈下腹部挤压法，以解救儿童完全性上呼吸道阻塞。该挤压法增加胸腔内压，产生人工催咳，迫使气体及异物从气道内排出。此法适用于神志仍清醒的患儿。

1）站于患儿背后，用双臂从患儿腋下围抱住胸部。

2）将一只手握成拳头，拇指侧对着患儿的腹部中线脐的稍上方，正好在剑突的下面。

3）用另一只手握住这个拳头，施行5次快速的冲压，注意不要碰到剑突或肋骨的下缘，以免伤及内脏器官。

4）冲压应是间断的确切的动作，以排出异物解除阻塞，冲压应连续进行直到异物排出。

（3）挤压腹部法，适用于>1岁神志不清的患儿。

1）患儿骑坐于医护人员的两腿上，背朝医护人员，医护人员双手握拳，拇指侧放于患儿剑突和脐连线的中点，快速向上向内冲击压迫，手法应轻柔。重复6~10次。

2）检查患儿口腔，清除其内分泌物或异物。

3）无自主呼吸者，给复苏皮囊加压呼吸。

（4）准备好气管插管用物，协助气管插管。

（5）若上述处理仍未解除窒息，准备好气管切开包。

（6）紧急情况下，在家长同意下，可用大号针头穿刺环甲膜，以争取时间。

（7）如异物为液体凝胶类，应立即电动吸引。

（8）保持静脉通路通畅，以便应用药物。

（五）气管、支气管异物无窒息时的处理

（1）避免剧烈活动、剧烈哭闹，避免雾化吸入，避免剧烈咳嗽，避免肺部叩击、吸痰。

（2）尽早 X 线胸透或摄片。

（3）抽血作凝血酶谱、乙肝三系、艾滋病病毒抗体测定。

（4）纤支镜、气管镜术前禁食、禁水 4 ~ 6h，术前半小时肌注地西泮 0.1 ~ 0.3mg/kg、阿托品 0.01 ~ 0.03mg/kg。

（六）食管异物

（1）食管镜直视下将异物取出。

（2）禁止用吞咽食物的方法将异物推下或用手指盲目挖取。

（3）尖锐的异物已发生局部感染的先用抗生素，再行手术。

（七）胃肠道异物

（1）照常进食，检查排出的大便有无异物。

（2）对停留在某一部位达 5d 而毫无移动的或并发胃肠穿孔、梗阻或溃疡出血的，以手术取出。

（八）直肠异物

（1）直肠内注入植物油使其自行排出。

（2）肛门镜直视下取出异物，嵌塞性异物扩张肛门括约肌后钳取。

三、护理措施

见图 16 - 1。

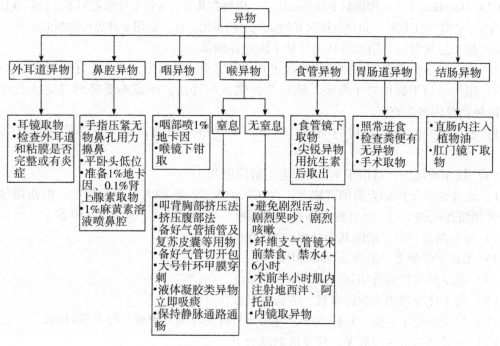

图 16 - 1 异物急救程序

（一）外耳道异物

（1）观察有无耳鸣、耳痛、听力减退、昆虫爬行骚动感。

（2）观察外耳道和黏膜有无损伤或炎症。

（二）鼻腔异物

（1）观察有无一侧性鼻塞，鼻涕带血含脓，有臭气。阻塞严重的有无头昏、头痛等鼻窦炎症状。

（2）观察鼻前庭有无红肿及脓血性分泌物。

（3）观察鼻黏膜有无肿胀及溃疡。

（三）咽异物

（1）观察有无吞咽困难、疼痛及咽部异物感。

（2）鱼刺类异物观察有无刺伤咽部而并发感染症状，如疼痛加剧、发热、颈部肿胀和压痛等现象。

（3）尖锐的异物，须观察有无脓肿形成。

（四）喉、气管、支气管异物

（1）观察面色、口唇有无发绀、呼吸有无暂停、吸气性呼吸困难、三凹征、喉鸣、声音嘶哑、吞咽困难及咯血症状。

（2）有无阵发性强烈的咳嗽、憋气、呕吐等症状，并与身体活动的关系。

（3）观察有无异物刺激和感染引起的炎症反应，如分泌物增多、咳嗽加重或出现高热等。

（4）钳取异物后，观察有无喉水肿并发症，一旦出现予镇静、激素、抗生素治疗。

（五）食管异物

（1）观察有无咽下困难、咽下疼痛及异物横于食管感。有无唾液增多现象。

（2）观察体温、颈部有无肿胀。

（3）观察有无食管穿孔并发症，如疼痛加剧。

（六）胃肠道异物

（1）观察腹痛部位、性质、腹膜刺激征，有无呕血、便血。

（2）在每次排出的大便中查找异物，直至找到为止。

（七）直肠异物

（1）观察有无便秘及便血。

（2）查找大便有无异物。

（务永勤）

参考文献

[1] 易著文，何庆南. 小儿临床肾脏病学 [M]. 北京：人民卫生出版社，2016.

[2] 申昆玲，黄国英. 儿科学 [M]. 北京：人民卫生出版社，2016.

[3] 罗小平，刘铜林. 儿科疾病诊疗指南 [M]. 北京：科学出版社，2016.

[4] 赵正言，顾学范. 新生儿遗传代谢病筛查 [M]. 北京：人民卫生出版社，2015.

[5] 于雁，刘金义，张文华. 儿科护理（临床案例版）[M]. 武汉：华中科技大学出版社，2016.

[6] 毛定安，易著文. 儿科诊疗精粹 [M]. 北京：人民卫生出版社，2015.

[7] 王龙梅，于酩. 中西医结合儿科 [M]. 北京：中国中医药出版社，2016.

[8] 张玉侠. 实用新生儿护理学 [M]. 北京：人民卫生出版社，2015.

[9] 李素玲. 儿科护理学 [M]. 北京：科学出版社，2015.

[10] 朱玲玲，吴震. 儿科学 [M]. 北京：科学出版社，2015.

[11] 马融. 中医儿科学高级教程 [M]. 北京：人民军医出版社，2015.

[12] 孙宁，郑珊. 小儿外科学 [M]. 北京：人民卫生出版社，2015.

[13] 陈树宝. 小儿心脏病学前沿：新技术与新理论 [M]. 北京：科学出版社，2015.

[14] 赵祥文. 儿科急诊医学 [M]. 北京：人民卫生出版社，2015.

[15] 江载芳、申昆玲、沈颖. 诸福棠实用儿科学 [M]. 北京：人民卫生出版社，2015.

[16] 中华医学会儿科学分会. 儿科心血管系统疾病诊疗规范 [M]. 北京：人民卫生出版社，2015.

[17] 郑显兰. 儿科危重症护理学 [M]. 北京：人民卫生出版社，2015.

[18] 李桂梅. 实用儿科内分泌与遗传代谢病 [M]. 山东：山东科学技术出版社，2015.

[19] 李德爱，陈志红，傅平. 儿科治疗药物的安全应用 [M]. 北京：人民卫生出版社，2015.

[20] 李杨，彭文涛，张欣. 实用早产儿护理学 [M]. 北京：人民卫生出版社，2015.

[21] 赵春，孙正芸. 临床儿科重症疾病诊断与治疗 [M]. 北京：北京大学医学出版社，2015.

[22] 陈忠英. 儿科疾病防治 [M]. 北京：第四军医大学出版社，2015.

[23] 陈自励. 新生儿窒息和多脏器损伤诊疗进展 [M]. 北京：人民卫生出版社，2014.

[24] 李占忠. 临床儿科多发病诊断与治疗 [M]. 西安：西安交通大学出版社，2014.

[25] 吴桂英. 临床儿科急危重症诊疗新进展 [M]. 西安：西安交通大学出版

社，2014.

[26] 中华医学会儿科学分会 . 儿科血液系统疾病诊疗规范 ［M］. 北京：人民卫生出版社，2014.

[27] 毛萌，李廷玉 . 儿童保健学 ［M］. 北京：人民卫生出版社，2014.

[28] 孙锟，沈颖 . 小儿内科学 ［M］. 北京：人民卫生出版社，2014.